내몸에 맞는 사용설명서

단방 뜸 치료법
單放灸治療法

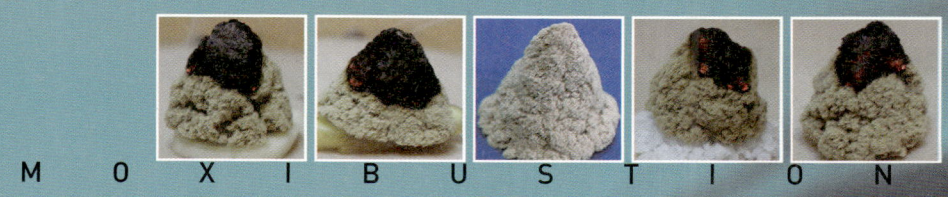

MOXIBUSTION

김두원 지음

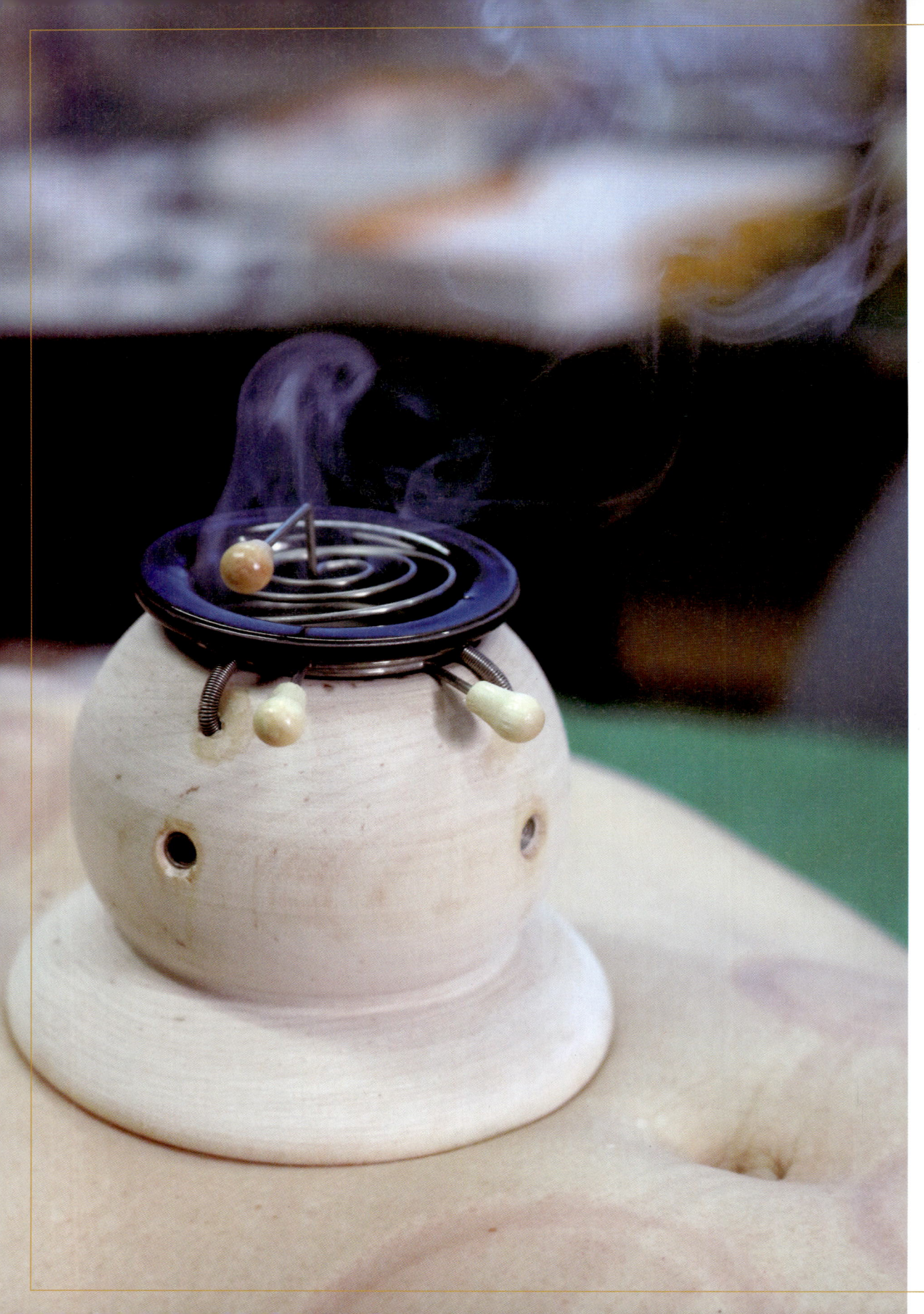

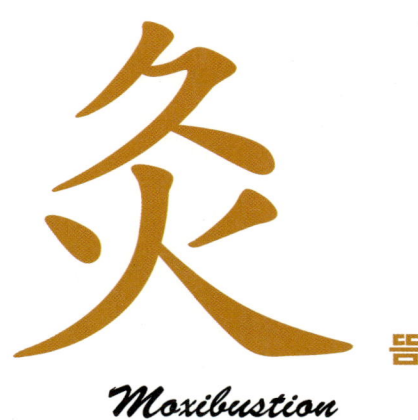

뜸
Moxibustion

　인체의 경혈이나 어떤 부위에 열을 적용함으로써 질병을 치료하고 예방한다. 사용되는 재료는 주로 뜸쑥섬유이며 원뿔이나 막대형태이다. 수세기 동안 뜸과 침은 임상치료에 병용되어 왔다. 침으로 치료되지 않는 병은 뜸으로 될 수 있다. 약과 침으로 치료에 실패한 질환은 뜸이 권장된다.

　직접 뜨는 뜸이 효과는 좋지만 상처가 남기 때문에, 얼굴이나 머리에는 간접뜸을 사용하는 것이 좋으며, 사혈을 요하는 경혈은 삼릉침으로 시술한다. 뜸으로 10장씩 여러 회를 시술했는데도 효과가 나타나지 않는 경우는 침이나 부항 또는 전자침으로 시술방법을 대체하십시오.

　성현의 말씀에 족삼리에 뜸 1,000장을 뜨면 100살까지 무병장수한다고 합니다. 구안와사나 반신마비중풍의 경우 병소 반대편 견우혈에 뜸을 증상에 따라 5~10장 뜨면 즉시 입이 돌아오고, 마비됐던 발을 움직이는 놀라운 경험을 저자는 경험했습니다. 믿음을 갖고 시술하면 놀라운 기적을 체험할 것입니다.

뜸의 재료와 기능

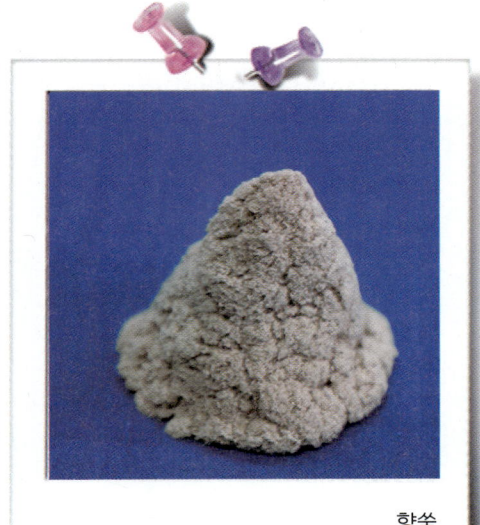

향쑥

향쑥의 속성 陰陽

향쑥은 쑥의 일종이며 최상의 뜸재료이다. 뜸잎의 성질은 쓰고 매우며, 소량 사용시 따듯하고 대량 사용시 강한 열을 발산한다. 이것은 원초적인 陽이 무너지는 것을 회복시키는 능력이 있는 순순한 陽 자체의 성질이다. 뜸은 12경락을 열 수 있으며, 세 개의 陰경락을 통해 운행하면서 기와 혈을 조절하고, 冷과 濕을 내보내고, 자궁을 따듯하게 하고, 출혈을 멈추며, 積을 제거하여 비위를 덥히고, 월경을 조절하고, 태아를 편하게 한다. 뜸이 탈 때 모든 경맥에 침투하여 수 백 질환을 제거한다. 뜸의 매운 냄새는 경락을 통해 운행하여 기와 혈을 조절하고 경락으로부터 냉을 쫓으며, 쓴 성질은 습을 해결한다. 게다가 뜸섬유는 온화한 열을 만들며, 근육속으로 깊게 침투할 수 있다.

뜸의 기능
1. 경락을 덥히고 冷을 쫓는다.
2. 기와 혈액의 부드러운 흐름을 유발한다.
3. 무너짐으로부터 陽을 강화한다.
4. 질병을 예방하고 건강을 유지한다.

뜸의 종류
1. 콘(원뿔) 형태의 뜸
   1) 쌀알 크기의 원뿔형(직접 뜸)
   2) 대추 크기의 원뿔형(직접 뜸)
   3) 엄지 손가락 첫째 마디 크기의 원추형(간접 뜸)
      원직경 0.8cm, 높이 1cm

2. 막대 형태의 뜸
   뜸 섬유를 뽕나무껍질로 시가처럼 말아 사용한다.
   직경 1.5cm
   길이 20cm

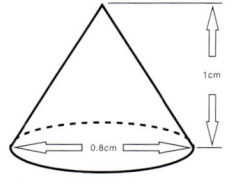

뜸의 구분

고대로부터 지금까지 풍부한 임상경험이 뜸치료에 있어서 얻어져 왔다. 처음에는 콘형 뜸만 사용됐었다. 그러나 지금은 여러 가지 형태가 개발되고 임상적으로 사용되고 있다. 콘형뜸, 막대뜸, 온침, 간접뜸 등.

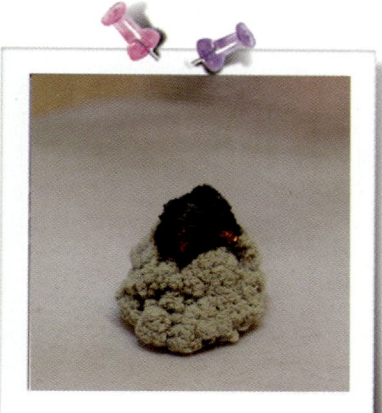

콘형 뜸

콘형 뜸

직접뜸은 피부에 직접 콘형뜸을 올려 놓고 불을 붙이는 반면, 간접뜸은 뜸 밑에 몇 가지 다른 의료적 재료를 놓고 뜸을 올려 놓는다. 절연재의 종류에 따라 명명되었으며, 생강, 마늘, 소금과 같은 재료를 썼을 때 생강뜸, 마늘뜸, 소금뜸 등으로 부른다. 한 경혈에 사용된 콘형뜸 한 개를 한 장이라 부른다.

1. 직접뜸

혈자리에 직접 뜸을 올려 놓고 불을 붙이는 뜸을 직접뜸이라 부르고 열린뜸이라고도 부르며, 효과가 좋아 고대로부터 광범위하게 사용되어져 왔다. 이런 형태의 뜸은 뜸시술 후 상처가 나느냐에 따라 상처뜸 비상처뜸으로 구분된다.

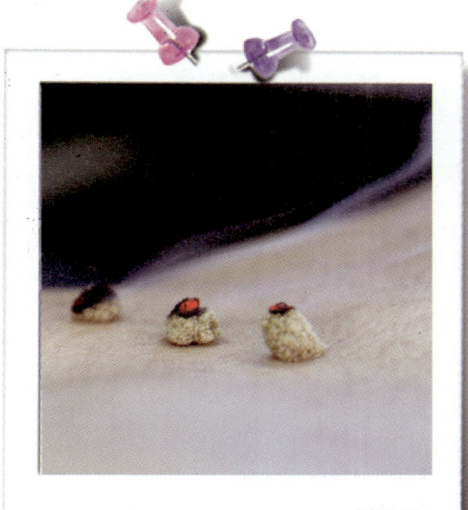

직접 뜸

1) 상처 나는 뜸(곪는 뜸)

시술 전에 피부에 뜸이 잘 붙도록 양파나 마늘즙을 바르고 뜸을 환부(경혈, 뜸자리)에 올려 놓고 불을 붙여 완전히 탈 때까지 기다린다. 5~10장 반복한다. 이 방법은 국소 화상, 물집, 고름이 생기고 치료후 상처가 남는다. 적응증은 천식과 같은 만성 질환에 유효하다.

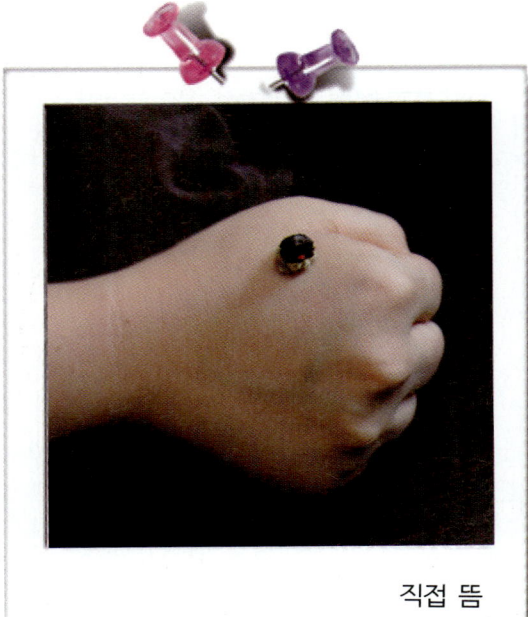

직접 뜸

2) 상처 안 나는 뜸
환부에 뜸을 올려 놓고 불을 붙인 후 반이나 2/3정도 탔을 때나 환자가 뜨거움을 느낄 때 뜸을 제거한다. 물집이나 화농이 발생하지 않으며 상처도 없다. 적응증은 천식, 만성 설사, 소화불량 같은 만성, 결핍성 및 냉증 질환 등이다.

2. 간접뜸
간접뜸은 피부에 직접 올려 놓지 않고 4가지 재료 중 한 종류로 절연시킨다.

1) 생강 뜸
생강을 0.5cm두께로 얇게 썰어 그 단면에 많은 구멍을 뚫고 환부에 올려 놓는다. 이 조각 위에 큰 콩형뜸을 올려 놓고 불을 붙인다. 환자가 뜨거워 참지 못할 때 제거하고 다른 뜸을 올려 놓는다.

이 뜸법은 설사, 복부통증, 관절통 및 양허로 인한 증상 같은 비위가 약함으로 인한 증상에 적용된다.

2) 마늘 뜸
마늘을 0.5cm두께로 얇게 썰어 그 단면에 많은 구멍을 뚫고 환부에 올려 놓는다. 이 조각 위에 큰 콩형뜸을 올려 놓고 불을 붙인다.
환자가 뜨거워 참지 못할 때 제거하고 다른 뜸을 올려 놓는다.

이 뜸법은 연주창(갑상선종이 헐어서 터지는 병), 폐결핵, 종기궤양의 초기, 독충물린데 등에 적용된다.

3) 소금 뜸

이 뜸법은 종종 배꼽에 시술하며, 신궐뜸이라 불리운다. 소금을 배꼽에 피부 높이까지 채운 후 소금 위에 콩형뜸을 올려 놓고 불을 붙인다. 배꼽이 오목하지 않은 환자는 국수를 배꼽주위에 둥굴게 올려 놓고 그 안에 소금을 채운다. 그 소금 위에 콩뜸을 올려 놓고 불을 붙인다.

이 뜸법은 복부통증, 구토 및 설사, 배꼽주위통, 탈장으로 인한 통증, 오래된 하리 등의 질환에 효과가 있다. 게다가 소금 뜸은 과도한 땀, 수족냉증, 무맥증 등과 같은 무너진 양기운을 회복하는데 효과가 있다.
이런 증상을 개선하려면 대형 콩뜸을 뜨면 매우 성공적이다.

4) 투구꽃케이크 뜸

투구꽃가루를 알코올에 섞어 만든 콩크기의 케이크에 많은 구멍을 뚫어 환부에 붙이고 그 위에 콩뜸을 올려 놓아 불을 붙인다. 열 성질이 있기 때문에, 투구꽃은 양을 덥히고 음을 쫓는다. 이 뜸법은 명문 열의 쇠퇴로 기인한 발기불능, 조루와 같은 결함 및 지속적인 음냉을 치료하는데 적합하다.

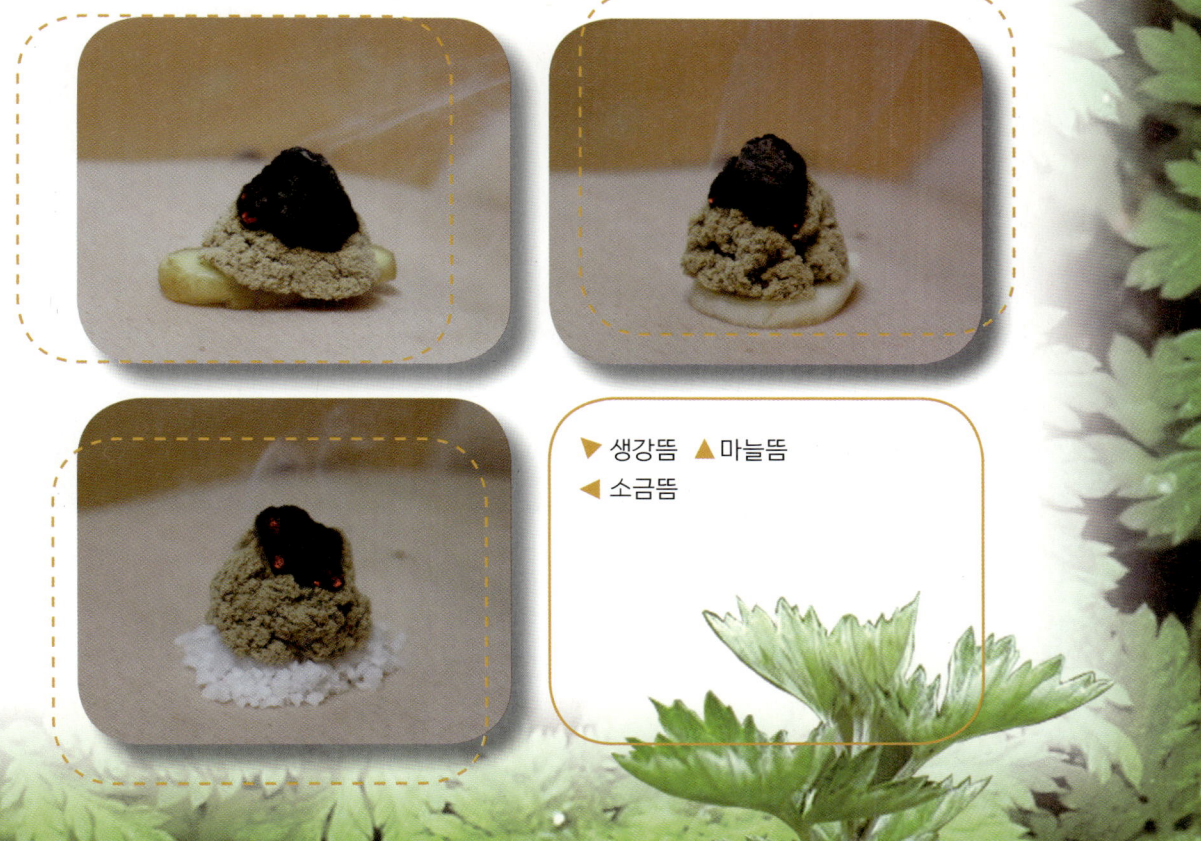

▶ 생강뜸 ▲ 마늘뜸
◀ 소금뜸

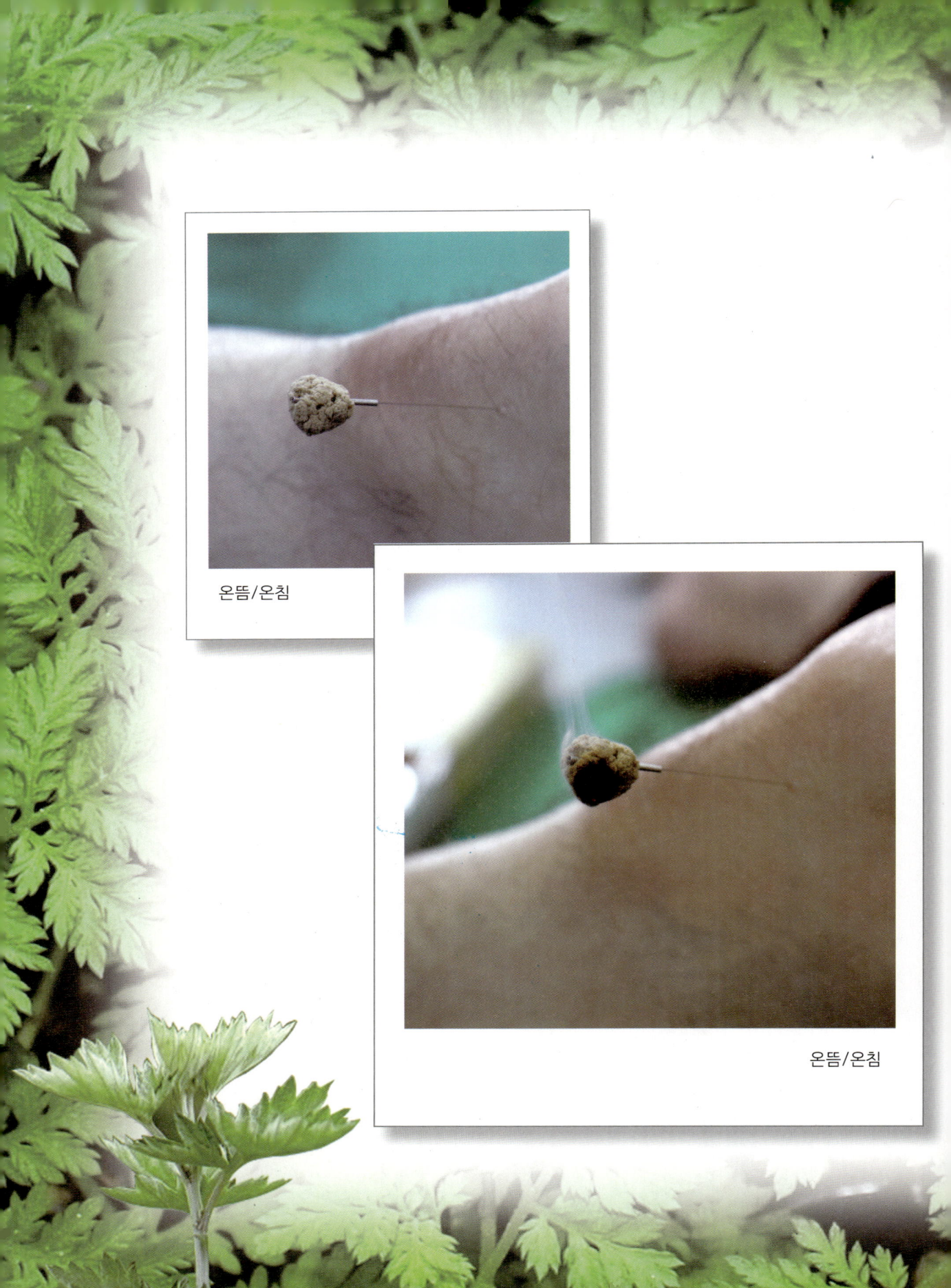

온뜸/온침

온뜸/온침

3. 막대뜸

불붙인 막대뜸을 환부 위에 가까이 한다. 뜸의 열과 시간을 조절하기가 쉬우며, 치료 효과가 좋아 오늘날에도 자주 사용된다. 이 뜸법에는 두 가지가 있다. 부드럽고 따뜻한 뜸, 참새(쪼이)뜸.

1) 온뜸
불붙인 막대뜸을 환부 위에 가까이 하여 환부의 피부색이 붉어질 때까지 5~10분간 시술한다.

2) 참새뜸
참새가 모이를 쪼듯, 댔다 띠기를 반복한다. 피부가 타지 않도록 주의를 기울여야 한다. 좌에서 우로 혹은 원을 그리며 반복한다.

3) 온침
온침은 침과 뜸을 병용한 시술법이다. 자침한 상태에서 뜸이 필요한 증상에 사용한다.
환부에 침으로 치료를 한 후에 자침 상태에서, 침손잡이에 뜸을 씌우고 불을 붙인다. 이렇게 하면 자침점 주위에 따뜻한 열이 전달된다.

이 뜸법은 경락을 덥히는 기능이 있으며 기와 혈액의 자유로운 흐름을 증진시킨다. 적응증은 냉습에 기인한 관절통, 냉감이 있는 저림 및 마비를 치료하는데 효과적이다.

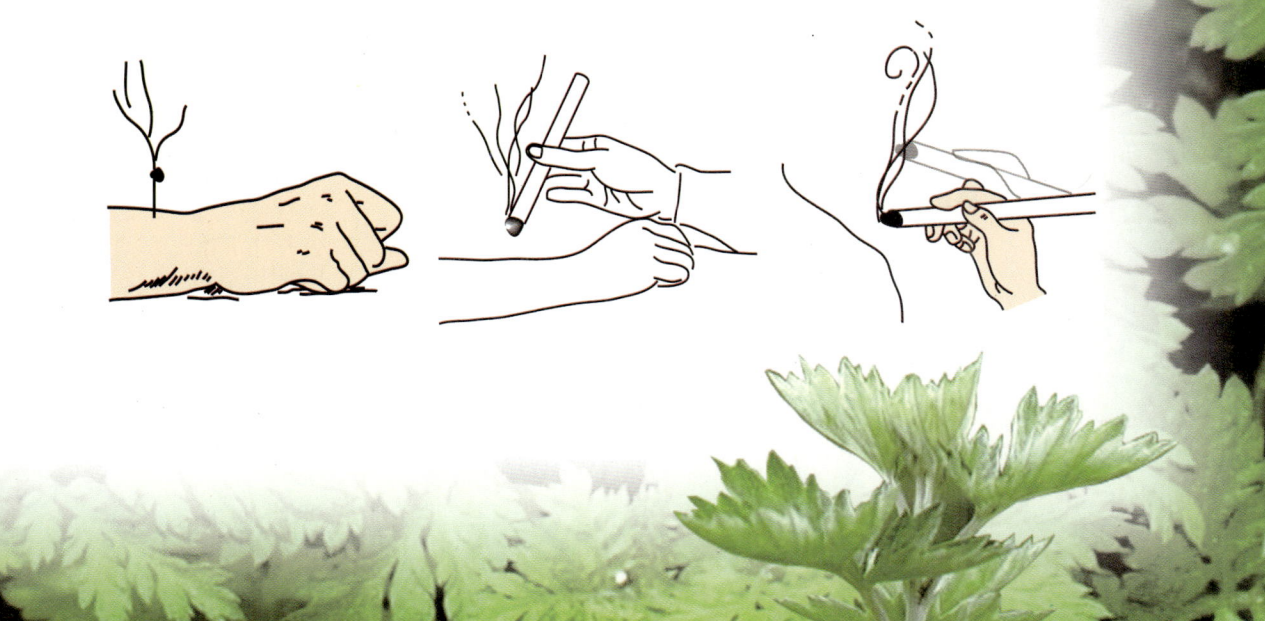

DIY 막대뜸 만들기

대형 향쑥 막대뜸

향쑥가루 150, 황 10, 사향 5, 유향 5, 몰약 5, colophonium 수지 5
계피 5, 두충 5, 등피(광귤)가루 5, 주엽나무 5, 족도리풀 뿌리잎 5
천궁 5, 당귀 5, 穿山甲(천산갑) 5, 계관석 5, 안젤리카 5, 전갈 5

뜸 재료들을 한데 섞어 곱게 갈아 종이 한 장 위에 올려 놓고 다른 종이로 덮는다. 몇 층의 종이로 덮인 가루를 몇 층 만들어 향쑥 한 층을 위에 올려 놓고 폭죽 형태로 단단히 말아 뽕잎으로 겉을 싼다. 달걀 흰자로 뽕잎을 붙이고 서늘한 그늘에서 말린다. 구멍이 안 나도록 조심한다.

뜸시술법

치료할 환부를 확인한다. 막대뜸에 완전히 불을 붙이고 신속히 7겹으로 접힌 마른 천 속에 집어 넣는다. 이 불붙은 뜸이 들어 있는 천을 환부에 직접 갔다 댄다. 이렇게 하면 열이 환부에 발생되고 근육 깊은 곳으로 전달된다.
환자가 심한 뜨거움을 느끼면 천을 약간 들어 올린다. 열감이 보통으로 되면 뜸이 다 타서 꺼질 때까지 환부에 대고 문지른다. 다른 뜸에 불을 붙여 반복한다. 좋은 효과를 보려면 두 개의 뜸을 시술한다. 이 뜸법은 기와 혈액의 자유로운 흐름을 개선시키며, 냉습을 몰아 낸다. 오래된 질환 및 복부통증, 월경통, 탈장통 등에 잘 듣는다.

천둥불 막대뜸

향쑥 가루 100, 침향 15, 목향 15, 유향 15, 강활 15
건조생강 15, 穿山甲 15

두 장의 종이를 준비한다. 한 장은 얇고 다은 한 장은 두껍다. 두 겹으로 접은 종이를 다른 한 장에 평행으로 놓는다. 이중으로 접은 종이 위에 한 층의 뜸을 놀려 놓고 자나 막대로 두들겨 웬만한 두께로 종이 전체에 골고루 펴지도록 한다.
그런 다음 다른 재료들을 뜸위에 붓고 폭죽형태로 함께 만다. 그런 다음 얇은 종이로 싸서 달걀 흰자로 붙인다. 그늘진 서늘한 곳에서 말린다. 구멍이 나지 않도록 조심한다. 재료들은 곱게 갈아야 하고 채로 친 다음 약간의 사향을 첨가한다.

뜸시술법

치료할 환부를 확인한다. 막대뜸에 완전히 불을 붙이고 신속히 7겹으로 접힌 마른 천 속에 집어 넣는다. 이 불붙은 뜸이 들어 있는 천을 환부에 직접 갔다 댄다. 이렇게 하면 열이 환부에 발생되고 근육 깊은 곳으로 전달된다. 환자가 심한 뜨거움을 느끼면 천을 약간 들어 올린다. 열감이 보통으로 되면 뜸이 다 타서 꺼질 때까지 환부에 대고 문지른다.
다른 뜸에 불을 붙여 반복한다. 좋은 효과를 보려면 두 개의 뜸을 시술한다. 이 뜸법은 기와 혈액의 자유로운 흐름을 개선시키며, 냉습을 몰아 낸다. 오랜된 질환 및 복부통증, 월경통, 탈장통 등에 잘 듣는다.

뜸의 적용

뜸법 및 용량

뜸 비방서에는 일반적으로 陽부위에 먼저 시술하고 다음에 陰부위를 뜬다. 임상적으로 상체에 먼저 하체에 나중 뜸을 뜬다. 등에 먼저 뜸을 뜨고 복부는 나중 뜬다. 머리와 몸에 먼저 뜨고 사지는 나중 뜸을 뜬다. 그러나 시술 순서는 병인학적 조건에 따라 주어진다.

콘뜸의 부피와 막대뜸의 시술 기간은 환자의 병인적 조건, 일반적인 구성, 나이 및 적용 부위에 따라야 한다. 일반적으로 콘뜸의 횟수는 부위당 3~7장이 적용되며 막대뜸은 2개를 각각 5~15분 동안 적용한다.

뜸의 금기사항

1) 감기에 기인한 고열이나 음허로 인한 열을 포함한 과도한 증상이나 熱症에는 뜸을 금한다. 약하고 빠른 맥이 있는 환자에게는 뜸치료를 하지 않는다. 뜸열이 약할지라도 강한 내부 충격이 발생할 수 있으며 부적절한 뜸치료는 나쁜 결과를 가져올 수 있다.

2) 상처가 나는 뜸은 얼굴, 머리, 대혈관 주위에는 시술하지 않는다. 생체 기관이나 동맥이 있는 부위에는 뜸보다는 침이 권장된다. 예를 들어 정명(B1), 인영(S9) 등이다.

뜸시술 사후 관리

뜸 시술 후 화상의 흉터가 남아 있을 수 있거나 곧 사라지는 붉은 정도의 자국이 남아 있을 수 있다. 그러나 때때로 표피에 물집이 잡힐 수도 있다. 대개 스스로 치료된다. 큰 물집은 터뜨려 진물을 빼 내야 한다. 화농이 형성되면, 감염을 막기 위해 드레싱을 해야 한다. 소독제로는 9회 죽염수를 권장한다.

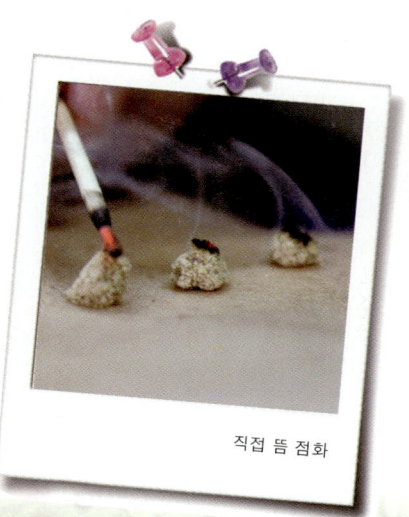

직접 뜸 점화

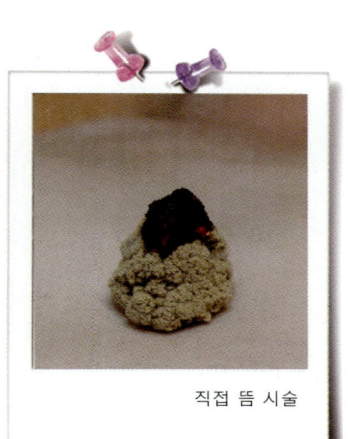

직접 뜸 시술

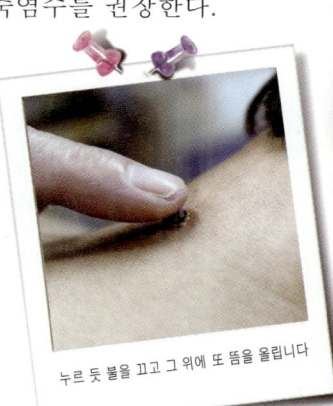

누르듯 불을 끄고 그 위에 또 뜸을 올립니다

불치 **난치**

화타 신응 뜸 시술 모습

전신 뜸

전신뜸은 모든 경락의 운행을 원활하게 하기 위하여 전신의 대혈에 뜸을 시술하는 방법으로 백회, 중완, 거궐, 수분, 천추, 관원, 곡지, 합곡, 족삼리, 삼음교, 현종, 태충, 견정(肩井), 방광 1라인(대저~백환수), 독맥(대추~장강) 에 뜸을 시술한다. 뜸을 몇 장 떠야 하는 규칙은 없고 보통 5~10장 정도 시술한다. 사진과 같은 큰 뜸은 하루 1~2장 10일 정도 뜬다. 화타협척에 뜸을 놓기도 한다. 단중혈에는 뜸을 피하고, 부항이나 침을 시술해야 한다.

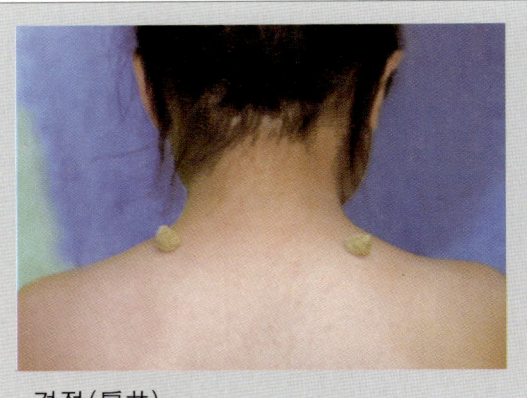
견정(肩井)

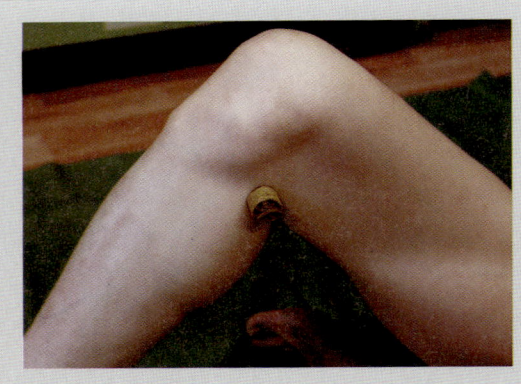
곡천

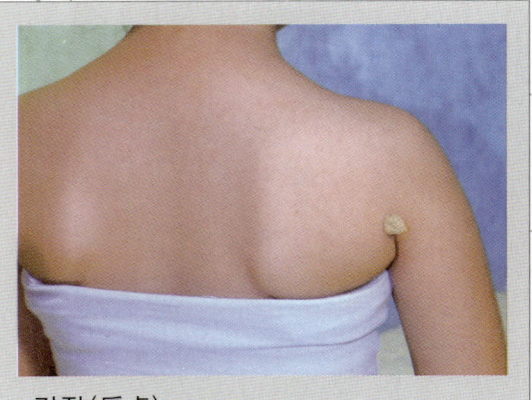
견정(肩貞)

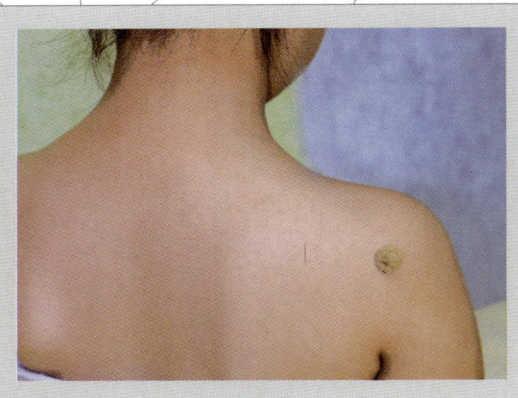
노수

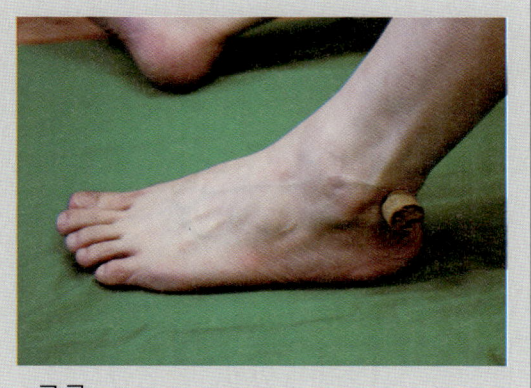
곤륜

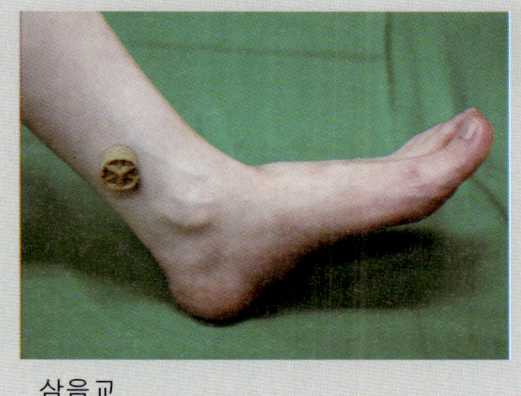
삼음교

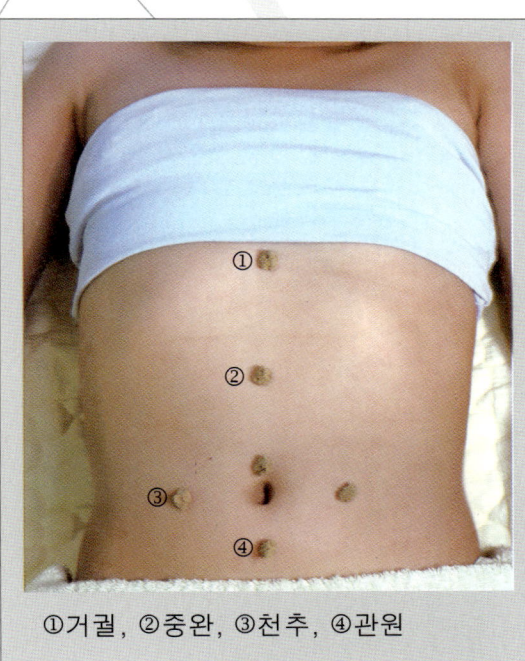
①거궐, ②중완, ③천추, ④관원

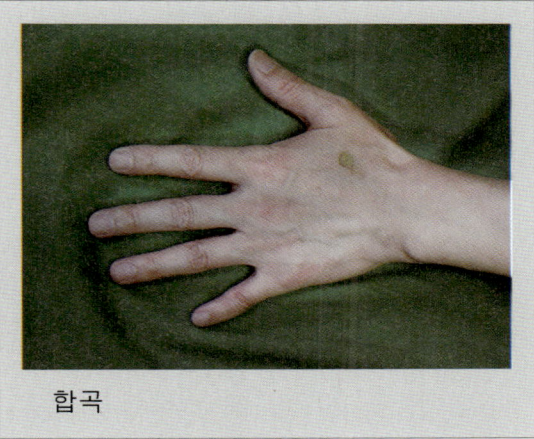
합곡

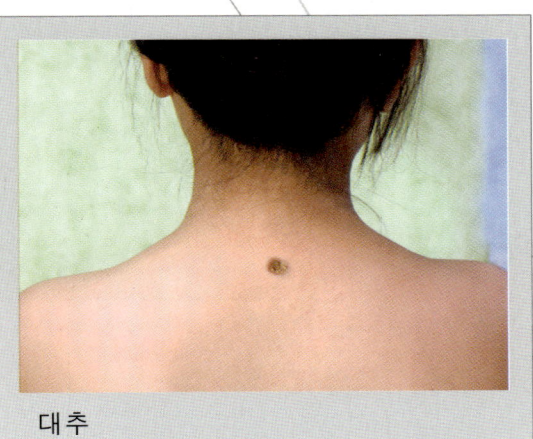
대추

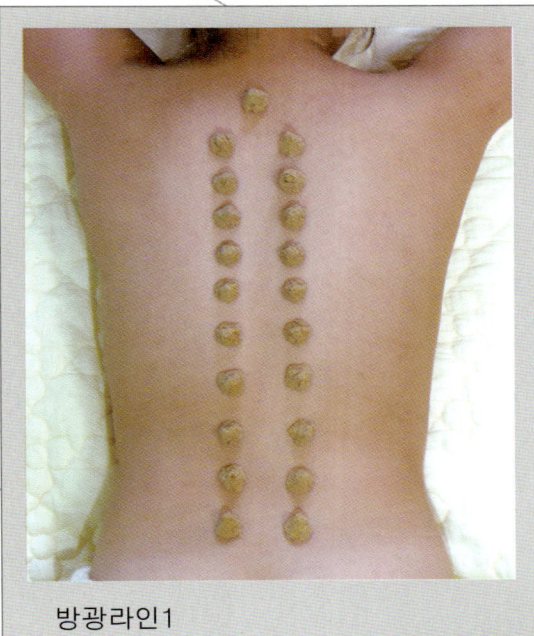
방광라인1

불치 난치

화타 신응 뜸 시술 모습

뇌전증(간질)

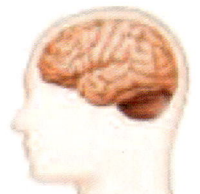

단일한 뇌전증 발작을 유발할 수 있는 원인 인자, 즉 전해질 불균형, 산-염기 이상, 요독증, 알코올 금단현상, 심한 수면박탈상태 등 발작을 초래할 수 있는 신체적 이상이 없음에도 불구하고, 뇌전증 발작이 반복적으로(24시간 이상의 간격을 두고 2회 이상) 발생하여 만성화된 질환군을 의미한다. 또는, 뇌전증 발작이 1회만 발생하였다고 하더라도 뇌 영상검사(뇌 MRI 등)에서 뇌전증을 일으킬 수 있는 병리적 변화가 존재하면 뇌전증으로 분류한다. 한 번의 신경 세포 과흥분을 의미하는 뇌전증 발작(seizure)과 발작이 반복적으로 발생하는 뇌전증을 구분하는 이유는 뇌전증은 약물 혹은 수술적 치료가 필요한 질병이기 때문이다. 일반적으로 뚜렷한 원인 인자에 의해 유발된 단일한 뇌전증 발작은 치료를 하지 않는다. 뇌전증의 발병률과 유병률은 후진국에서 선진국보다 2~3배 높으며, 생후 1년 이내에 가장 높았다가 급격히 낮아지고 청소년기와 장년기에 걸쳐 낮은 발생률을 유지하다가 60세 이상의 노년층에서는 다시 급격히 증가하는 U자형의 형태를 보인다.

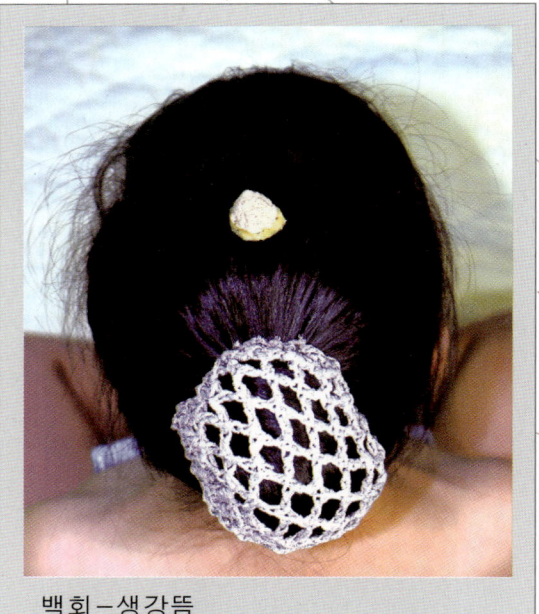

백회-생강뜸

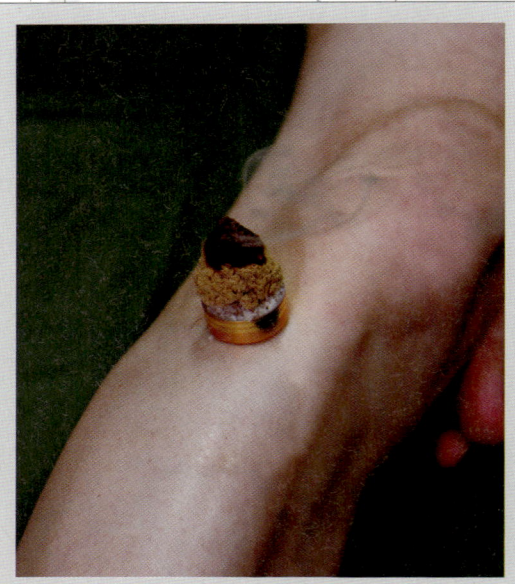

족삼리-소금뜸

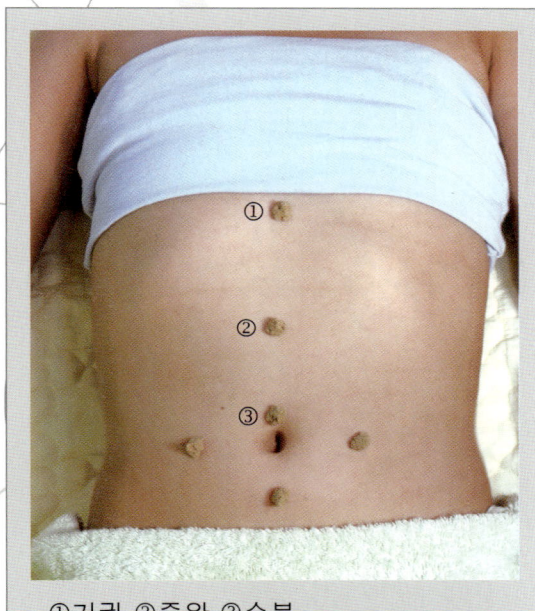

①거궐 ②중완 ③수분

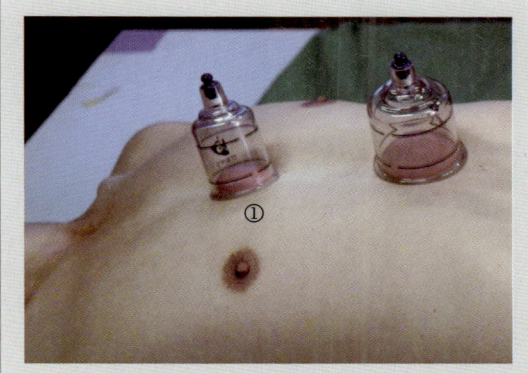

①단중-침 또는 부항만 시술

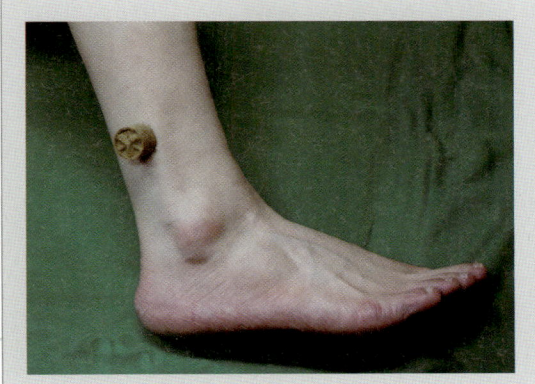

현종-소금뜸

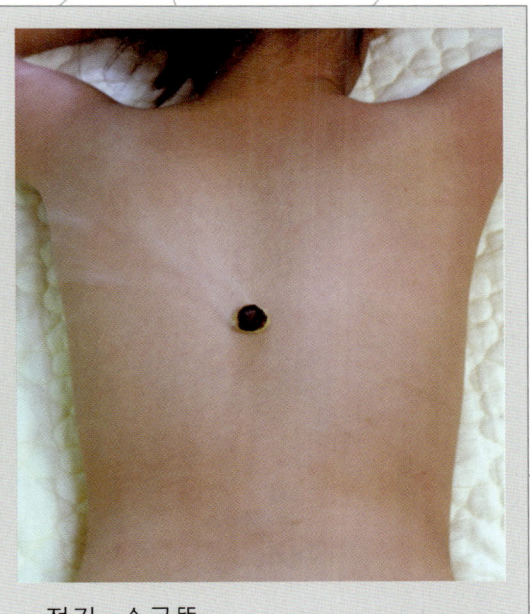

전간-소금뜸

불치 난치
화타 신응 뜸 시술 모습

파킨슨씨 병

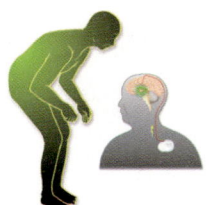

파킨슨병은 뇌의 흑질(substantia nigra)에 분포하는 도파민의 신경세포가 점차 소실되어 발생하며 안정떨림, 경직, 운동완만(운동 느림) 및 자세 불안정성이 특징적으로 나타나는 신경계의 만성 진행성 퇴행성 질환이다. 파킨슨병 환자는 60세 이상에서 인구의 약 1% 정도로 추정된다.

증상 : **자율신경계증상, 신경정신과적 증상, 인지기능장애, 수면장애, 통증, 피로, 후각장애, 연하장애(삼킴곤란)**등이 있다. 일부에서 동반되는 자율신경계 이상 증상은 위장관 장애 현상을 포함하여 침흘림, 변비, 기립저혈압, 다한증, 배뇨장애, 성기능장애 및 안구건조증 등이 있다.

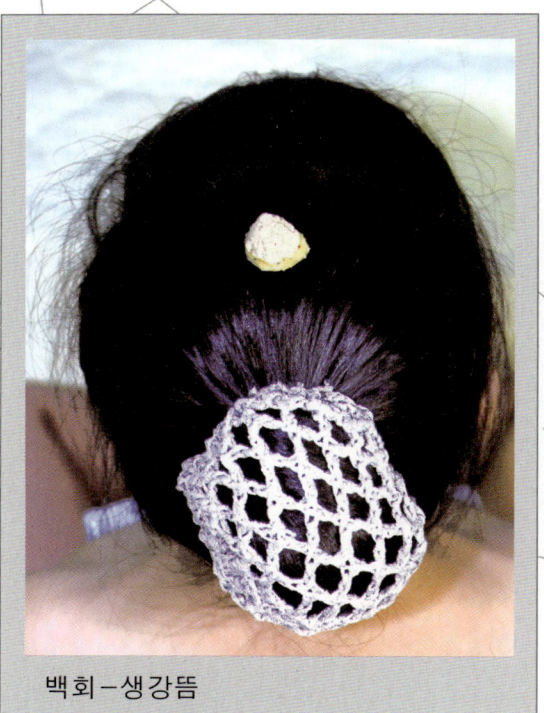

백회-생강뜸

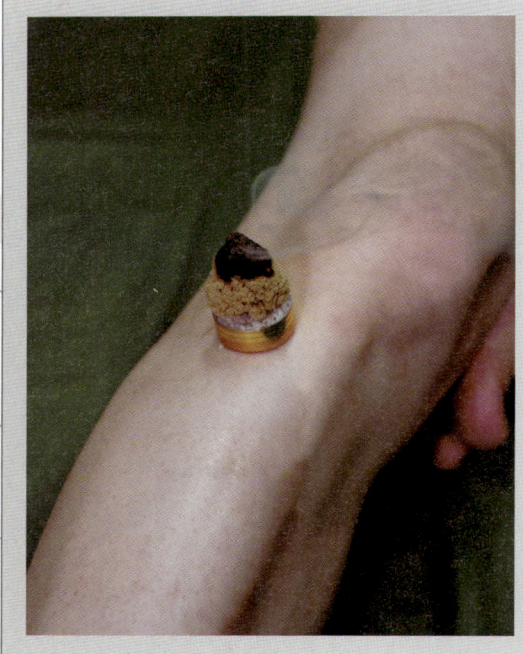

족삼리-소금뜸

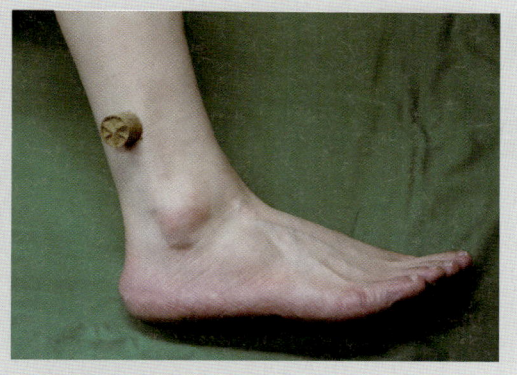
현종-소금뜸

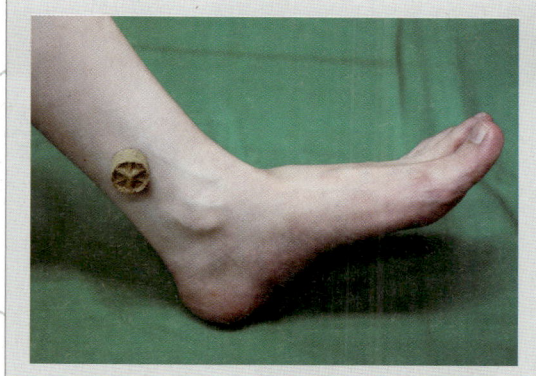
삼음교

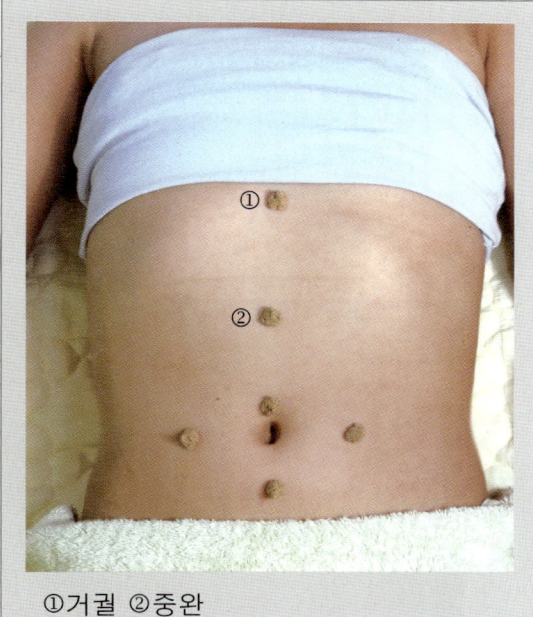
①거궐 ②중완

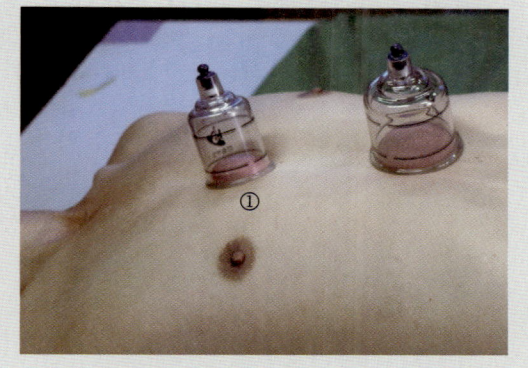
①단중-침 또는 부항만 시술

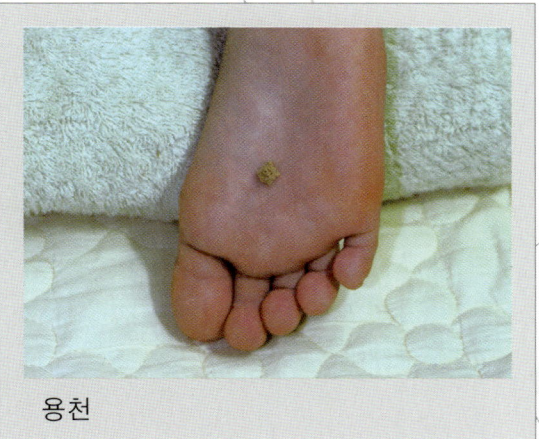
용천

방광라인1

불치 난치
화타 신응 뜸 시술 모습

루게릭병

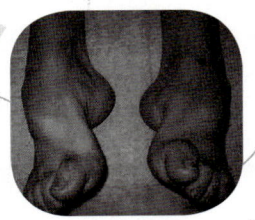

운동신경세포만 선택적으로 사멸하는 질환으로 대뇌 겉질(피질)의 위운동신경세포(upper motor neuron, 상위운동신경세포)와 뇌줄기(뇌간) 및 척수의 아래운동신경세포(lower motor neuron) 모두가 점차적으로 파괴되는 특징을 보인다. 임상 증상은 서서히 진행되는 사지의 위약(weakness, 쇠약) 및 위축으로 시작하고, 병이 진행되면서 결국 호흡근 마비로 수년 내에 사망에 이르게 되는 치명적인 질환이다. 일 년에 10만 명당 약 1~2명에게서 루게릭병이 발병하는 것으로 알려져 있다. 루게릭병은 50대 후반부터 발병이 증가하며, 남성이 여성에 비해 1.4~2.5배 정도 더 발병률이 높다.

증상 : **근육위축과 마비**, **구음장애 및 연하장애**, **강직증세** 등이 있다.

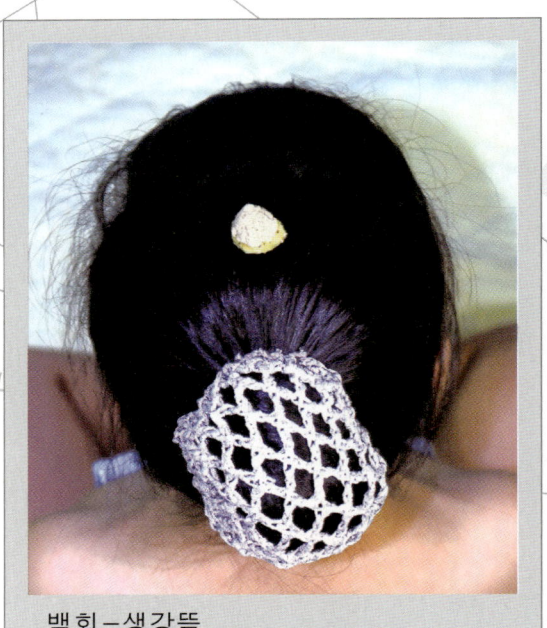

백회-생강뜸

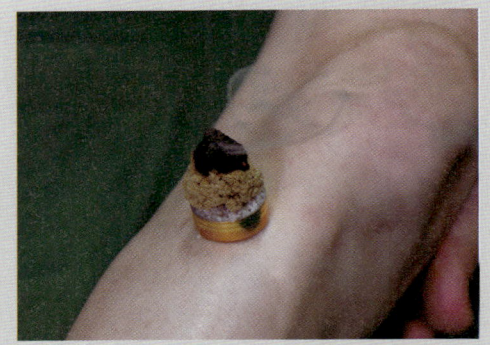

족삼리-소금뜸

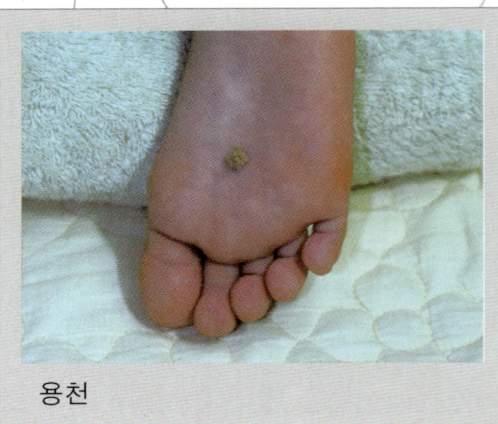

용천

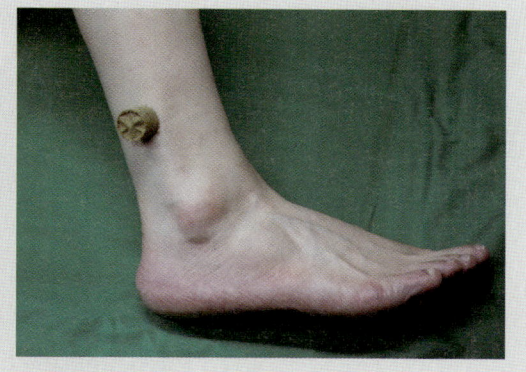
현종-소금뜸

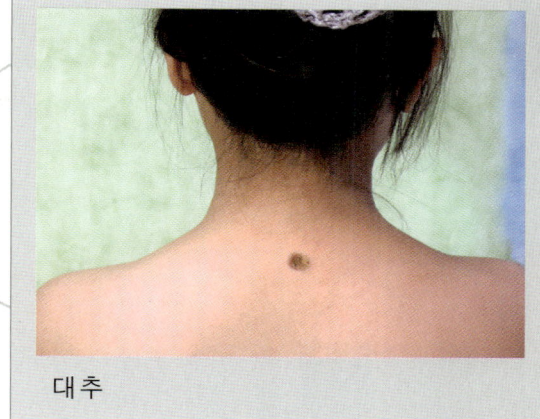
대추

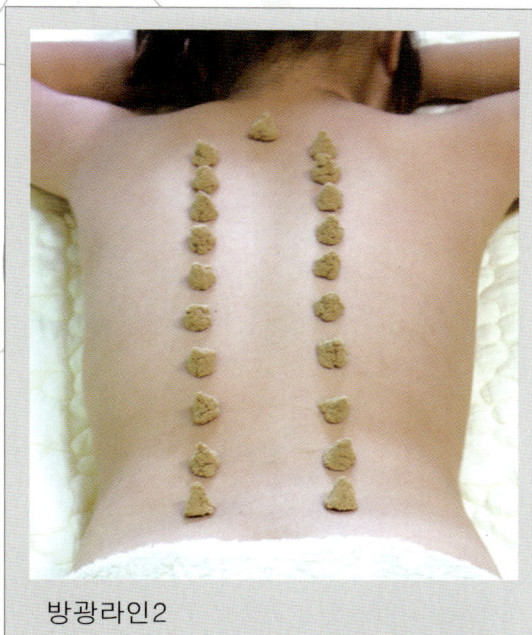
방광라인2

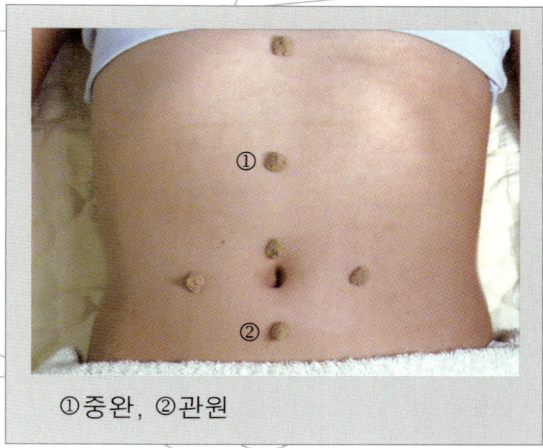
①중완, ②관원

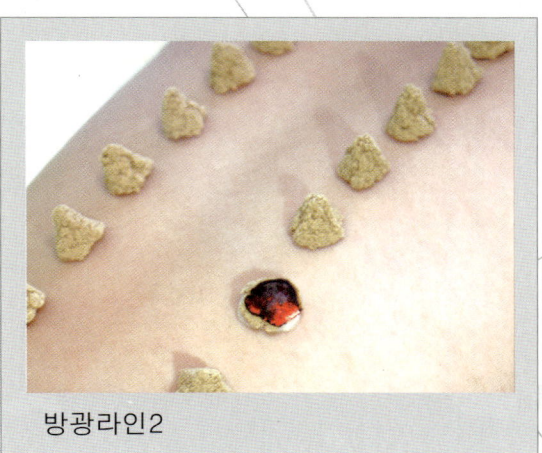
방광라인2

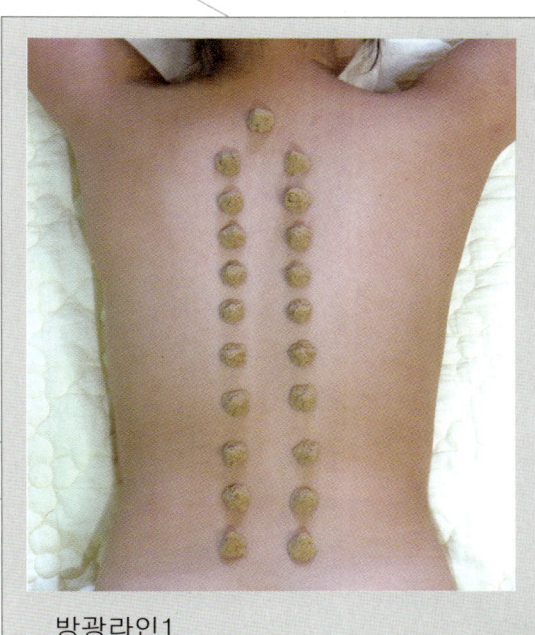
방광라인1

불치 난치
화타 신응 뜸 시술 모습

비만

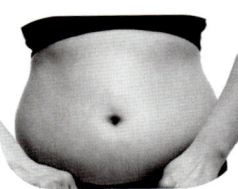

비만인 경우 일반적으로 체중이 많이 나가지만 비만이 아니더라도 근육이 많은 사람은 체중이 많이 나갈 수 있기 때문에 체내에 지방조직이 과다한 상태를 비만으로 정의한다. 진단 시 신체비만지수(체질량지수, Body mass index: 체중(kg)을 신장(m)의 제곱으로 나눈 값)가 25 이상이면 비만으로 정의한다(서양인은 30 이상이며, 인종간의 차이를 고려하여 우리나라에서는 25 이상을 비만으로 정의함). 혈장으로부터 지방세포로 유입된 지방산과 포도당이 에스테르화하여 주로 중성지방의 형태로 축적된다.

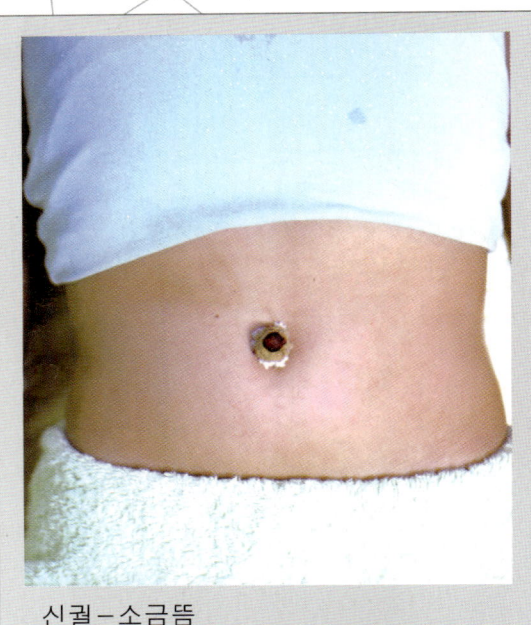

신궐-소금뜸

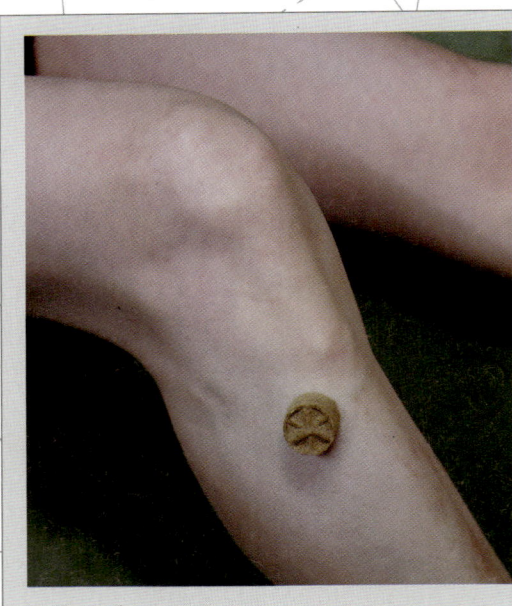

족삼리

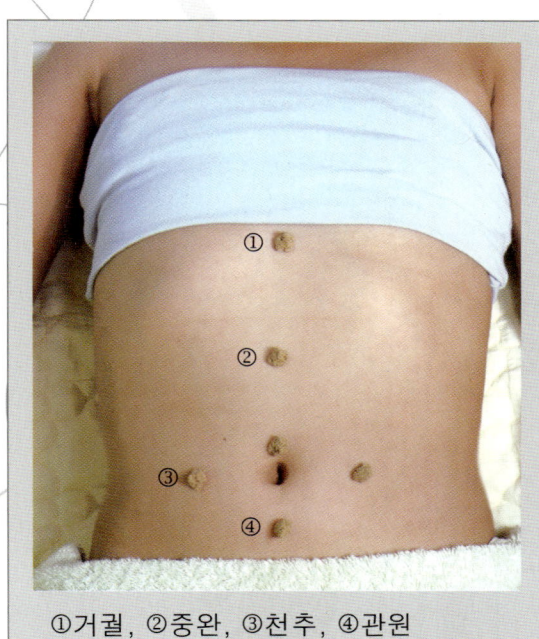

①거궐, ②중완, ③천추, ④관원

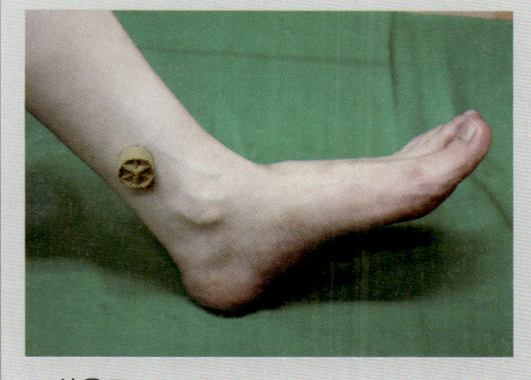

삼음교

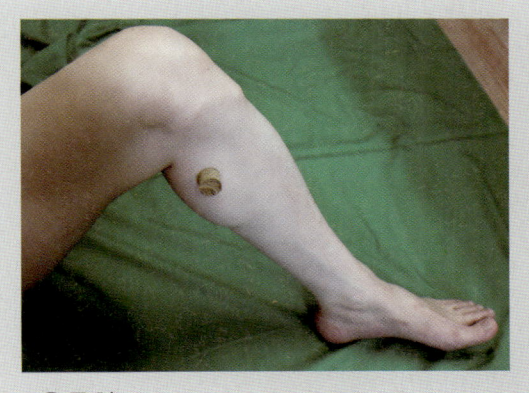

음릉천

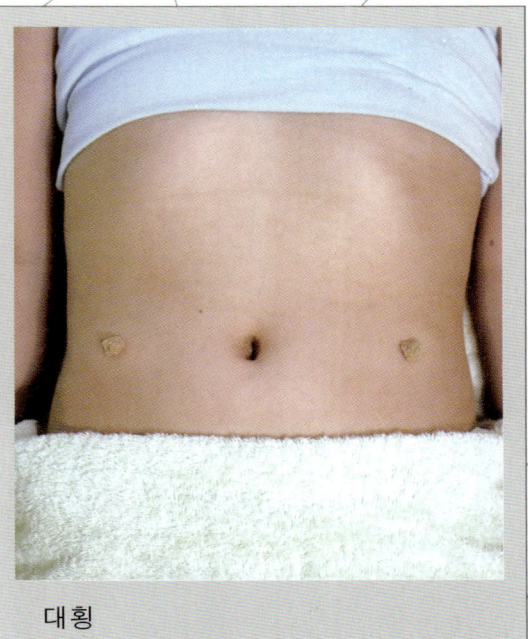

대횡

인체경혈도 - 앞

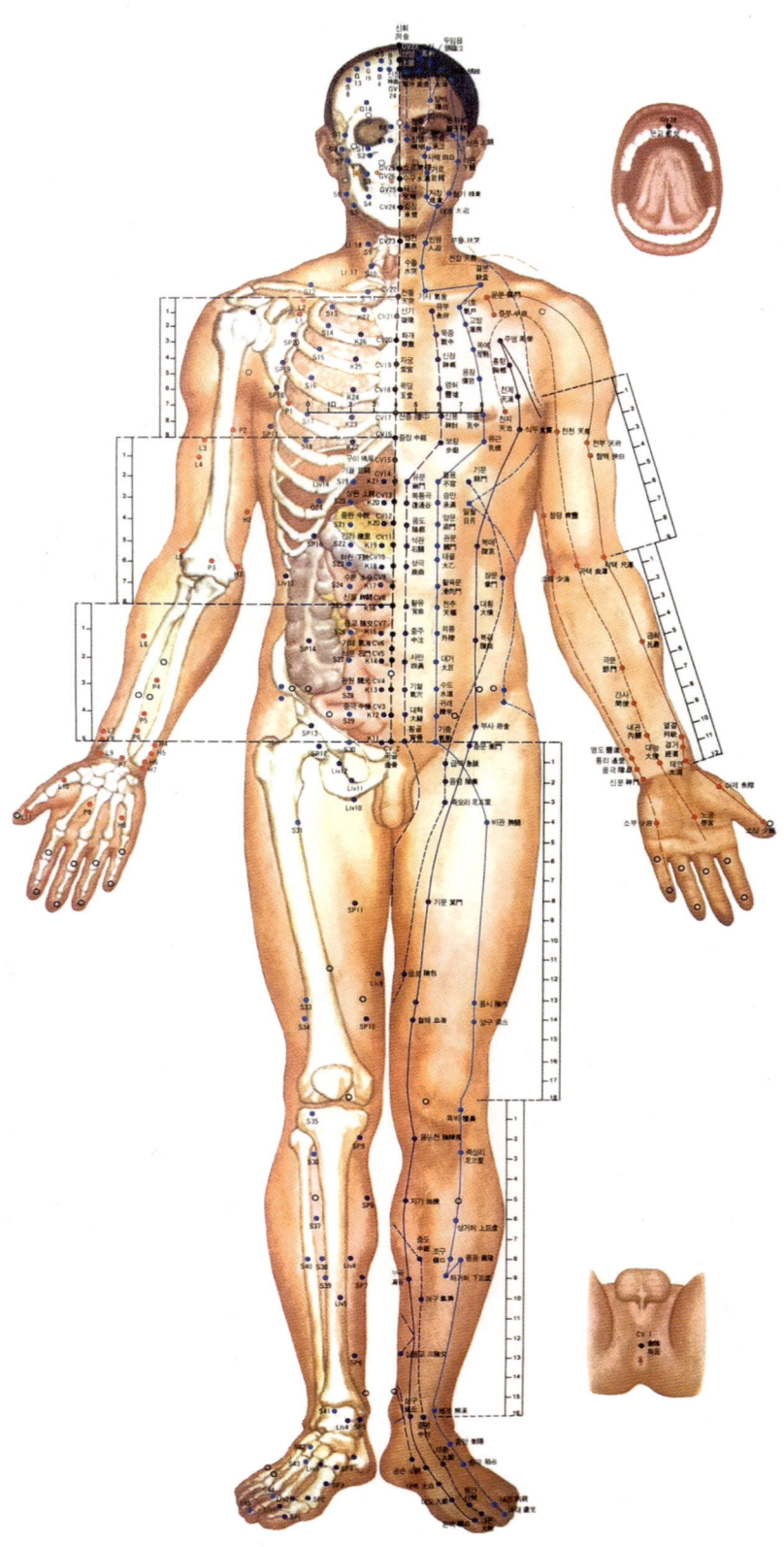

인체경혈도 – 옆

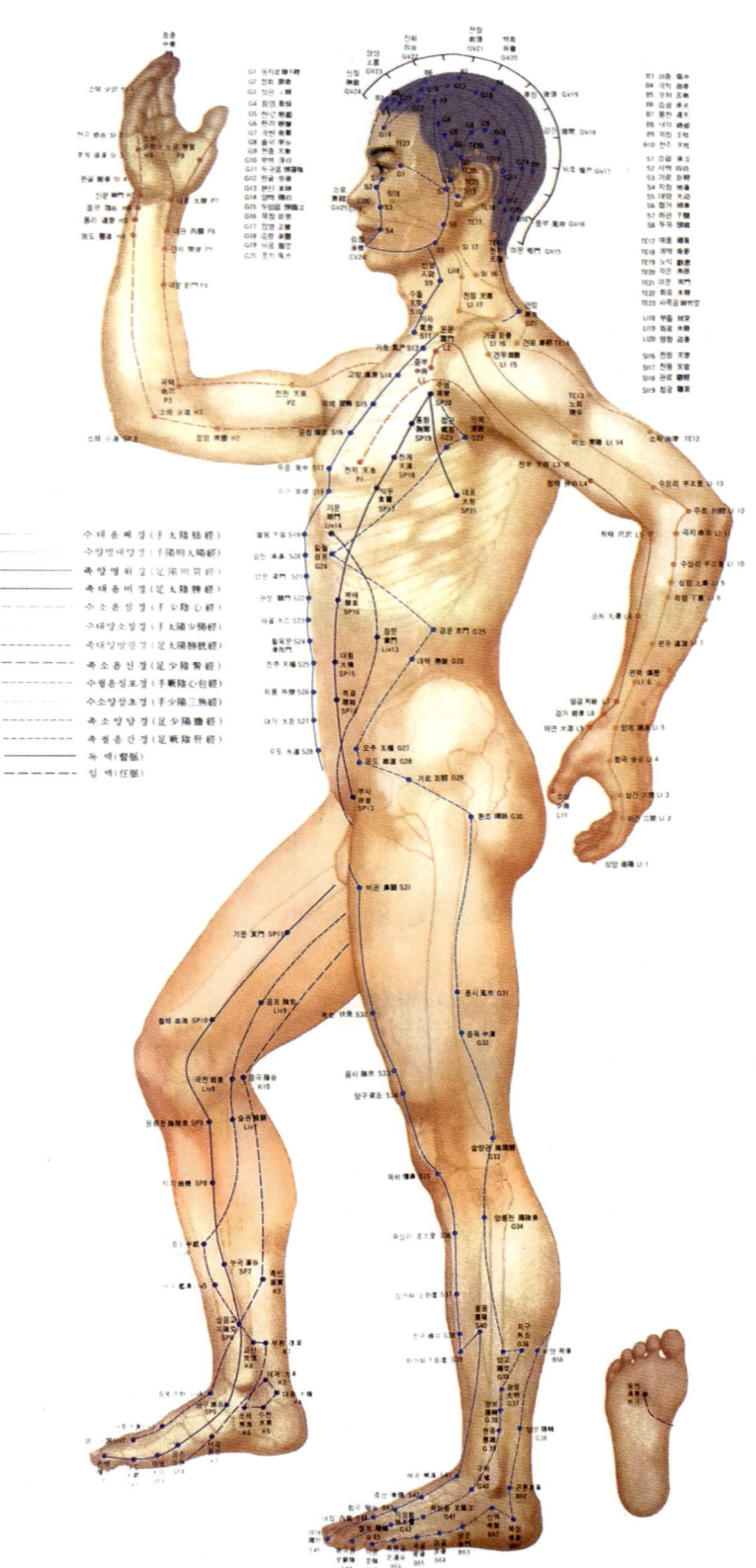

인체경혈도 – 뒤

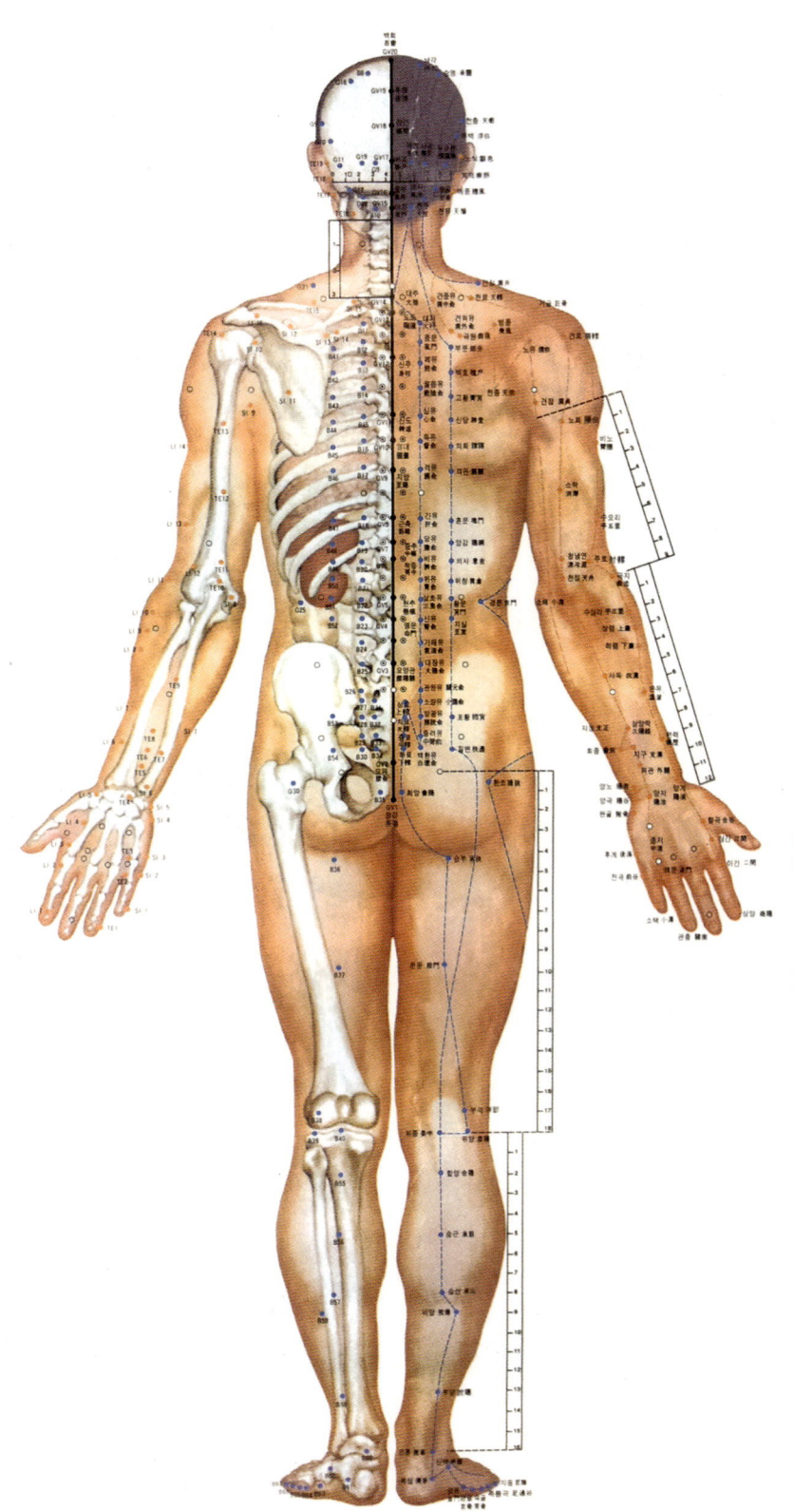

질병을 찾아 들어갑니다 >>>>

1 구급 뜸법(응급처치법)

- 가스중독 ······ 35
- 각혈 ······ 36
- 고열 ······ 37
- 기절/졸도/정신혼미 ······ 38
- 담석통/담낭염 ······ 39
- 신장통 ······ 40
- 심장마비 ······ 41
- 요폐(소변불능) ······ 42
- 위급상황(중풍, 심장발작, 뇌전증) ······ 43
- 익사 ······ 44
- 인사불성 ······ 45
- 일사병 ······ 46
- 코피 ······ 47
- 탈진 ······ 48
- 혈뇨 ······ 49

2 뇌 질환

- 기억력 감퇴 ······ 53
- 뇌수종 ······ 54
- 뇌염 후유증 ······ 55
- 뇌일혈-의식불명 ······ 56
- 뇌일혈-경락막힘 ······ 57
- 뇌전증(간질) ······ 58
- 뇌진탕/뇌좌(외)상 ······ 59
- 뇌혈관 경련 ······ 60
- 뇌혈관질환 후유증-상지마비 ······ 61
- 뇌혈관질환 후유증-실어증 ······ 62
- 뇌혈관질환 후유증-안면마비 ······ 63
- 뇌혈관질환 후유증-삼키기곤란 ······ 64
- 뇌혈관질환-하지마비 ······ 65
- 뇌혈전증/기저동맥 ······ 66
- 뇌혈전증/소뇌뒤하동맥 ······ 67
- 뇌혈전증/앞목내동맥 ······ 68
- 두통-상두통(정수리통) ······ 69
- 두통-전두통 ······ 70
- 두통-편두통 ······ 71
- 두통-후두통 ······ 72
- 두훈-현기증 ······ 73
- 무도병 ······ 74
- 삼차신경통-안면상부 ······ 75
- 삼차신경통-안면하부 ······ 76
- 삼차신경통-윗볼 ······ 77
- 안면근육경련 ······ 78
- 안면마비 ······ 79
- 외상성 반신불수-상지마비 ······ 80
- 외상성 반신불수-하지마비 ······ 81
- 중풍초기 ······ 82
- 중풍후유증 ······ 83
- 진행성 마비 ······ 84
- 치매 ······ 85

3 위장 질환

- 구토 ······ 89
- 급체 ······ 90
- 딸꾹질 ······ 91
- 멀미 ······ 92
- 소화불량 ······ 93
- 식도 경련 ······ 94
- 식도암 ······ 95
- 식도염 ······ 96
- 위경련 ······ 97
- 위무력증 ······ 98
- 위산과다 ······ 99
- 위 십이지장 궤양 ······ 100
- 위암 ······ 101
- 위염-만성 ······ 102
- 위장염-급성 ······ 103
- 위통 ······ 104
- 위하수 ······ 105
- 유문협작 ······ 106

4 호흡기 질환

- 감기 ······ 111
- 기관지염 ······ 112
- 기관지폐렴 ······ 113
- 기침/가래 ······ 114
- 늑막염/흉막염 ······ 115
- 상기도감염 ······ 117
- 유행성 감기 ······ 118
- 임파결핵 ······ 119
- 천식 ······ 120
- 폐결핵 ······ 121
- 폐렴 ······ 122
- 폐암 ······ 123
- 폐화농증 ······ 124
- 해소/해수 ······ 125
- 호흡곤란(심계항진으로 인한) ······ 126
- 호흡근육마비 ······ 127

5 피부 질환

각화증	131
결절성홍반	132
기미, 주근깨	133
노화방지(피부)	134
단독	136
담마진(두드러기)	137
대상포진	138
동상	139
두부/안면부 부스럼	140
무좀	141
부스럼/종기	142
사마귀	143
상지부스럼	144
소양증(피부 가려움증)	145
습진	146
신경성 피부염	147
아토피성 피부염/유전성, 과민성 피부	148
알러지/풍진	149
어린선	150
얼굴홍조	151
여드름	152
연주창	153
원형탈모증	154
입술 물집	155
주사비(딸기코)	156
탈모예방(대머리)	157
피부반점	158
피부병	159
피부염	160
하지단독	161
하지부스럼	162
한센병/나병	163

6 심장/혈관 질환

고혈압	167
관상(심장) 동맥경화증	168
동맥경화	169
류마티스심장병	170
손발 냉증/피 순환 개선	171
심계항진	172
심근경색	173
심근염(심장근육염증)	174
심장 박동이 고르지않음	175
저혈압	176
정맥류	177
충혈성 심장쇠약	178
치질(출혈)	179
콜레스테롤 과다	180
폐색성혈전증	181
협심증	182

7 간장/담 질환

간경화/간암/간염	187
간기능 이상	188
간질환	189
담결석	190
담낭염-급성	191
담낭염/담석증	192
담도회충증	193
담석통/담낭산통	194
황달	195

8 신장 질환

신결핵	199
신우염	200
신장결석통	201
신장염-급성	202
신장염-만성	203
신장위축	204

9 비장 질환

당뇨병	209
저혈당증	212

10 소장·대장/갑상선 질환

갑상선기능-감퇴증	217
갑상선기능-항진증	218
갑상선종	219
결장염	220
과민성 대장증상	221
변비	222

질병을 찾아 들어갑니다 >>>>

12 이·비·인·후 질환

건초열(꽃가루 알러지), 재채기	271
목구멍 자극감	272
목쉼	273
부비강염/축농증	274
비색증(코가 마른다)	275
비염/비연	276
비출혈(코피)	277
이농(귀머거리)	278
이명(귀에서 소리가 남)	279
이통	280
이하선염	281
인후마비	282
인후염	283
인후통	284
중이염-급성농루	285
중이염-만성	286
코골음/무호흡	287
콧물/코막힘	288
편도선염-급성	289
후두경련	290
후두염	291
후두통	292

- 설사 — 223
- 세균성 이질-만성 — 224
- 습관성 변비 — 225
- 이질 — 226
- 장기능 저하 — 227
- 장산통 — 228
- 장염-급성 — 229
- 장염-만성 — 230
- 장출혈 — 231
- 장폐색증 — 232
- 직장 탈출 — 233
- 충수염(맹장염) — 234
- 탈장 — 235
- 탈항 — 236

11 방광/비뇨기 질환

- 고환염/음낭통 — 241
- 뇨(요)폐-급성 — 242
- 방광염 — 243
- 부사정(사정이 안됨) — 244
- 성기왜소증/소성기증/성기위축증 — 245
- 소변시 동통 — 246
- 양위(발기부전) — 247
- 외음부 소양증 — 248
- 요도염 — 249
- 요도통 — 250
- 요로감염 — 251
- 요분비 폐지-요폐 — 252
- 요붕증(오줌사태) — 253
- 요석증 — 254
- 요실금 — 255
- 유뇨증 — 256
- 유정 — 257
- 음낭염 — 258
- 음부소양증 — 259
- 잔뇨감 — 260
- 전립선염(전립선 비대증) — 261
- 정력감퇴/생식선기능감퇴증 — 262
- 정력증강 — 263
- 조루/조설 — 264
- 항문소양증 — 265
- 항문통 — 266

13 안 질환

- 각막염 — 297
- 근시 — 298
- 난시 — 299
- 녹내장 — 300
- 눈꺼풀처짐 — 301
- 눈을 아름답게 — 302
- 눈 피로 — 303
- 망막염 — 304
- 맥립종-다래끼 — 305
- 미릉골통(눈썹 주위 뼈 통증) — 306
- 백내장 — 307
- 사시 — 308
- 색맹 — 309
- 색약증 — 310
- 시신경염 — 311
- 시신경위축 — 312
- 안질환 — 313
- 안충혈/부종 — 314
- 야맹증 — 315
- 전기성안염(컴퓨터 안염) — 316

CONTENTS

14 구강 질환

- 구강궤양 ---- 321
- 구강내염 ---- 322
- 구고(입맛이 쓰다) ---- 323
- 구취(입냄새) ---- 324
- 볼 안쪽 아픔 ---- 325
- 치은출혈(잇몸출혈) ---- 326
- 치은염(잇몸염증) ---- 327
- 치통 ---- 328
- 풍치, 치루농루 ---- 329

15 관절/팔·다리·목 질환

- 강직성척추염/척추골반염증 ---- 333
- 견관절 주위염/오십견 ---- 334
- 견관절통 ---- 335
- 경련(팔다리) ---- 336
- 경추질환 ---- 337
- 경통 ---- 338
- 골결핵 ---- 339
- 골프 전/후 ---- 340
- 곱추/구루병 ---- 341
- 관절질환-견부(어깨) ---- 342
- 관절질환-과부(복숭아뼈) ---- 343
- 관절질환-근부(발뒤꿈치) ---- 344
- 관절질환-둔부(엉덩이뼈) ---- 345
- 관절질환-목부 ---- 346
- 관절질환-슬부(무릎) ---- 347
- 관절질환-아래턱 ---- 348
- 관절질환-완부(손목) ---- 349
- 관절질환-요추부 ---- 350
- 관절질환-저가부(꼬리뼈) ---- 351
- 관절질환-주부(팔꿈치) ---- 352
- 관절질환-지부 ---- 353
- 관절질환-흉추부 ---- 354
- 낙침/목결림 ---- 355
- 다리 부종 ---- 356
- 다리 피곤 ---- 357
- 대퇴신경통 ---- 358
- 류마티스관절염 ---- 359
- 류마티즘 ---- 362
- 만성 요통 ---- 363
- 목결림 ---- 365
- 목/어깨 근막염 ---- 366
- 목염좌 ---- 367
- 무릎관절통 ---- 368
- 발목관절통 ---- 369
- 변형성 골관절염 ---- 370
- 사경증(목이 옆으로 기울어짐) ---- 371
- 상지근염 ---- 372
- 상지마비/근육위축 ---- 373
- 상지마비/저림 ---- 374
- 손가락 위축(오그라듦) ---- 375
- 손발 끝 감각 이상증 ---- 376
- 아킬레스건염 ---- 377
- 엘보우(골프,테니스) ---- 378
- 염좌/타박 ---- 379
- 요통 ---- 380
- 요통-급성 ---- 381
- 요통-만성 ---- 382
- 인대손상 ---- 383
- 장단지 근육 경련 ---- 384
- 전완신경통 ---- 385
- 족근통(발꿈치 통증) ---- 386
- 족저통(발바닥) ---- 387
- 좌골신경통 ---- 388
- 척수염-급성 ---- 389
- 턱관절염좌 ---- 390
- 통풍 ---- 391
- 팔꿈치 통증/주관절통 ---- 392
- 팔신경통 ---- 393
- 팔바깥/요골신경마비 ---- 394
- 팔안쪽/척골신경마비 ---- 395
- 하지마비/근육위축 ---- 396
- 하지마비/저림 ---- 397
- 허리디스크 ---- 398
- 허리염좌 ---- 399

16 정신 질환

- 감직(어린이신경질) ---- 403
- 건망증 ---- 404
- 광장공포증 ---- 405
- 구안와사(주위성 안면 신경 마비) ---- 406
- 다몽 ---- 408
- 다면증 ---- 409
- 말더듬 ---- 410
- 맥관염-상지 ---- 411
- 맥관염-하지 ---- 412
- 몽유병 ---- 413
- 무맥증(맥이 낮고 고르지 않다) ---- 414
- 불면증 ---- 415
- 숙취/알코올중독 ---- 416
- 신경성 마비증 ---- 417
- 신경쇠약 ---- 418

질병을 찾아 들어갑니다 >>>>

실어증	419
약물중독	420
우울증	421
음식중독	422
의심증(히스테리)	423
정신분열증	424
집중력 증강	425
침흘림	426

17 미용법

무릎비만	431
미용치료/주름제거	432
발목비만	433
비만	434
비만(아랫배,허리,내장)	435
살빼기(다이어트)	436
유방을 풍만하게	437
장단지 비만	438
처진 히프	439
허벅지 비만	440

18 여성 질환

갱년기 장애	445
갱년기증상	446
난산	447
냉대하	448
냉증	449
대하과다	450
불감증-여성	451
불임증	452
사산	453
산후 모유분비 촉진	454
산후 복통	455
산후 어지러움	456
산후 하혈	457
습관성 유산	458
월경과다	459
월경불순	460
월경통(생리통)	461
유방통/젖몸살	462

유선염-급성	463
유즙분비과다	464
유즙분비부족	465
임신 입덧	466
자궁경련	467
자궁부속기염	468
자궁암	469
자궁위치이상	470
자궁출혈	471
자궁탈출증/탈수증	472
잔류태반	473
질염	474
태아위치이상	475
폐경	476
해산통	477

19 소아 질환

경끼/놀람	481
발육부전	482
백일해	483
소아기관지폐렴	484
소아마비	485
소아 밤낮 바뀜	486
소아 밤울음	487
소아 설사	488
소아 침흘림	489
소아 토유	490
소아 허약	491
신생아 질식	492
신생아 파상풍	493
영아산통	494
유노	495
유행성 이하선염(볼거리)	496

20 기타 질환

권태, 나른함	501
근육경련/쥐	502
근육의 노화방지	503
금연	504
늑간신경통	505
늑간통	506

CONTENTS

- 다발성 신경 근염(급성 감염증) ---------- 507
- 다한증 ---------- 508
- 도한-취침중 식은 땀 ---------- 509
- 말라리아/학질 ---------- 510
- 면역강화 ---------- 512
- 무기력-중증 ---------- 513
- 백혈병 ---------- 514
- 복막염 ---------- 515
- 복수 ---------- 516
- 복장(숨이 가쁘고 헛배 부름) ---------- 517
- 복통 ---------- 518
- 부종 ---------- 519
- 빈혈 ---------- 520
- 수술 후 두통 ---------- 521
- 수술후 상지통 ---------- 522
- 수술후 하지통 ---------- 523
- 식욕증진 ---------- 524
- 안면신경통 ---------- 525
- 오한(몸이 춥고 떨림) ---------- 526
- 종기 ---------- 527
- 체력증강(기력감퇴) ---------- 528
- 피로(과로, 지침) ---------- 529
- 허약 ---------- 530
- 허약(영양실조) ---------- 531

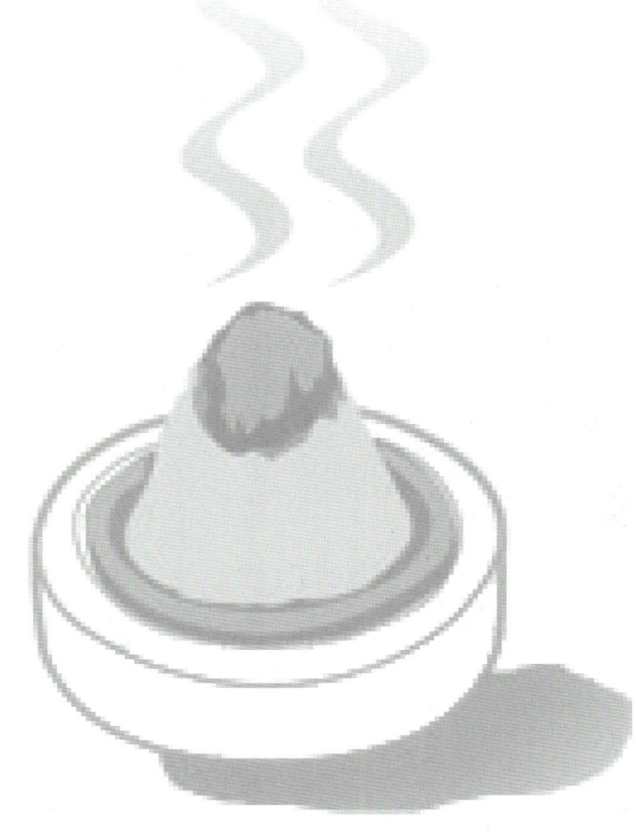

구급 뜸법
(응급처치법)

가스중독

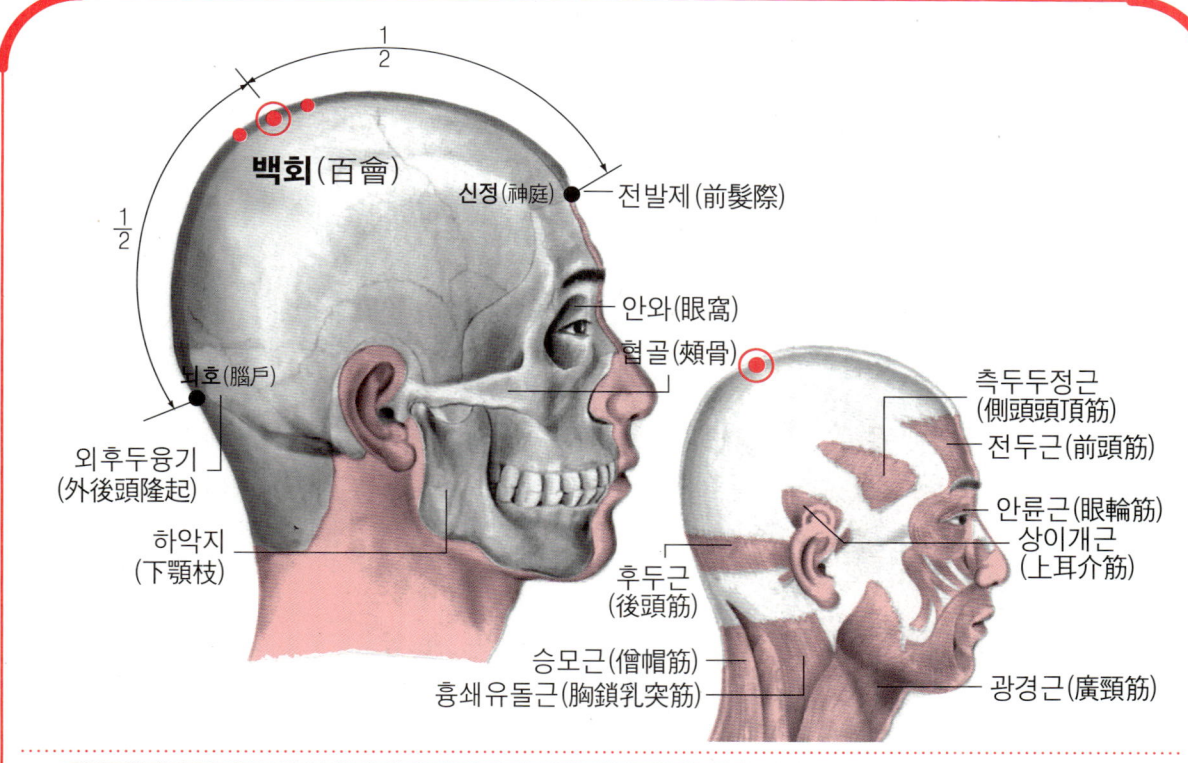

백회 3혈 : 정중선상에서 신정과 뇌호의 중앙

보충경혈

소료

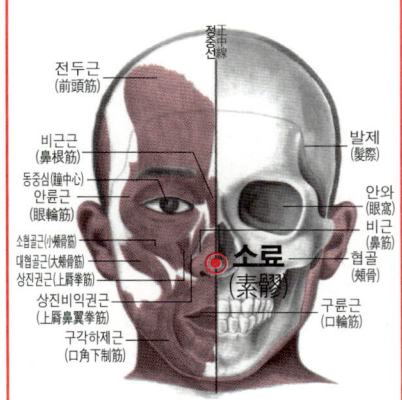

소료 : 코끝의 정점 - 삼릉침

내관

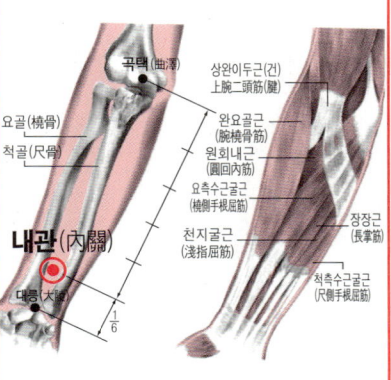

내관 : 곡택과 대릉의 사이에서 대릉으로부터 1/6(상방 2촌)

수구

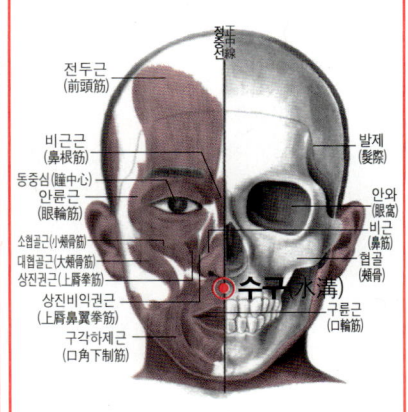

수구 : 두부 정중선상의 인중에서 비중격 아래쪽으로부터 1/3 - 침

각혈

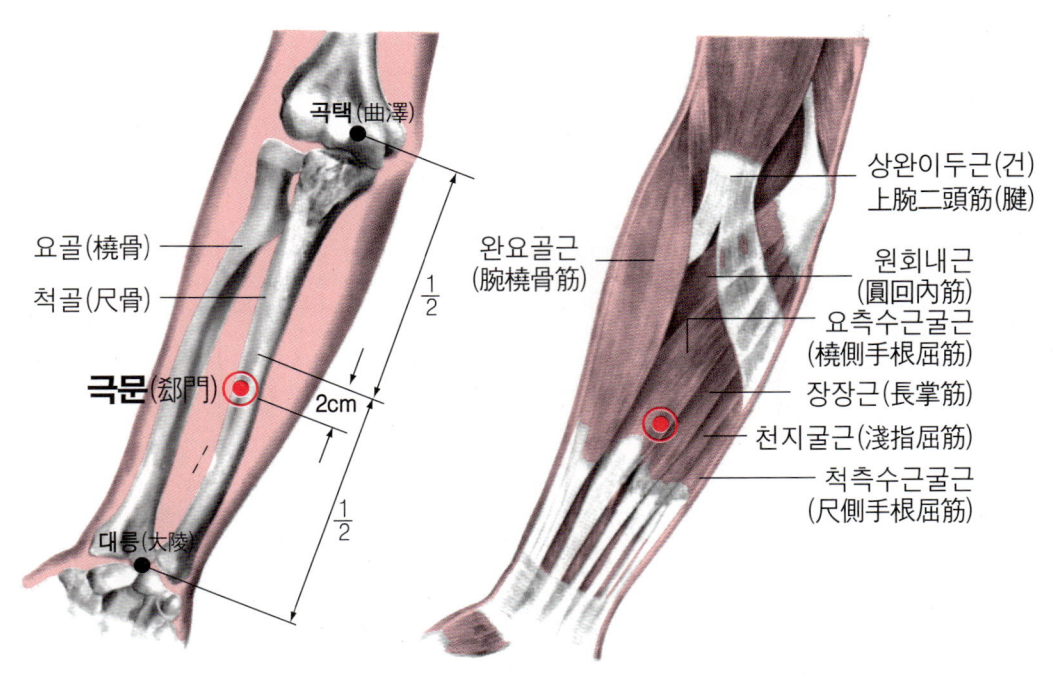

극문 : 곡택과 대릉의 사이에서 중앙의 아랫쪽 2cm

보 충 경 혈

폐수 3혈

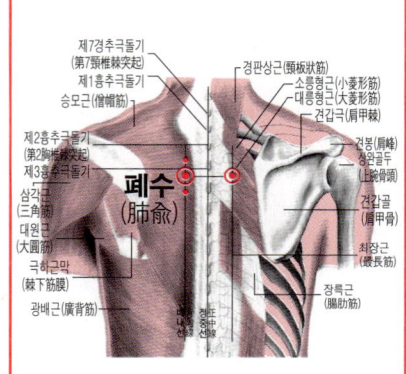

폐수 : 배내선상에서 제5, 6흉추극돌기 사이의 높이

곡지

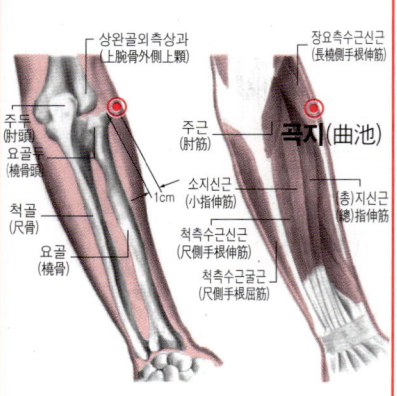

곡지 : 요골두 바깥 위쪽으로 부터 팔꿈치 안주름에 따라 내방 1cm (팔꿈치를 굽힐 나타나는 주름 끝)

혈해

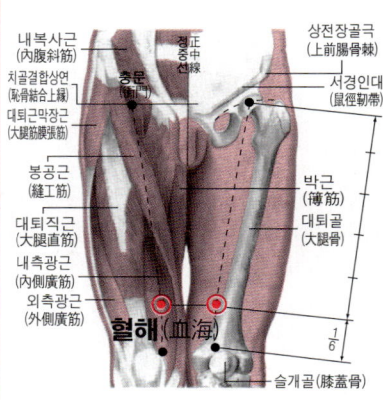

혈해 : 충문과 슬개골 위-안쪽의 사이에서 아래로 부터 1/6

고열

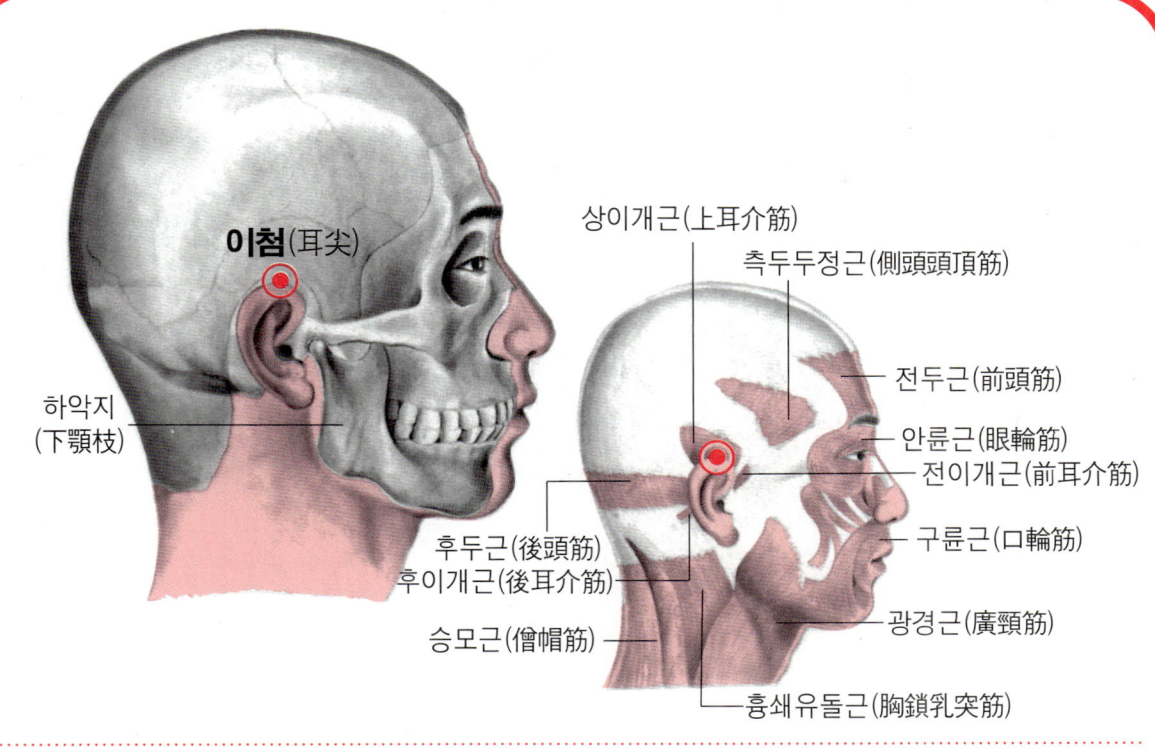

이첨 : 외이의 최상단 - 삼릉침 사혈

보충경혈

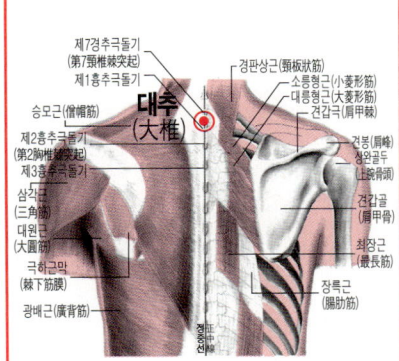

대추 : 목을 앞으로 깊이 숙이면 목덜미 밑으로 크게 돌출한 뼈(제7경추극돌기)와 제1흉추극돌기의 사이

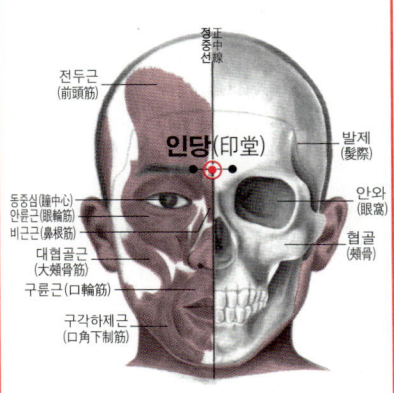

인당 : 양 눈썹 안쪽 끝의 중앙 - 침 치료

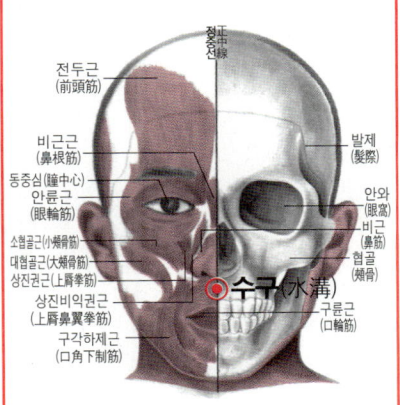

수구 : 두부 정중선상의 인중에서 비중격 아래쪽으로부터 1/3 - 침

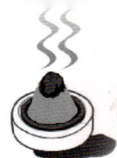 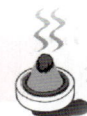

기절/졸도/정신혼미

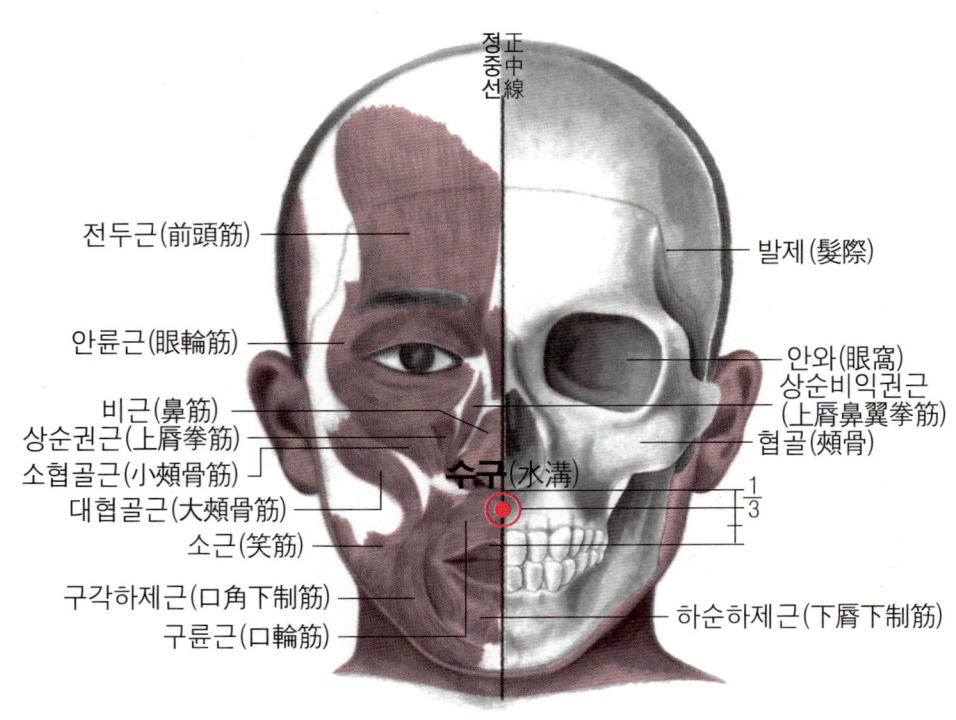

수구 : 두부 정중선상의 인중에서 비중격 아래쪽으로부터 1/3 - 침 치료

보충경혈

소료
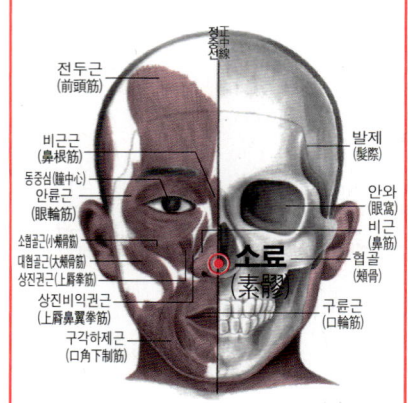

소료 : 코끝의 정점 - 삼릉침

중충
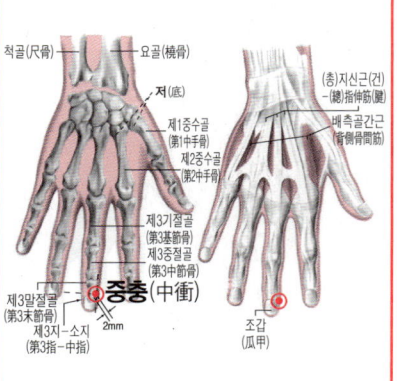

중충 : 중지의 엄지측에서 손톱모서리로 부터 상방 2mm - 사혈, 삼릉침

십선
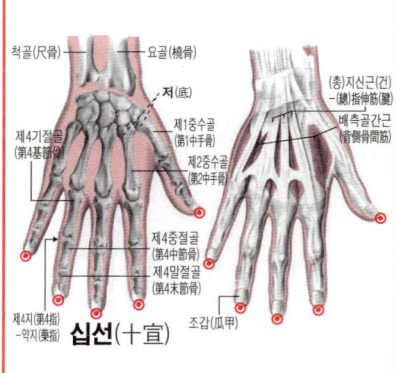

십선 : 열손가락 끝 - 사혈, 삼릉침

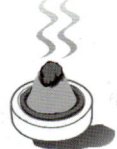

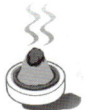

담석통/담낭염

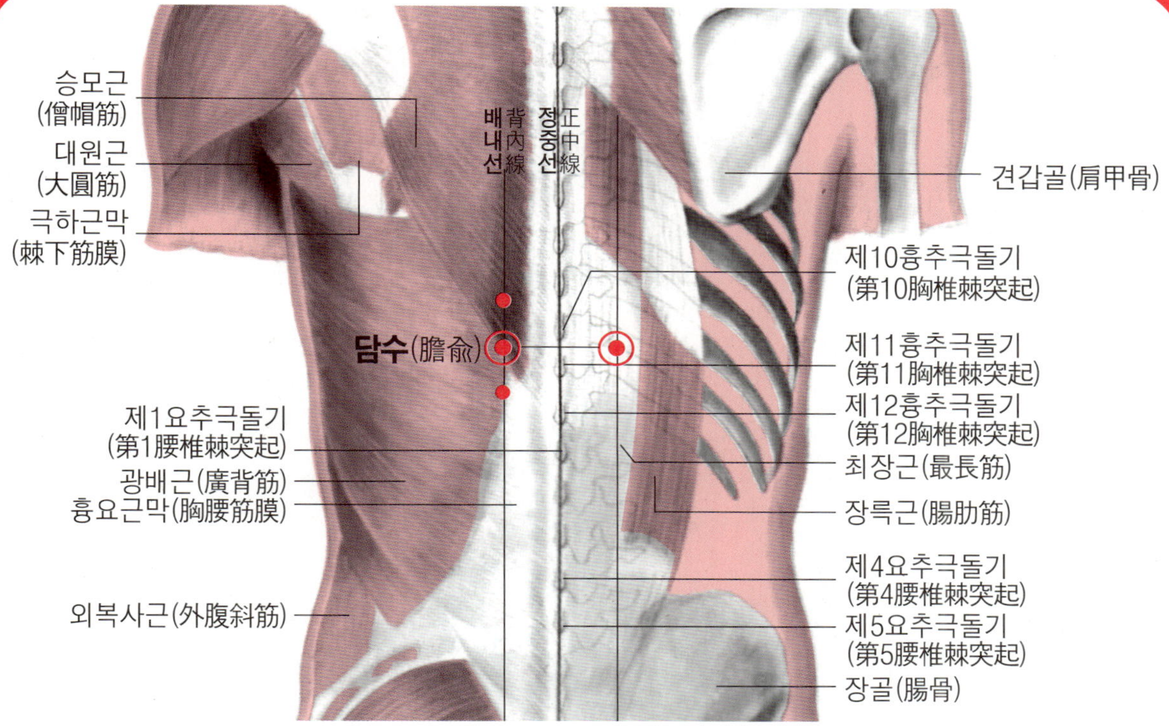

담수 3혈 : 배내선상에서, 제10, 11흉추극돌기 사이의 높이

보충경혈

중완 3혈

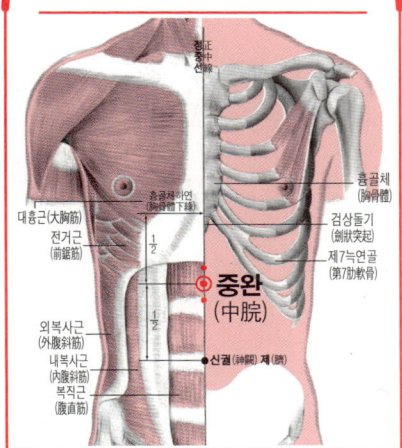

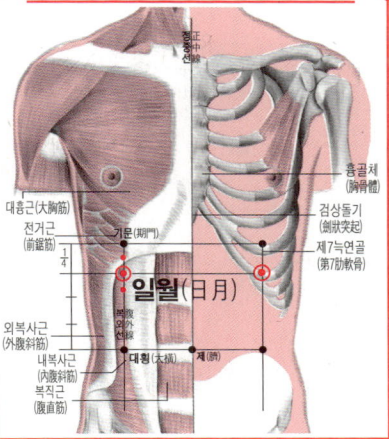

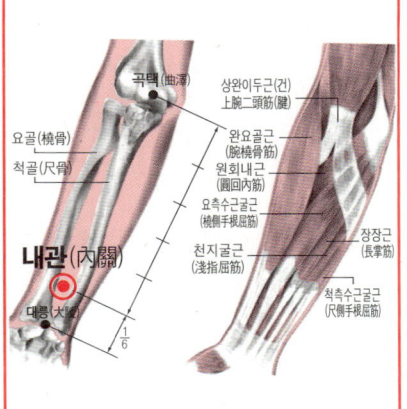

중완 : 정중선상에서 흉골체하연(명치)과 배꼽의 중앙

일월 3혈

일월 : 복외선상에서 기문과 대횡의 사이에 기문으로 부터 1/4

내관

내관 : 곡택과 대릉의 사이에서 대릉으로부터 1/6(상방 2촌)

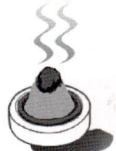 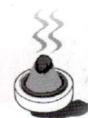

신장통

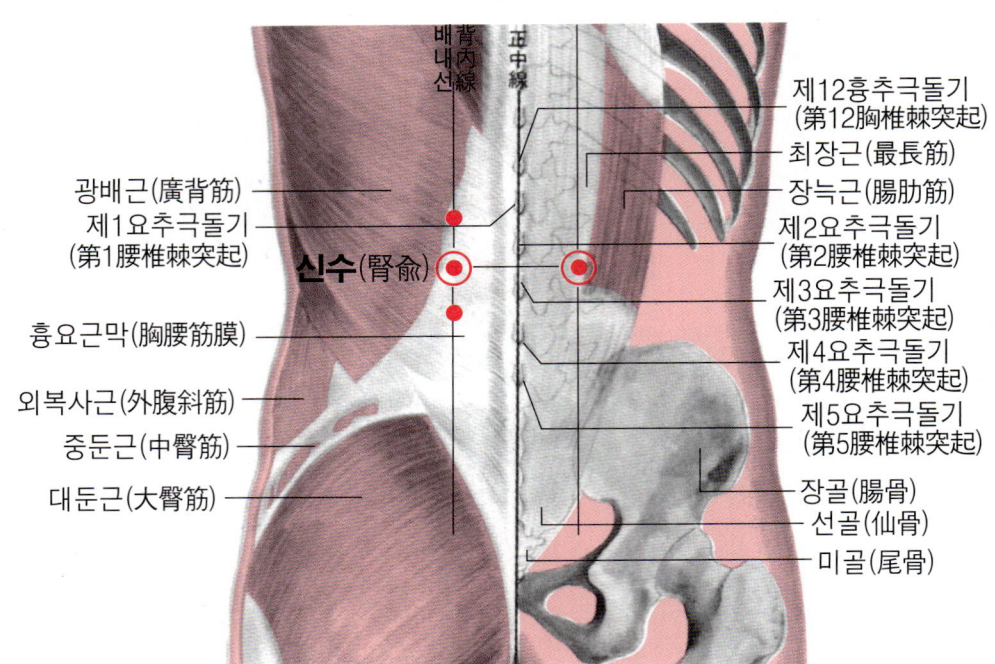

신수 3혈 : 배내선상에서 제2, 3요추극돌기의 사이

보충경혈

관원 5혈

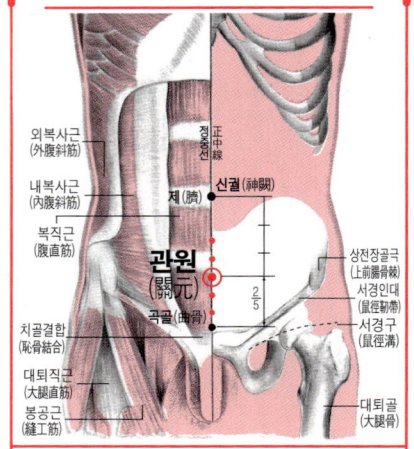

관원 : 정중선상에서, 신궐(배꼽의중심)과 곡골의 사이에 곡골로부터 2/5

지실 3혈

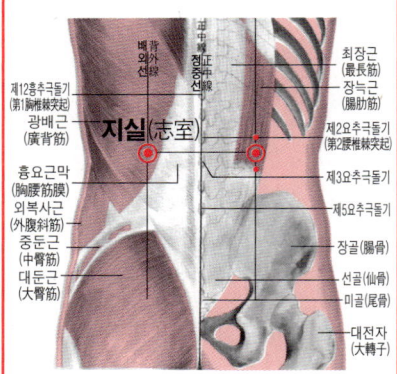

지실 : 배외선상에서 제2, 3요추극돌기 사이의 높이

음릉천

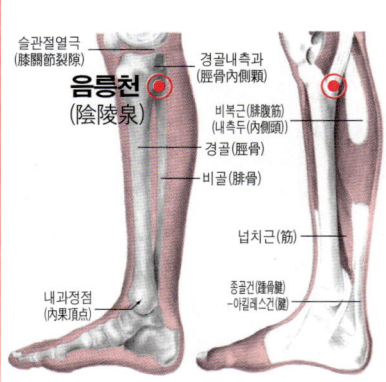

음릉천 : 경골내측과의 아래쪽

심장마비

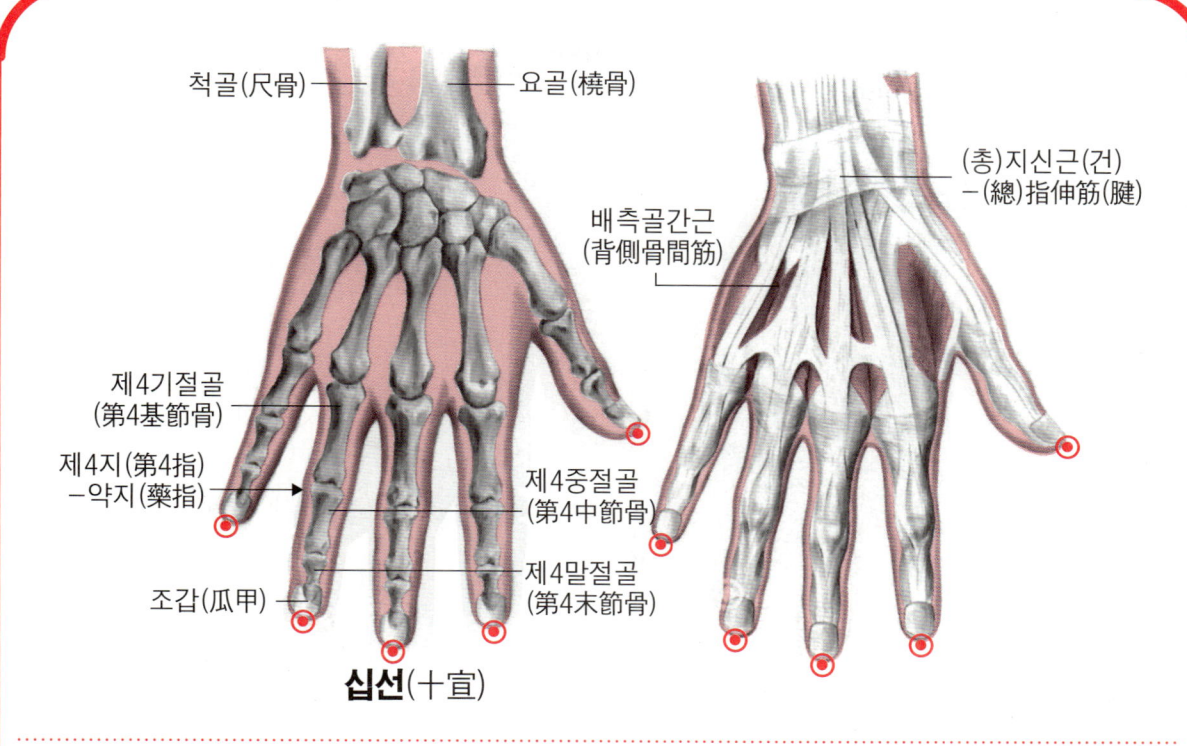

십선(十宣)

십선 : 열손가락 끝 - 삼릉침

보충경혈

소료

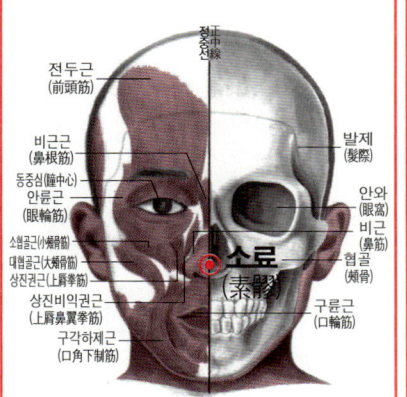

소료(素髎)

소료 : 코끝의 정점 - 침

수구

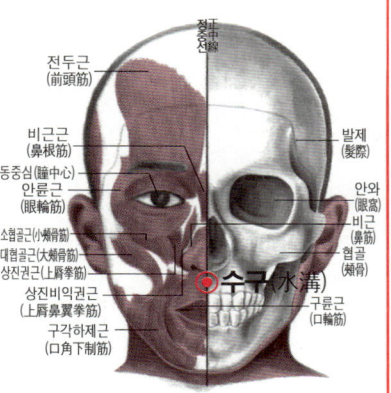

수구(水溝)

수구 : 두부 정중선상의 인중에서 비중격 아래쪽으로부터 1/3 - 침

단중 3혈

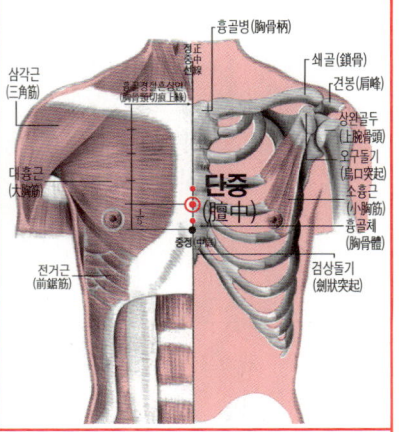

단중(膻中)

단중 : 정중선상에서 흉골경절흔 윗쪽과 중정의 사이에 중정으로부터 1/5 - 침

요폐(소변불능)

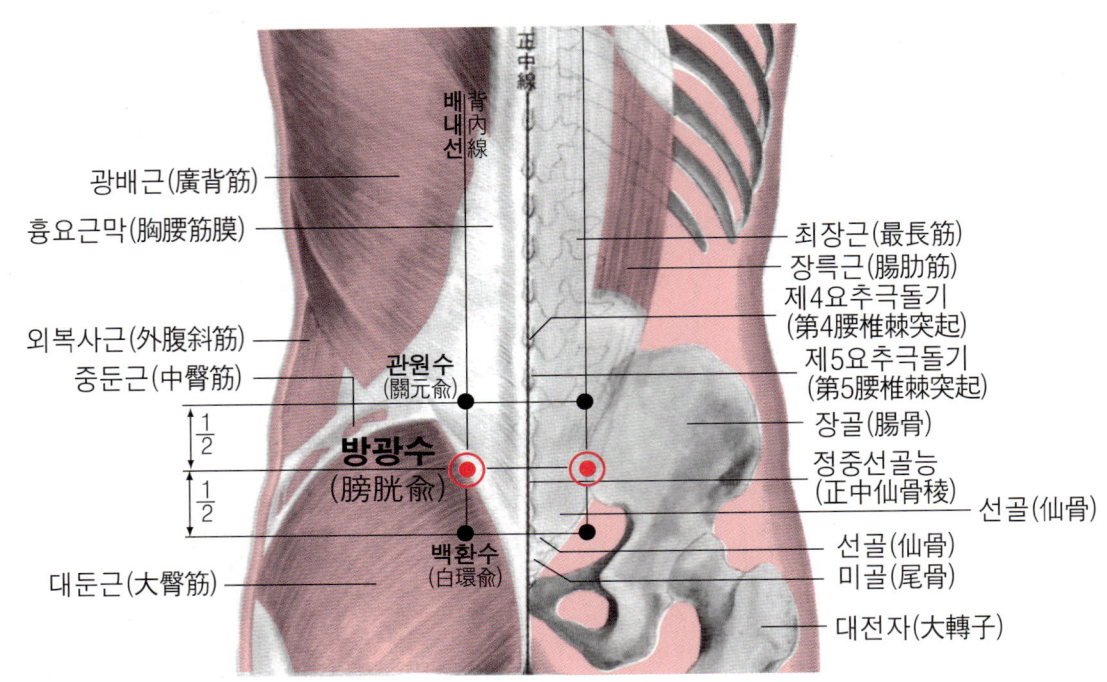

방광수 : 배내선상에서 관원유와 백환유의 중앙

보 충 경 혈

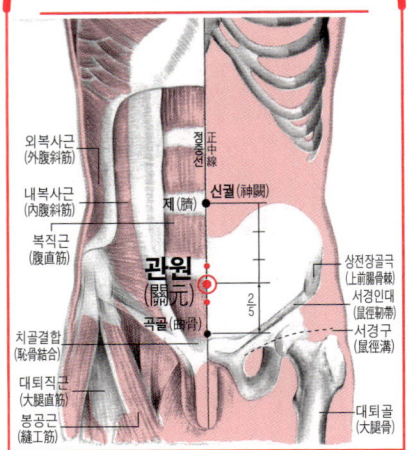
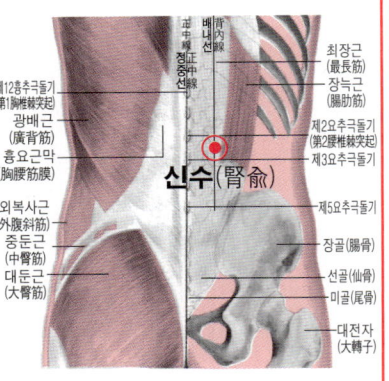
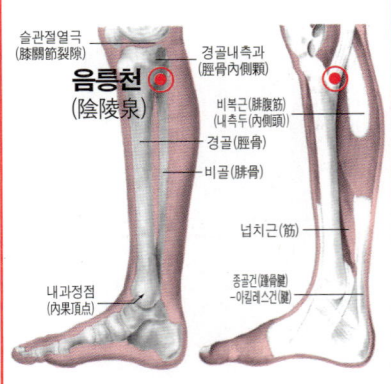

관원 : 정중선상에서, 신궐(배꼽의중심)과 곡골의 사이에 곡골로부터 2/5

신수 : 배내선상에서 제2, 3요추극돌기의 사이

음릉천 : 경골내측과의 아래쪽

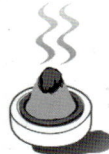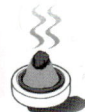

위급상황(중풍, 심장발작, 뇌전증)

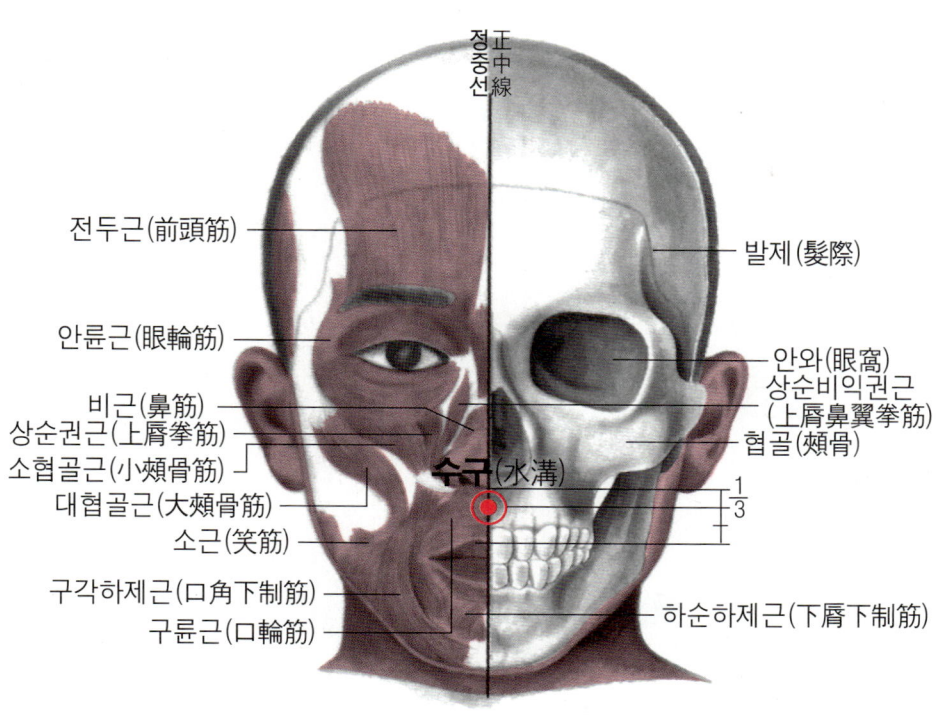

수구 : 두부 정중선상의 인중에서 비중격 아래쪽으로부터 1/3 - 침

보 충 경 혈

소료
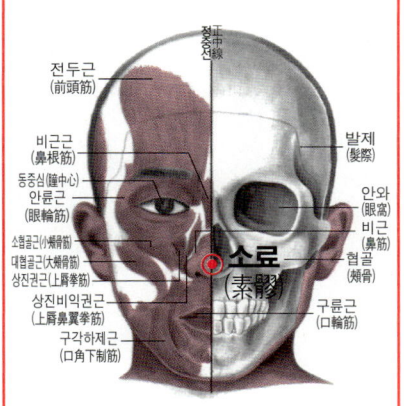

십선

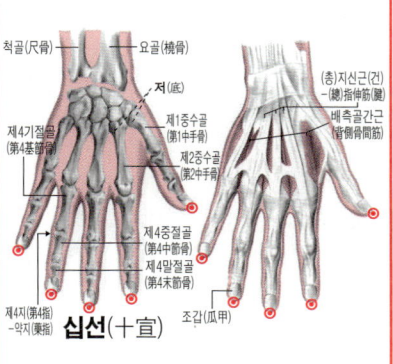

내관
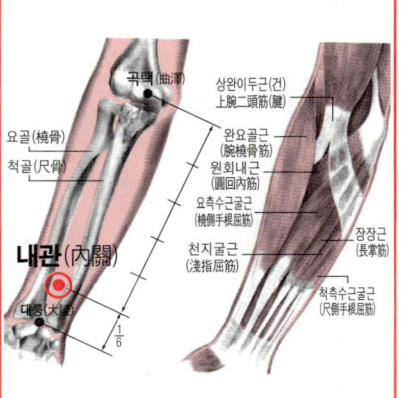

소료 : 코끝의 정점 - 삼릉침

십선 : 열손가락 끝 - 사혈, 삼릉침

내관 : 곡택과 대릉의 사이에서 대릉으로부터 1/6(상방 2촌)

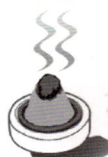 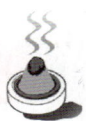

익사

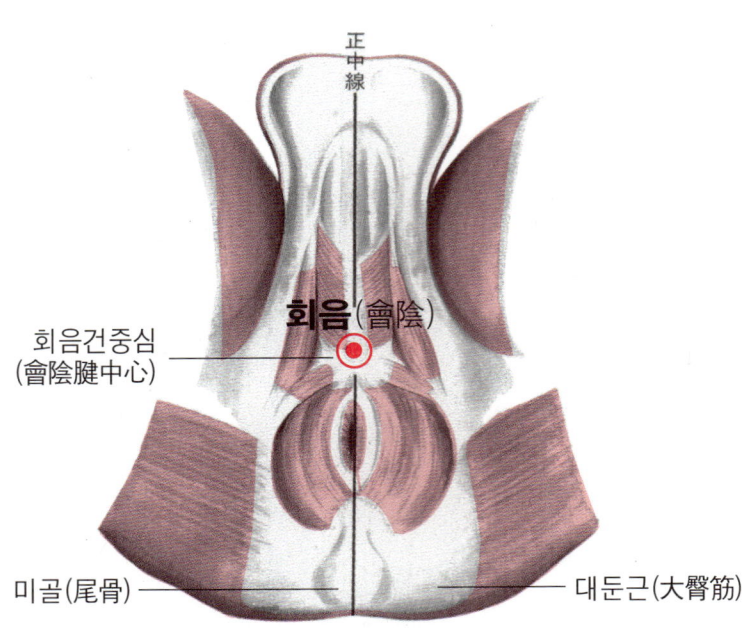

회음 : 회음건 중심의 뒤쪽 - 침

보충경혈

수구

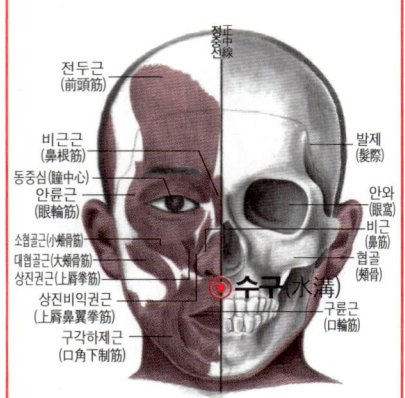

수구 : 두부 정중선상의 인중에서 비중격 아래쪽으로부터 1/3 - 침

중충

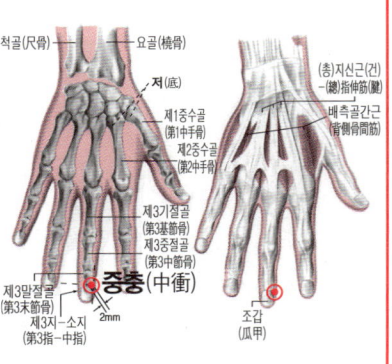

중충 : 중지의 엄지측에서 손톱모서리로 부터 상방 2mm - 사혈, 삼릉침

태충

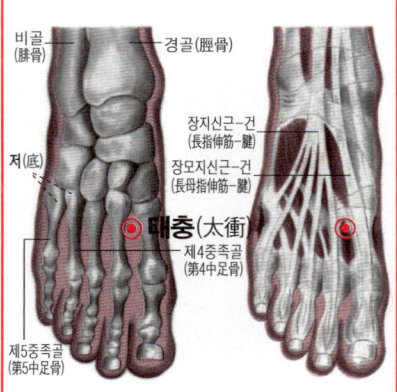

태충 : 발등의 제1, 2중족골저 앞쪽의 아래

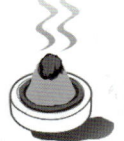
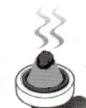

인사불성

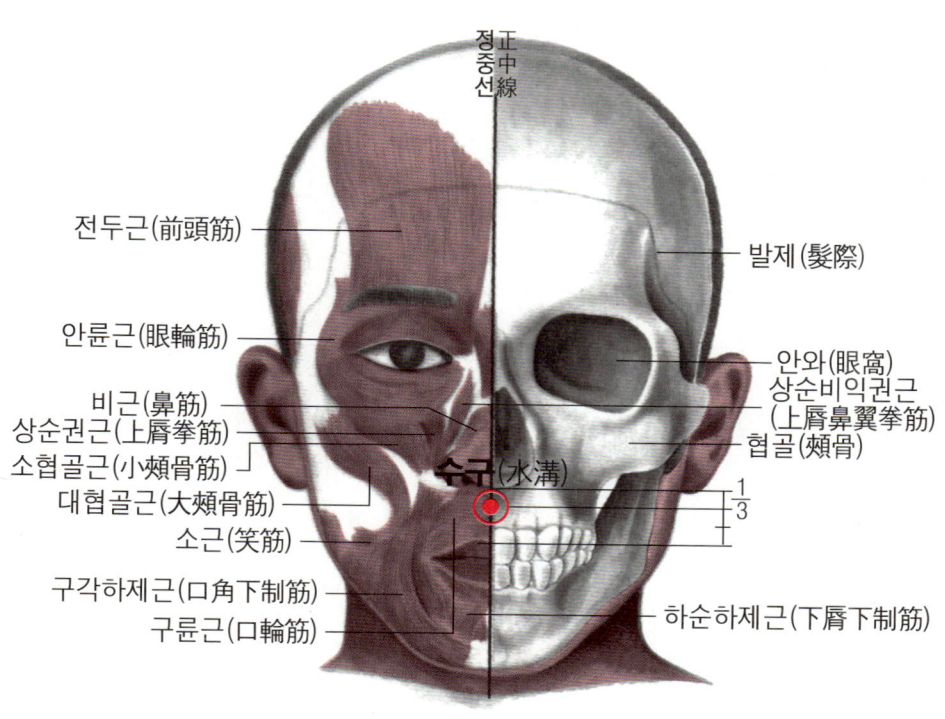

수구 : 두부 정중선상의 인중에서 비중격 아래쪽으로부터 1/3 - 침

보충경혈

소료
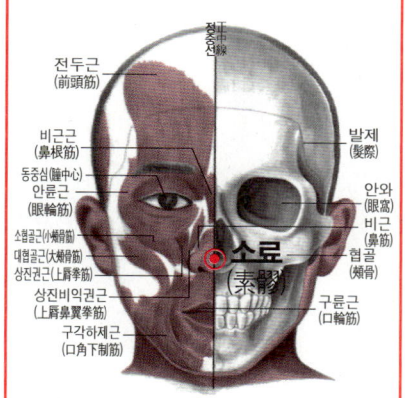

소료 : 코끝의 정점 - 침

백회
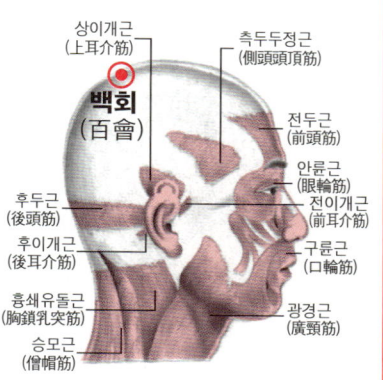

백회 : 정중선상에서 신정과 뇌호의 중앙

용천
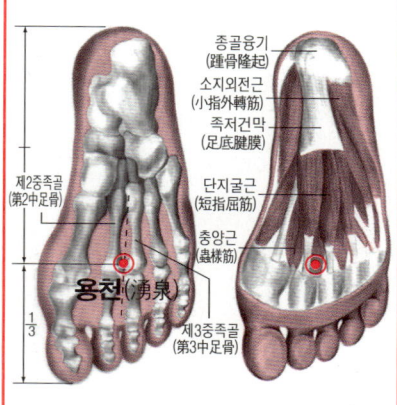

용천 : 발의 제2, 3발가락 사이의 발바닥 앞쪽과 뒷쪽의 사이에서 전방으로부터 1/3

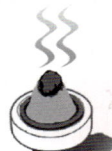 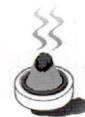

일사병

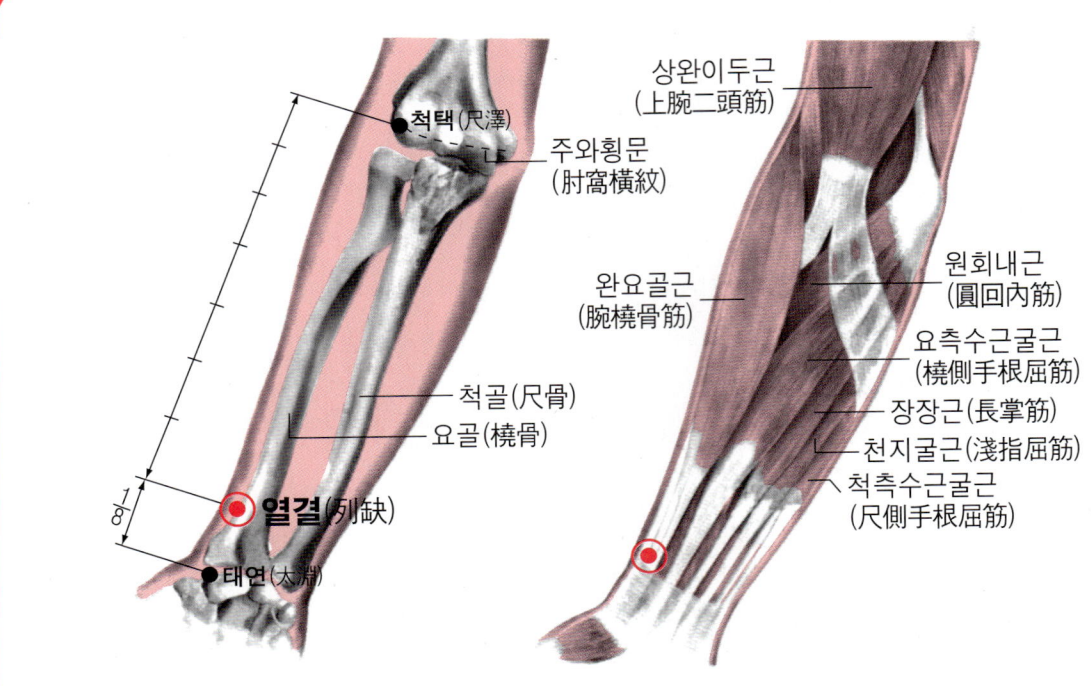

열결 : 척택과 태연의 사이에서 태연으로부터 1/8

보충경혈

합곡
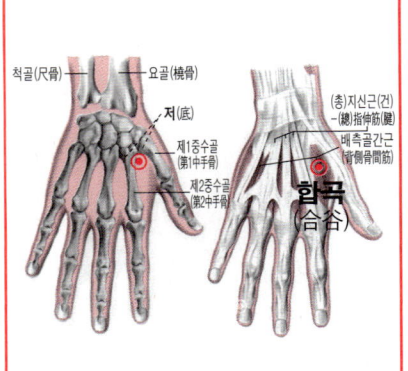

합곡 : 손등에서 제1, 2중수골저 아랫쪽의 사이

족삼리
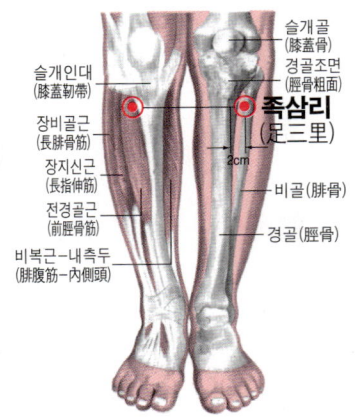

족삼리 : 경골조면의 아랫쪽 높이에서 경골 앞쪽으로부터 바깥쪽 2cm

대추
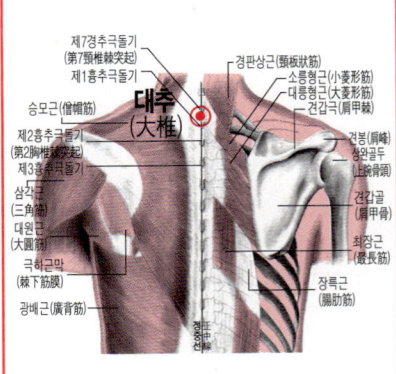

대추 : 목을 앞으로 깊이 숙이면 목덜미 밑으로 크게 돌출한 뼈(제7경추극돌기)와 제1흉추극돌기의 사이

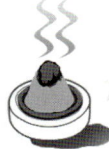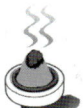

코피

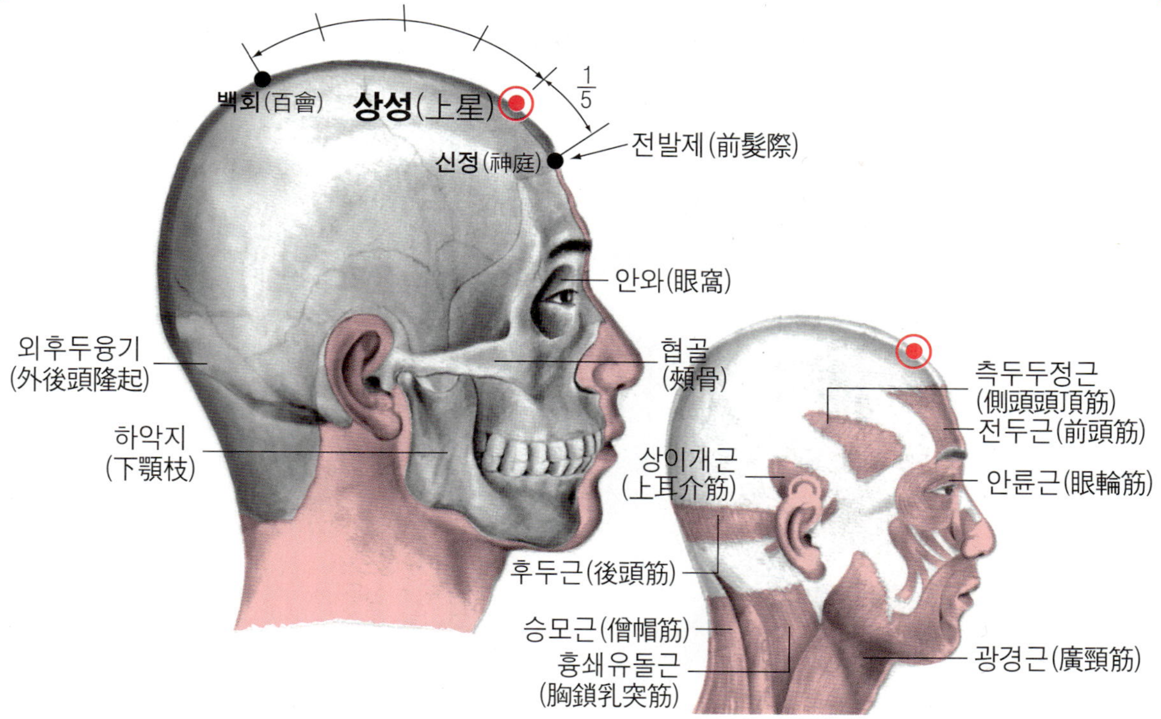

머리 측면 해부도: 백회(百會), 상성(上星), 신정(神庭), 전발제(前髮際), 1/5, 안와(眼窩), 외후두융기(外後頭隆起), 협골(頰骨), 측두두정근(側頭頭頂筋), 전두근(前頭筋), 하악지(下顎枝), 상이개근(上耳介筋), 안륜근(眼輪筋), 후두근(後頭筋), 승모근(僧帽筋), 흉쇄유돌근(胸鎖乳突筋), 광경근(廣頸筋)

상성 : 두부 정중선상에서 신정과 백회의 사이에서 신정으로부터 1/5

보충경혈

소상
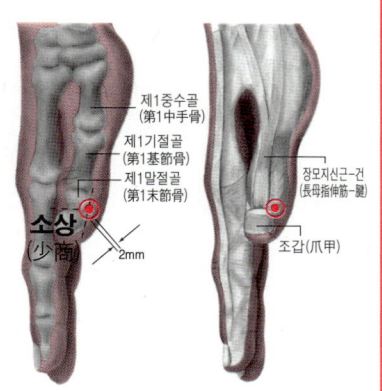

제1중수골(第1中手骨), 제1기절골(第1基節骨), 제1말절골(第1末節骨), 장모지신근-건(長母指伸筋-腱), 소상(少商), 조갑(爪甲), 2mm

소상 : 엄지손가락 안쪽에서 손톱각으로부터 상방 2mm - 삼릉침

비통
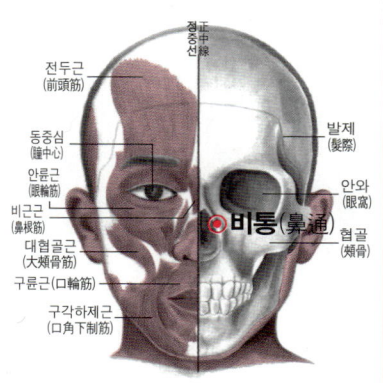

정중선(正中線), 전두근(前頭筋), 동중심(瞳中心), 안륜근(眼輪筋), 비근근(鼻根筋), 대협골근(大頰骨筋), 구륜근(口輪筋), 구각하제근(口角下制筋), 발제(髮際), 안와(眼窩), 비통(鼻通), 협골(頰骨)

비통 : 비골 밑의 함몰부 비진구상단이 끝나는 곳

영향
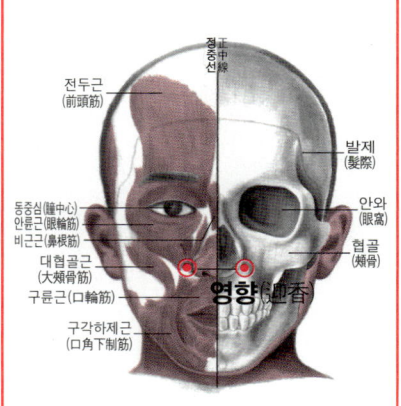

정중선(正中線), 전두근(前頭筋), 동중심(瞳中心), 안륜근(眼輪筋), 비근근(鼻根筋), 대협골근(大頰骨筋), 구륜근(口輪筋), 구각하제근(口角下制筋), 발제(髮際), 안와(眼窩), 협골(頰骨), 영향(迎香)

영향 : 비익점의 높이에서 비진구점에 있다

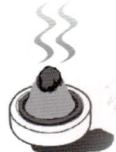
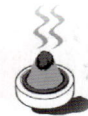

탈진

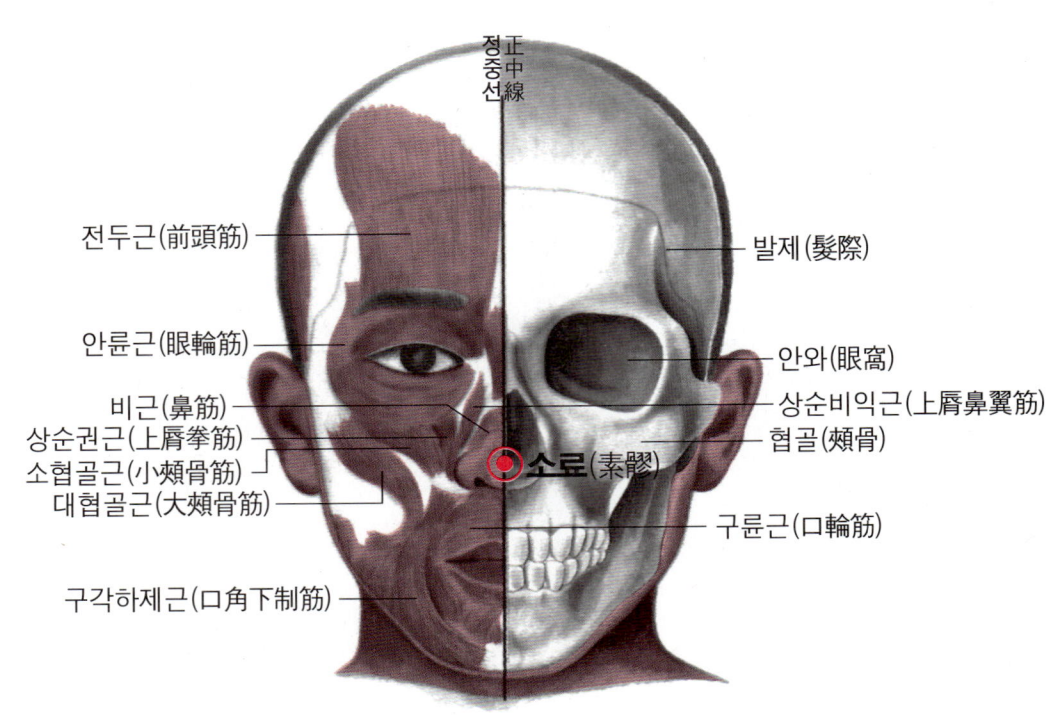

소료 : 코끝의 정점 - 삼릉침

보 충 경 혈

수구

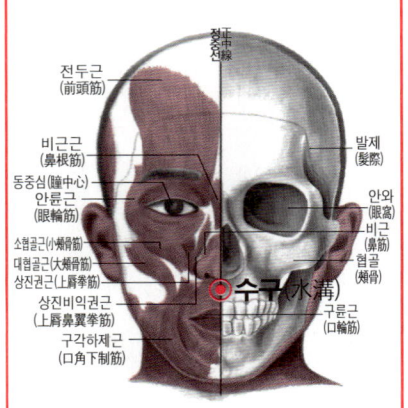

수구 : 두부 정중선상의 인중에서 비중격 아래쪽으로부터 1/3 - 침

중충

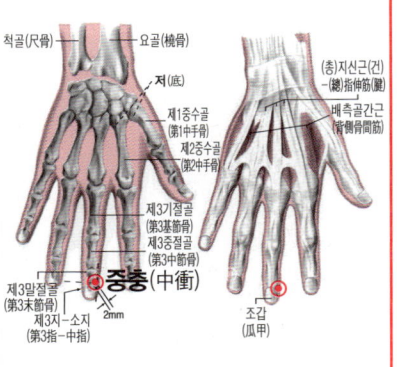

중충 : 중지의 엄지측에서 손톱모서리로 부터 상방 2mm - 사혈, 삼릉침

용천

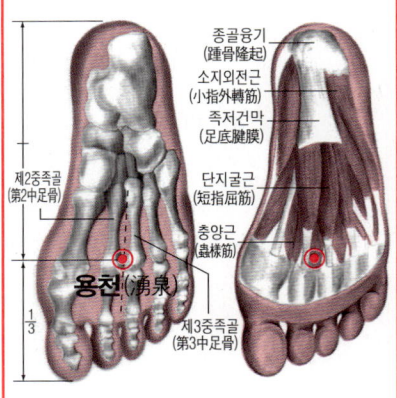

용천 : 발의 제2, 3발가락 사이의 발바닥 앞쪽과 뒷쪽의 사이에서 전방으로부터 1/3

혈뇨

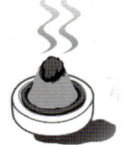
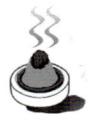
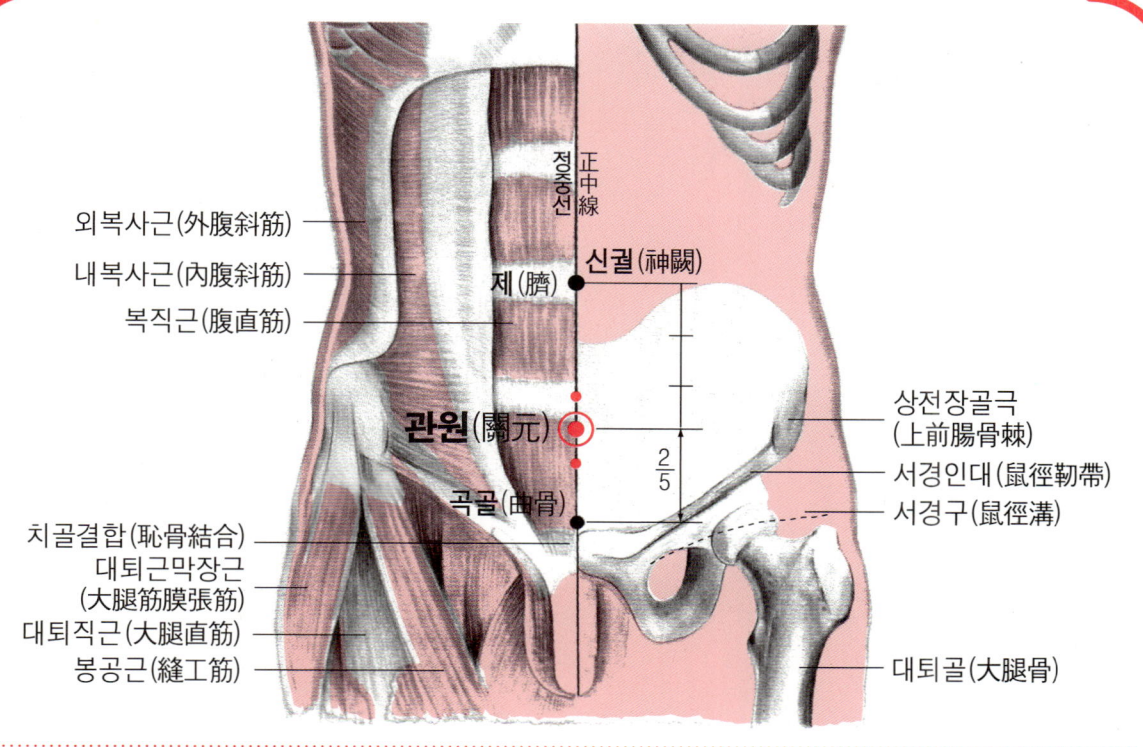

관원 3혈 : 정중선상에서, 신궐(배꼽의중심)과 곡골의 사이에 곡골로부터 2/5

보충경혈

신수 3혈

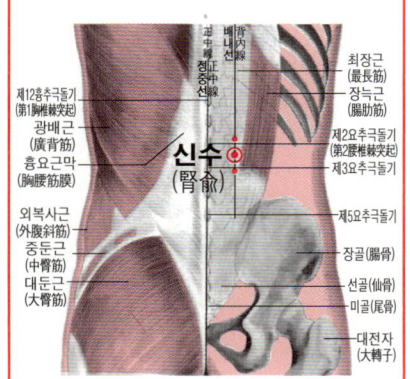

신수 : 배내선상에서 제2, 3요추극돌기의 사이

명문

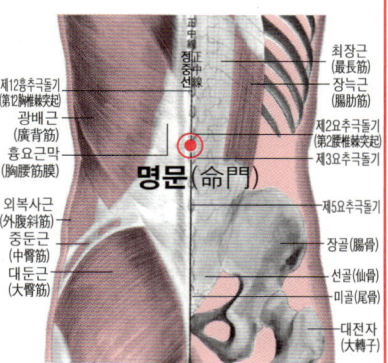

명문 : 정중선상에서 제2,3요추극돌기 사이

방광수

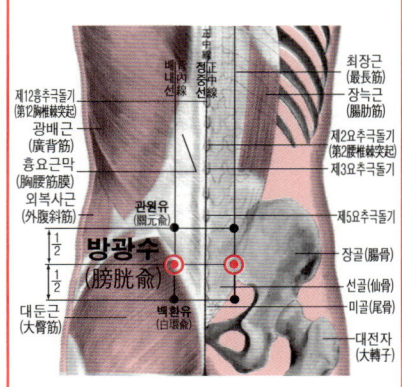

방광수 : 배내선상에서 관원유와 백환유의 중앙

뇌 질환
Brain Disease

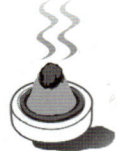
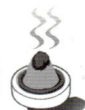

기억력 감퇴

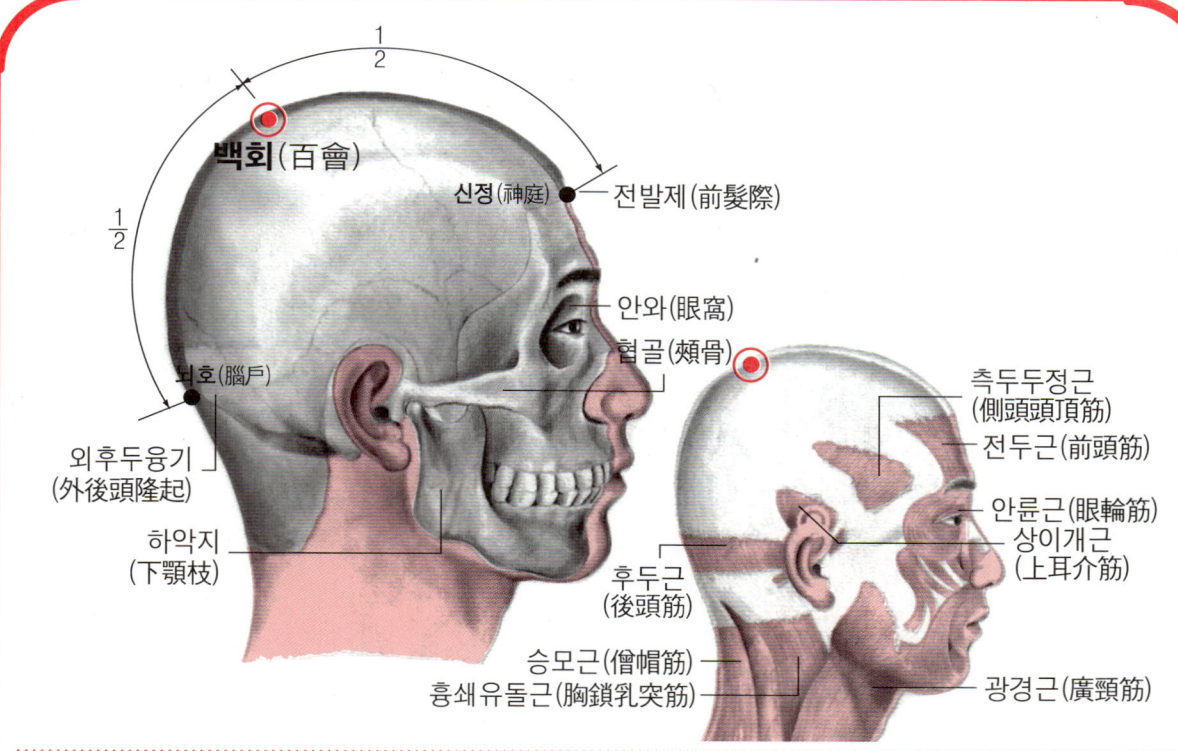

백회 : 정중선상에서 신정과 뇌호의 중앙

보충경혈

내관

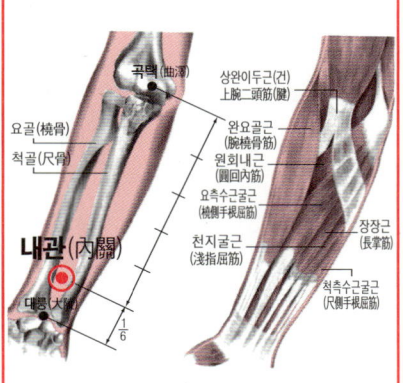

내관 : 곡택과 대릉의 사이에서 대릉으로부터 1/6(상방 2촌)

용천

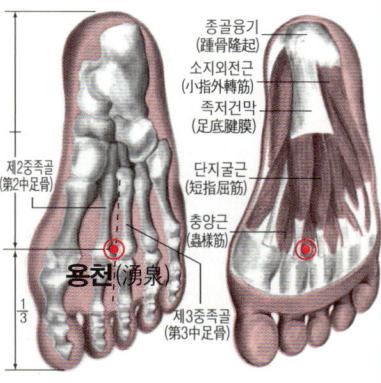

용천 : 발의 제2, 3발가락 사이의 발바닥 앞쪽과 뒷쪽의 사이에서 전방으로부터 1/3

후계

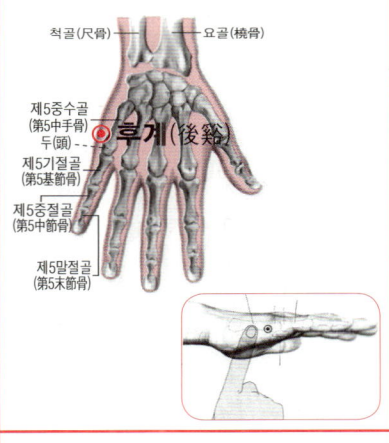

후계 : 손등에서 제5중수골두 윗쪽의 소지측 (주먹을 쥐었을 때 나타나는 소지측 주름끝)

뇌수종

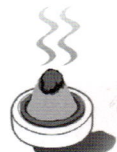

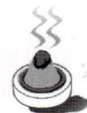

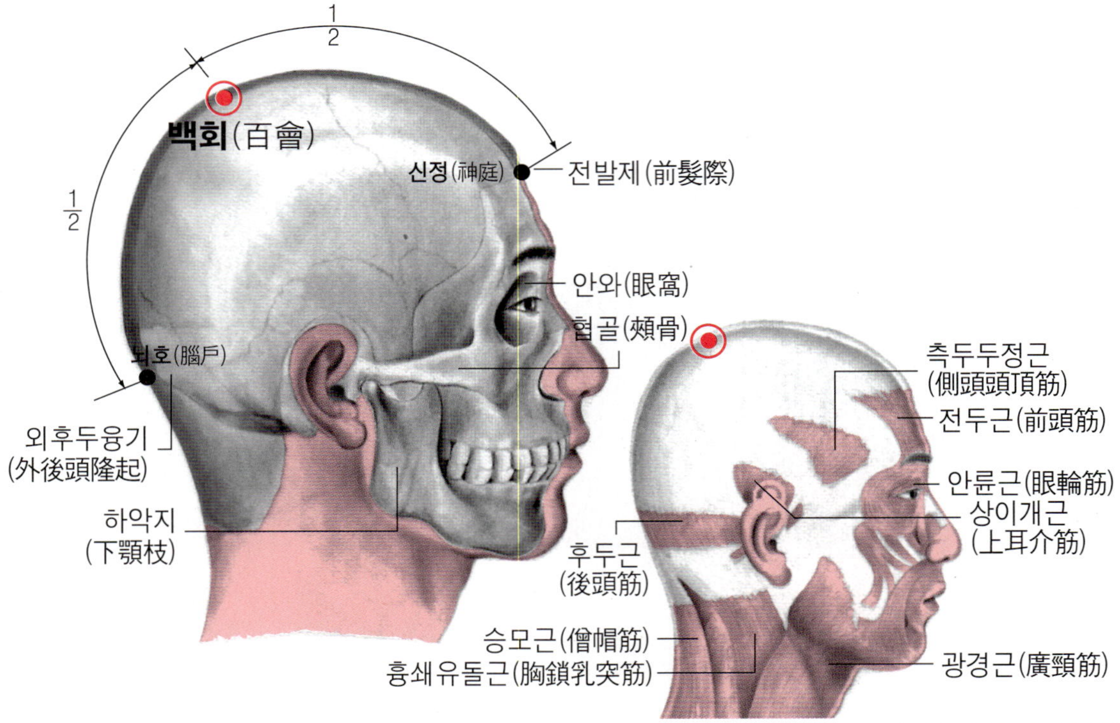

백회 : 정중선상에서 신정과 뇌호의 중앙

보 충 경 혈

풍지

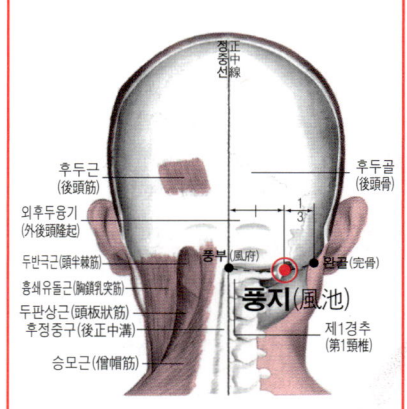

풍지 : 풍부와 완골의 사이에서 완골로부터 1/3

소료

소료 : 코끝의 정점 - 삼릉침

수구

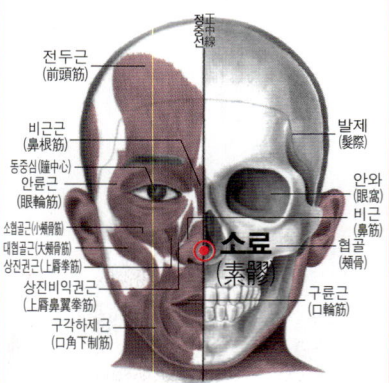

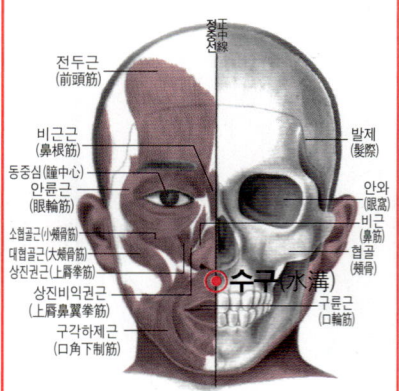

수구 : 두부 정중선상의 인중에서 비중격 아래쪽으로부터 1/3 - 침

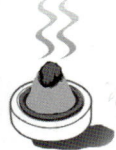 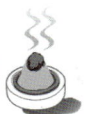

뇌염 후유증

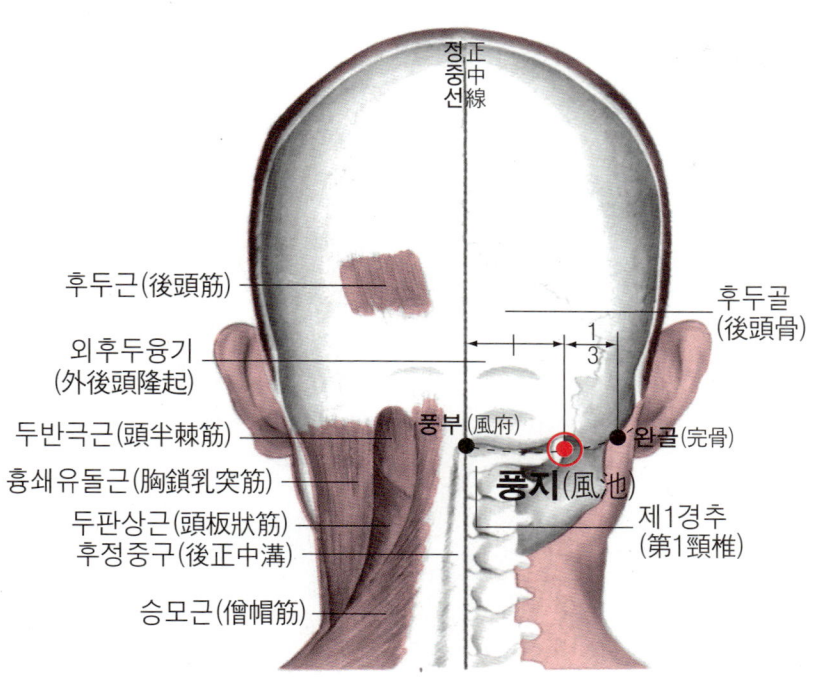

풍지 : 풍부와 완골의 사이에서 완골로부터 1/3

보 충 경 혈

곡지

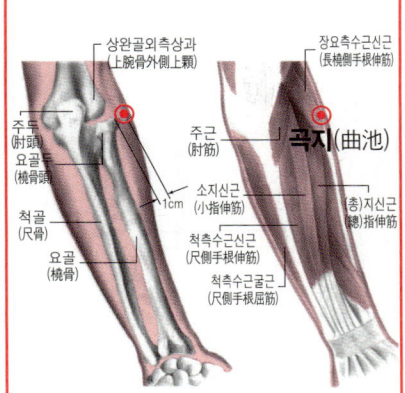

곡지 : 요골두 바깥 위쪽으로 부터 팔꿈치 안주름에 따라 내방 1cm (팔꿈치를 굽힐 나타나는 주름 끝)

양릉천

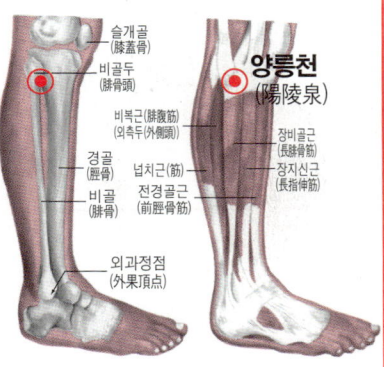

양릉천 : 비골두의 앞 아랫쪽

현종

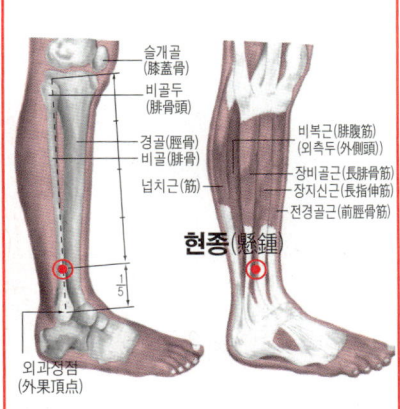

현종 : 비골두상연(윗쪽)과 외과정점(바깥복사뼈 정점)의 사이에서 외과정점으로부터 1/5(외복사뼈 정점 상방 3촌)

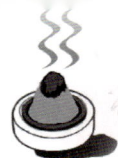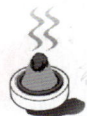

뇌일혈-의식불명

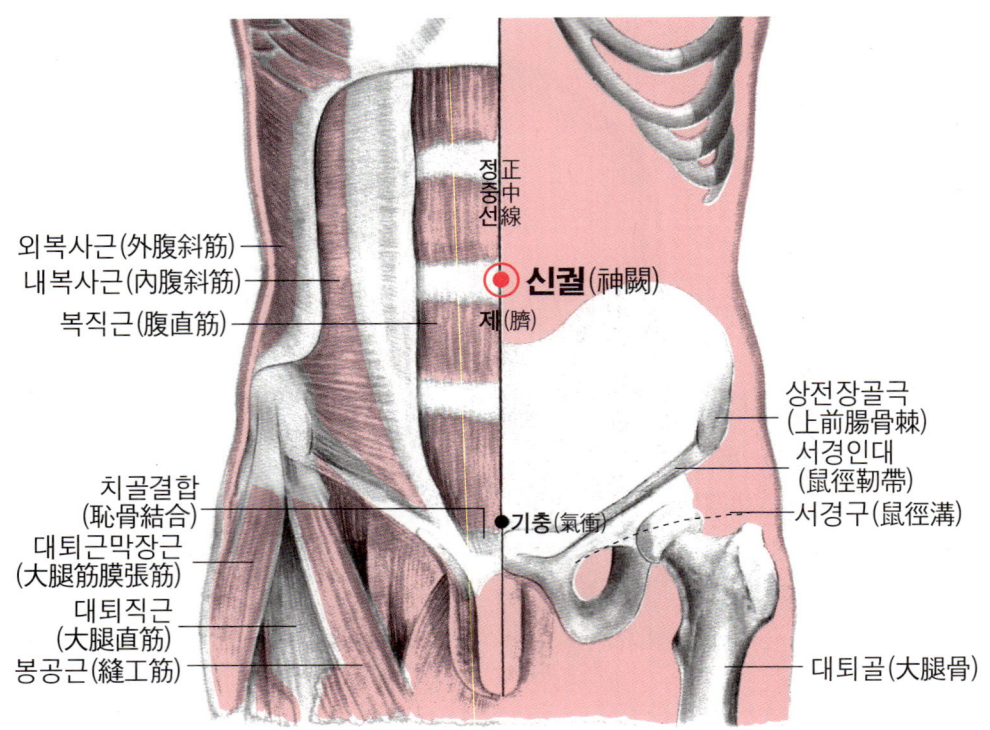

신궐 : 배꼽의 중심 (쑥뜸 후 간격 두고 소금뜸)

보충경혈

관원
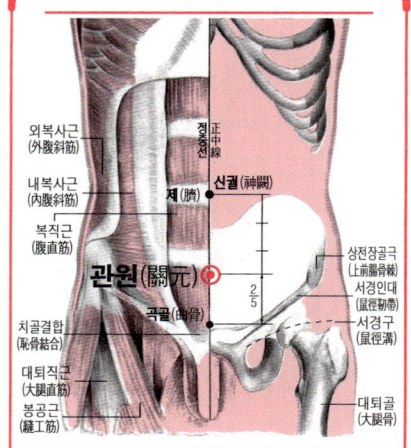

관원 : 정중선상에서, 신궐(배꼽의중심)과 곡골의 사이에 곡골로부터 2/5

족삼리
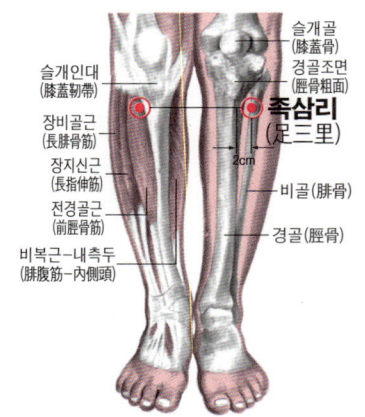

족삼리 : 경골조면의 아랫쪽 높이에서 경골 앞쪽으로부터 바깥쪽 2cm

현종
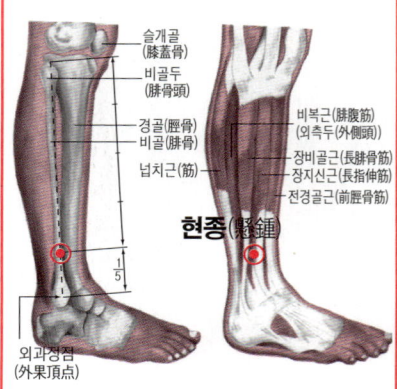

현종 : 비골두상연(윗쪽)과 외과정점(바깥복사뼈 정점)의 사이에서 외과정점으로부터 1/5(외복사뼈 정점 상방 3촌)

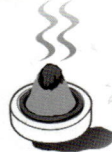 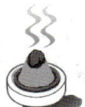

뇌일혈-경락막힘

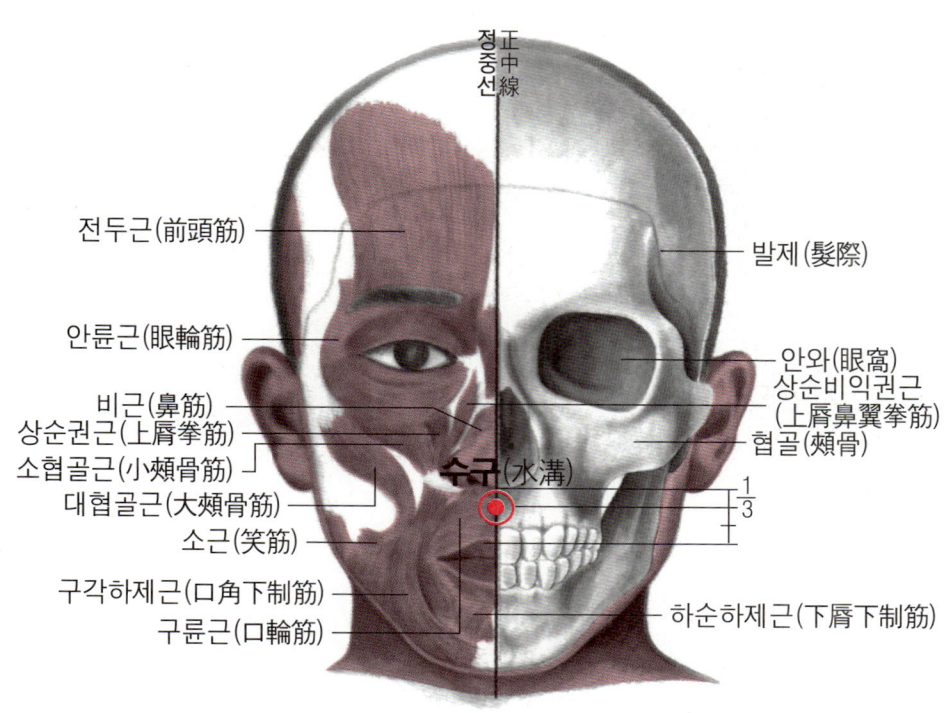

수구 : 두부 정중선상의 인중에서 비중격 아래쪽으로부터 1/3 - 침

● 보 충 경 혈 ●

내관
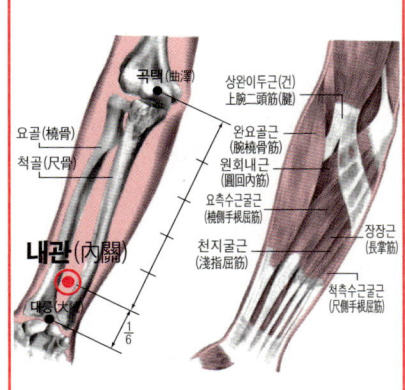

태충
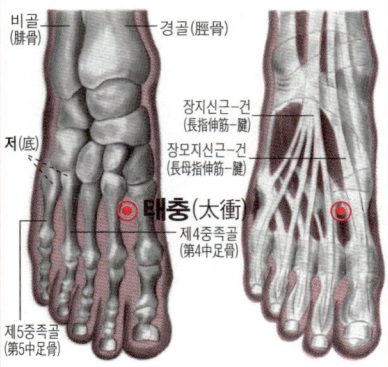

중충
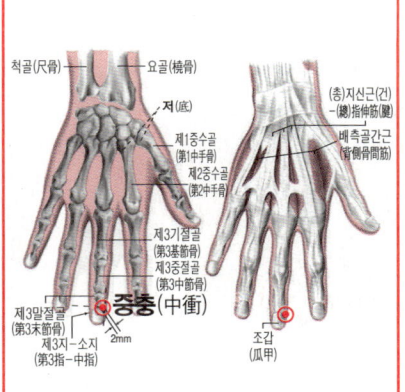

내관 : 곡택과 대릉의 사이에서 대릉으로부터 1/6(상방 2촌)

태충 : 발등의 제1, 2중족골저 앞쪽의 아래

중충 : 중지의 엄지측에서 손톱모서리로 부터 상방 2mm - 삼릉침

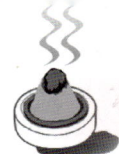 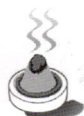

뇌전증(간질)

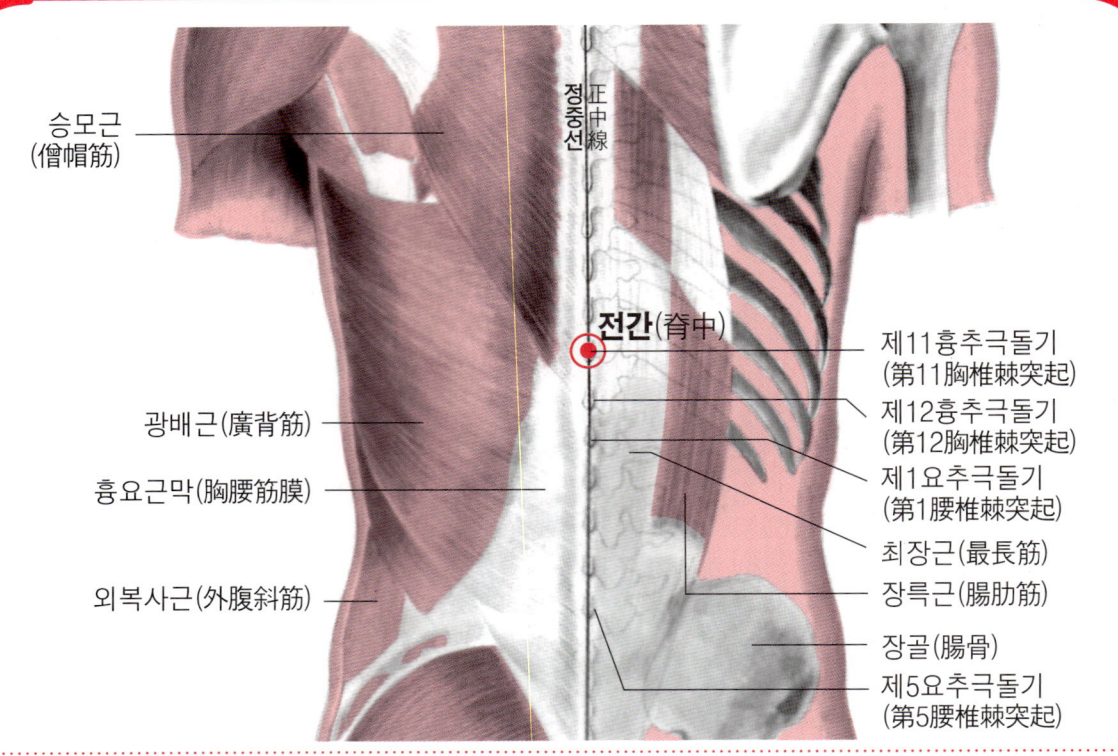

전간 : 대추혈과 미골단을 이은 선의 중점

보 충 경 혈

신궐

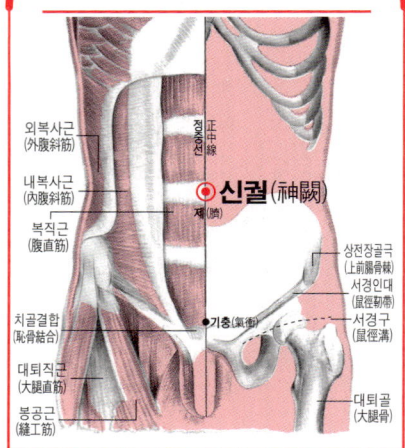

신궐 : 배꼽의 중심 - 소금뜸

중완

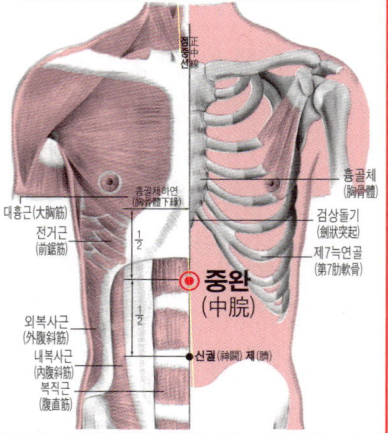

중완 : 정중선상에서 흉골체하연(명치)과 배꼽의 중앙

백회

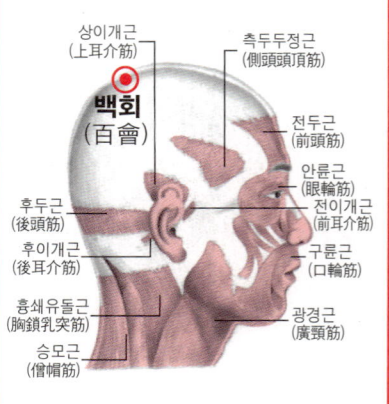

백회 : 정중선상에서 신정과 뇌호의 중앙

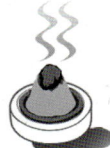 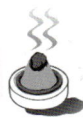

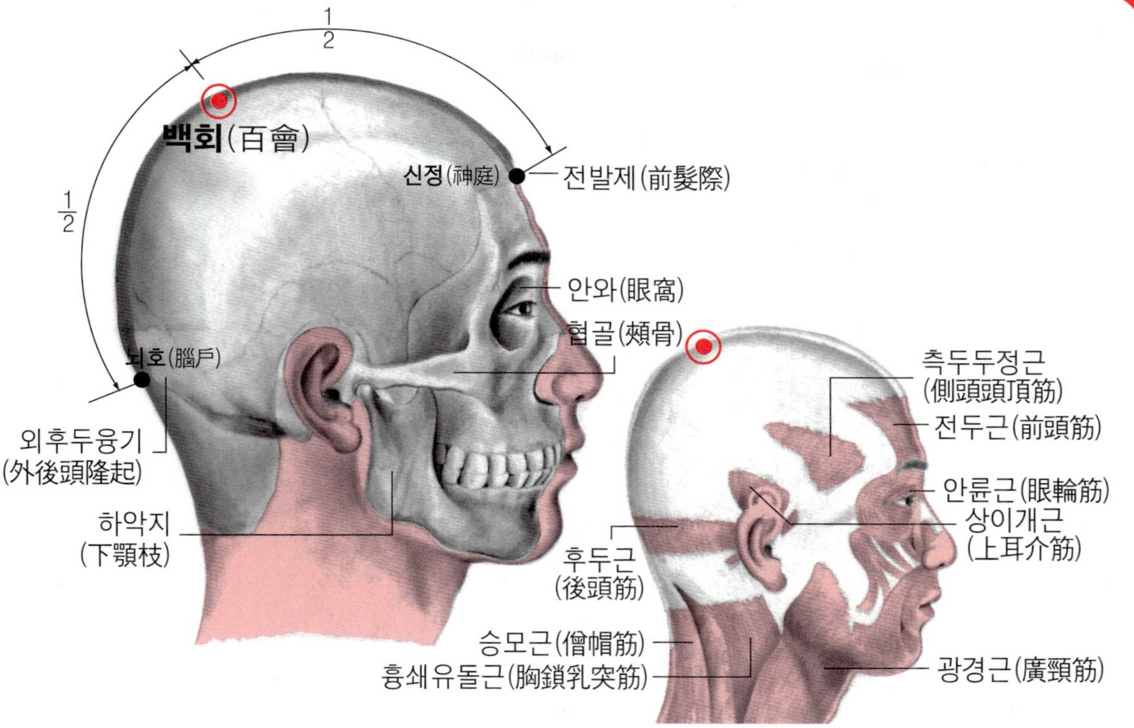

뇌진탕/뇌좌(외)상

백회(百會), 신정(神庭), 전발제(前髮際), 안와(眼窩), 협골(頰骨), 뇌호(腦戶), 외후두융기(外後頭隆起), 하악지(下顎枝), 측두두정근(側頭頭頂筋), 전두근(前頭筋), 안륜근(眼輪筋), 상이개근(上耳介筋), 후두근(後頭筋), 승모근(僧帽筋), 흉쇄유돌근(胸鎖乳突筋), 광경근(廣頸筋)

백회 : 정중선상에서 신정과 뇌호의 중앙

보충경혈

신문
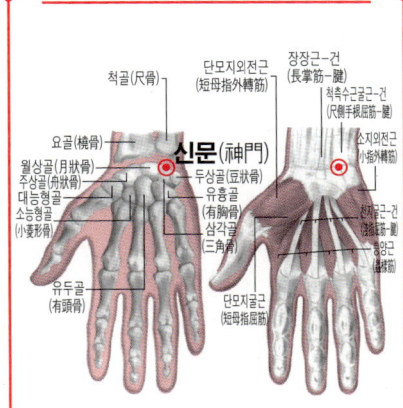

신문 : 손목 주름에서 소지측 수근굴근건의 엄지측

내관
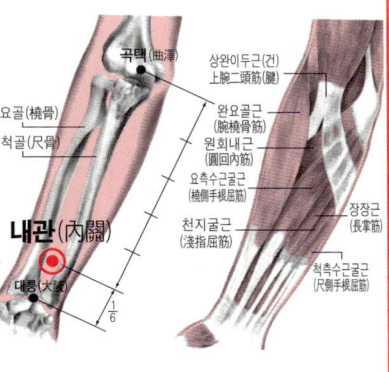

내관 : 곡택과 대릉의 사이에서 대릉으로부터 1/6(상방 2촌)

풍지
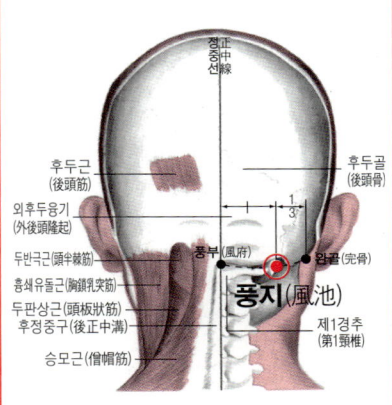

풍지 : 풍부와 완골의 사이에서 완골로부터 1/3

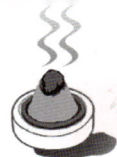 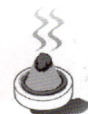

뇌혈관 경련

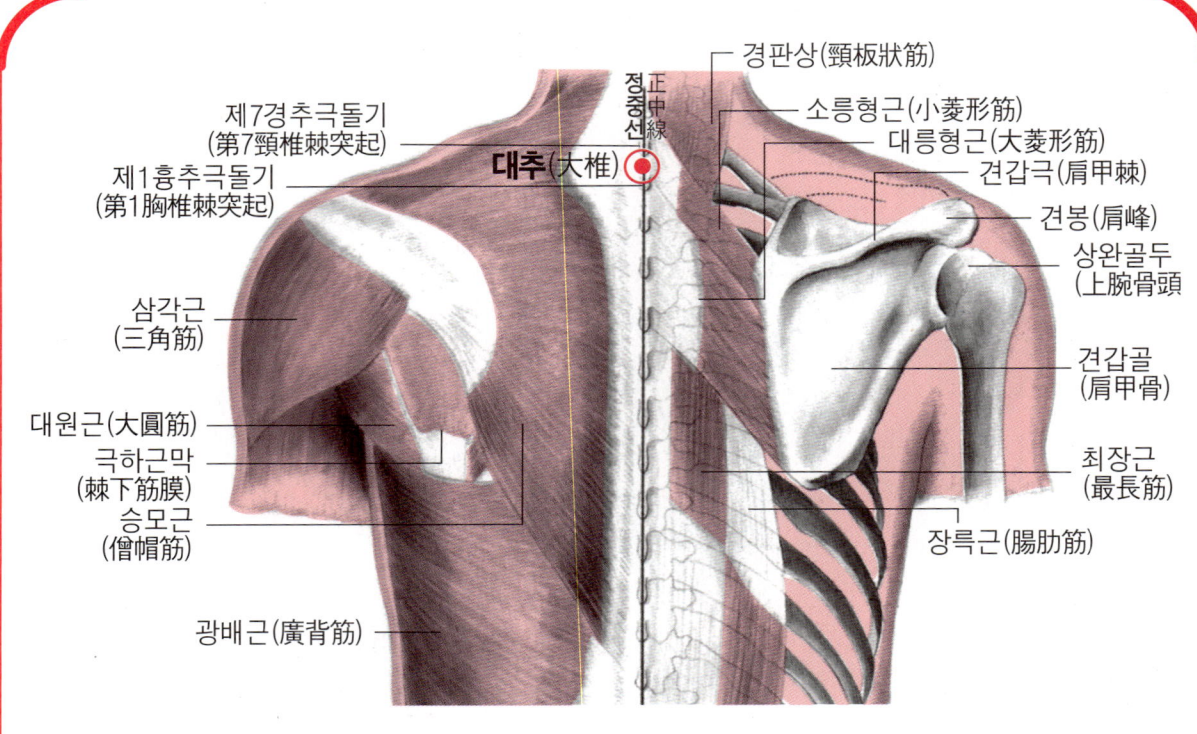

대추 : 제7경추극돌기와 제1흉추극돌기의 사이

보 충 경 혈

풍륭	합곡	행간

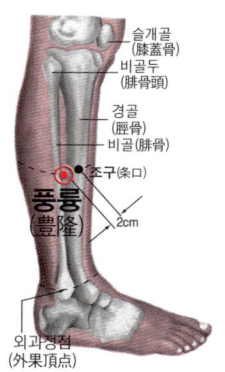

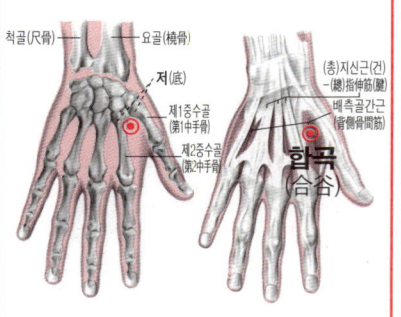

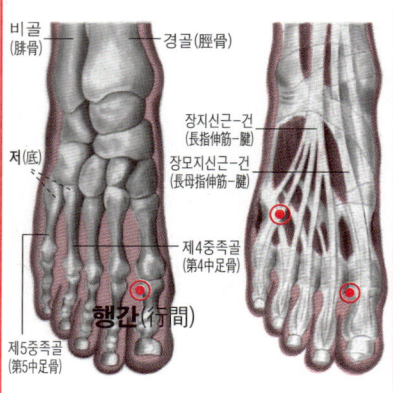

풍륭 : 조구의 바깥쪽 2cm

합곡 : 손등에서 제1, 2중수골저 아랫쪽의 사이

행간 : 발등의 제1기절골밑의 앞·바깥쪽

뇌혈관질환 후유증-상지마비

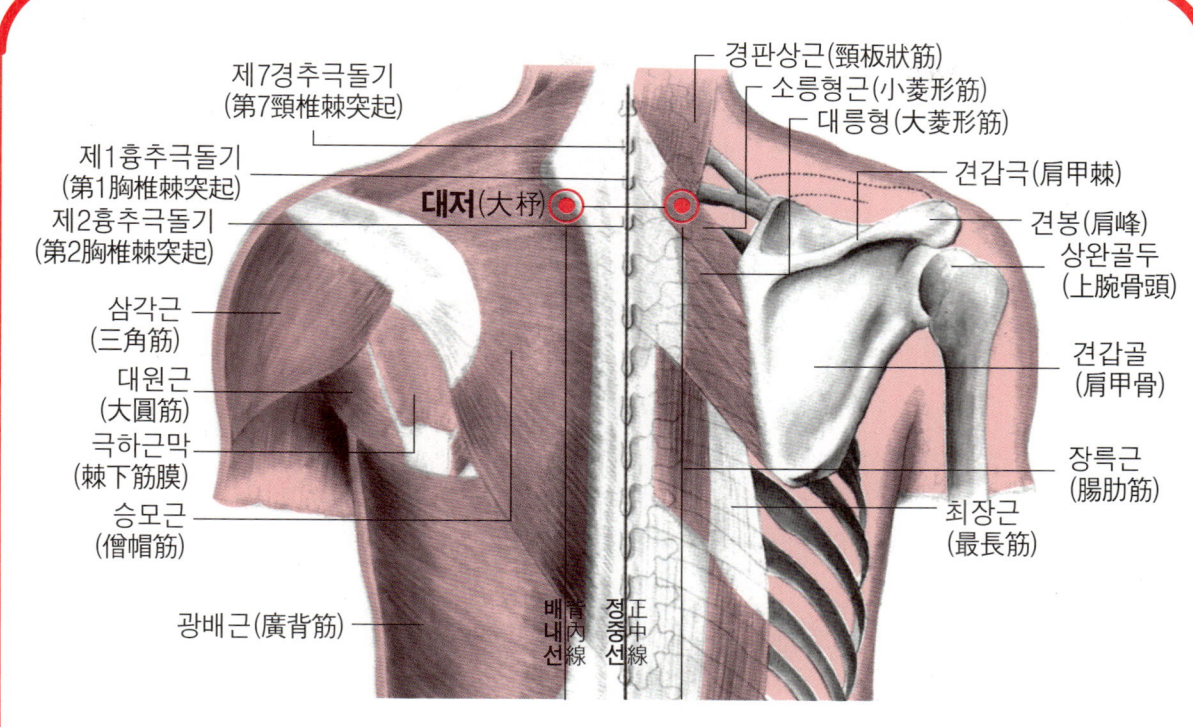

대저 : 배내선상에서 제1, 2흉추극돌기 사이의 높이

보충경혈

견우

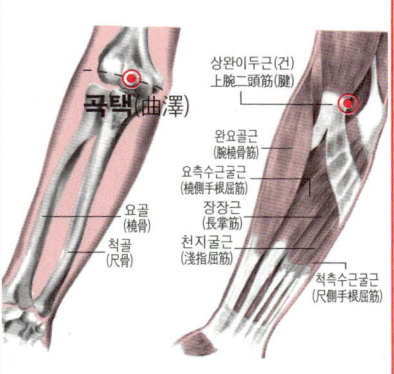

견우 : 견봉의 앞 아랫쪽

곡택

곡택 : 팔꿈치 안쪽 주름 위에서, 상완이두박건의 소지측

외관

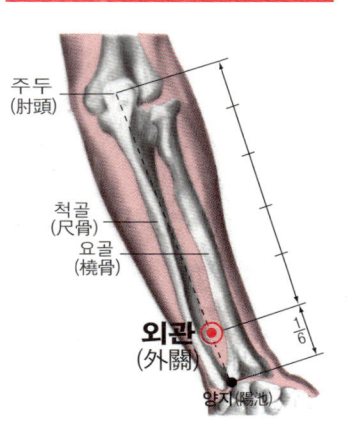

외관 : 팔꿈치와 양지의 사이에서 양지로부터 1/6

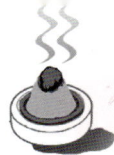 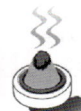

뇌혈관질환 후유증-실어증

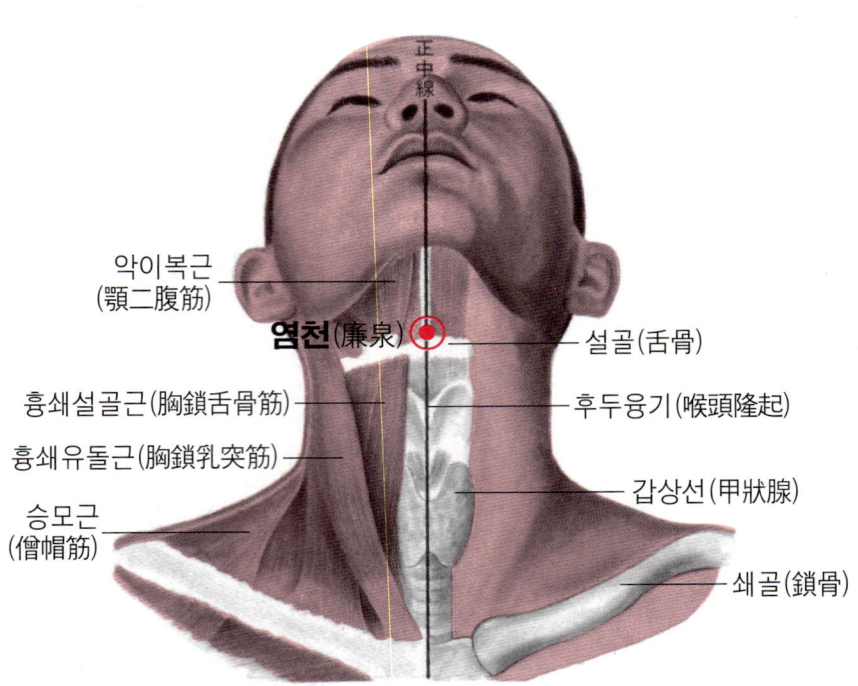

염천 : 정중선상에서 설골의 아랫쪽

보충경혈

아문

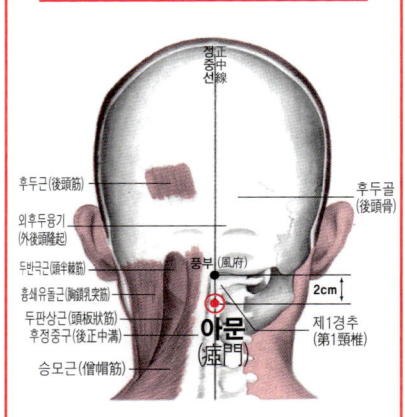

아문 : 풍부의 하방 2cm

통리

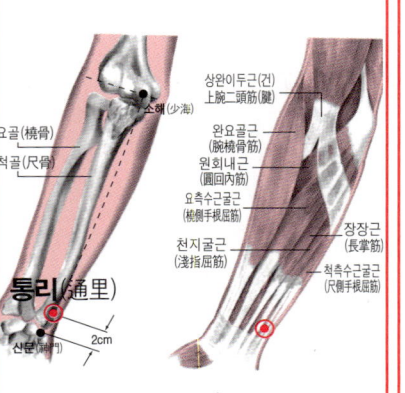

통리 : 소해와 신문 사이의 신문으로부터 2cm

삼음교

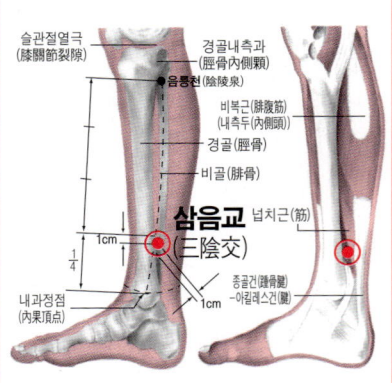

삼음교 : 음릉천과 안쪽 복사뼈의 사이에서 안쪽 복사뼈의 중심으로부터 1/4의 하방 1cm에서, 경골 뒷쪽의 후방 1cm

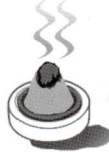 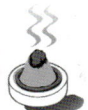

뇌혈관질환 후유증-안면마비

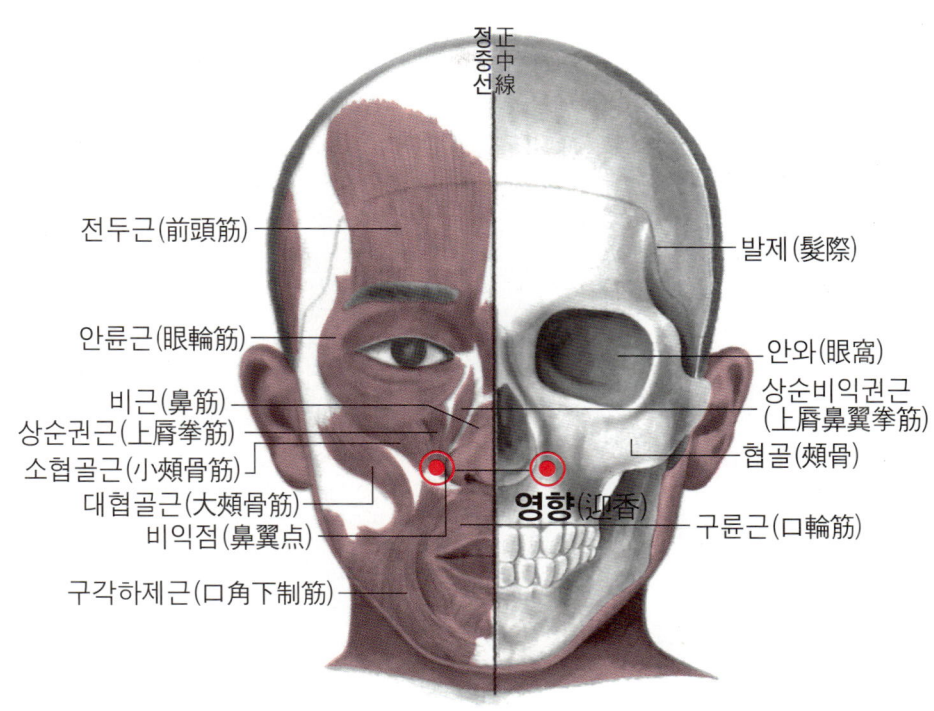

영향 : 비익점의 높이에서 비진구점에 위치

보 충 경 혈

사백

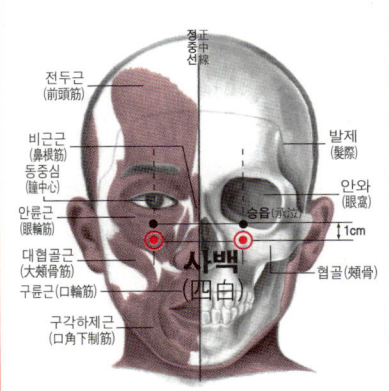

사백 : 동공 바로 밑에서 안와(눈구멍) 아랫쪽 1cm

승장

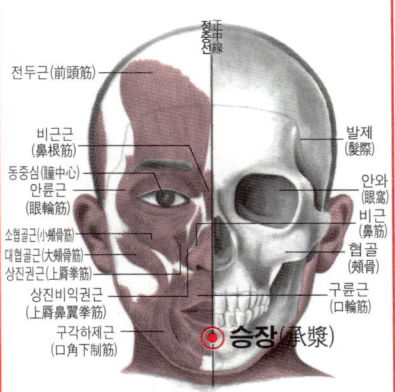

승장 : 정중선상에서 아랫입술 바로 아래

협거

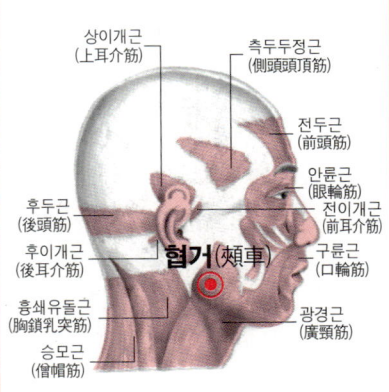

협거 : 아래턱 모서리의 앞 상방 1cm

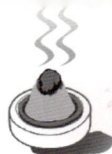 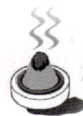

뇌혈관질환 후유증-삼키기곤란

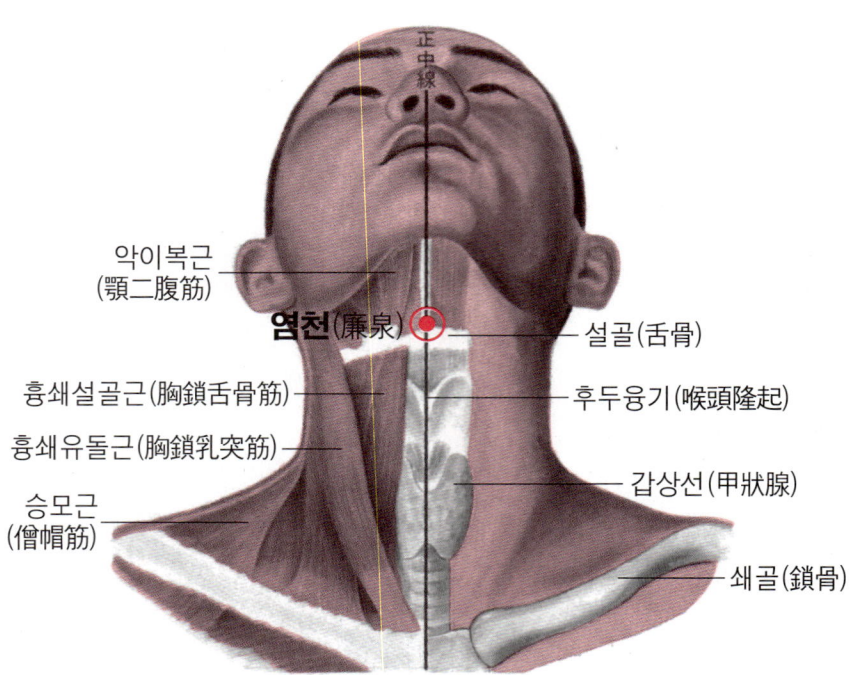

염천 : 정중선상에서 설골의 아랫쪽

보 충 경 혈

풍지
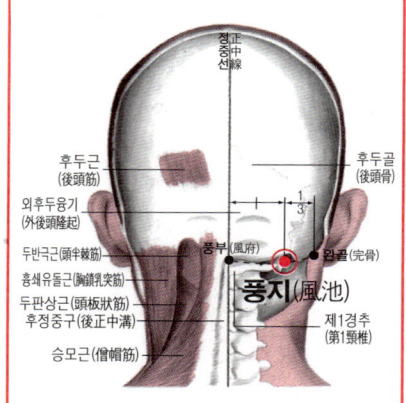

풍지 : 풍부와 완골의 사이에서 완골로부터 1/3

부돌
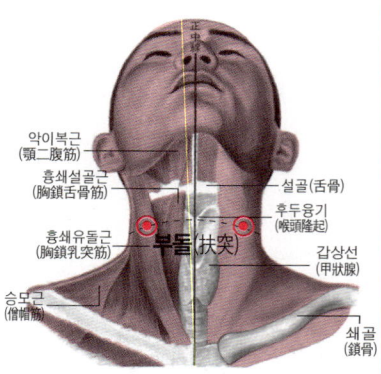

부돌 : 후두융기(목젖)의 높이에서 흉쇄유돌근의 중앙

합곡
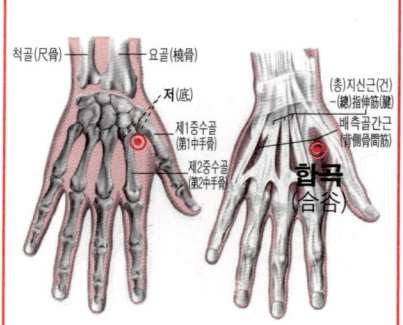

합곡 : 손등에서 제1, 2중수골저 아랫쪽의 사이

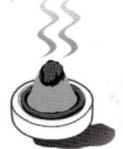 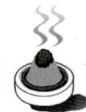

뇌혈관질환-하지마비

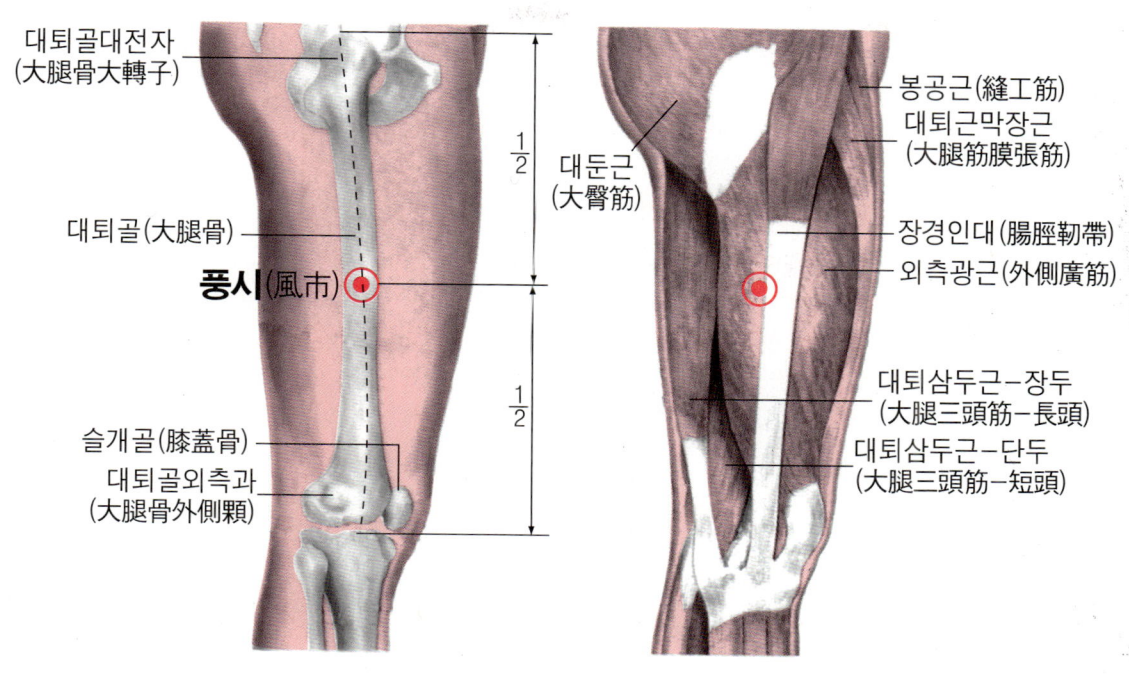

풍시 : 대퇴골 대전자 윗쪽과 대퇴골 외측의 아랫쪽 중앙

보 충경혈

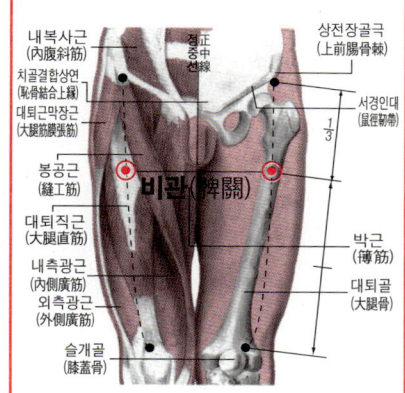

비관 : 상전장골극 아랫쪽과 슬개골 바깥 윗쪽 사이에서 위에서 1/3

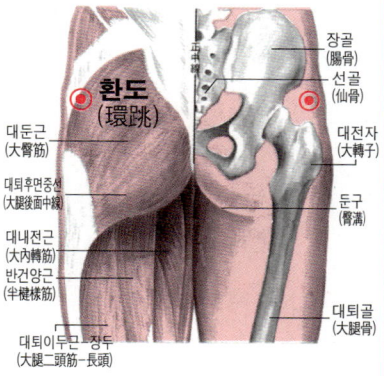

환도 : 대퇴골 대전자의 정점으로부터 상방 2cm

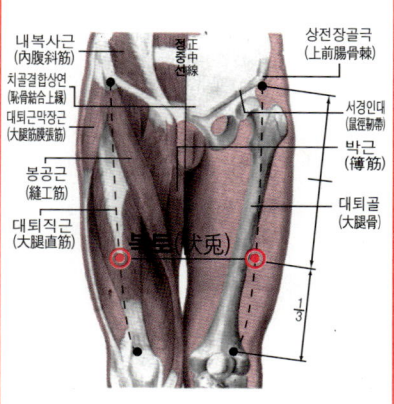

복토 : 상전장골극 아랫쪽과 슬개골 바깥 위쪽의 사이에서 하방으로부터 1/3

뇌혈전증/기저동맥

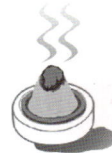 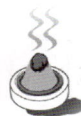

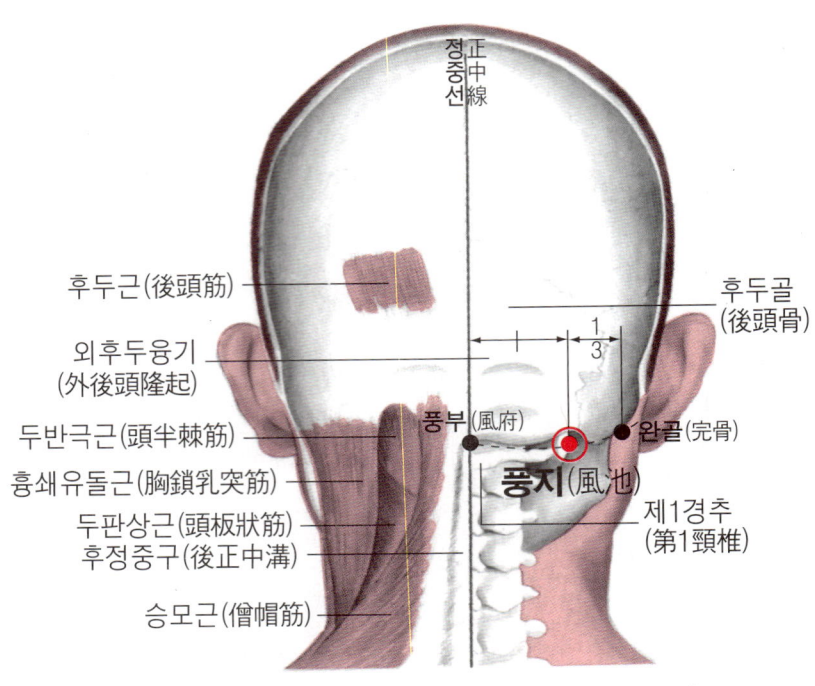

풍지 : 풍부와 완골의 사이에서 완골로부터 1/3

보 충 경 혈

염천

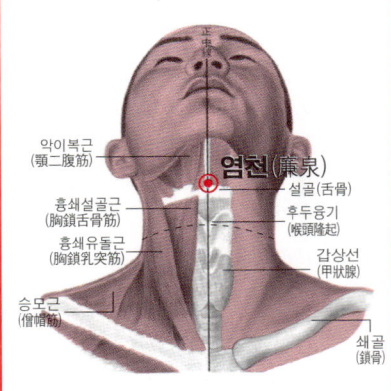

염천 : 정중선상에서 설골의 아랫쪽

행간

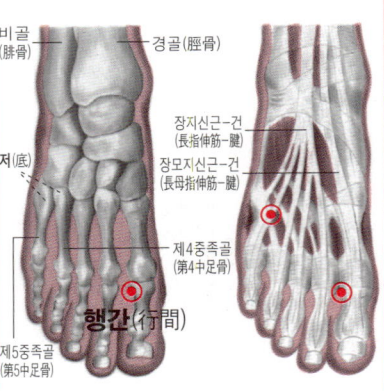

행간 : 발등의 제1기절골밑의 앞·바깥쪽

수구

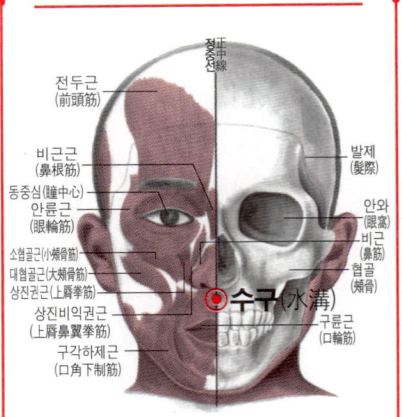

수구 : 두부 정중선상의 인중에서 비중격 아래쪽으로부터 1/3 - 침

뇌혈전증/소뇌뒤하동맥

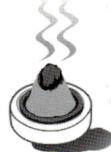

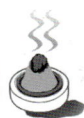

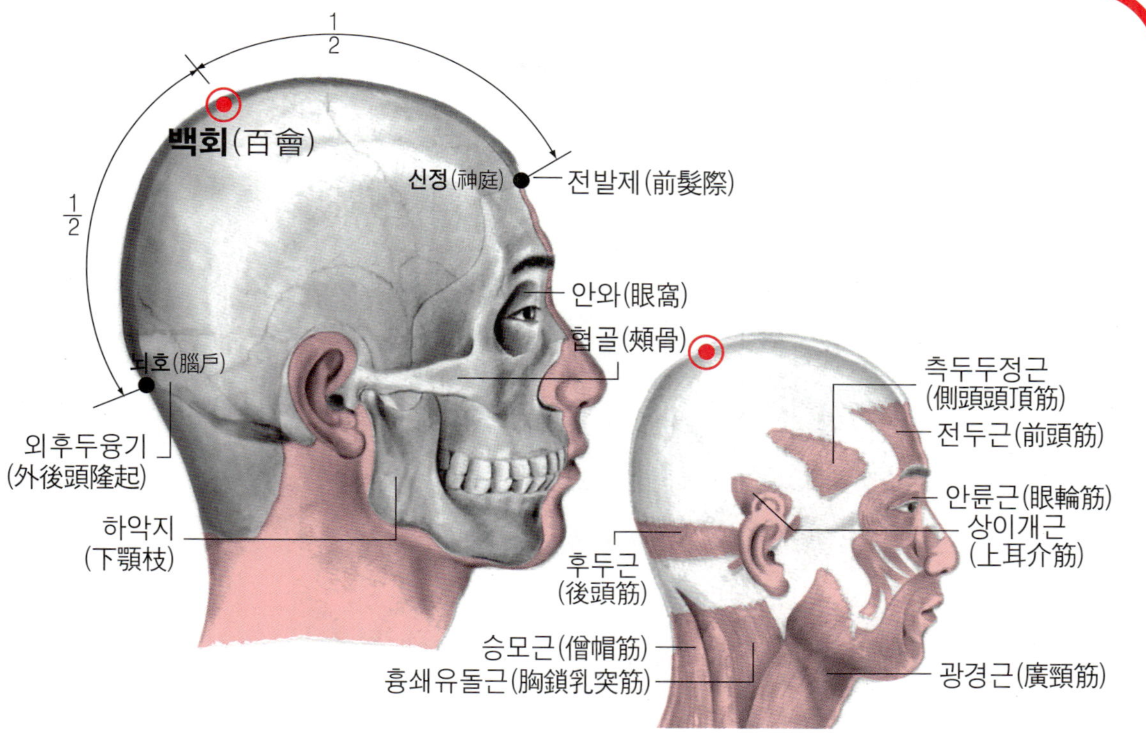

백회 : 정중선상에서 신정과 뇌호의 중앙

보충경혈

풍지

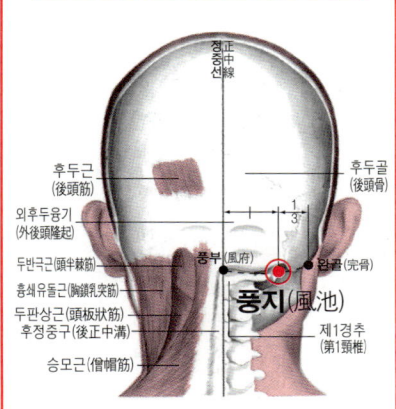

풍지 : 풍부와 완골의 사이에서 완골로부터 1/3

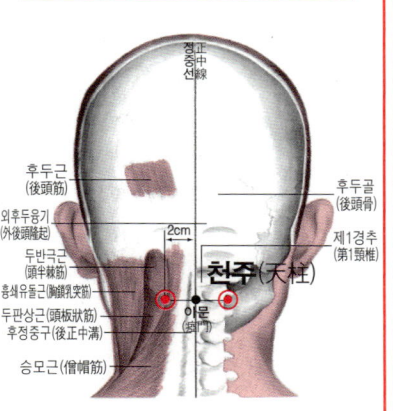

천주

천주 : 아문의 높이에서, 외방 2cm의 승폭근팽융부 정점 바깥쪽

중완

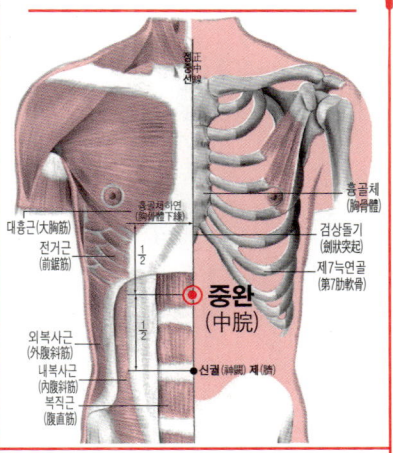

중완 : 정중선상에서 흉골체하연(명치)과 배꼽의 중앙

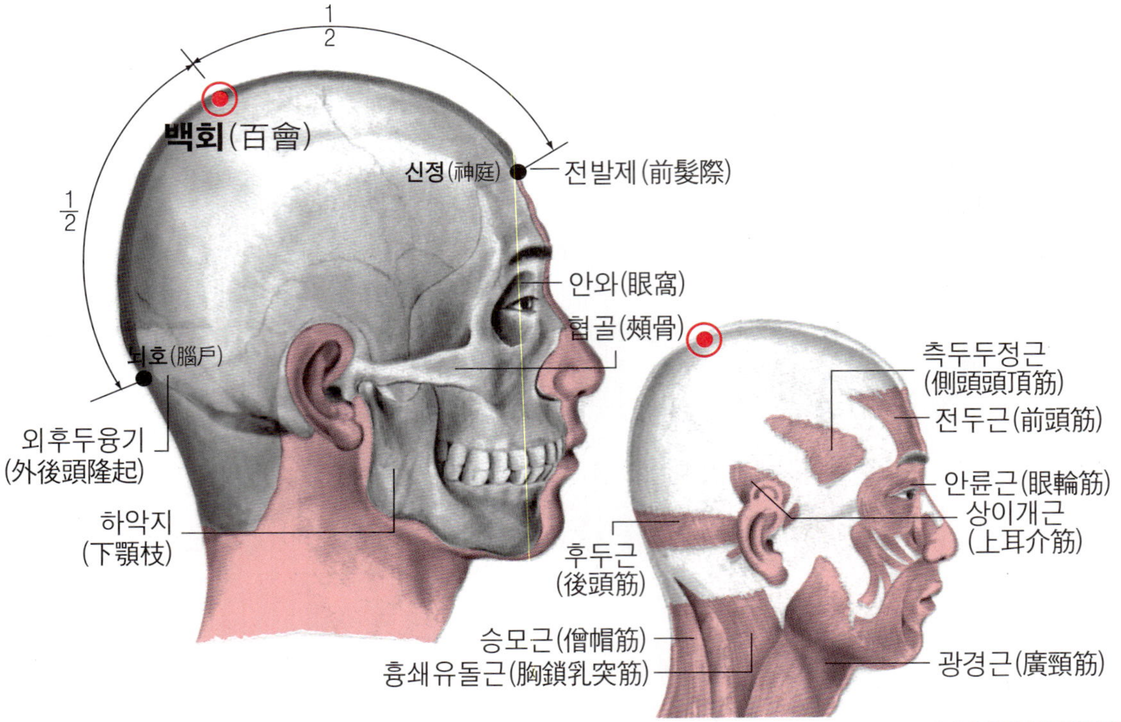

뇌혈전증/앞목내동맥

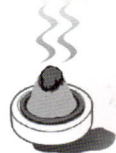
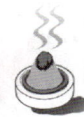

백회 : 정중선상에서 신정과 뇌호의 중앙

보충경혈

상성

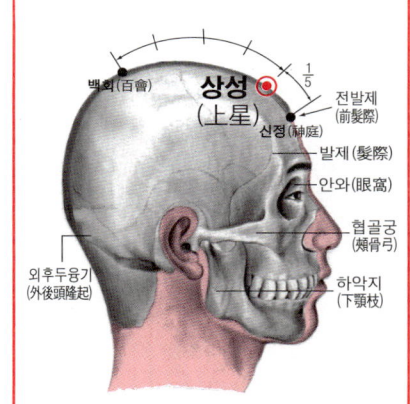

상성 : 두부 정중선상에서 신정과 백회의 사이에서 신정으로부터 1/5

풍지

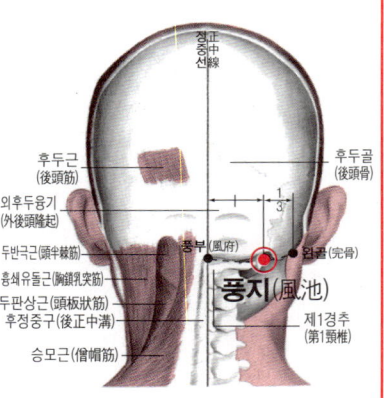

풍지 : 풍부와 완골의 사이에서 완골로부터 1/3

중완

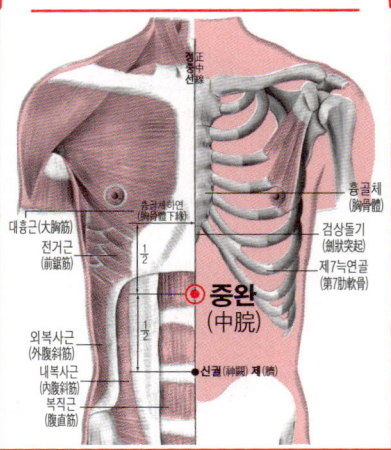

중완 : 정중선상에서 흉골체하연(명치)과 배꼽의 중앙

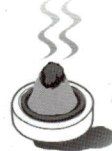
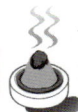

두통-상두통(정수리통)

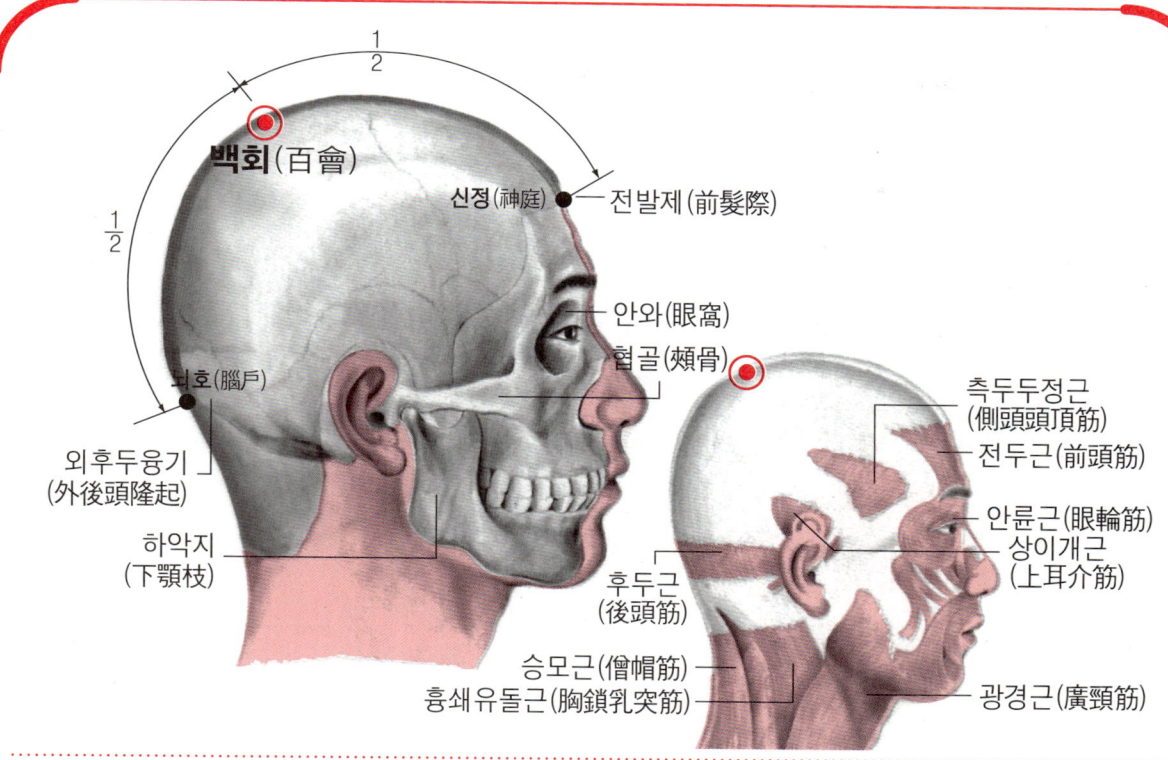

백회 : 정중선상에서 신정과 뇌호의 중앙

보충경혈

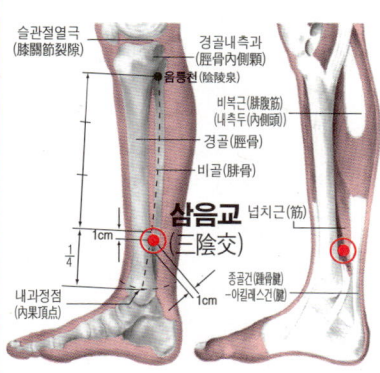

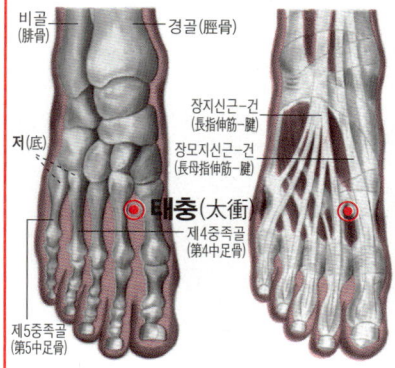

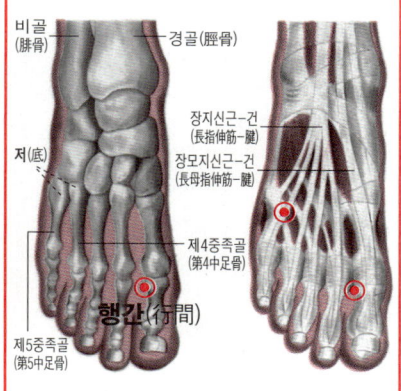

삼음교 : 음릉천과 안쪽 복사뼈의 사이에서 안쪽 복사뼈의 중심으로부터 1/4의 하방 1cm에서, 경골 뒷쪽의 후방 1cm

태충 : 발등의 제1, 2중족골저 앞쪽의 아래

행간 : 발등의 제1기절골밑의 앞·바깥쪽

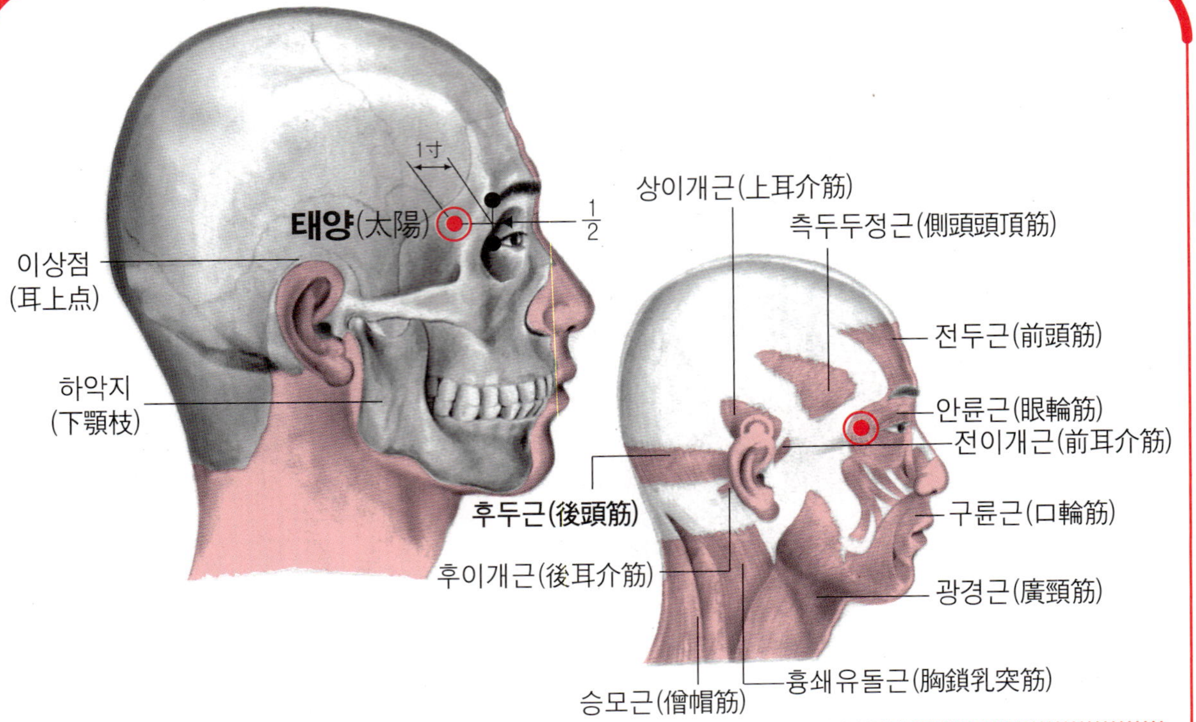

두통-전두통

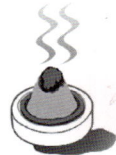
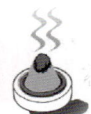

태양 : 눈썹 바깥끝과 눈꼬리 중앙의 후방 1촌 패인 곳

보충경혈

열결
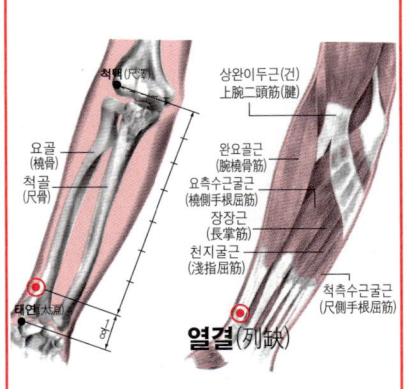

열결 : 정중선상 뒷머리 시작 부분 깊이 패인 곳의 중심에서 옆으로 1.5촌

양백
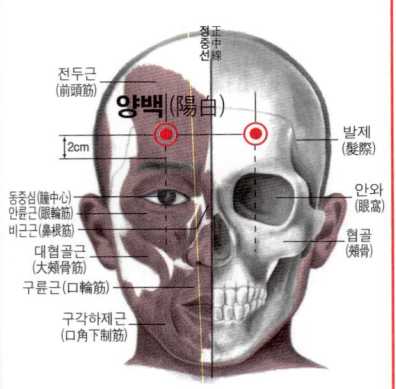

양백 : 동공의 바로 위에서, 눈썹의 상방2cm

인당
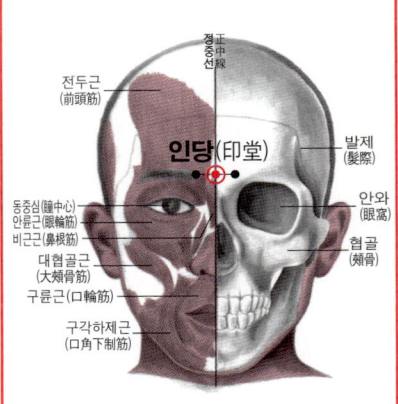

인당 : 양 눈썹 안쪽 끝의 중앙

두통-편두통

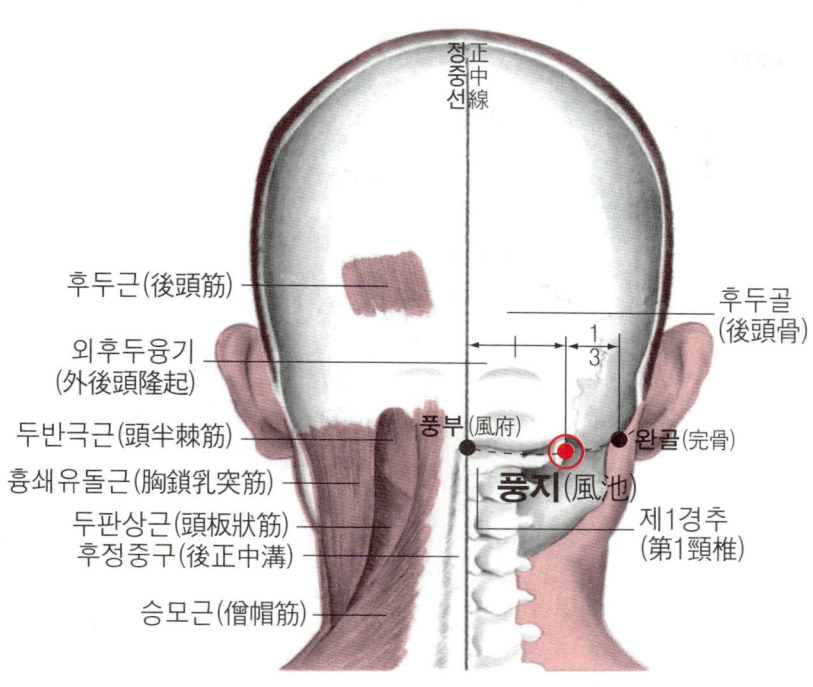

풍지 : 풍부와 완골의 사이에서 완골로부터 1/3

보 충 경 혈

외관	양보	중저
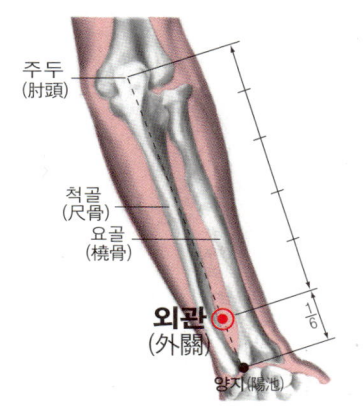	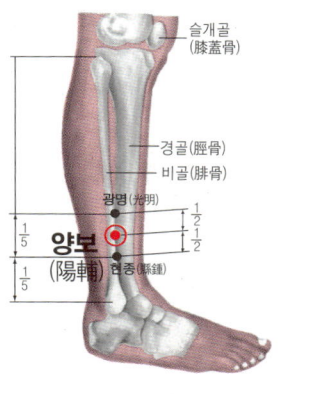	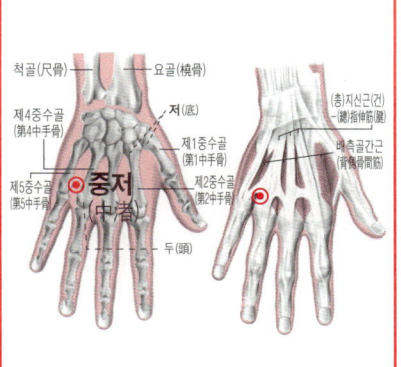

외관 : 팔꿈치와 양지의 사이에서 양지로부터 1/6

양보 : 광명과 현종의 중앙 (외복사뼈 정점 상방 4촌)

중저 : 손등에서 제4, 5중수골두 윗쪽의 사이

두통-후두통

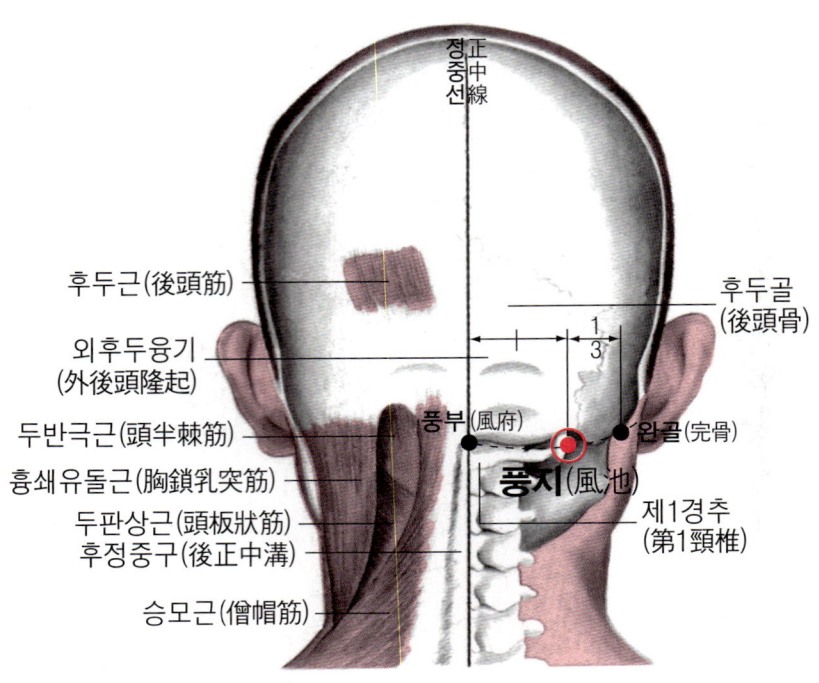

풍지 : 풍부와 완골의 사이에서 완골로부터 1/3

보충경혈

백회

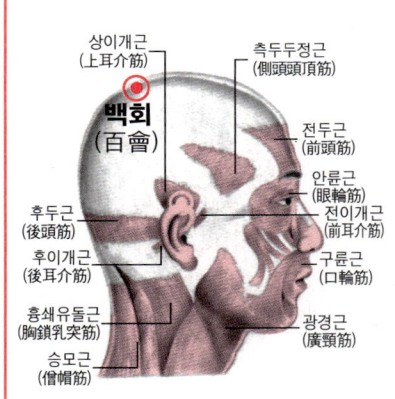

백회 : 정중선상에서 신정과 뇌호의 중앙

속골

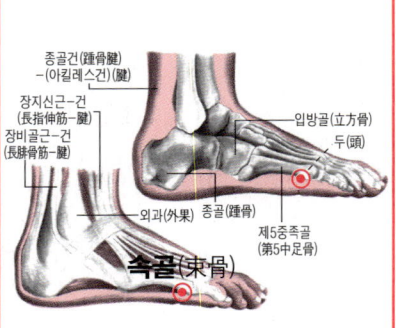

속골 : 새끼발가락 중족골두 뒤쪽의 바깥쪽

후계

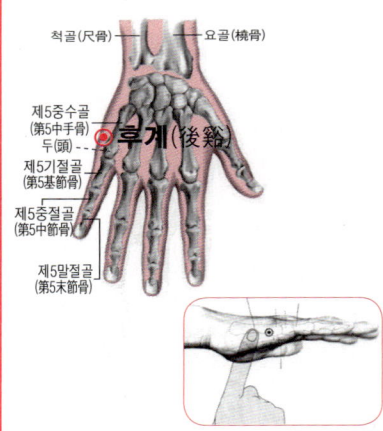

후계 : 손등에서 제5중수골두 윗쪽의 소지측
(주먹을 쥐었을 때 나타나는 소지측 주름끝)

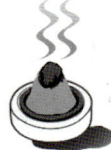 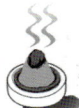

두훈-현기증

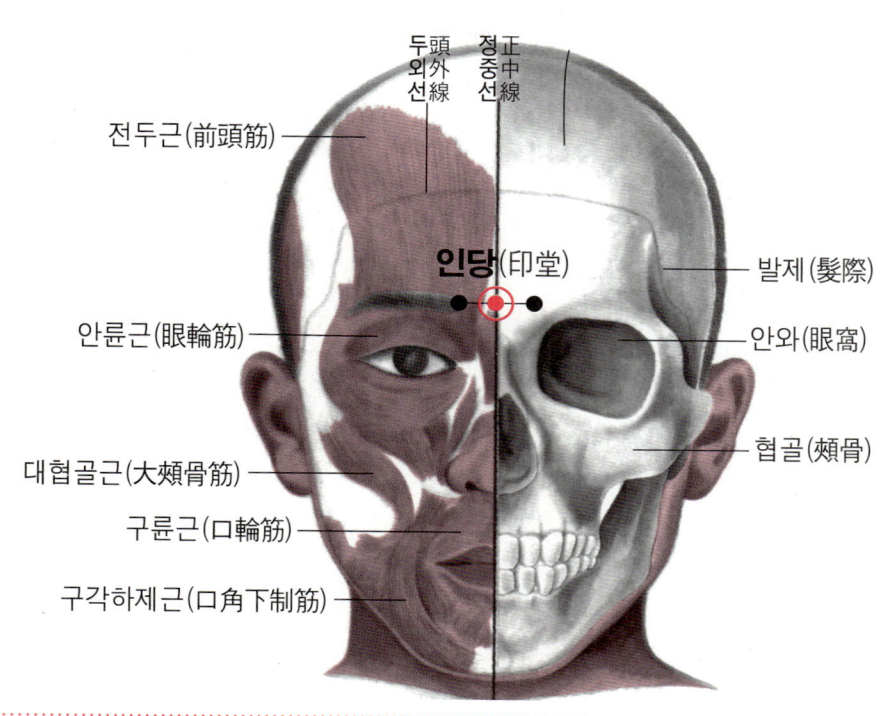

인당 : 양 눈썹 안쪽 끝의 중앙

보 충 경 혈

풍지	내관	협계
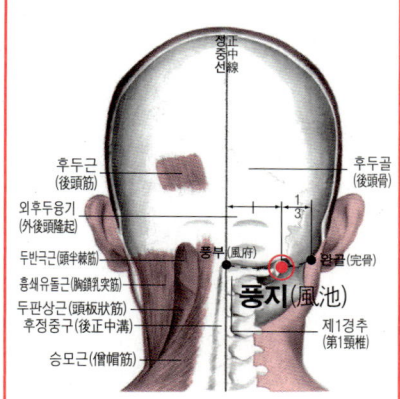	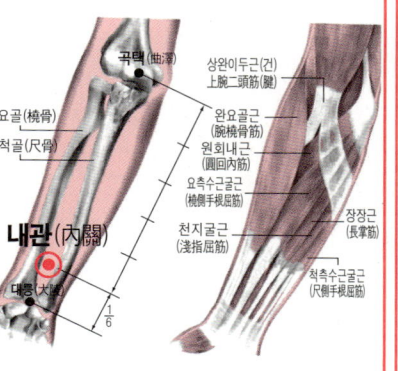	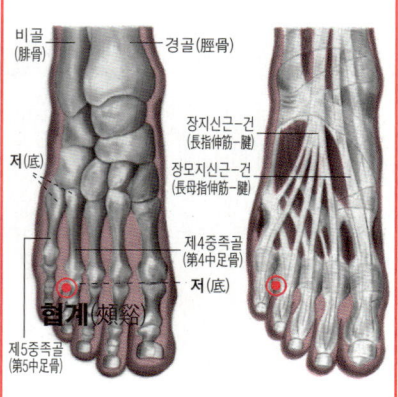

풍지 : 풍부와 완골의 사이에서 완골로부터 1/3

내관 : 곡택과 대릉의 사이에서 대릉으로부터 1/6(상방 2촌)

협계 : 발등에서 제4기절골저 바깥 앞쪽

무도병

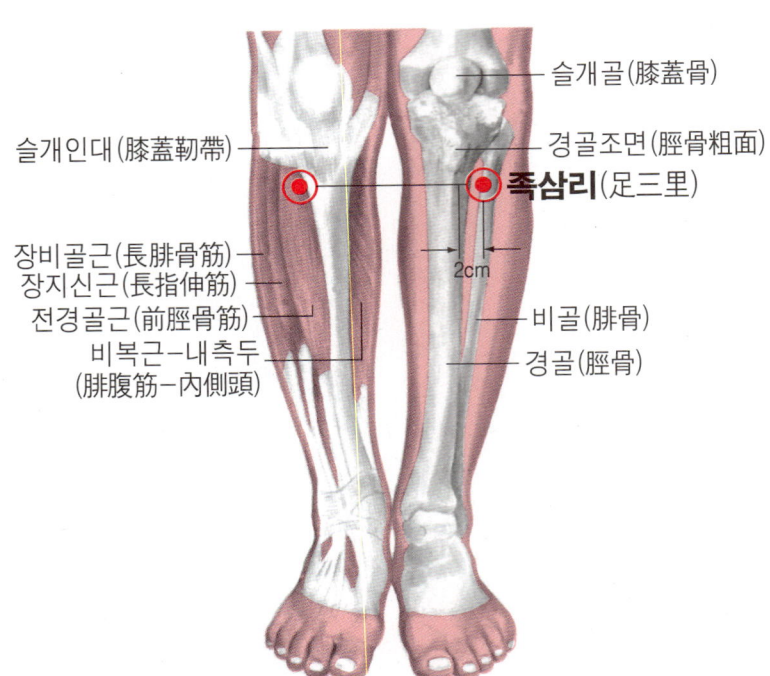

족삼리 : 경골조면의 아랫쪽 높이에서 경골 앞쪽으로부터 바깥쪽 2cm

보충경혈

단중

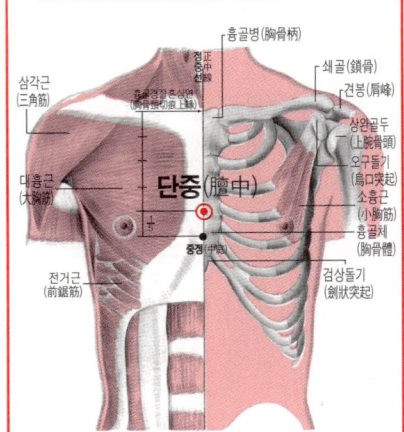

단중 : 정중선상에서 흉골경절흔 윗쪽과 중정의 사이에 중정으로부터 1/5

중완

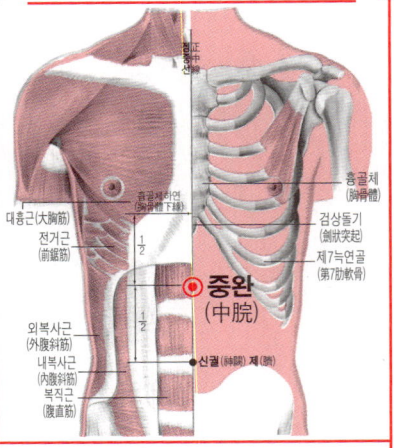

중완 : 정중선상에서 흉골체하연(명치)과 배꼽의 중앙

현종

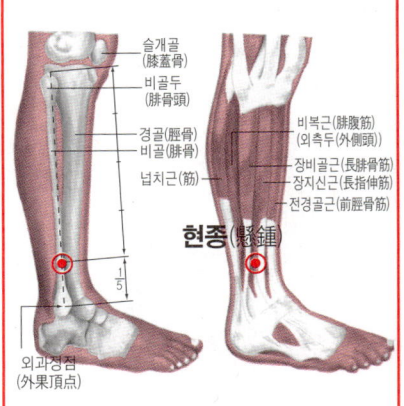

현종 : 비골두상연(윗쪽)과 외과정점(바깥복사뼈 정점)의 사이에서 외과정점으로부터 1/5(외복사뼈 정점 상방 3촌)

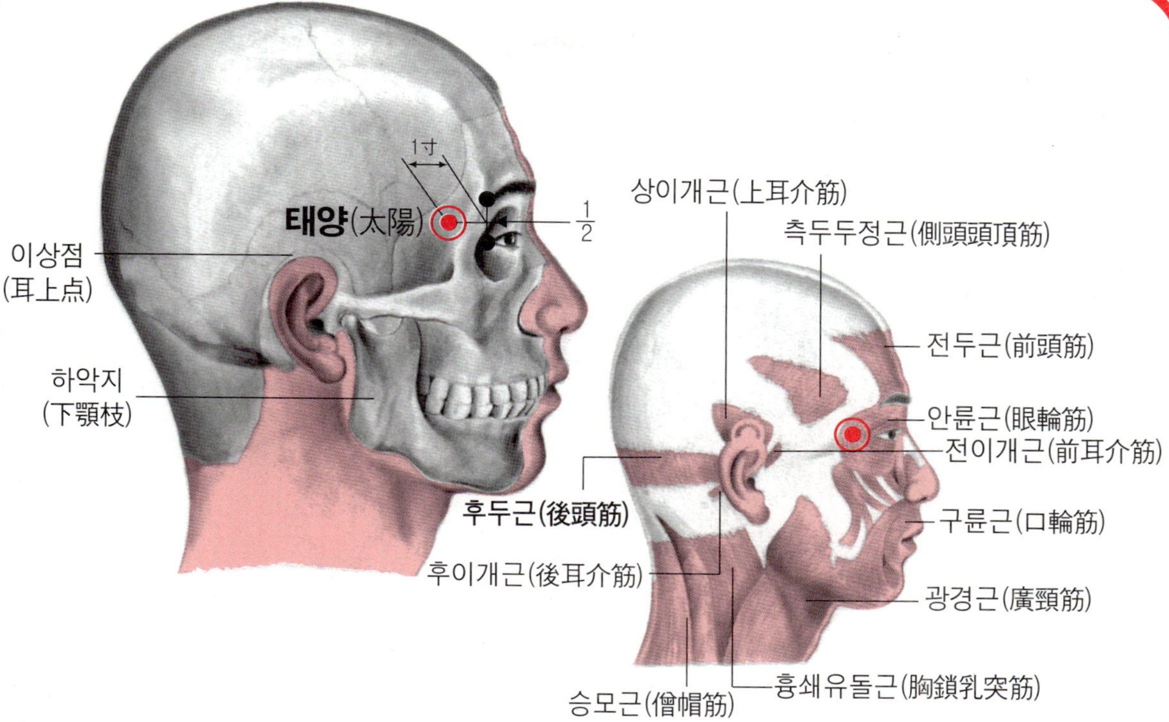

삼차신경통-안면상부

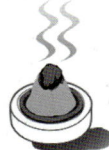
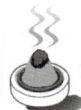

태양 : 눈썹 바깥끝과 눈꼬리 중앙의 후방 1촌 패인 곳

보 충 경 혈

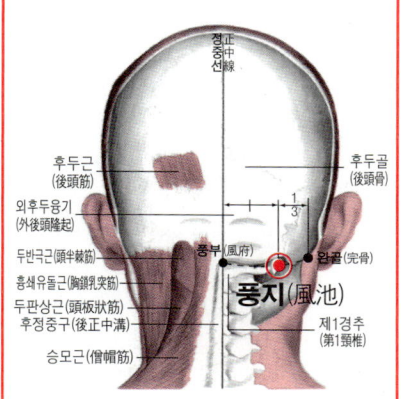

풍지

풍지 : 풍부와 완골의 사이에서 완골로부터 1/3

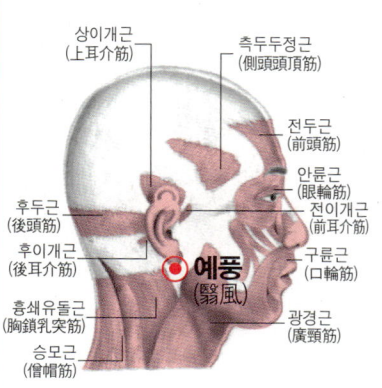

예풍

예풍 : 측두골유양돌기 앞끝과 하악지의 중앙

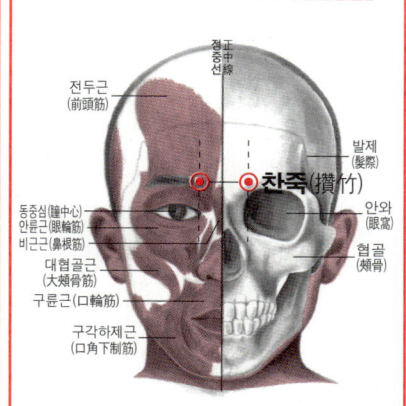

찬죽

찬죽 : 눈썹 안쪽 끝. 눈썹 안쪽으로 0.1촌 들어간 함몰부

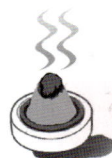 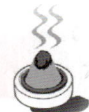

삼차신경통-안면하부

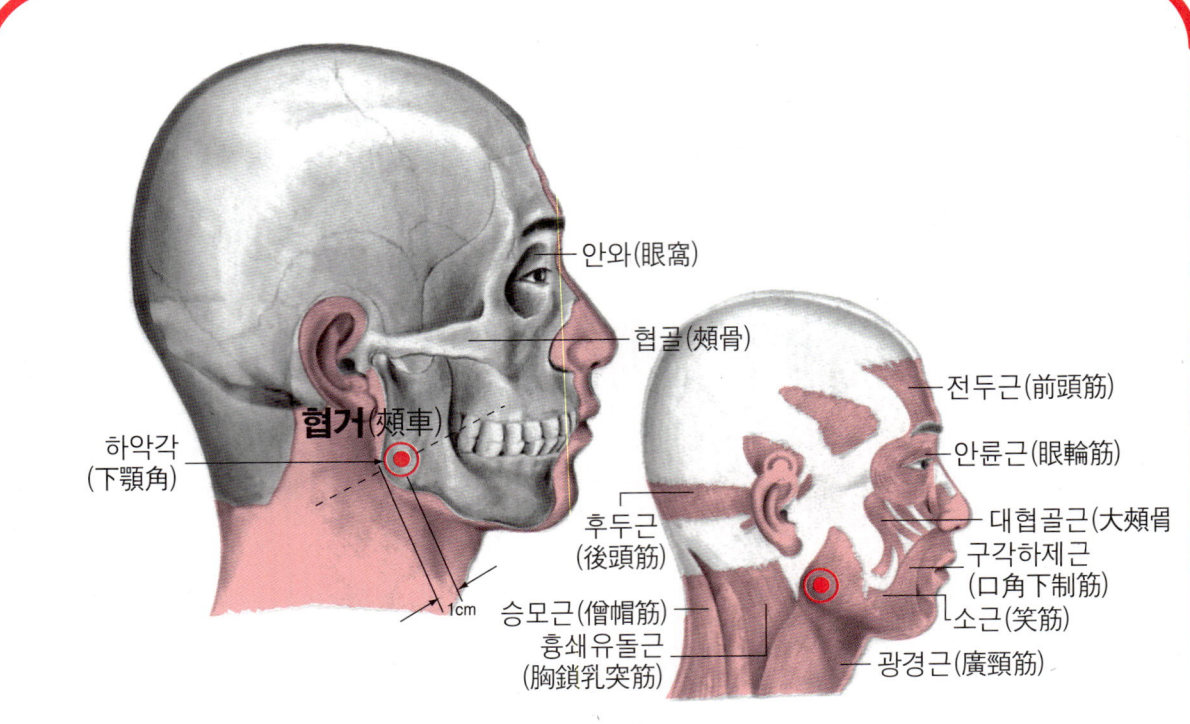

협거 : 아래턱 모서리의 앞 상방 1cm

보충경혈

풍지
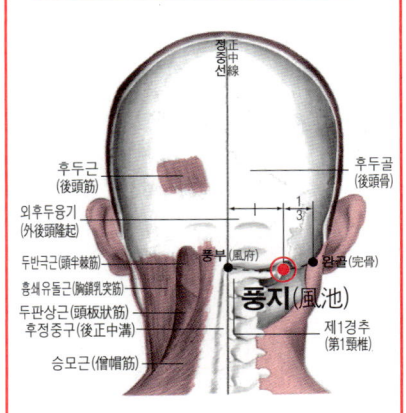

풍지 : 풍부와 완골의 사이에서 완골로부터 1/3

예풍
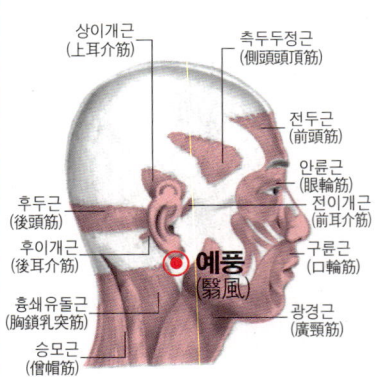

예풍 : 측두골유양돌기 앞끝과 하악지의 중앙

승장
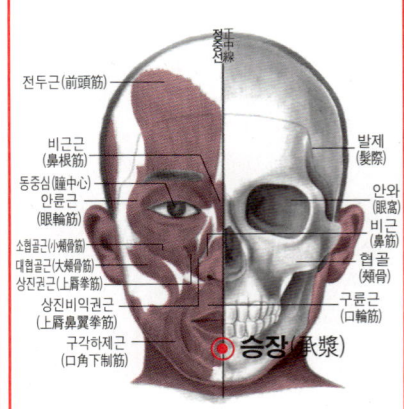

승장 : 정중선상에서 아랫입술 바로 아래

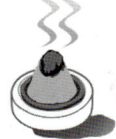

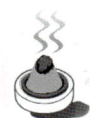

삼차신경통-윗볼

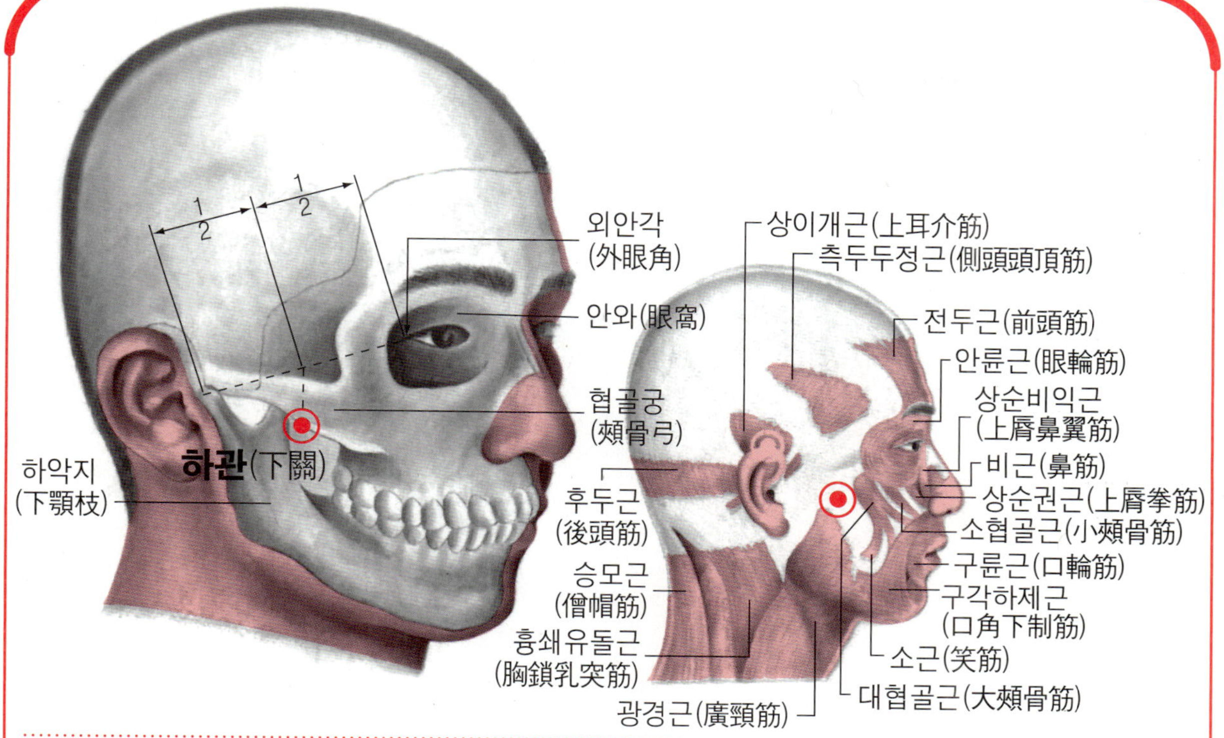

하관 : 외안각(눈꼬리)과 하악골하악지 뒷쪽 상단과의 중앙 바로 밑에서 협골궁 아래쪽

보충경혈

풍지

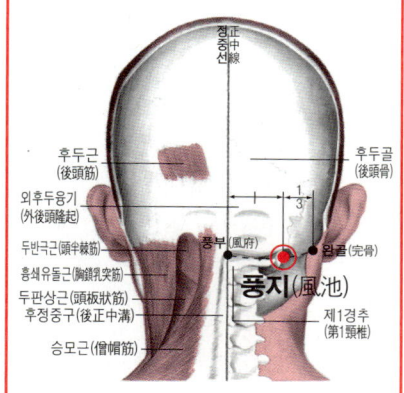

풍지 : 풍부와 완골의 사이에서 완골로부터 1/3

예풍

예풍 : 측두골유양돌기 앞끝과 하악지의 중앙

사백

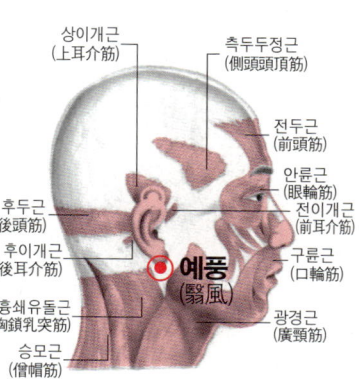

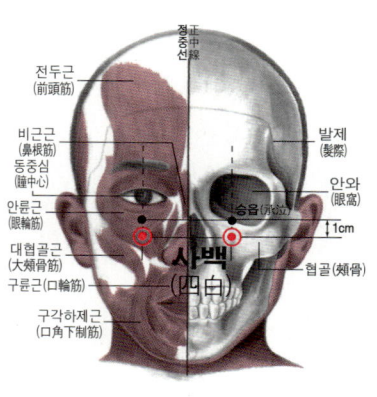

사백 : 동공 바로 밑에서 안와(눈구멍) 아랫쪽 1cm

안면근육경련

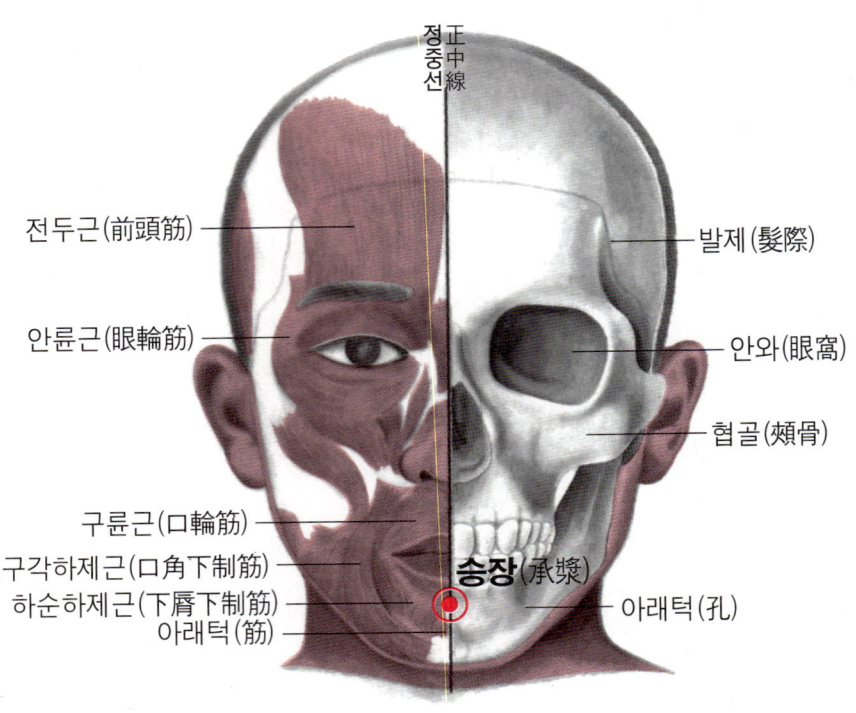

승장 : 정중선상에서 아랫입술 바로 아래

보충경혈

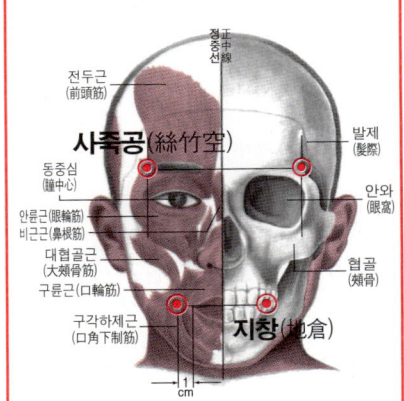

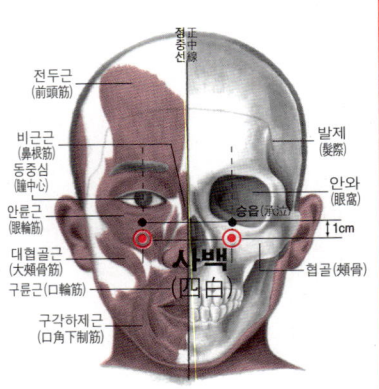

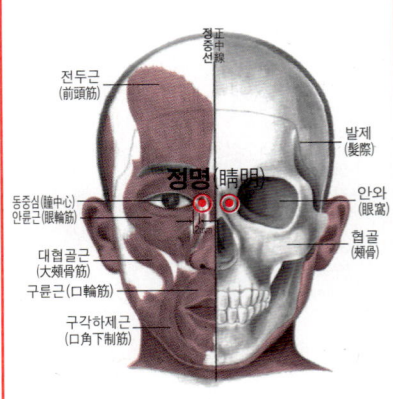

사죽공 : 눈 바깥 끝 바로 위에서 눈썹 바깥 끝
지창 : 입가(구각)의 외측 1cm

사백 : 동공 바로 밑에서 안와(눈구멍) 아랫쪽 1cm

정명 : 내안각의 안쪽 2mm - 침

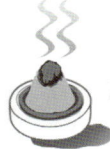 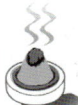

안면마비

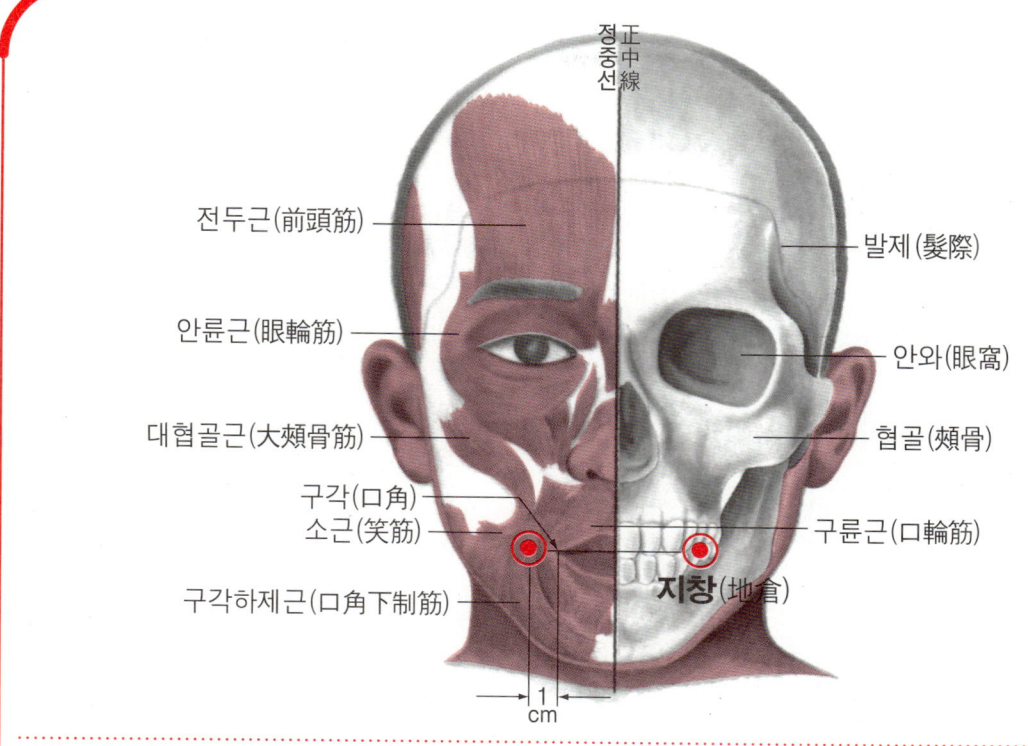

지창 : 입가(구각)의 외측 1cm

보충경혈

양백
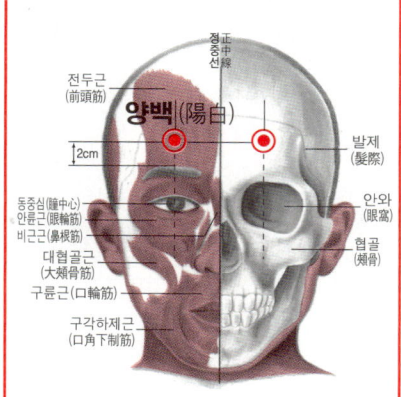

양백 : 동공의 바로 위에서, 눈썹의 상방 2cm

영향
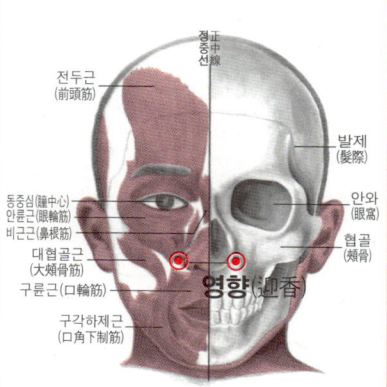

영향 : 비익점의 높이에서 비진구점에 있다

태양
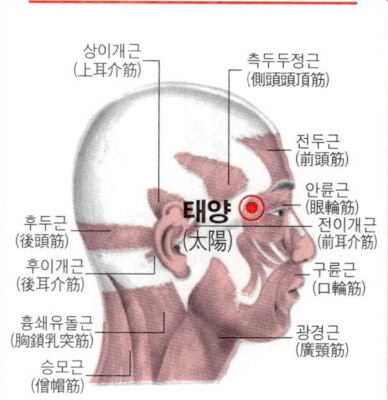

태양 : 눈썹 바깥끝과 눈꼬리 중앙의 후방 1촌 패인 곳

외상성 반신불수-상지마비

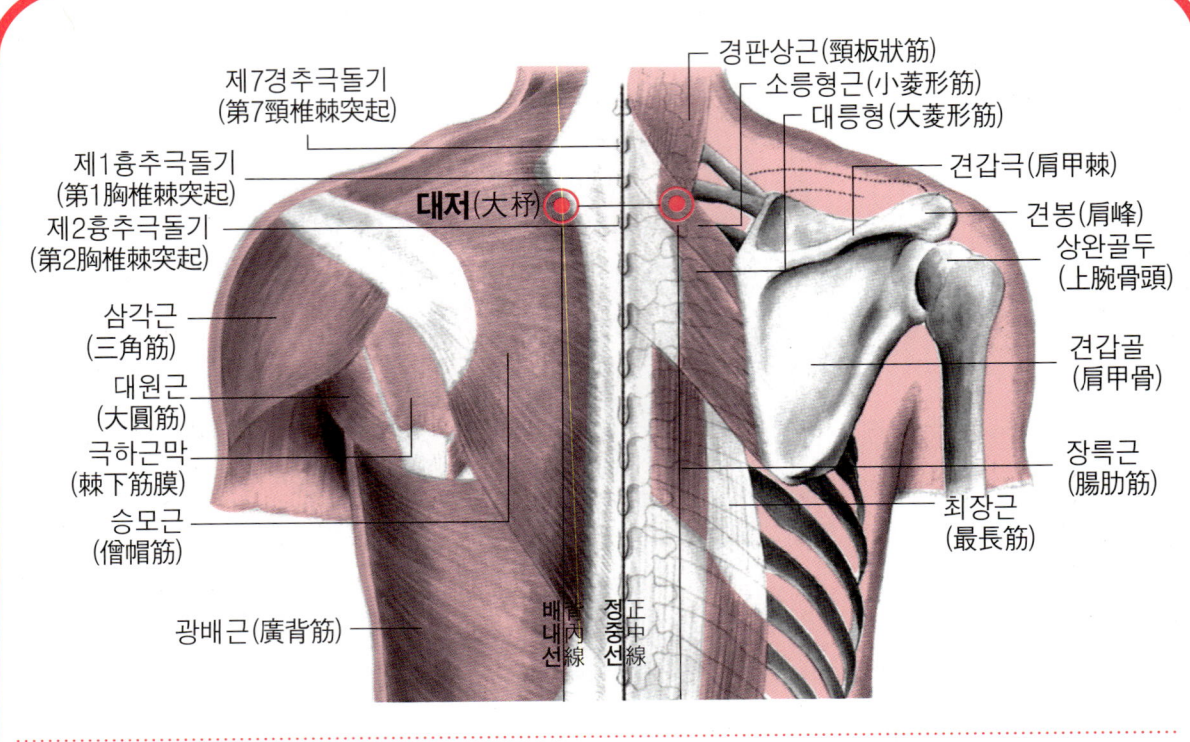

대저 : 배내선상에서 제1, 2흉추극돌기 사이의 높이

보충경혈

대추

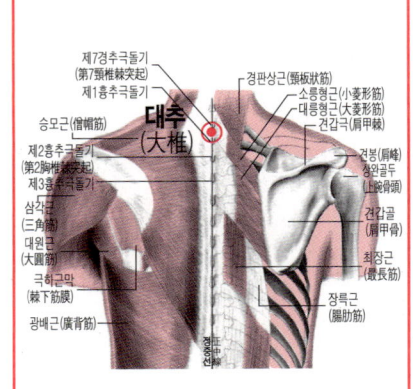

대추 : 목을 앞으로 깊이 숙이면 목덜미 밑으로 크게 돌출한 뼈(제7경추극돌기)와 제1흉추극돌기의 사이

견우

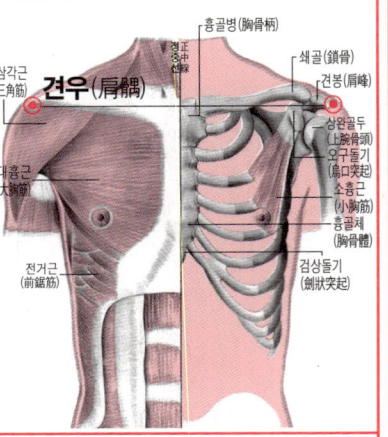

견우 : 견봉의 앞 아랫쪽

곡지

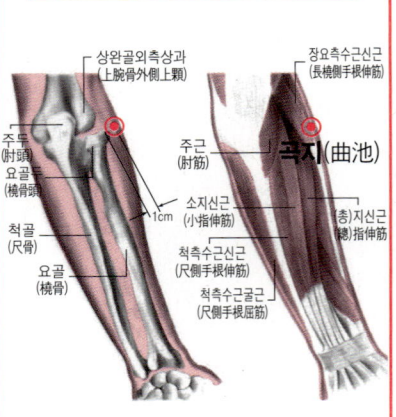

곡지 : 요골두 바깥 위쪽으로 부터 팔꿈치 안주름에 따라 내방 1cm (팔꿈치를 굽힐 때 나타나는 주름 끝)

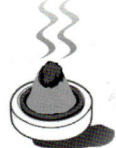 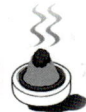

외상성 반신불수-하지마비

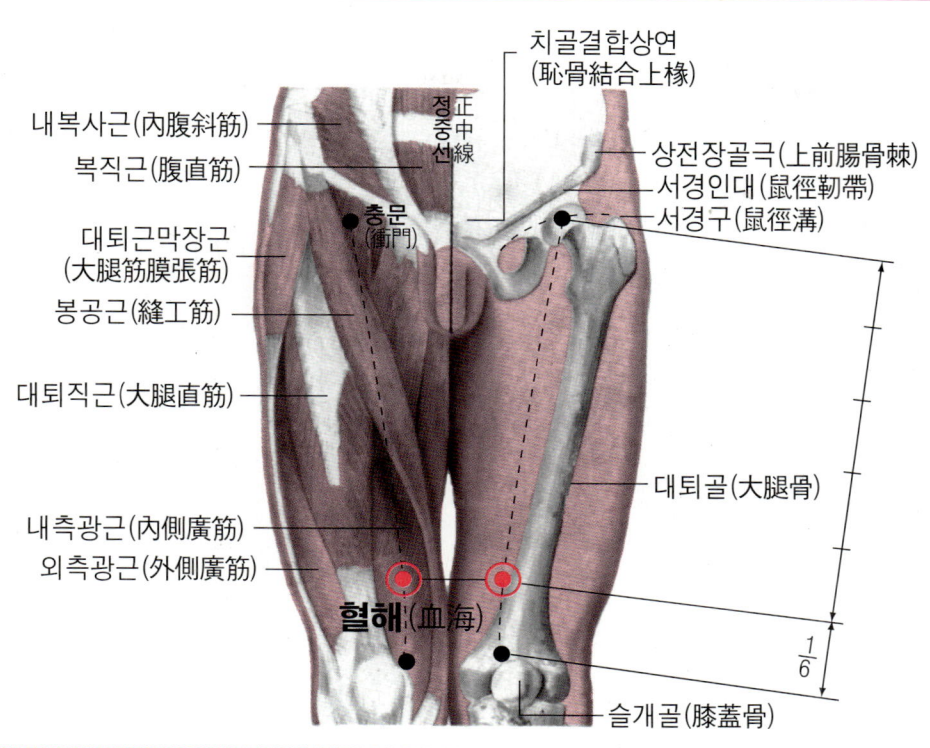

혈해 : 충문과 슬개골 위-안쪽의 사이에서 아래로 부터 1/6

보충경혈

비관
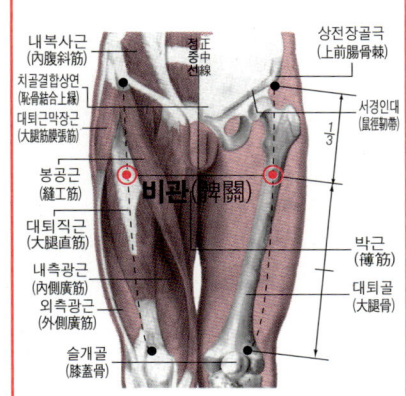

비관 : 상전장골극 아랫쪽과 슬개골 바깥 윗쪽 사이에서 위에서 1/3

복토
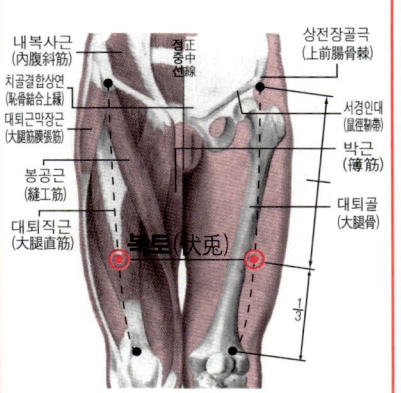

복토 : 상전장골극 아랫쪽과 슬개골 바깥 위쪽의 사이에서 하방으로부터 1/3

풍시
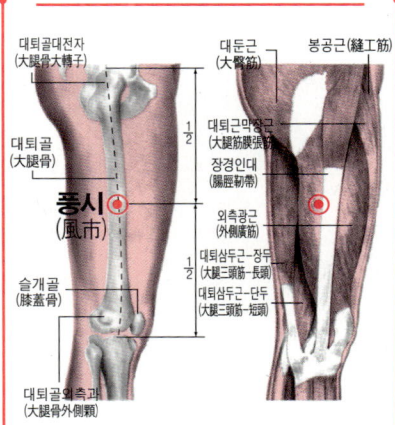

풍시 : 대퇴골 대전자 윗쪽과 대퇴골 외측의 아랫쪽 중앙

중풍 초기

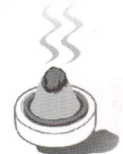 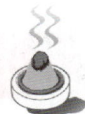

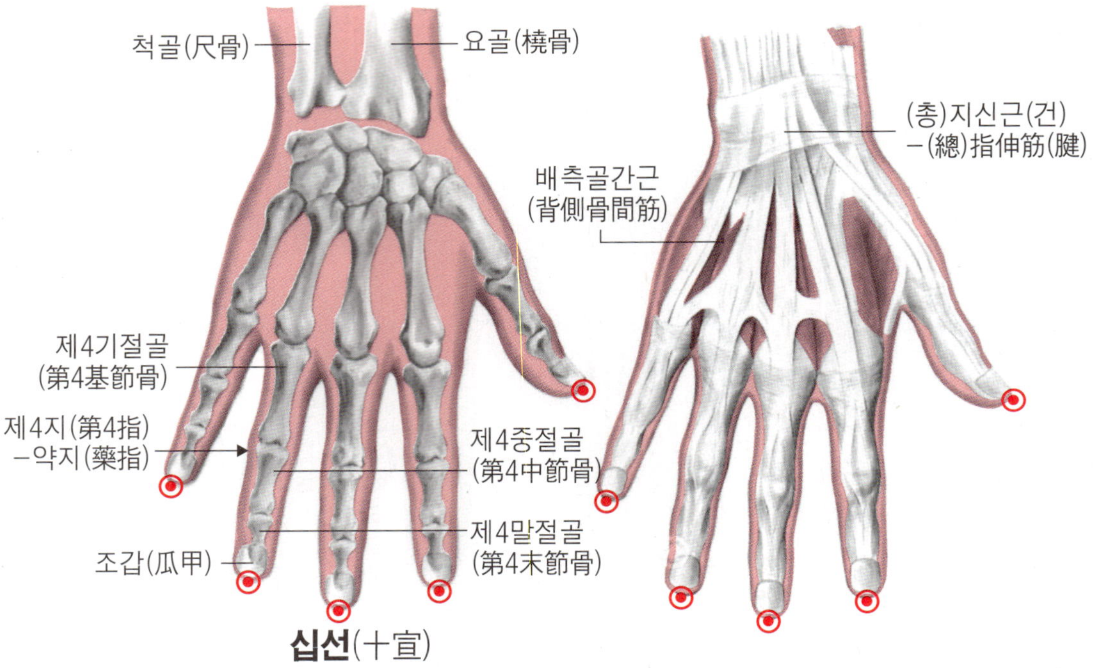

척골(尺骨) 요골(橈骨)
(총)지신근(건)－(總)指伸筋(腱)
배측골간근(背側骨間筋)
제4기절골(第4基節骨)
제4지(第4指)－약지(藥指)
제4중절골(第4中節骨)
조갑(瓜甲)
제4말절골(第4末節骨)

십선(十宣)

십선 : 열손가락 끝 -삼릉침

보 충 경 혈

백회

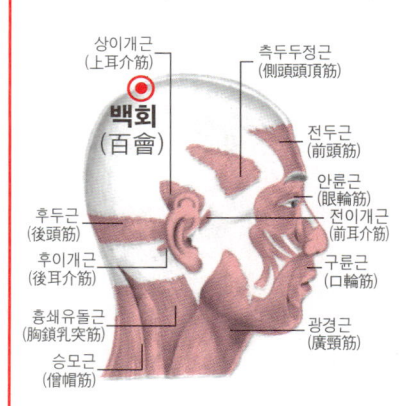

백회 : 정중선상에서 신정과 뇌호의 중앙

곡지

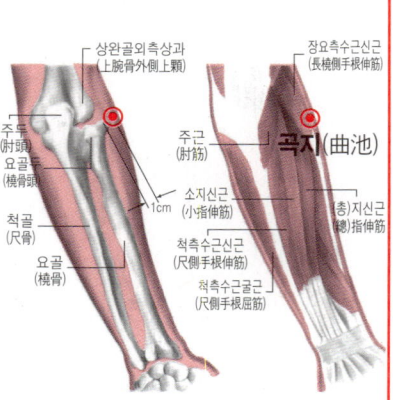

곡지 : 요골두 바깥 위쪽으로 부터 팔꿈치 안주름에 따라 내방 1cm (팔꿈치를 굽힐 나타나는 주름 끝)

족삼리

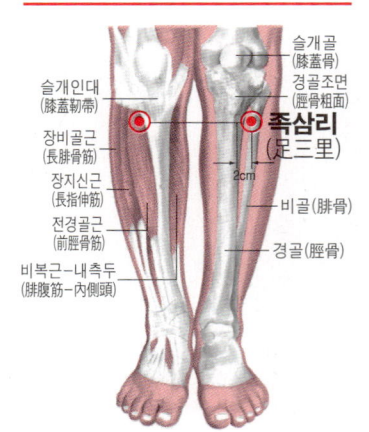

족삼리 : 경골조면의 아랫쪽 높이에서 경골 앞쪽으로부터 바깥쪽 2cm

중풍 후유증(반신불수/편마비)

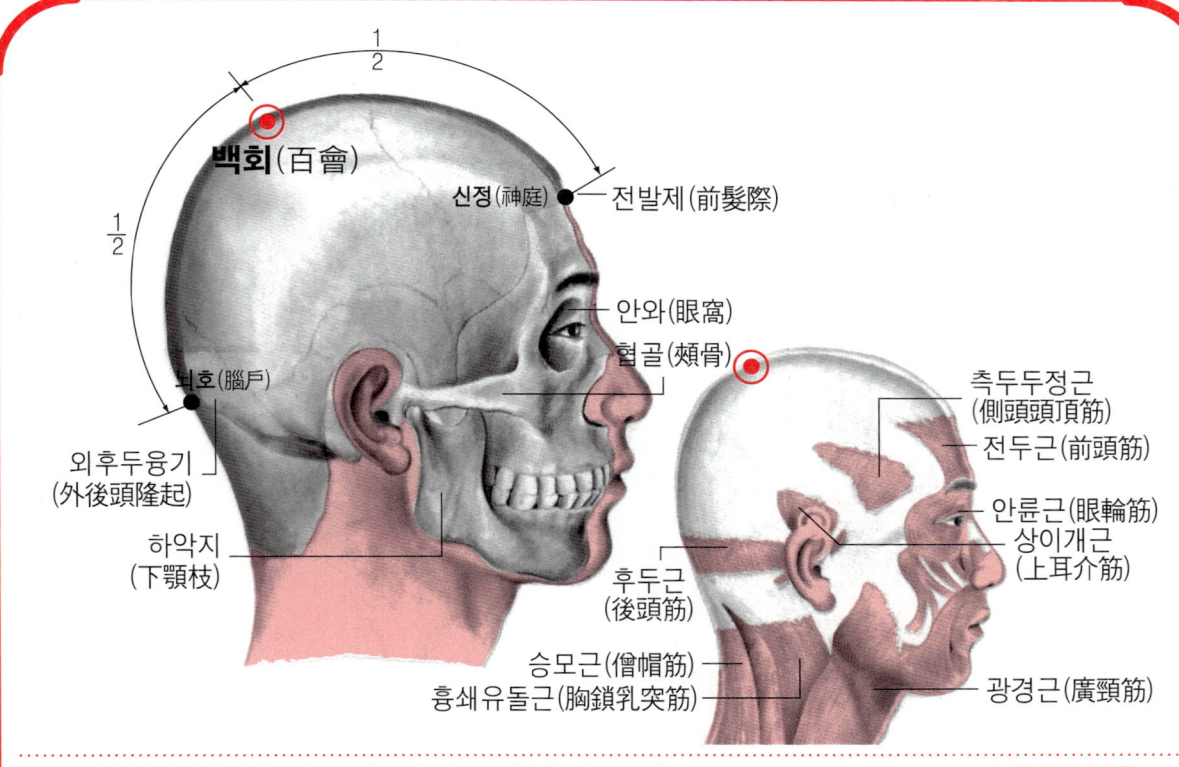

백회 : 정중선상에서 신정과 뇌호의 중앙

보 충 경 혈

중완

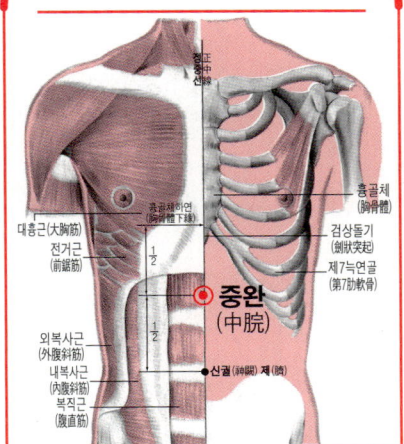

중완 : 정중선상에서 흉골체하연(명치)과 배꼽의 중앙

단중

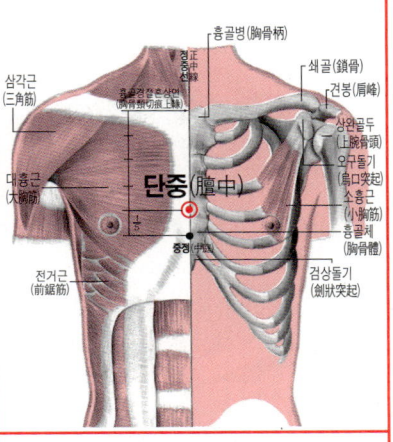

단중 : 정중선상에서 흉골경절흔 윗쪽과 중정의 사이에 중정으로부터 1/5

천주

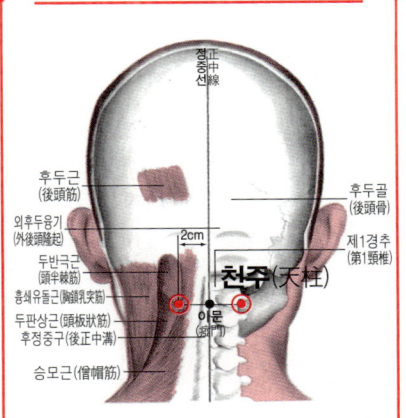

천주 : 아문의 높이에서, 외방 2cm의 증폭근팽융부 정점 바깥쪽

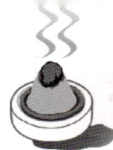 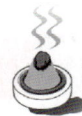

진행성 마비

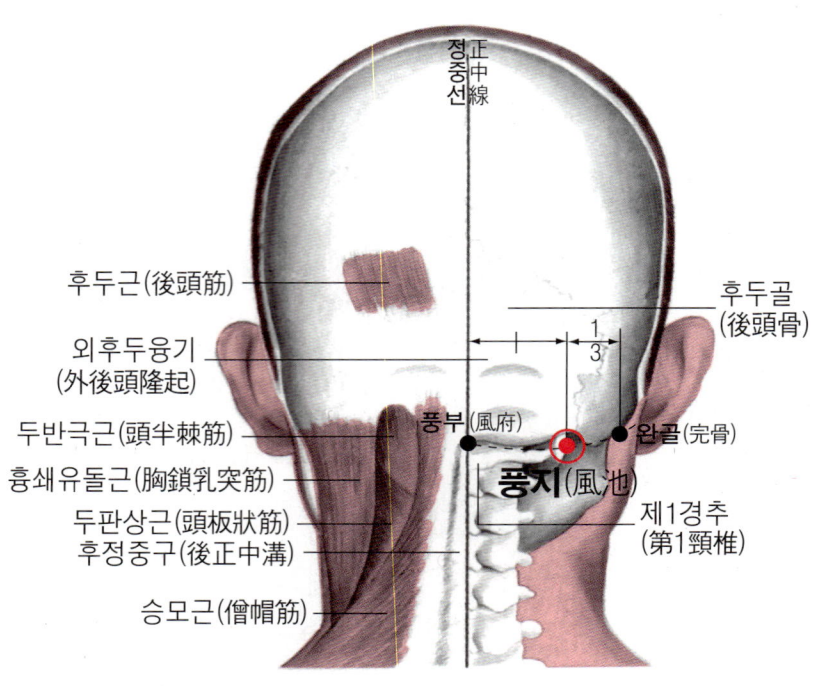

풍지 : 풍부와 완골의 사이에서 완골로부터 1/3

보충경혈

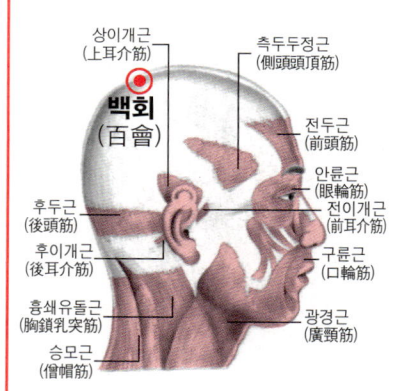

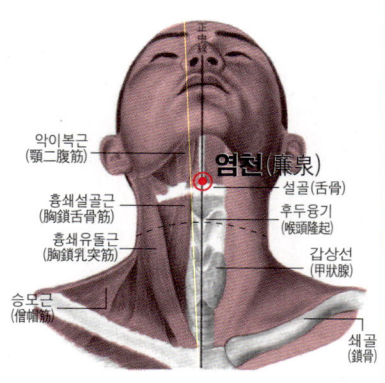

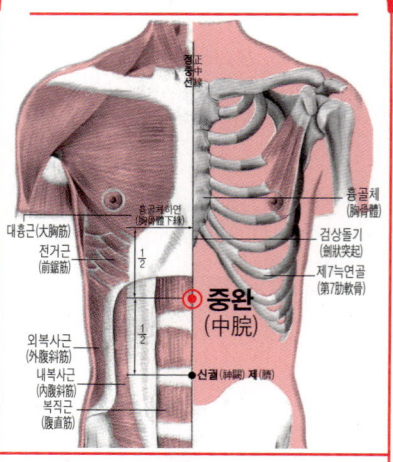

백회 : 정중선상에서 신정과 뇌호의 중앙

염천 : 정중선상에서 설골의 아랫쪽

중완 : 정중선상에서 흉골체하연(명치)과 배꼽의 중앙

치매

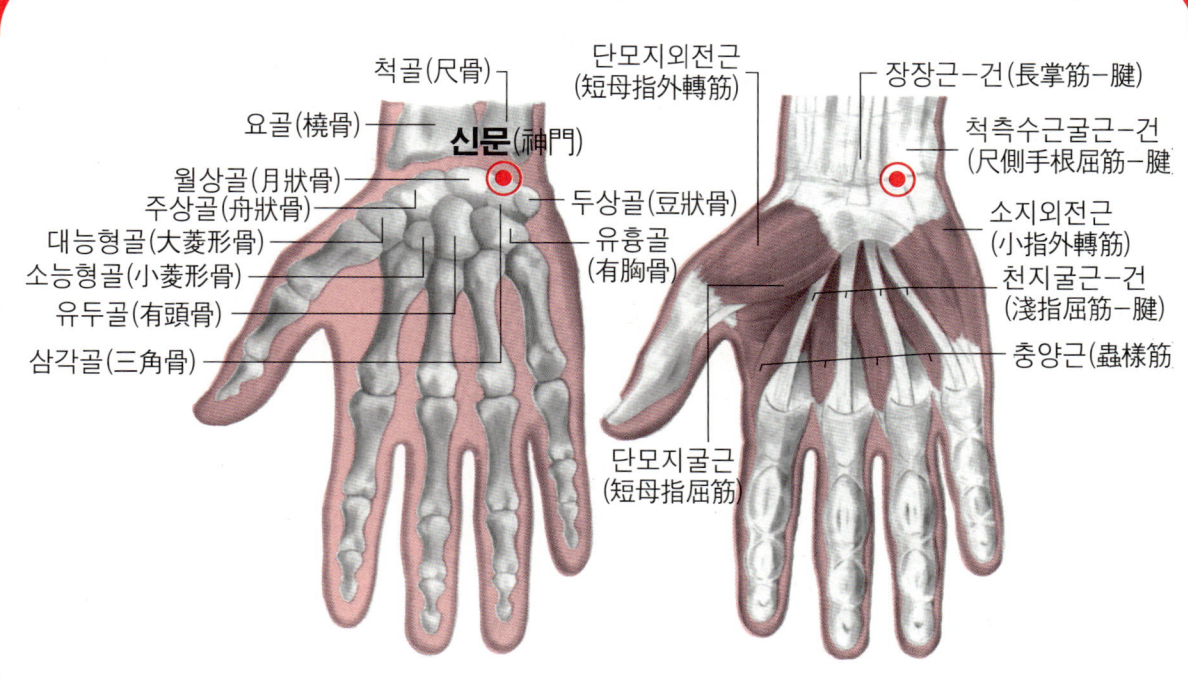

신문 : 손목 주름에서 소지측 수근굴근건의 엄지측

보충경혈

후계

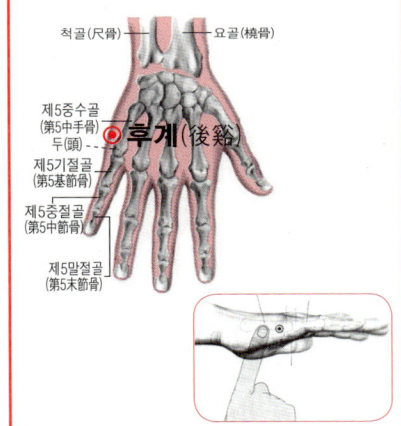

후계 : 손등에서 제5중수골두 윗쪽의 소지측 (주먹을 쥐었을 때 나타나는 소지측 주름끝)

백회

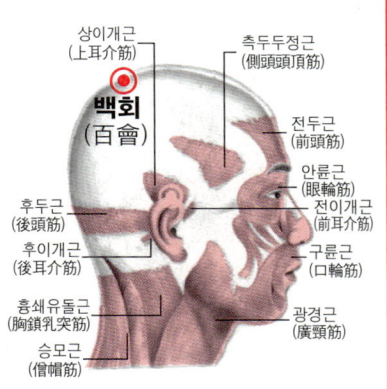

백회 : 정중선상에서 신정과 뇌호의 중앙

족삼리

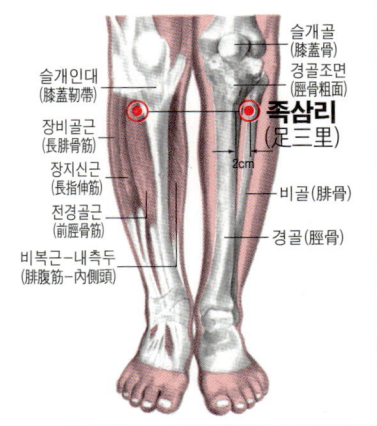

족삼리 : 경골조면의 아랫쪽 높이에서 경골 앞쪽으로부터 바깥쪽 2cm

위장 질환
Stomach Disease

구토

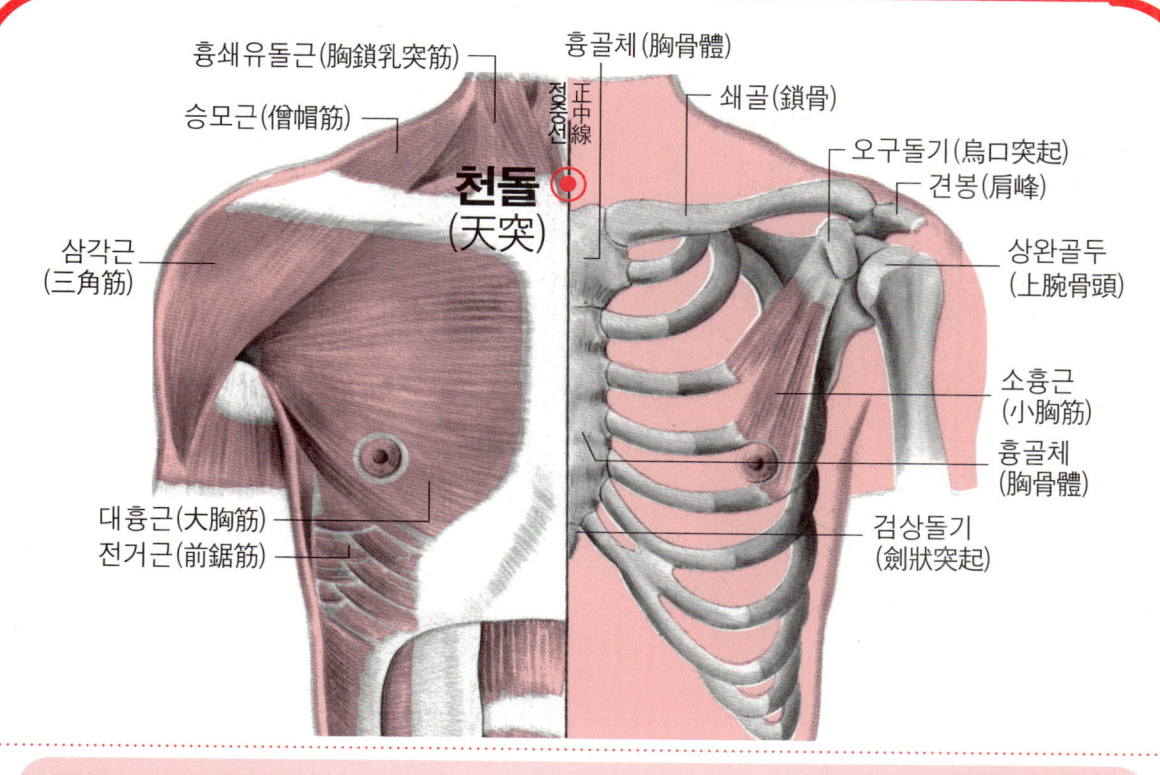

천돌 : 정중선상에서 경와의 중앙

보충경혈

중완

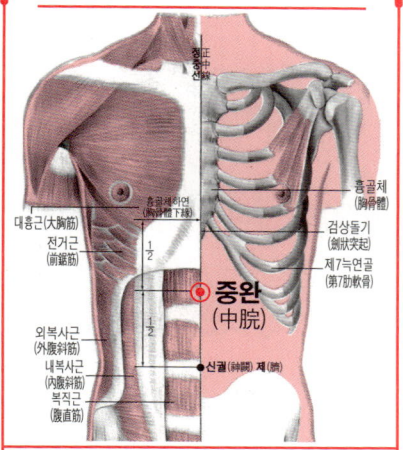

중완 : 정중선상에서 흉골체하연(명치)과 배꼽의 중앙

격수

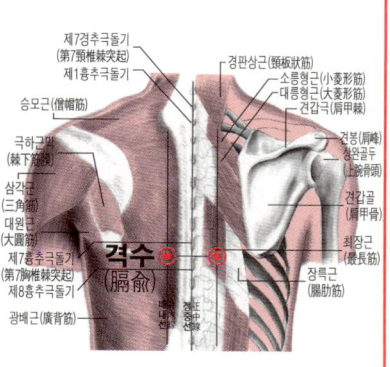

격수 : 배내선상에서, 제7, 8 흉추극돌기 사이의 높이

족삼리

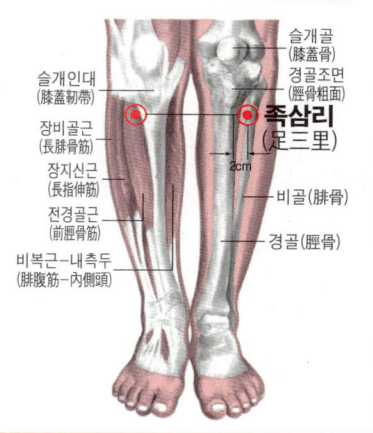

족삼리 : 경골조면의 아랫쪽 높이에서 경골 앞쪽으로부터 바깥쪽 2cm

급체

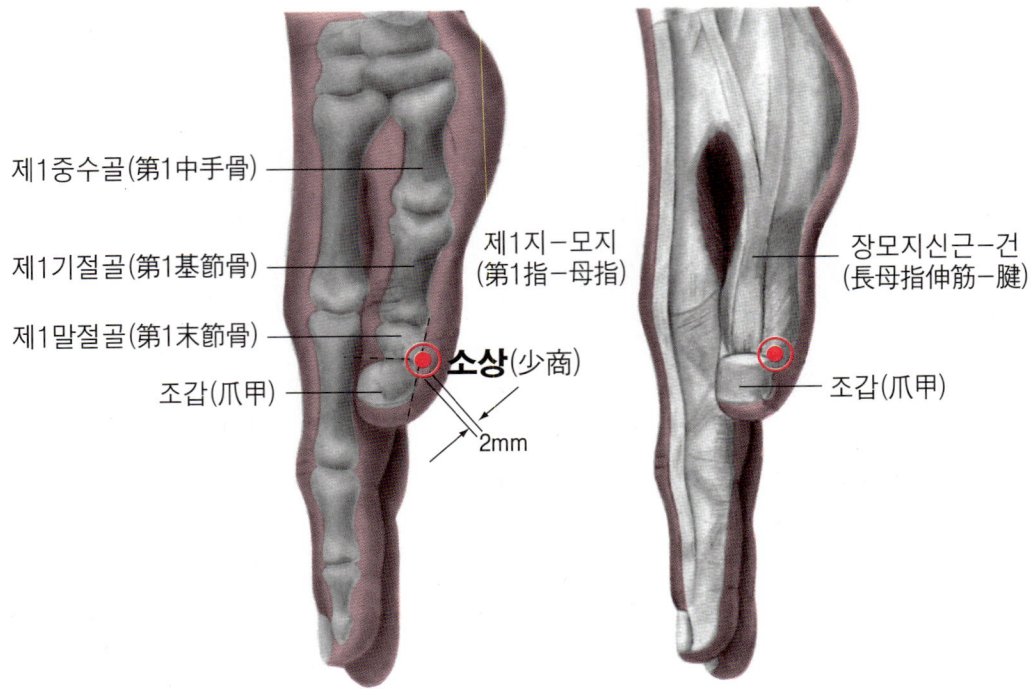

소상: 엄지손가락 안쪽에서 손톱각으로부터 상방 2mm - 사혈, 삼릉침

보충경혈

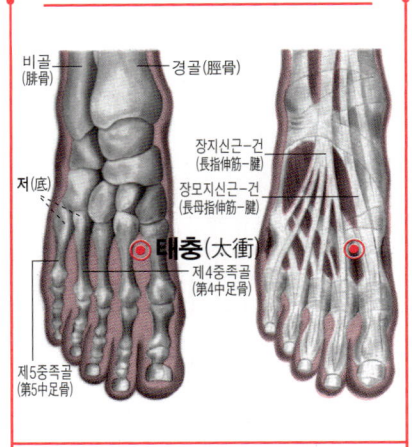

태충

태충: 발등의 제1, 2중족골저 앞쪽의 아래 - 좌, 우 모두

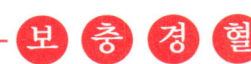

합곡

합곡: 손등에서 제1, 2중수골저 아랫쪽의 사이 - 좌, 우 모두

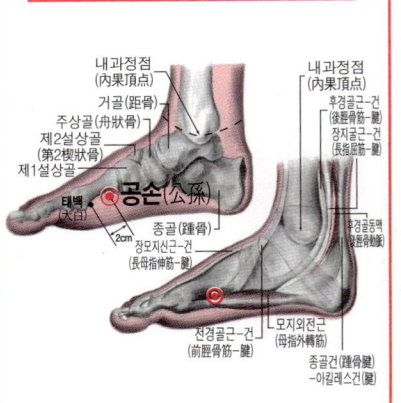

공손

공손: 족부 내측에서 태백의 후방 2cm

딸꾹질

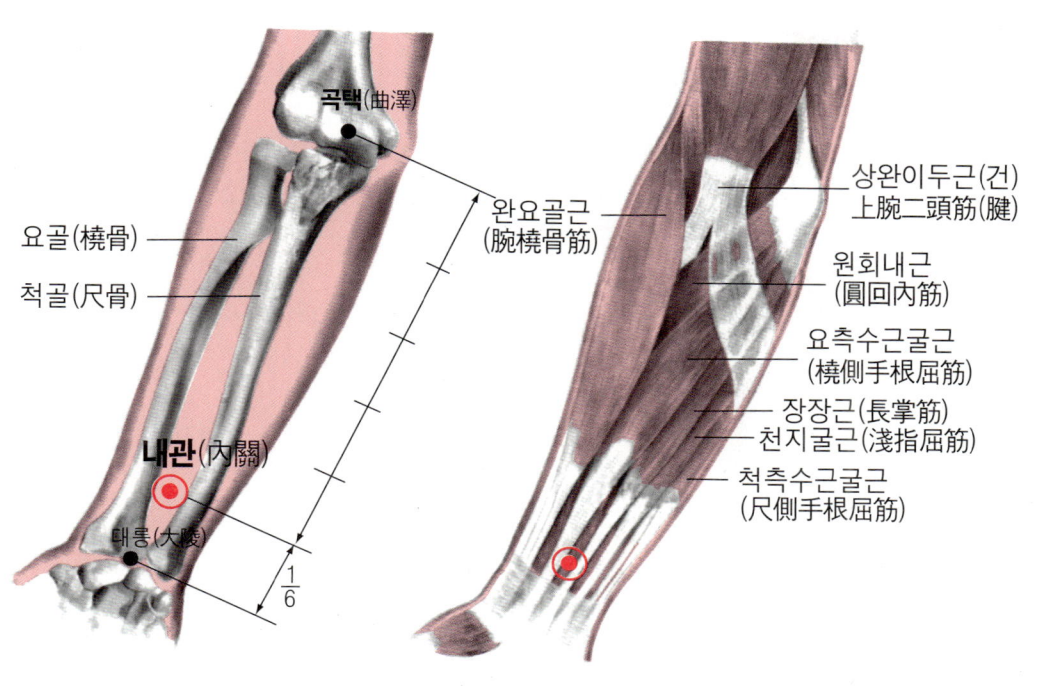

내관 : 곡택과 대릉의 사이에서 대릉으로부터 1/6(상방 2촌)

보 충 경 혈

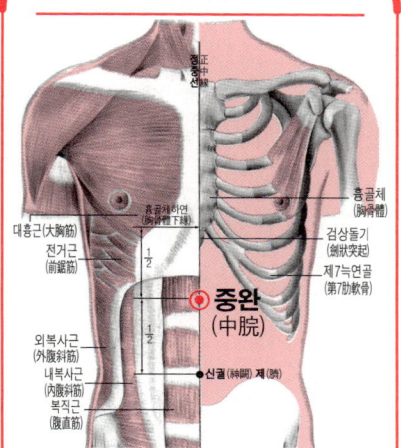

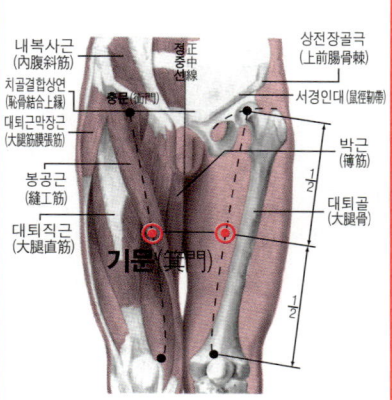

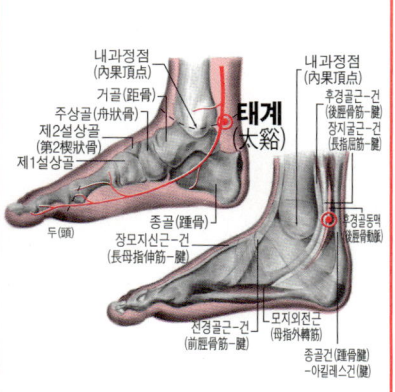

중완 : 정중선상에서 흉골체하연(명치)과 배꼽의 중앙

기문 : 충문과 슬개골 내측상연 사이의 중앙

태계 : 내과(안복사뼈) 정점의 후방

멀미

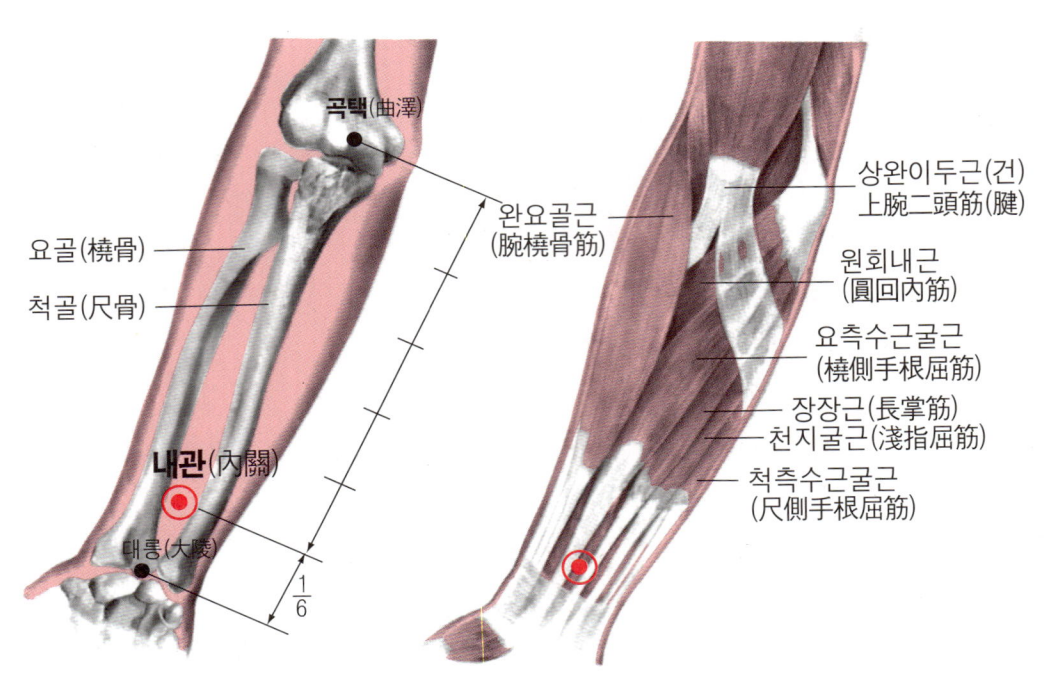

내관 : 곡택과 대릉의 사이에서 대릉으로부터 1/6(상방 2촌)

보 충 경 혈

액문

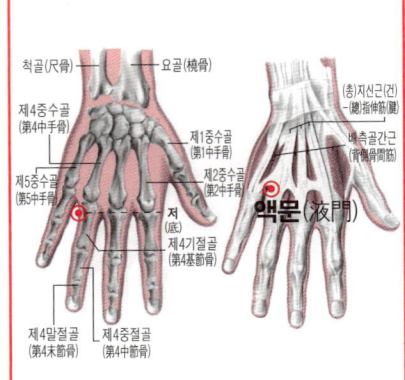

액문 : 손등에서 약지 기절골저 아래쪽 소지측

여태

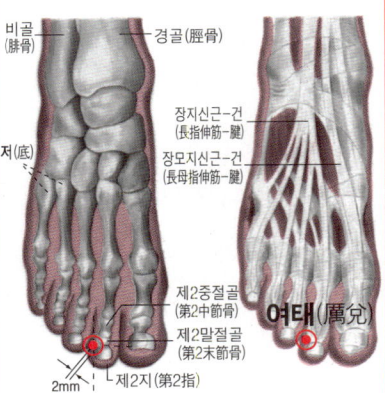

여태 : 발의 제2지 외측에서 발톱으로부터 후방 2cm

합곡

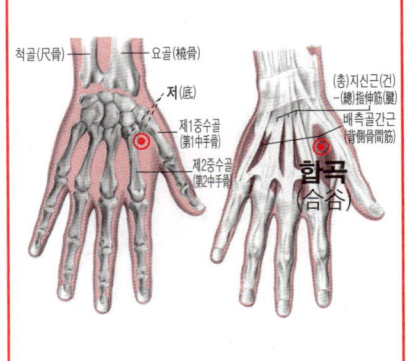

합곡 : 손등에서 제1, 2중수골저 아랫쪽의 사이

소화불량

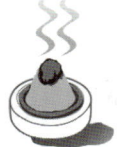 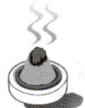

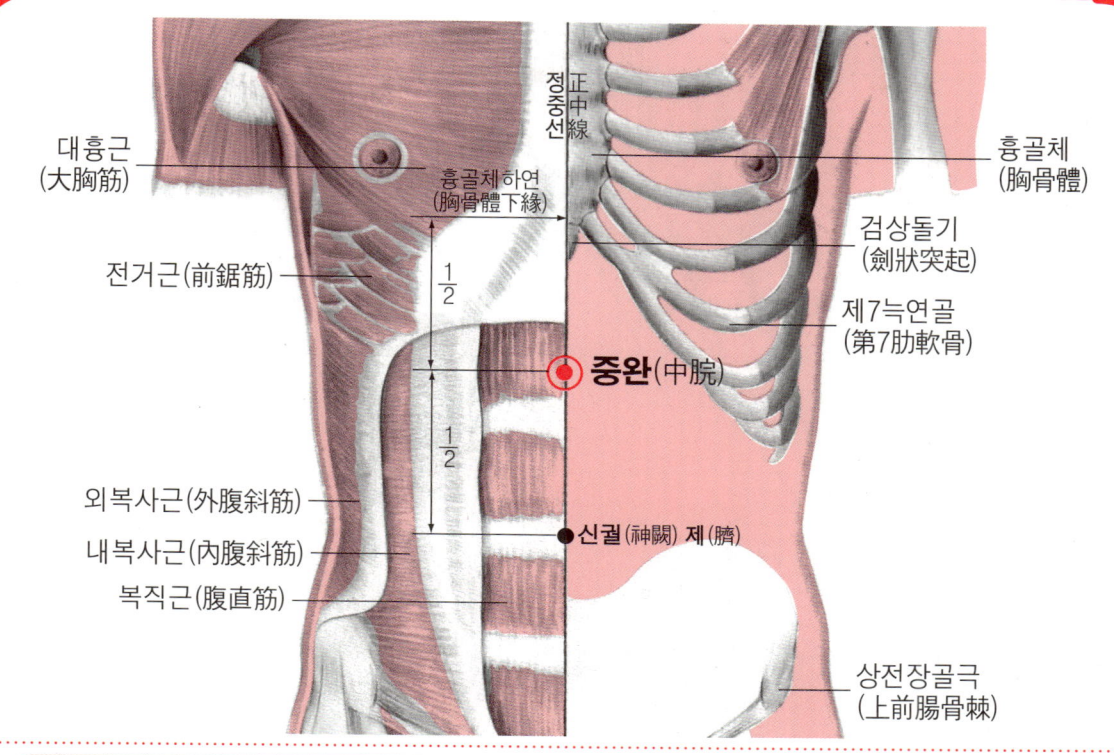

중완 : 정중선상에서 흉골체하연(명치)과 배꼽의 중앙

보충경혈

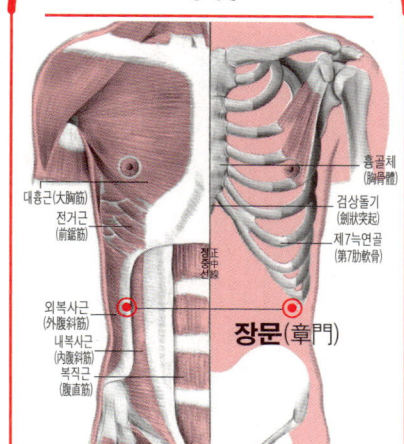

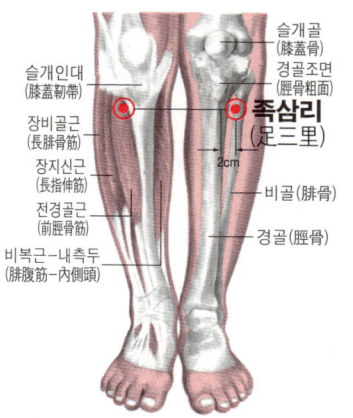

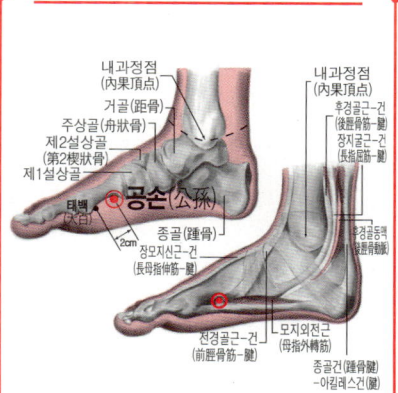

장문 : 제11늑골 끝

족삼리 : 경골조면의 아랫쪽 높이에서 경골 앞쪽으로부터 바깥쪽 2cm

공손 : 족부 내측에서 태백의 후방 2cm

식도 경련

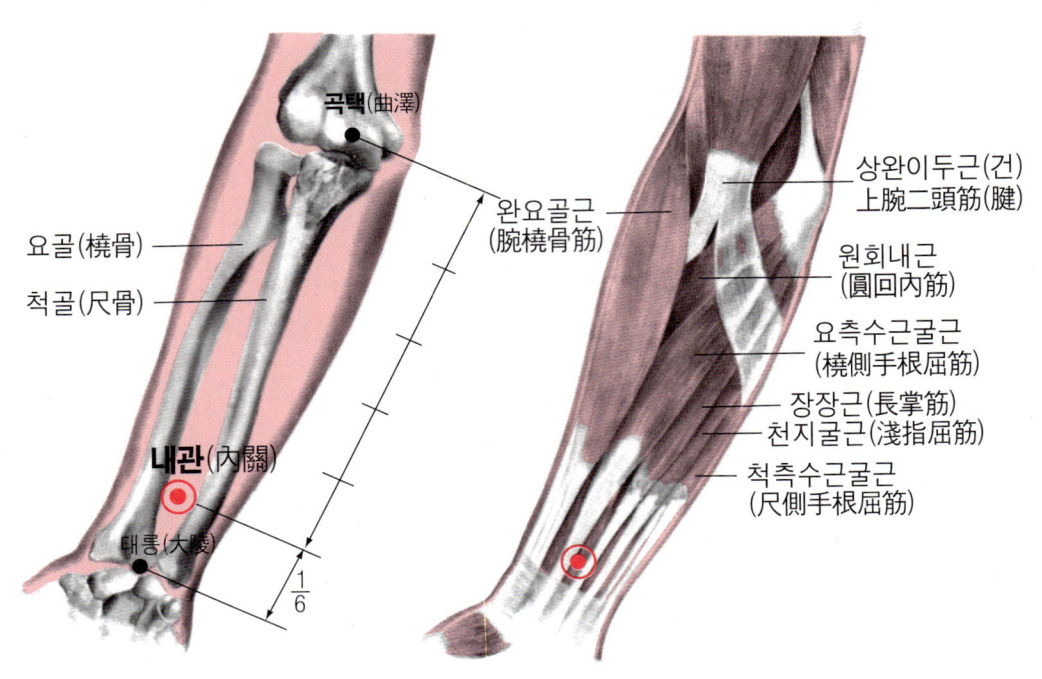

내관 : 곡택과 대릉의 사이에서 대릉으로부터 1/6(상방 2촌)

보충경혈

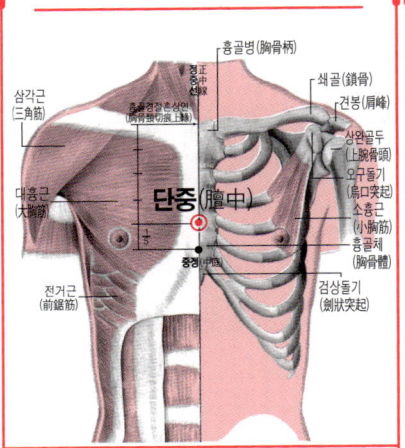

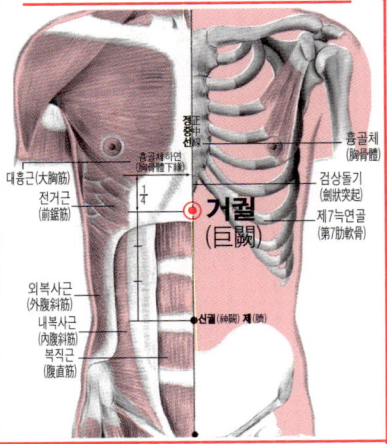

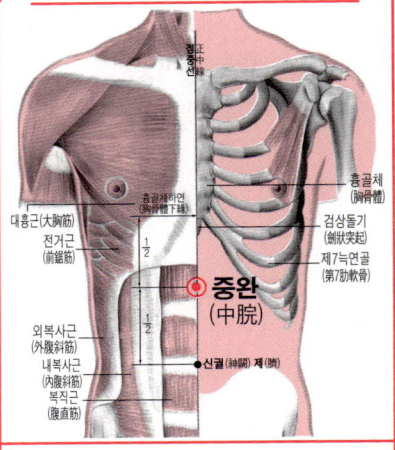

단중 : 정중선상에서 흉골경절흔 윗쪽과 중정의 사이에 중정으로부터 1/5

거궐 : 정중선상에서 흉골체하연과 신궐의 사이에 흉골체하연으로부터 1/4

중완 : 정중선상에서 흉골체하연(명치)과 배꼽의 중앙

식도암

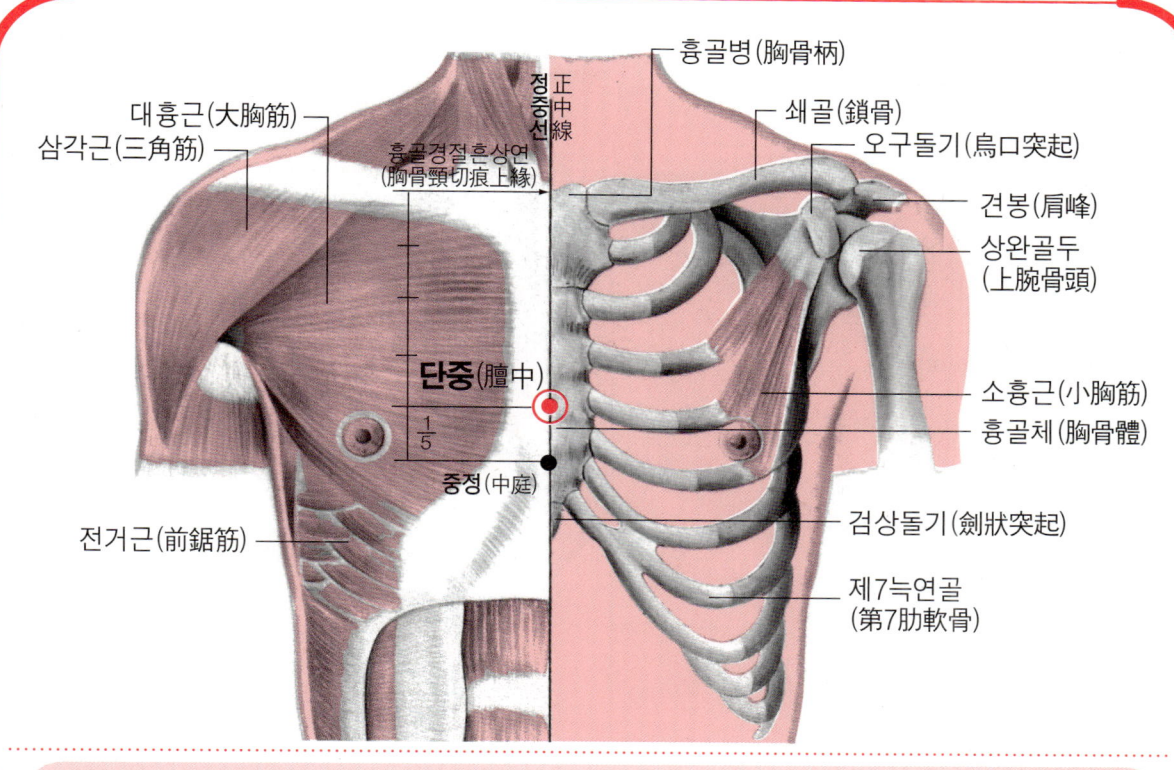

단중 : 정중선상에서 흉골경절흔 윗쪽과 중정의 사이에 중정으로부터 1/5

보충경혈

격수

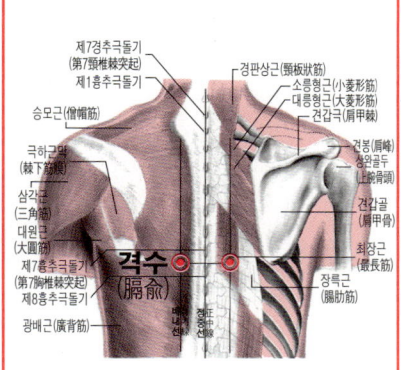

격수 : 배내선상에서, 제7, 8 흉추극돌기 사이의 높이

내관

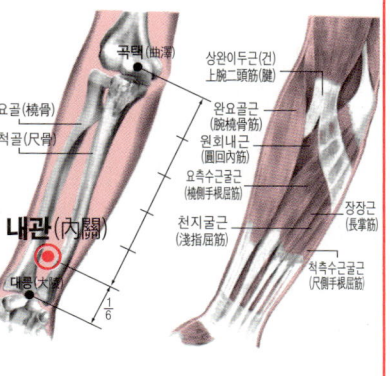

내관 : 곡택과 대릉의 사이에서 대릉으로부터 1/6(상방 2촌)

족삼리

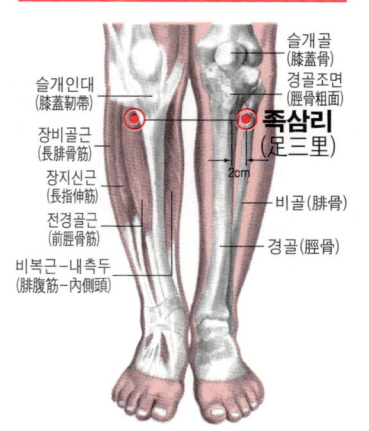

족삼리 : 경골조면의 아랫쪽 높이에서 경골 앞쪽으로부터 바깥쪽 2cm

식도염

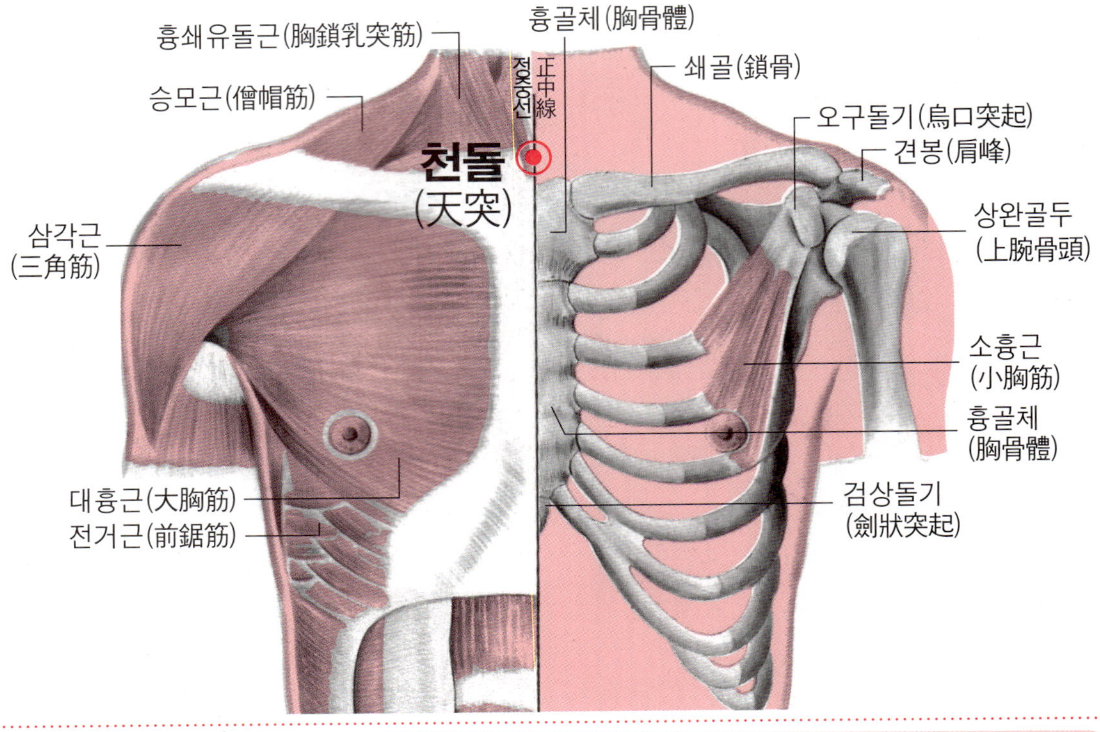

천돌 : 정중선상에서 경와의 중앙

보충경혈

단중
단중 : 정중선상에서 흉골경절흔 윗쪽과 중정의 사이에 중정으로부터 1/5

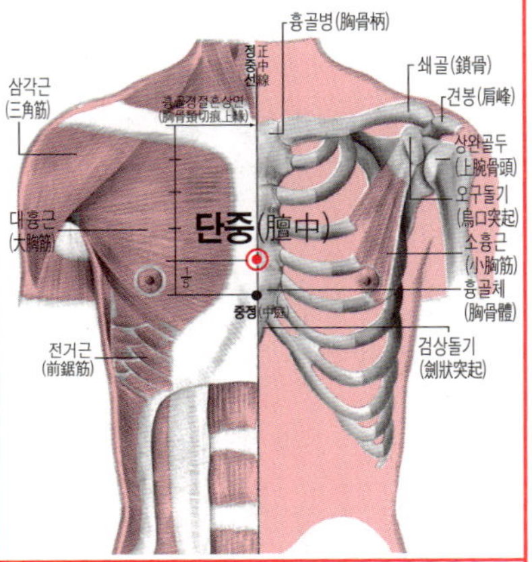

내관
내관 : 곡택과 대릉의 사이에서 대릉으로부터 1/6 (상방 2촌)

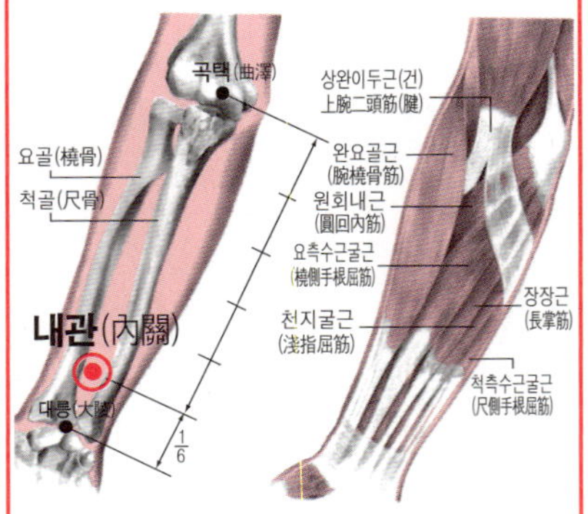

족삼리
족삼리 : 경골조면의 아랫쪽 높이에서 경골 앞쪽으로부터 바깥쪽 2cm

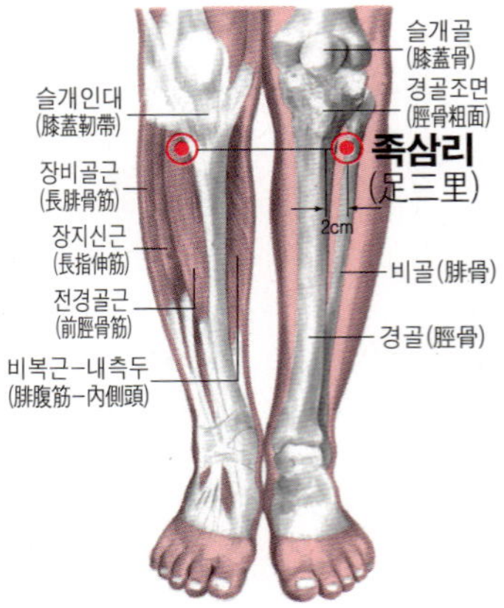

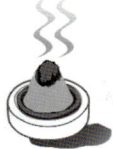 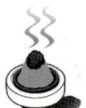

위경련

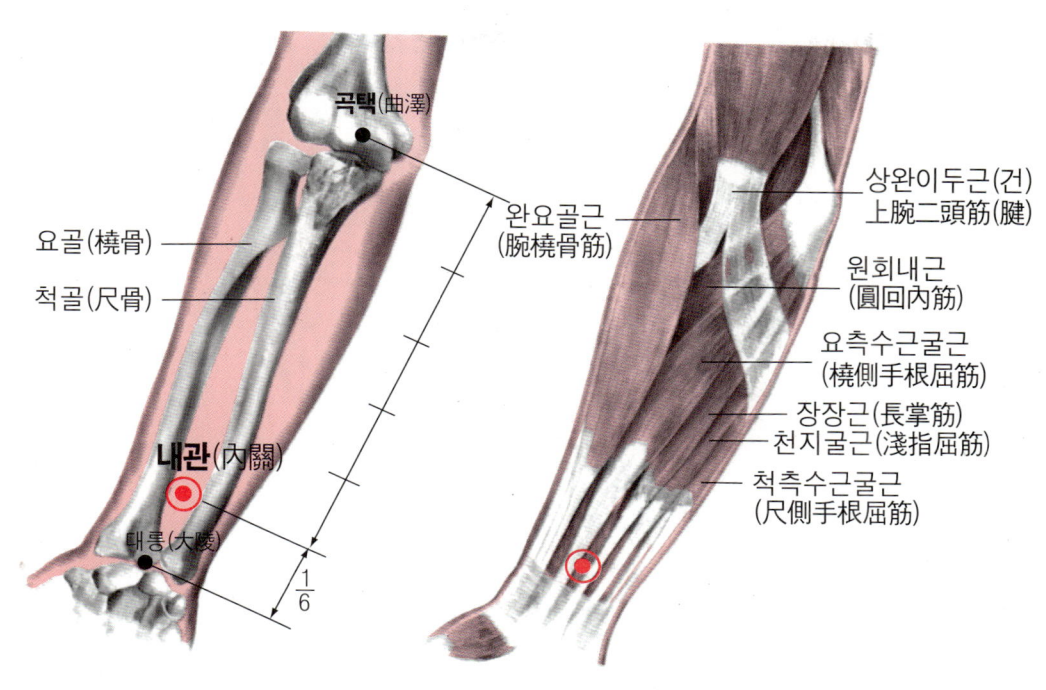

내관 : 곡택과 대릉의 사이에서 대릉으로부터 1/6(상방 2촌)

보 충 경 혈

중완
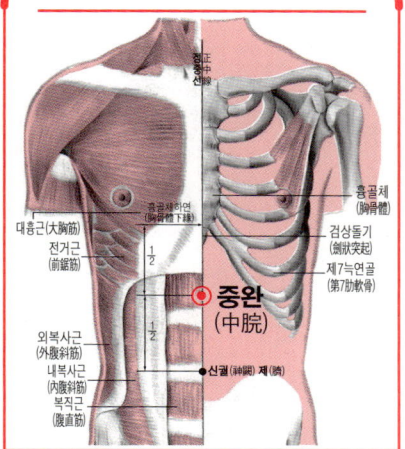

양문
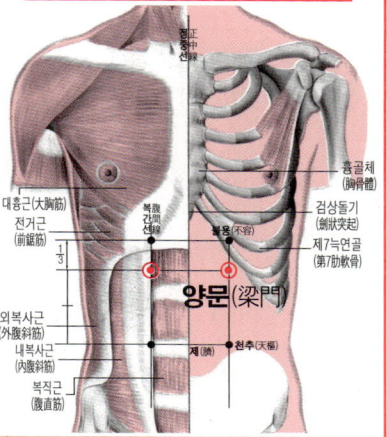

거궐
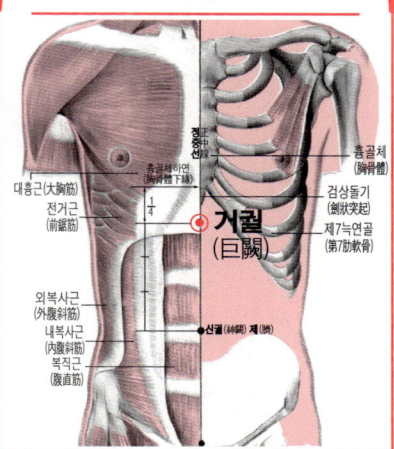

중완 : 정중선상에서 흉골체하연(명치)과 배꼽의 중앙

양문 : 복간선상에서 불용과 천추의 사이에서 불용으로부터 1/3

거궐 : 정중선상에서 흉골체하연과 신궐의 사이에 흉골체하연으로부터 1/4

위무력증

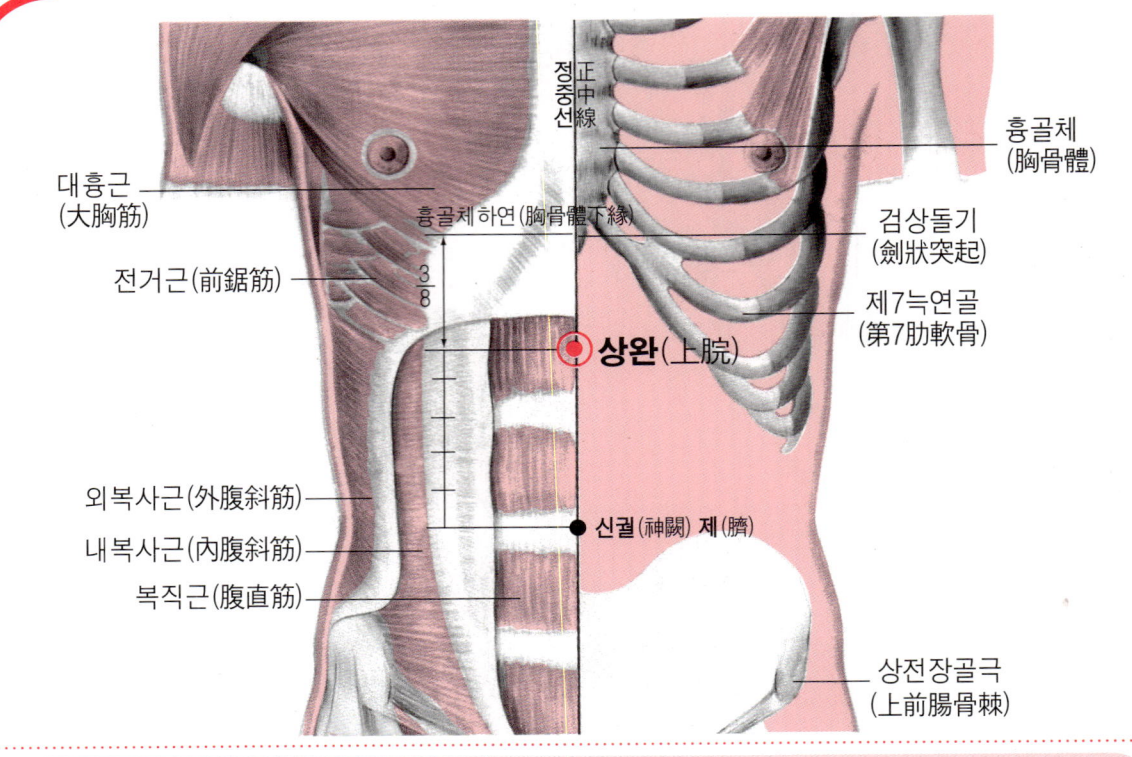

상완 : 정중선상에서 흉골체하연(명치)과 배꼽의 사이에 흉골체하연으로부터 3/8

보충경혈

간사

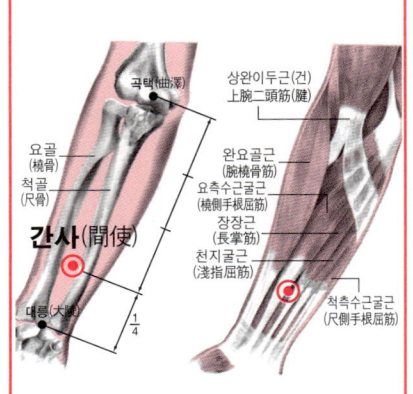

간사 : 곡택과 대릉의 사이에서, 대릉으로부터 1/4(상방 3촌)

태충

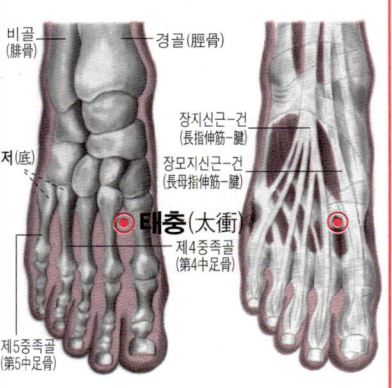

태충 : 발등의 제1, 2중족골저 앞쪽의 아래

수분

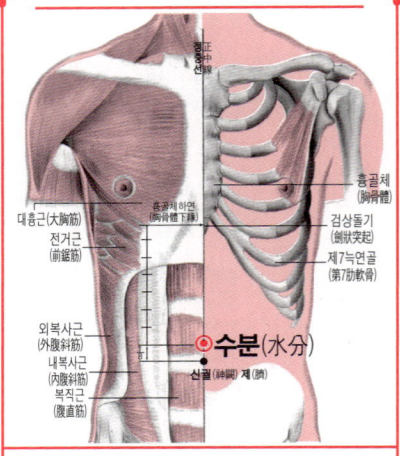

수분 : 정중선상에서 흉골체하연(명치)과 배꼽의 사이에서 신궐로부터 1/8

위산과다

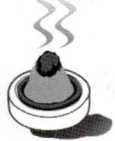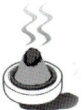

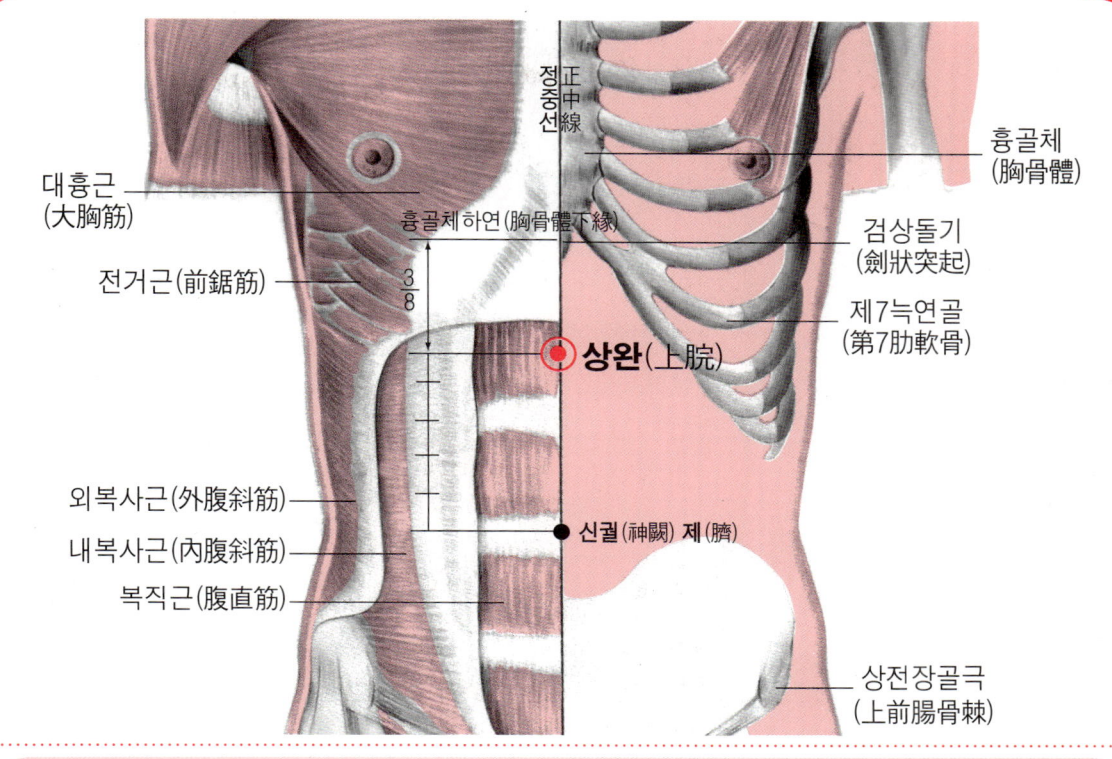

상완 : 정중선상에서 흉골체하연(명치)과 배꼽의 사이에 흉골체하연으로부터 3/8

보충경혈

내관	양구	족삼리
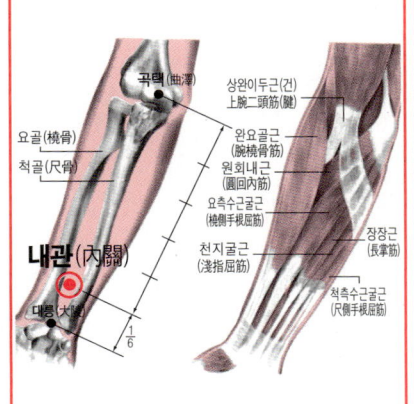	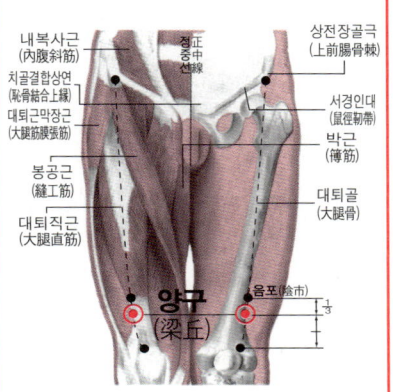	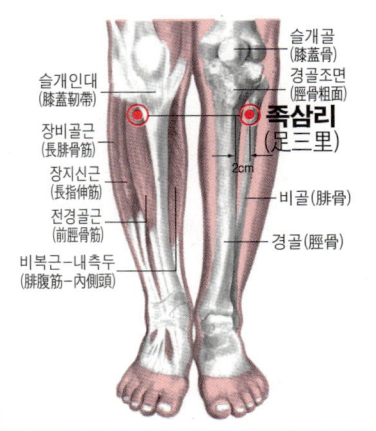
내관 : 곡택과 대릉의 사이에서 대릉으로부터 1/6(상방 2촌)	**양구** : 슬개골 바깥 위쪽과 음시의 사이에서 음시로부터 1/3	**족삼리** : 경골조면의 아랫쪽 높이에서 경골 앞쪽으로부터 바깥쪽 2cm

위 십이지장 궤양

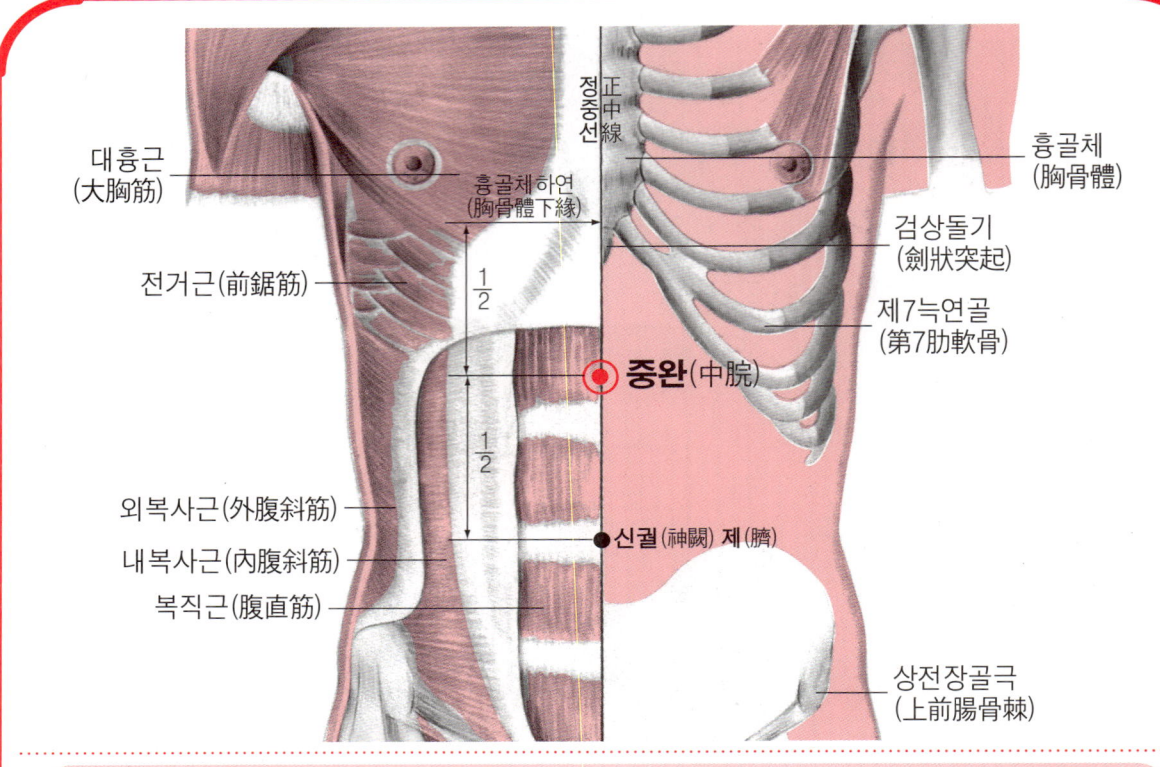

중완 : 정중선상에서 흉골체하연(명치)과 배꼽의 중앙

보 충 경 혈

활육문

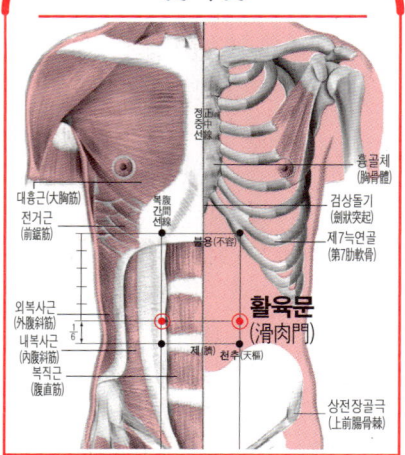

활육문 : 복간선상에서 불용과 천추 사이에서 천추로부터 1/6

양구

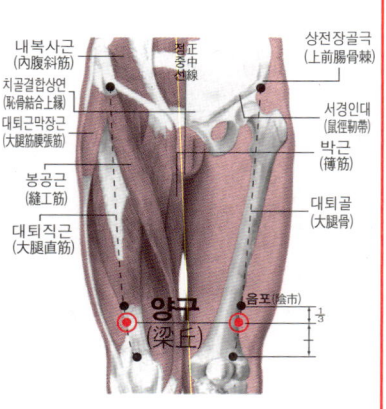

양구 : 슬개골 바깥 위쪽과 음시의 사이에서 음시로부터 1/3

양릉천

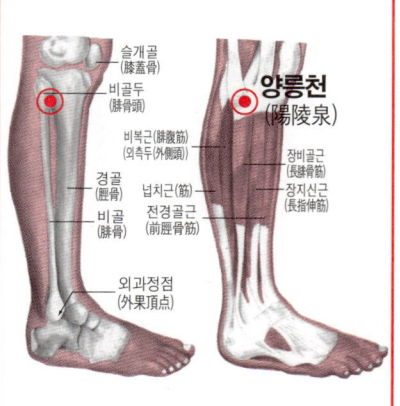

양릉천 : 비골두의 앞 아랫쪽

위암

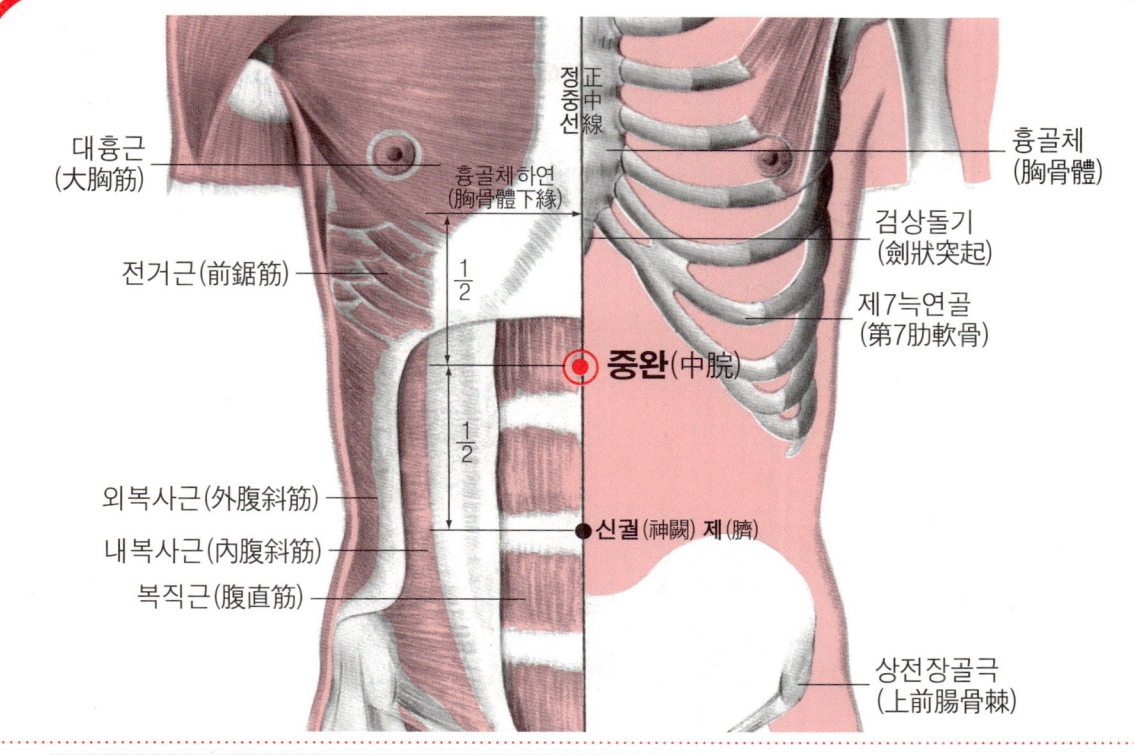

중완 : 정중선상에서 흉골체하연(명치)과 배꼽의 중앙

보충경혈

양문

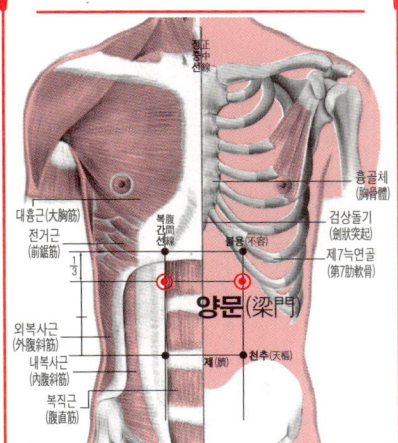

양문 : 복간선상에서 불용과 천추의 사이에서 불용으로부터 1/3

위수

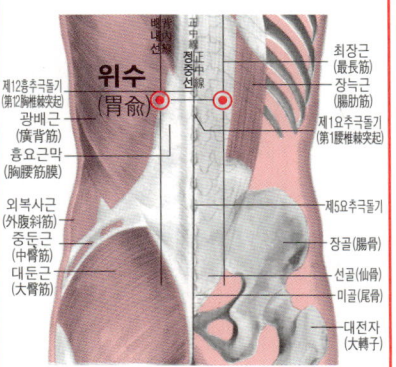

위수 : 배내선상에서 제12흉추극돌기와 제1요추극돌기 사이의 높이

비수

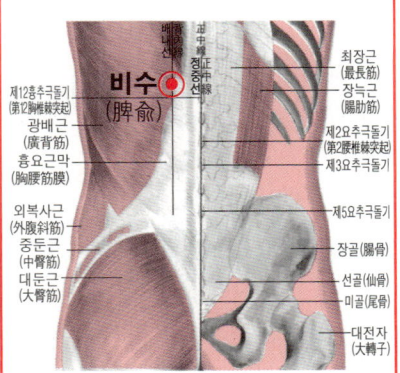

비수 : 배내선상에서 제11, 12흉추극돌기 사이의 높이

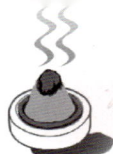 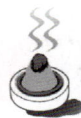

위염-만성

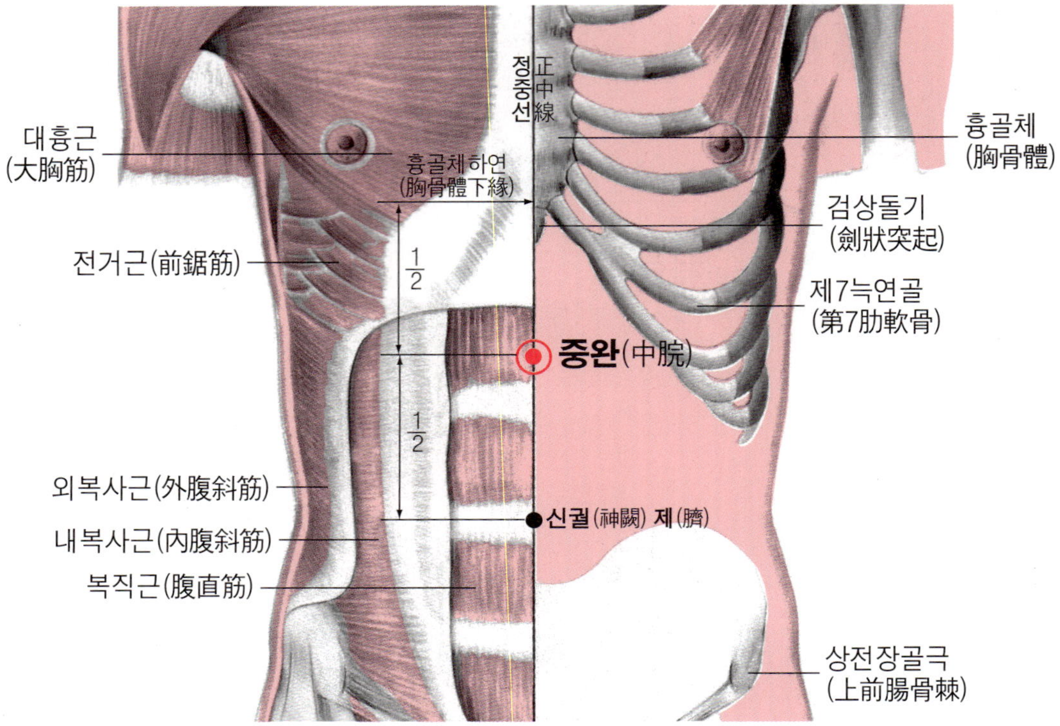

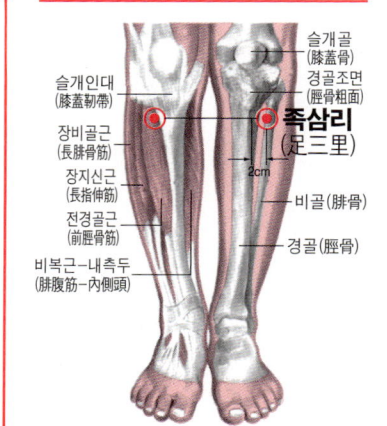

중완 : 정중선상에서 흉골체하연(명치)과 배꼽의 중앙

보충경혈

족삼리
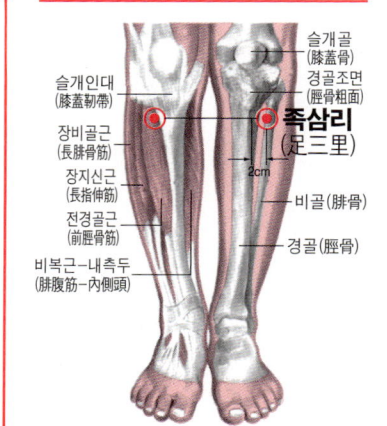
족삼리 : 경골조면의 아랫쪽 높이에서 경골 앞쪽으로부터 바깥쪽 2cm

내관
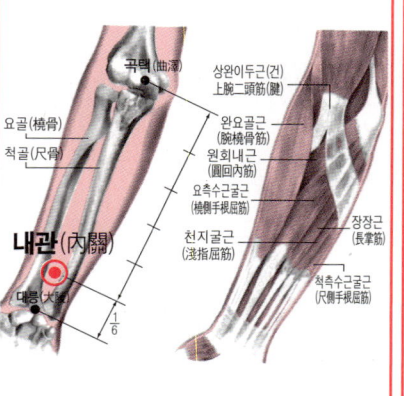
내관 : 곡택과 대릉의 사이에서 대릉으로부터 1/6(상방 2촌)

건리
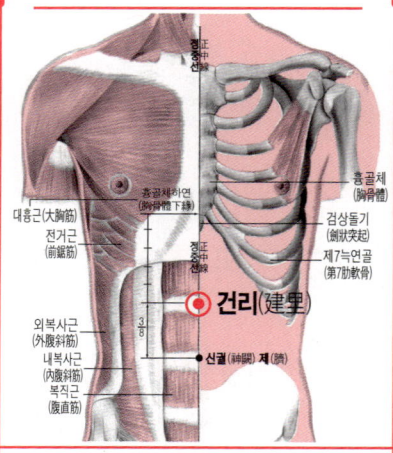
건리 : 정중선상에서, 흉골체 아랫쪽과 신궐(배꼽의 중심)에서, 신궐로 부터 3/8

위장염-급성

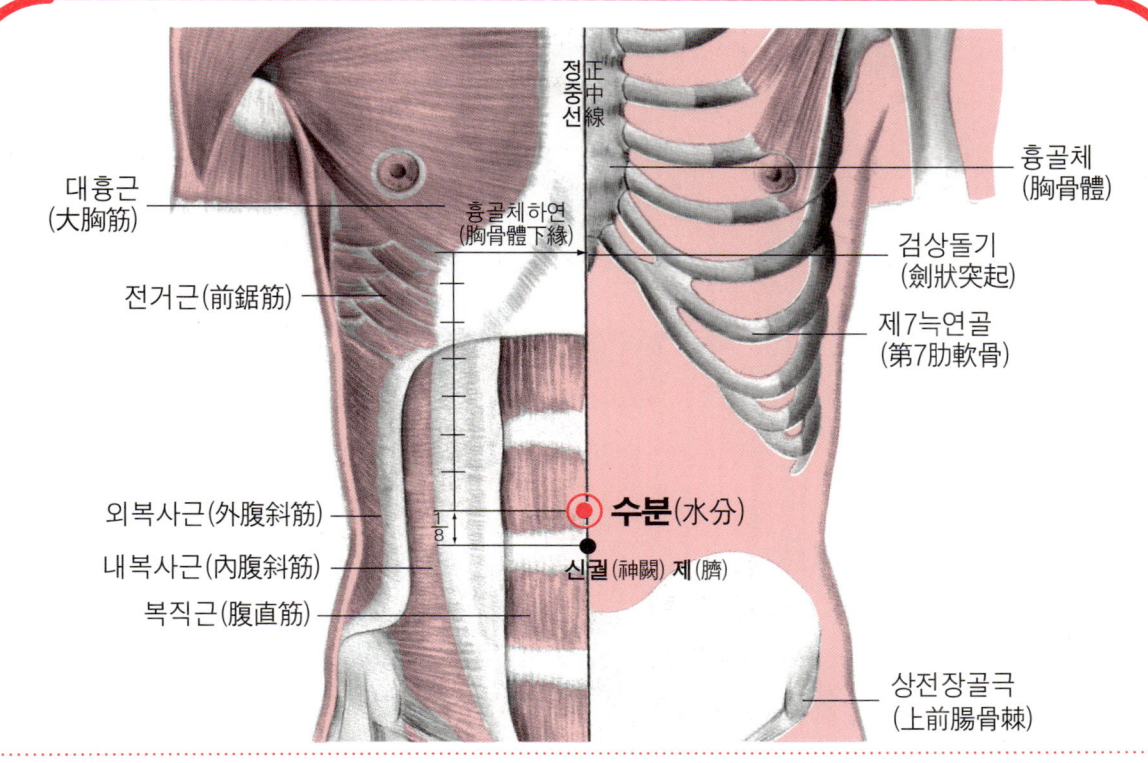

수분 : 정중선상에서 흉골체하연(명치)과 배꼽의 사이에서 신궐로부터 1/8

보충경혈

중완
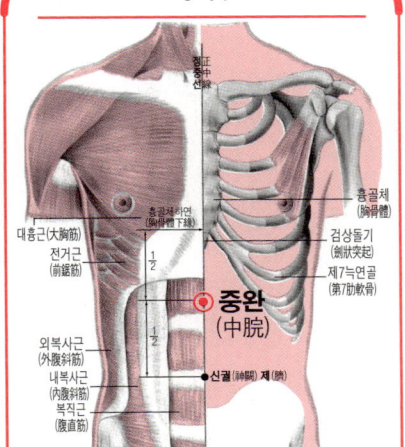

중완 : 정중선상에서 흉골체하연(명치)과 배꼽의 중앙

천추
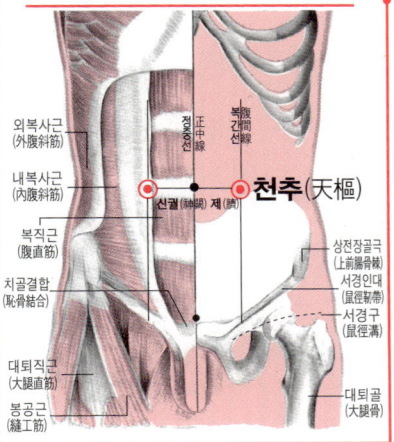

천추 : 복간선상에서 신궐의 높이

내관
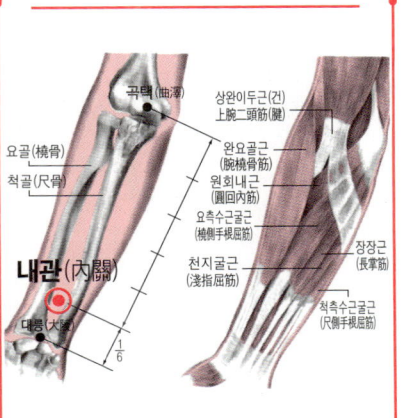

내관 : 곡택과 대릉의 사이에서 대릉으로부터 1/6(상방 2촌)

위통

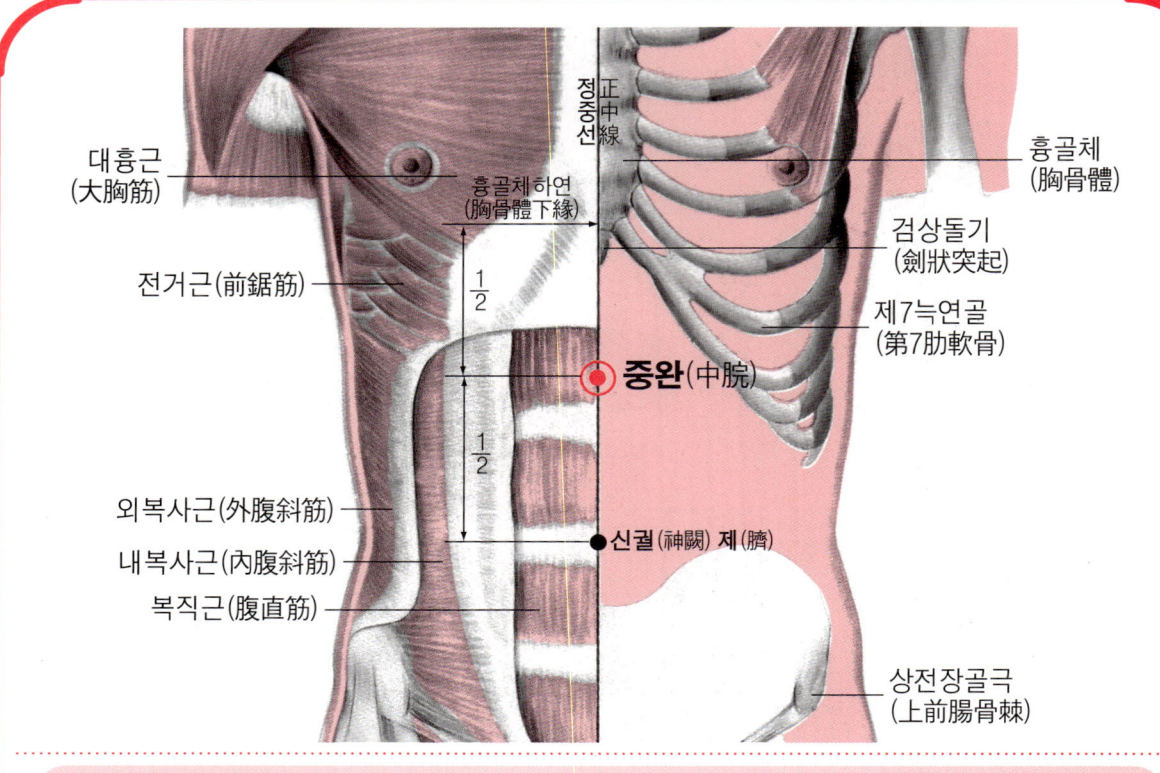

중완 : 정중선상에서 흉골체하연(명치)과 배꼽의 중앙

보충경혈

척중
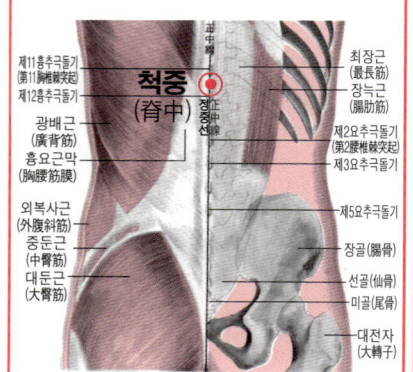

척중 : 제11, 12흉추극돌기의 사이

현추
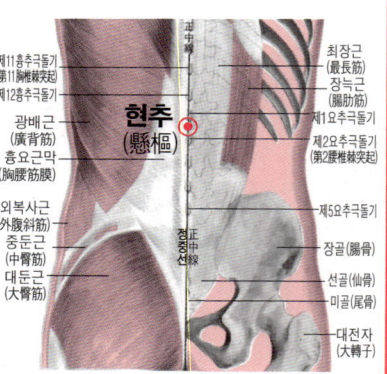

현추 : 제1, 2요추극돌기의 사이

공손
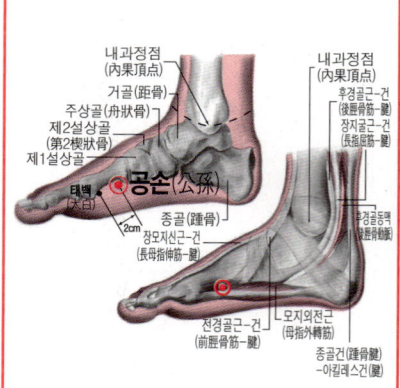

공손 : 족부 내측에서 태백의 후방 2cm

위하수

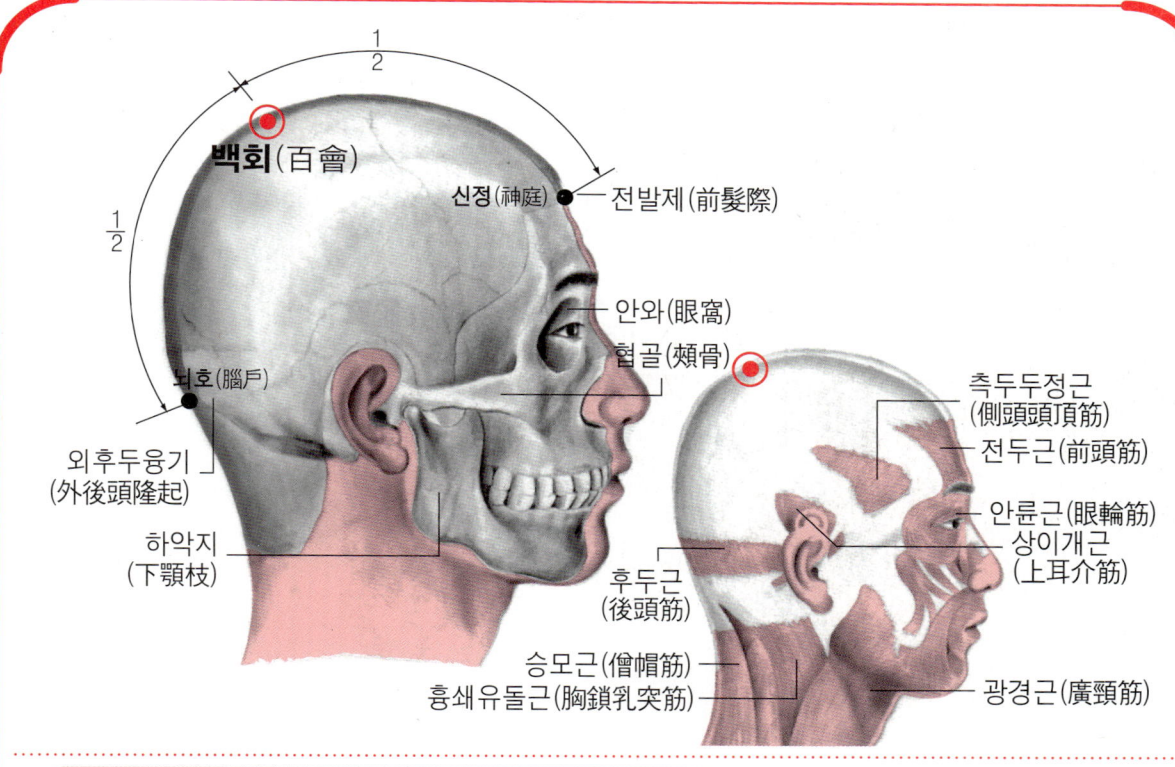

백회 : 정중선상에서 신정과 뇌호의 중앙

보충경혈

위수	중완	천추

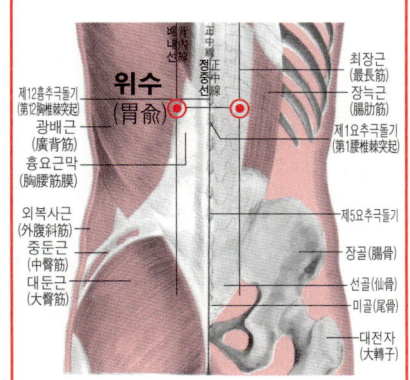 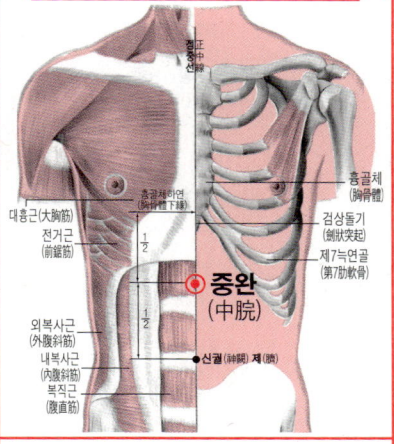 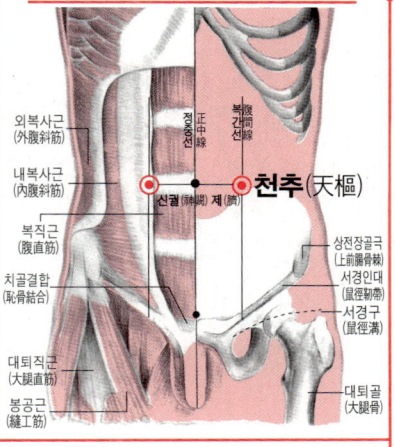

위수 : 배내선상에서 제12흉추극돌기와 제1요추극돌기 사이의 높이

중완 : 정중선상에서 흉골체하연(명치)과 배꼽의 중앙

천추 : 복간선상에서 신궐의 높이

유문협작

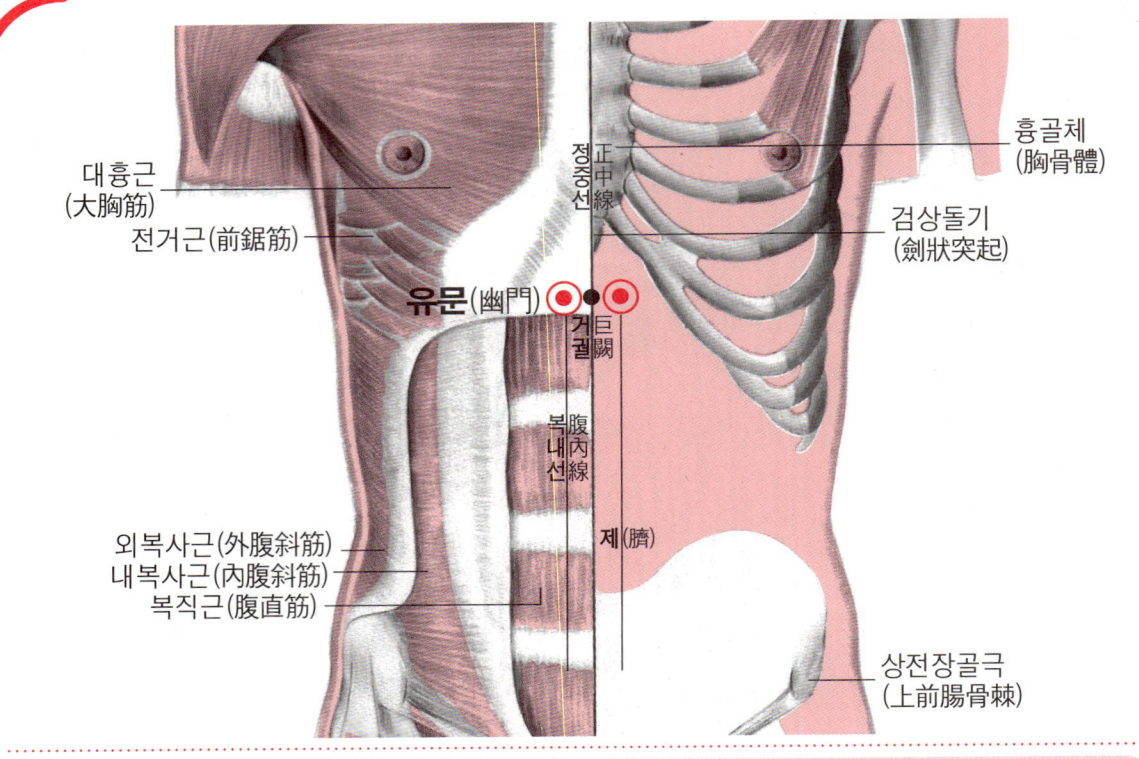

유문 : 복내선상에서 거궐의 높이

보 충 경 혈

내관

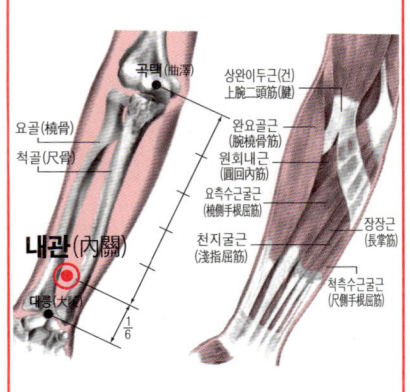

족삼리

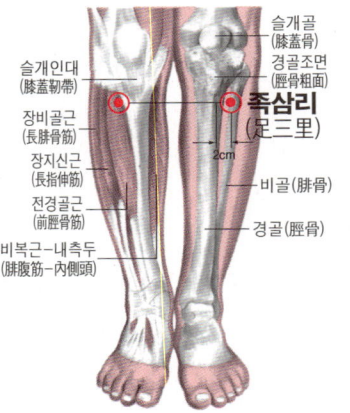

천추

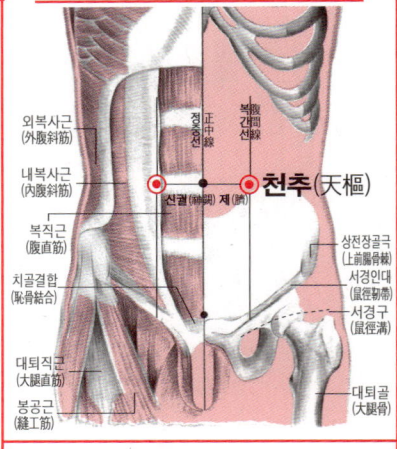

내관 : 곡택과 대릉의 사이에서 대릉으로부터 1/6(상방 2촌)

족삼리 : 경골조면의 아랫쪽 높이에서 경골 앞쪽으로부터 바깥쪽 2cm

천추 : 복간선상에서 신궐의 높이

호흡기 질환
Respiratory Disease

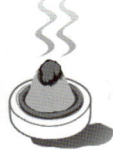 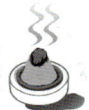

감기

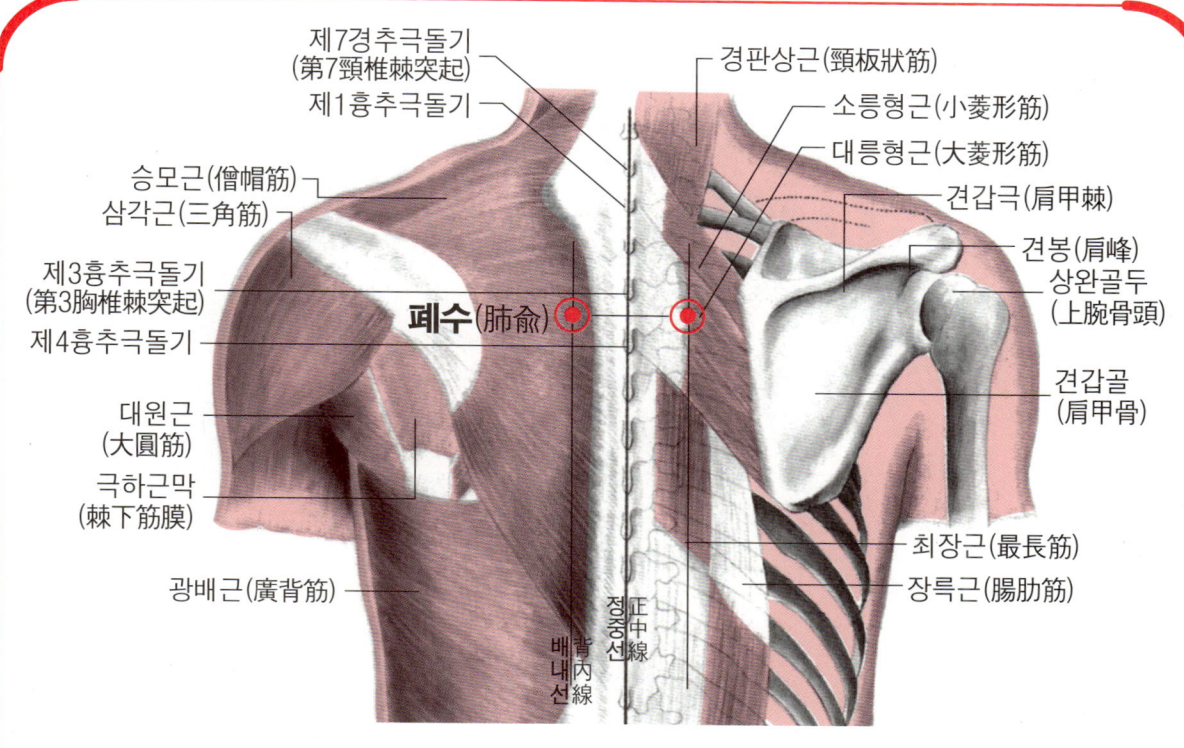

폐수 : 배내선상에서 제5,6흉추극돌기 사이의 높이

보충경혈

풍부
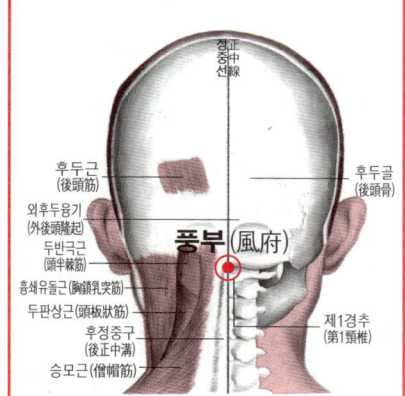

풍부 : 항와의 정중에서 후두골의 아랫쪽

풍지
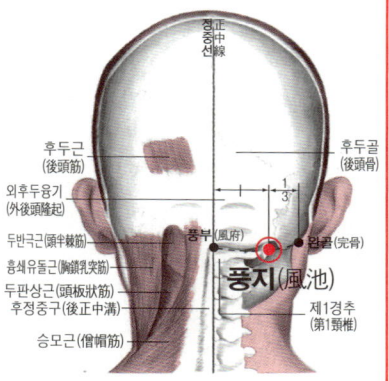

풍지 : 풍부와 완골의 사이에서 완골로부터 1/3

대추
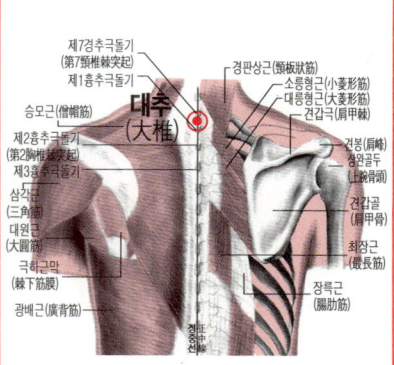

대추 : 목을 앞으로 깊이 숙이면 목덜미 밑으로 크게 돌출한 뼈(제7경추극돌기)와 제1흉추극돌기의 사이

기관지염

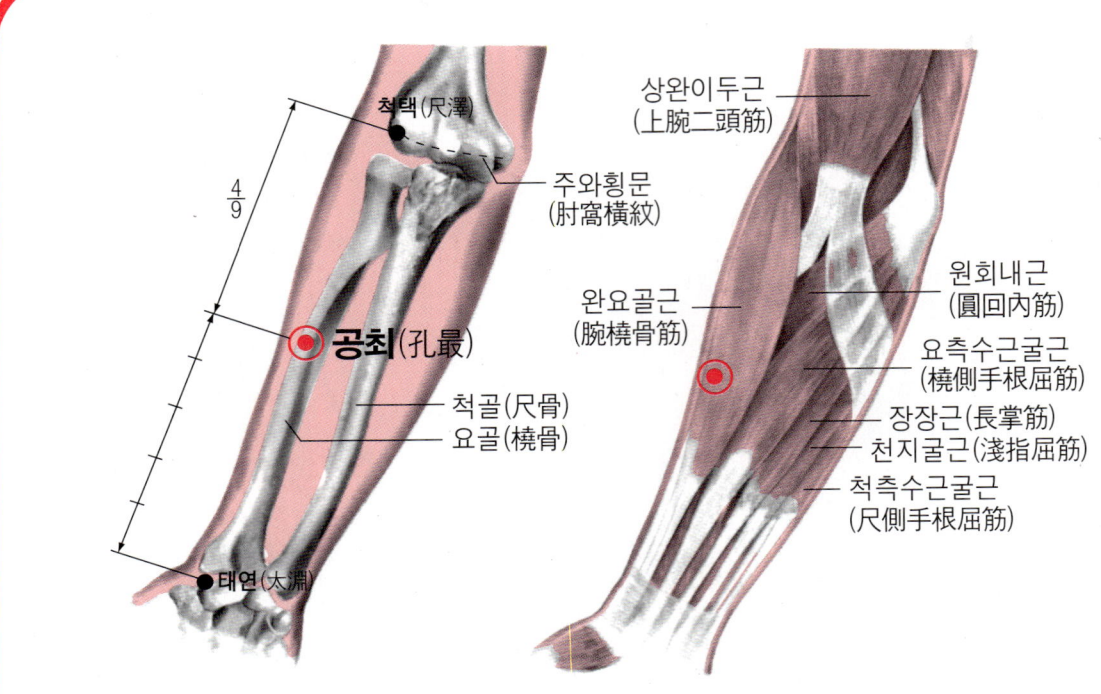

공최 : 척택과 태연의 사이에서 척택으로 부터 4/9

보충경혈

척택

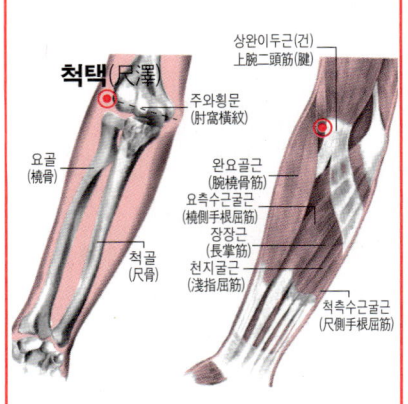

척택 : 주와횡문상에서, 상완이두근건의 엄지측

열결

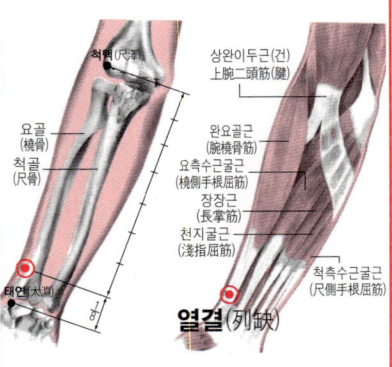

열결 : 정중선상 뒷머리 시작 부분 깊이 패인 곳의 중심에서 옆으로 1.5촌

태연

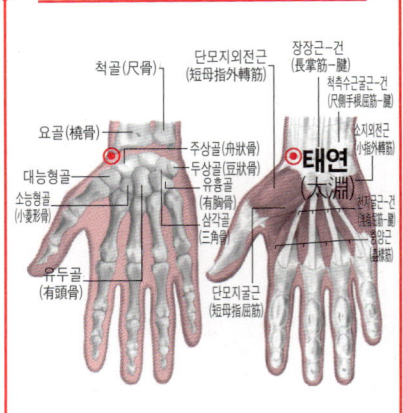

태연 : 수관절 손바닥 주름상에서 엄지측 동맥부에 위치

기관지폐렴

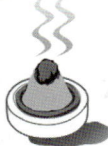
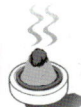
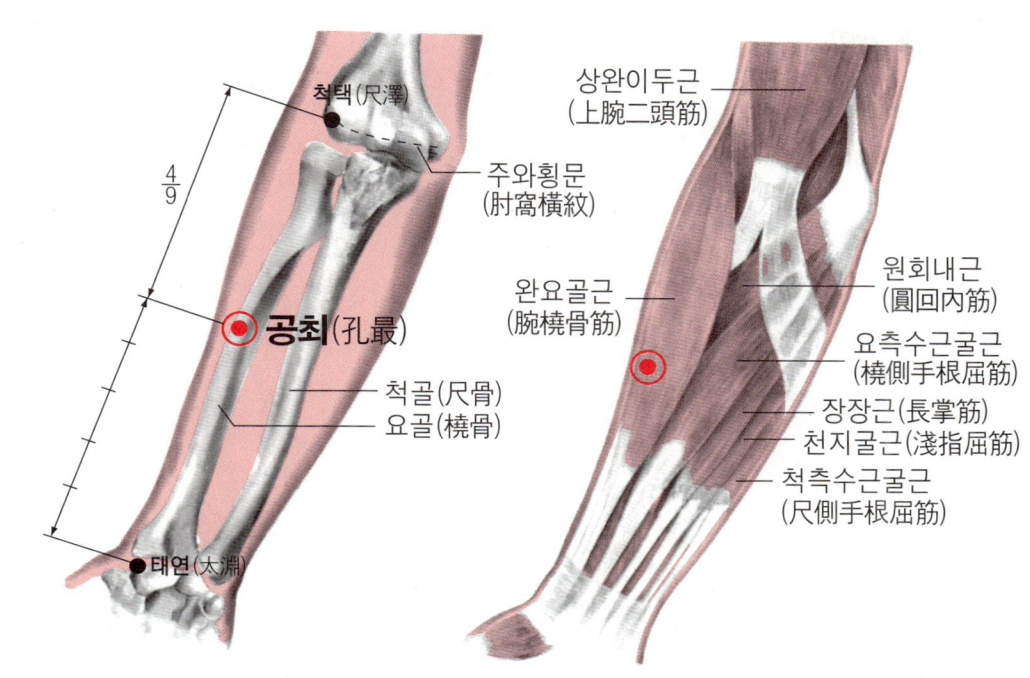

공최 : 척택과 태연의 사이에서 척택으로 부터 4/9

보 충 경 혈

단중
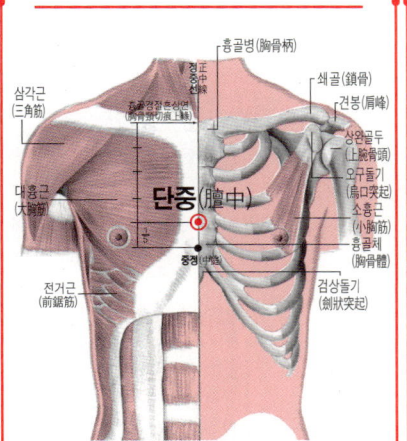

단중 : 정중선상에서 흉골경절흔 윗쪽과 중정의 사이에 중정으로부터 1/5

견정
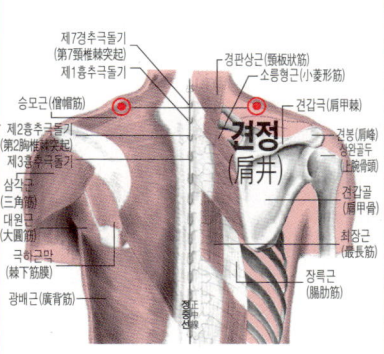

견정 : 제7경추극돌기와 견봉각의 중앙

폐수
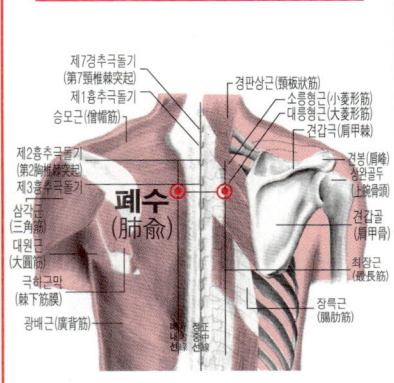

폐수 : 배내선상에서 제5, 6흉추극돌기 사이의 높이

기침/가래

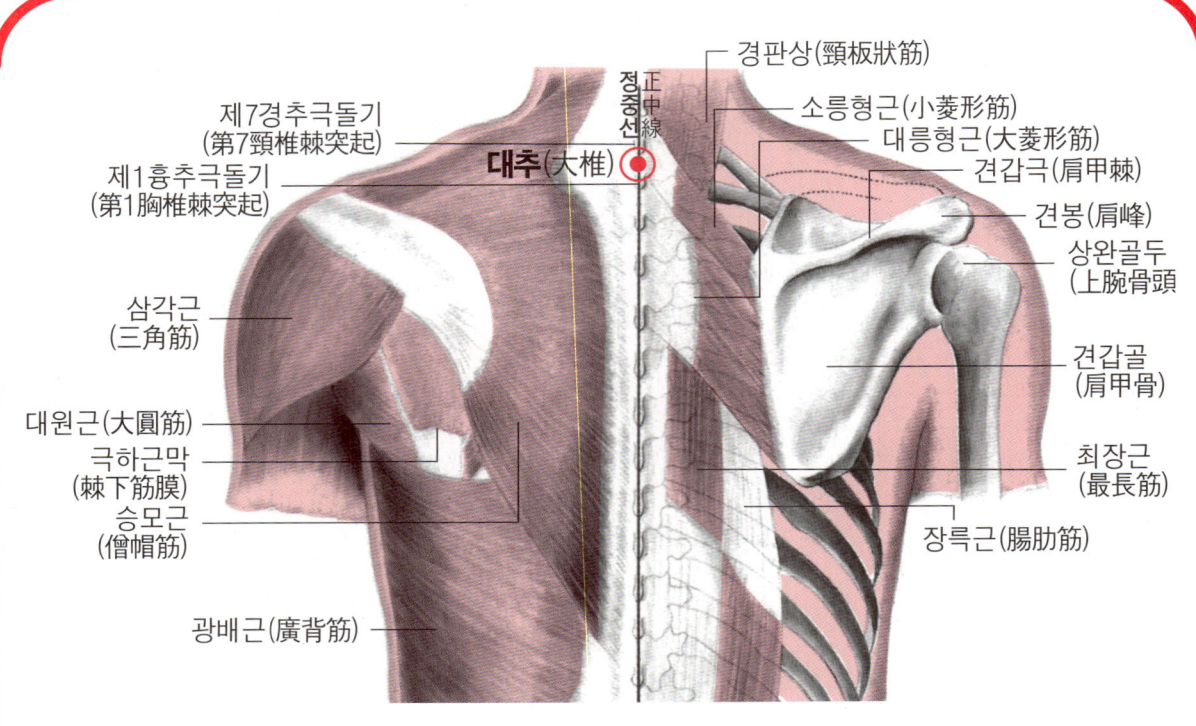

대추 : 제7경추극돌기와 제1흉추극돌기의 사이

보충경혈

천돌

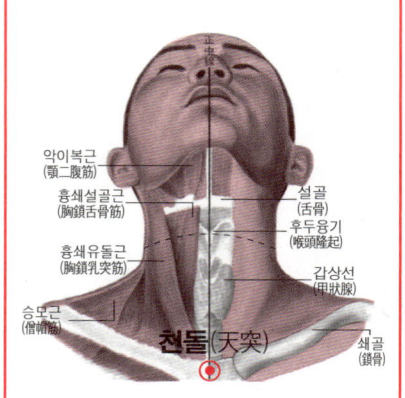

천돌 : 정중선상에서 경와의 중앙

선기

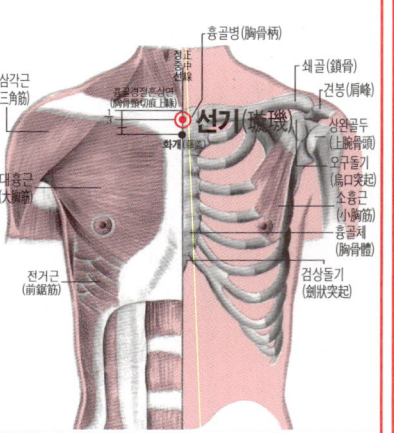

선기 : 정중선상에서 흉골경절흔 위쪽과 화개의 사이에서 흉골경절흔 위쪽으로부터 1/3

화개

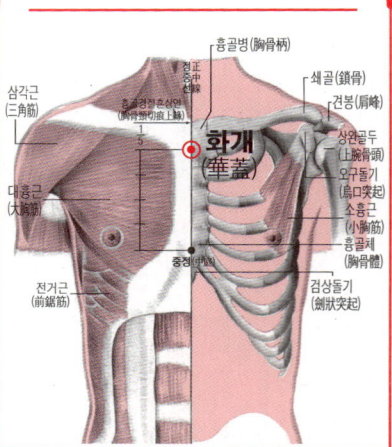

화개 : 정중선상에서 흉골경절흔 윗쪽과 중정의 사이에 흉골경절흔으로부터 1/5

늑막염/흉막염

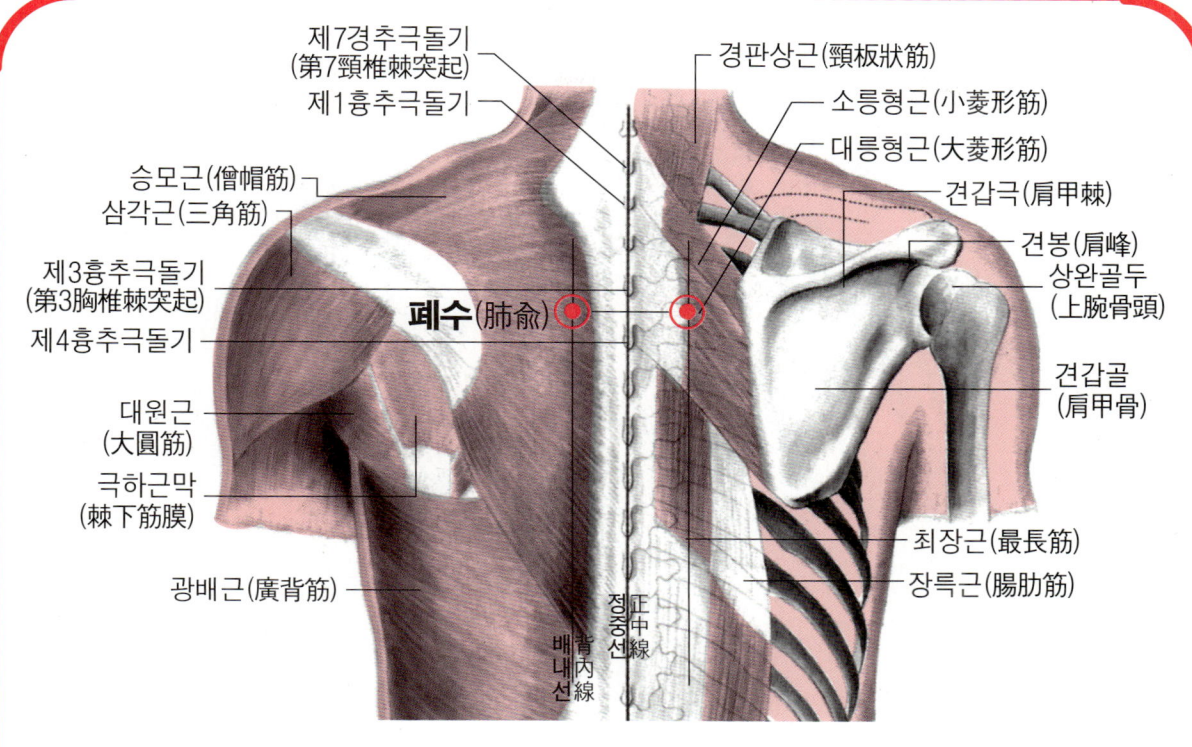

폐수 : 배내선상에서 제5,6흉추극돌기 사이의 높이

보 충 경 혈

외관

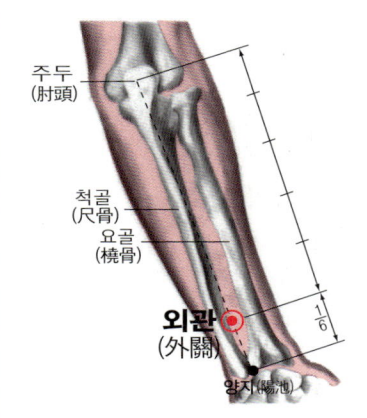

외관 : 팔꿈치와 양지의 사이에서 양지로부터 1/6

단중

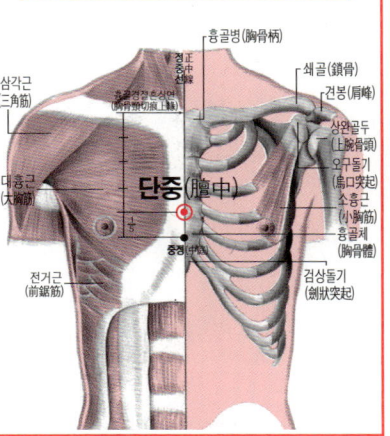

단중 : 정중선상에서 흉골경절흔 윗쪽과 중정의 사이에 중정으로부터 1/5

중완

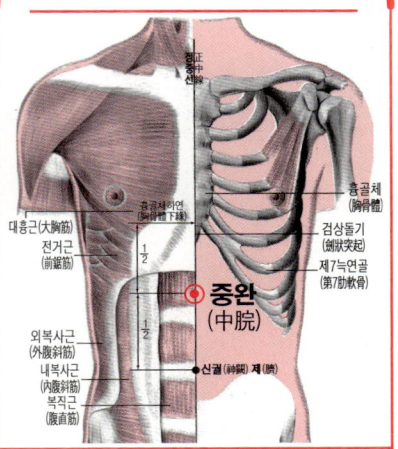

중완 : 정중선상에서 흉골체하연(명치)과 배꼽의 중앙

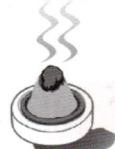 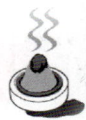

늑막염/흉막염

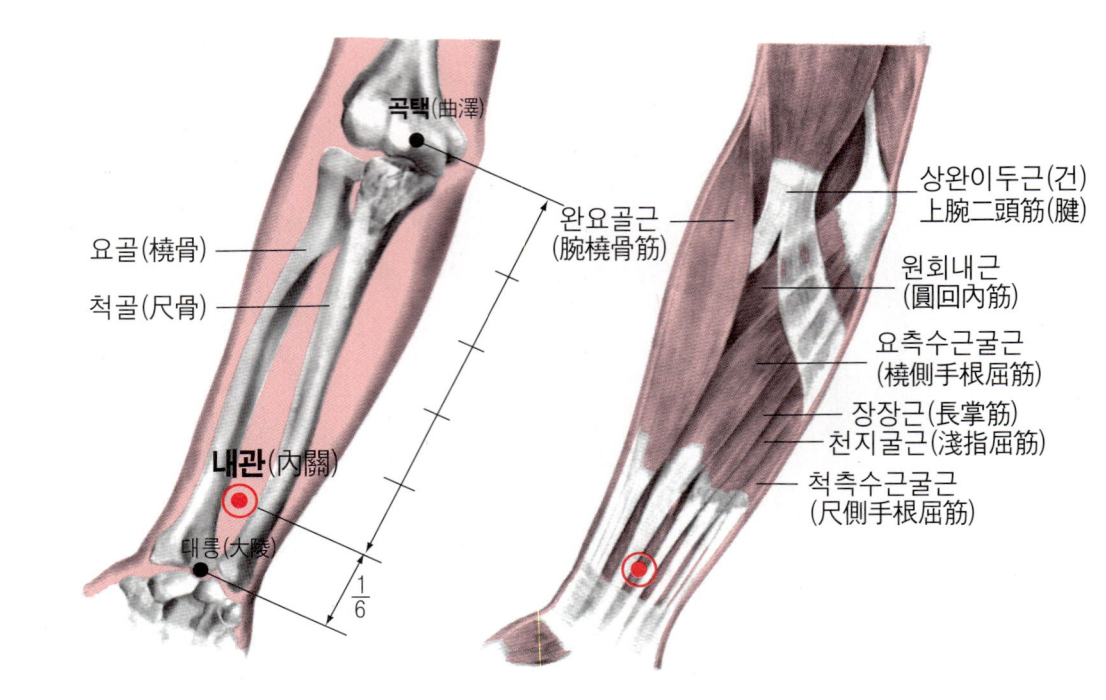

내관 : 곡택과 대릉의 사이에서 대릉으로부터 1/6(상방 2촌)

보 충 경 혈

기문

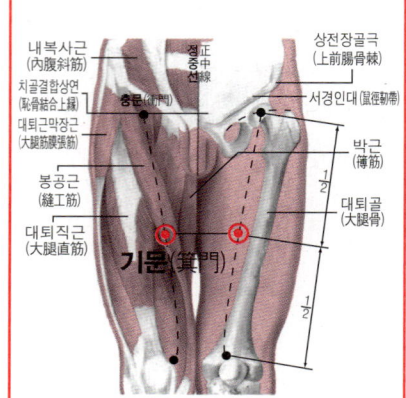

기문 : 충문과 슬개골 내측상연 사이의 중앙

견정

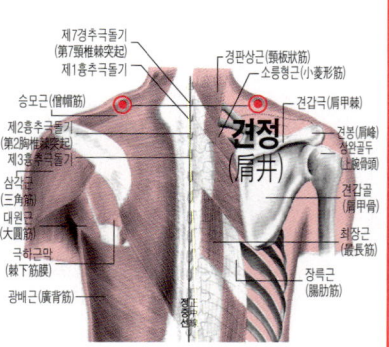

견정 : 제7경추극돌기와 견봉각의 중앙

풍문

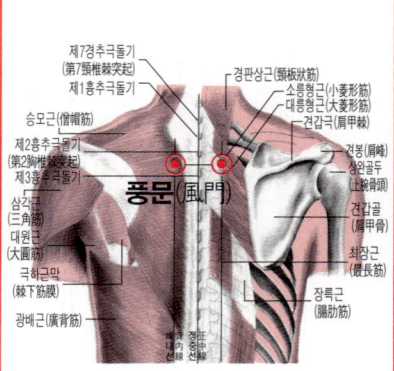

풍문 : 배내선상에서 제2, 3흉추극돌기 사이의 높이

상기도감염

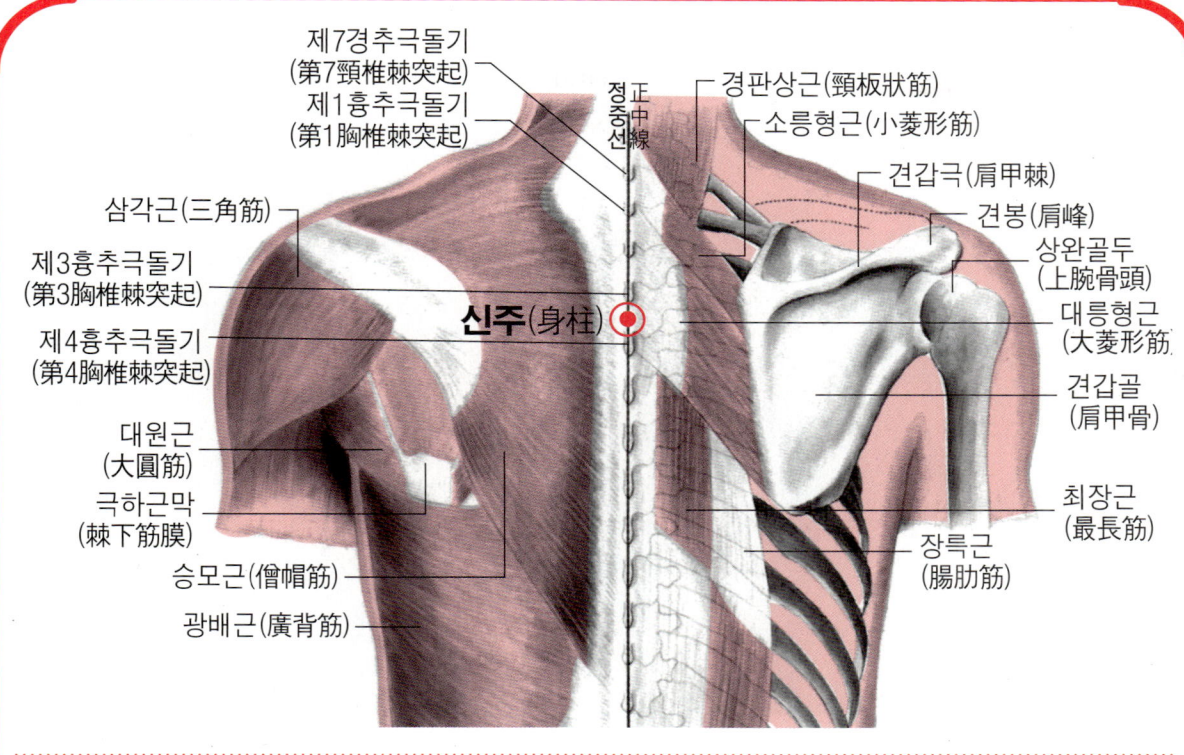

신주 : 제3,4흉추극돌기의 사이 (뜸)

보 충 경 혈

풍문	폐수	어제
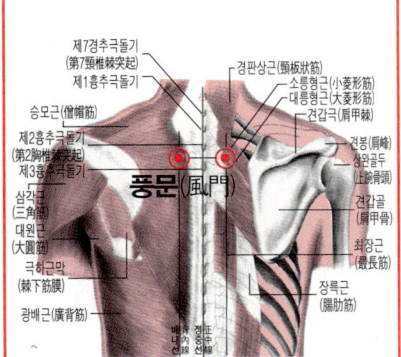	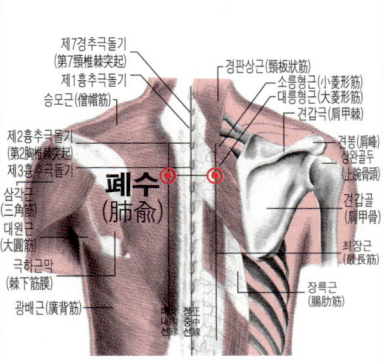	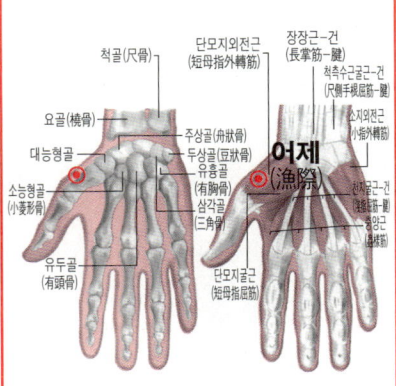
풍문 : 배내선상에서 제2, 3흉추극돌기 사이의 높이	**폐수** : 배내선상에서 제5, 6흉추극돌기 사이의 높이	**어제** : 제1중수골의 중앙에서 손바닥 엄지측

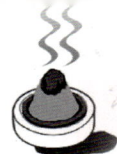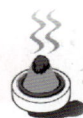

유행성 감기

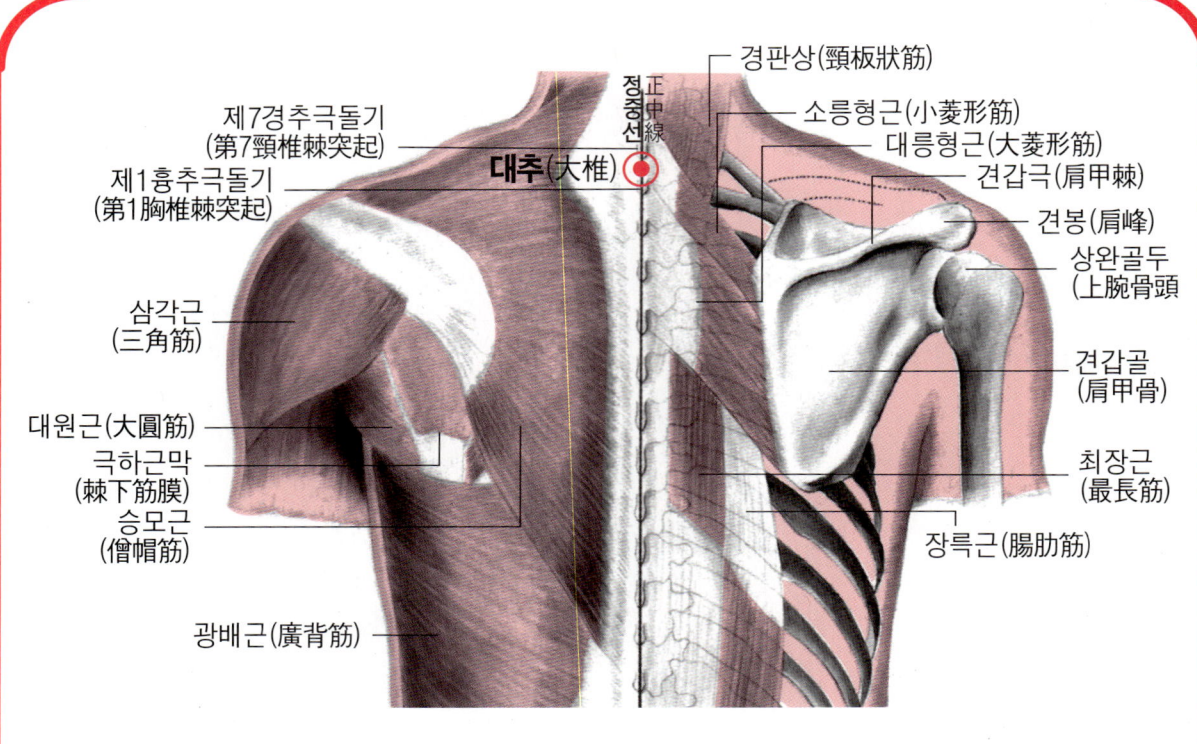

대추 : 제7경추극돌기와 제1흉추극돌기의 사이

보충경혈

풍지

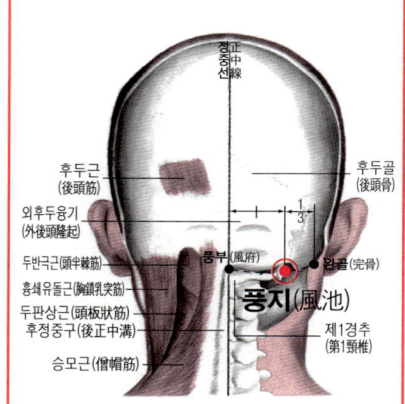

풍지 : 풍부와 완골의 사이에서 완골로부터 1/3

곡지

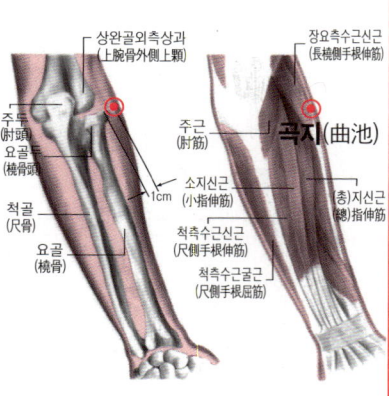

곡지 : 요골두 바깥 위쪽으로 부터 팔꿈치 안주름에 따라 내방 1cm (팔꿈치를 굽힐 나타나는 주름 끝)

합곡

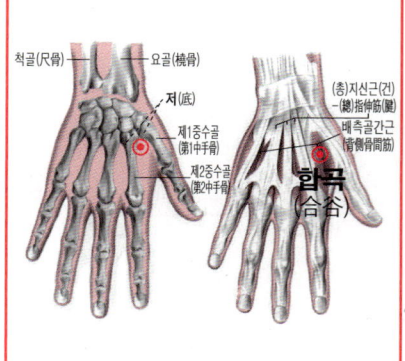

합곡 : 손등에서 제1, 2중수골저 아랫쪽의 사이

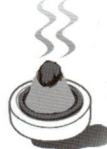 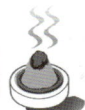

임파결핵

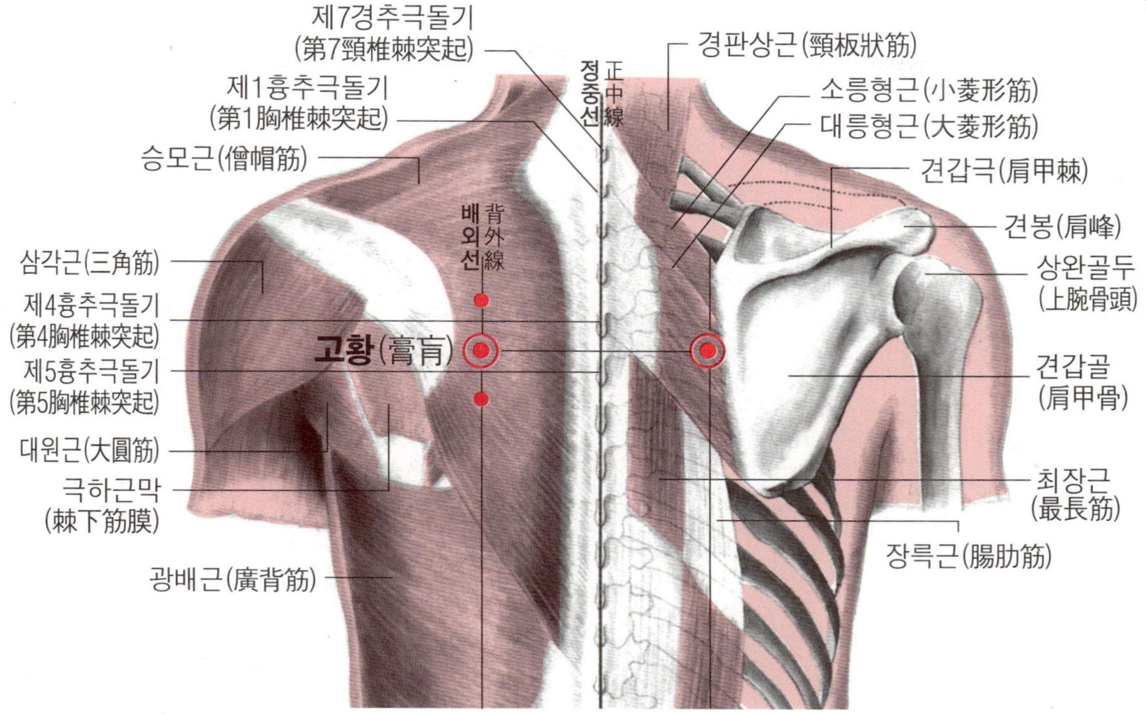

고황 3혈 : 배외선상에서 제4, 5흉추극돌기 사이의 높이

보충경혈

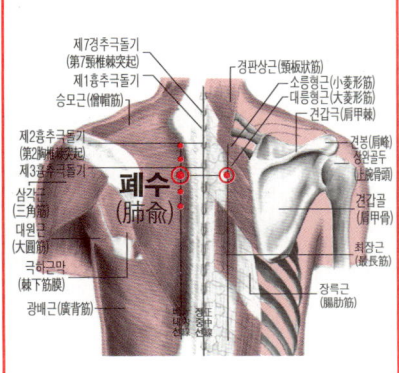

폐수 5혈

폐수 : 배내선상에서 제5, 6흉추극돌기 사이의 높이

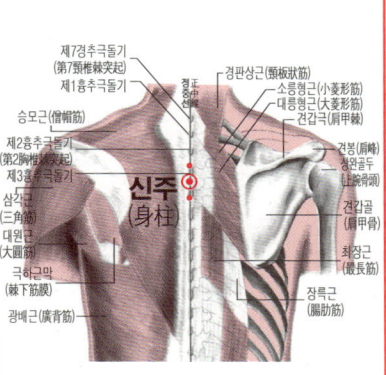

신주 3혈

신주 : 제3, 4흉추극돌기의 사이

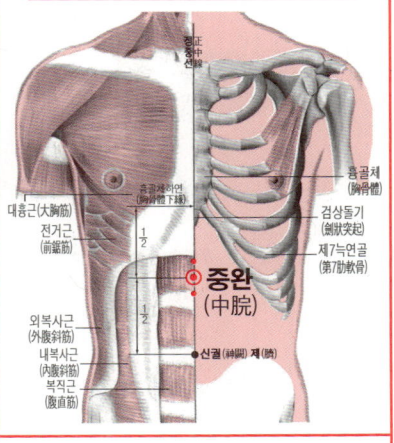

중완 3혈

중완 : 정중선상에서 명치와 배꼽의 중간

천식

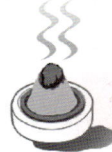

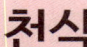

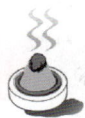

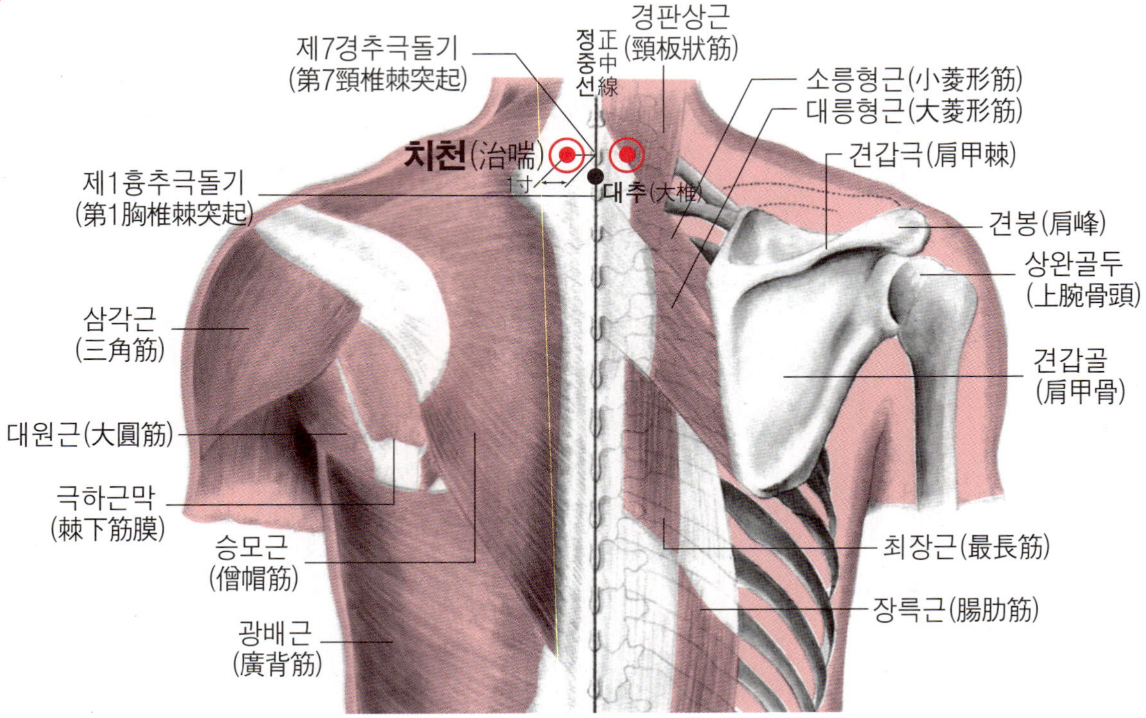

치천 : 제7경추극돌기의 양 옆 0.5~1촌

보충경혈

단중

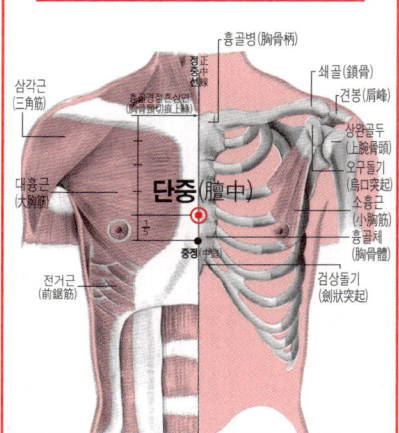

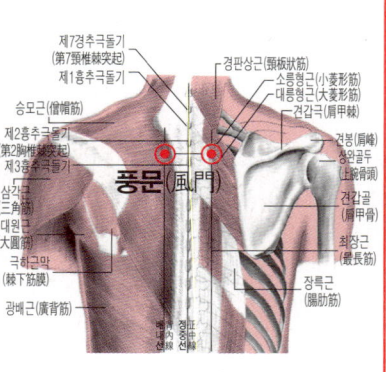

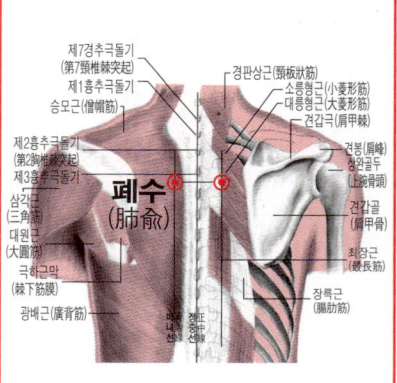

단중 : 정중선상에서 흉골경절흔 윗쪽과 중정의 사이에 중정으로부터 1/5

풍문

풍문 : 배내선상에서 제2, 3흉추극돌기 사이의 높이

폐수

폐수 : 배내선상에서 제5, 6흉추극돌기 사이의 높이

폐결핵

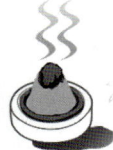 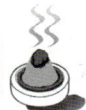

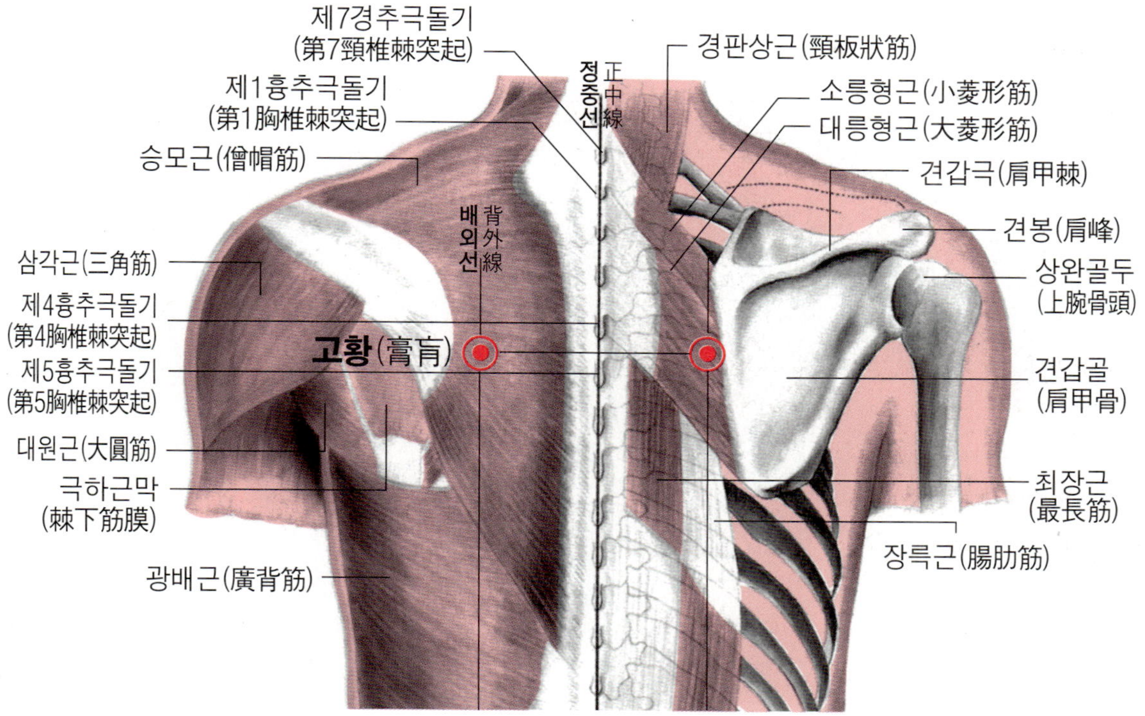

고황 : 배외선상에서 제4, 5흉추극돌기 사이의 높이

보충경혈

중완

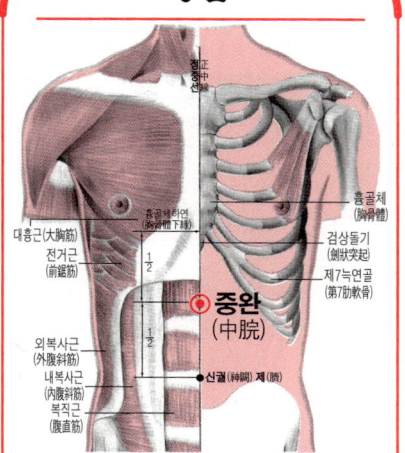

중완 : 정중선상에서 흉골체하연(명치)과 배꼽의 중앙

폐수

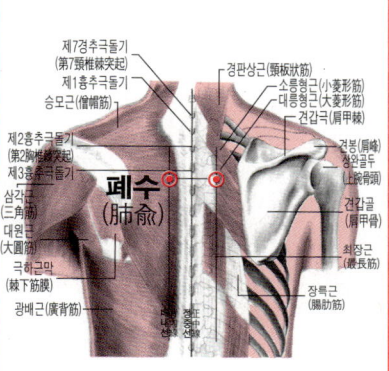

폐수 : 배내선상에서 제5, 6흉추극돌기 사이의 높이

위수

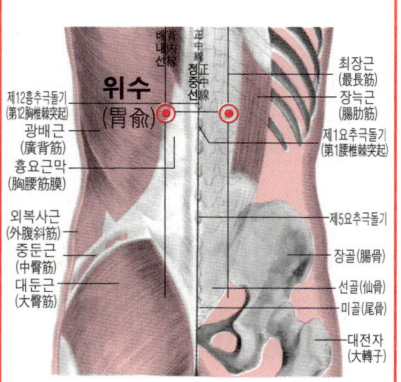

위수 : 배내선상에서 제12흉추극돌기와 제1요추극돌기 사이의 높이

폐렴

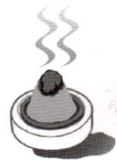 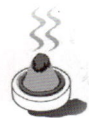

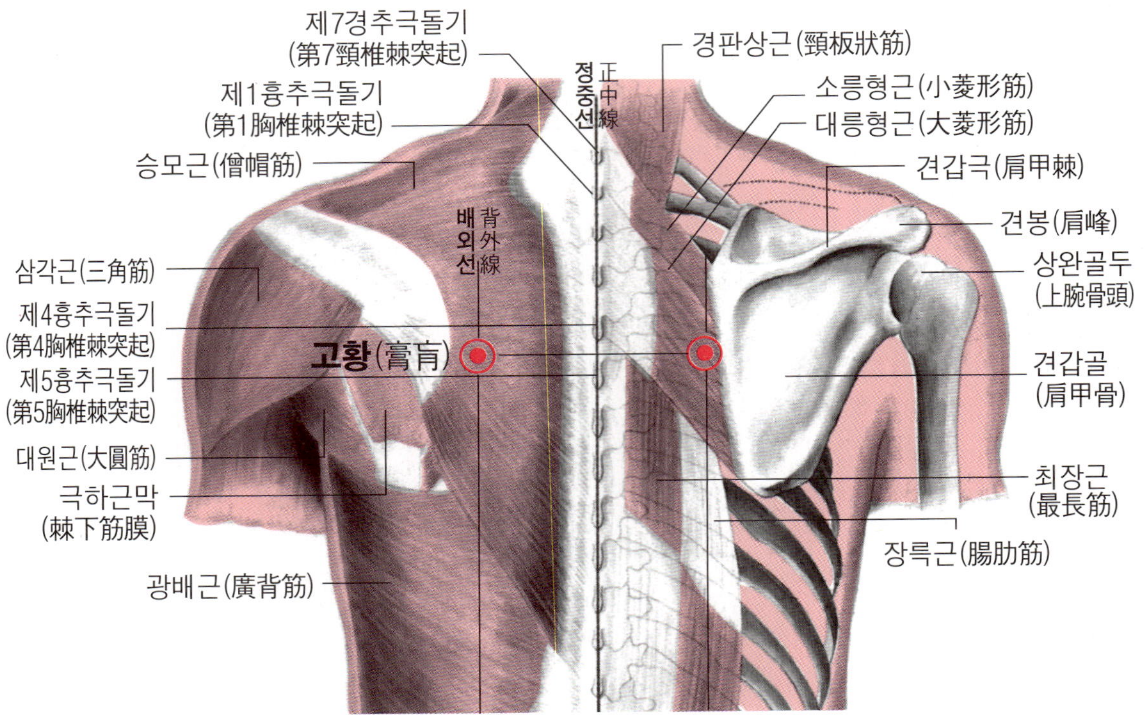

고황 : 배외선상에서 제4, 5흉추극돌기 사이의 높이

보충경혈

대추

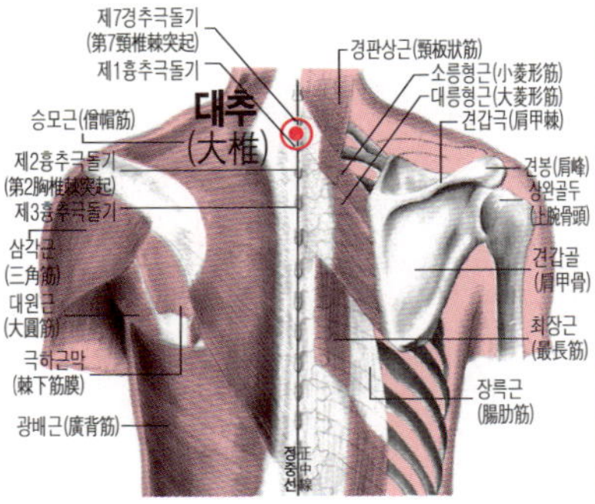

대추 : 목을 앞으로 깊이 숙이면 목덜미 밑으로 크게 돌출한 뼈(제7경추극돌기)와 제1흉추극돌기의 사이

격수

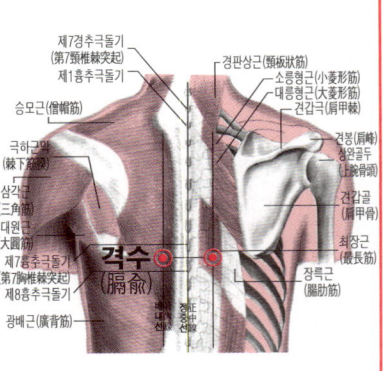

격수 : 배내선상에서, 제7, 8 흉추극돌기 사이의 높이

곡지

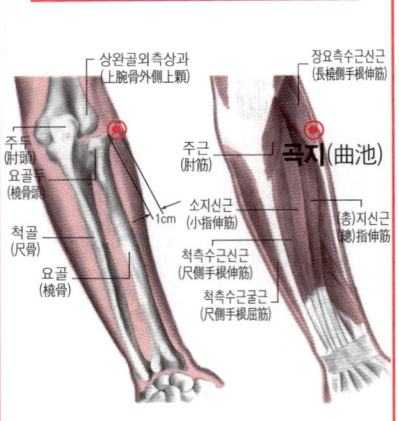

곡지 : 요골두 바깥 위쪽으로 부터 팔꿈치 안주름에 따라 내방 1cm (팔꿈치를 굽힐 나타나는 주름 끝)

폐암

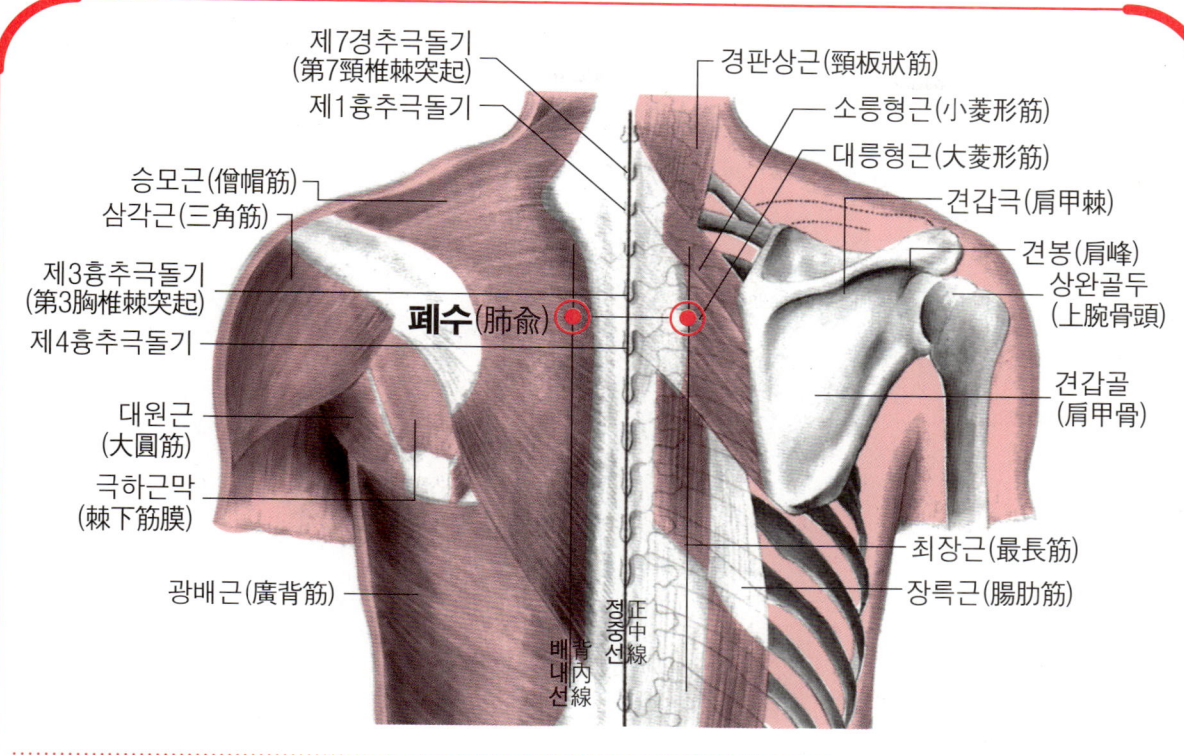

폐수 : 배내선상에서 제5,6흉추극돌기 사이의 높이

보충경혈

중부
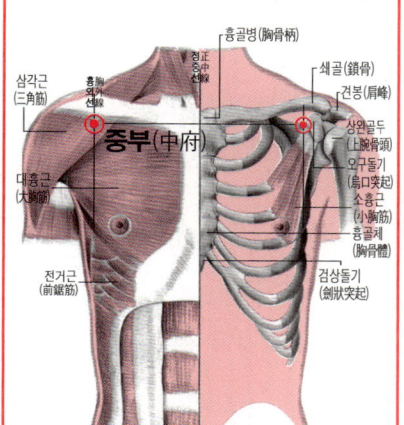

중부 : 흉외선상에서 오구돌기 중앙의 높이

격수
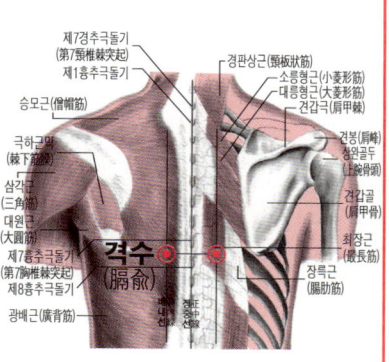

격수 : 배내선상에서, 제7, 8 흉추극돌기 사이의 높이

고황
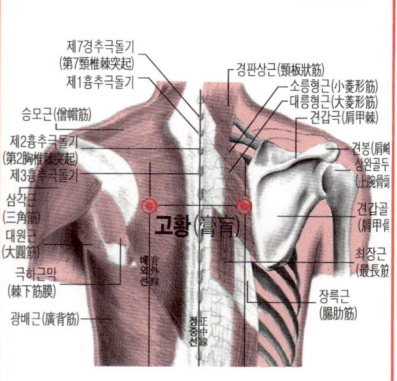

고황 : 배외선상에서 제4,5흉추극돌기 사이의 높이

폐화농증

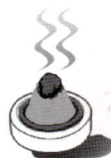 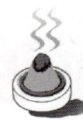

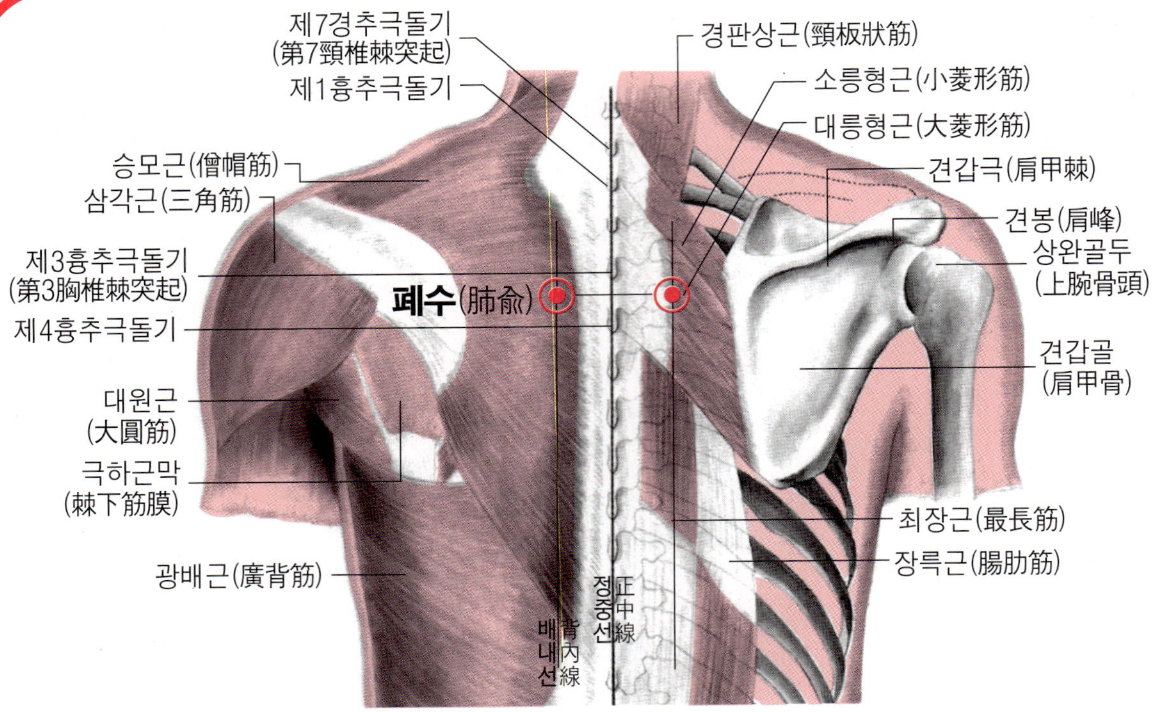

폐수 : 배내선상에서 제5,6흉추극돌기 사이의 높이

보충경혈

대추
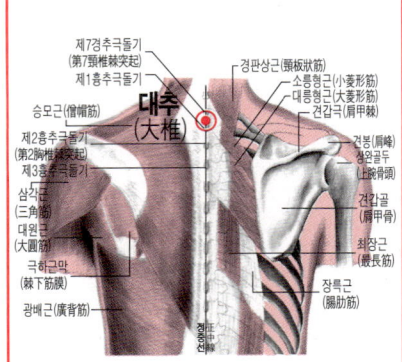

대추 : 목을 앞으로 깊이 숙이면 목덜미 밑으로 크게 돌출한 뼈(제7경추극돌기)와 제1흉추극돌기의 사이

공최
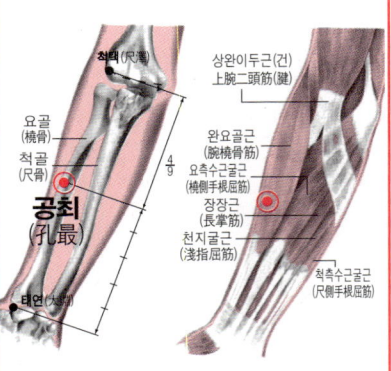

공최 : 척택과 태연의 사이에서 척택으로 부터 4/9

족삼리
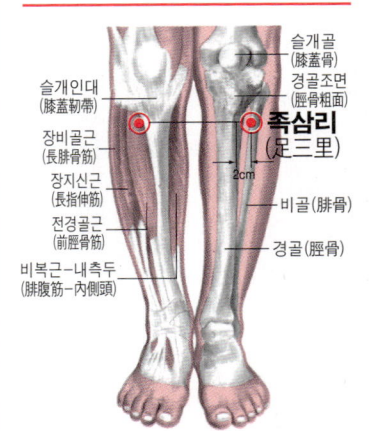

족삼리 : 경골조면의 아랫쪽 높이에서 경골 앞쪽으로부터 바깥쪽 2cm

해소/해수

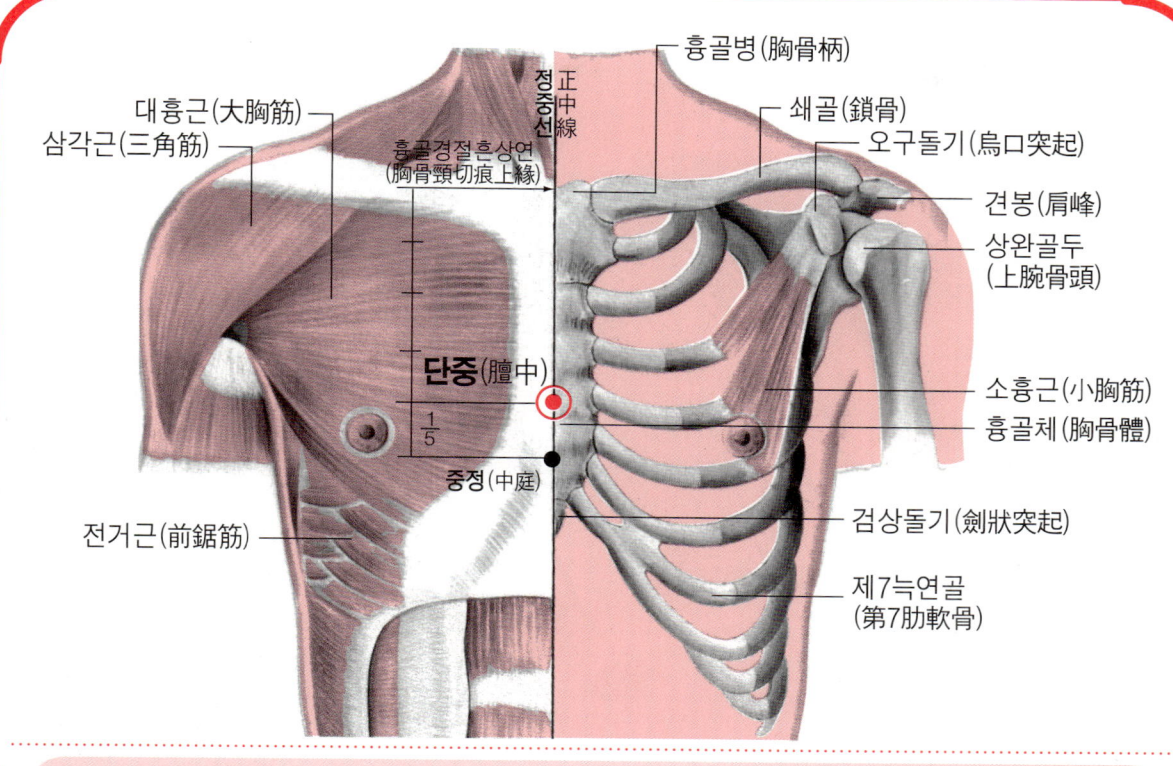

단중 : 정중선상에서 흉골경절흔 윗쪽과 중정의 사이에 중정으로부터 1/5

보 충 경 혈

공최
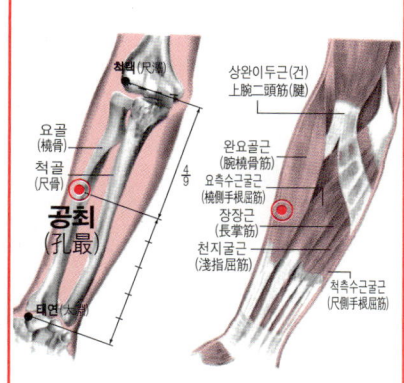

열결
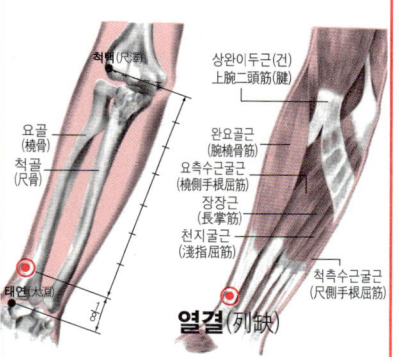

족삼리
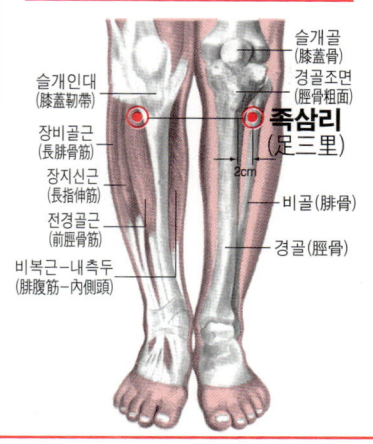

공최 : 척택과 태연의 사이에서 척택으로 부터 4/9

열결 : 정중선상 뒷머리 시작 부분 깊이 패인 곳의 중심에서 옆으로 1.5촌

족삼리 : 경골조면의 아랫쪽 높이에서 경골 앞쪽으로부터 바깥쪽 2cm

호흡곤란(심계항진으로 인한)

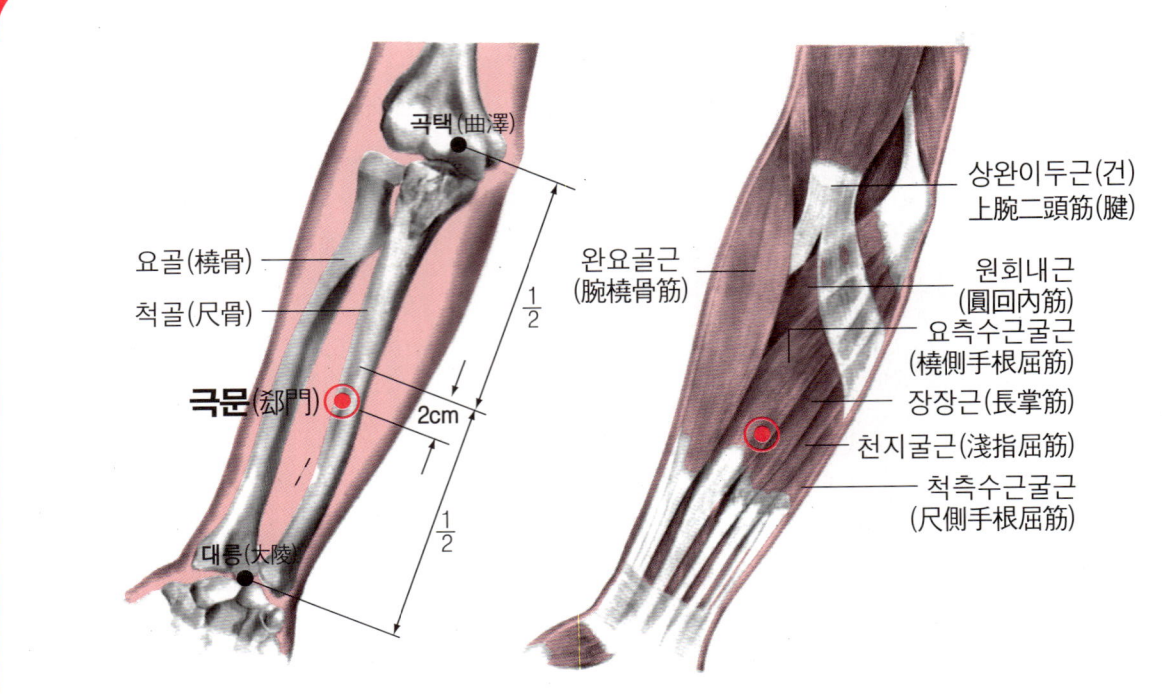

극문 : 곡택과 대릉의 사이에서 중앙의 아랫쪽 2cm

보 충 경 혈

내관

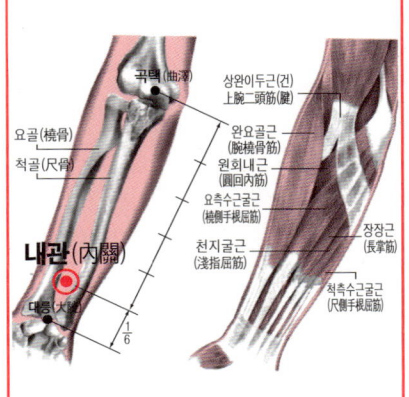

내관 : 곡택과 대릉의 사이에서 대릉으로부터 1/6(상방 2촌)

통리

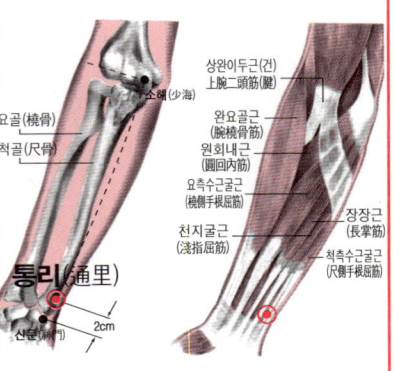

통리 : 소해와 신문 사이의 신문으로부터 2cm

신문

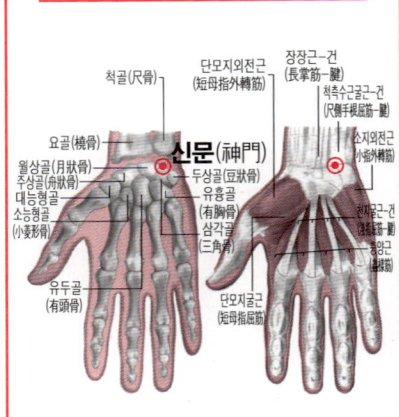

신문 : 손목 주름에서 소지측 수근굴근건의 엄지측

호흡근육마비

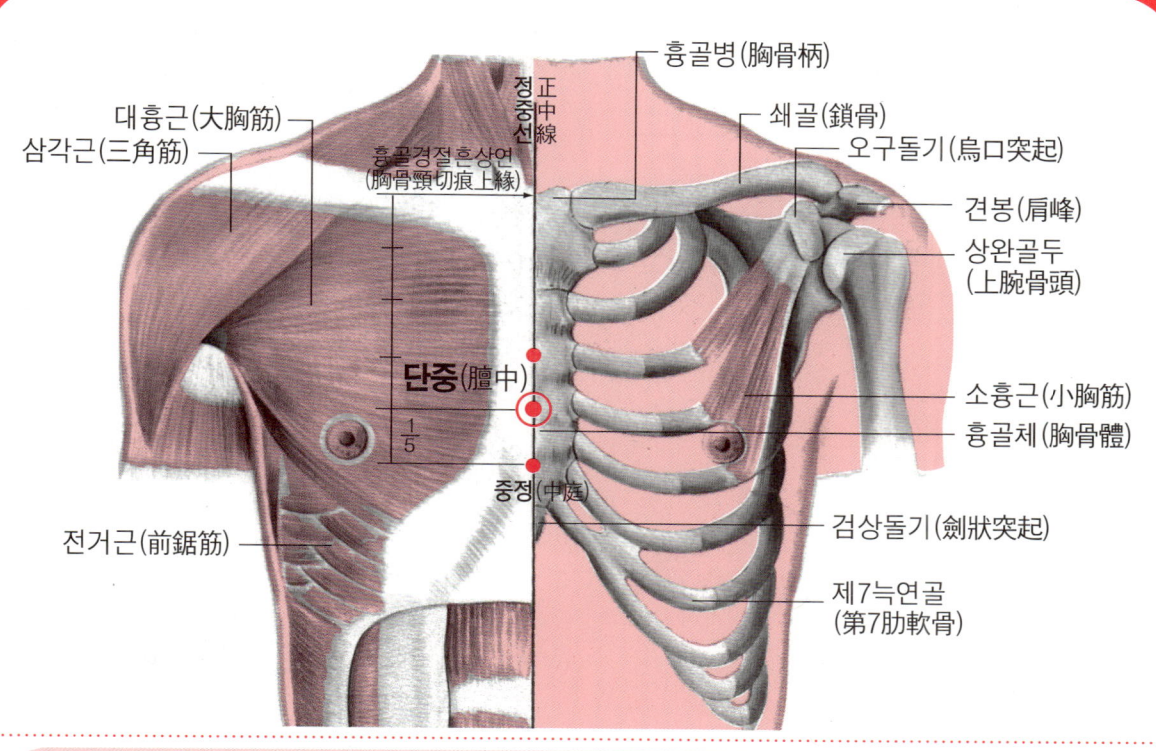

단중 3혈 : 정중선상에서 흉골경절흔 윗쪽과 중정의 사이에 중정으로부터 1/5

보 충 경 혈

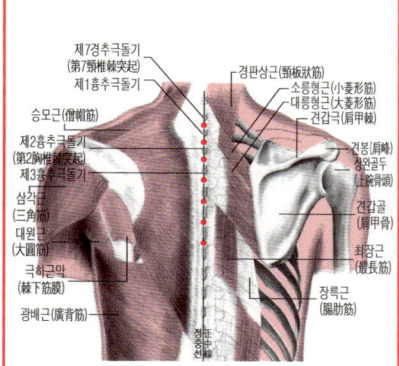
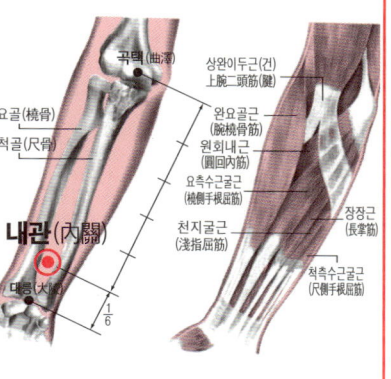
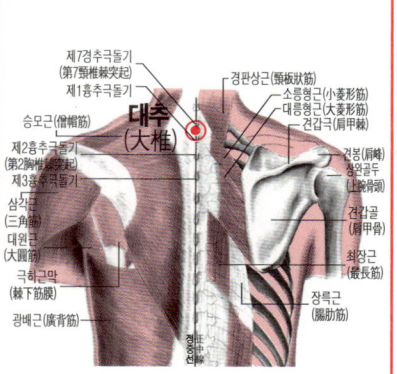

중충신경7혈 : 대추~제6흉추 극돌기

내관 : 곡택과 대릉의 사이에서 대릉으로부터 1/6(상방 2촌)

대추 : 목을 앞으로 깊이 숙이면 목덜미 밑으로 크게 돌출한 뼈(제7경추극돌기)와 제1흉추극돌기의 사이

피부 질환
Skin Disease

5

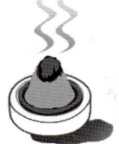
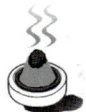

각화증

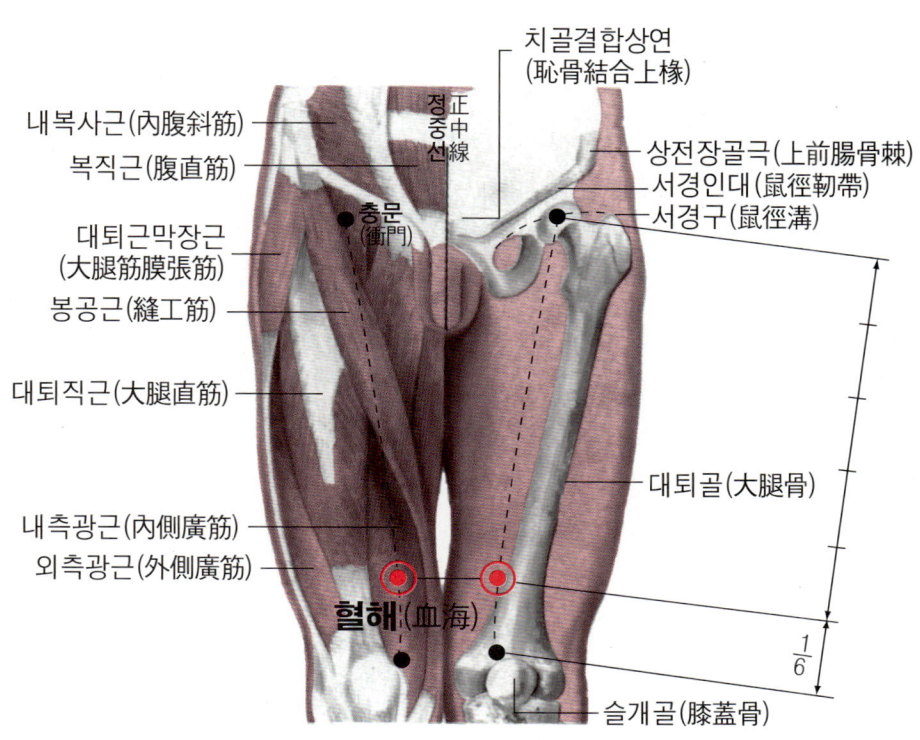

혈해 : 슬개골 내상각(안쪽 윗쪽 각) 방향 약3촌

보충경혈

족삼리

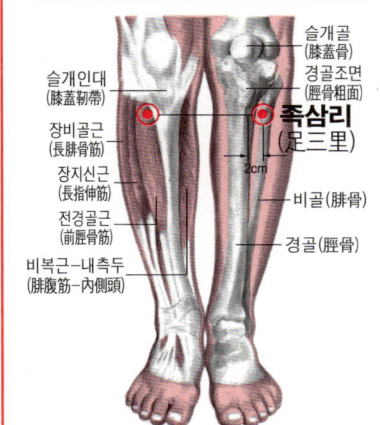

족삼리 : 경골조면의 아랫쪽 높이에서 경골 앞쪽으로부터 바깥쪽 2cm

양릉천

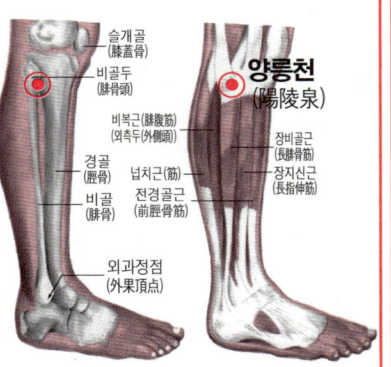

양릉천 : 비골두의 앞 아랫쪽

현종

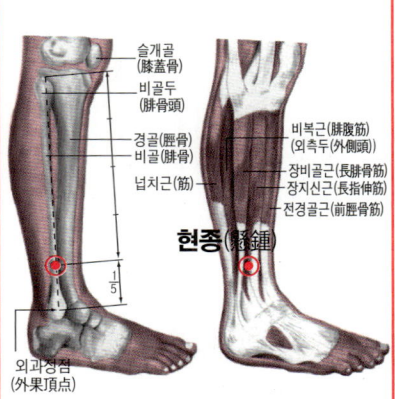

현종 : 비골두상연(윗쪽)과 외과정점(바깥복사뼈 정점)의 사이에서 외과정점으로부터 1/5(외복사뼈 정점 상방 3촌)

결절성 홍반

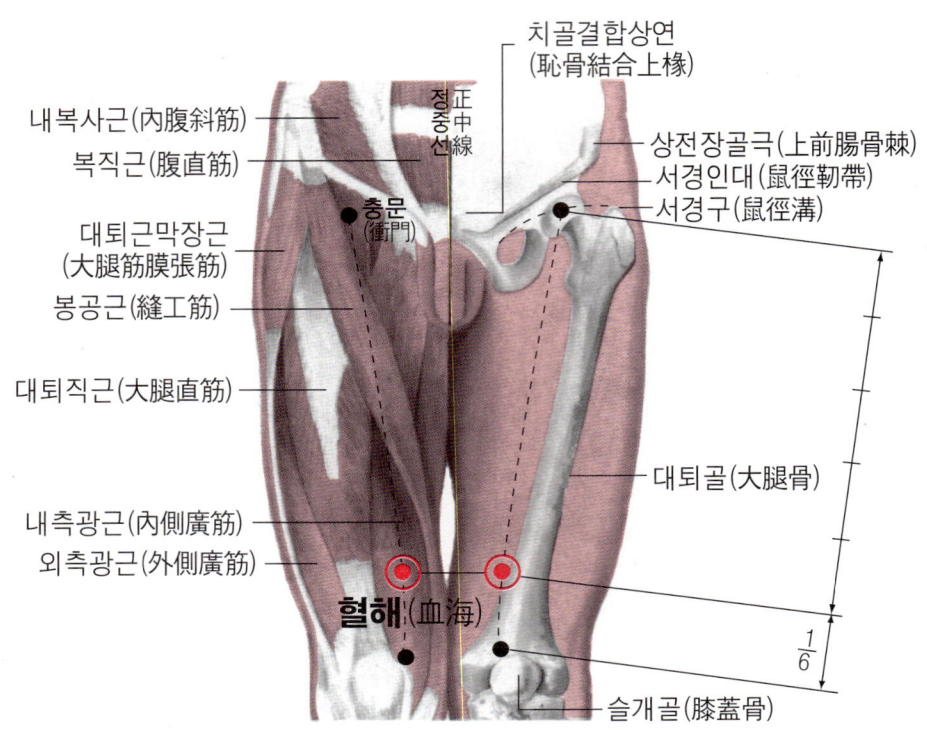

혈해 : 충문과 슬개골 위-안쪽의 사이에서 아래로 부터 1/6

보충경혈

족삼리

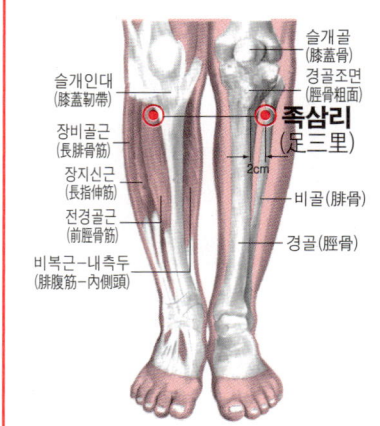

족삼리 : 경골조면의 아랫쪽 높이에서 경골 앞쪽으로부터 바깥쪽 2cm

양릉천

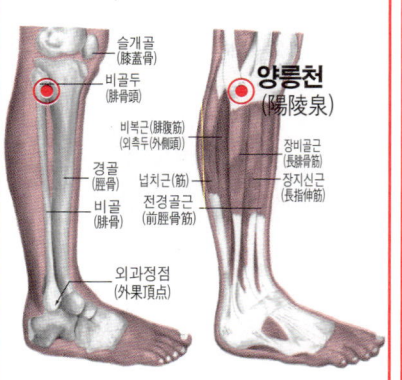

양릉천 : 비골두의 앞 아랫쪽

삼음교, 음릉천

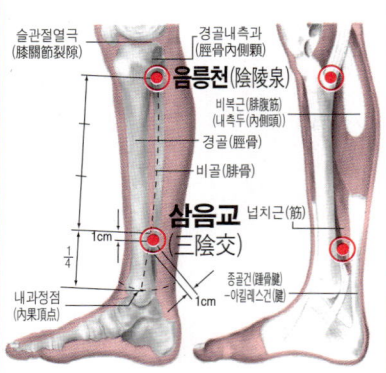

삼음교 : 음릉천과 안쪽 복사뼈의 사이에서 안쪽 복사뼈의 중심으로부터 1/4의 하방 1cm에서, 경골 뒷쪽의 후방 1cm

기미, 주근깨

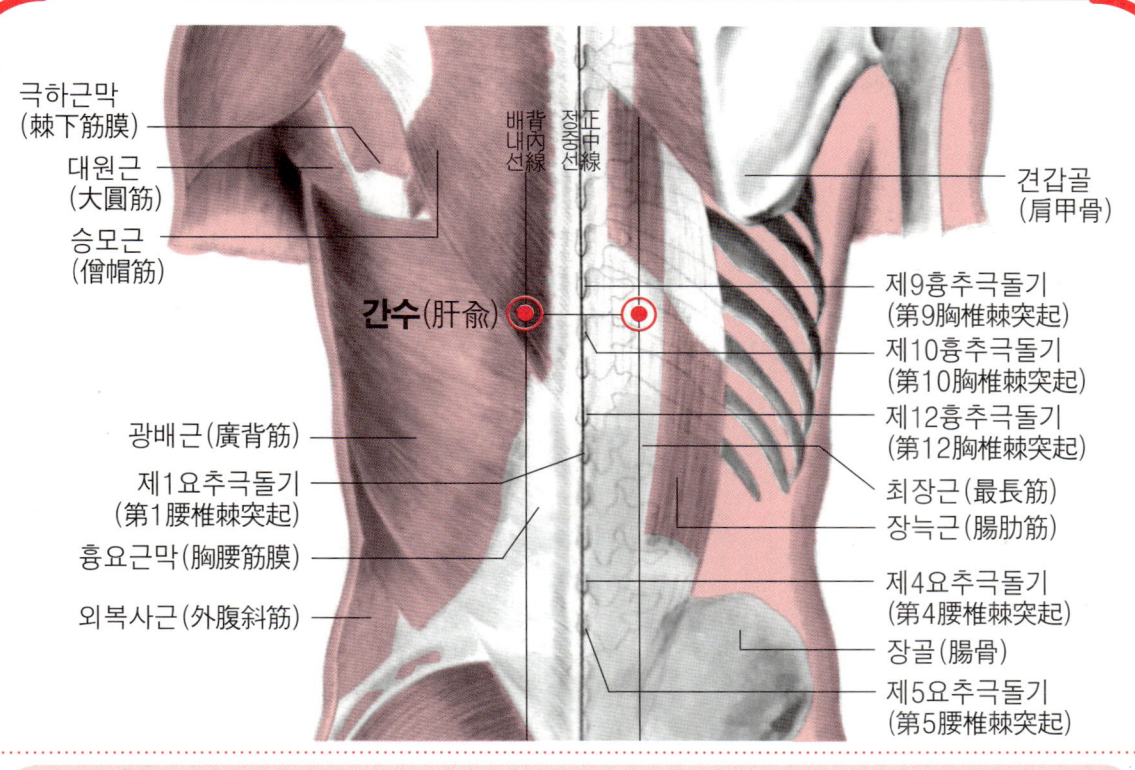

간수 : 배내선상에서, 제9, 10흉추극돌기의 사이의 높이

보 충 경 혈

단중

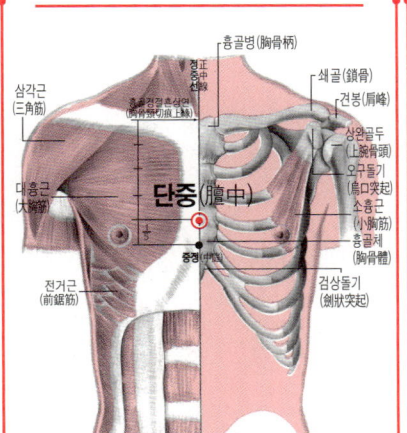

단중 : 정중선상에서 흉골경절흔 윗쪽과 중정의 사이에 중정으로부터 1/5

삼초수

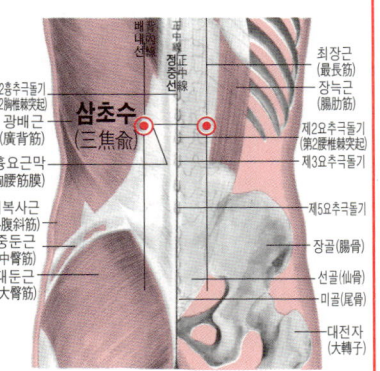

삼초수 : 배내선상에서 제1, 2요추극돌기 사이의 높이

양지

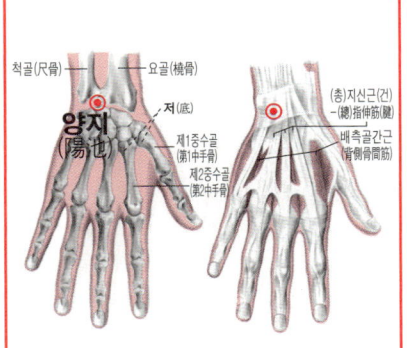

양지 : 수관절 등쪽 주름 중에서, 총지신근과 소지신근건 사이

노화방지(피부)

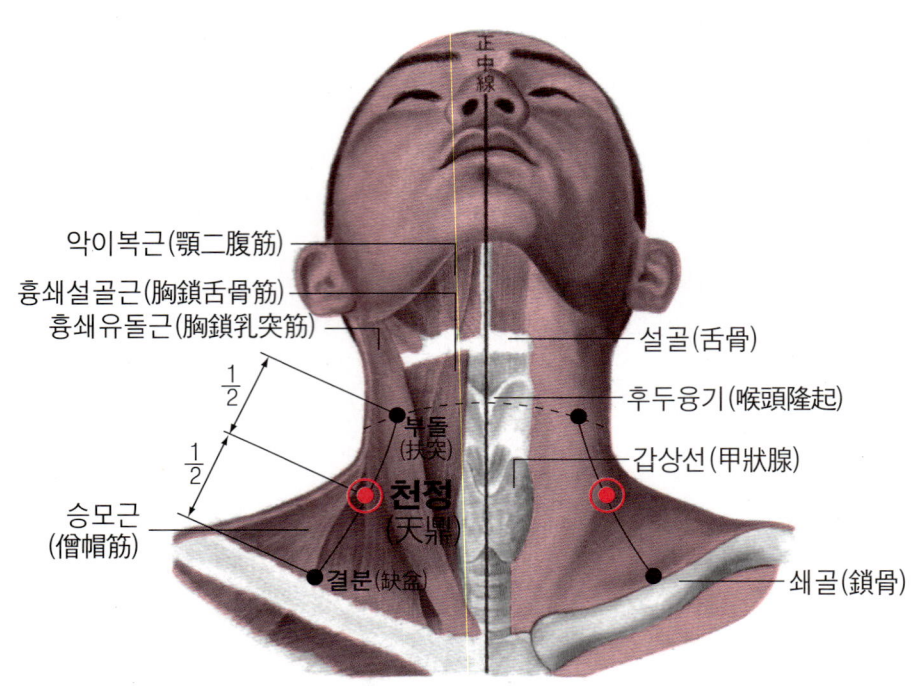

천정 : 부돌과 결분의 중앙

보충경혈

황수	승산	양지

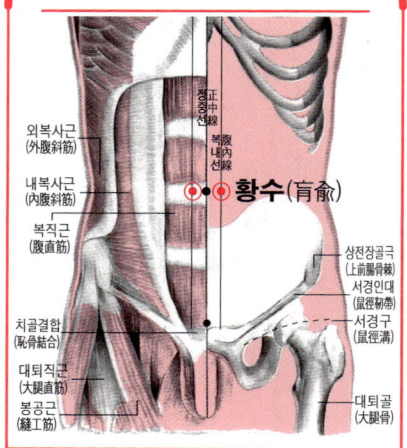

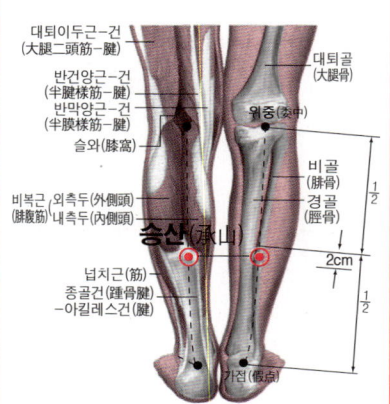

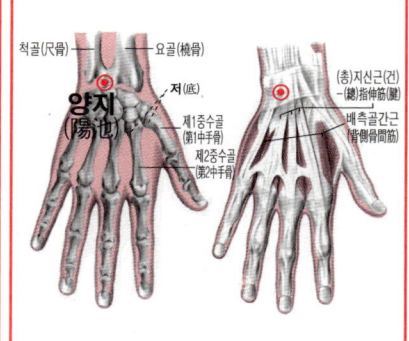

황수 : 복내선상에서 신궐(배꼽의 중심)의 높이

승산 : 위중과 아킬레스건의 후면 중앙(바깥 복사뼈 높이)과의 사이에서 중앙으로부터 하방으로 2cm

양지 : 수관절 등쪽 주름 중에서, 총지신근과 소지신근건 사이

노화방지(피부)

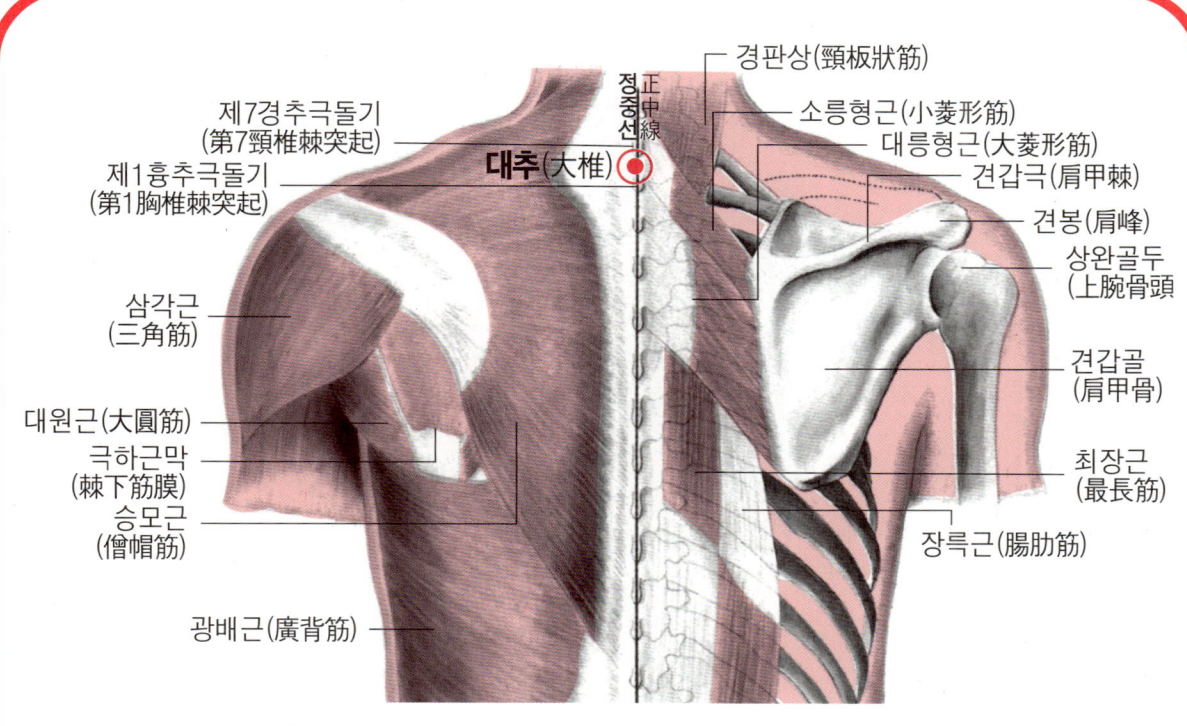

대추 : 제7경추극돌기와 제1흉추극돌기의 사이

보 충 경 혈

천추
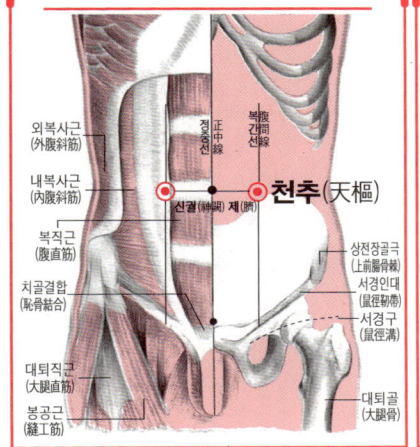

구미
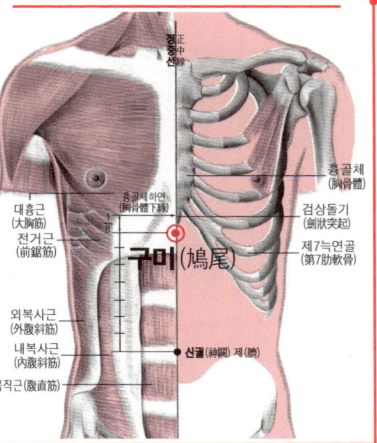

풍지
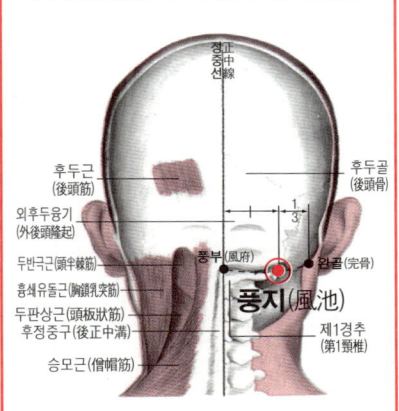

천추 : 복간선상에서 신궐의 높이

구미 : 정중선상에서, 흉골체하연과 배꼽의 사이에서, 흉골체하연(명치)으로부터 1/8

풍지 : 풍부와 완골의 사이에서 완골로부터 1/3

단독, 봉와직염

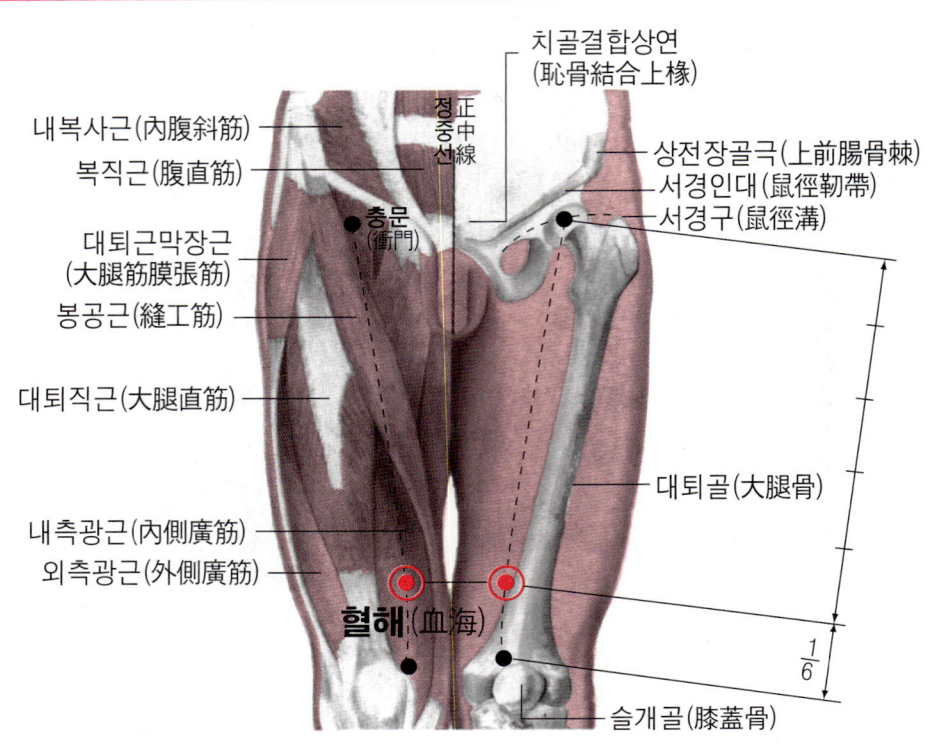

혈해 : 충문과 슬개골 위-안쪽의 사이에서 아래로 부터 1/6

보충경혈

음릉천

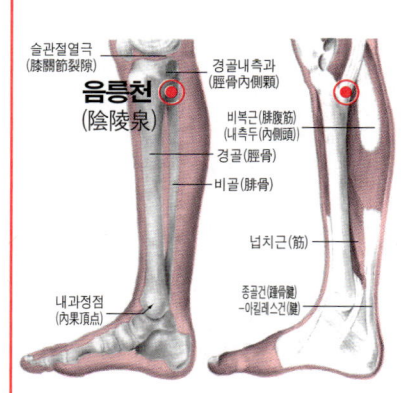

음릉천 : 경골내측과의 아래쪽

위중

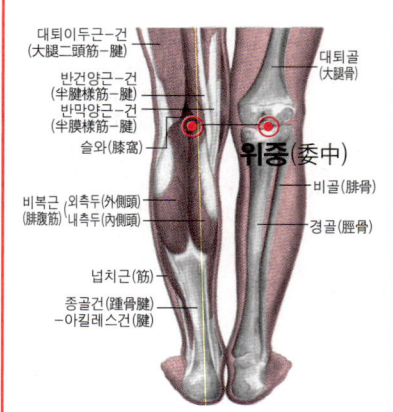

위중 : 무릎 뒤 주름의 중앙

합곡

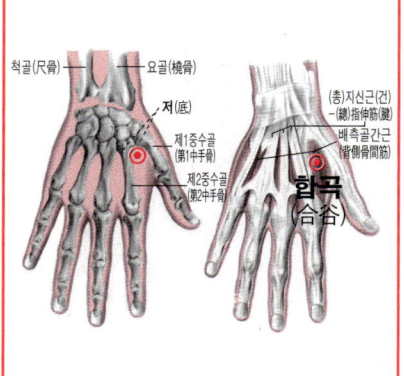

합곡 : 손등에서 제1, 2중수골저 아래쪽의 사이

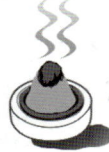 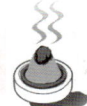

담마진(두드러기)

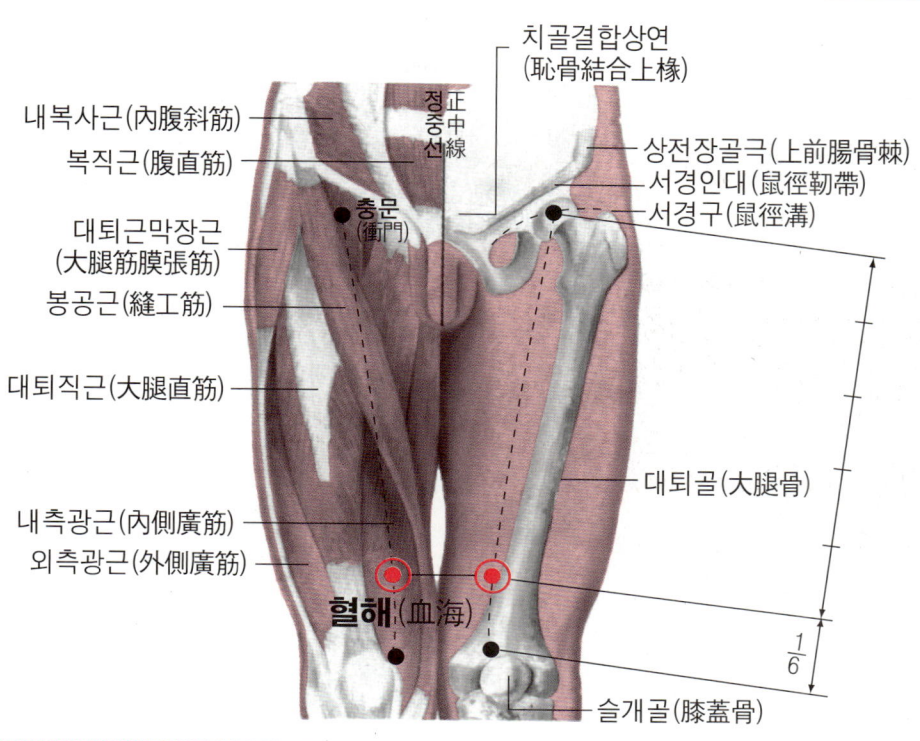

혈해 : 충문과 슬개골 위-안쪽의 사이에서 아래로 부터 1/6

보충경혈

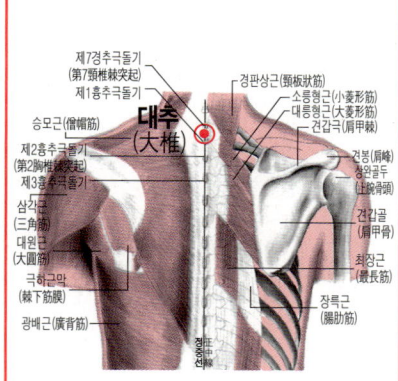

대추

대추 : 목을 앞으로 깊이 숙이면 목덜미 밑으로 크게 돌출한 뼈(제7경추극돌기)와 제1흉추극돌기의 사이

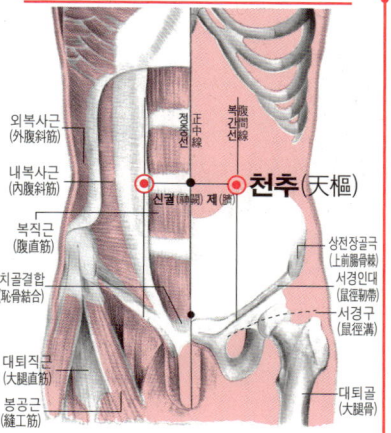

천추

천추 : 복간선상에서 신궐의 높이

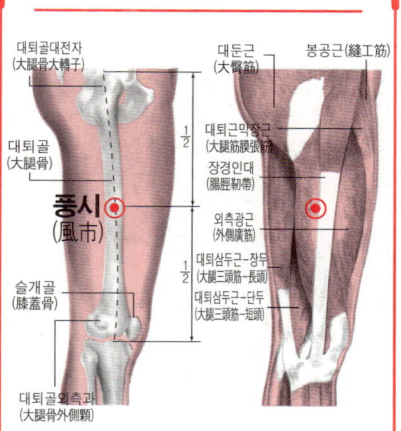

풍시

풍시 : 대퇴골 대전자 윗쪽과 대퇴골 외측의 아랫쪽 중앙

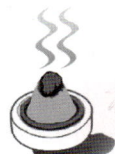
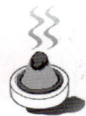

대상포진

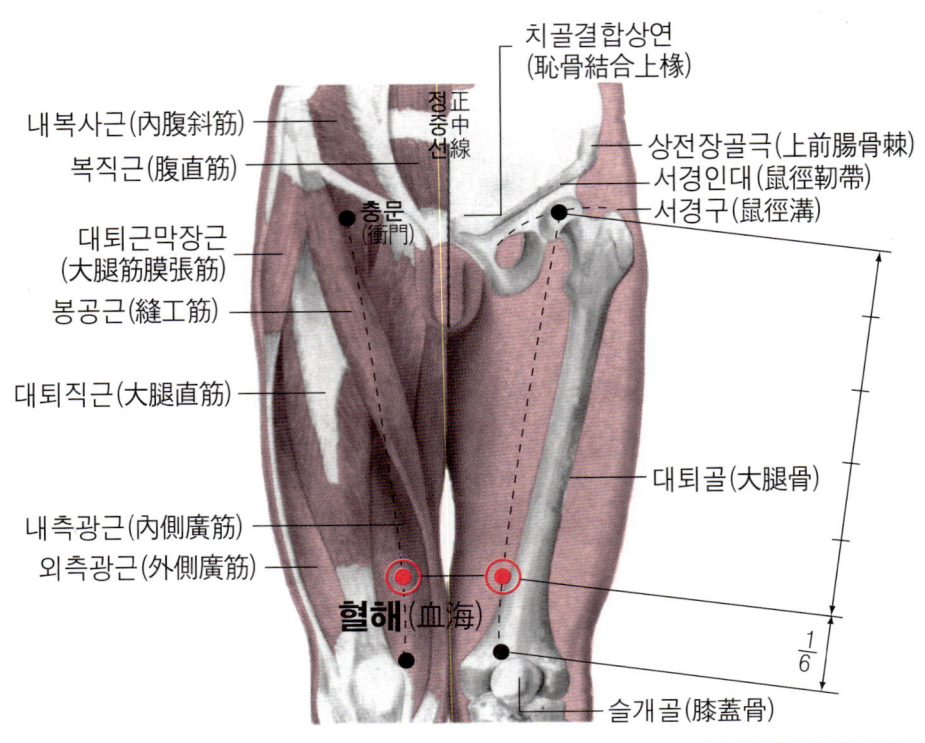

혈해 : 충문과 슬개골 위-안쪽의 사이에서 아래로 부터 1/6

보충경혈

곡지

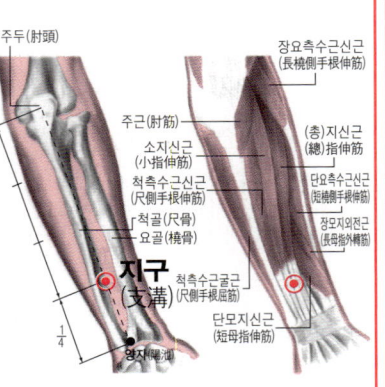

지구

합곡

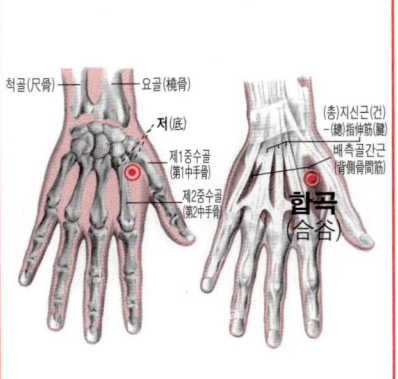

곡지 : 요골두 바깥 위쪽으로 부터 팔꿈치 안주름에 따라 내방 1cm (팔꿈치를 굽힐 때 나타나는 주름 끝)

지구 : 팔꿈치와 양지의 사이에서 양지로 부터 1/4

합곡 : 손등에서 제1, 2중수골저 아랫쪽의 사이

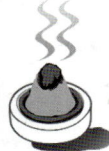 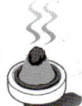

동상

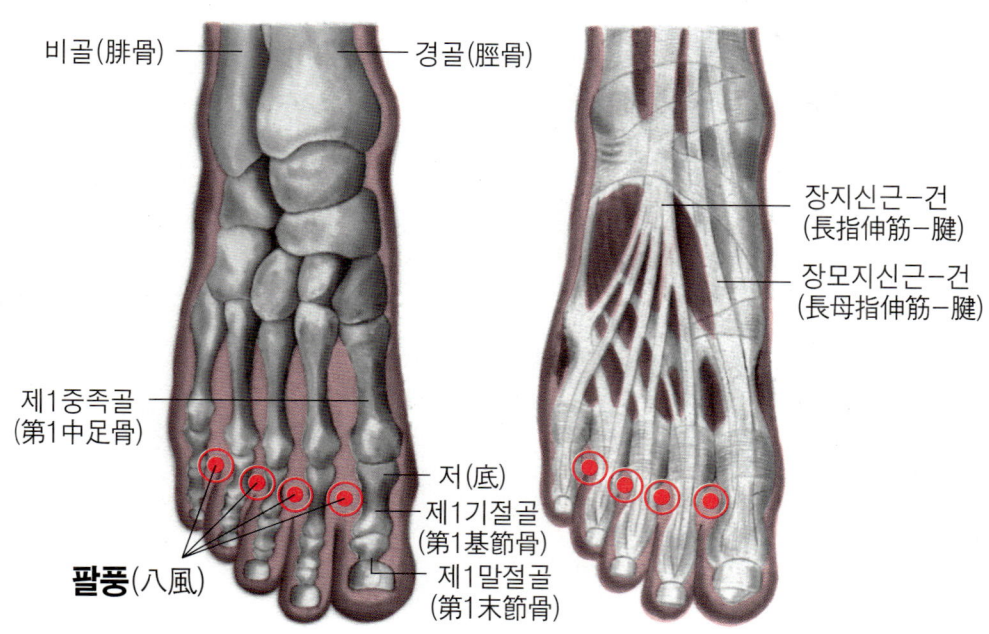

팔풍(八風)

팔풍 : 발가락 사이의 발등 발바닥 피부의 경계

보충경혈

곡지

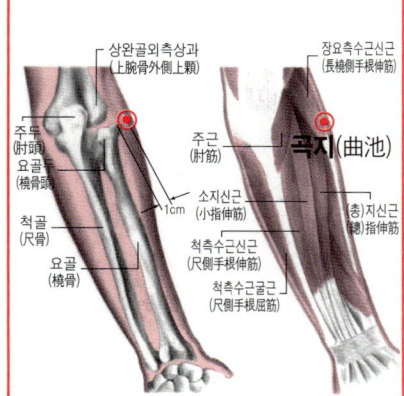

곡지 : 요골두 바깥 위쪽으로 부터 팔꿈치 안주름에 따라 내방 1cm (팔꿈치를 굽힐 나타나는 주름 끝)

족삼리

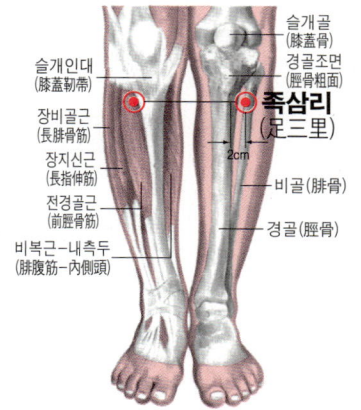

족삼리 : 경골조면의 아랫쪽 높이에서 경골 앞쪽으로부터 바깥쪽 2cm

팔사

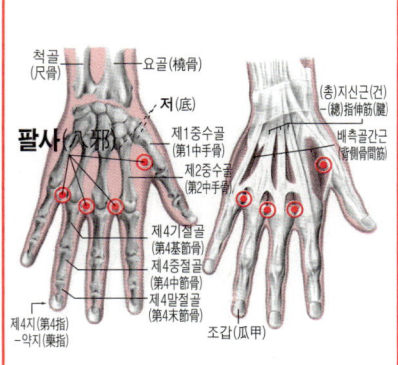

팔사 : 손가락 사이의 손등 손바닥 피부의 경계

두부/안면부 부스럼

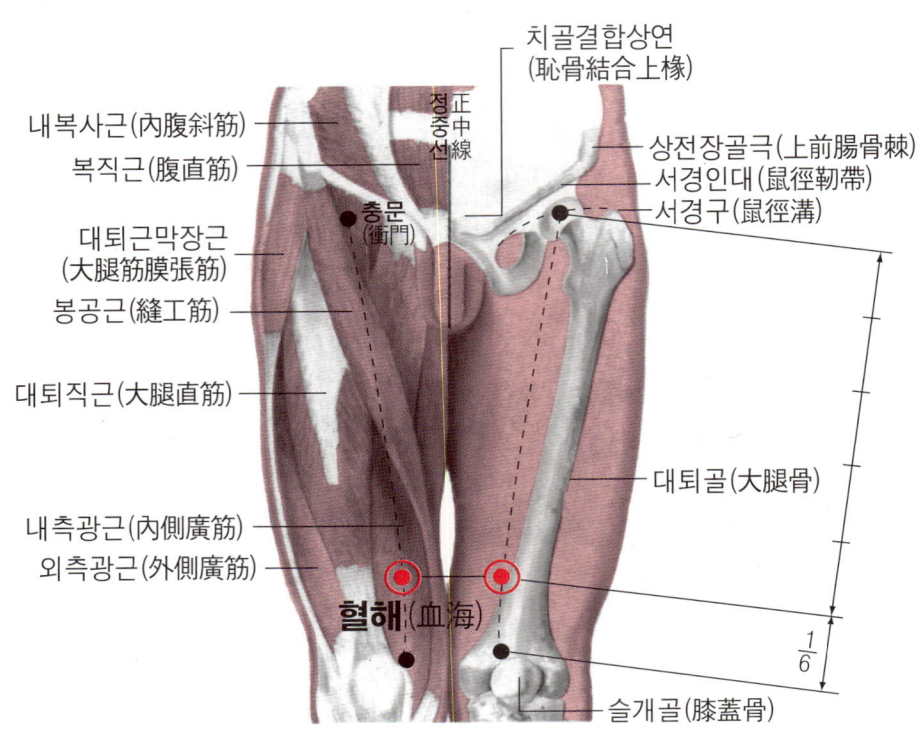

혈해 : 충문과 슬개골 위-안쪽의 사이에서 아래로 부터 1/6

보충경혈

영대

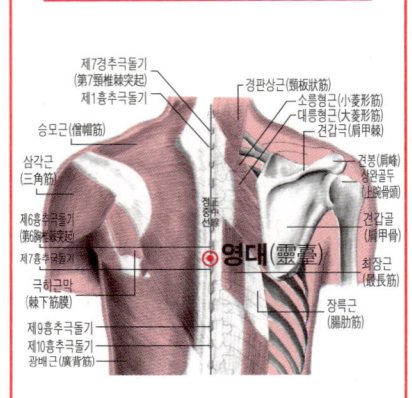

영대 : 제6, 7흉추극돌기 사이

수삼리

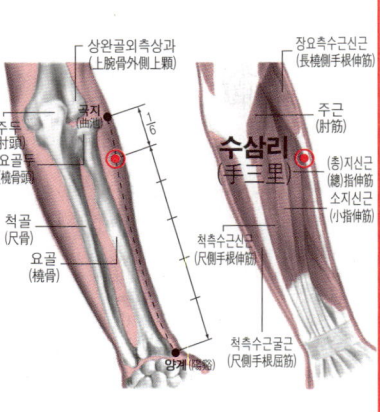

수삼리 : 곡지와 양계 사이에서 곡지로부터 1/6

양로

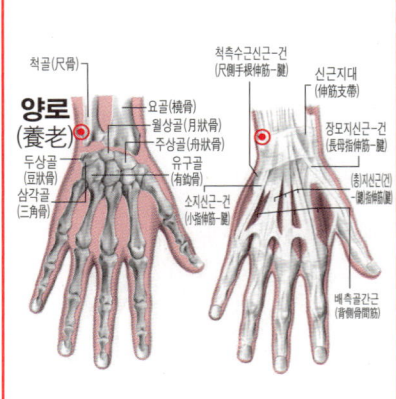

양로 : 척골두 위쪽의 소지측 (뼈 끝의 갈라진 사이) - 침

무좀

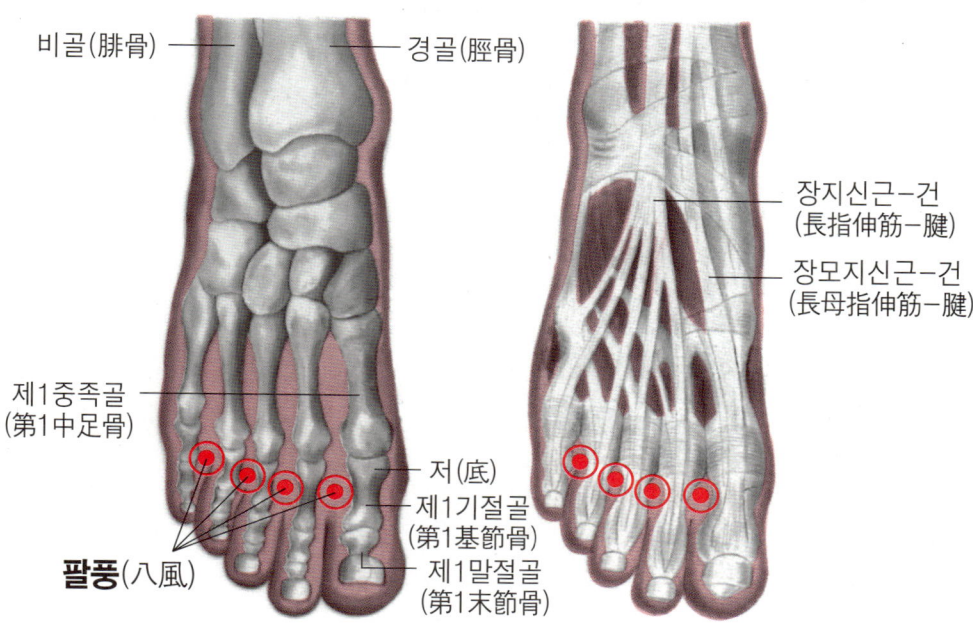

팔풍(八風)

팔풍 : 발가락 사이의 발등 발바닥 피부의 경계

보충경혈

혈해

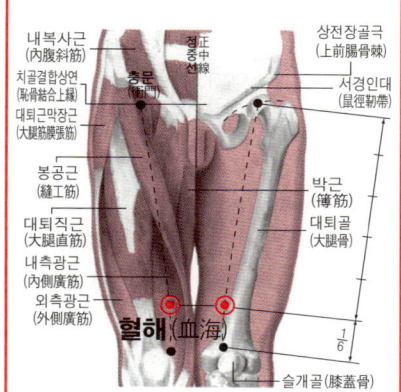

혈해 : 충문과 슬개골 위-안쪽의 사이에서 아래로 부터 1/6

해계

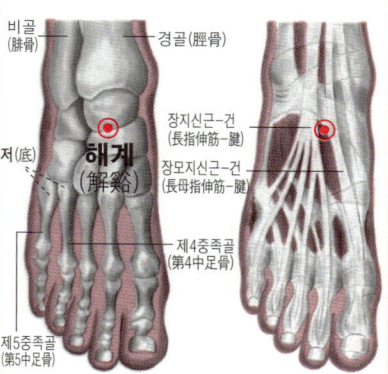

해계 : 발등의 바깥 복사뼈 정점의 높이에서 엄지발가락 신근건(장모지신근건)의 바깥쪽

삼음교

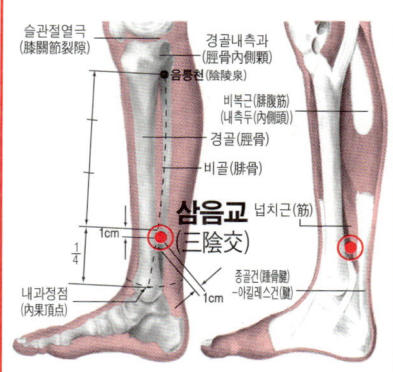

삼음교 : 음릉천과 안쪽 복사뼈의 사이에서 안쪽 복사뼈의 중심으로부터 1/4의 하방 1cm에서, 경골 뒷쪽의 후방 1cm

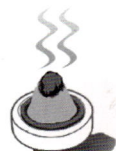 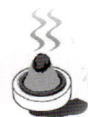

부스럼/종기

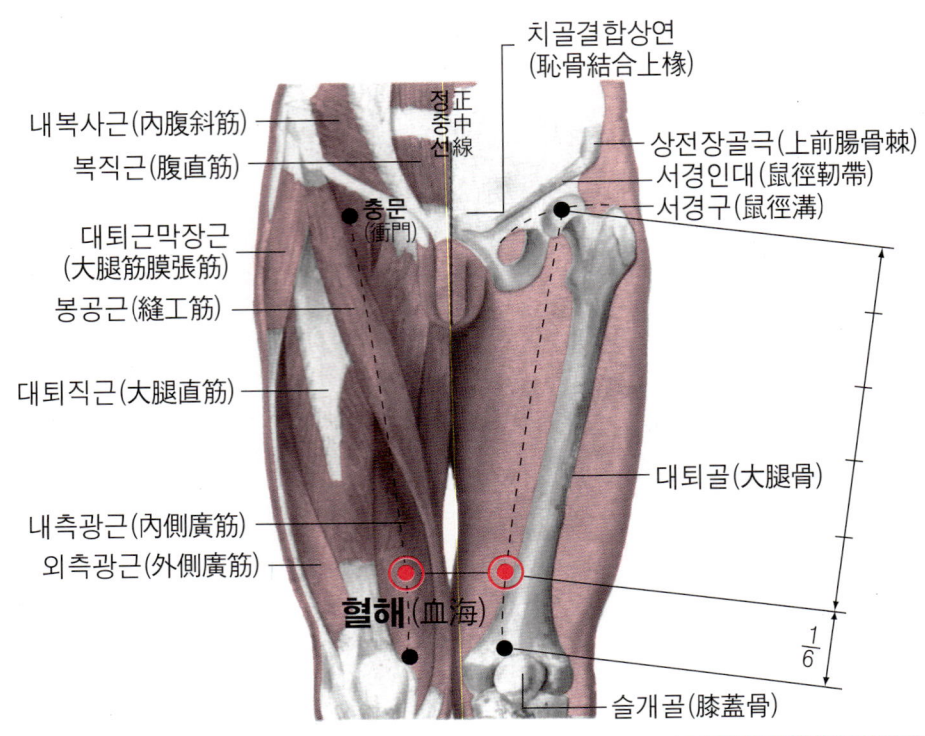

혈해 : 충문과 슬개골 위-안쪽의 사이에서 아래로 부터 1/6

보 충 경 혈

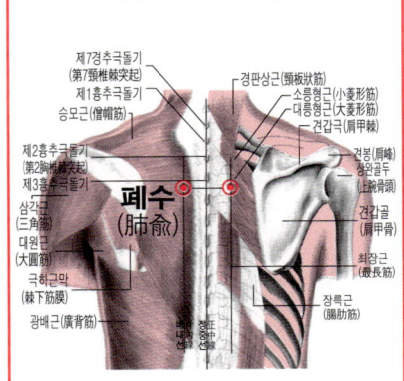

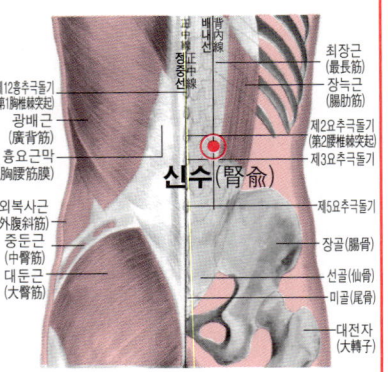

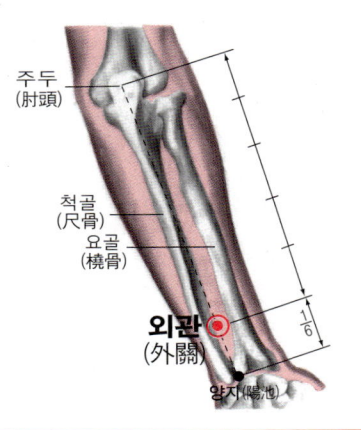

폐수 : 배내선상에서 제5, 6흉추극돌기 사이의 높이

신수 : 배내선상에서 제2, 3요추극돌기의 사이

외관 : 팔꿈치와 양지의 사이에서 양지로부터 1/6

사마귀

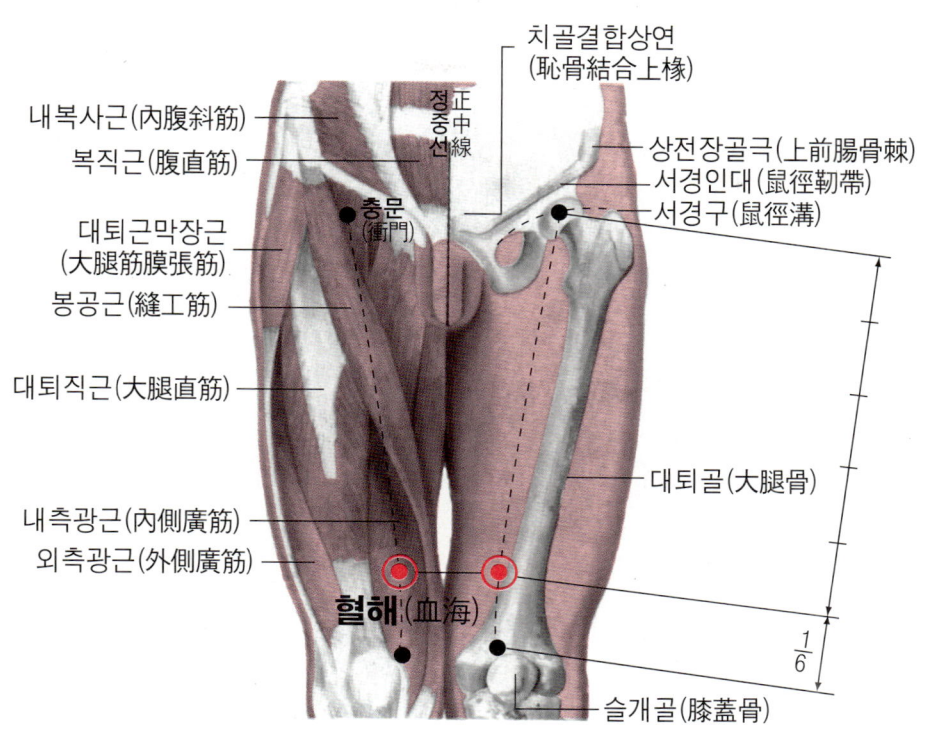

혈해 : 충문과 슬개골 위-안쪽의 사이에서 아래로 부터 1/6

보 충 경 혈

곡지

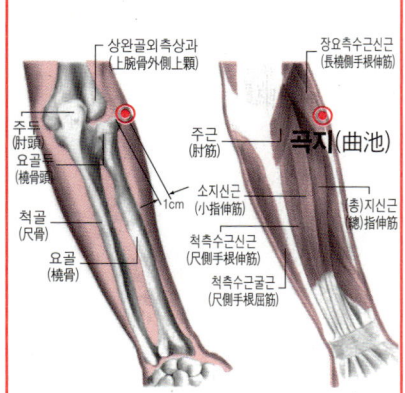

곡지 : 요골두 바깥 위쪽으로 부터 팔꿈치 안주름에 따라 내방 1cm (팔꿈치를 굽힐 나타나는 주름 끝)

삼음교

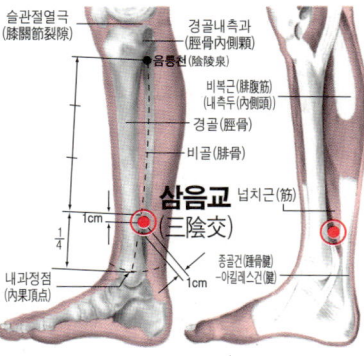

삼음교 : 음릉천과 안쪽 복사뼈의 사이에서 안쪽 복사뼈의 중심으로부터 1/4의 하방 1cm에서, 경골 뒷쪽의 후방 1cm

삼초수

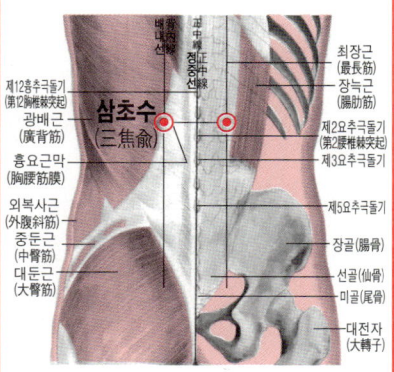

삼초수 : 배내선상에서 제1, 2요추극돌기 사이의 높이

상지부스럼

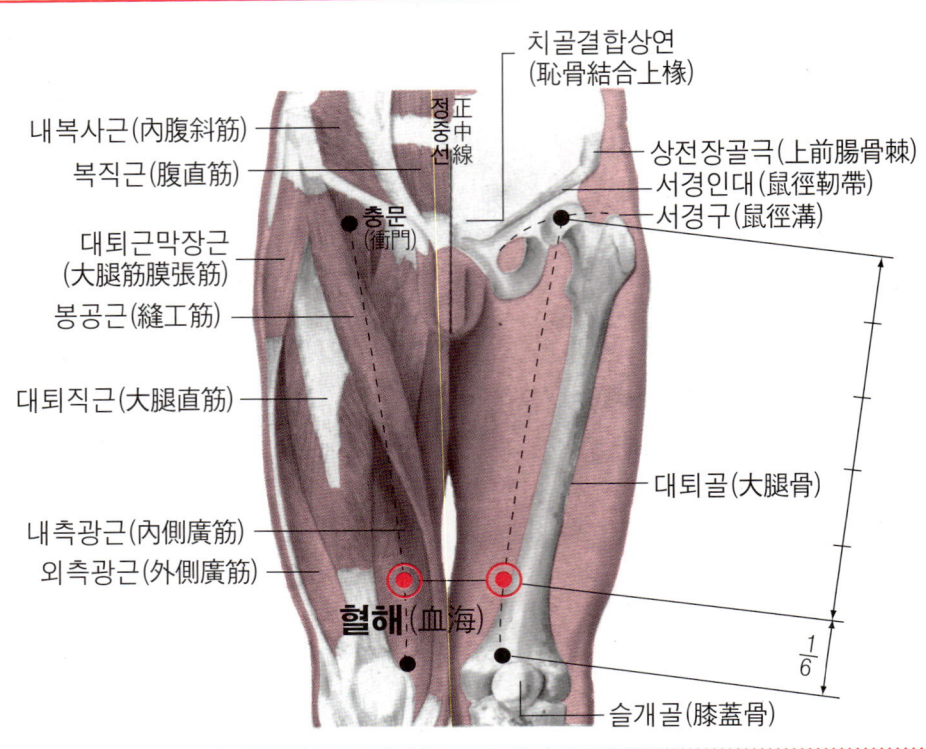

혈해 : 충문과 슬개골 위-안쪽의 사이에서 아래로 부터 1/6

보 충 경 혈

곡지

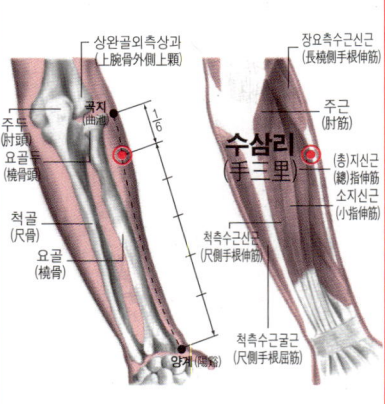

수삼리

합곡

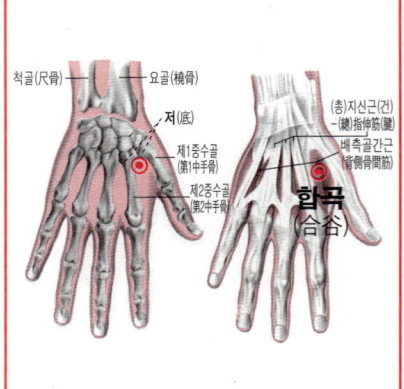

곡지 : 요골두 바깥 위쪽으로 부터 팔꿈치 안주름에 따라 내방 1cm (팔꿈치를 굽힐 나타나는 주름 끝)

수삼리 : 곡지와 양계 사이에서 곡지로부터 1/6

합곡 : 손등에서 제1, 2중수골저 아랫쪽의 사이

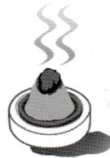 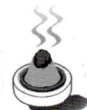

소양증(피부 가려움증), 아토피

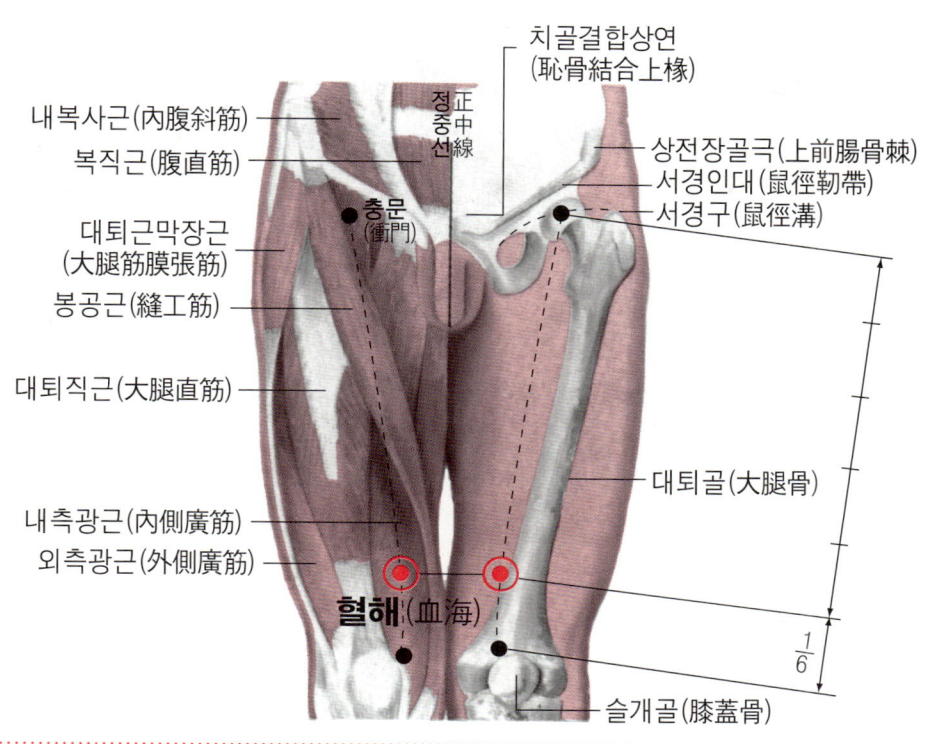

혈해 : 충문과 슬개골 위-안쪽의 사이에서 아래로 부터 1/6

보 충 경 혈

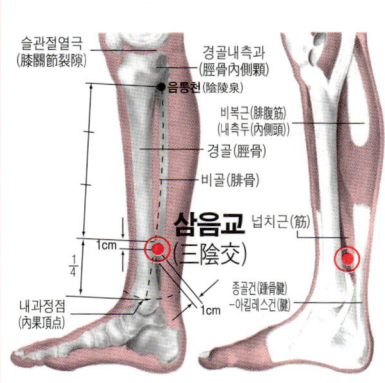

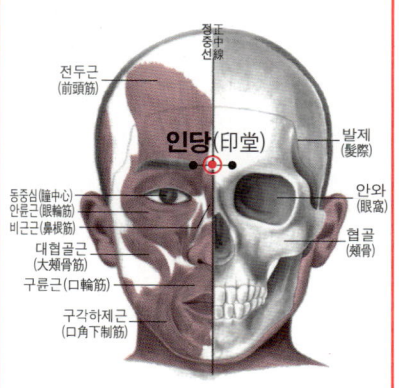

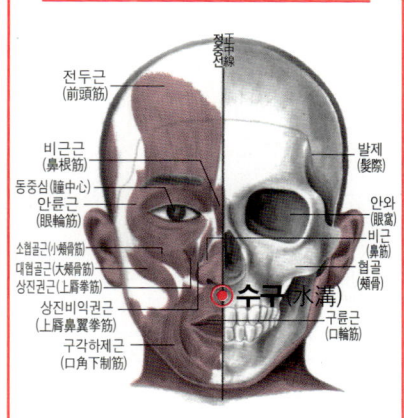

삼음교 : 음릉천과 안쪽 복사뼈의 사이에서 안쪽 복사뼈의 중심으로부터 1/4의 하방 1cm에서, 경골 뒷쪽의 후방 1cm

인당 : 양 눈썹 안쪽 끝의 중앙

수구 : 두부 정중선상의 인중에서 비중격 아래쪽으로부터 1/3 - 침

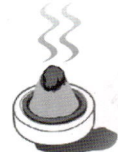 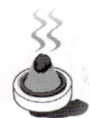

습진

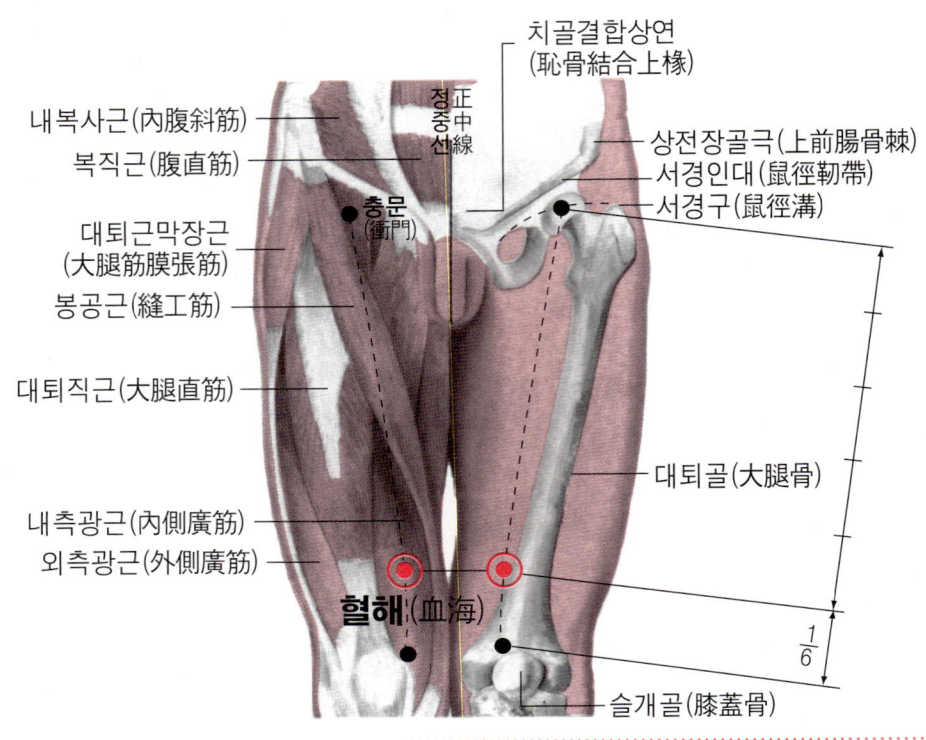

혈해 : 충문과 슬개골 위-안쪽의 사이에서 아래로 부터 1/6

보충경혈

단중
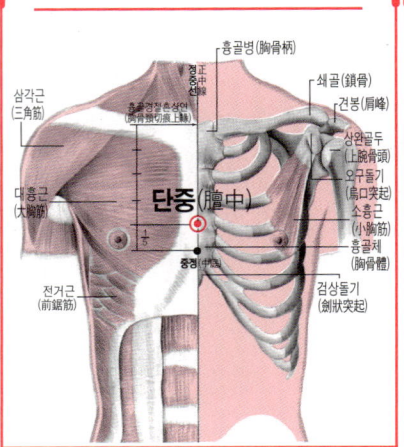

단중 : 정중선상에서 흉골경절흔 윗쪽과 중정의 사이에 중정으로부터 1/5

중완
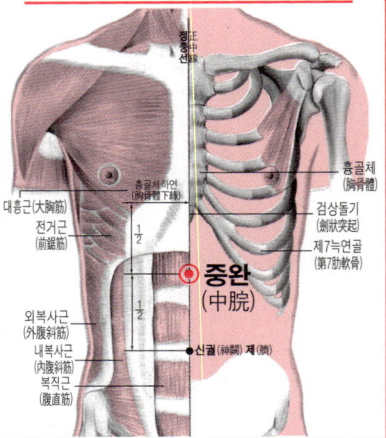

중완 : 정중선상에서 흉골체하연(명치)과 배꼽의 중앙

견우
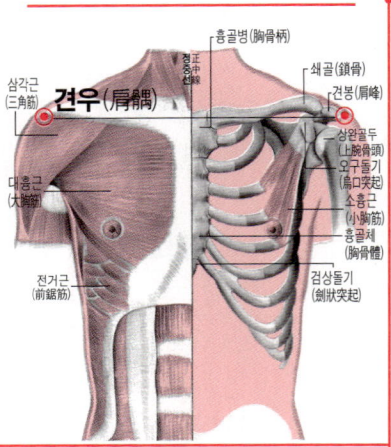

견우 : 견봉의 앞 아랫쪽

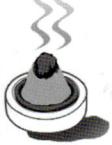 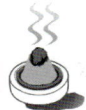

신경성 피부염

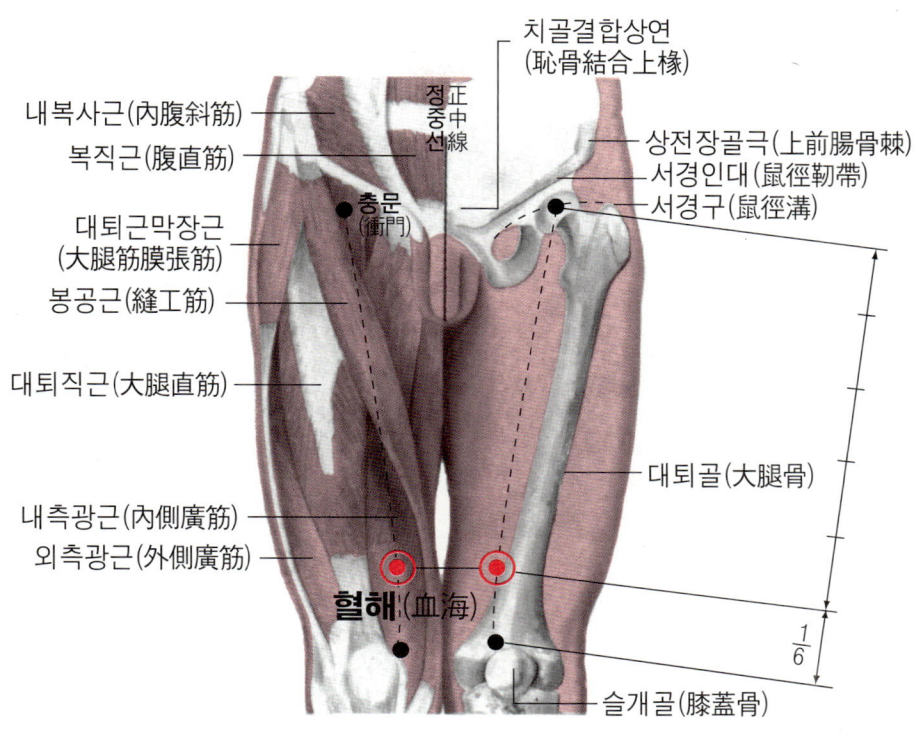

혈해 : 충문과 슬개골 위-안쪽의 사이에서 아래로 부터 1/6

보충경혈

비수
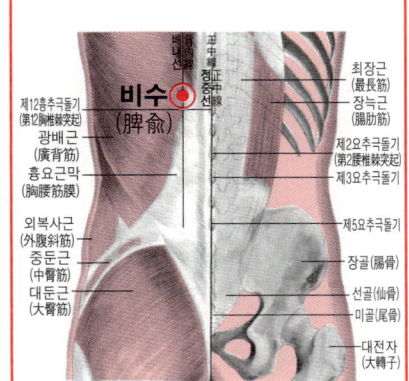

비수 : 배내선상에서 제11, 12흉추극돌기 사이의 높이

풍시
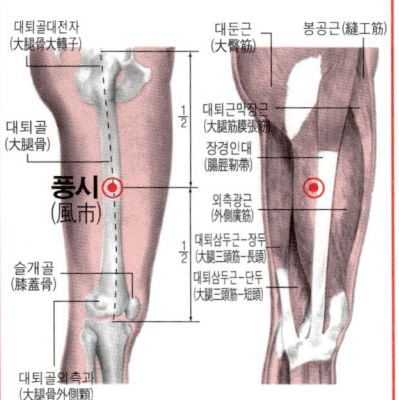

풍시 : 대퇴골 대전자 윗쪽과 대퇴골 외측의 아랫쪽 중앙

삼음교
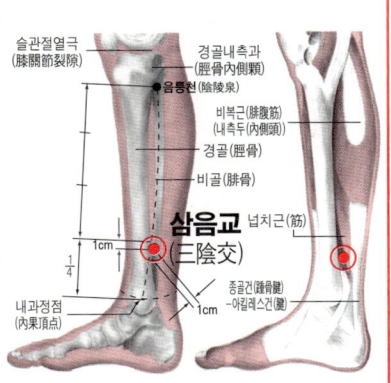

삼음교 : 음릉천과 안쪽 복사뼈의 사이에서 안쪽 복사뼈의 중심으로부터 1/4의 하방 1cm에서, 경골 뒷쪽의 후방 1cm

아토피성 피부염/유전성·과민성 피부

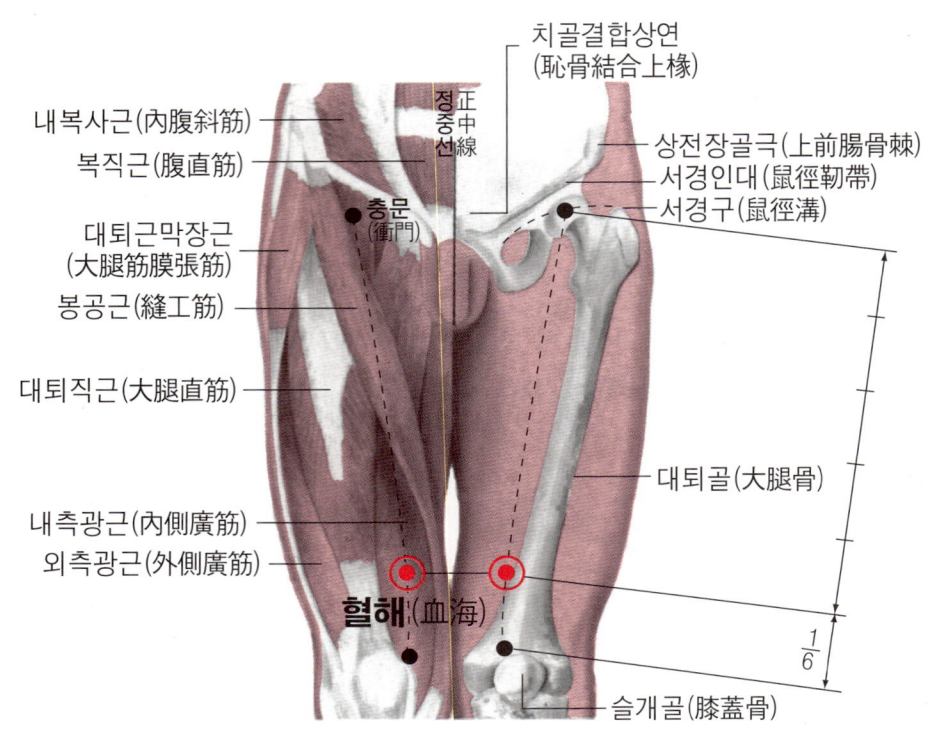

혈해 : 충문과 슬개골 위-안쪽의 사이에서 아래로 부터 1/6

보충경혈

음릉천
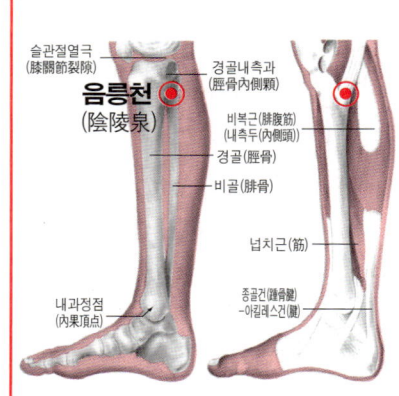

음릉천 : 경골내측과의 아래쪽

삼음교
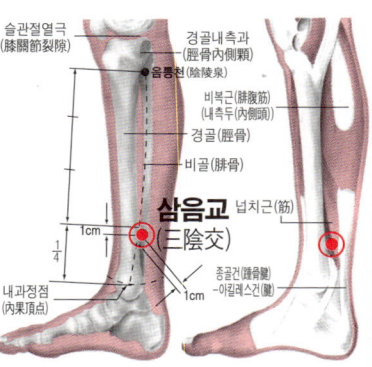

삼음교 : 음릉천과 안쪽 복사뼈의 사이에서 안쪽 복사뼈의 중심으로부터 1/4의 하방 1cm에서, 경골 뒷쪽의 후방 1cm

태충
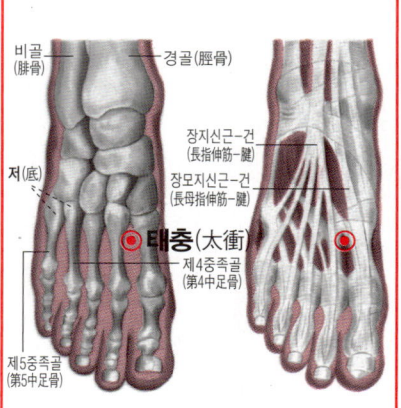

태충 : 발등의 제1, 2중족골저 앞쪽의 아래

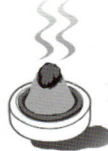 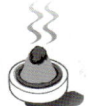

알러지/풍진

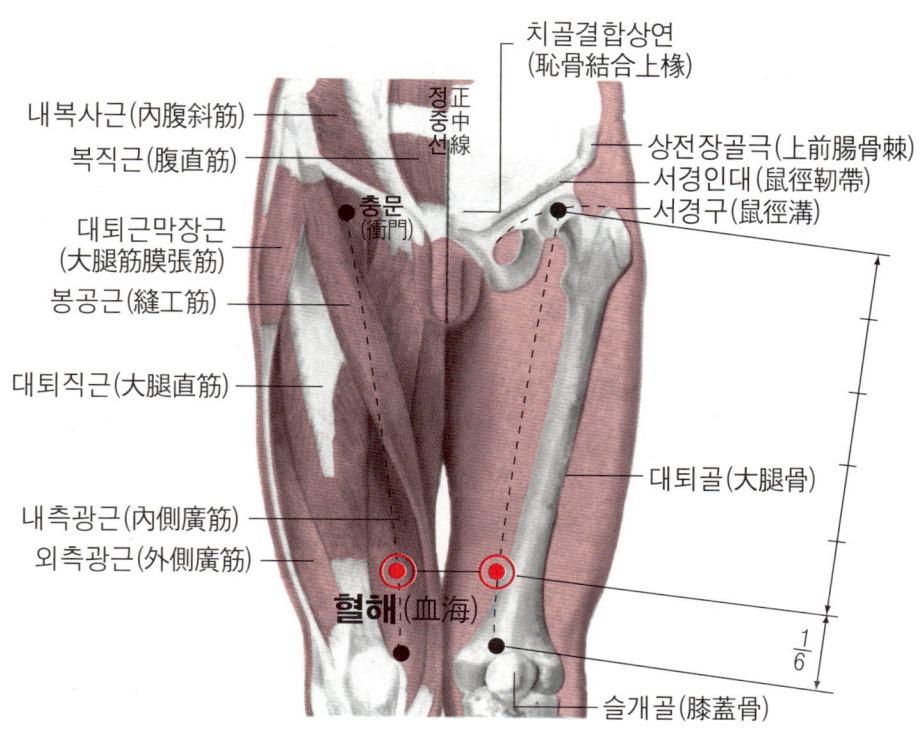

혈해 : 충문과 슬개골 위-안쪽의 사이에서 아래로 부터 1/6

보충경혈

백회

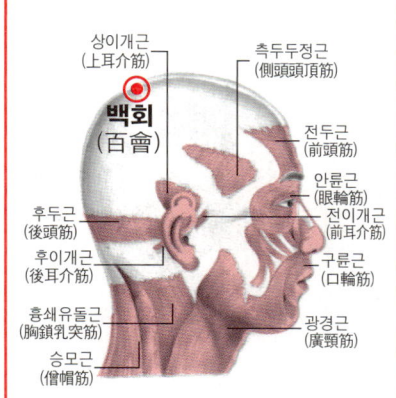

백회 : 정중선상에서 신정과 뇌호의 중앙

간수

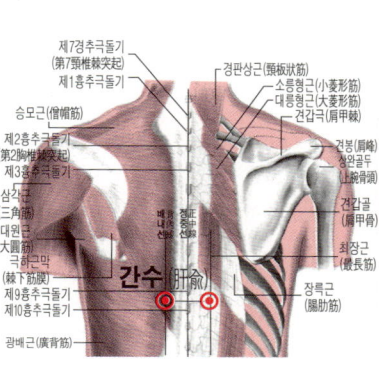

간수 : 배내선상에서, 제9, 10흉추극돌기의 사이의 높이

견우

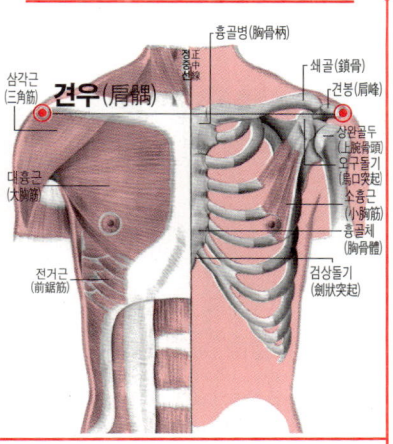

견우 : 견봉의 앞 아랫쪽

어린선

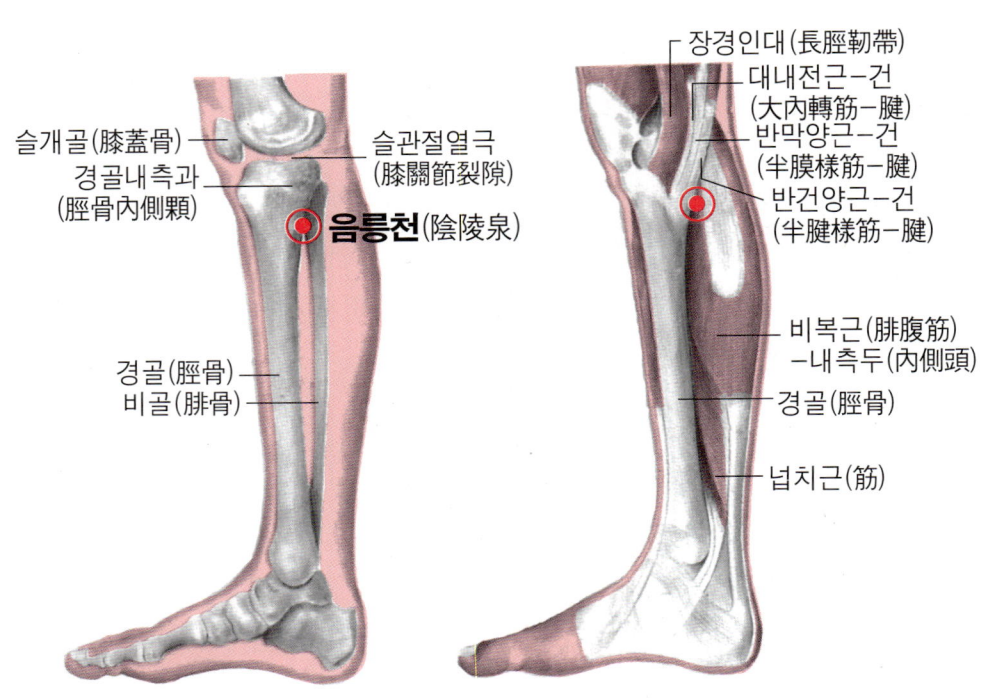

음릉천 : 경골내측과의 아래쪽

보충경혈

혈해

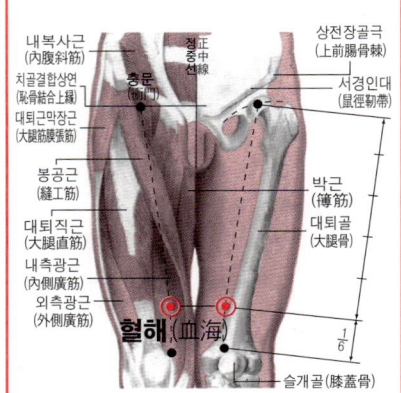

혈해 : 충문과 슬개골 위-안쪽의 사이에서 아래로 부터 1/6

태계

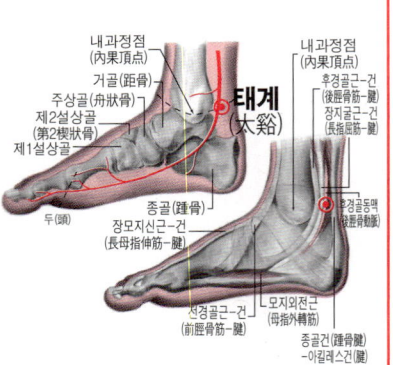

태계 : 내과(안복사뼈) 정점의 후방

격수

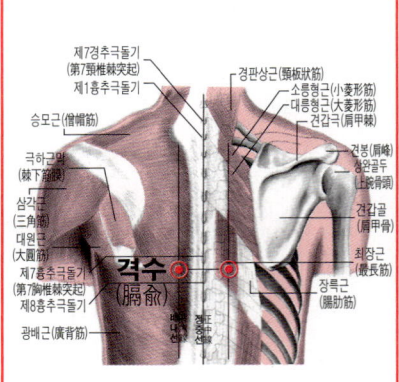

격수 : 배내선상에서, 제7, 8 흉추극돌기 사이의 높이

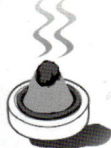
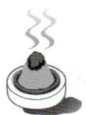

얼굴홍조

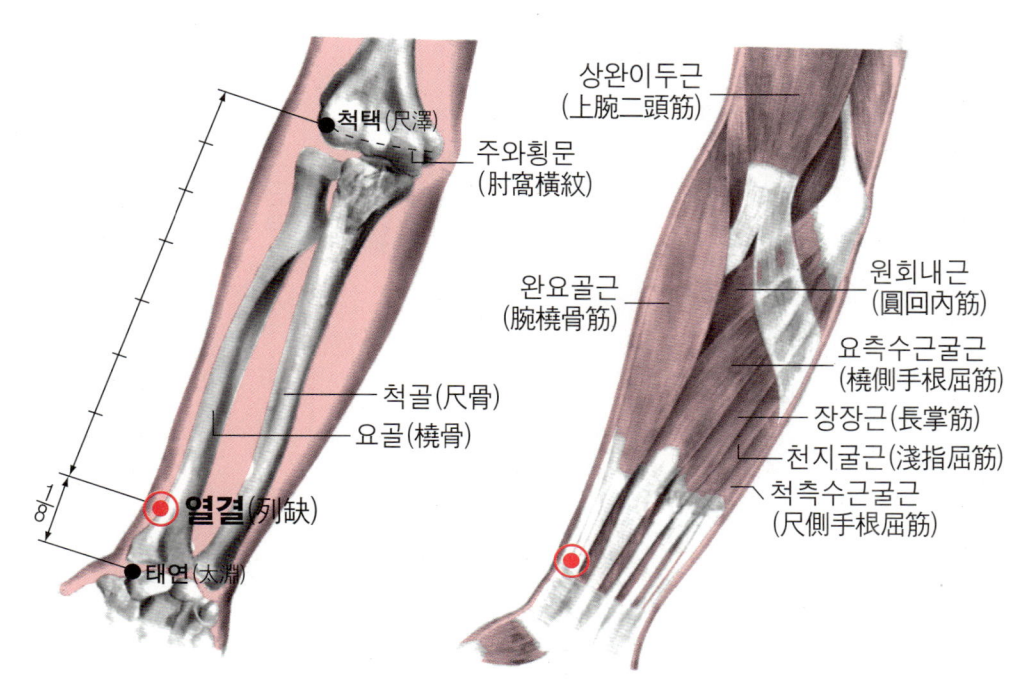

열결 : 척택과 태연의 사이에서 태연으로부터 1/8

보 충 경 혈

신문

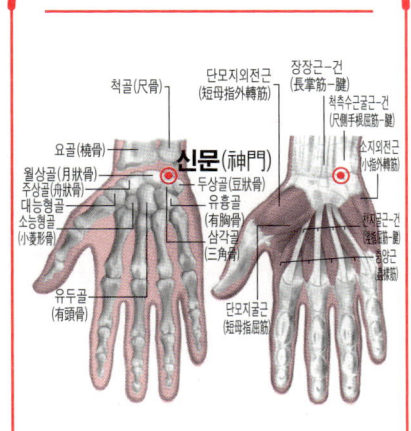

신문 : 손목 주름에서 소지측 수근굴근건의 엄지측

여드름

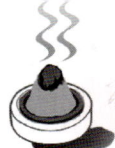 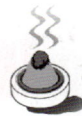

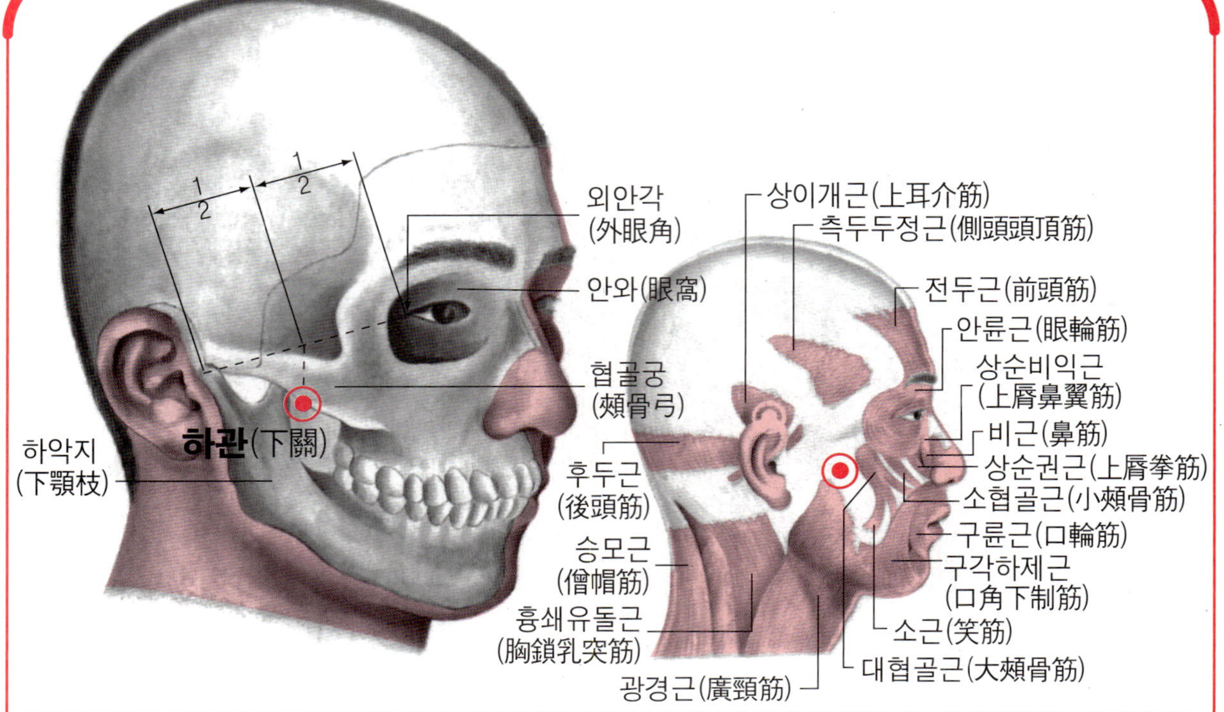

외안각(外眼角)
안와(眼窩)
협골궁(頰骨弓)
하관(下關)
하악지(下顎枝)
후두근(後頭筋)
승모근(僧帽筋)
흉쇄유돌근(胸鎖乳突筋)
광경근(廣頸筋)

상이개근(上耳介筋)
측두두정근(側頭頭頂筋)
전두근(前頭筋)
안륜근(眼輪筋)
상순비익근(上脣鼻翼筋)
비근(鼻筋)
상순권근(上脣拳筋)
소협골근(小頰骨筋)
구륜근(口輪筋)
구각하제근(口角下制筋)
소근(笑筋)
대협골근(大頰骨筋)

하관 : 외안각(눈꼬리)과 하악골하악지 뒷쪽 상단과의 중앙 바로 밑에서 협골궁 아래쪽

보 충 경 혈

대추

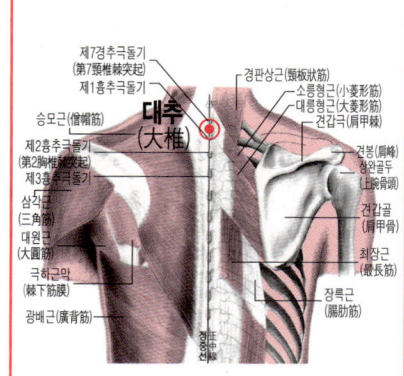

대추 : 목을 앞으로 깊이 숙이면 목덜미 밑으로 크게 돌출한 뼈(제7경추극돌기)와 제1흉추극돌기의 사이

곡지

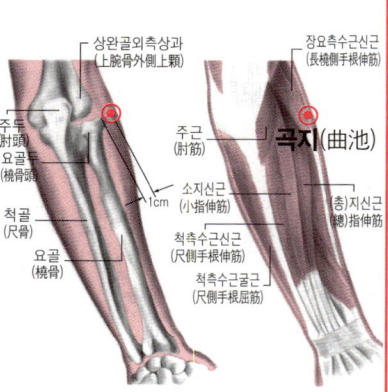

곡지 : 요골두 바깥 위쪽으로 부터 팔꿈치 안주름에 따라 내방 1cm(팔꿈치를 굽힐 나타나는 주름 끝)

합곡

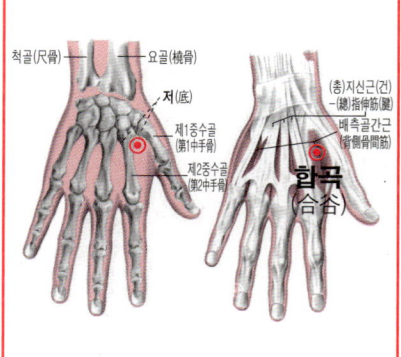

합곡 : 손등에서 제1, 2중수골저 아랫쪽의 사이

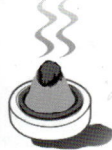 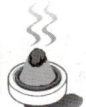

연주창

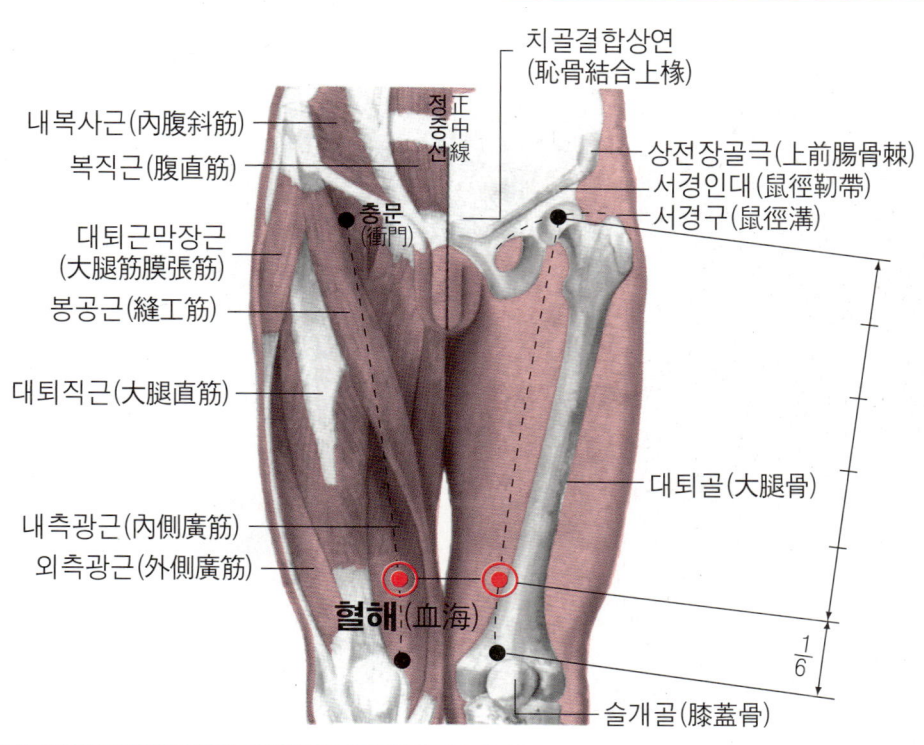

혈해: 충문과 슬개골 위-안쪽의 사이에서 아래로 부터 1/6

보충경혈

대장수
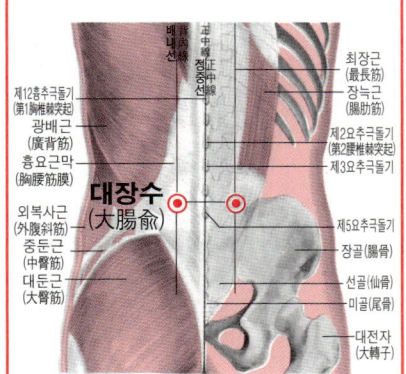

대장수: 배내선상에서 제4,5요추극돌기 사이

풍문
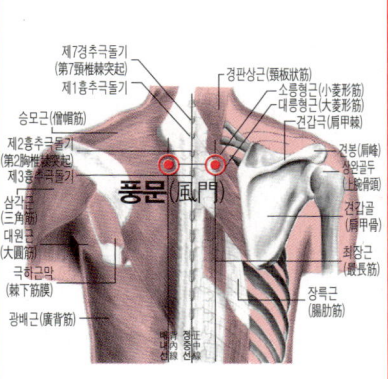

풍문: 배내선상에서 제2, 3흉추극돌기 사이의 높이

지구
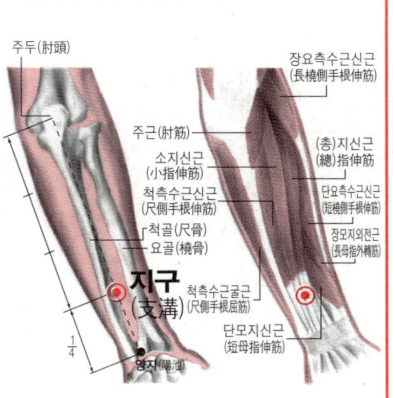

지구: 팔꿈치와 양지의 사이에서 양지로 부터 1/4

원형탈모증

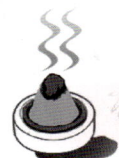
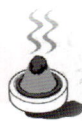

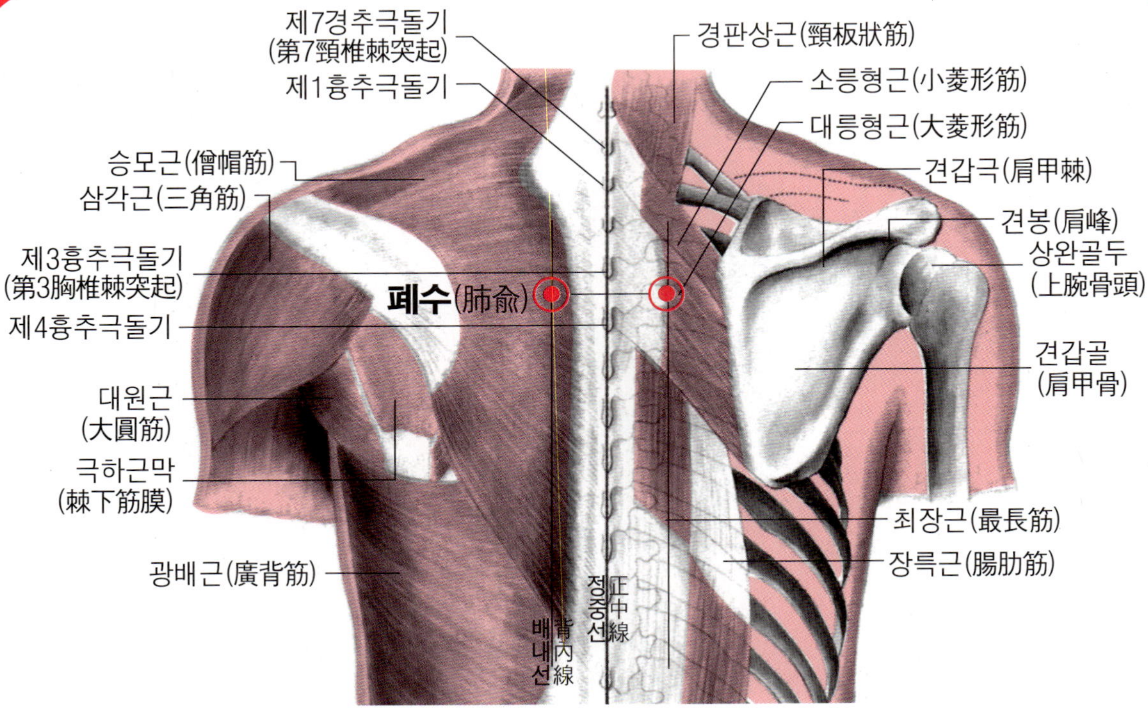

폐수 : 배내선상에서 제5,6흉추극돌기 사이의 높이

보충경혈

신수
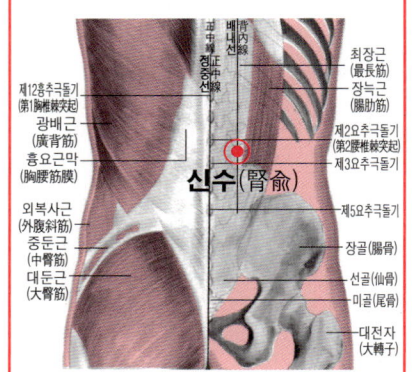

신수 : 배내선상에서 제2, 3요추극돌기의 사이

족삼리
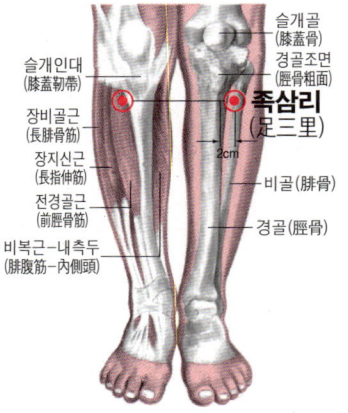

족삼리 : 경골조면의 아랫쪽 높이에서 경골 앞쪽으로부터 바깥쪽 2cm

외관
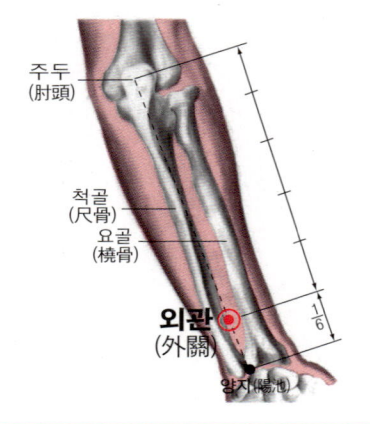

외관 : 팔꿈치와 양지의 사이에서 양지로부터 1/6

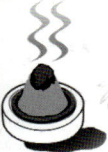 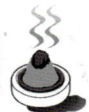

입술 물집

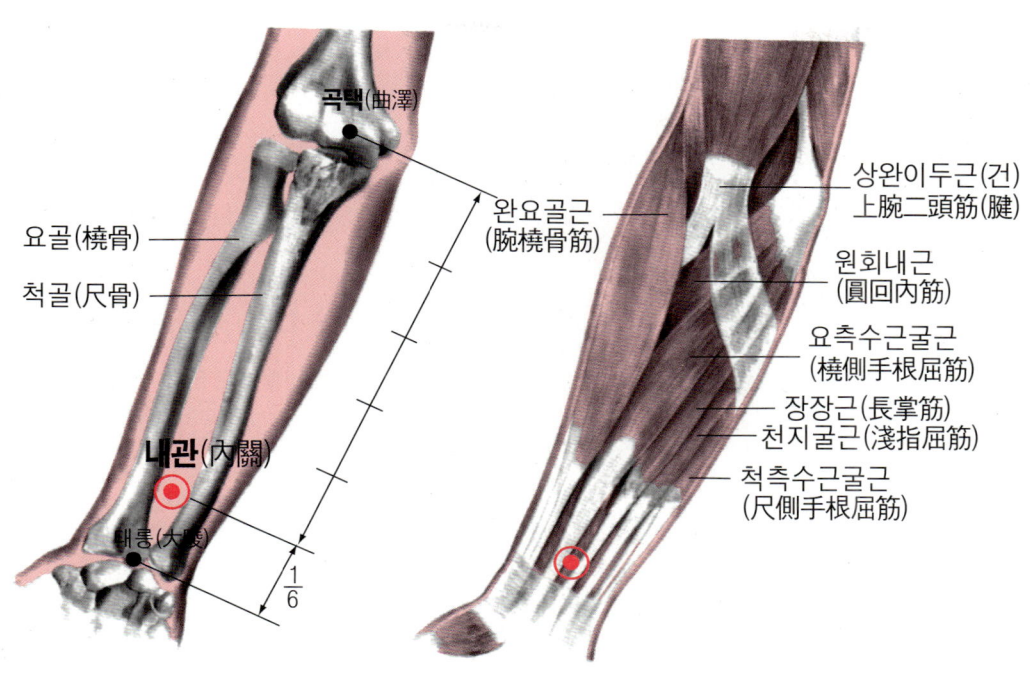

내관 : 곡택과 대릉의 사이에서 대릉으로부터 1/6(상방 2촌)

보충경혈

삼음교
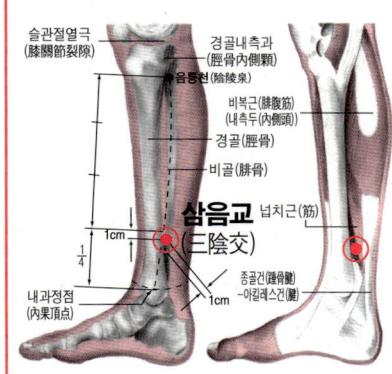

위중
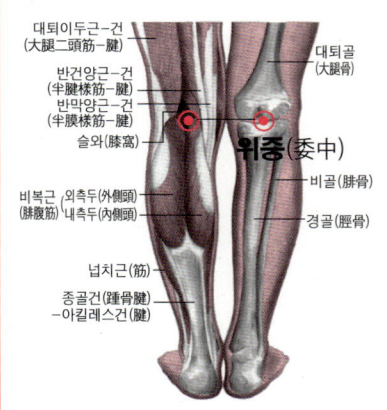

후계
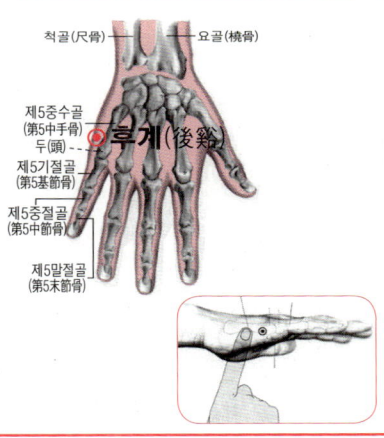

삼음교 : 음릉천과 안쪽 복사뼈의 사이에서 안쪽 복사뼈의 중심으로부터 1/4의 하방 1cm에서, 경골 뒷쪽의 후방 1cm

위중 : 무릎 뒤 주름의 중앙

후계 : 손등에서 제5중수골두 윗쪽의 소지측 (주먹을 쥐었을 때 나타나는 소지측 주름끝)

주사비(딸기코)

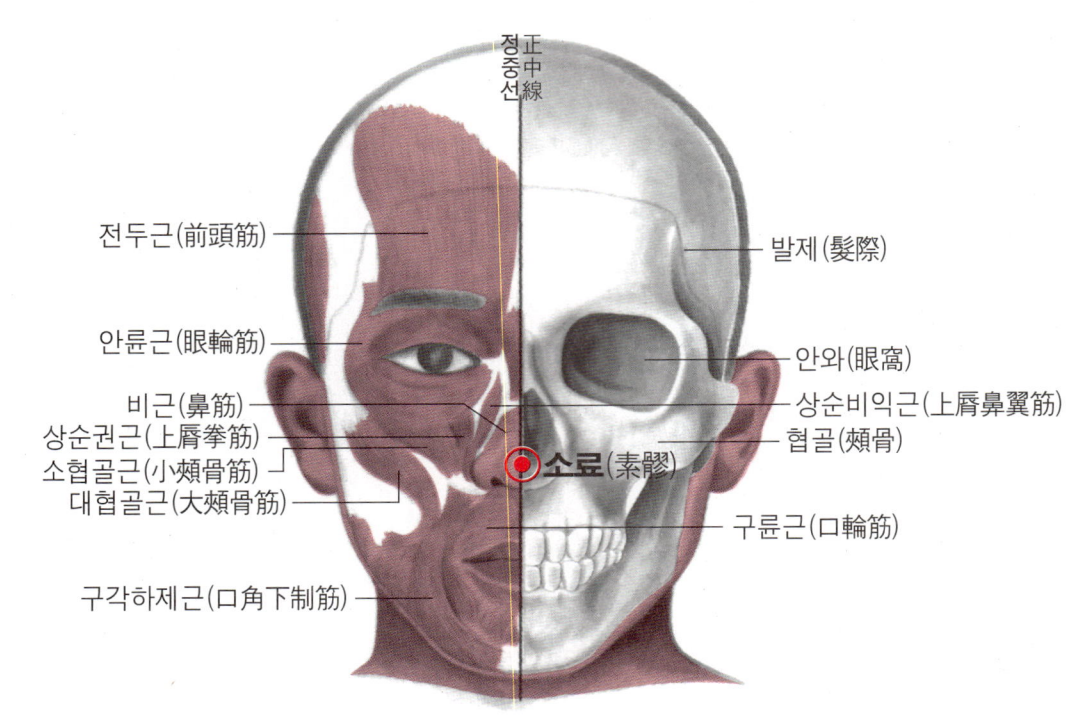

소료 : 코끝의 정점 - 삼릉침

보 충 경 혈

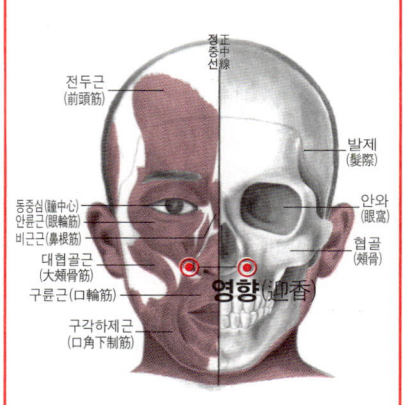

영향 : 비익점의 높이에서 비진구점에 있다

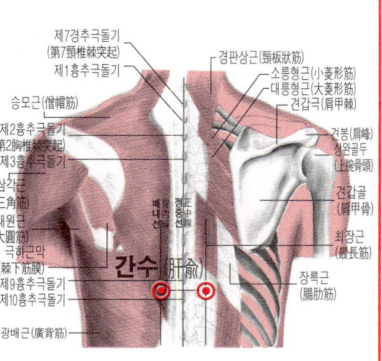

간수 : 배내선상에서, 제9, 10흉추극돌기의 사이의 높이

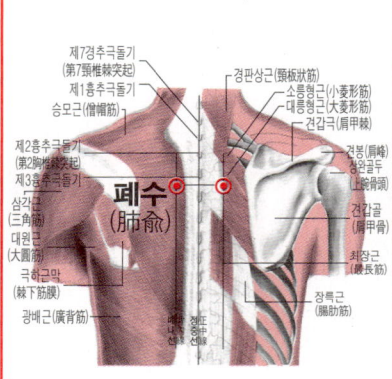

폐수 : 배내선상에서 제5, 6흉추극돌기 사이의 높이

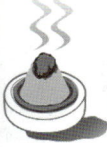 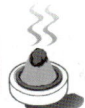

탈모예방(대머리)

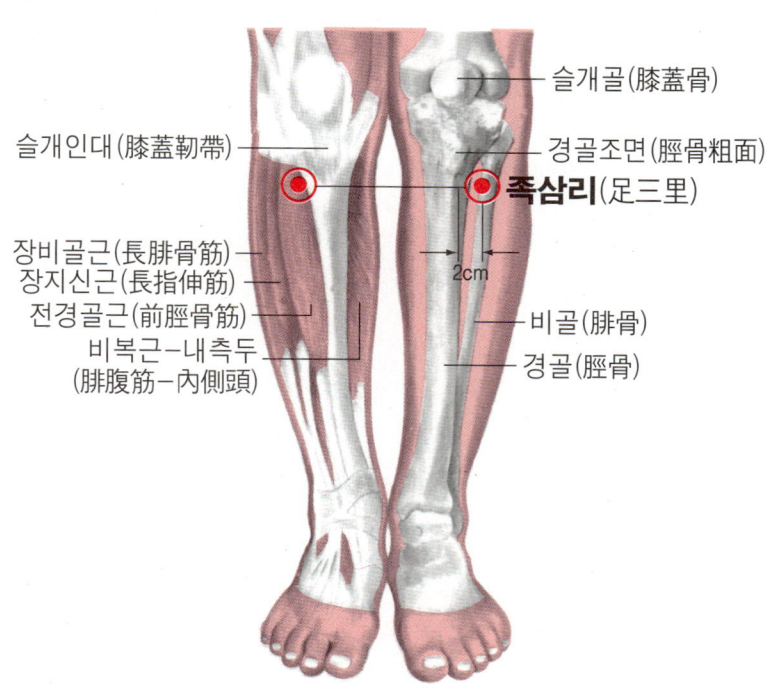

족삼리 : 경골조면의 아랫쪽 높이에서 경골 앞쪽으로부터 바깥쪽 2cm

보충경혈

삼음교
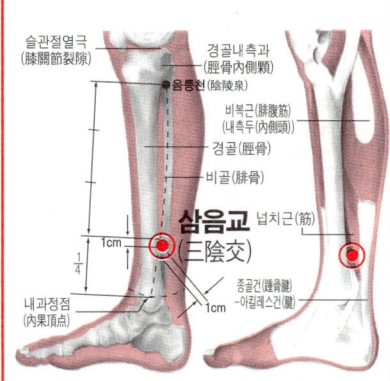

삼음교 : 음릉천과 안쪽 복사뼈의 사이에서 안쪽 복사뼈의 중심으로부터 1/4의 하방 1cm에서, 경골 뒷쪽의 후방 1cm

곡지
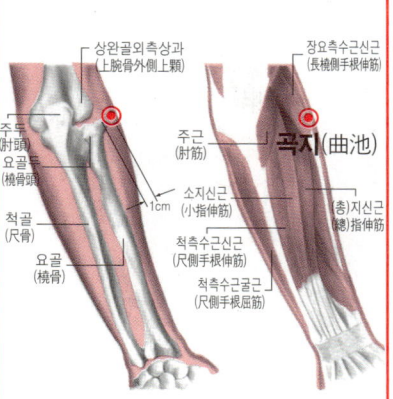

곡지 : 요골두 바깥 위쪽으로 부터 팔꿈치 안주름에 따라 내방 1cm(팔꿈치를 굽힐 나타나는 주름 끝)

열결
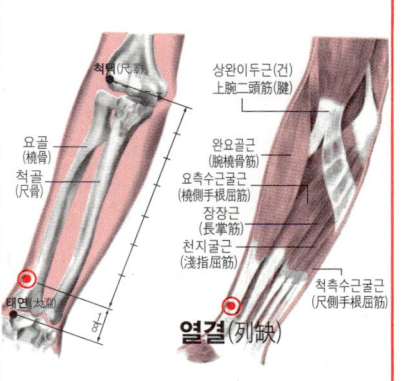

열결 : 정중선상 뒷머리 시작 부분 깊이 패인 곳의 중심에서 옆으로 1.5촌

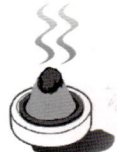
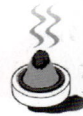

피부반점

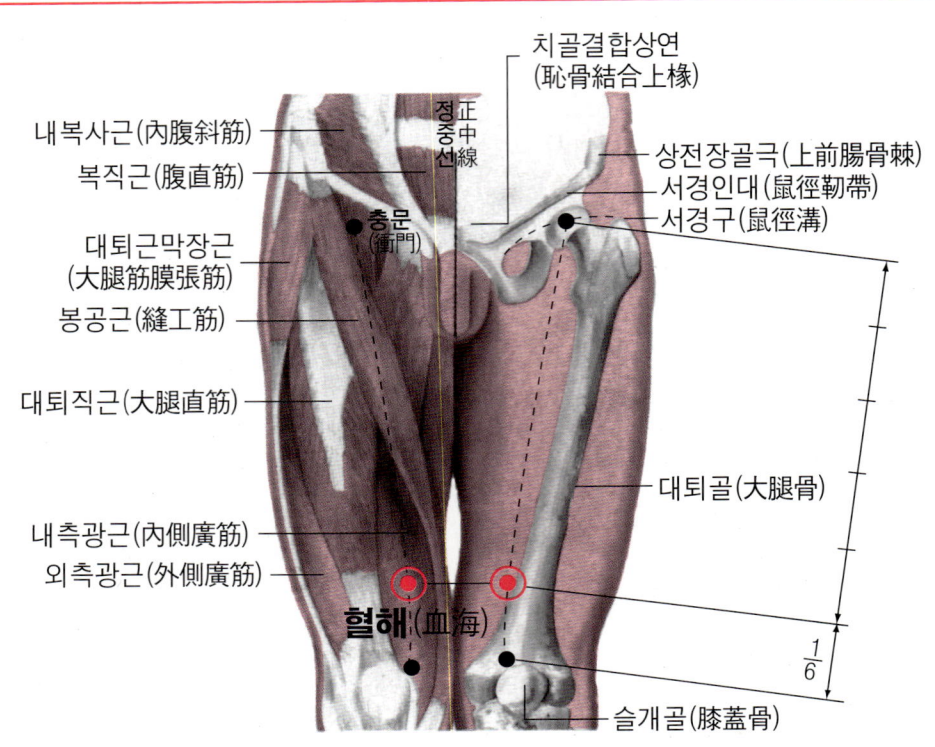

혈해 : 충문과 슬개골 위-안쪽의 사이에서 아래로 부터 1/6

보 충 경 혈

족삼리
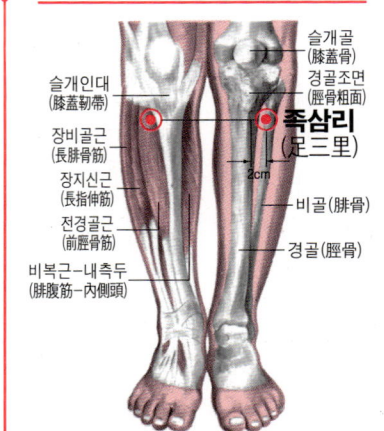

족삼리 : 경골조면의 아랫쪽 높이에서 경골 앞쪽으로부터 바깥쪽 2cm

양릉천
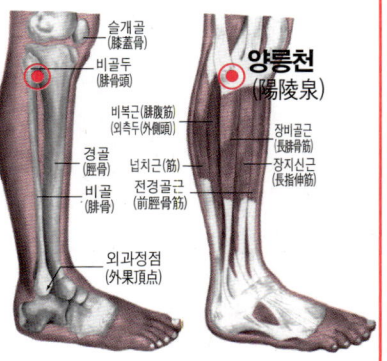

양릉천 : 비골두의 앞 아랫쪽

대추
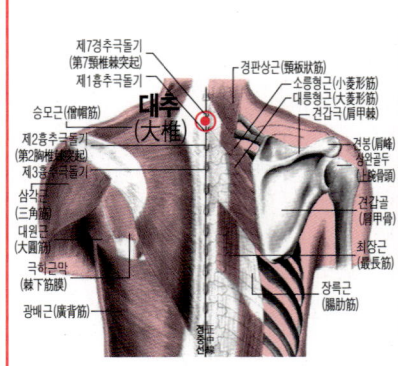

대추 : 목을 앞으로 깊이 숙이면 목덜미 밑으로 크게 돌출한 뼈(제7경추극돌기)와 제1흉추극돌기의 사이

피부병

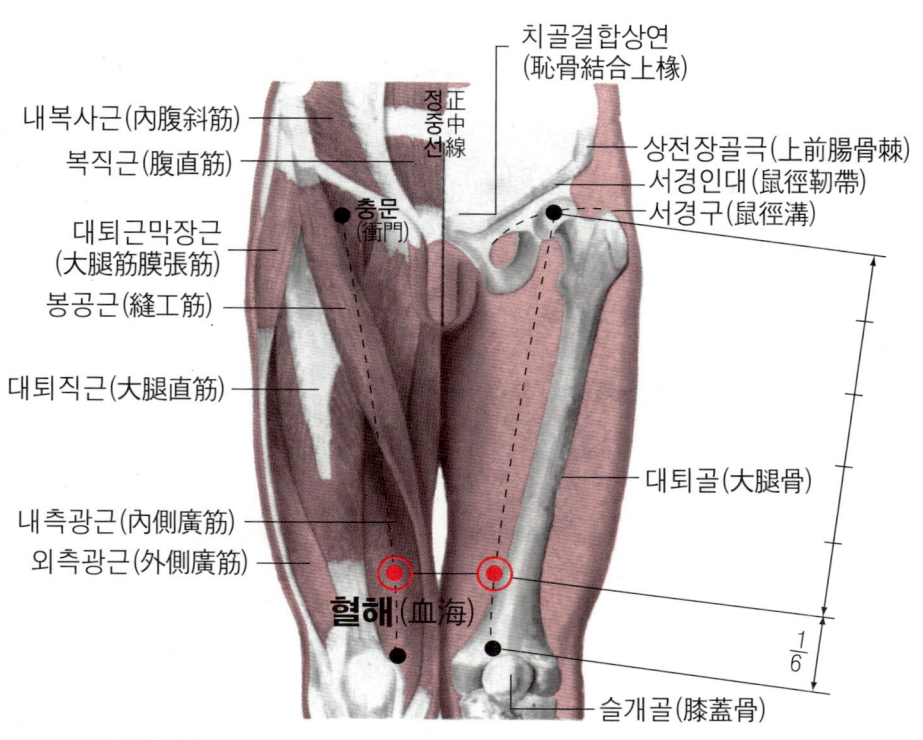

혈해 : 충문과 슬개골 위-안쪽의 사이에서 아래로 부터 1/6

보 충 경 혈

폐수	격수	곡지
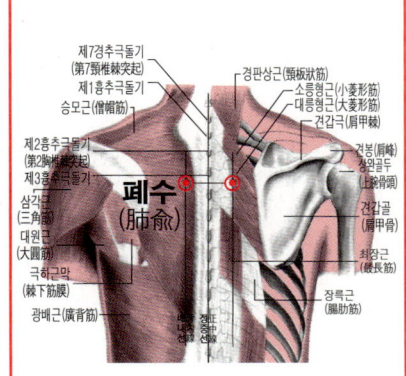	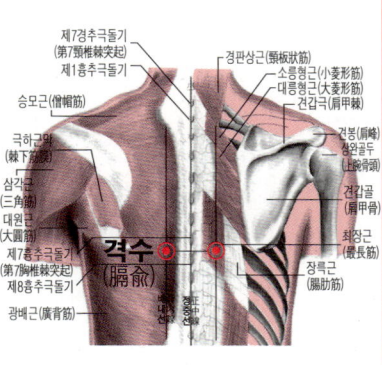	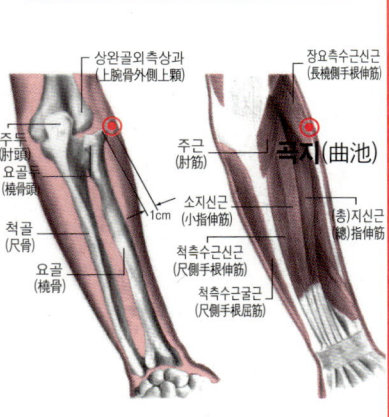
폐수 : 배내선상에서 제5, 6흉추극돌기 사이의 높이	격수 : 배내선상에서, 제7, 8 흉추극돌기 사이의 높이	곡지 : 요골두 바깥 위쪽으로 부터 팔꿈치 안주름에 따라 내방 1cm (팔꿈치를 굽힐 나타나는 주름 끝)

피부염

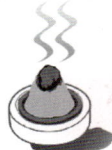 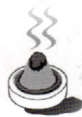

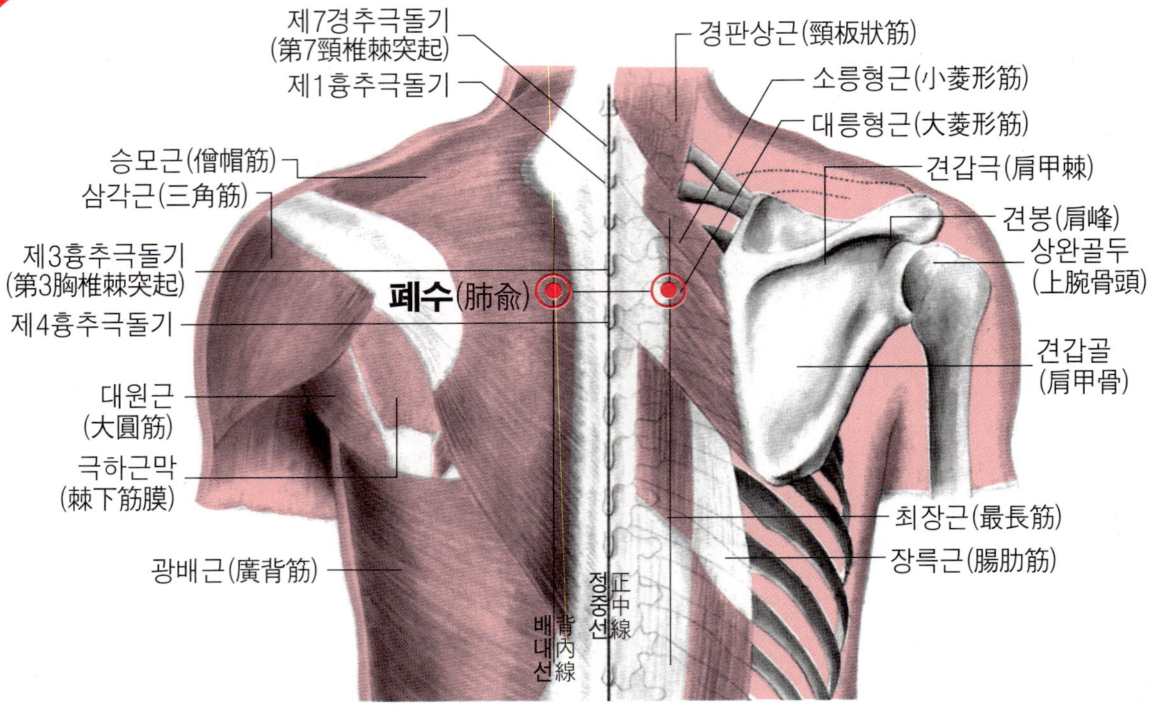

- 제7경추극돌기 (第7頸椎棘突起)
- 제1흉추극돌기
- 경판상근(頸板狀筋)
- 소릉형근(小菱形筋)
- 대릉형근(大菱形筋)
- 승모근(僧帽筋)
- 삼각근(三角筋)
- 견갑극(肩甲棘)
- 견봉(肩峰)
- 상완골두(上腕骨頭)
- 제3흉추극돌기 (第3胸椎棘突起)
- 폐수(肺兪)
- 제4흉추극돌기
- 견갑골(肩甲骨)
- 대원근(大圓筋)
- 극하근막(棘下筋膜)
- 최장근(最長筋)
- 장륵근(腸肋筋)
- 광배근(廣背筋)
- 정중선 正中線
- 배내선 背內線

폐수 : 배내선상에서 제5,6흉추극돌기 사이의 높이

보충경혈

곡지

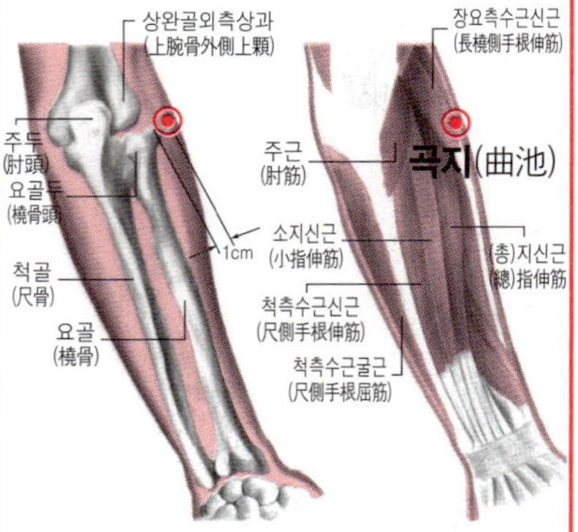

- 상완골외측상과 (上腕骨外側上顆)
- 장요측수근신근 (長橈側手根伸筋)
- 주두(肘頭)
- 요골두(橈骨頭)
- 척골(尺骨)
- 요골(橈骨)
- 주근(肘筋)
- 곡지(曲池)
- 소지신근(小指伸筋)
- 척측수근신근(尺側手根伸筋)
- 척측수근굴근(尺側手根屈筋)
- (총)지신근((總)指伸筋)
- 1cm

곡지 : 요골두 바깥 위쪽으로 부터 팔꿈치 안주름에 따라 내방 1cm (팔꿈치를 굽힐 때 나타나는 주름 끝)

곡천

- 슬개골(膝蓋骨)
- 대퇴골내측상과(大腿骨內側上顆)
- 곡천(曲泉)
- 슬와횡문(膝窩橫紋)
- 경골내측과(脛骨內側顆)
- 비복근(腓腹筋) 내측두(內側頭)
- 경골(脛骨)
- 비골(腓骨)
- 대내전근(大內轉筋)-건(腱)
- 반막양근(半膜樣筋)-건(腱)
- 반건양근(半腱樣筋)-건(腱)
- 넙치근

곡천 : 무릎관절을 굽혔을 때 생기는 주름의 안쪽 끝

열결
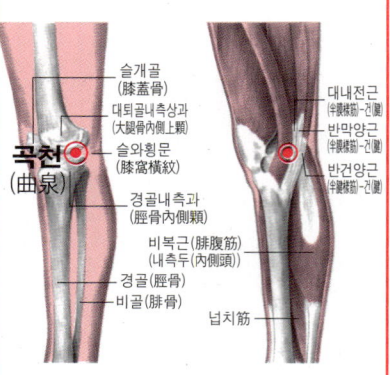 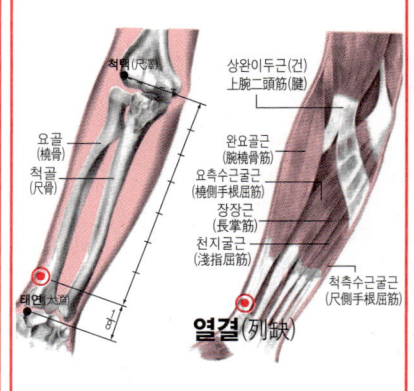

- 척택(尺澤)
- 상완이두근(건)(上腕二頭筋(腱))
- 요골(橈骨)
- 척골(尺骨)
- 태연(太淵)
- 완요골근(腕橈骨筋)
- 요측수근굴근(橈側手根屈筋)
- 장장근(長掌筋)
- 천지굴근(淺指屈筋)
- 척측수근굴근(尺側手根屈筋)
- 열결(列缺)

열결 : 정중선상 뒷머리 시작 부분 깊이 패인 곳의 중심에서 옆으로 1.5촌

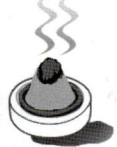 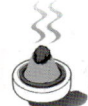

하지단독

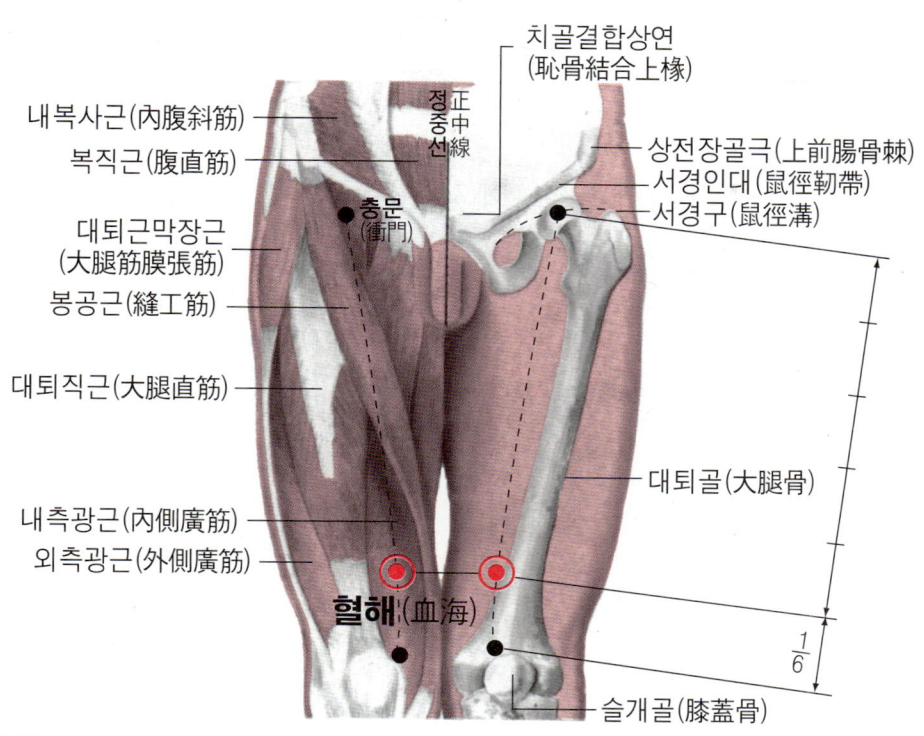

혈해 : 충문과 슬개골 위-안쪽의 사이에서 아래로 부터 1/6

보충경혈

족삼리
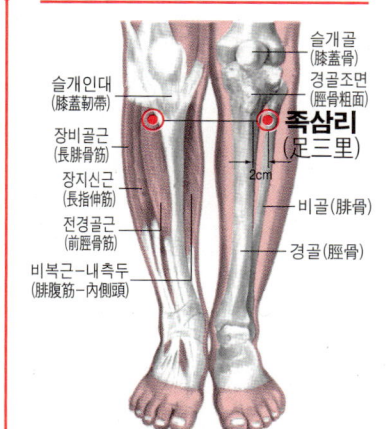

족삼리 : 경골조면의 아랫쪽 높이에서 경골 앞쪽으로부터 바깥쪽 2cm

위중
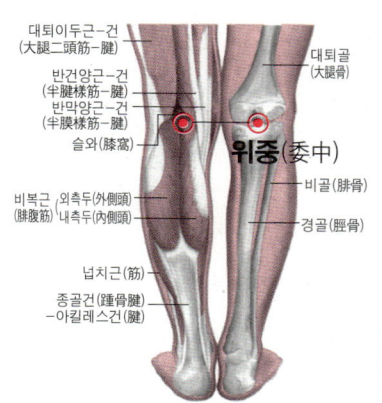

위중 : 무릎 뒤 주름의 중앙

음릉천
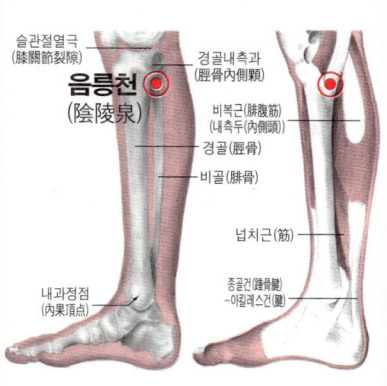

음릉천 : 경골내측과의 아래쪽

하지부스럼

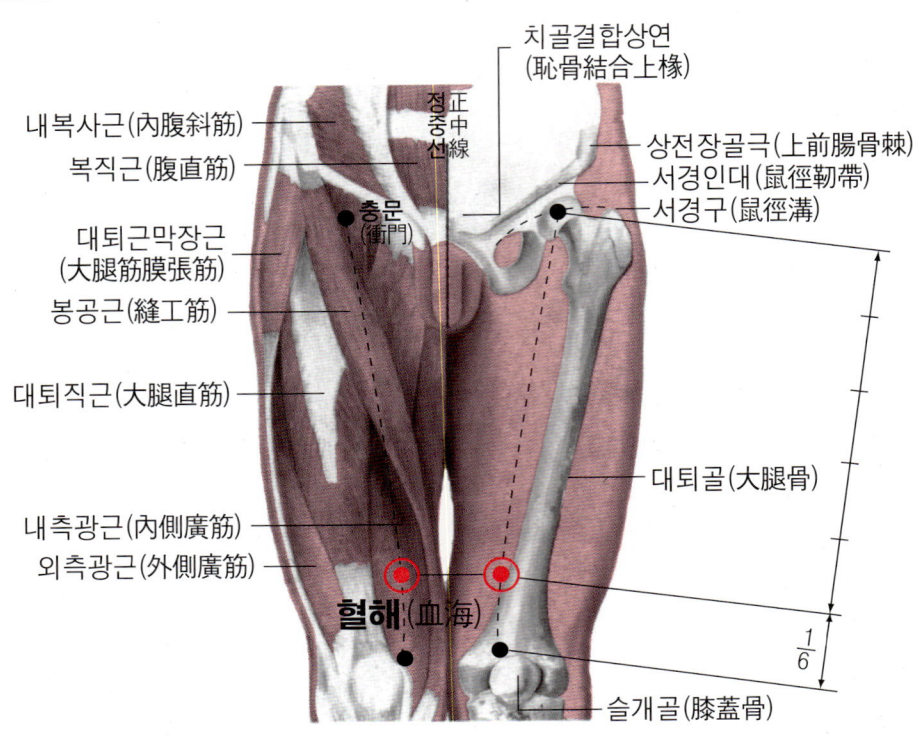

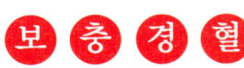
혈해 : 충문과 슬개골 위-안쪽의 사이에서 아래로 부터 1/6

보충경혈

족삼리
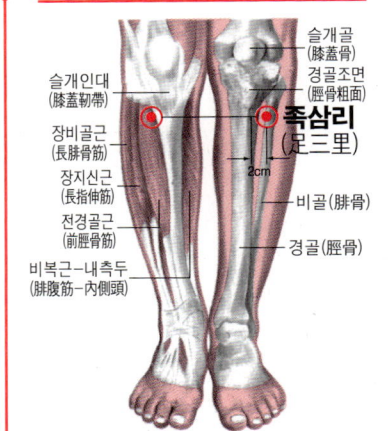

족삼리 : 경골조면의 아랫쪽 높이에서 경골 앞쪽으로부터 바깥쪽 2cm

양릉천
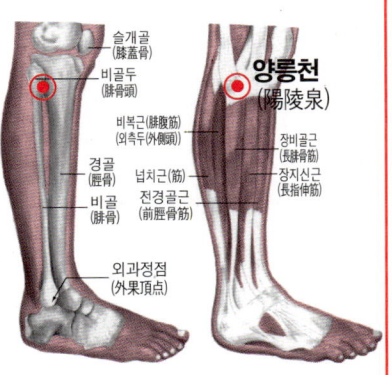

양릉천 : 비골두의 앞 아랫쪽

축빈
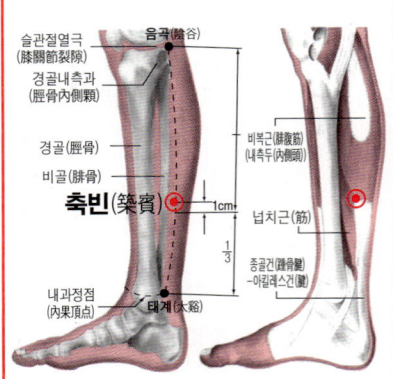

축빈 : 하퇴내측의 음곡과 태계의 사이에서 태계로 부터 1/3의 상방1cm의 높이에서, 비복근 앞쪽

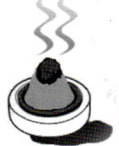 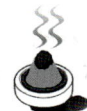

한센병/나병

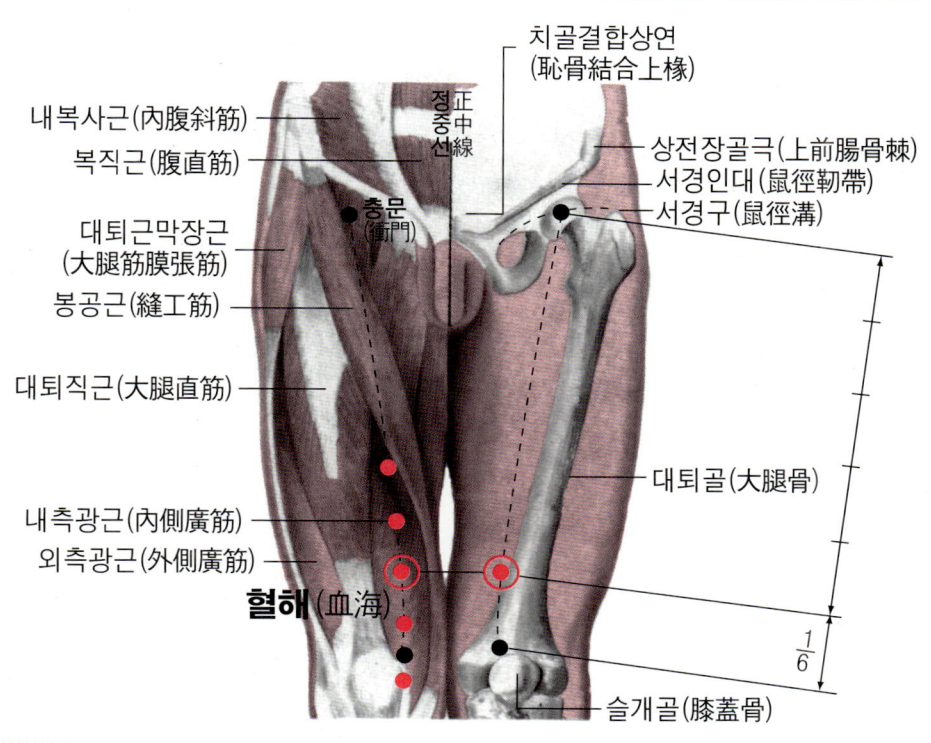

혈해 5혈 : 충문과 슬개골 위-안쪽의 사이에서 아래로 부터 1/6

보충경혈

단중 3혈
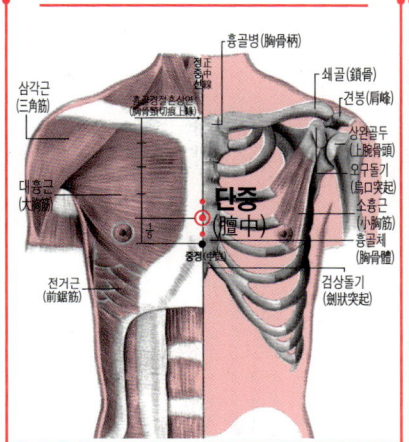

단중 : 정중선상에서 흉골경절흔 윗쪽과 중정의 사이에 중정으로부터 1/5

중완 3혈
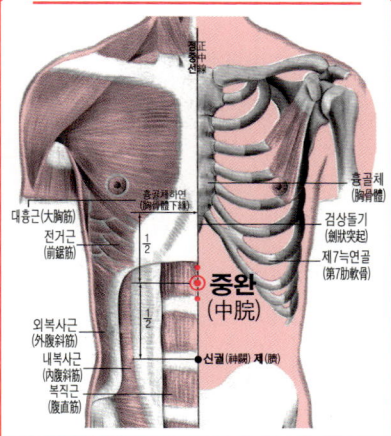

중완 : 정중선상에서 명치와 배꼽의 중간

관원 5혈
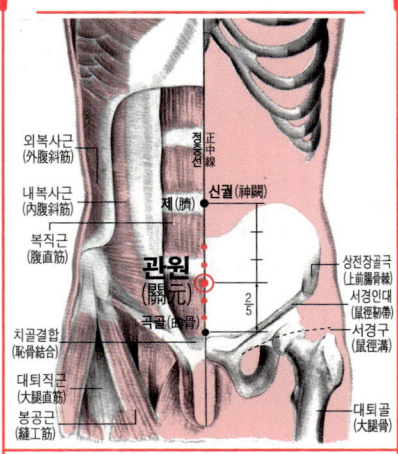

관원 : 정중선상에서, 신궐(배꼽의중심)과 곡골의 사이에 곡골로부터 2/5

심장 / 혈관 질환
Heart / Angiosis Disease

6

고혈압

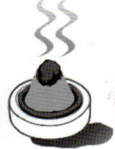
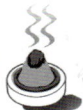
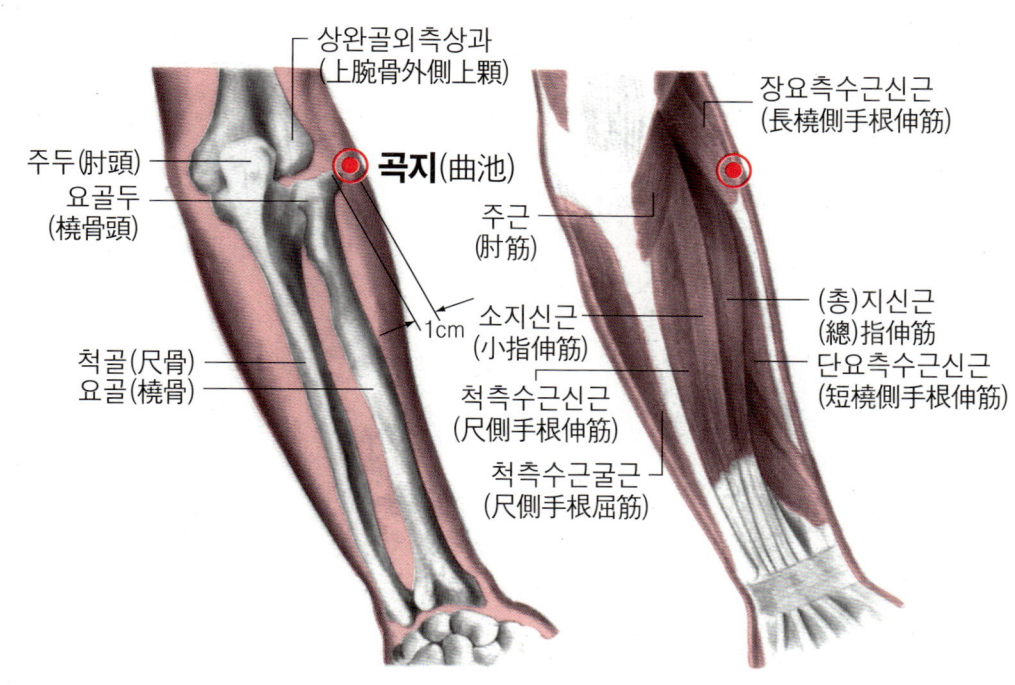

곡지 : 요골두 바깥 위쪽으로 부터 팔꿈치 안주름에 따라 내방 1cm (팔꿈치를 굽힐 나타나는 주름 끝)

보 충 경 혈

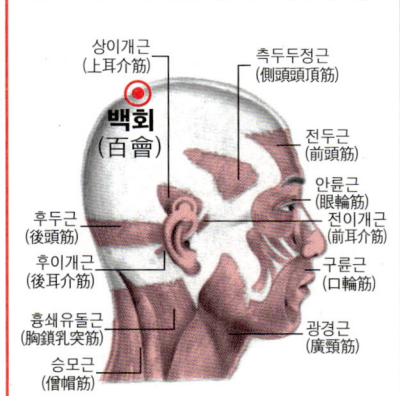
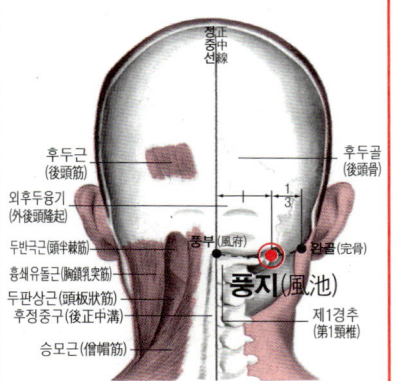
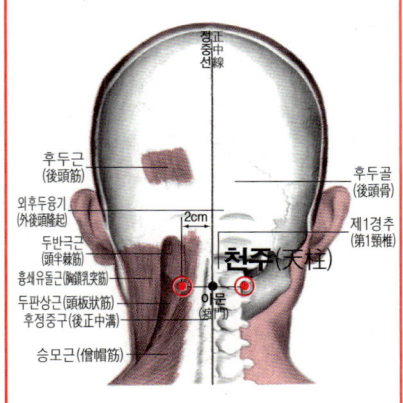

백회 : 정중선상에서 신정과 뇌호의 중앙

풍지 : 풍부와 완골의 사이에서 완골로부터 1/3

천주 : 아문의 높이에서, 외방 2cm의 증폭근팽융부 정점 바깥쪽

관상(심장) 동맥경화증

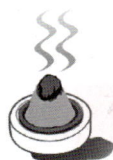 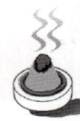

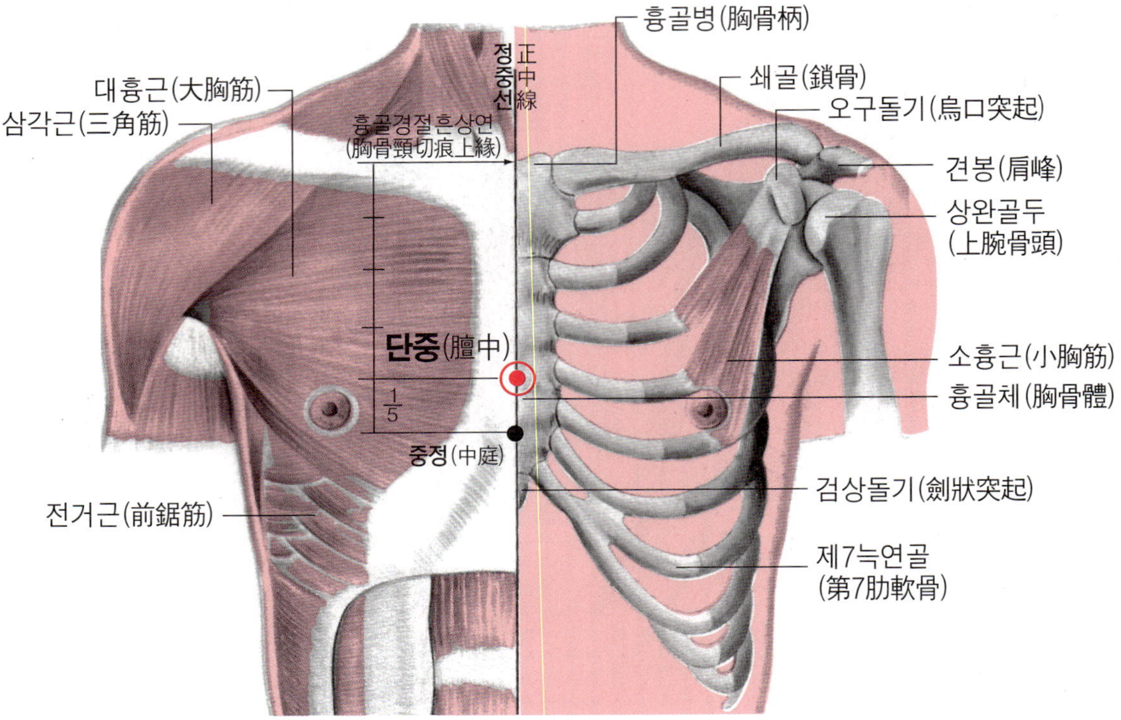

단중 : 정중선상에서 흉골경절흔 윗쪽과 중정의 사이에 중정으로부터 1/5

보충경혈

거궐
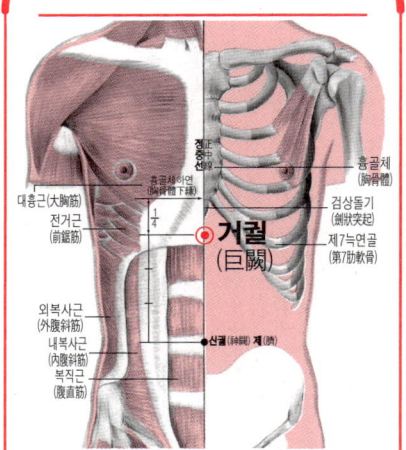

거궐 : 정중선상에서 흉골체하연과 신궐의 사이에 흉골체하연으로부터 1/4

궐음수
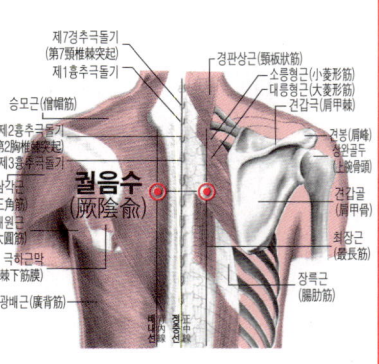

궐음수 : 배내선상에서 제4, 5흉추극돌기 사이의 높이

내관
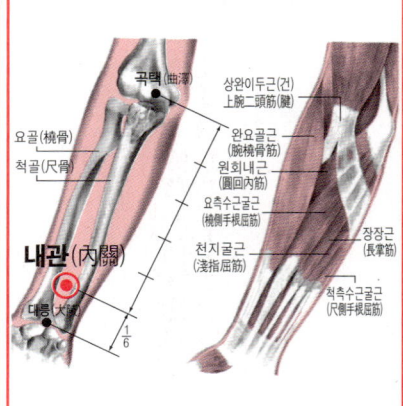

내관 : 곡택과 대릉의 사이에서 대릉으로부터 1/6(상방 2촌)

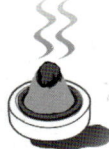 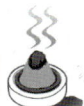

동맥경화

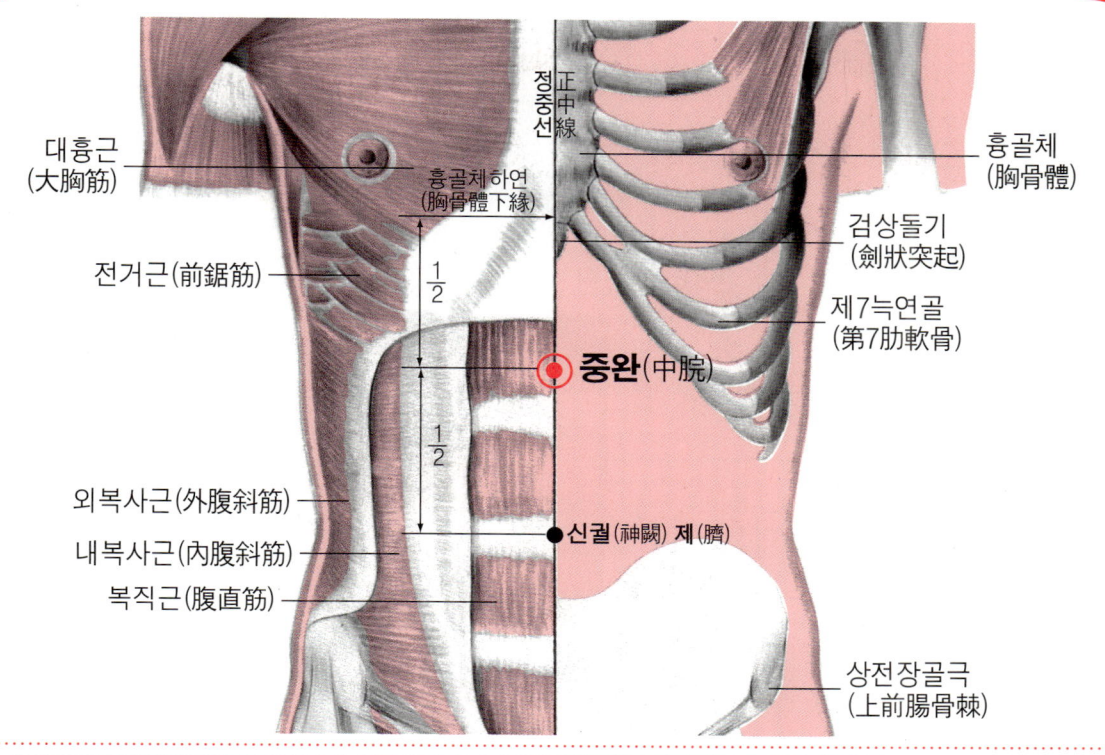

중완 : 정중선상에서 흉골체하연(명치)과 배꼽의 중앙

보충경혈

격수
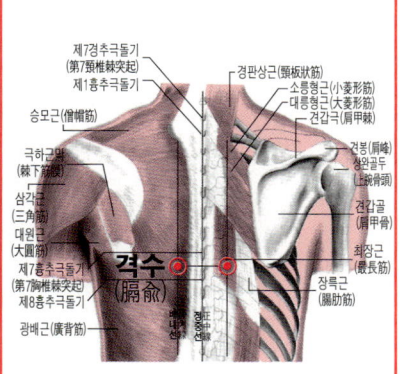

격수 : 배내선상에서, 제7, 8 흉추극돌기 사이의 높이

풍시
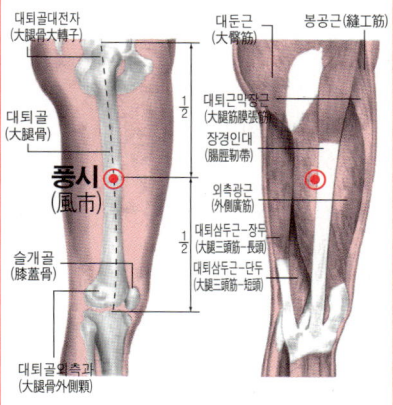

풍시 : 대퇴골 대전자 윗쪽과 대퇴골 외측의 아랫쪽 중앙

축빈
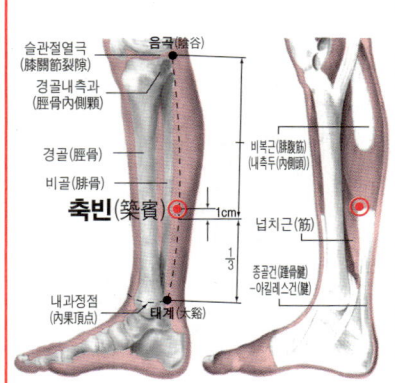

축빈 : 하퇴내측의 음곡과 태계의 사이에서 태계로부터 1/3의 상방1cm의 높이에서, 비복근 앞쪽

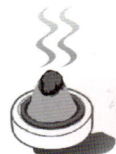 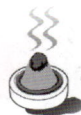

류마티스심장병

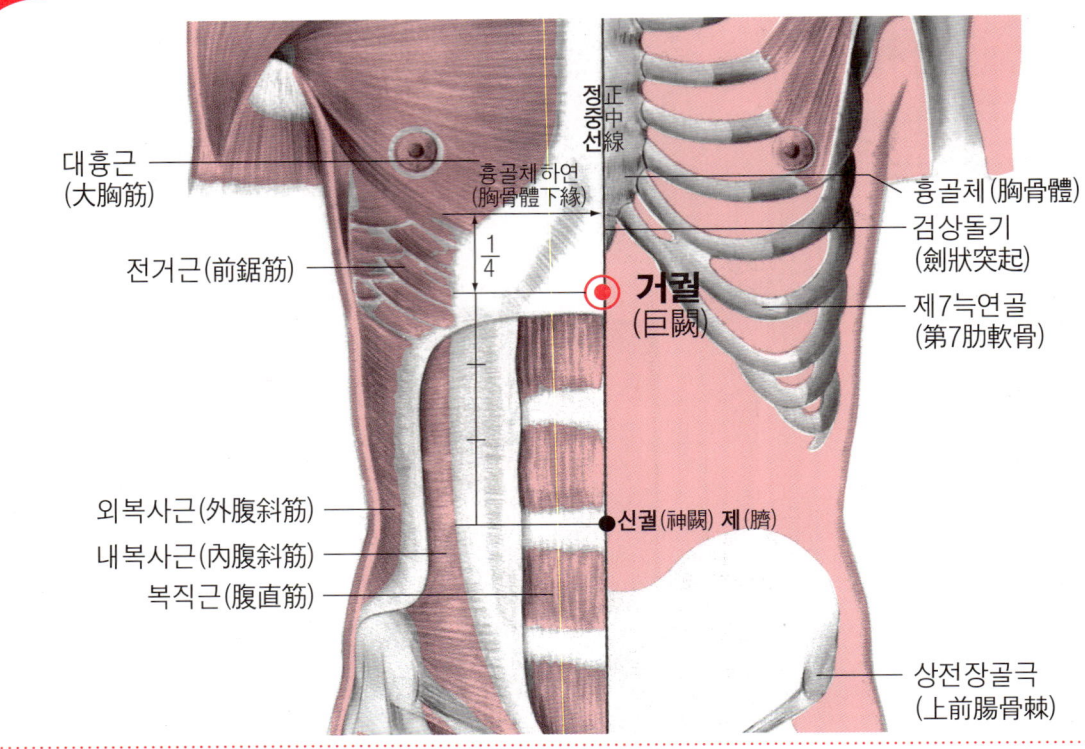

거궐 : 정중선상에서 흉골체하연과 신궐의 사이에 흉골체하연으로부터 1/4

보 충 경 혈

심수
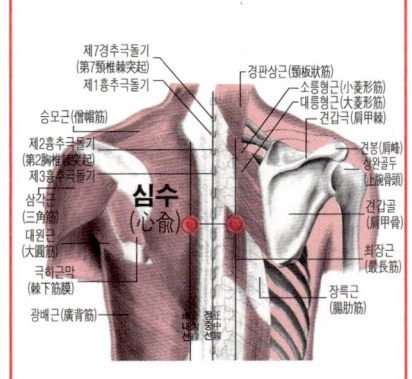

소해
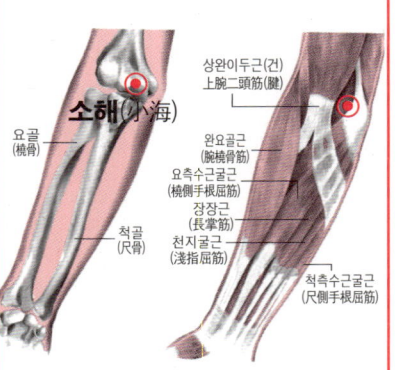

극문
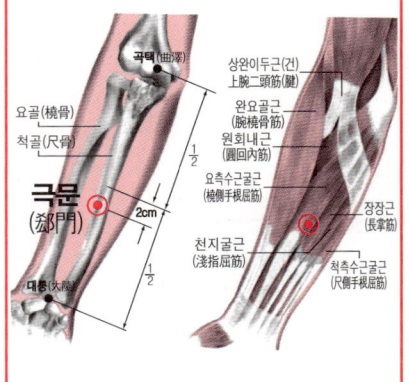

심수 : 배내선상에서 제5, 6흉추극돌기 사이의 높이

소해 : 상완골 내측상과로부터 굽은쪽으로 1cm

극문 : 곡택과 대릉의 사이에서 중앙의 아랫쪽 2cm

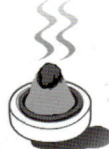 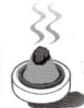

손발 냉증/피 순환 개선

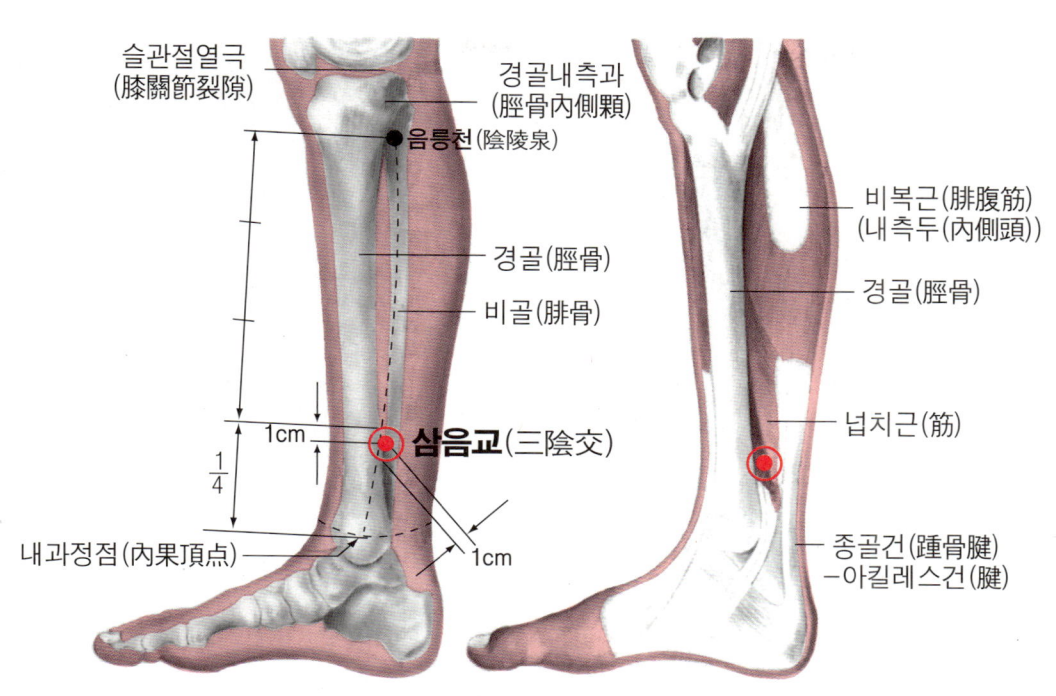

삼음교 : 음릉천과 안쪽 복사뼈의 사이에서 안쪽 복사뼈의 중심으로부터 1/4의 하방 1cm에서, 경골 뒷쪽의 후방 1cm

보충경혈

복토

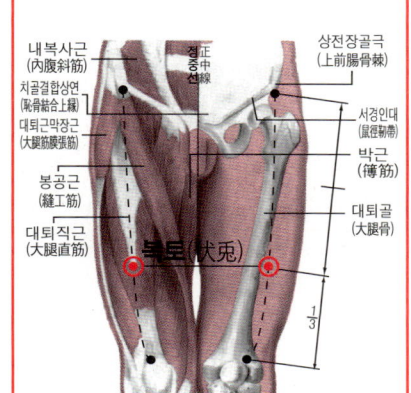

복토 : 상전장골극 아래쪽과 슬개골 바깥 위쪽의 사이에서 하방으로부터 1/3

상구

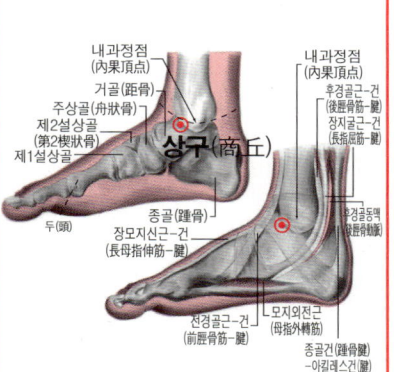

상구 : 발 안쪽에서 안쪽 복사뼈 앞 밑쪽

태충

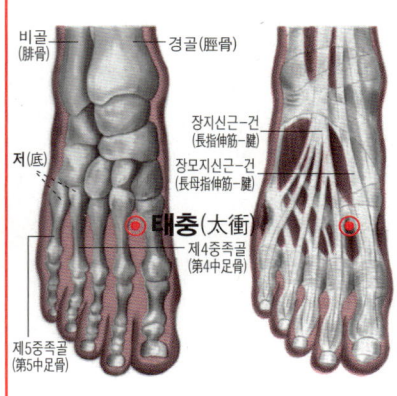

태충 : 발등의 제1, 2중족골저 앞쪽의 아래

심계항진

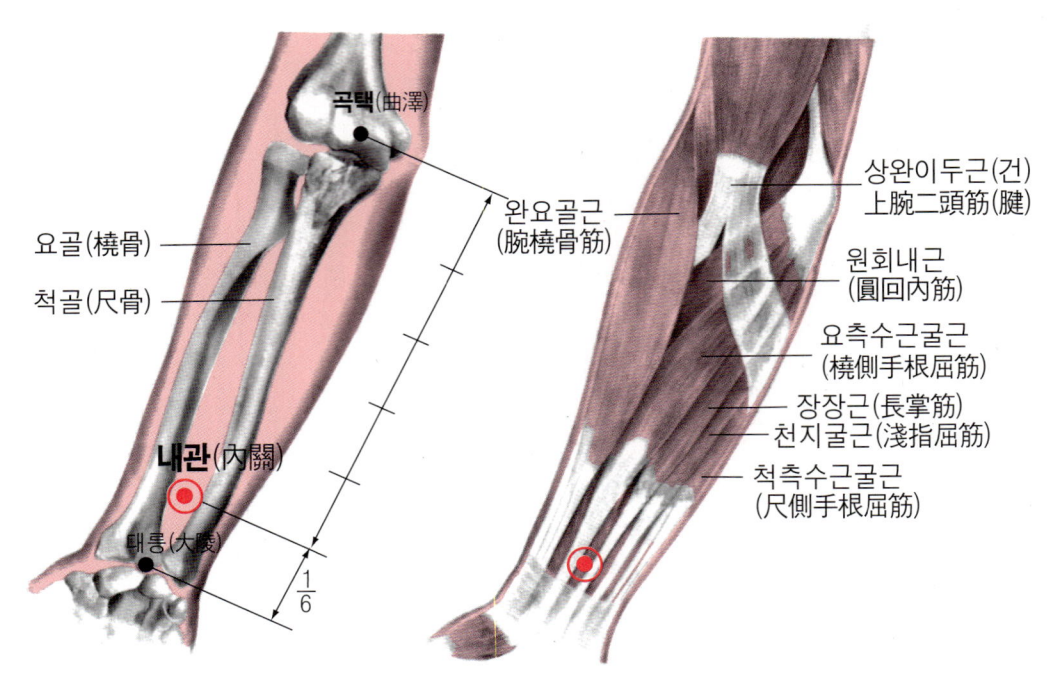

내관 : 곡택과 대릉의 사이에서 대릉으로부터 1/6(상방 2촌)

보 충 경 혈

극문

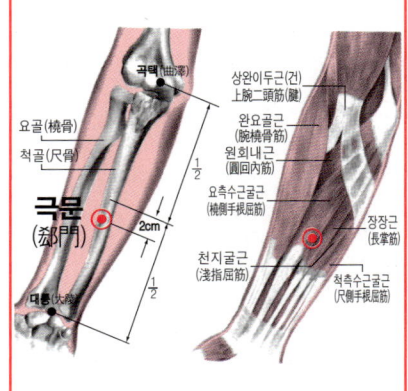

극문 : 곡택과 대릉의 사이에서 중앙의 아랫쪽 2cm

통리

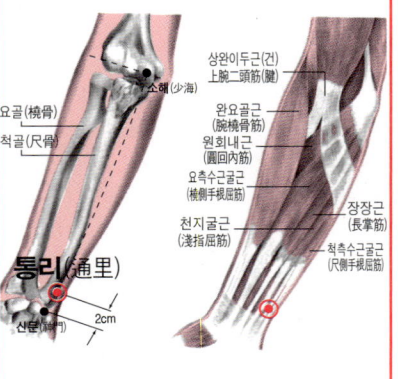

통리 : 소해와 신문 사이의 신문으로부터 2cm

신문

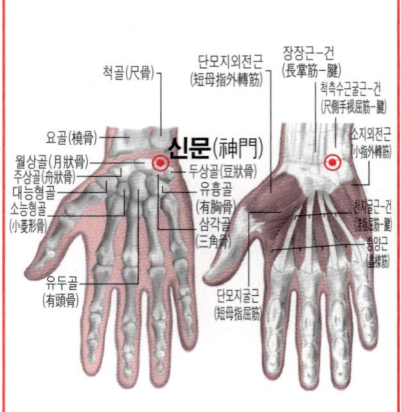

신문 : 손목 주름에서 소지측 수근굴근건의 엄지측

심근경색

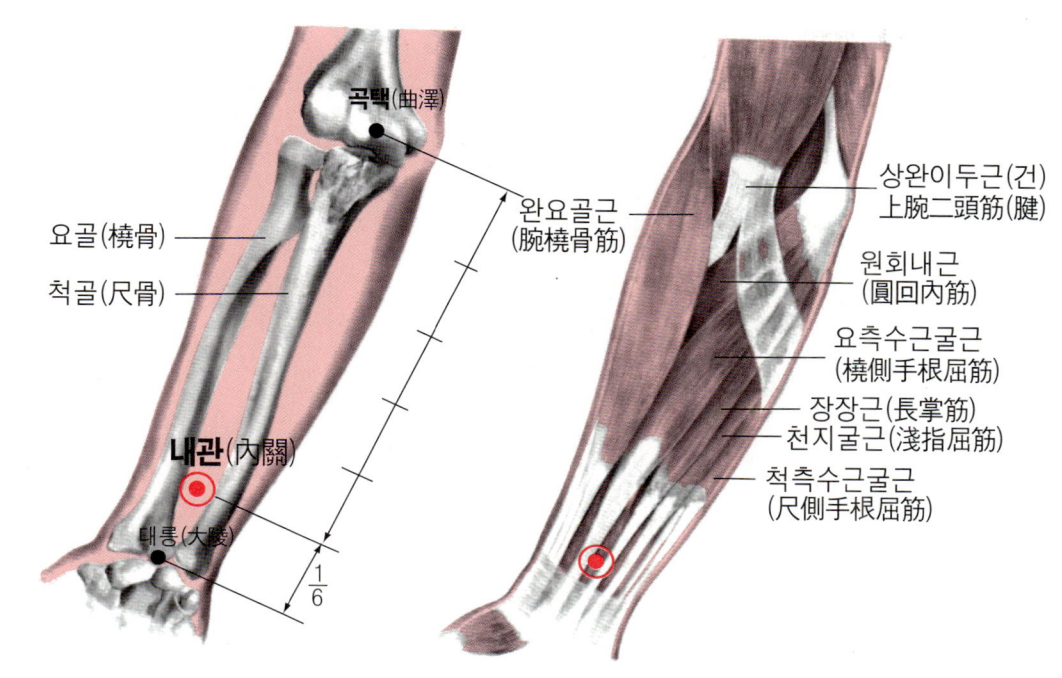

내관 : 곡택과 대릉의 사이에서 대릉으로부터 1/6(상방 2촌)

보 충 경 혈

단중

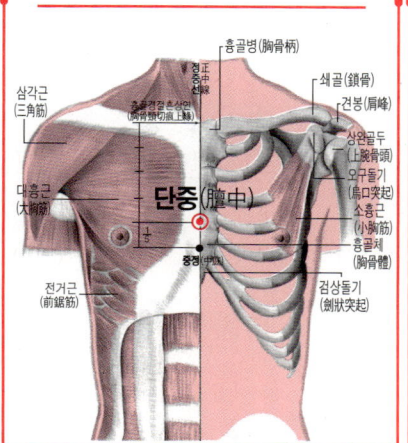

단중 : 정중선상에서 흉골경절흔 윗쪽과 중정의 사이에 중정으로부터 1/5

심수

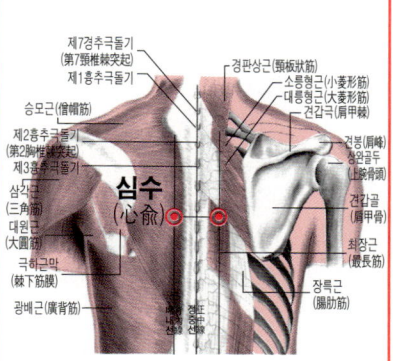

심수 : 배내선상에서 제5, 6흉추극돌기 사이의 높이

신맥

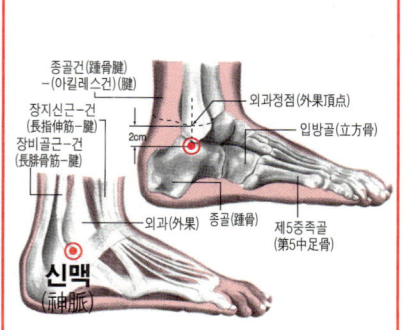

신맥 : 외과정점(바깥 복사뼈 정점)의 바로 아래 2cm

심근염(심장근육염증)

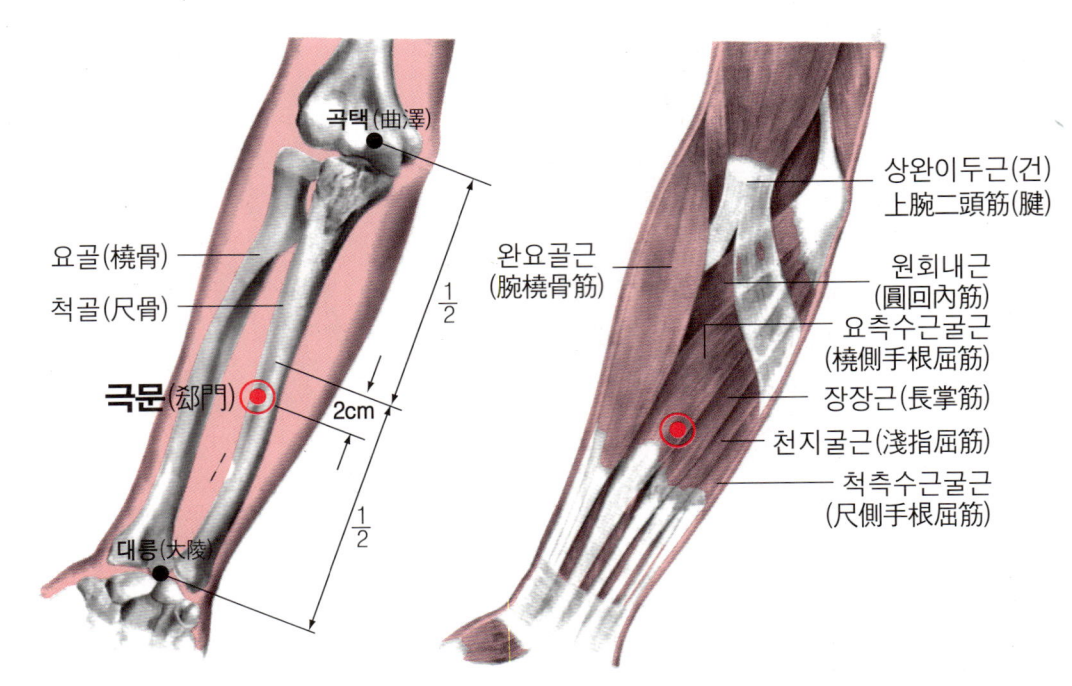

극문 : 곡택과 대릉의 사이에서 중앙의 아랫쪽 2cm

보충경혈

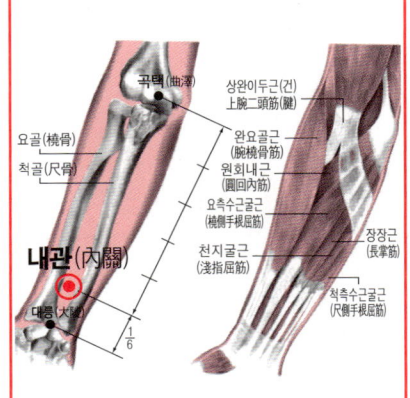

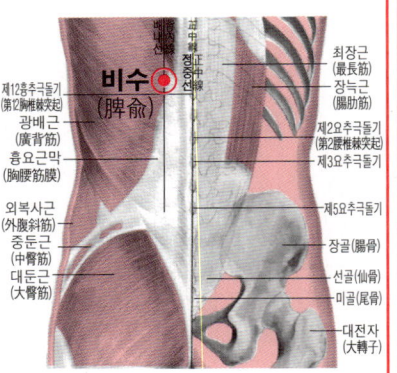

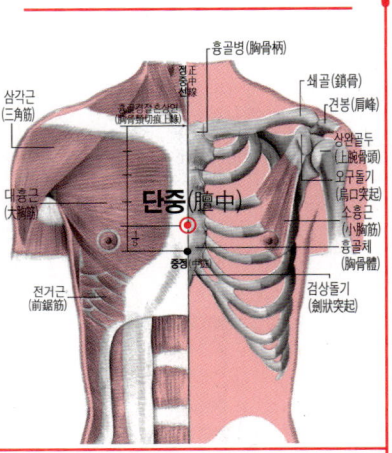

내관 : 곡택과 대릉의 사이에서 대릉으로부터 1/6(상방 2촌)

비수 : 배내선상에서 제11, 12흉추극돌기 사이의 높이

단중 : 정중선상에서 흉골경절흔 윗쪽과 중정의 사이에 중정으로부터 1/5

심장 박동이 고르지 않음

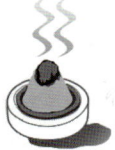
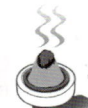

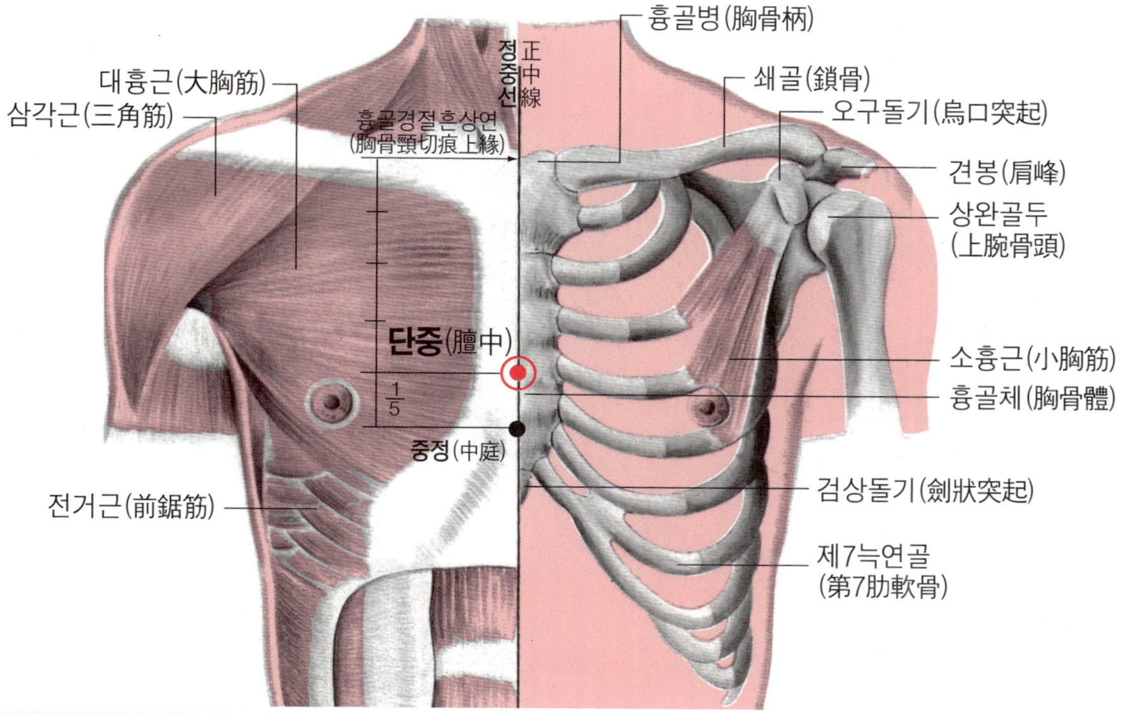

단중 : 정중선상에서 흉골경절흔 윗쪽과 중정의 사이에 중정으로부터 1/5

보 충 경 혈

통리
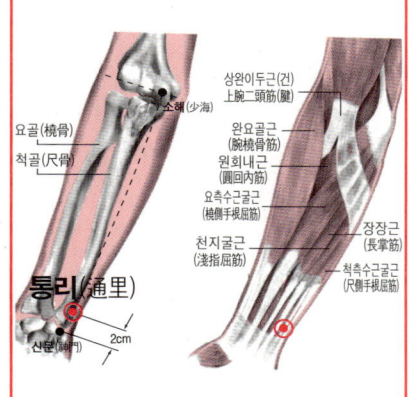

통리 : 소해와 신문 사이의 신문으로부터 2cm

소해
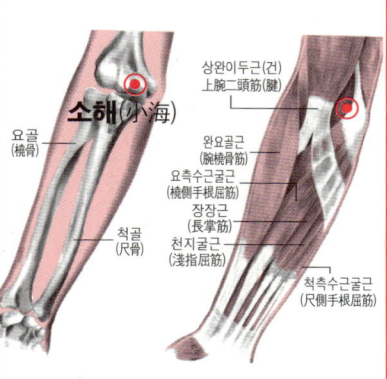

소해 : 상완골 내측상과로부터 굽은쪽으로 1cm

지정
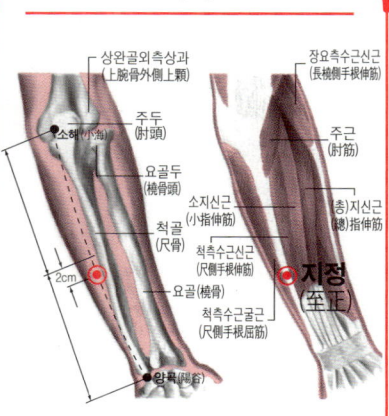

지정 : 소해와 양곡의 사이에서 중앙으로부터 하방 2cm

저혈압

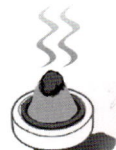 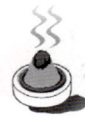

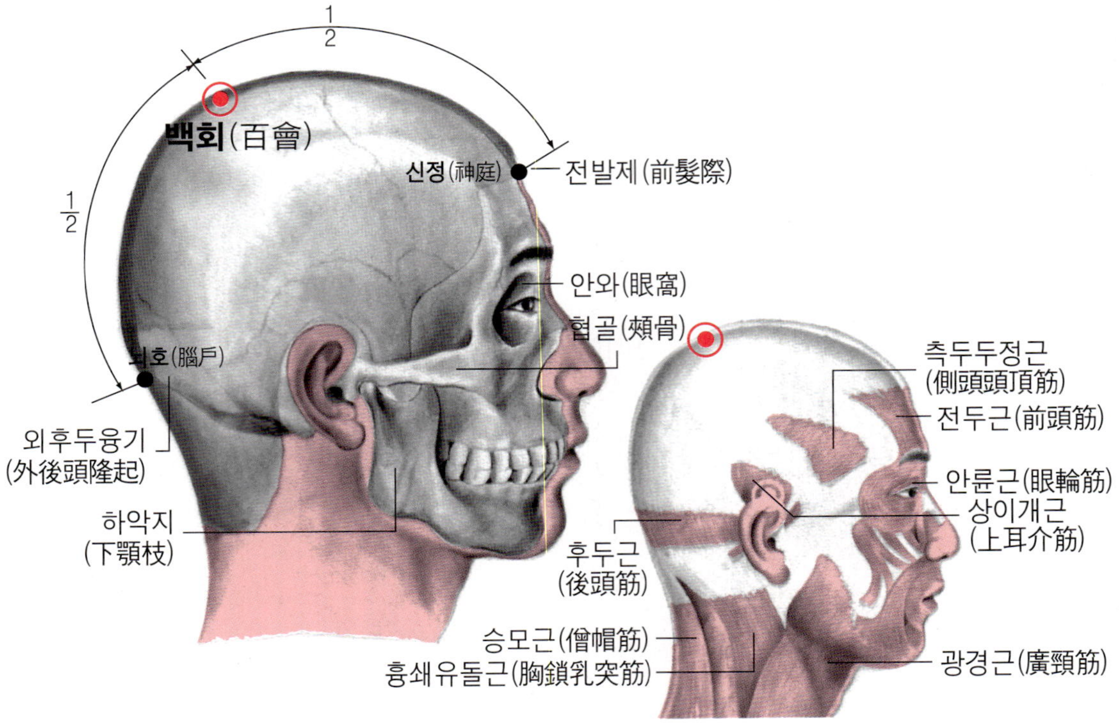

백회 : 정중선상에서 신정과 뇌호의 중앙

보 충 경 혈

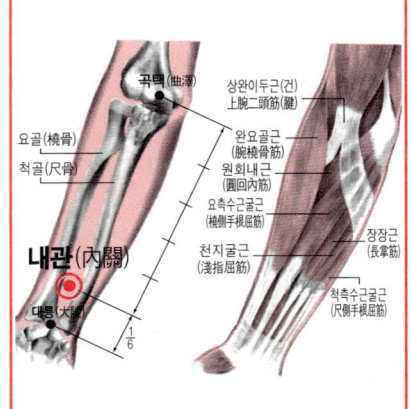

내관

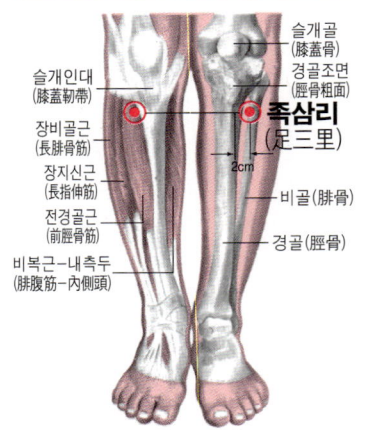

족삼리

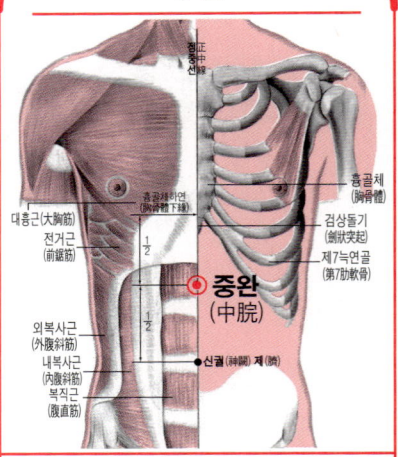

중완

내관 : 곡택과 대릉의 사이에서 대릉으로부터 1/6(상방 2촌)

족삼리 : 경골조면의 아랫쪽 높이에서 경골 앞쪽으로부터 바깥쪽 2cm

중완 : 정중선상에서 흉골체하연(명치)과 배꼽의 중앙

정맥류

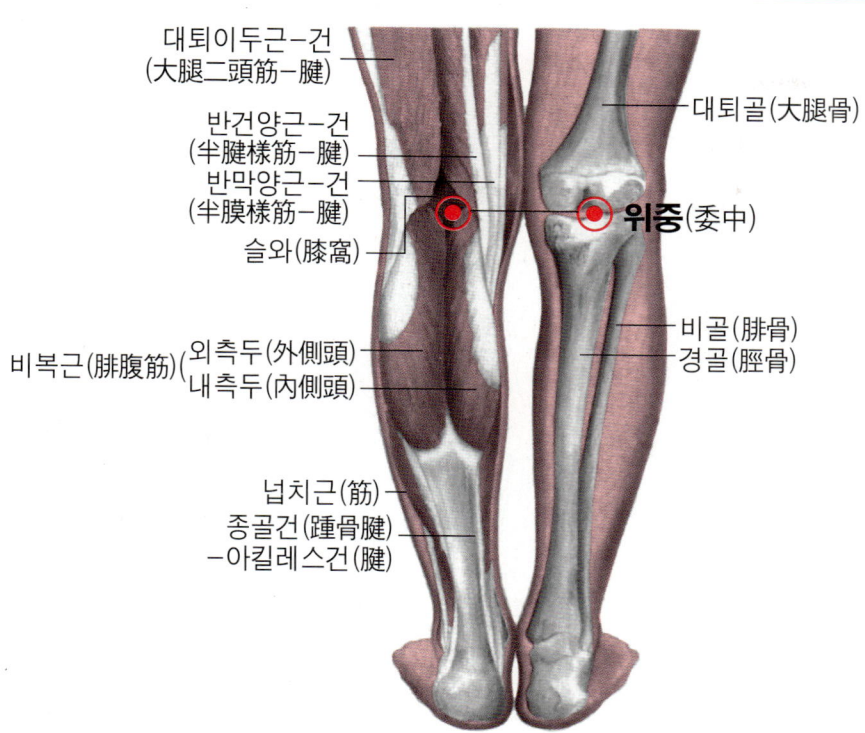

위중 : 무릎 뒤 주름의 중앙

보충경혈

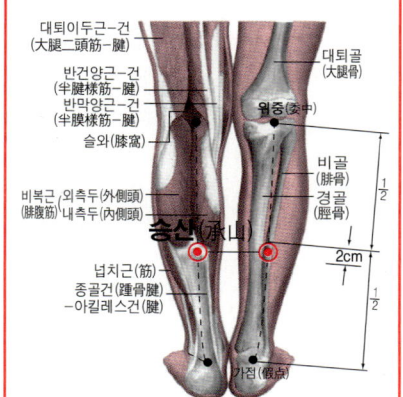

승산

승산 : 위중과 아킬레스건의 후면 중앙(바깥 복사뼈 높이)과의 사이에서 중앙으로부터 하방으로 2cm

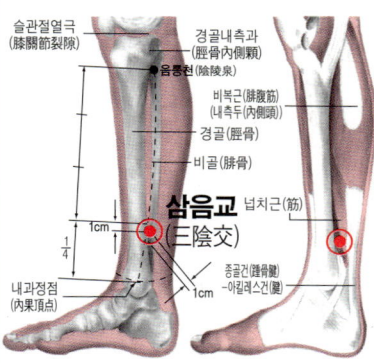

삼음교

삼음교 : 음릉천과 안쪽 복사뼈의 사이에서 안쪽 복사뼈의 중심으로부터 1/4의 하방 1cm에서, 경골 뒷쪽의 후방 1cm

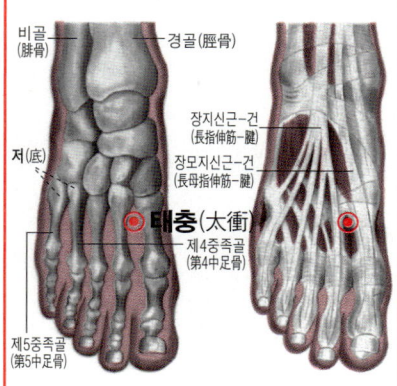

태충

태충 : 발등의 제1, 2중족골저 앞쪽의 아래

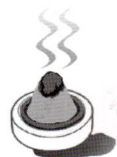 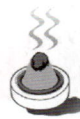

충혈성 심장쇄약

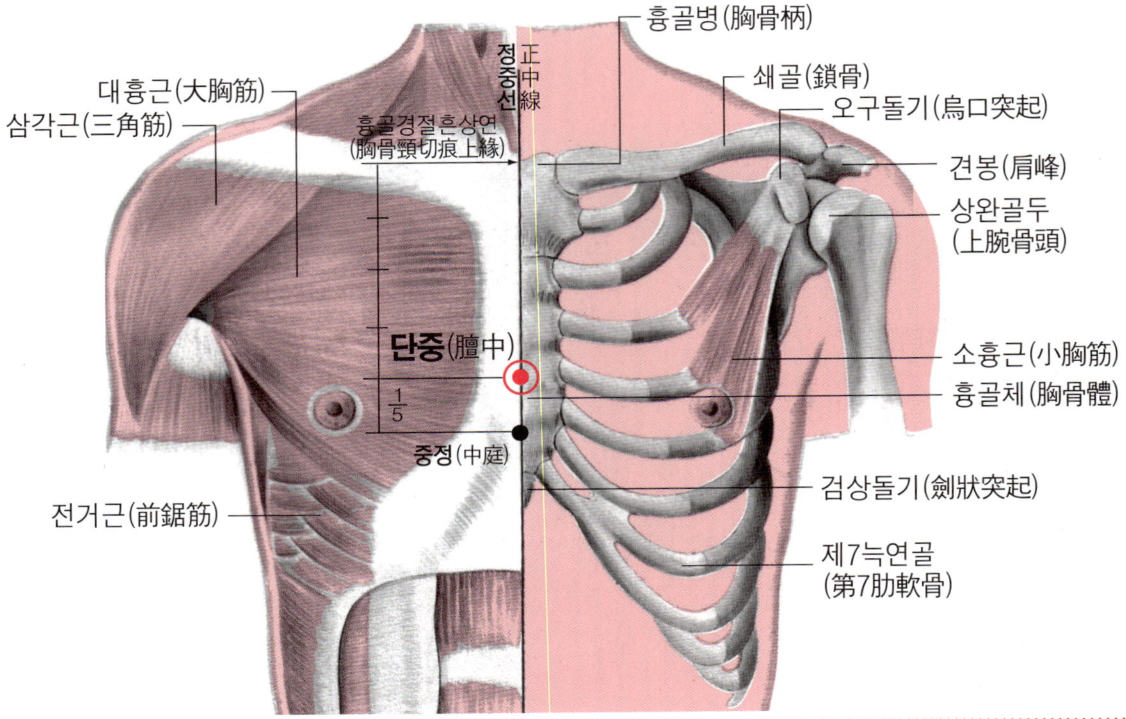

단중 : 정중선상에서 흉골경절흔 윗쪽과 중정의 사이에 중정으로부터 1/5

보 충 경 혈

중완
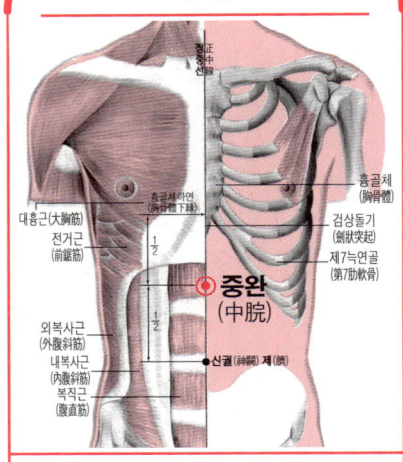

중완 : 정중선상에서 흉골체하연(명치)과 배꼽의 중앙

내관
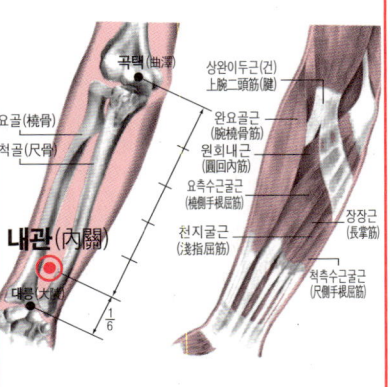

내관 : 곡택과 대릉의 사이에서 대릉으로부터 1/6(상방 2촌)

족삼리
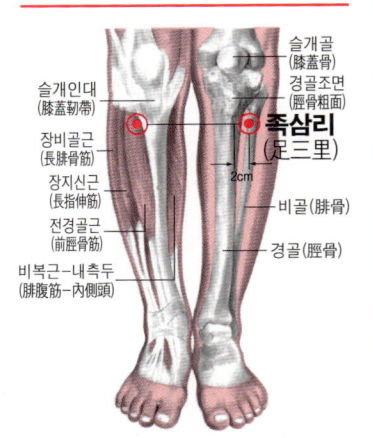

족삼리 : 경골조면의 아랫쪽 높이에서 경골 앞쪽으로부터 바깥쪽 2cm

치질(출혈)

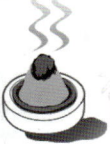

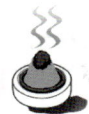

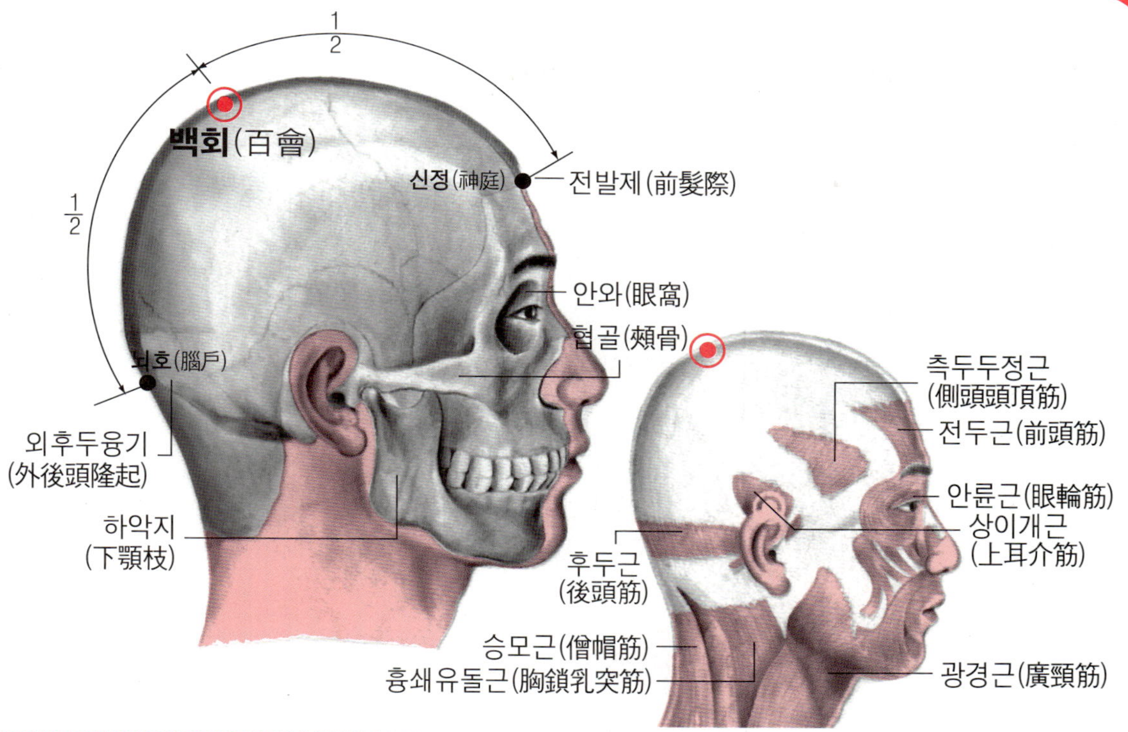

백회 : 정중선상에서 신정과 뇌호의 중앙

보 충 경 혈

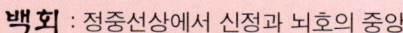

차료

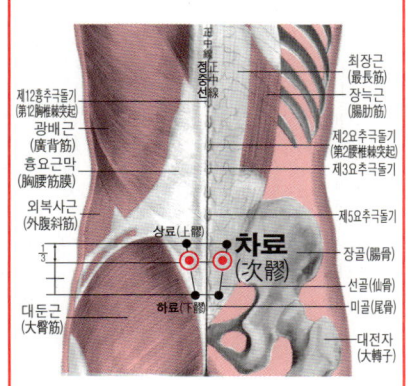

차료 : 상료와 하료의 사이에서 상료로부터 1/3

장강

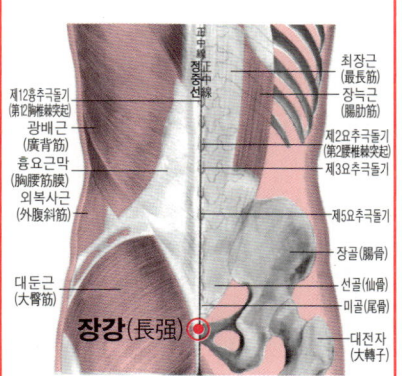

장강 : 꼬리뼈 앞 끝

공최

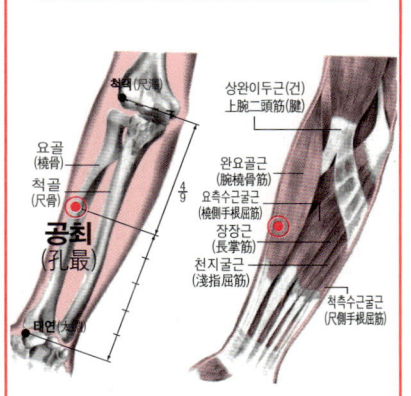

공최 : 척택과 태연의 사이에서 척택으로 부터 4/9

콜레스테롤 과다

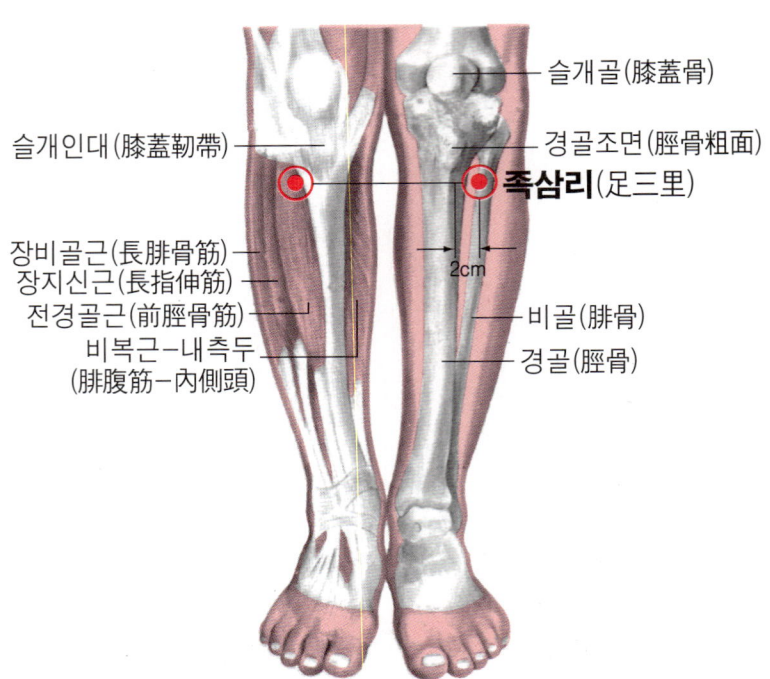

- 슬개골(膝蓋骨)
- 슬개인대(膝蓋靭帶)
- 경골조면(脛骨粗面)
- **족삼리**(足三里)
- 장비골근(長腓骨筋)
- 장지신근(長指伸筋)
- 전경골근(前脛骨筋)
- 비복근-내측두(腓腹筋-內側頭)
- 비골(腓骨)
- 경골(脛骨)
- 2cm

족삼리 : 경골조면의 아랫쪽 높이에서 경골 앞쪽으로부터 바깥쪽 2cm

보충경혈

내관

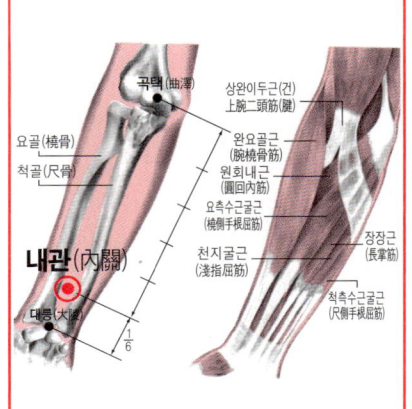

- 곡택(曲澤)
- 요골(橈骨)
- 척골(尺骨)
- 상완이두근(건)(上腕二頭筋(腱))
- 완요골근(腕橈骨筋)
- 원회내근(圓回內筋)
- 요측수근굴근(橈側手根屈筋)
- 장장근(長掌筋)
- 천지굴근(淺指屈筋)
- 척측수근굴근(尺側手根屈筋)
- **내관**(內關)
- 대릉(大陵)
- 1/6

내관 : 곡택과 대릉의 사이에서 대릉으로부터 1/6(상방 2촌)

곡지

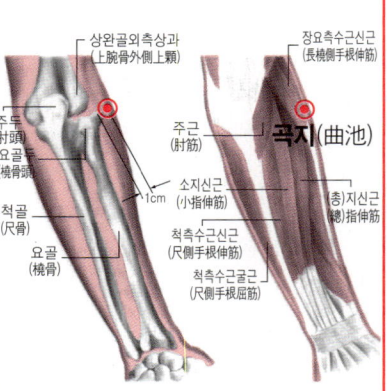

- 상완골외측상과(上腕骨外側上顆)
- 장요측수근신근(長橈側手根伸筋)
- 주두(肘頭)
- 요골두(橈骨頭)
- 주근(肘筋)
- **곡지**(曲池)
- 소지신근(小指伸筋)
- 척골(尺骨)
- 요골(橈骨)
- 척측수근신근(尺側手根伸筋)
- (총)지신근((總)指伸筋)
- 척측수근굴근(尺側手根屈筋)
- 1cm

곡지 : 요골두 바깥 위쪽으로 부터 팔꿈치 안주름에 따라 내방 1cm (팔꿈치를 굽힘 나타내는 주름 끝)

태충

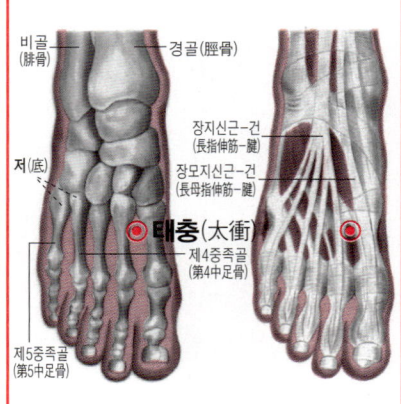

- 비골(腓骨)
- 경골(脛骨)
- 장지신근-건(長指伸筋-腱)
- 장모지신근-건(長母指伸筋-腱)
- 저(底)
- **태충**(太衝)
- 제4중족골(第4中足骨)
- 제5중족골(第5中足骨)

태충 : 발등의 제1, 2중족골저 앞쪽의 아래

폐색성혈전증

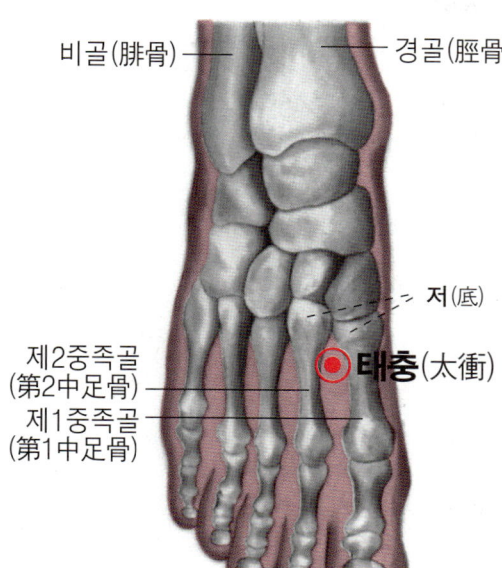
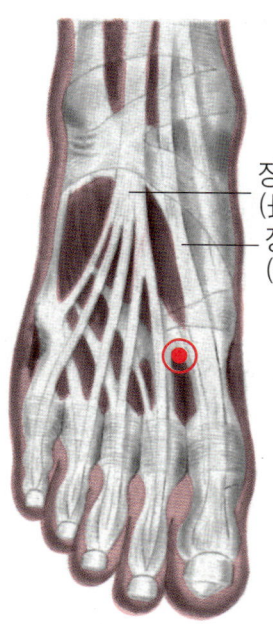

태충 : 발등의 제1, 2중족골저 앞쪽의 아래

보 충 경 혈

족삼리
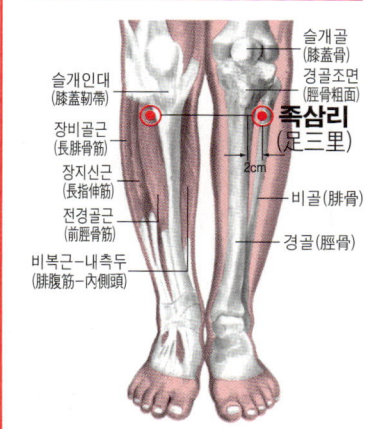

족삼리 : 경골조면의 아랫쪽 높이에서 경골 앞쪽으로부터 바깥쪽 2cm

양릉천
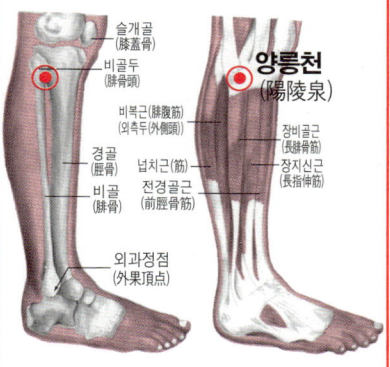

양릉천 : 비골두의 앞 아랫쪽

중봉
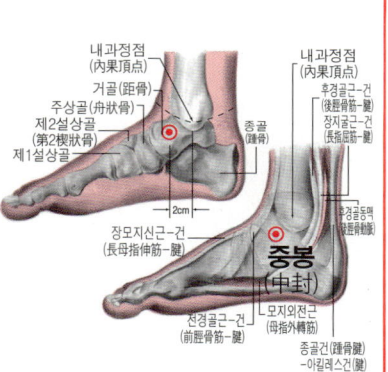

중봉 : 발등에서 안쪽 복사뼈 아랫쪽의 전방 2cm

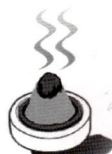 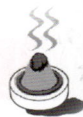

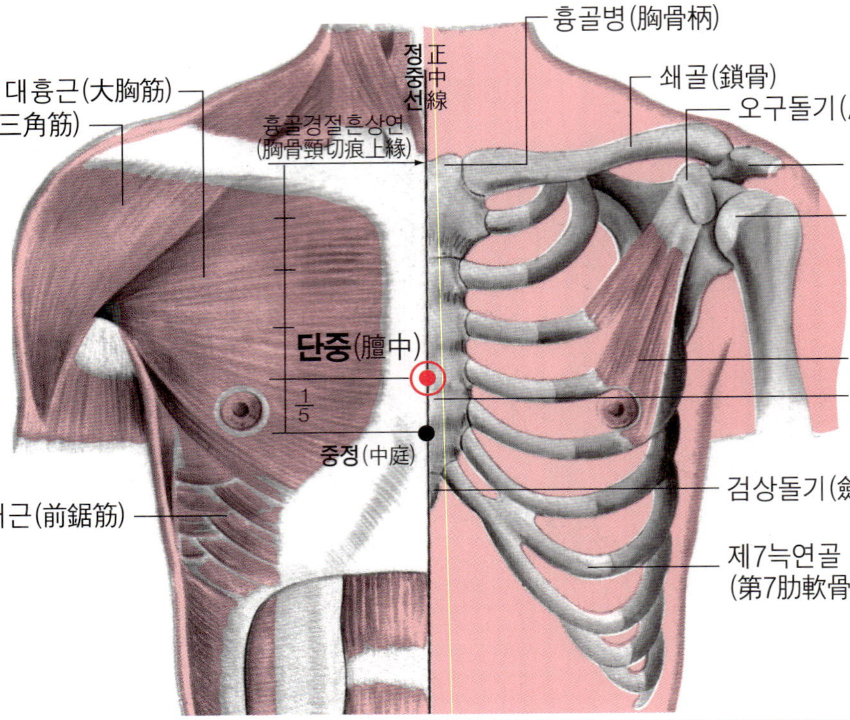

협심증

단중 : 정중선상에서 흉골경절흔 윗쪽과 중정의 사이에 중정으로부터 1/5

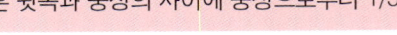

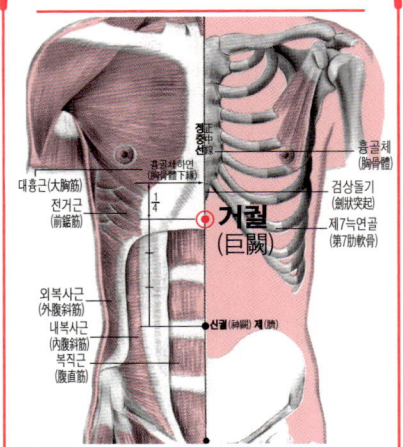

거궐 : 정중선상에서 흉골체하연과 신궐의 사이에 흉골체하연으로부터 1/4

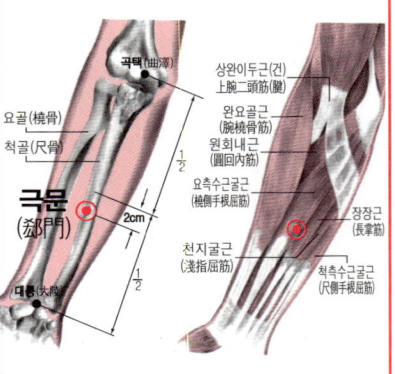

극문 : 곡택과 대릉의 사이에서 중앙의 아랫쪽 2cm

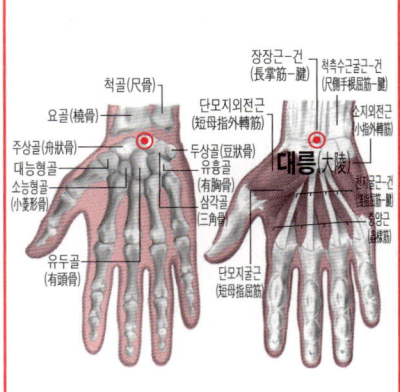

대릉 : 수관절 손바닥 주름에서 엄지측 수근 굴근건과 장장근건의 사이

간장 / 담 질환
Hepatic / Sputum Disease

7

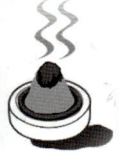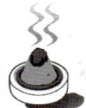

간경화/간암/간염

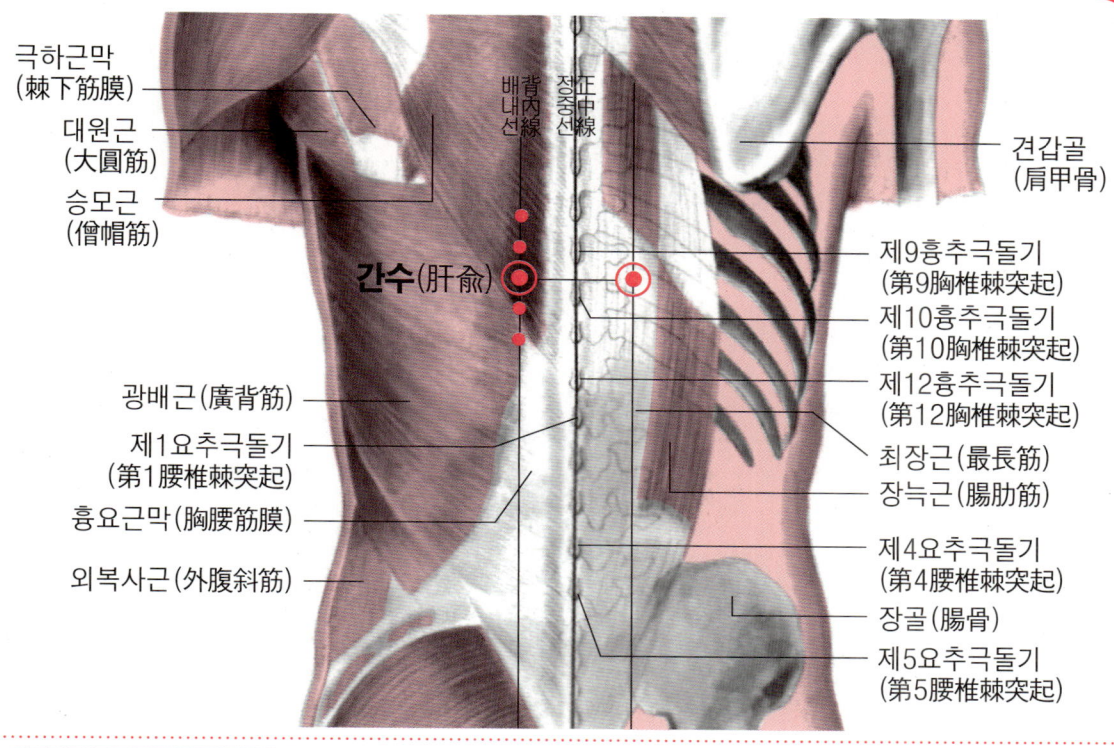

간수 : 배내선상에서 제9,10흉추극돌기의 사이

보충경혈

중완 5혈
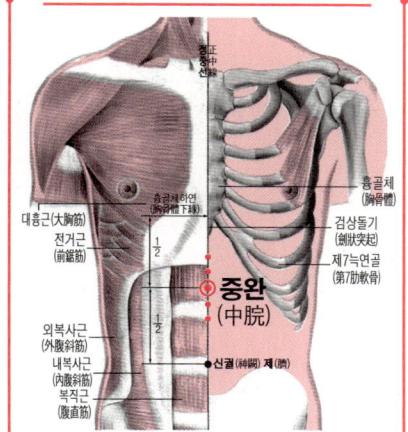

중완 : 정중선상에서 명치와 배꼽의 중간

기문 5혈
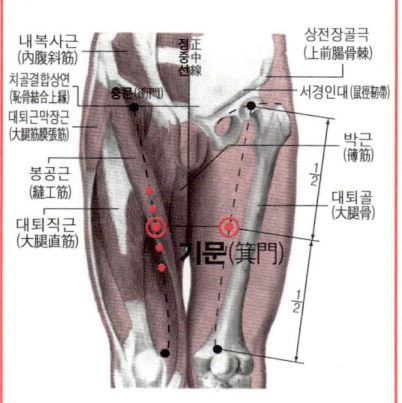

기문 : 충문과 대퇴골전하단의 윗쪽 중앙

구허
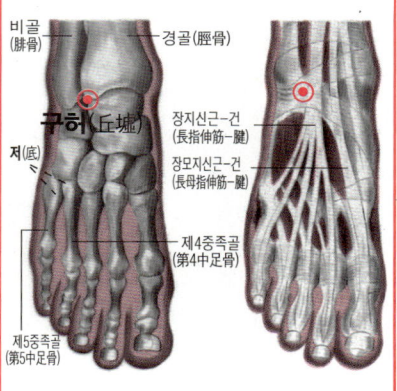

구허 : 외복사뼈 45도 각도 앞 밑

간기능이상

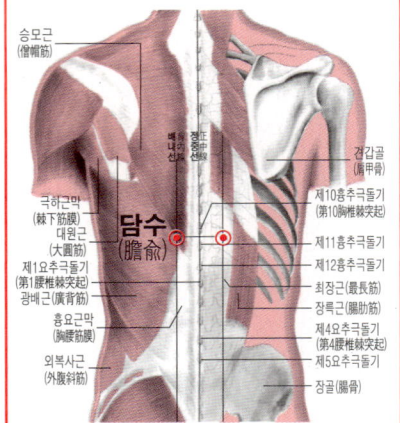
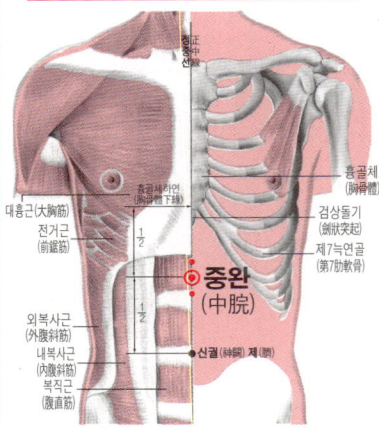
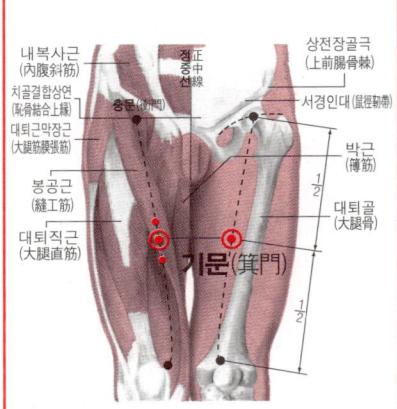

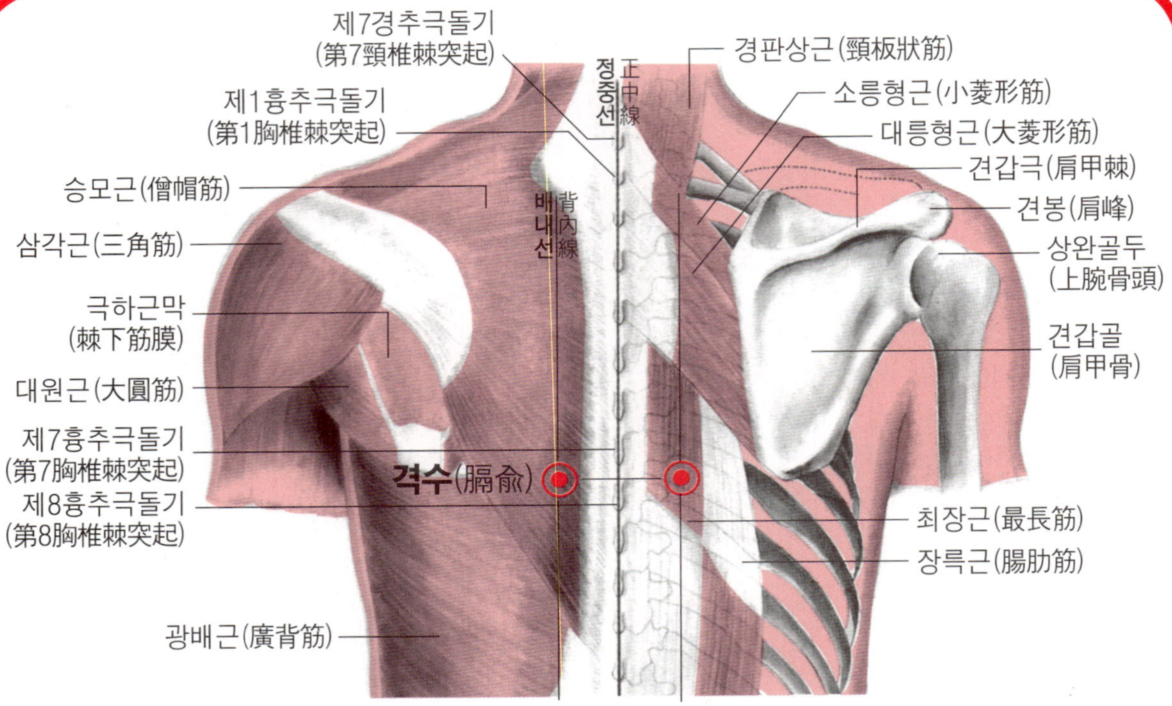

격수 : 제7,8흉추극돌기 사이의 높이에서 양 옆 1.5촌

보 충 경 혈

담수 : 배내선상에서 제10,11흉추극돌기 사이

중완 : 정중선상에서 명치와 배꼽의 중간

기문 : 충문과 대퇴골전하단의 윗쪽 중앙

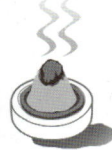 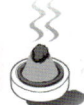

간질환

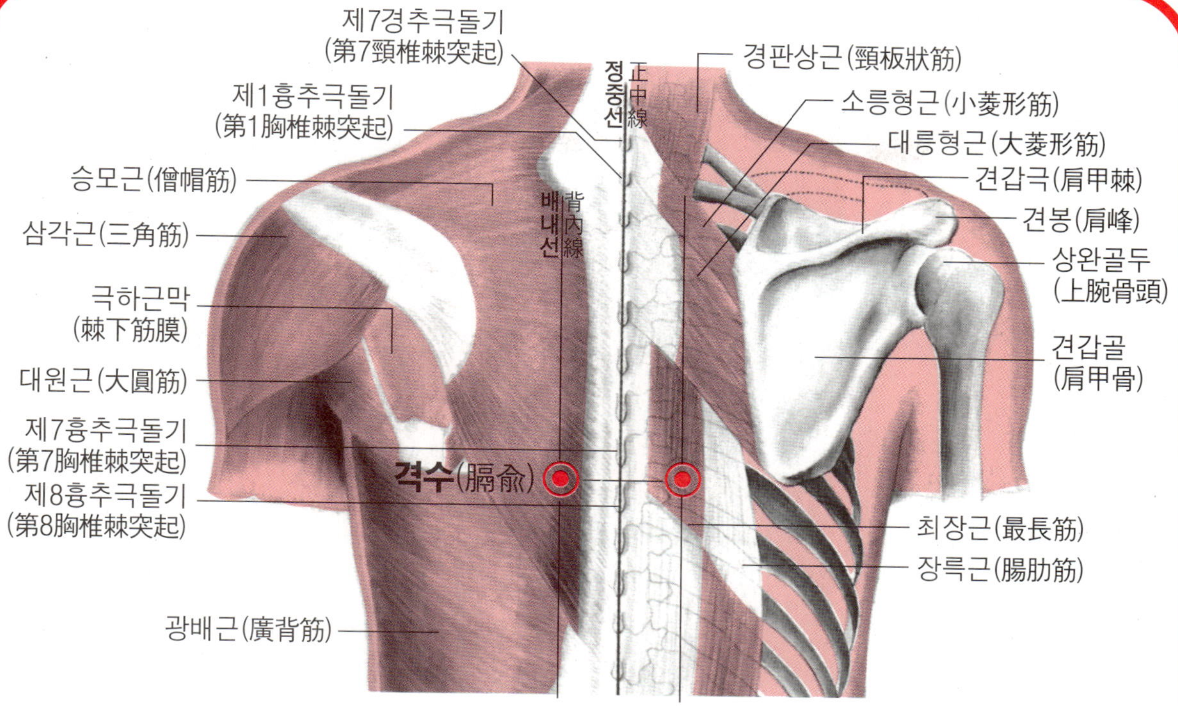

격수 : 제7,8흉추극돌기 사이의 높이에서 양 옆 1.5촌

보 충 경 혈

위수

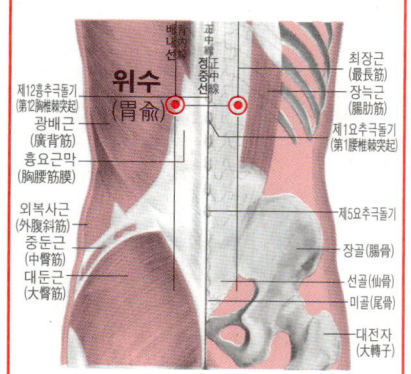

위수 : 배내선상에서 제12흉추극돌기와 제1요추극돌기 사이의 높이

중완 5혈

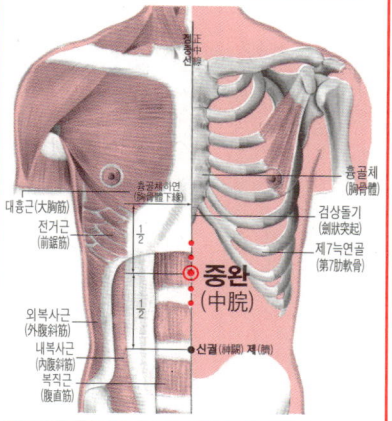

중완 : 정중선상에서 명치와 배꼽의 중간

기문 5혈

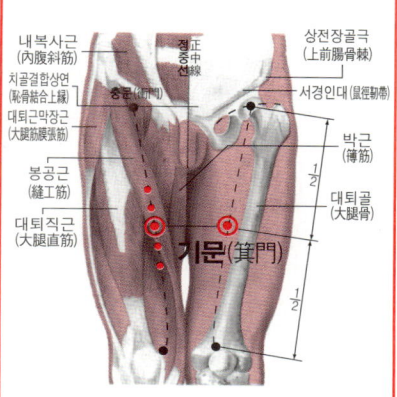

기문 : 충문과 대퇴골전하단의 윗쪽 중앙

담결석

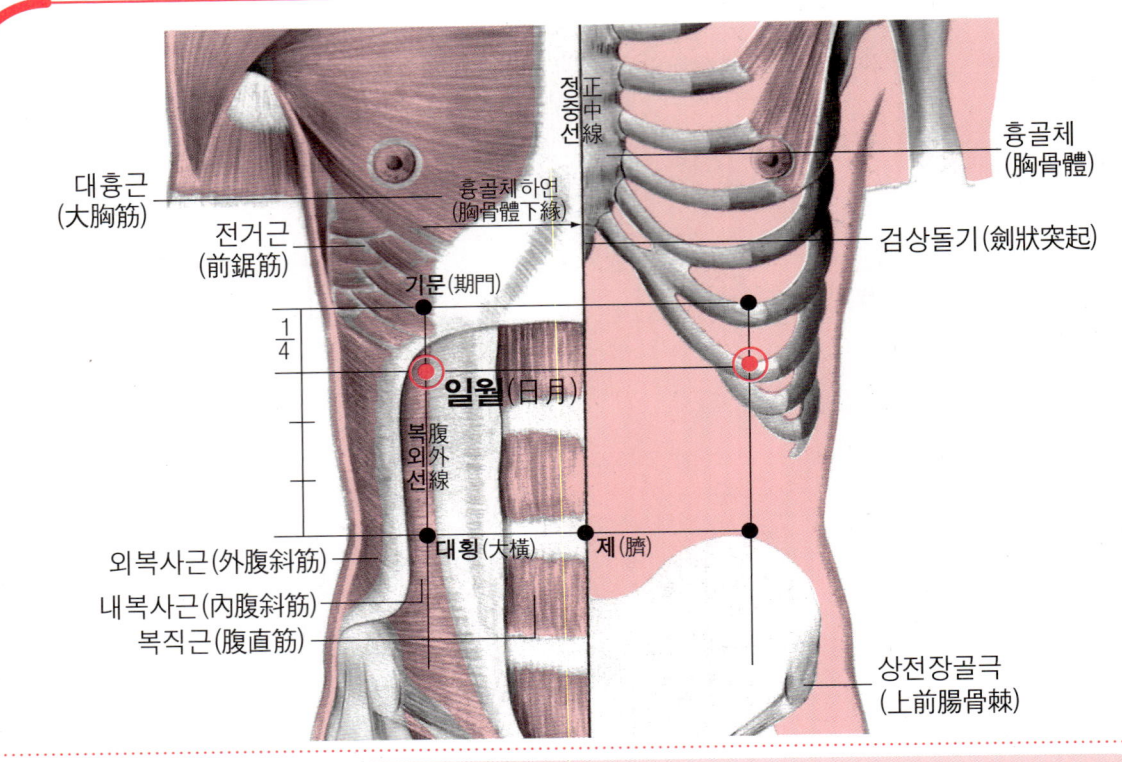

일월 : 복외선상에서 기문과 대횡의 사이에 기문으로 부터 1/4

보 충 경 혈

기문
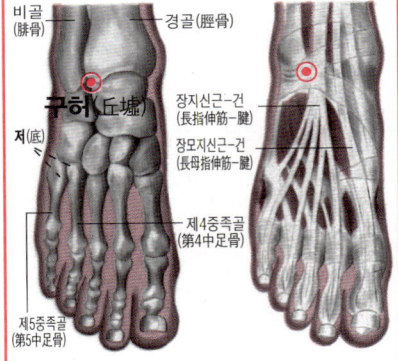

기문 : 충문과 슬개골 내측상연 사이의 중앙

구허
구허 : 외복사뼈 45도 각도 앞 밑

태충
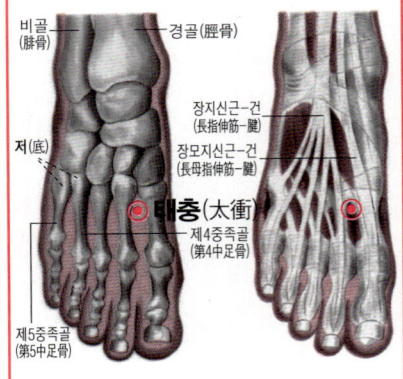

태충 : 발등의 제1, 2중족골저 앞쪽의 아래

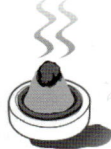 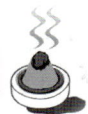

담낭염-급성

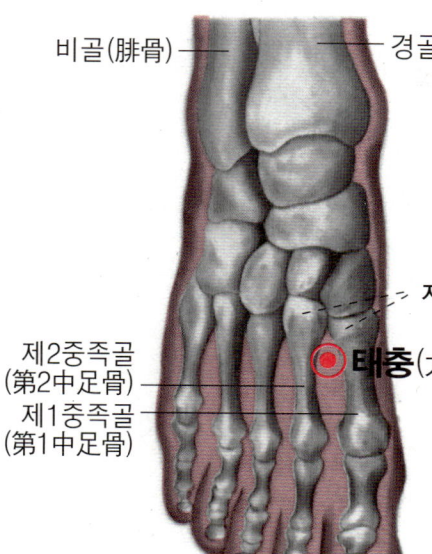
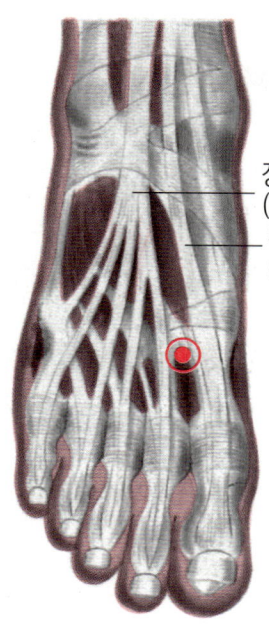

태충 : 발등의 제1, 2중족골저 앞쪽의 아래

보 충 경 혈

구허
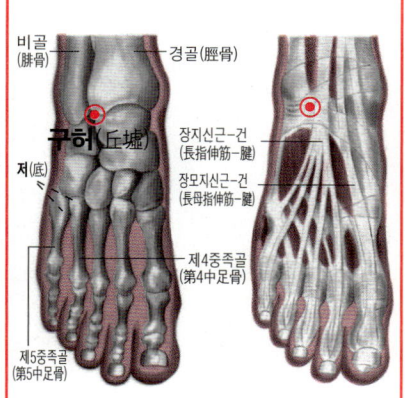

구허 : 외복사뼈 45도 각도 앞 밑

양릉천
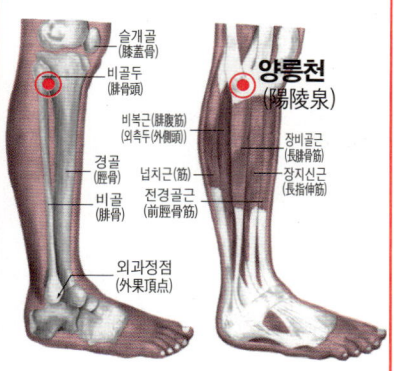

양릉천 : 비골두의 앞 아랫쪽

일월
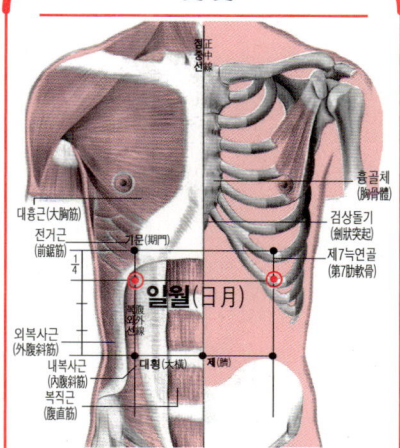

일월 : 복외선상에서 기문과 대횡의 사이에 기문으로 부터 1/4

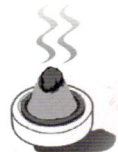 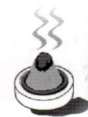

담낭염/담석증

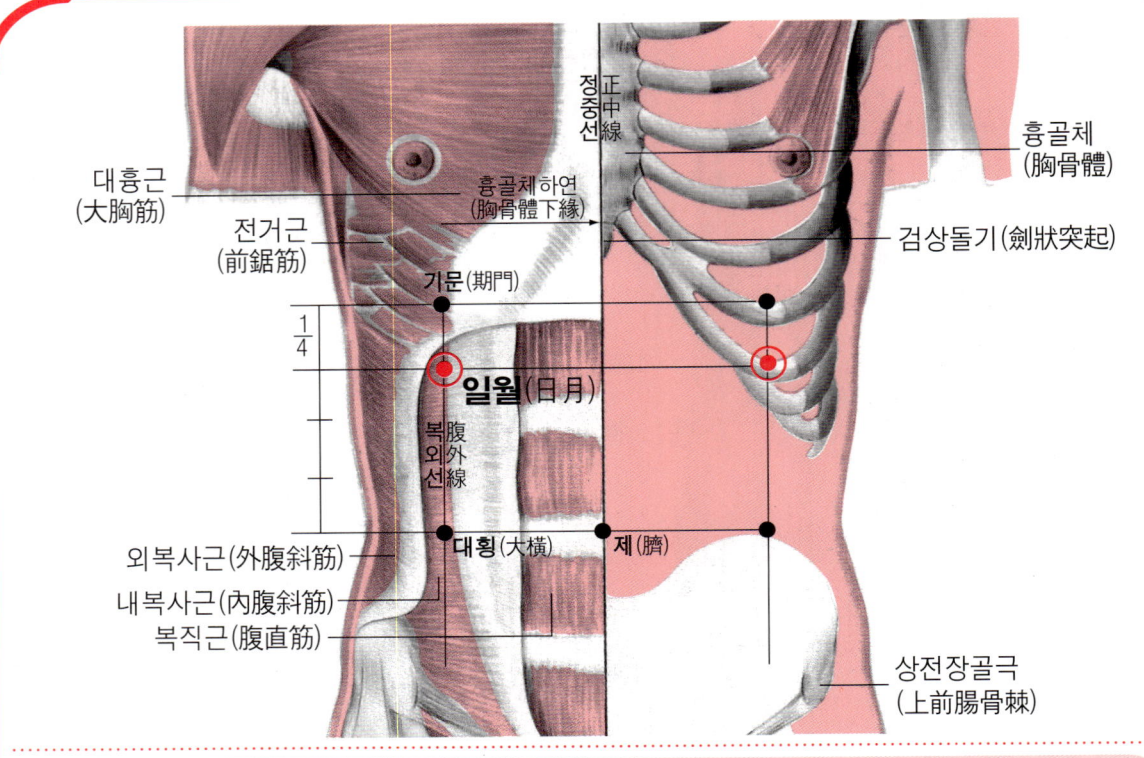

일월 : 복외선상에서 기문과 대횡의 사이에 기문으로 부터 1/4

보충경혈

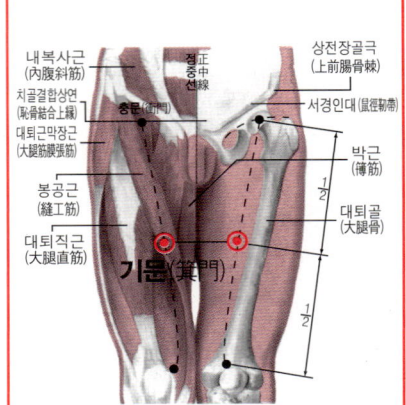

기문 : 충문과 슬개골 내측상연 사이의 중앙

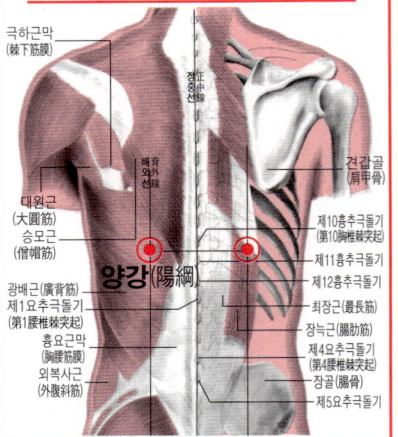

양강 : 수관절의 길게 뻗은 단모지신근건의 패인 곳 중심 (해부적 담배혈)

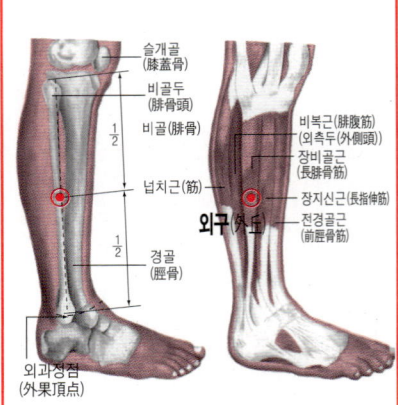

외구 : 비골두 윗쪽과 외과(바깥 복사뼈) 정점의 중앙

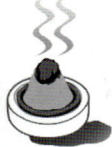 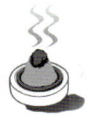

담도회충층

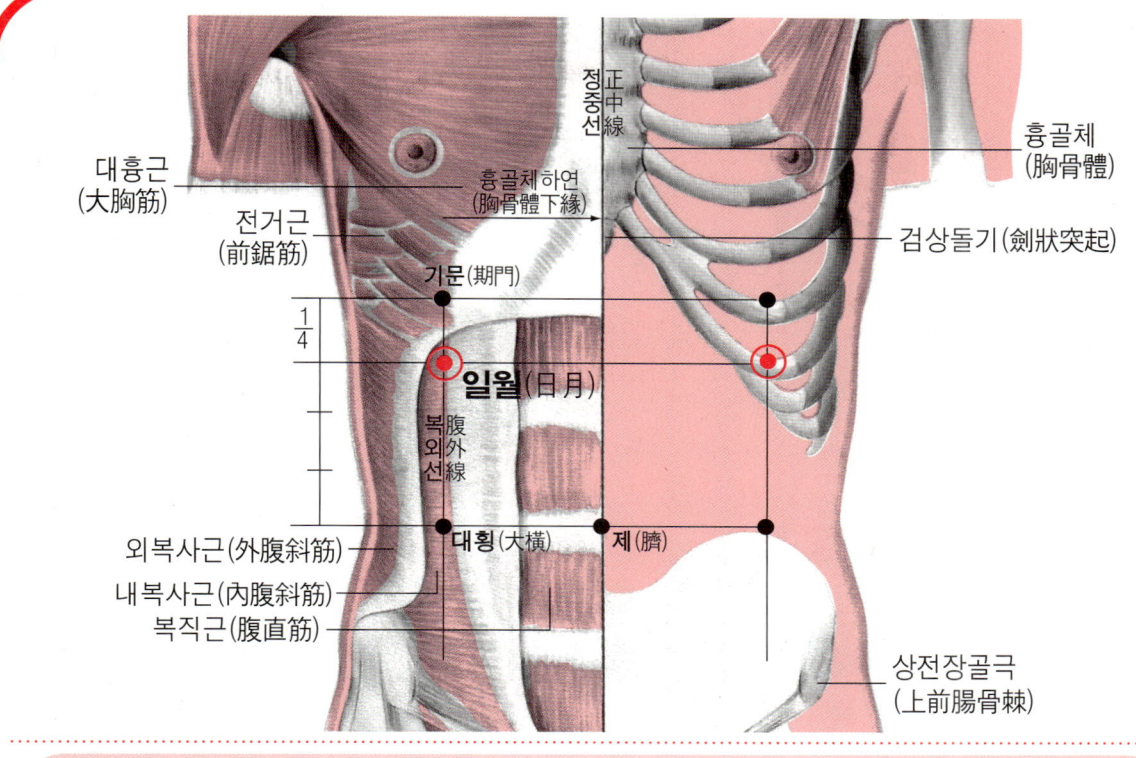

일월 : 복외선상에서 기문과 대횡의 사이에 기문으로 부터 1/4

보충경혈

중완

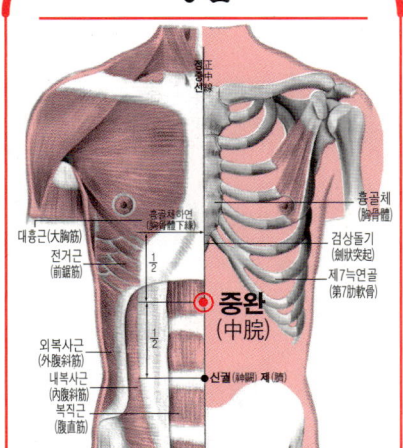

중완 : 정중선상에서 흉골체하연(명치)과 배꼽의 중앙

기문

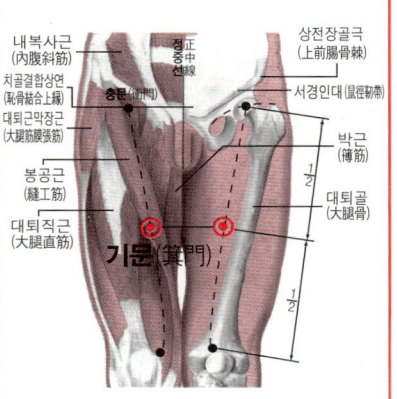

기문 : 충문과 슬개골 내측상연 사이의 중앙

담수

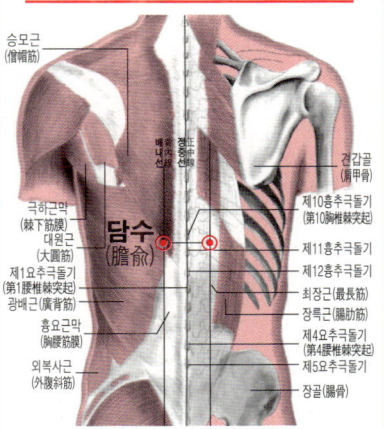

담수 : 배내선상에서 제10,11흉추극돌기 사이

담석통/담낭산통

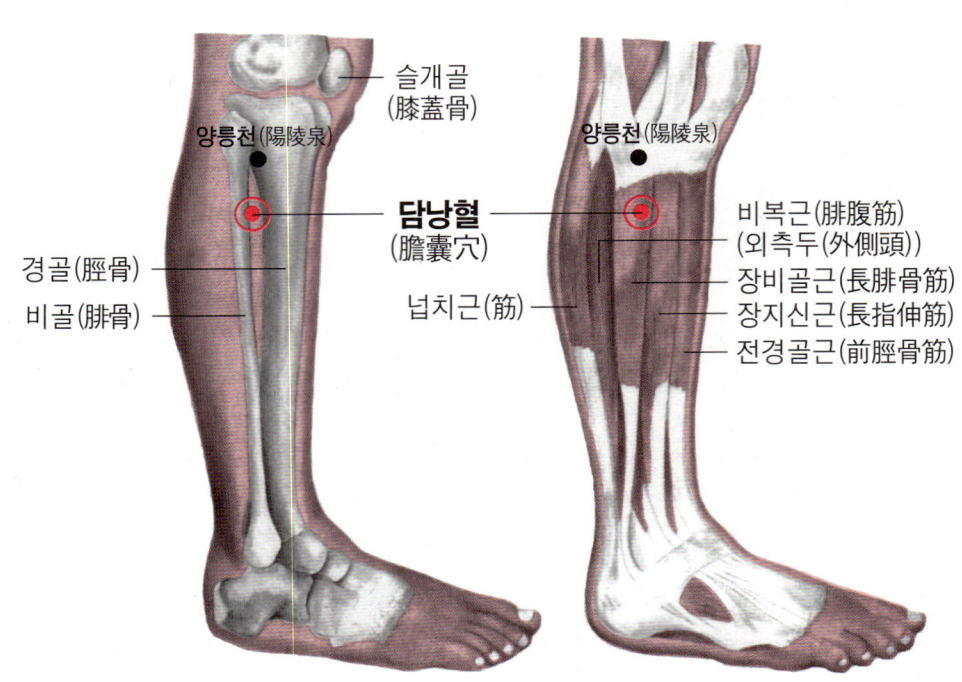

담낭혈 : 양릉천의 하방 2촌

보충경혈

중완
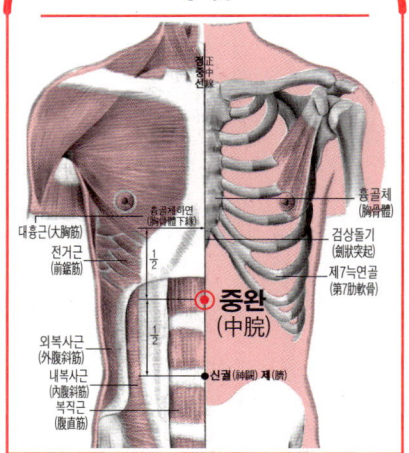

중완 : 정중선상에서 흉골체하연(명치)과 배꼽의 중앙

담수
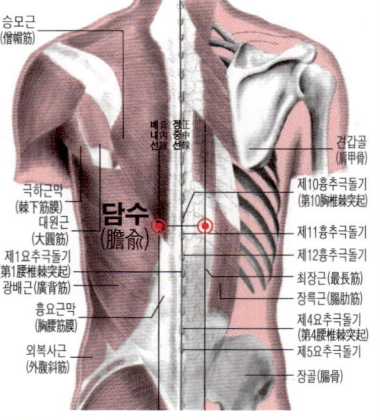

담수 : 배내선상에서 제10,11흉추극돌기 사이

양릉천
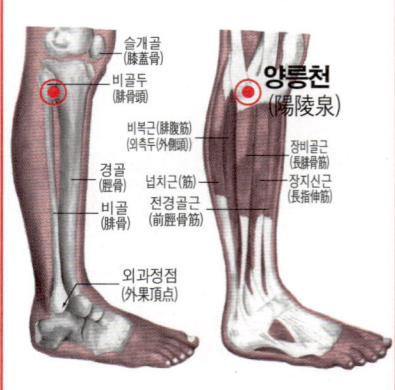

양릉천 : 비골두의 앞 아랫쪽

황달

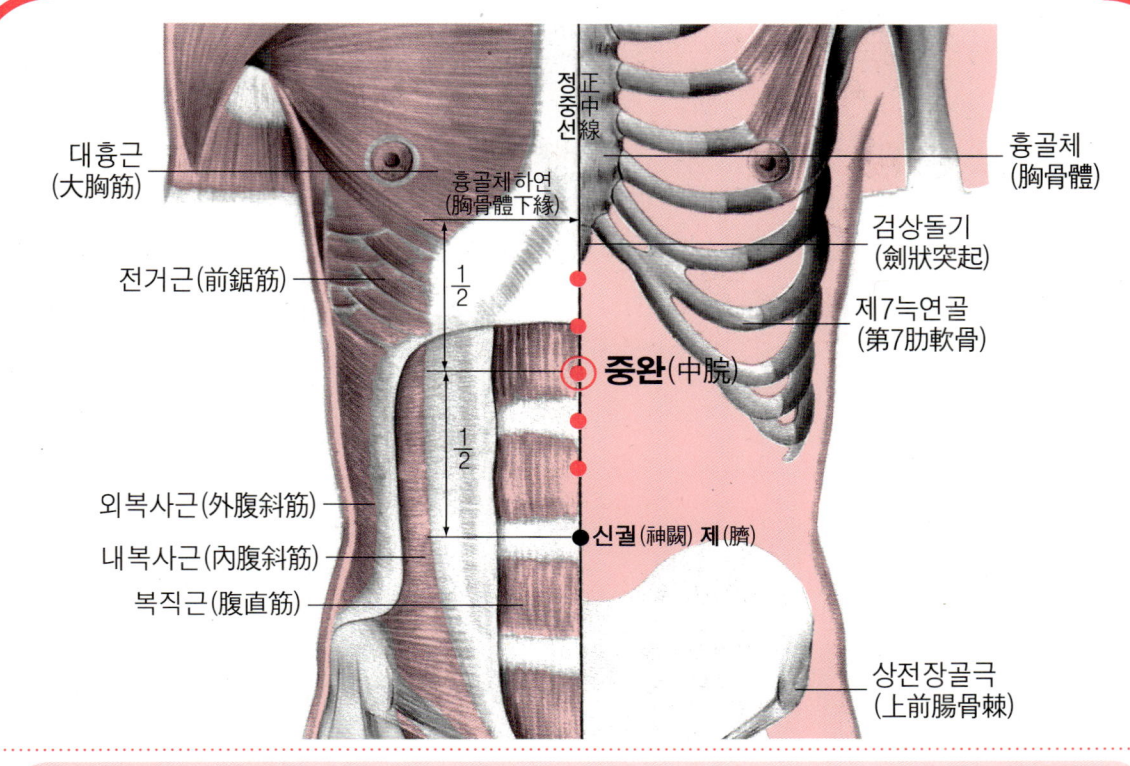

중완 5혈 : 정중선상에서 흉골체하연(명치)과 배꼽의 중앙

보충경혈

양강

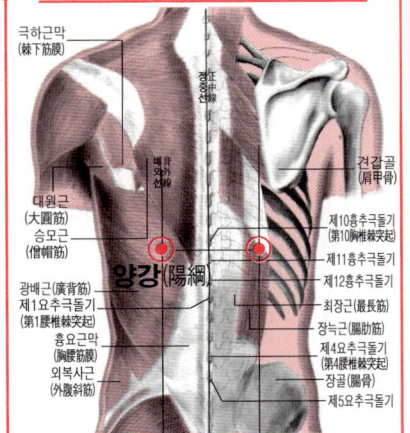

양강 : 수관절의 길게 뻗은 단모지신근건의 패인 곳 중심 (해부적 담배혈)

지양

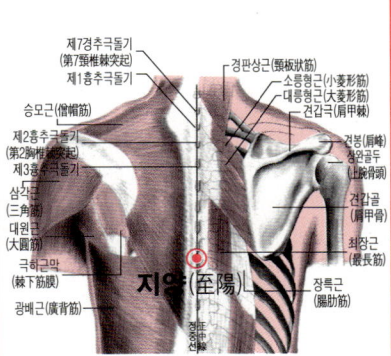

지양 : 제7, 8흉추극돌기의 사이

극문

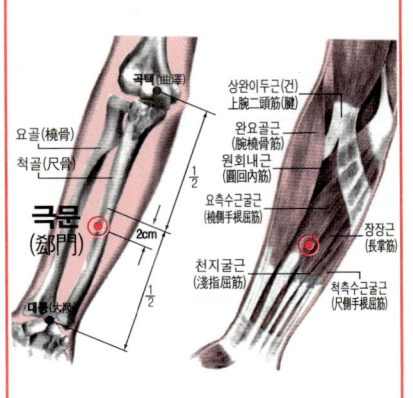

극문 : 곡택과 대릉의 사이에서 중앙의 아랫쪽 2cm

性장 질환

Kideny Disease

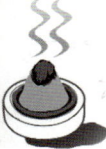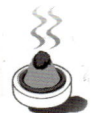

신결핵

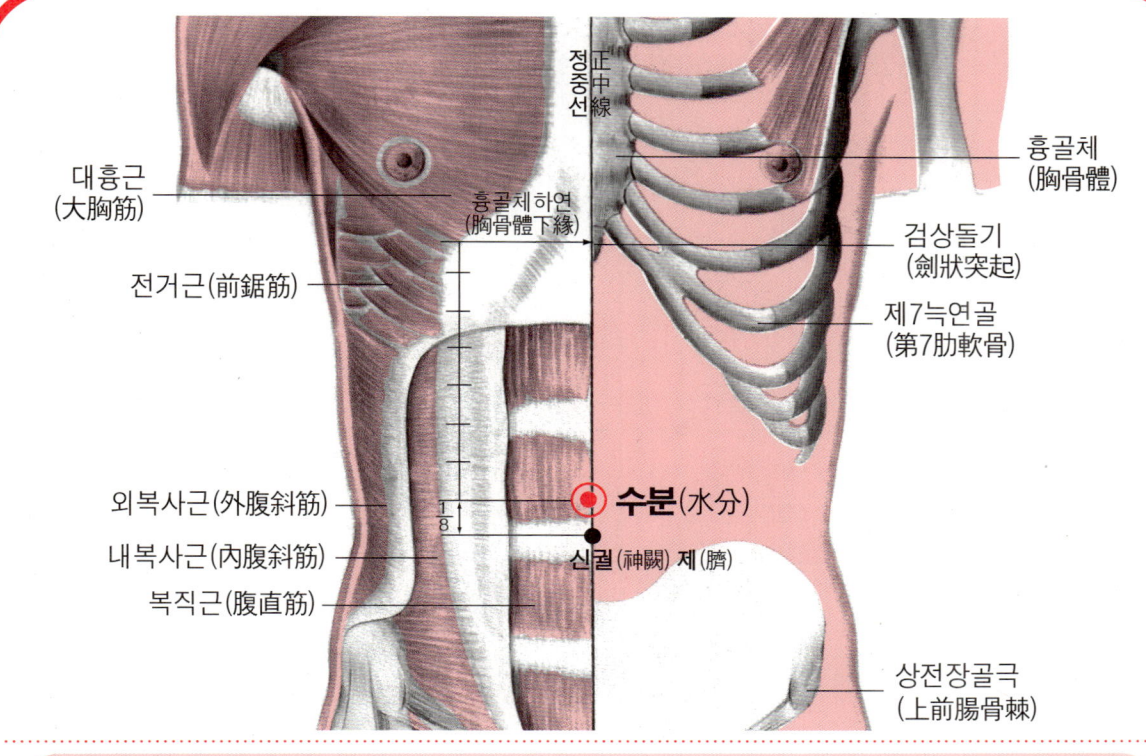

수분 : 정중선상에서 흉골체하연(명치)과 배꼽의 사이에서 신궐로부터 1/8

보충경혈

중완 3혈	신수	족삼리
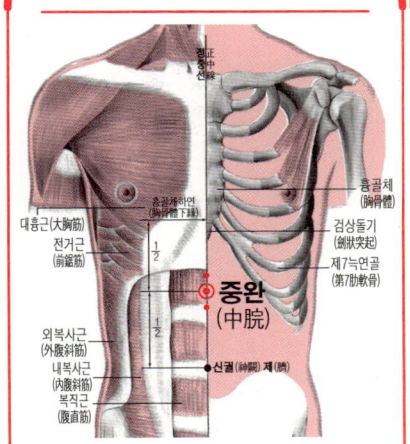	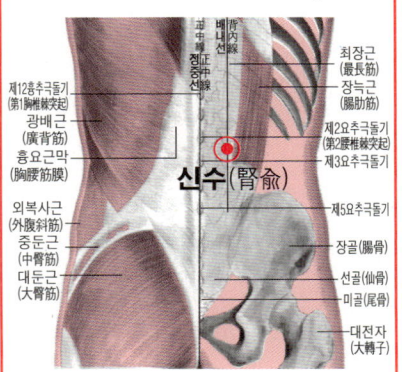	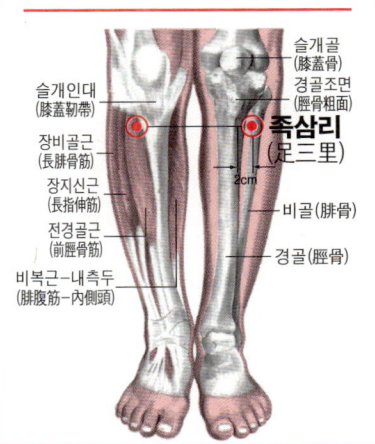
중완 : 정중선상에서 명치와 배꼽의 중간	**신수** : 배내선상에서 제2, 3요추극돌기의 사이	**족삼리** : 경골조면의 아랫쪽 높이에서 경골 앞쪽으로부터 바깥쪽 2cm

신우염

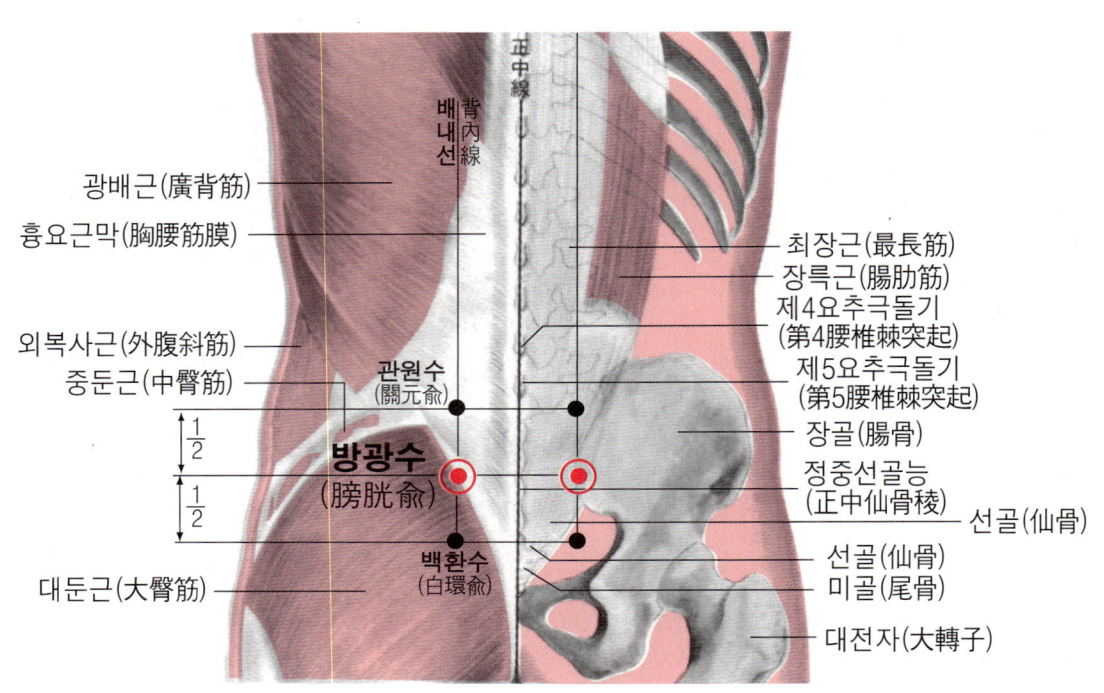

방광수 : 배내선상에서 관원유와 백환유의 중앙

보충경혈

신수

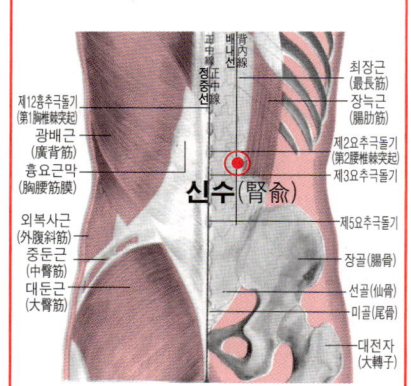

신수 : 배내선상에서 제2, 3요추극돌기의 사이

중극

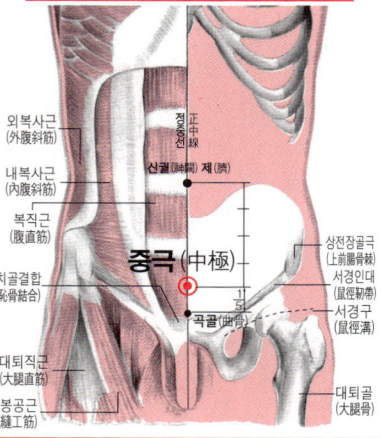

중극 : 정중선상에서 배꼽과 곡골의 사이에 곡골로부터 1/5

삼음교, 음릉천

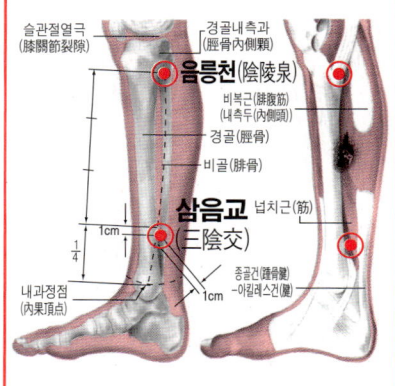

삼음교 : 음릉천과 안쪽 복사뼈의 사이에서 안쪽 복사뼈의 중심으로부터 1/4의 하방 1cm에서, 경골 뒷쪽의 후방 1cm

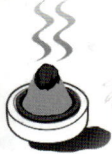 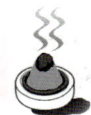

신장결석통

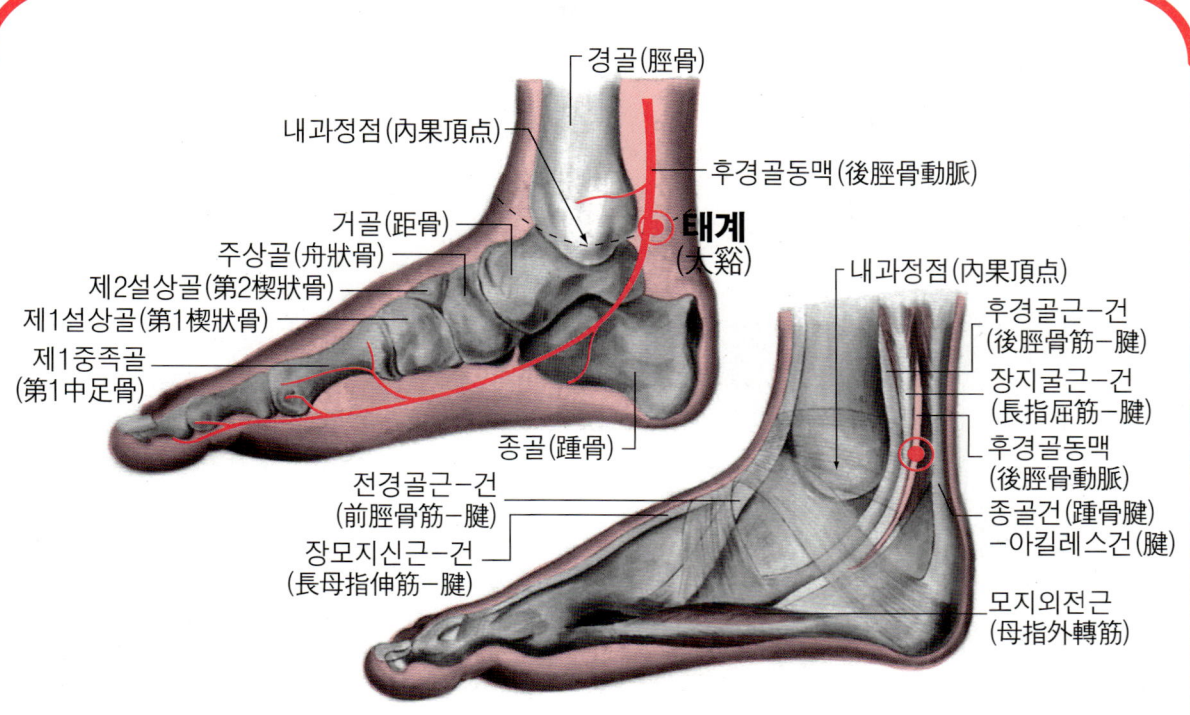

태계 : 내과(안복사뼈) 정점의 후방에서, 후경골동맥부

보충경혈

신수

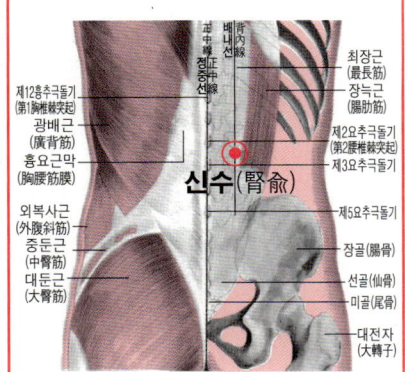

지실

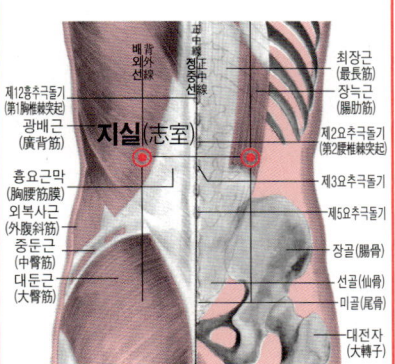

삼음교

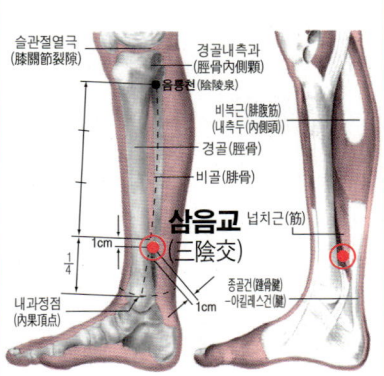

신수 : 배내선상에서 제2, 3요추극돌기의 사이

지실 : 배외선상에서 제2, 3요추극돌기 사이의 높이

삼음교 : 음릉천과 안쪽 복사뼈의 사이에서 안쪽 복사뼈의 중심으로부터 1/4의 하방 1cm에서, 경골 뒷쪽의 후방 1cm

신장염-급성

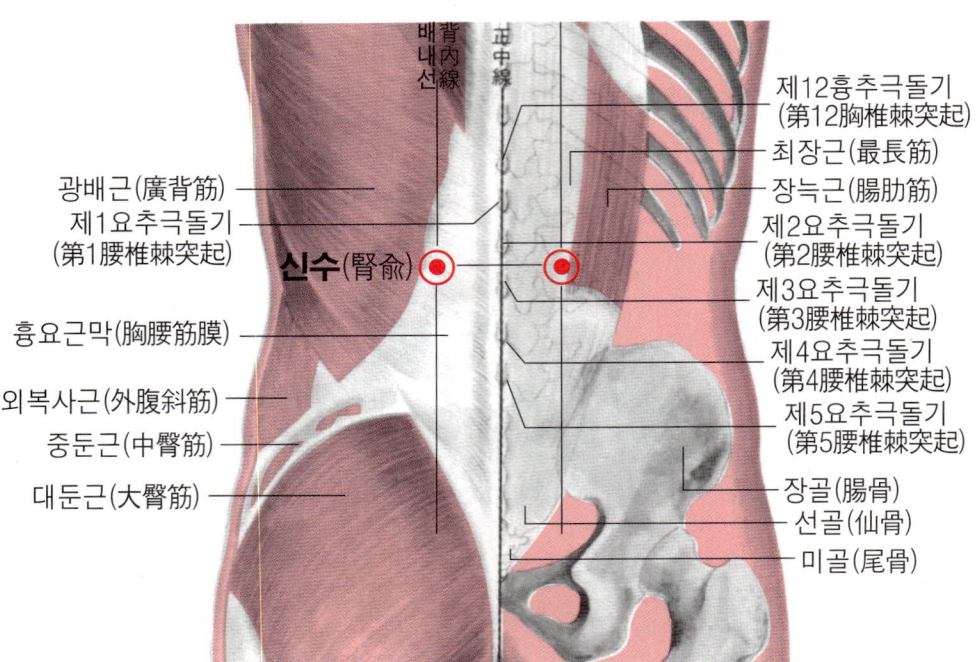

신수 : 배내선상에서 제2, 3요추극돌기의 사이

보충경혈

비수

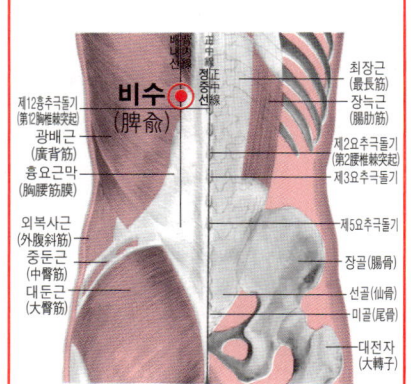

비수 : 배내선상에서 제11, 12흉추극돌기 사이의 높이

수분

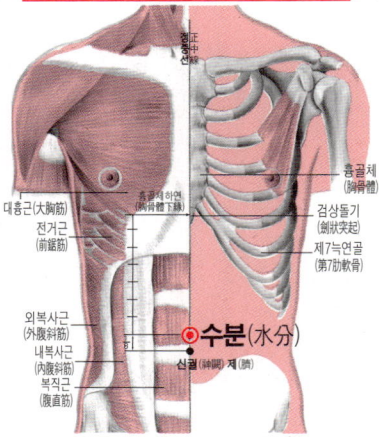

수분 : 정중선상에서 흉골체하연(명치)과 배꼽의 사이에서 신궐로부터 1/8

삼음교, 음릉천

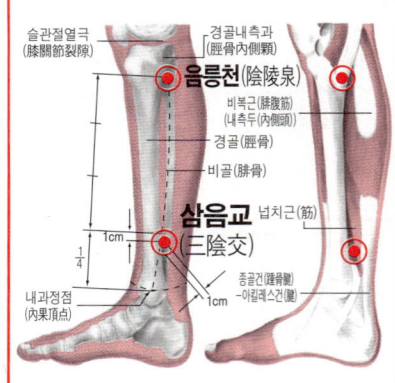

삼음교 : 음릉천과 안쪽 복사뼈의 사이에서 안쪽 복사뼈의 중심으로부터 1/4의 하방 1cm에서, 경골 뒷쪽의 후방 1cm

신장염-만성

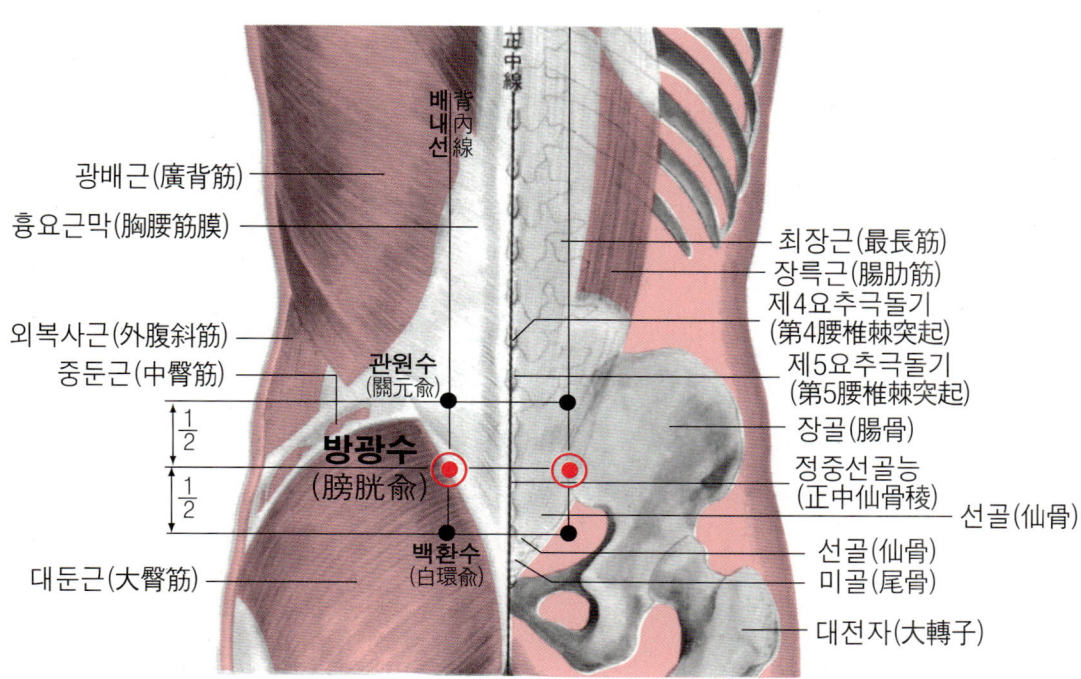

방광수 : 배내선상에서 관원유와 백환유의 중앙

보 충 경 혈

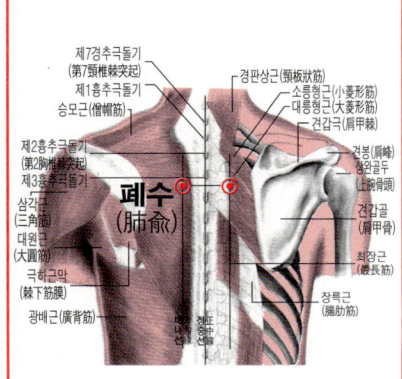

폐수 : 배내선상에서 제5, 6흉추극돌기 사이의 높이

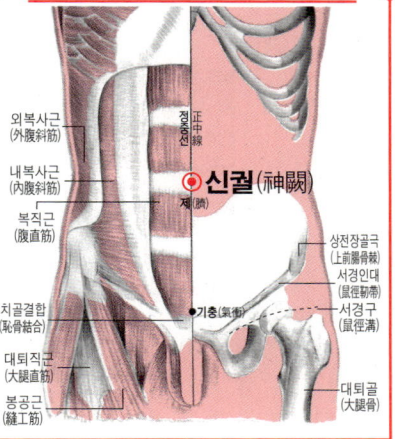

신궐 : 배꼽의 중심 (쑥뜸 후 간격 두고 소금뜸)

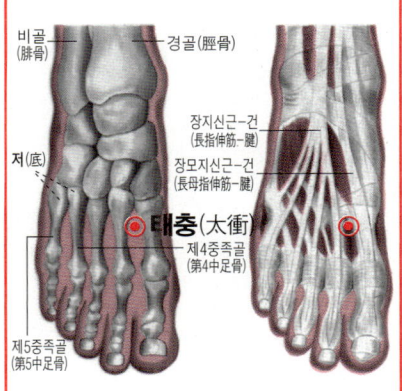

태충 : 발등의 제1, 2중족골저 앞쪽의 아래

신장위축

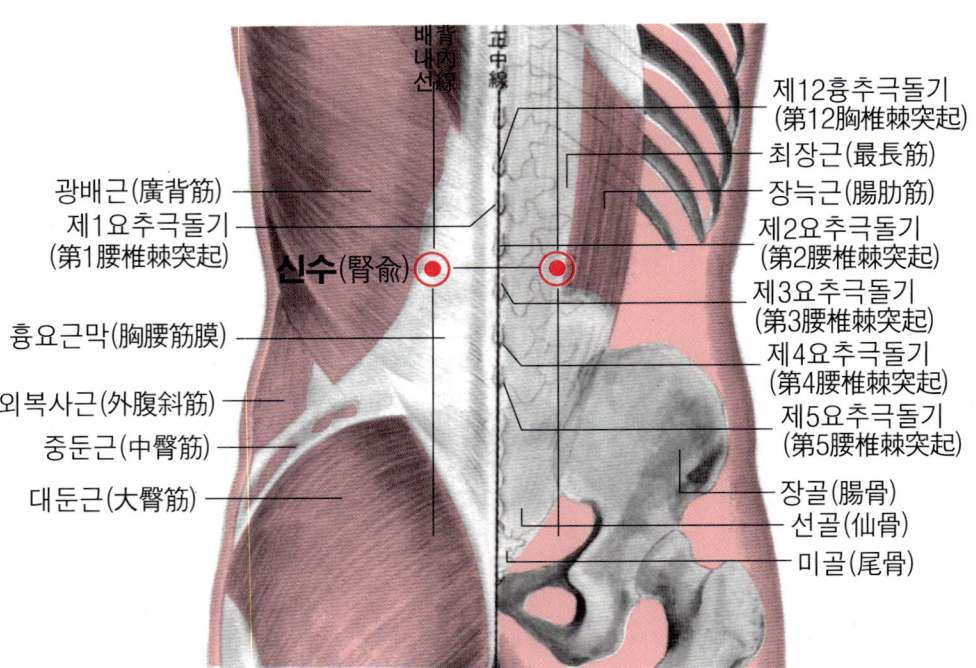

신수 : 배내선상에서 제2, 3요추극돌기의 사이

보 충 경 혈

중완

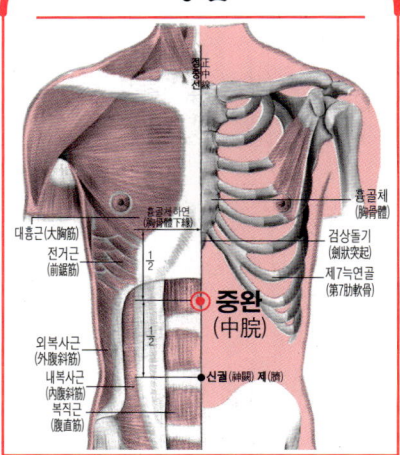

중완 : 정중선상에서 흉골체하연(명치)과 배꼽의 중앙

중극

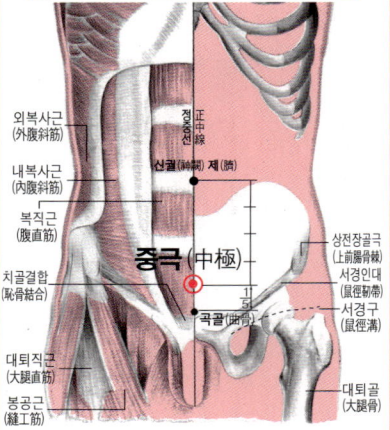

중극 : 정중선상에서 배꼽과 곡골의 사이에 곡골로부터 1/5

삼음교

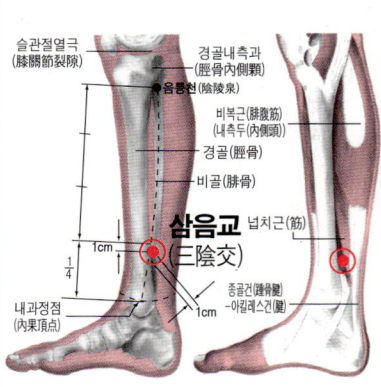

삼음교 : 음릉천과 안쪽 복사뼈의 사이에서 안쪽 복사뼈의 중심으로부터 1/4의 하방 1cm에서, 경골 뒷쪽의 후방 1cm

비장 질환
Spleen Disease

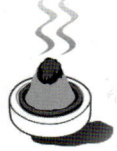 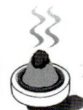

당뇨병

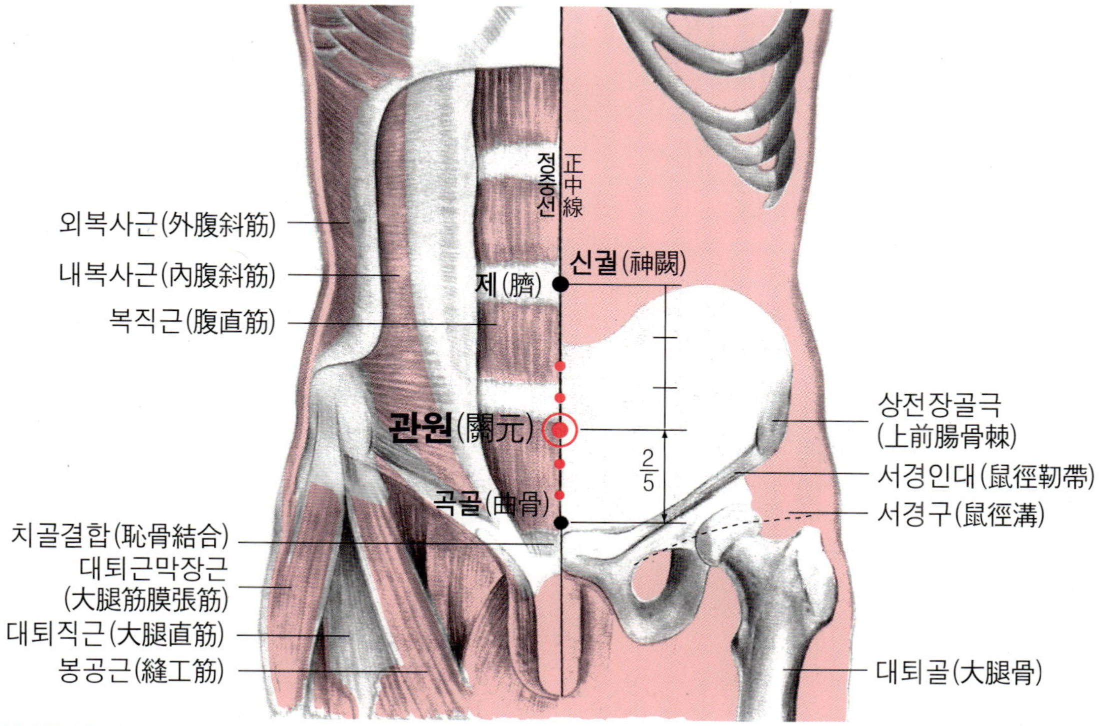

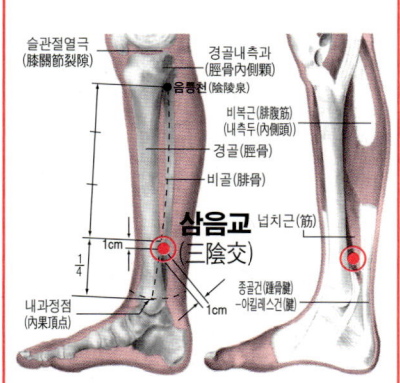

외복사근(外腹斜筋)
내복사근(內腹斜筋)
복직근(腹直筋)
정중선 正中線
제(臍)
신궐(神闕)
관원(關元)
곡골(曲骨)
상전장골극(上前腸骨棘)
서경인대(鼠徑靭帶)
서경구(鼠徑溝)
치골결합(恥骨結合)
대퇴근막장근(大腿筋膜張筋)
대퇴직근(大腿直筋)
봉공근(縫工筋)
대퇴골(大腿骨)

관원 5혈 : 정중선상에서, 신궐(배꼽의중심)과 곡골의 사이에 곡골로부터 2/5

보 충 경 혈

삼음교

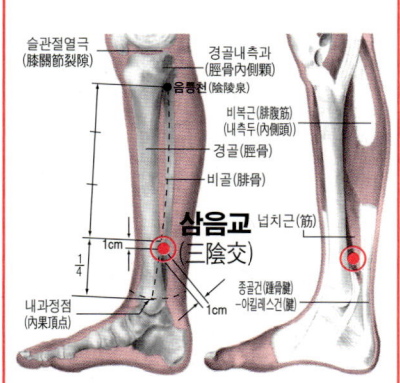

삼음교 : 음릉천과 안쪽 복사뼈의 사이에서 안쪽 복사뼈의 중심으로부터 1/4의 하방 1cm에서, 경골 뒷쪽의 후방 1cm

족삼리

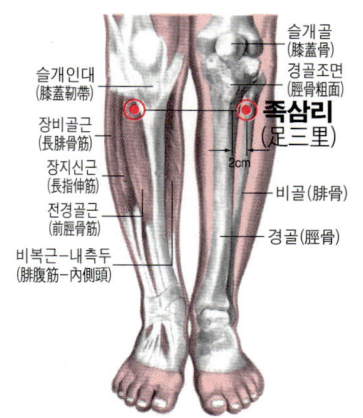

족삼리 : 경골조면의 아랫쪽 높이에서 경골 앞쪽으로부터 바깥쪽 2cm

곡지

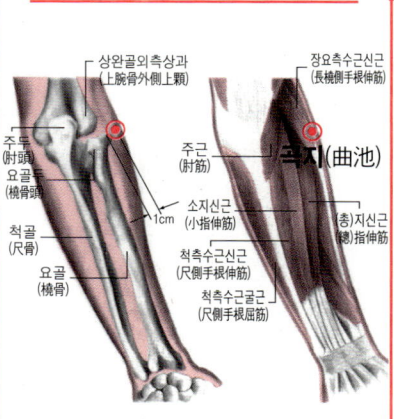

곡지 : 요골두 바깥 위쪽으로 부터 팔꿈치 안주름에 따라 내방 1cm (팔꿈치를 굽힐 나타나는 주름 끝)

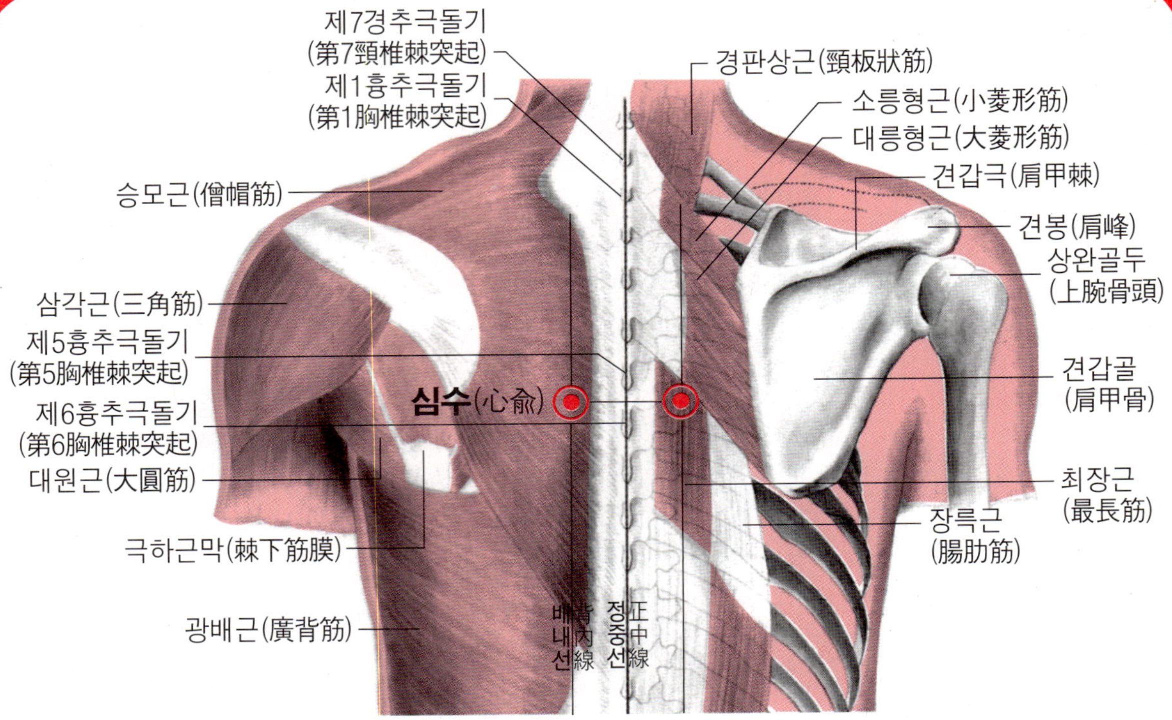

당뇨병

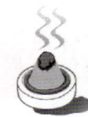

제7경추극돌기(第7頸椎棘突起)
제1흉추극돌기(第1胸椎棘突起)
경판상근(頸板狀筋)
소릉형근(小菱形筋)
대릉형근(大菱形筋)
승모근(僧帽筋)
견갑극(肩甲棘)
견봉(肩峰)
상완골두(上腕骨頭)
삼각근(三角筋)
제5흉추극돌기(第5胸椎棘突起)
심수(心兪)
견갑골(肩甲骨)
제6흉추극돌기(第6胸椎棘突起)
대원근(大圓筋)
최장근(最長筋)
장륵근(腸肋筋)
극하근막(棘下筋膜)
광배근(廣背筋)
배내선(背內線) 정중선(正中線)

심수 : 배내선상에서 제5, 6흉추극돌기 사이의 높이

보충경혈

합곡
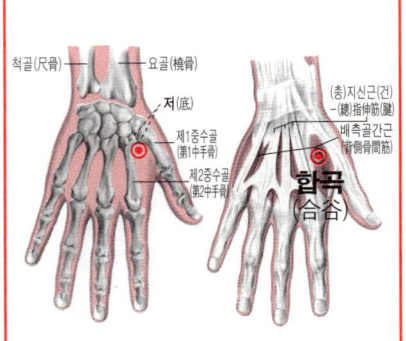

합곡 : 손등에서 제1, 2중수골저 아랫쪽의 사이

내정
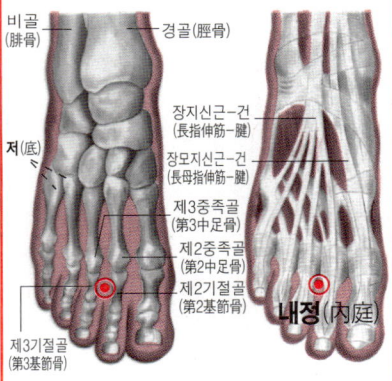

내정 : 발등에서, 제2, 3기절골의 아랫쪽 앞의 사이

대추
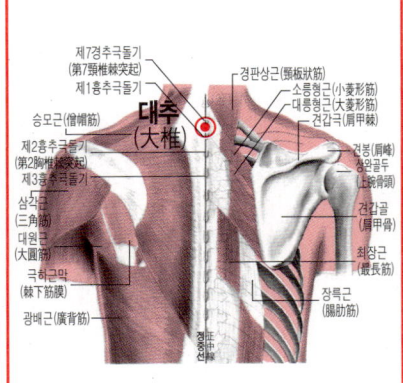

대추 : 목을 앞으로 깊이 숙이면 목덜미 밑으로 크게 돌출한 뼈(제7경추극돌기)와 제1흉추극돌기의 사이

당뇨병

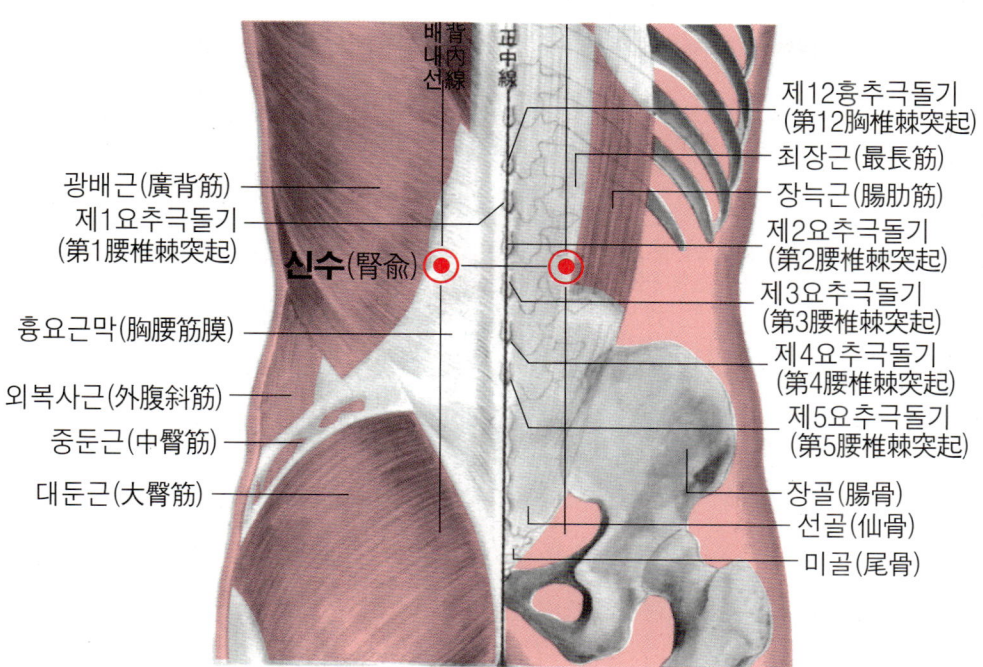

신수 : 배내선상에서 제2, 3요추극돌기의 사이

보 충 경 혈

태계

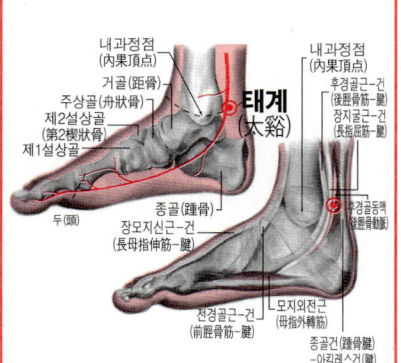

태계 : 내과(안복사뼈) 정점의 후방

태충

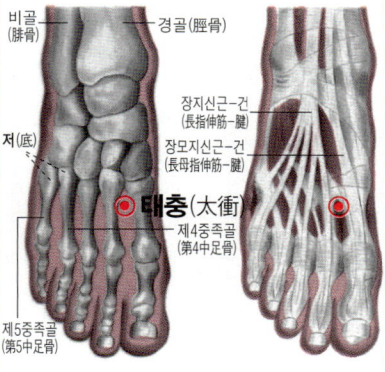

태충 : 발등의 제1, 2중족골저 앞쪽의 아래

연곡

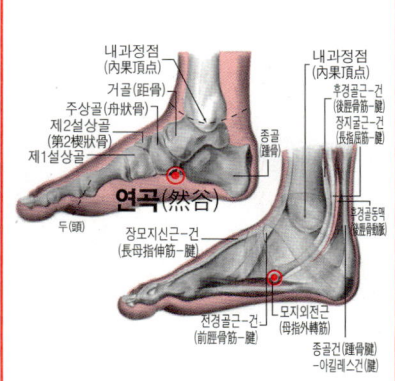

연곡 : 발의 주상골의 뒤-아래쪽

저혈당증

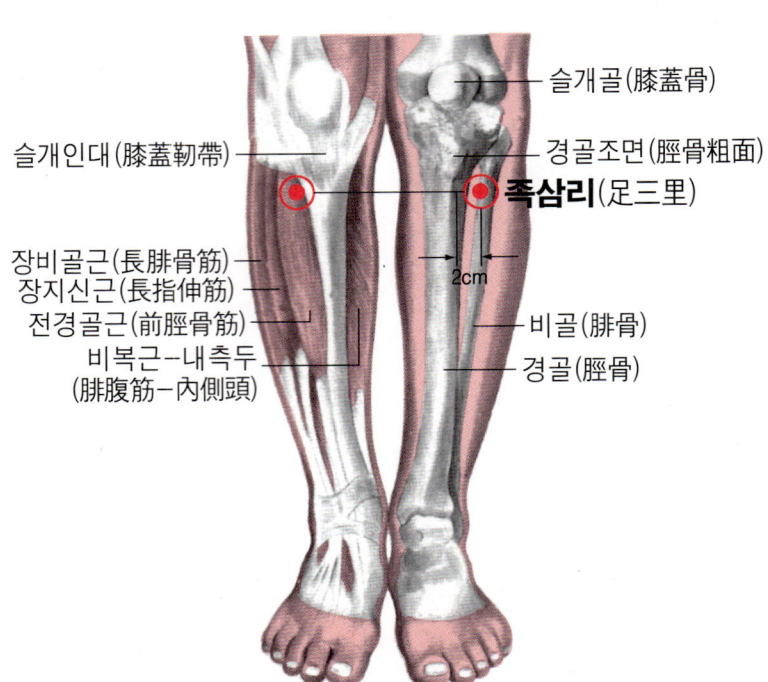

족삼리: 경골조면의 아랫쪽 높이에서 경골 앞쪽으로부터 바깥쪽 2cm

보 충 경 혈

소해

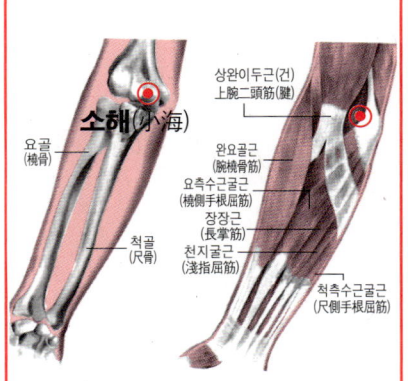

소해: 상완골 내측상과로부터 굽은쪽으로 1cm

태충

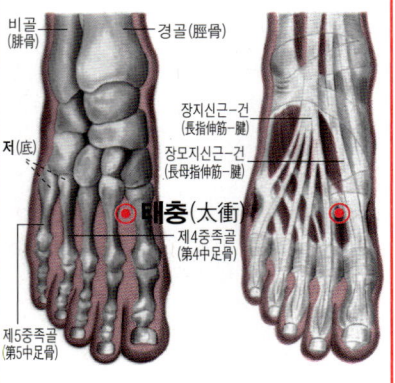

태충: 발등의 제1, 2중족골저 앞쪽의 아래

합곡

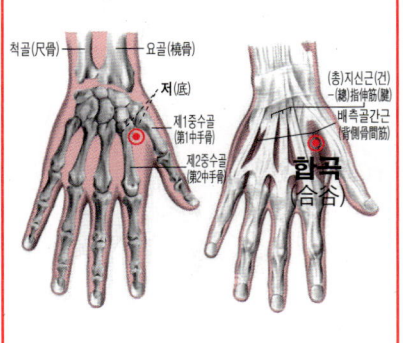

합곡: 손등에서 제1, 2중수골저 아랫쪽의 사이

소·대장 / 갑상선 질환

Intestine Tenue · Large Intestine / Thyroid Disease

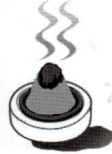 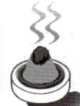

갑상선기능-감퇴증

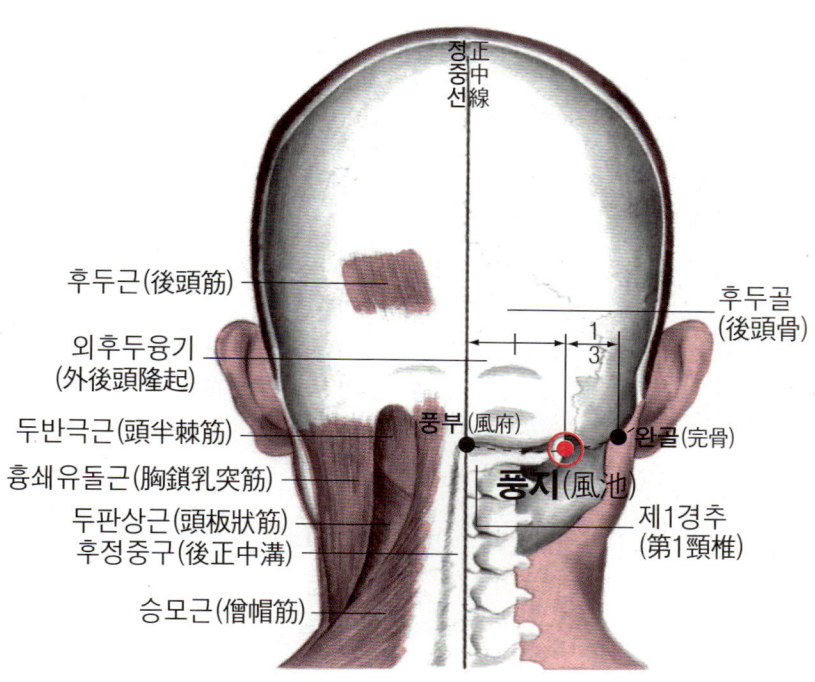

풍지 : 풍부와 완골의 사이에서 완골로부터 1/3

보 충 경 혈

관원
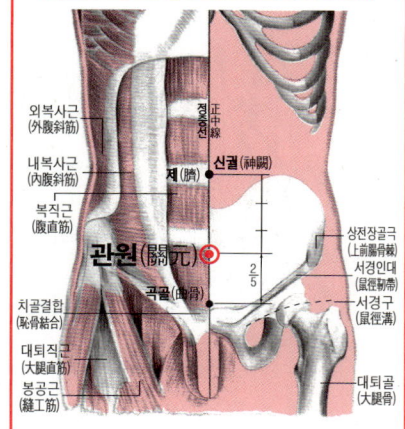

대장수
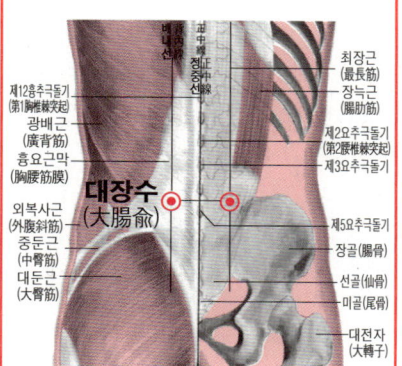

명문
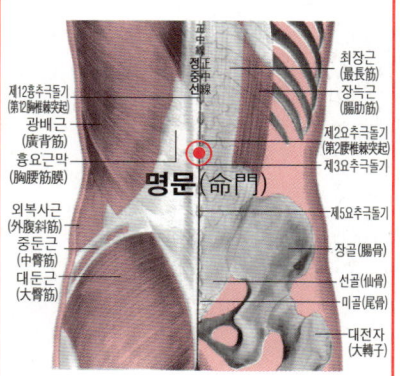

관원 : 배꼽과 곡골(음모 가장자리나 중앙의 딱딱한 뼈의 중앙 패인 곳) 사이의 하방 2/5

대장수 : 배내선상에서 제4,5요추극돌기 사이

명문 : 정중선상에서 제2,3요추극돌기 사이

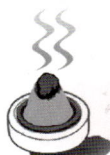 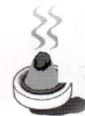

갑상선기능-항진증

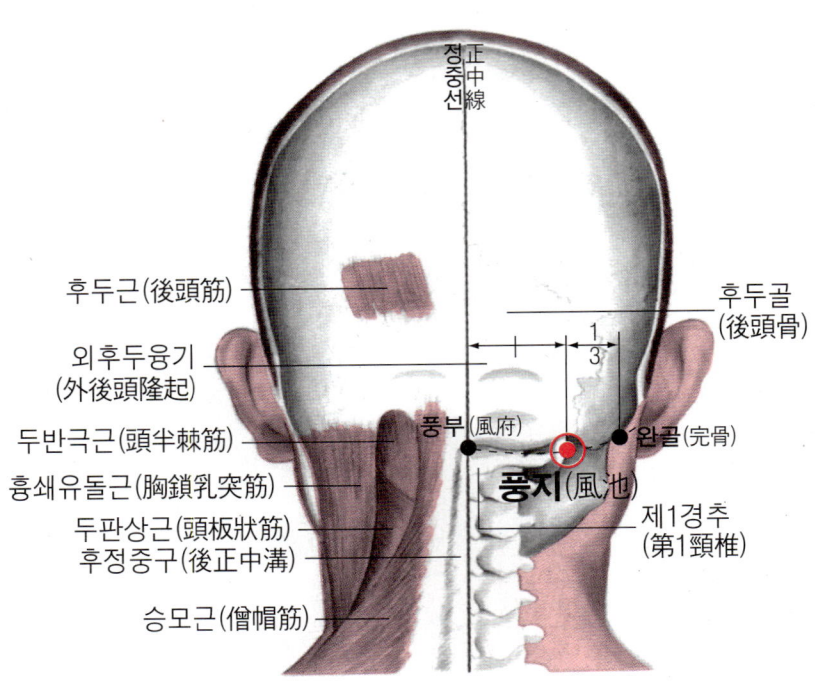

풍지 : 풍부와 완골의 사이에서 완골로부터 1/3

보충경혈

수돌

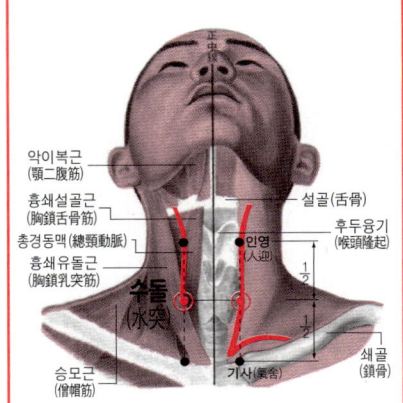

수돌 : 인영과 기사의 중앙의 높이에서 흉쇄유돌근 앞쪽

간수

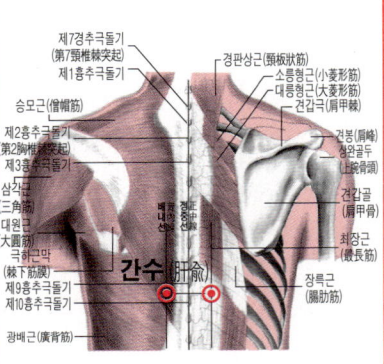

간수 : 배내선상에서, 제9, 10흉추극돌기의 사이의 높이

내관

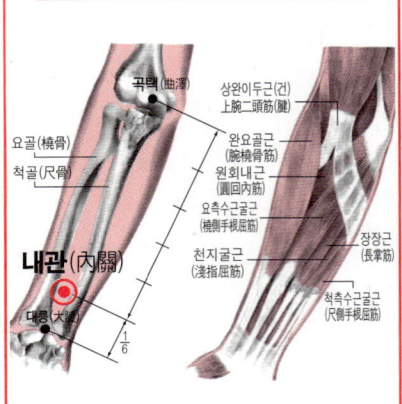

내관 : 곡택과 대릉의 사이에서 대릉으로부터 1/6(상방 2촌)

갑상선종

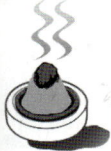 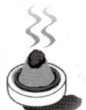

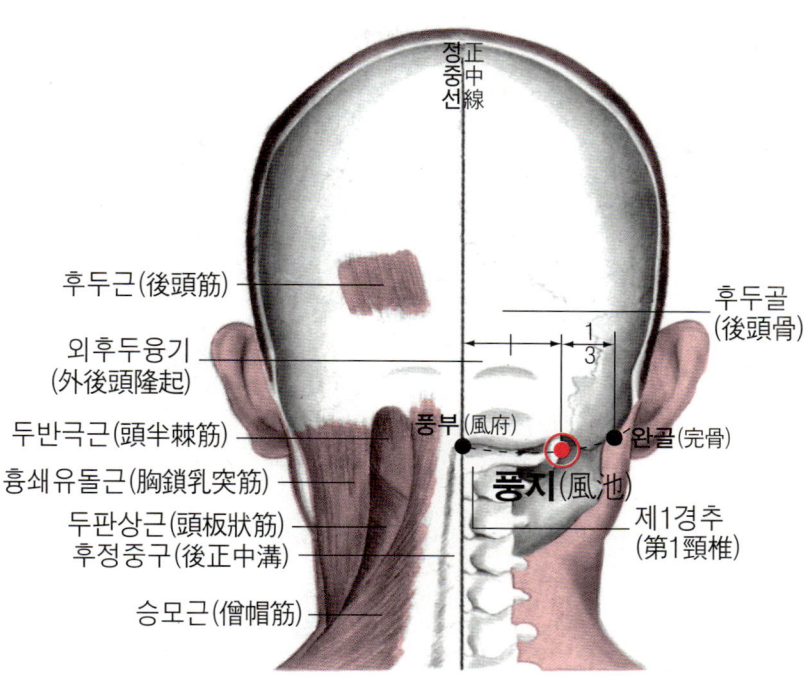

풍지 : 풍부와 완골의 사이에서 완골로부터 1/3

보충경혈

천주	견정	족삼리
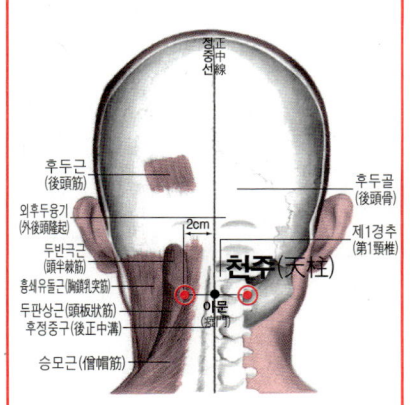	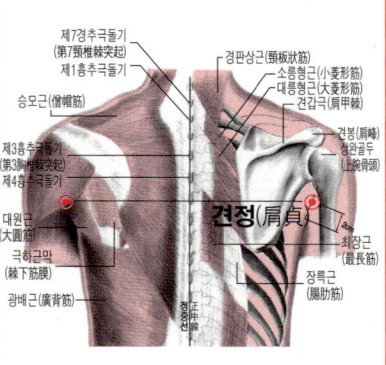	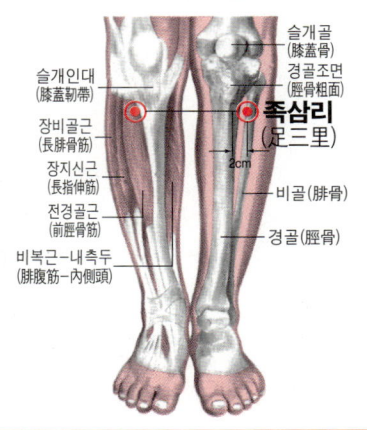
천주 : 아문의 높이에서, 외방 2cm의 증폭근 팽융부 정점 바깥쪽	**견정** : 겨드랑이 주름의 뒤끝으로부터 상방 2cm	**족삼리** : 경골조면의 아랫쪽 높이에서 경골 앞쪽으로부터 바깥쪽 2cm

결장염

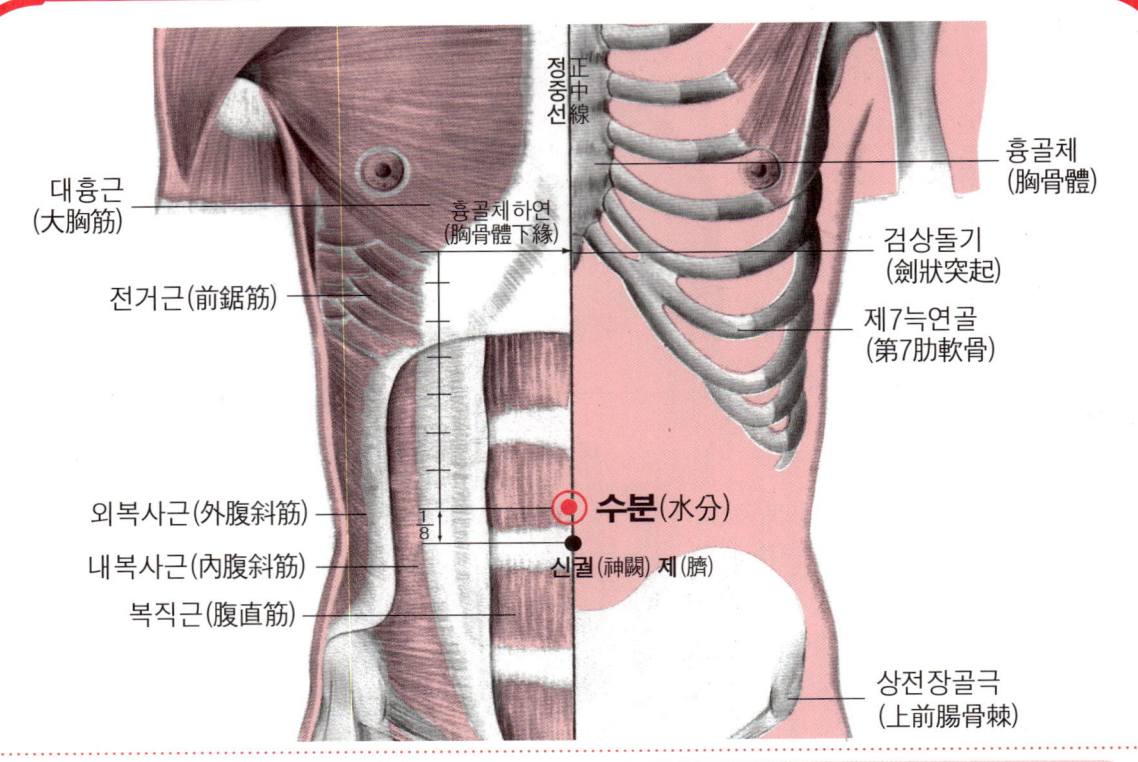

수분 : 정중선상에서 흉골체하연(명치)과 배꼽의 사이에서 신궐로부터 1/8

보충경혈

천추

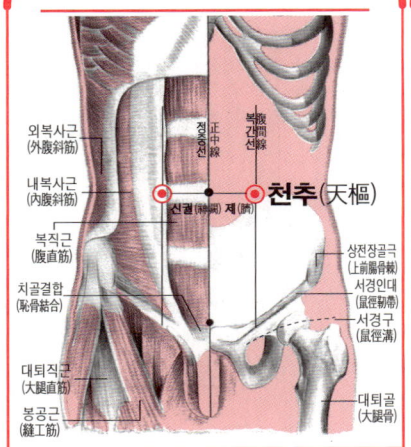

천추 : 복간선상에서 신궐의 높이

기해

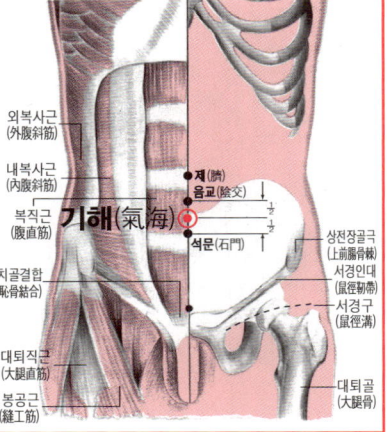

기해 : 정중선상에서, 음교와 석문의 중앙

족삼리

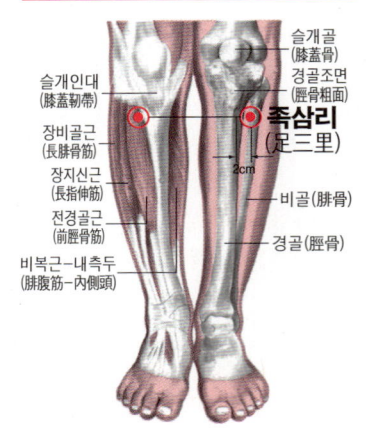

족삼리 : 경골조면의 아랫쪽 높이에서 경골 앞쪽으로부터 바깥쪽 2cm

과민성 대장증상

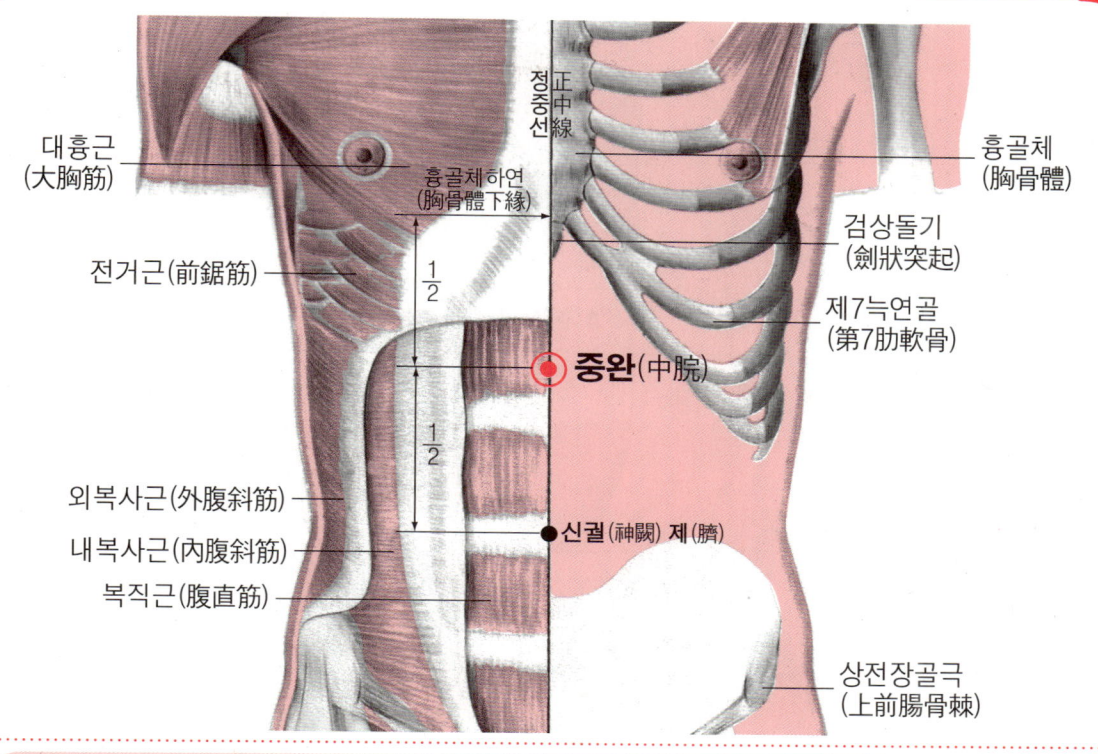

중완 : 정중선상에서 흉골체하연(명치)과 배꼽의 중앙

보충경혈

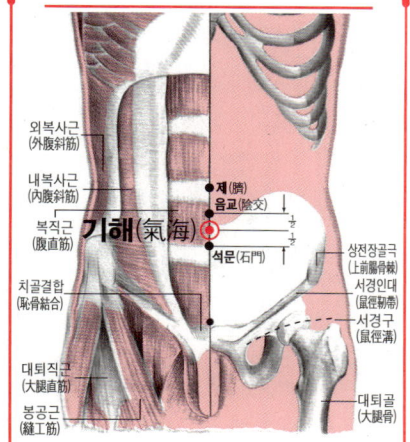

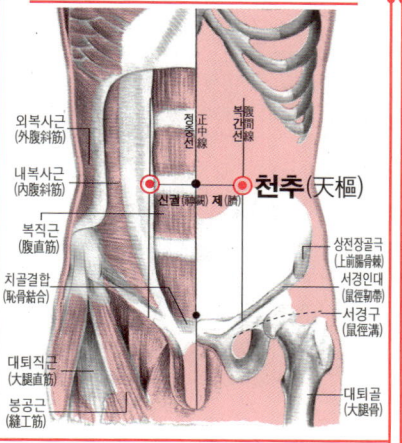

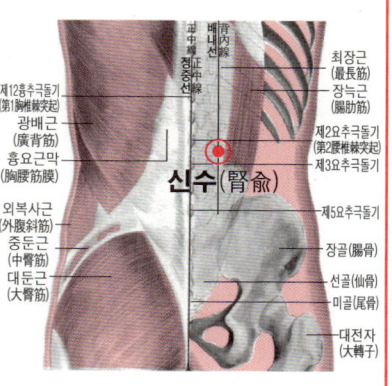

기해 : 정중선상에서, 음교와 석문의 중앙

천추 : 복간선상에서 신궐의 높이

신수 : 배내선상에서 제2, 3요추극돌기의 사이

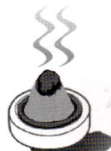 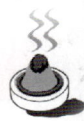

변비

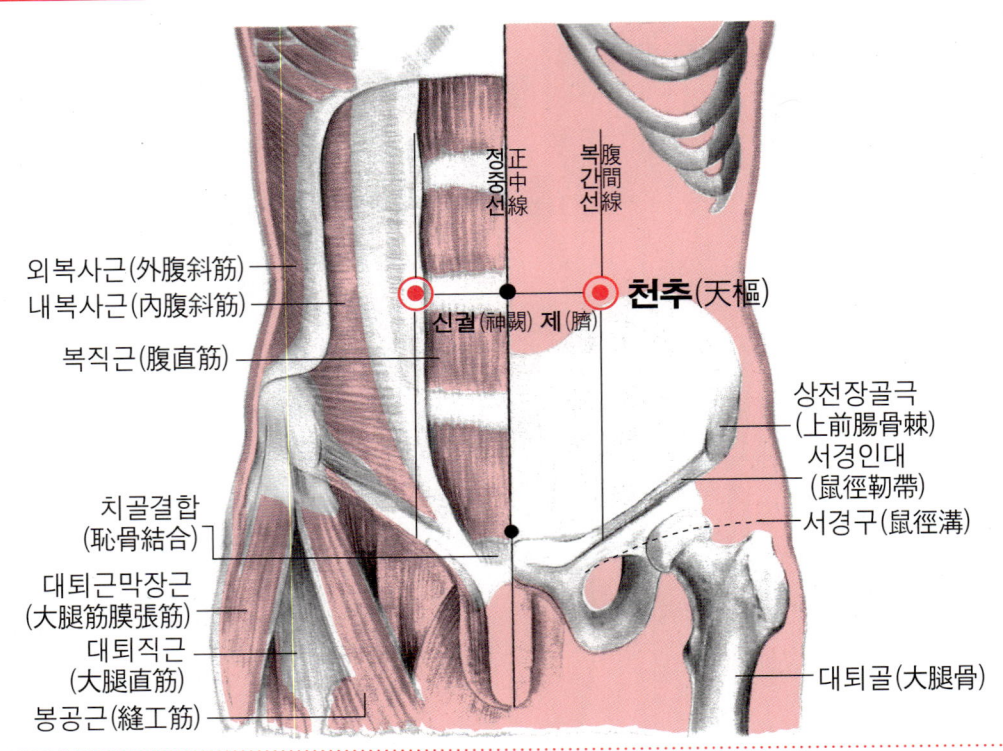

천추 : 복간선상에서 신궐의 높이

보 충 경 혈

대장수
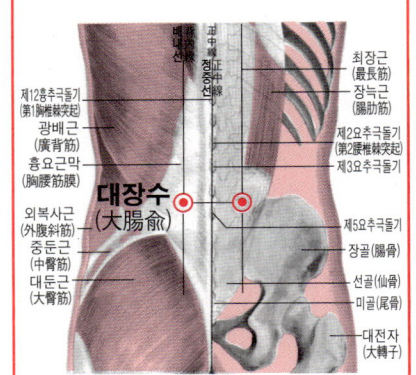

상거허
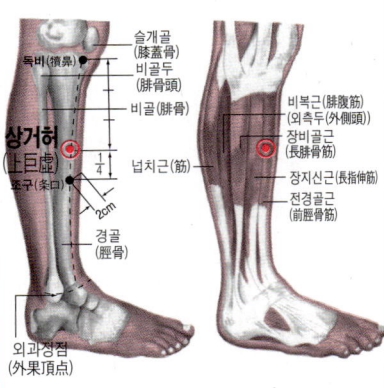

양릉천
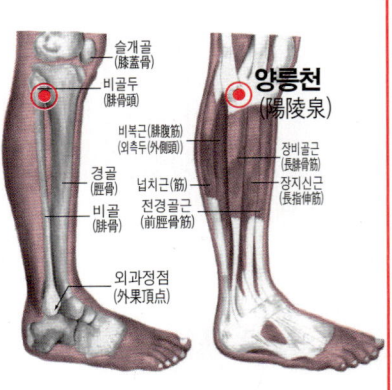

대장수 : 배내선상에서 제4,5요추극돌기 사이

상거허 : 독비와 조구의 사이에서 조구로부터 1/4

양릉천 : 비골두의 앞 아랫쪽

설사

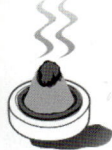
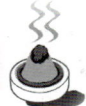
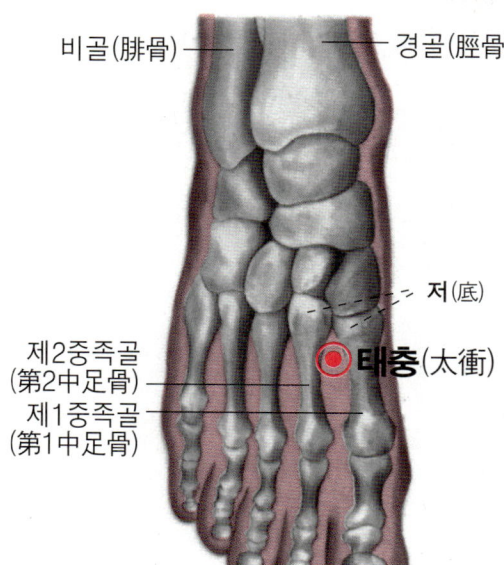
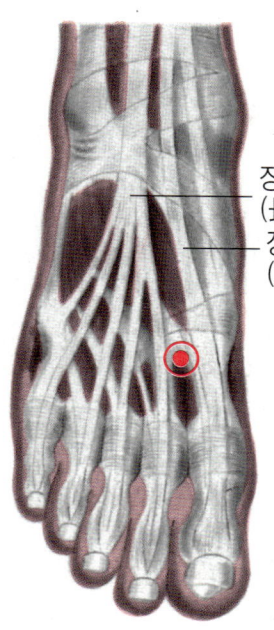

태충 : 발등의 제1, 2중족골저 앞쪽의 아래

보 충 경 혈

천추
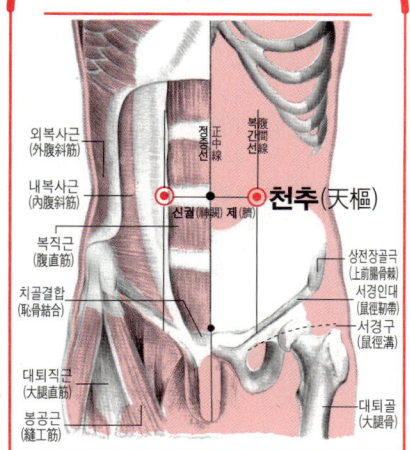

천추 : 복간선상에서 신궐의 높이

족삼리
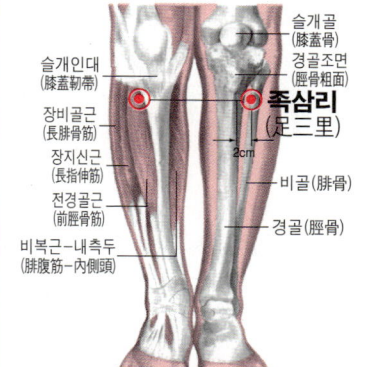

족삼리 : 경골조면의 아랫쪽 높이에서 경골 앞쪽으로부터 바깥쪽 2cm

대장수
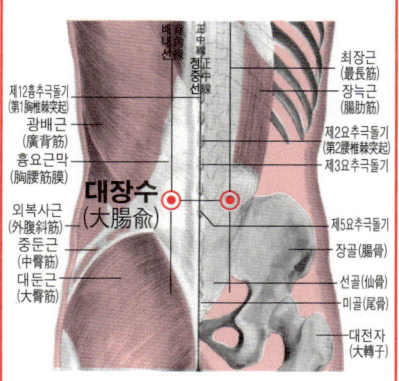

대장수 : 배내선상에서 제4,5요추극돌기 사이

세균성 이질-만성

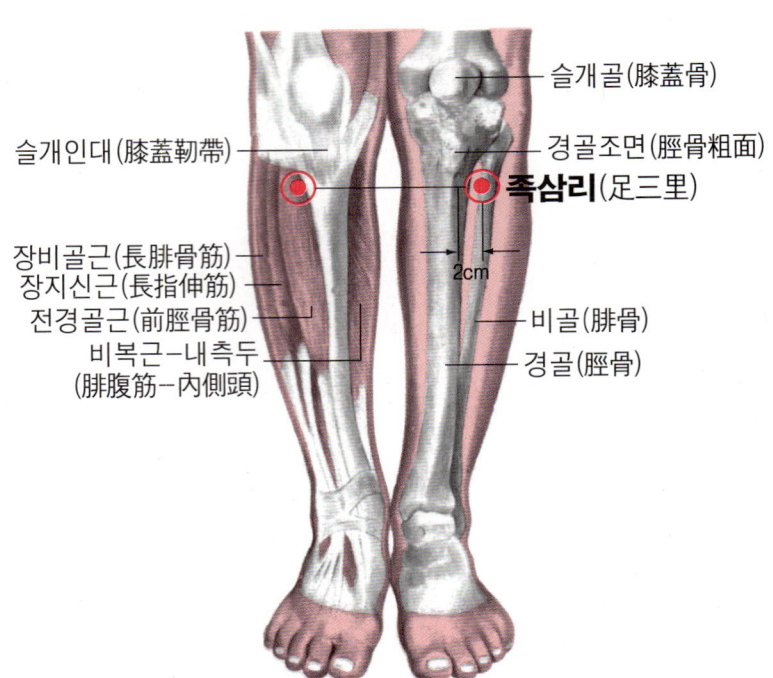

족삼리: 경골조면의 아랫쪽 높이에서 경골 앞쪽으로부터 바깥쪽 2cm

보충경혈

천추
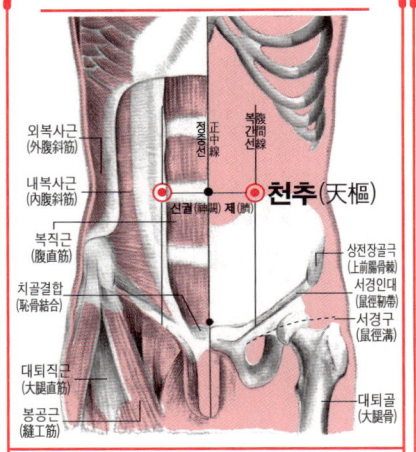

천추: 복간선상에서 신궐의 높이

관원
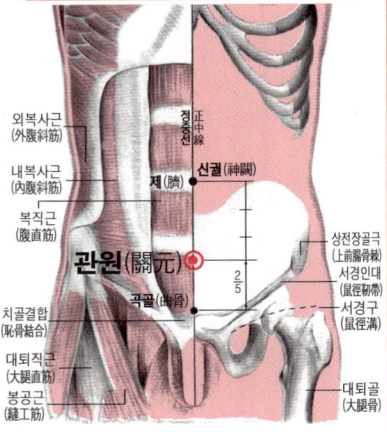

관원: 정중선상에서, 신궐(배꼽의중심)과 곡골의 사이에 곡골로부터 2/5

합곡
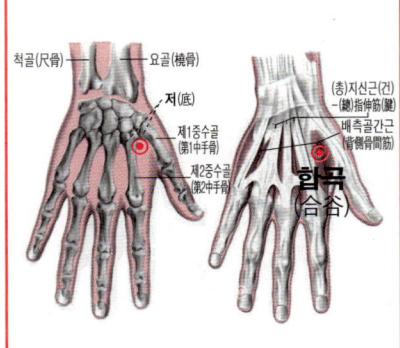

합곡: 손등에서 제1, 2중수골저 아랫쪽의 사이

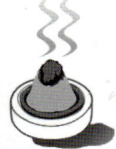 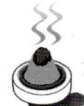

습관성 변비

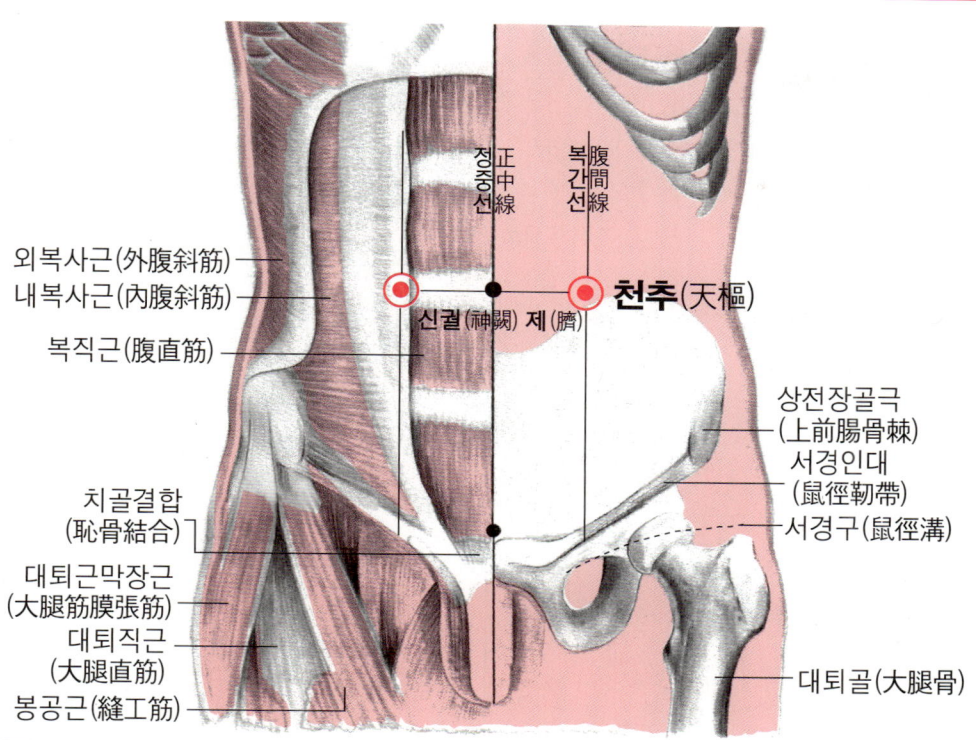

천추 : 복간선상에서 신궐의 높이

보충경혈

관원	대횡	조해

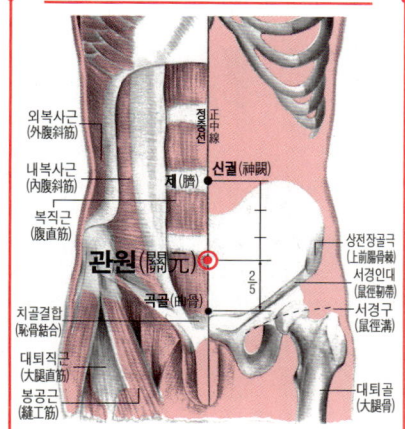 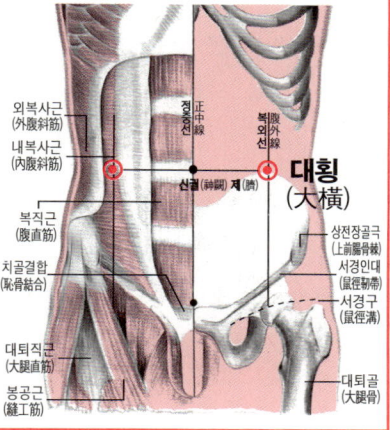 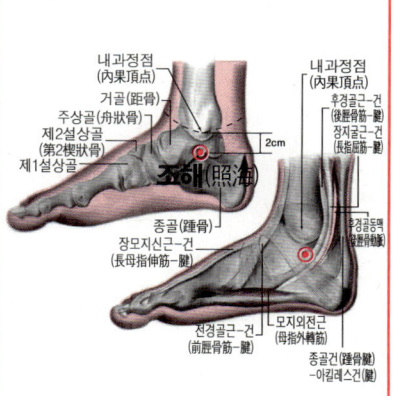

관원 : 배꼽과 곡골(음모 가장자리나 중앙의 딱딱한 뼈의 중앙 패인 곳) 사이의 하방 2/5

대횡 : 복외선상에서 신궐(배꼽의 중심)의 높이

조해 : 안쪽 복사뼈 정점의 바로 밑 2cm

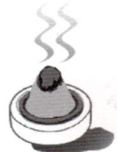 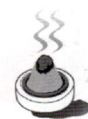

이질

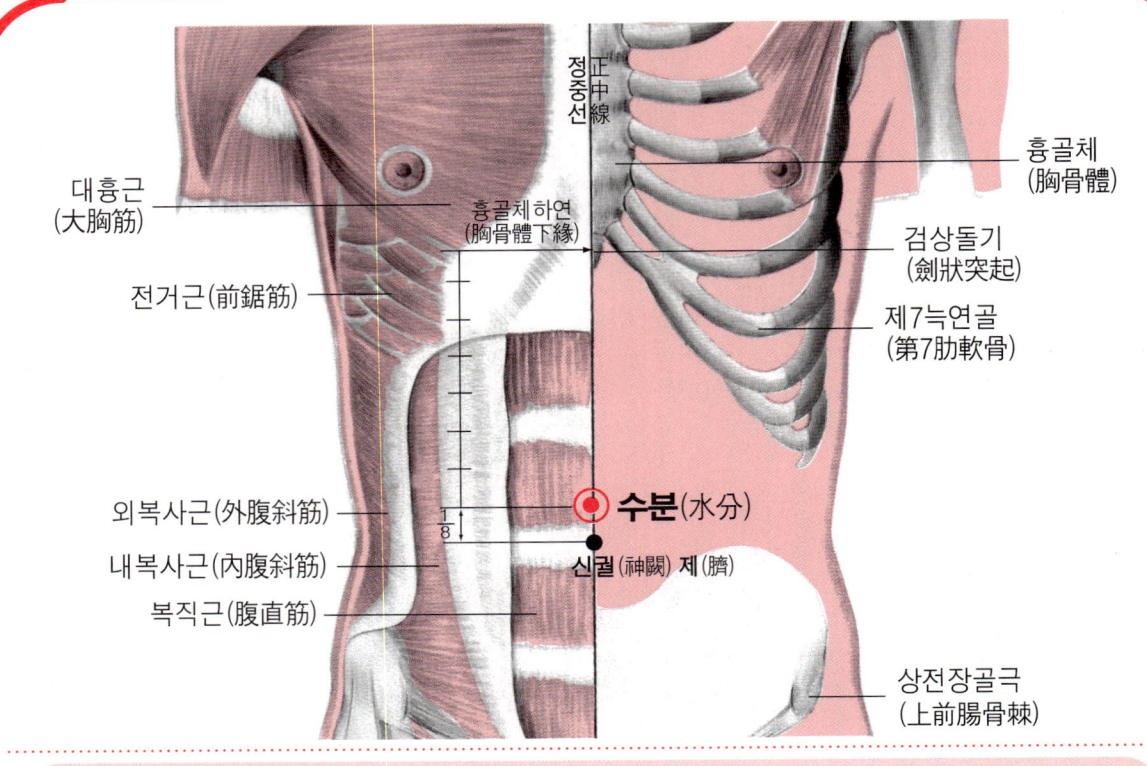

수분 : 정중선상에서 흉골체하연(명치)과 배꼽의 사이에서 신궐로부터 1/8

보 충 경 혈

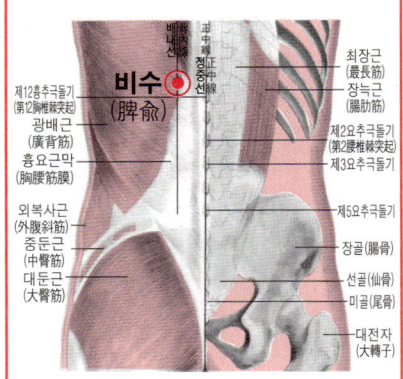

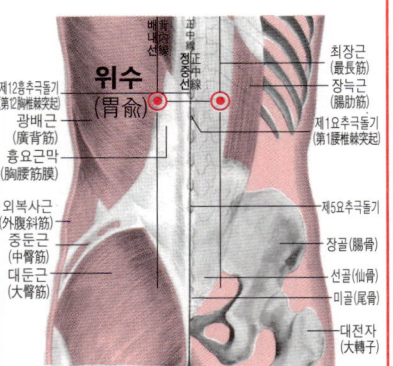

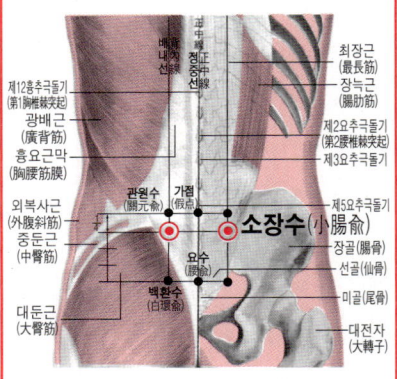

비수 : 배내선상에서 제11, 12흉추극돌기 사이의 높이

위수 : 배내선상에서 제12흉추극돌기와 제1요추극돌기 사이의 높이

소장수 : 배내선상에서 관원유와 백환유 사이에 상방으로부터 1/4

장기능 저하

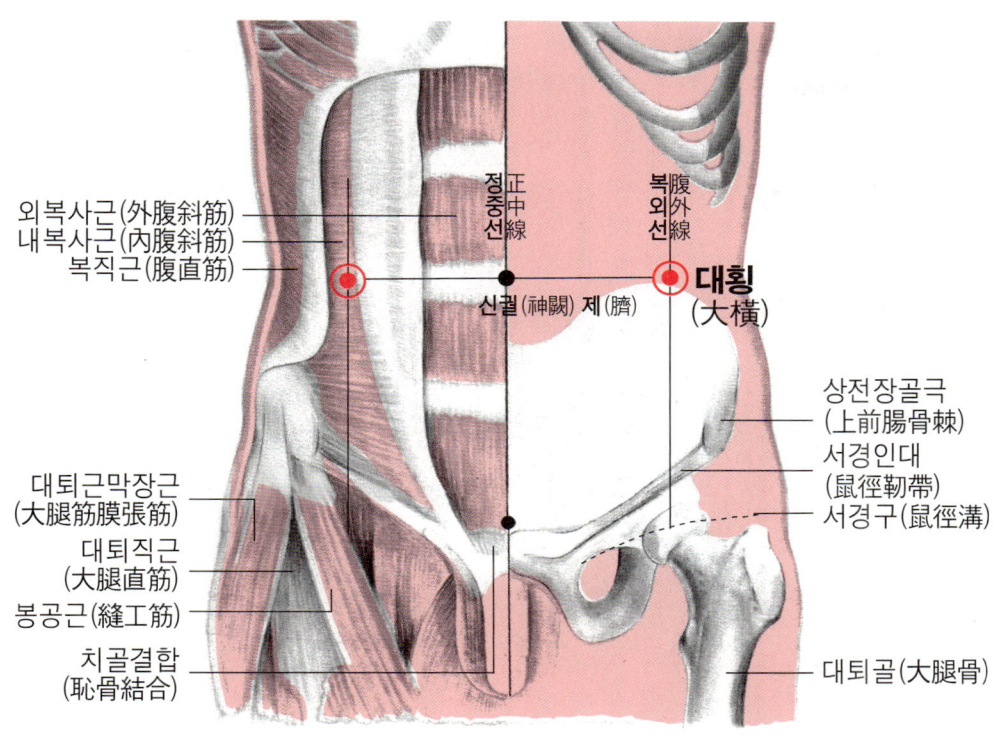

대횡 : 복외선상에서 신궐(배꼽의 중심)의 높이

보 충 경 혈

천추

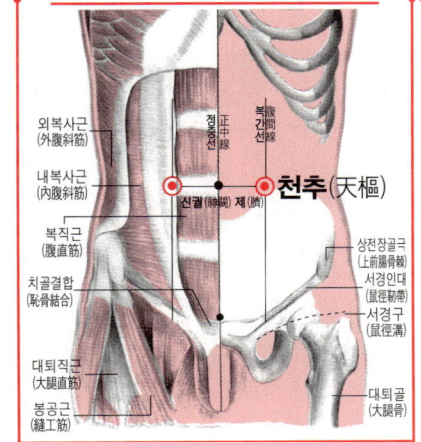

천추 : 복간선상에서 신궐의 높이

귀래

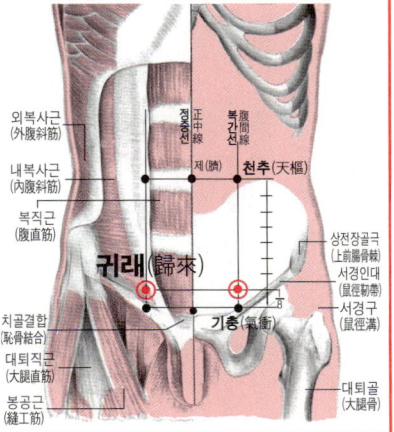

귀래 : 복간선상에서, 천추와 기충의 사이에서 기충으로부터 1/8

상거허

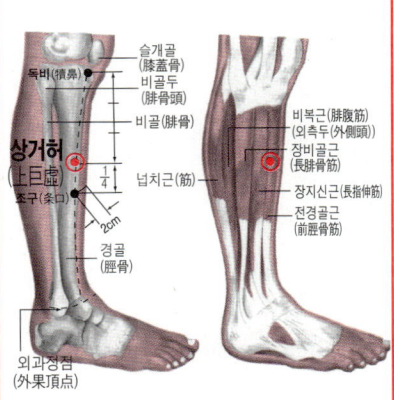

상거허 : 독비와 조구의 사이에서 조구로부터 1/4

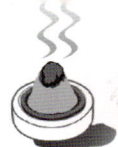 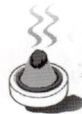

장산통

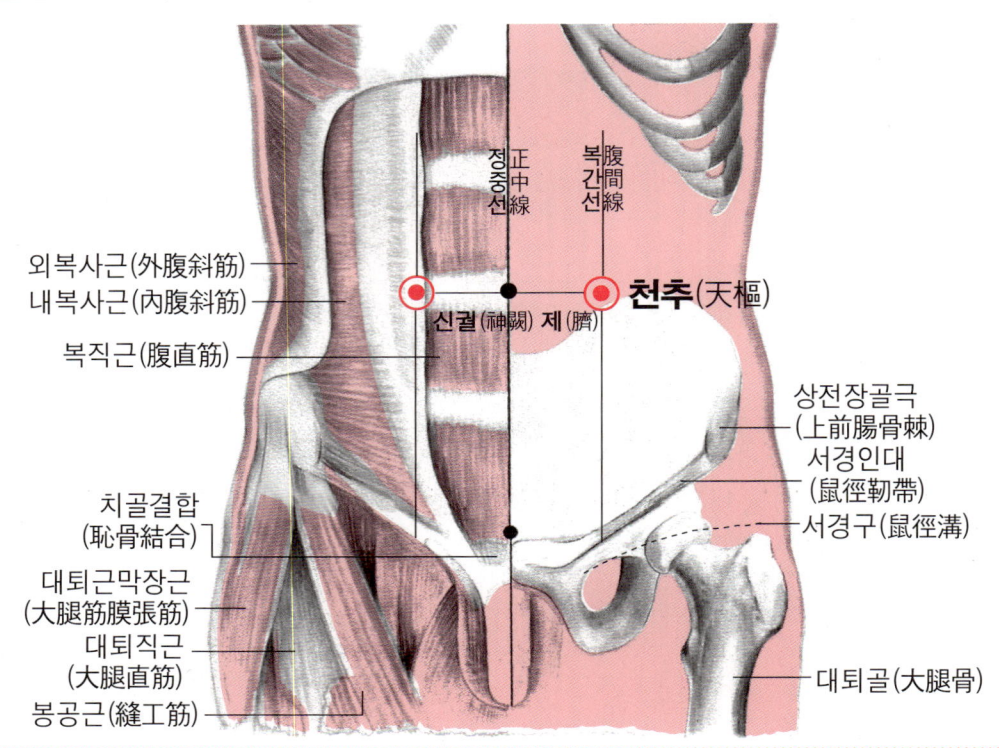

천추: 복간선상에서 신궐의 높이

보 충 경 혈

대거

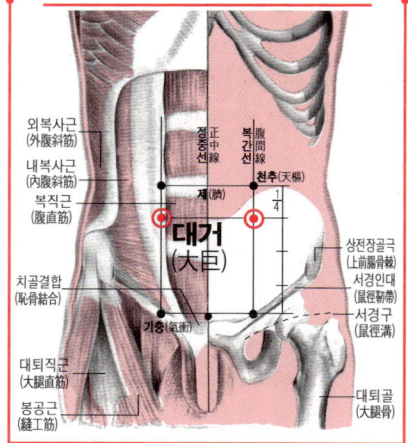

대거: 복간선상에서 천추와 기충의 사이에서 천추로부터 1/4

족삼리

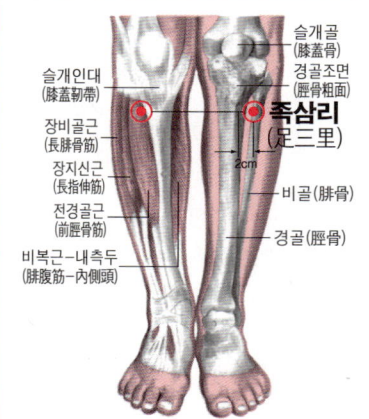

족삼리: 경골조면의 아랫쪽 높이에서 경골 앞쪽으로부터 바깥쪽 2cm

대장수

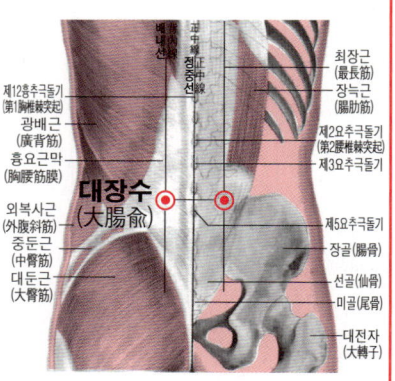

대장수: 배내선상에서 제4,5요추극돌기 사이

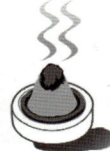 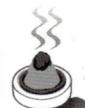

장염-급성

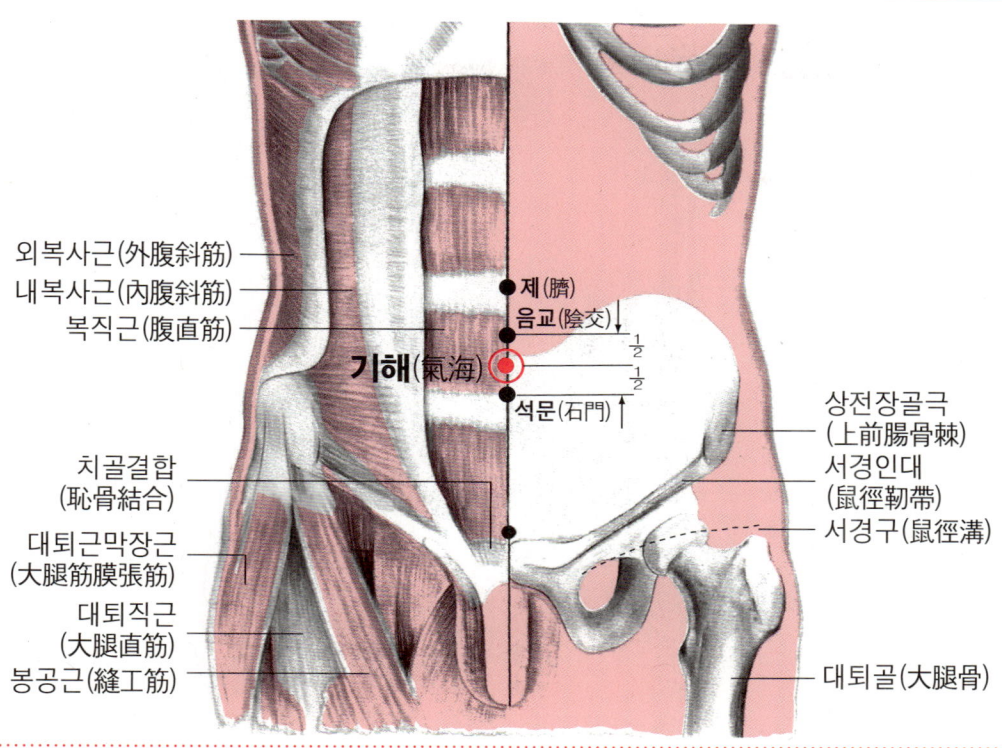

기해 : 정중선상에서, 음교와 석문의 중앙

보충경혈

곡지

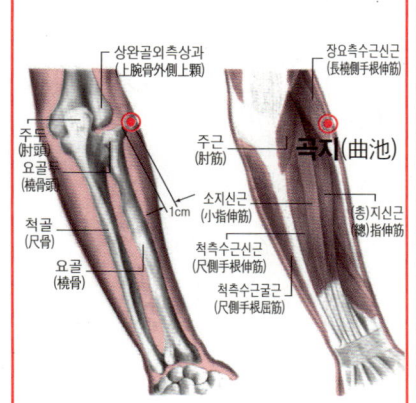

곡지 : 요골두 바깥 위쪽으로 부터 팔꿈치 안주름에 따라 내방 1cm (팔꿈치를 굽힐 나타나는 주름 끝)

음릉천

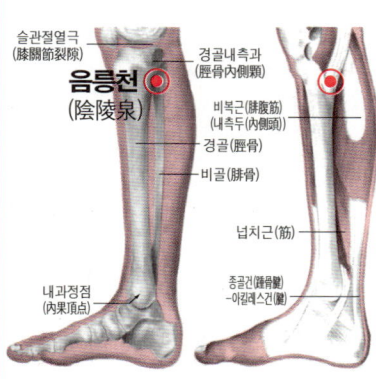

음릉천 : 경골내측과 아래쪽

합곡

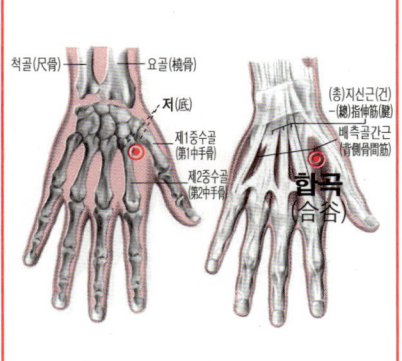

합곡 : 손등에서 제1, 2중수골저 아래쪽의 사이

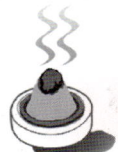 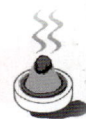

장염-만성

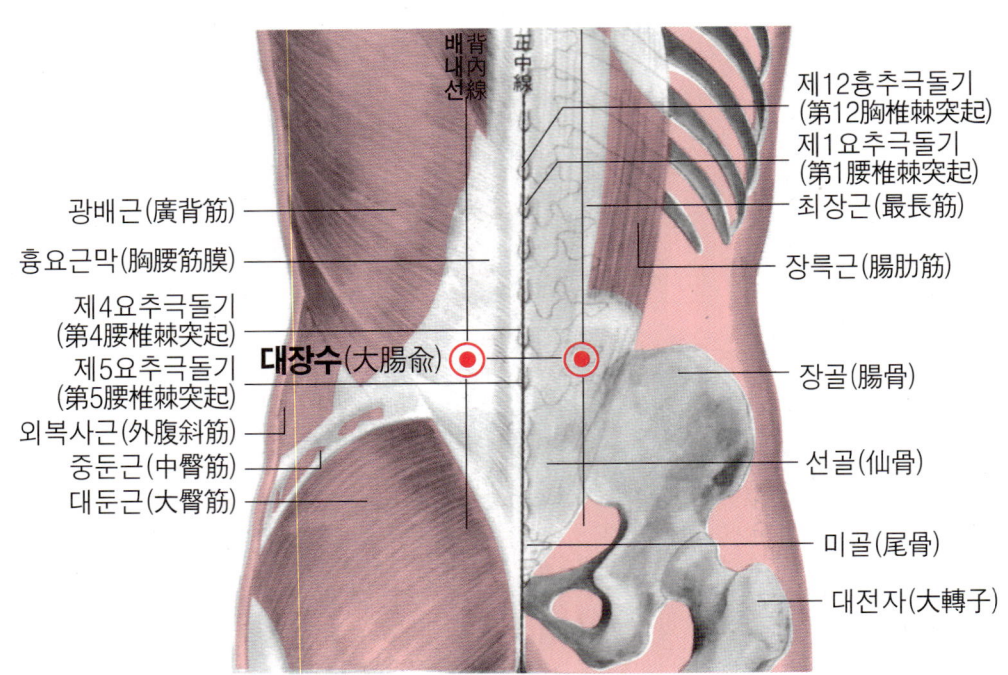

대장수 : 배내선상에서 제4, 5요추극돌기 사이

보 충 경 혈

천추
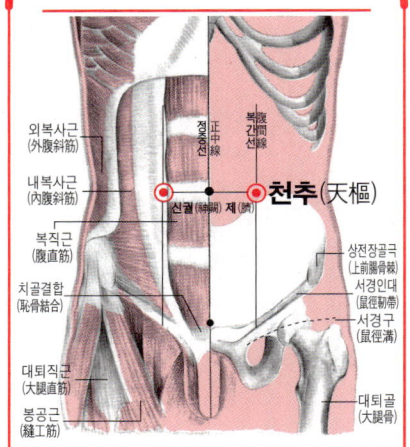

천추 : 복간선상에서 신궐의 높이

관원
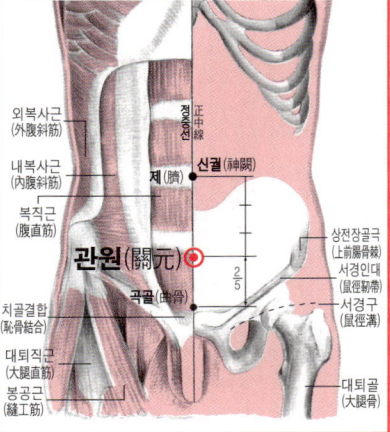

관원 : 정중선상에서, 신궐(배꼽의중심)과 곡골의 사이에 곡골로부터 2/5

신수
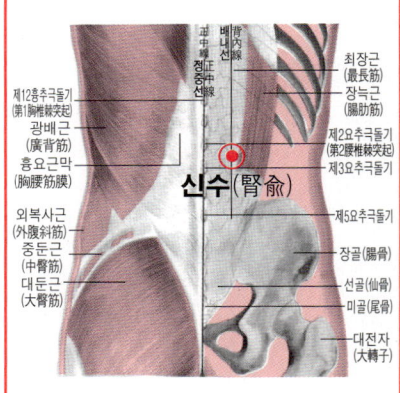

신수 : 배내선상에서 제2, 3요추극돌기의 사이

장출혈

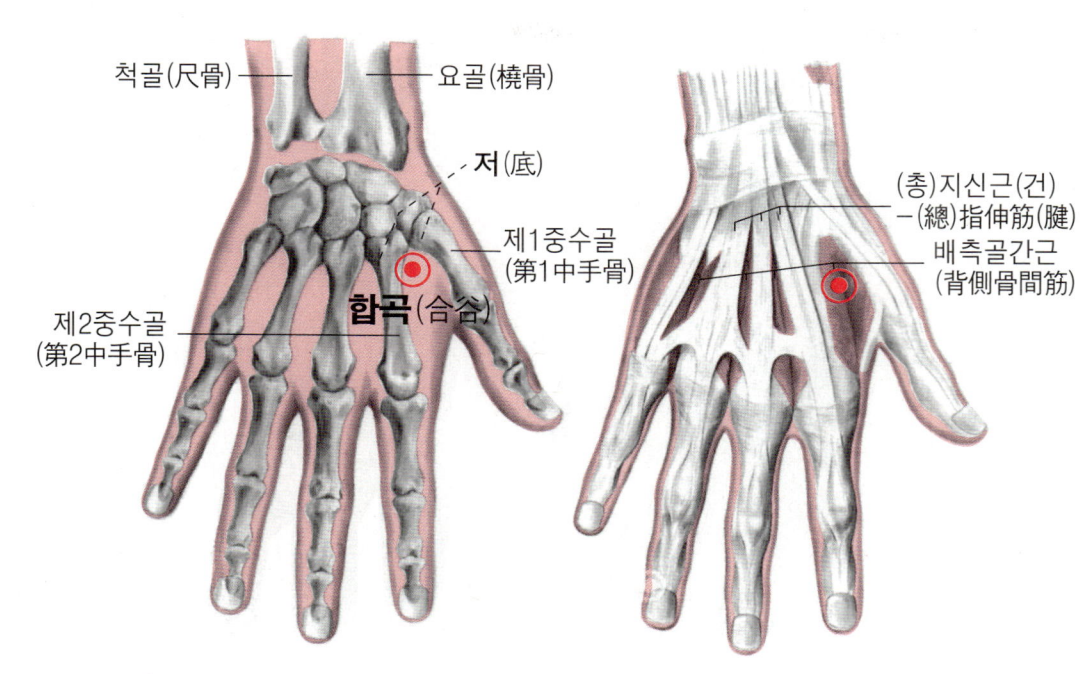

합곡 : 손등에서 제1, 2중수골저 아랫쪽의 사이

보충경혈

천추

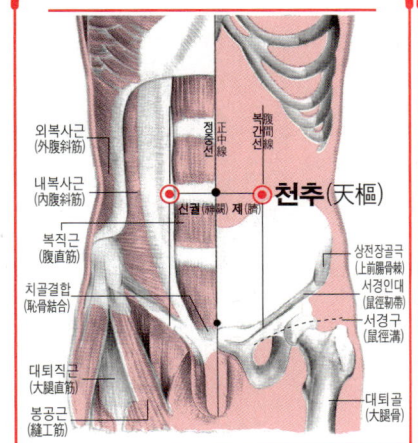

천추 : 복간선상에서 신궐의 높이

양구

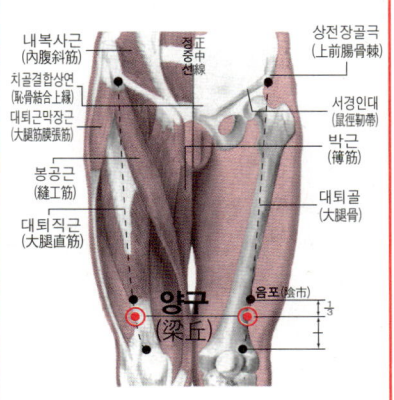

양구 : 슬개골 바깥 위쪽과 음시의 사이에서 음시로부터 1/3

양릉천

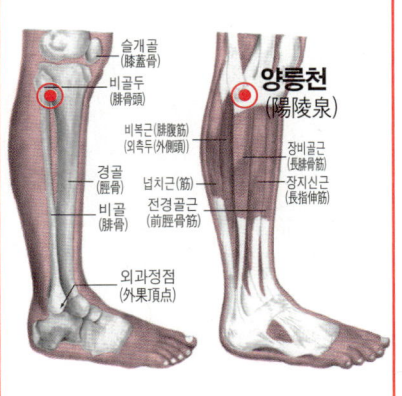

양릉천 : 비골두의 앞 아랫쪽

장폐색증

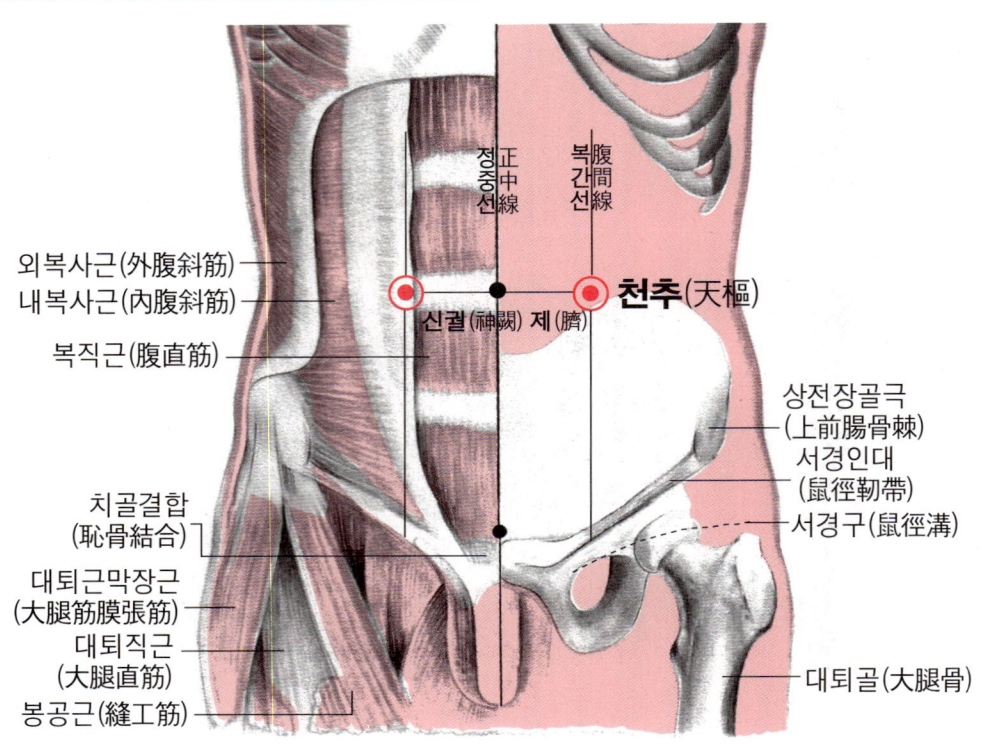

천추 : 복간선상에서 신궐의 높이

보충경혈

중완
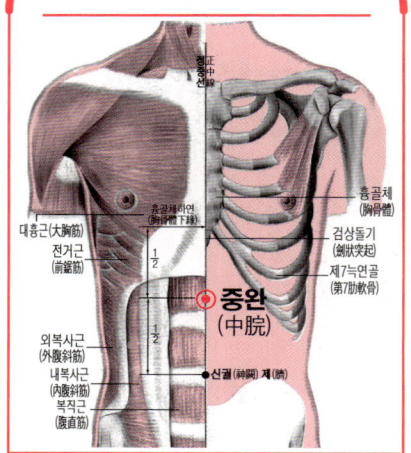

중완 : 정중선상에서 흉골체하연(명치)과 배꼽의 중앙

기해

기해 : 정중선상에서, 음교와 석문의 중앙

족삼리
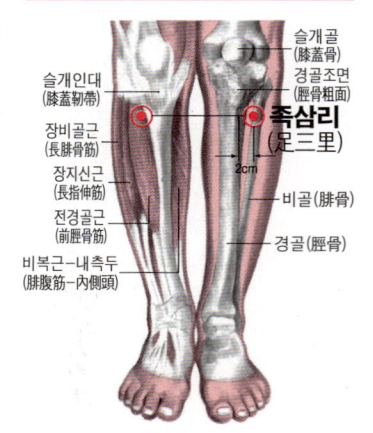

족삼리 : 경골조면의 아랫쪽 높이에서 경골 앞쪽으로부터 바깥쪽 2cm

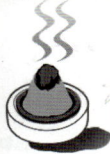 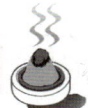

직장 탈출

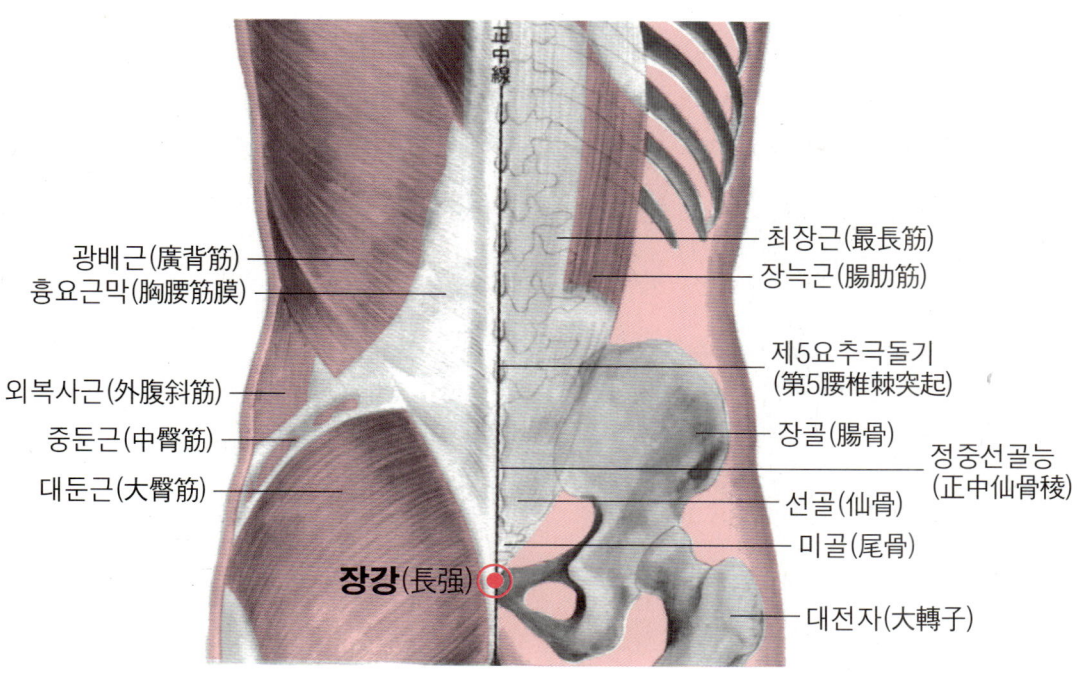

장강 : 꼬리뼈 앞 끝

보충경혈

백회

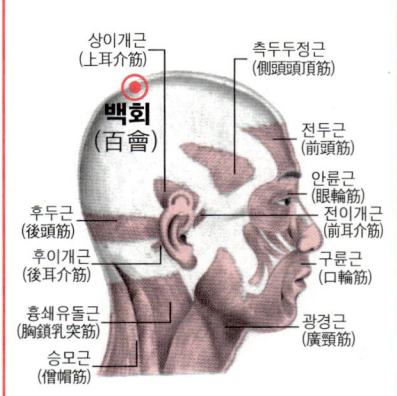

백회 : 정중선상에서 신정과 뇌호의 중앙

승산

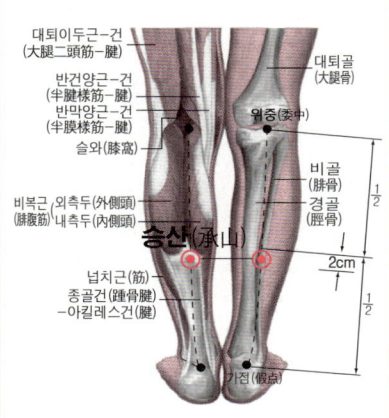

승산 : 위중과 아킬레스건의 후면 중앙(바깥 복사뼈 높이)과의 사이에서 중앙으로부터 하방으로 2cm

충수염(맹장염)-급성

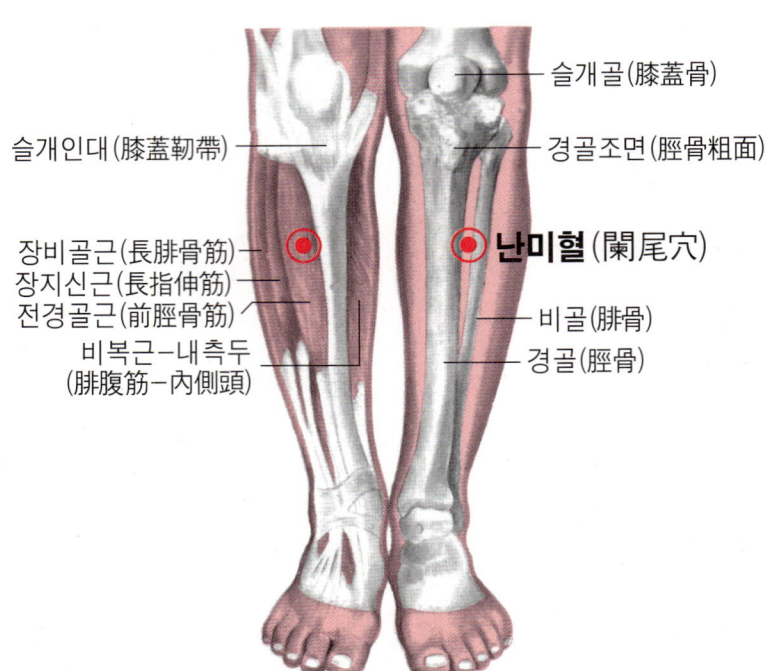

난미혈 : 족삼리혈의 하방 2촌

보충경혈

양구

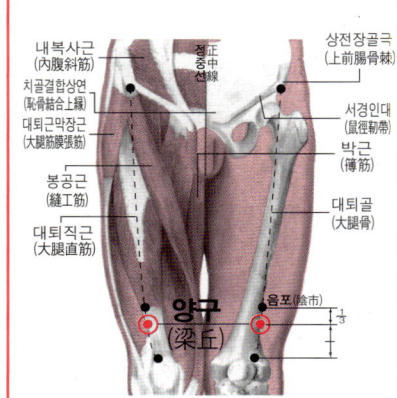

양구 : 슬개골 바깥 위쪽과 음시의 사이에서 음시로부터 1/3

족삼리

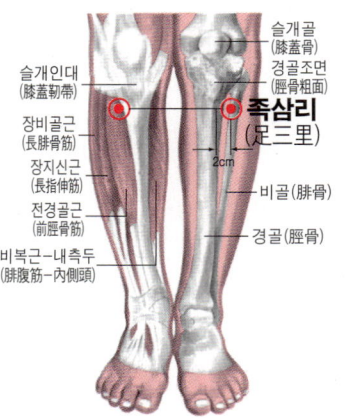

족삼리 : 경골조면의 아랫쪽 높이에서 경골 앞쪽으로부터 바깥쪽 2cm

상거허

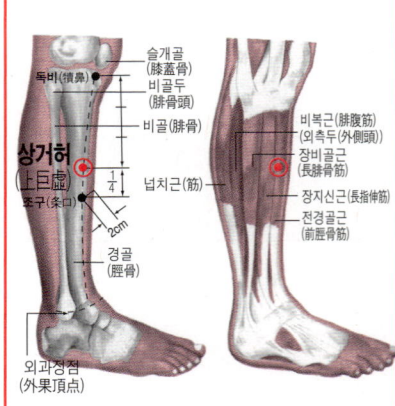

상거허 : 독비와 조구의 사이에서 조구로부터 1/4

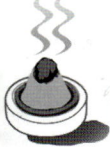
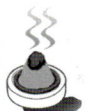

탈장

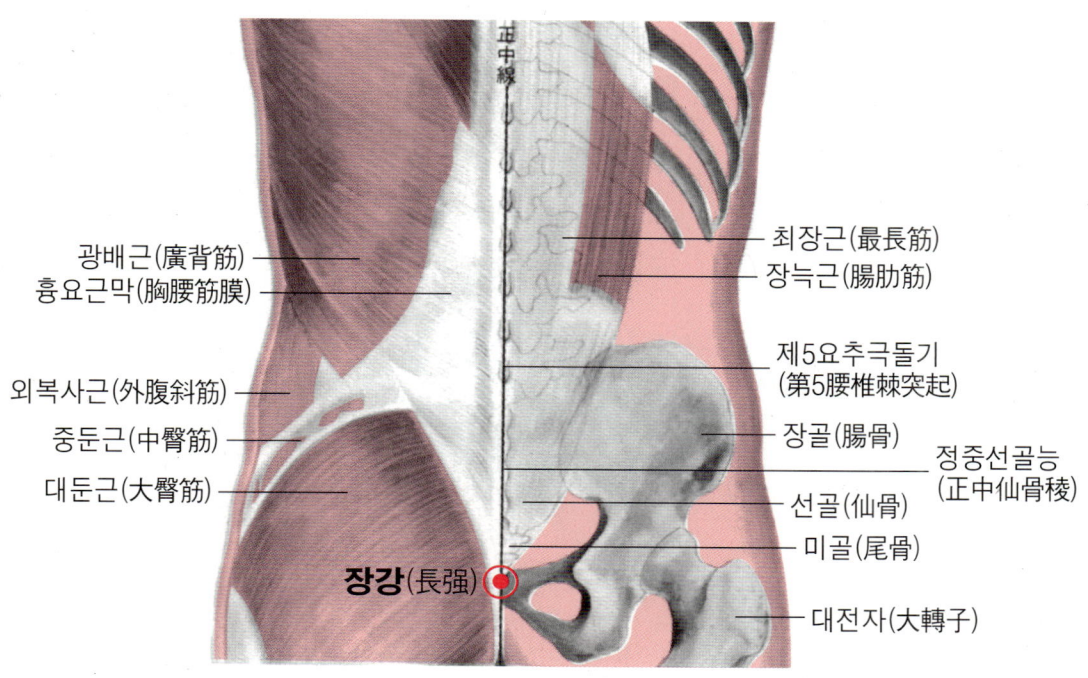

장강 : 꼬리뼈 앞 끝

보충경혈

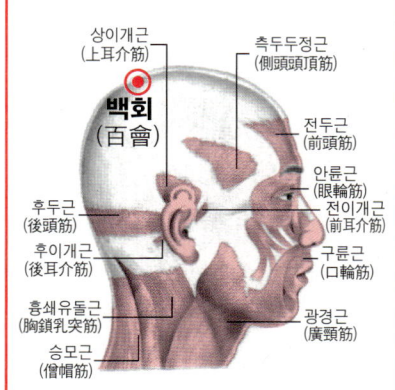

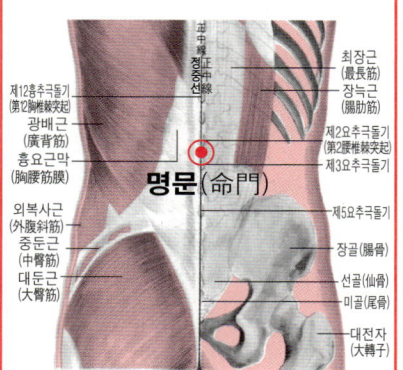

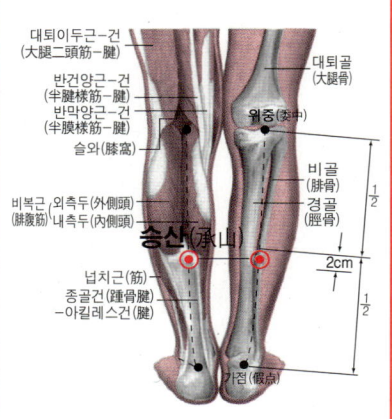

백회 : 정중선상에서 신정과 뇌호의 중앙

명문 : 정중선상에서 제2,3요추극돌기 사이

승산 : 위중과 아킬레스건의 후면 중앙(바깥 복사뼈 높이)과의 사이에서 중앙으로부터 하방으로 2cm

탈항

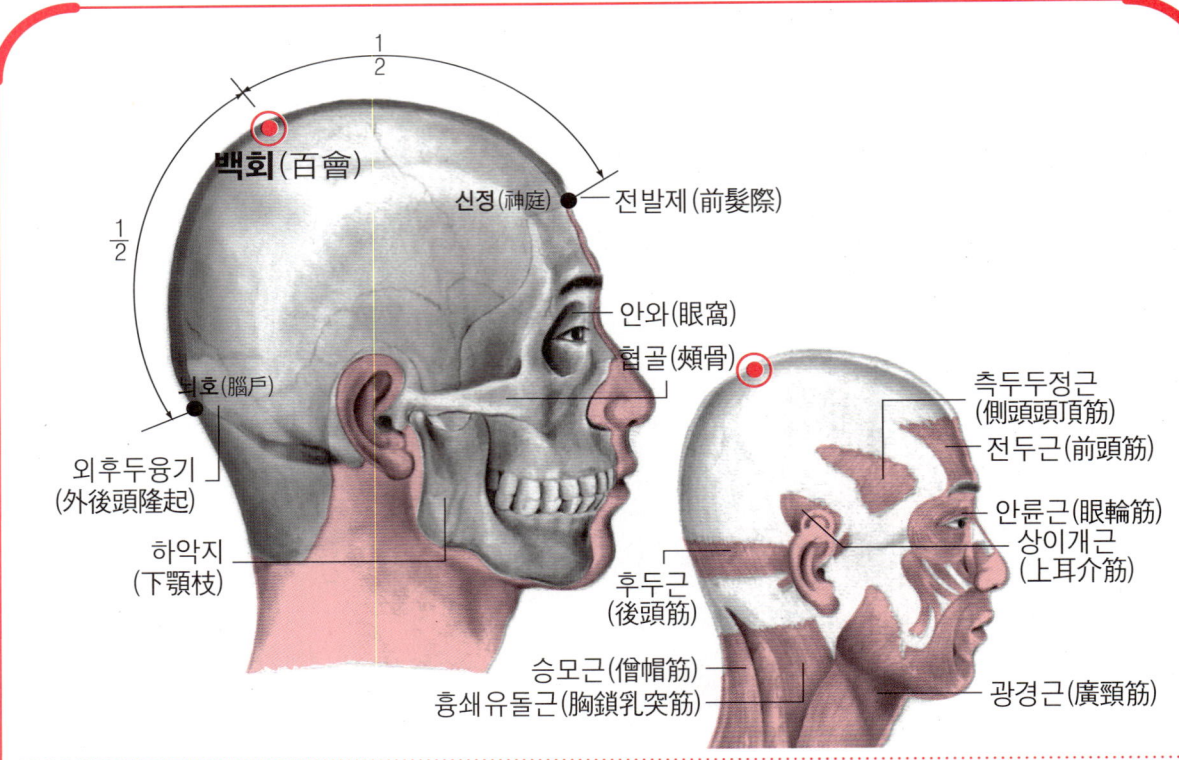

백회(GV20) : 정중선상에서 신정과 뇌호의 중앙

보충경혈

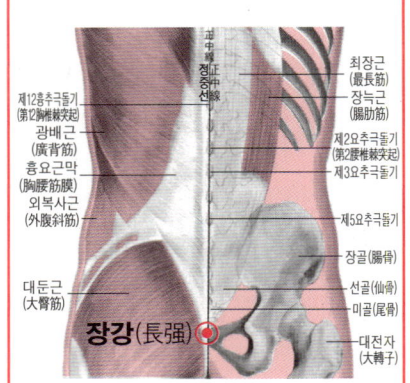

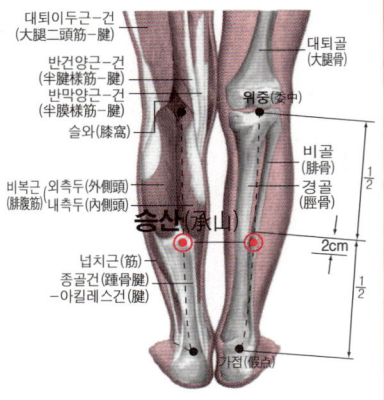

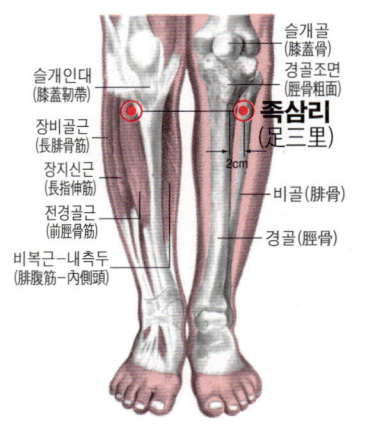

장강 : 꼬리뼈 앞 끝

승산 : 위중과 아킬레스건의 후면 중앙(바깥 복사뼈 높이)과의 사이에서 중앙으로부터 하방으로 2cm

족삼리 : 경골조면의 아랫쪽 높이에서 경골 앞쪽으로부터 바깥쪽 2cm

방광 / 비뇨기 질환

Bladder / Urinary Disease

고환염/음낭통

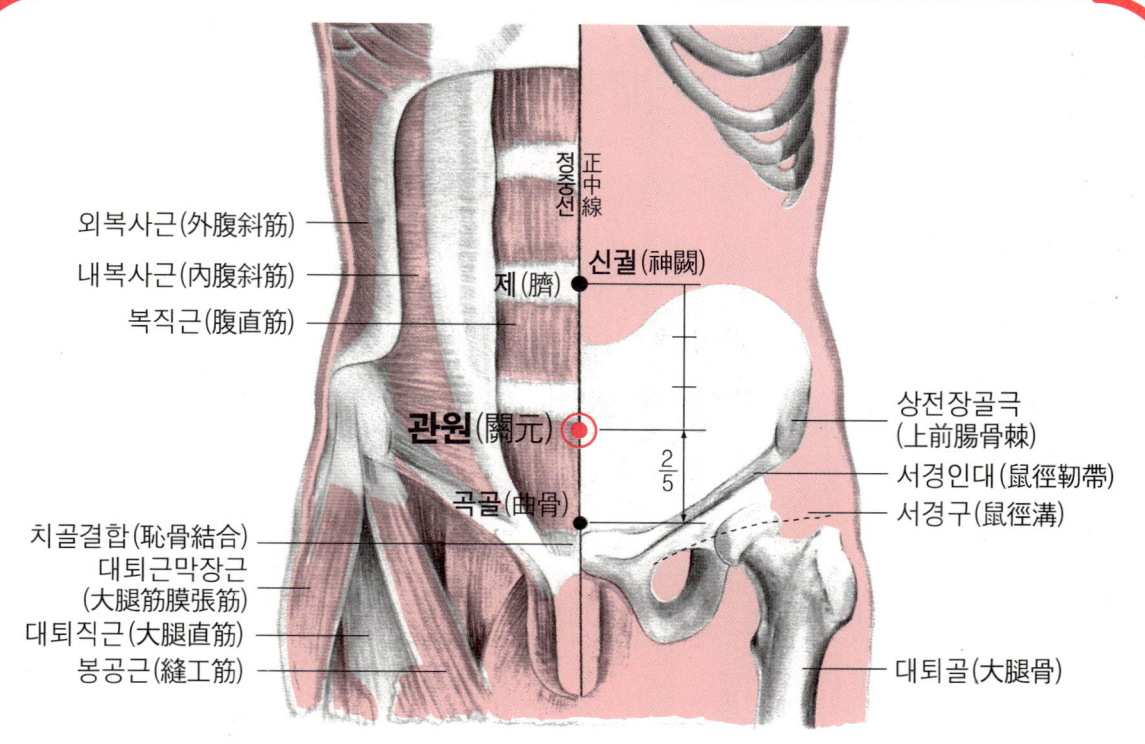

관원 : 정중선상에서, 신궐(배꼽의중심)과 곡골의 사이에 곡골로부터 2/5

보 충 경 혈

삼음교

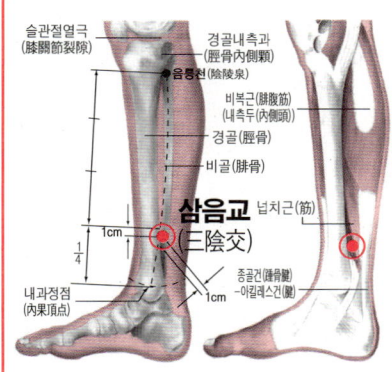

삼음교 : 음릉천과 안쪽 복사뼈의 사이에서 안쪽 복사뼈의 중심으로부터 1/4의 하방 1cm에서, 경골 뒷쪽의 후방 1cm

태충

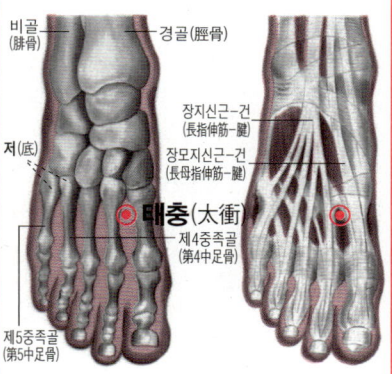

태충 : 발등의 제1, 2중족골저 앞쪽의 아래

대돈

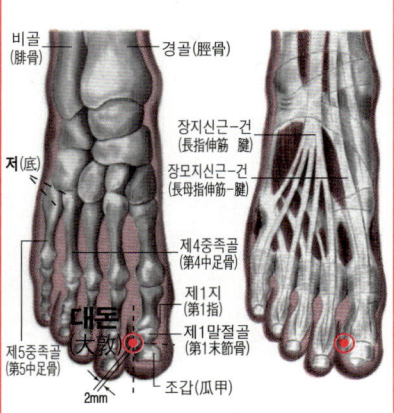

대돈 : 엄지발가락 외측에서 발톱모서리로부터 후방 2mm

뇨(요)폐-급성

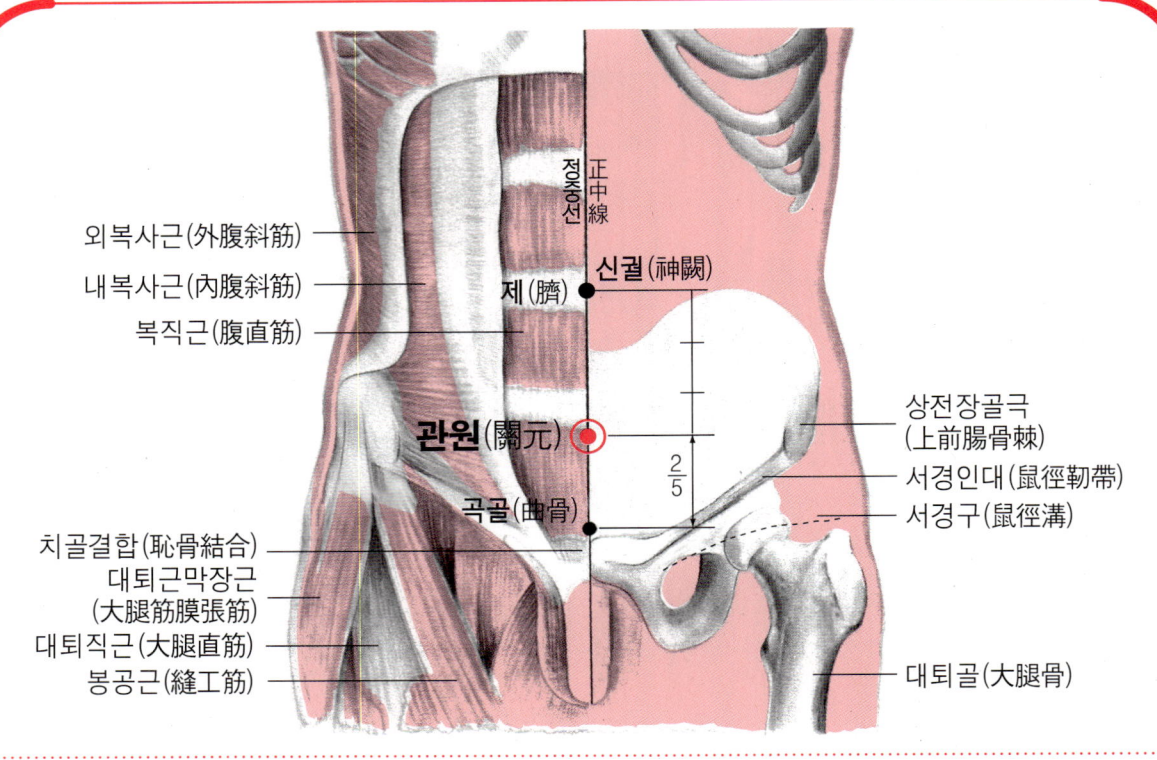

관원 : 정중선상에서, 신궐(배꼽의중심)과 곡골의 사이에 곡골로부터 2/5

보충경혈

기해

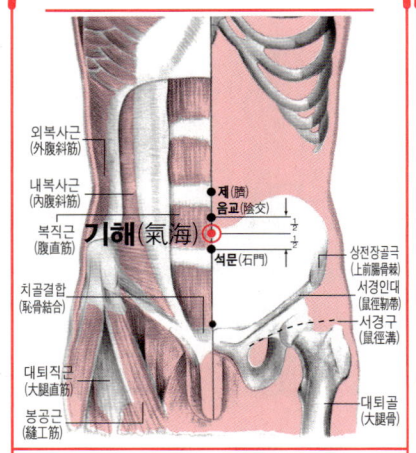

기해 : 정중선상에서, 음교와 석문의 중앙

신수

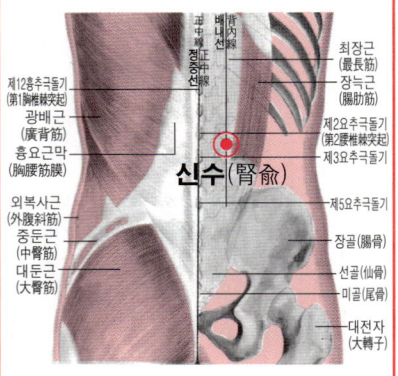

신수 : 배내선상에서 제2, 3요추극돌기의 사이

삼음교, 음릉천

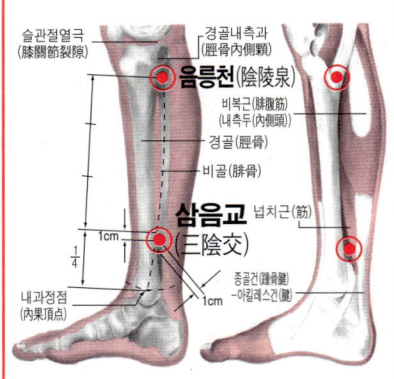

삼음교 : 음릉천과 안쪽 복사뼈의 사이에서 안쪽 복사뼈의 중심으로부터 1/4의 하방 1cm에서, 경골 뒷쪽의 후방 1cm

방광염

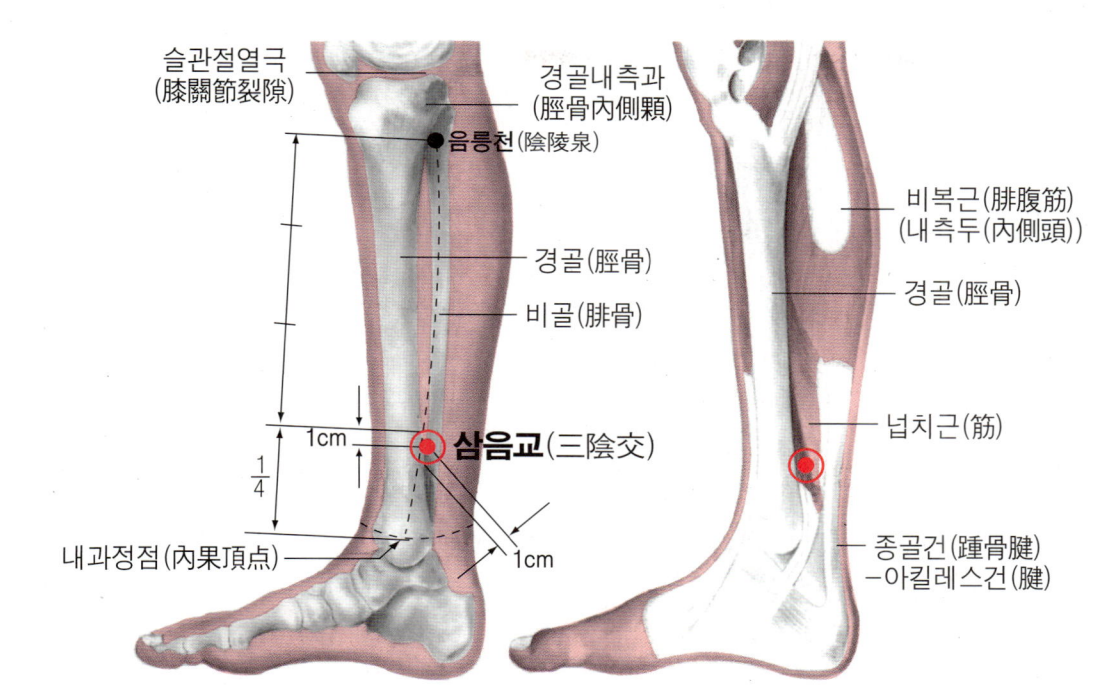

삼음교 : 음릉천과 안쪽 복사뼈의 사이에서 안쪽 복사뼈의 중심으로부터 1/4의 하방 1cm에서, 경골 뒷쪽의 후방 1cm

보충경혈

관원

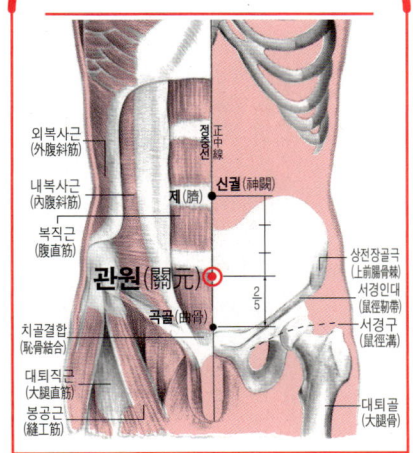

관원 : 정중선상에서, 신궐(배꼽의중심)과 곡골의 사이에 곡골로부터 2/5

중극

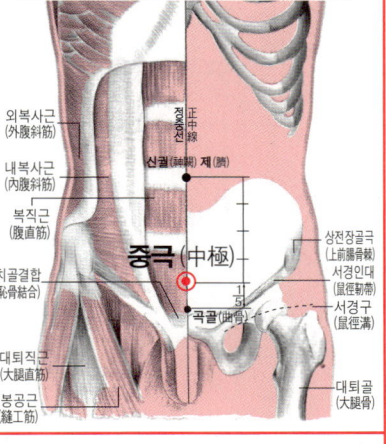

중극 : 정중선상에서 배꼽과 곡골의 사이에 곡골로부터 1/5

음릉천

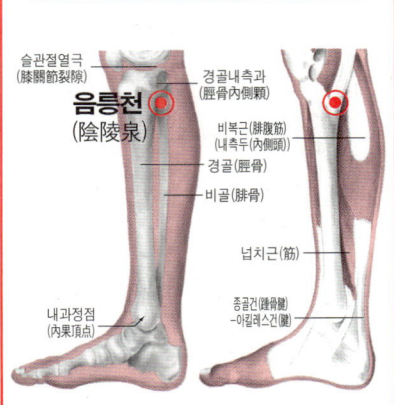

음릉천 : 경골내측과의 아래쪽

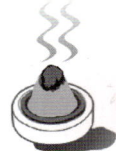
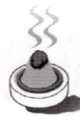

부사정(사정이 안됨)

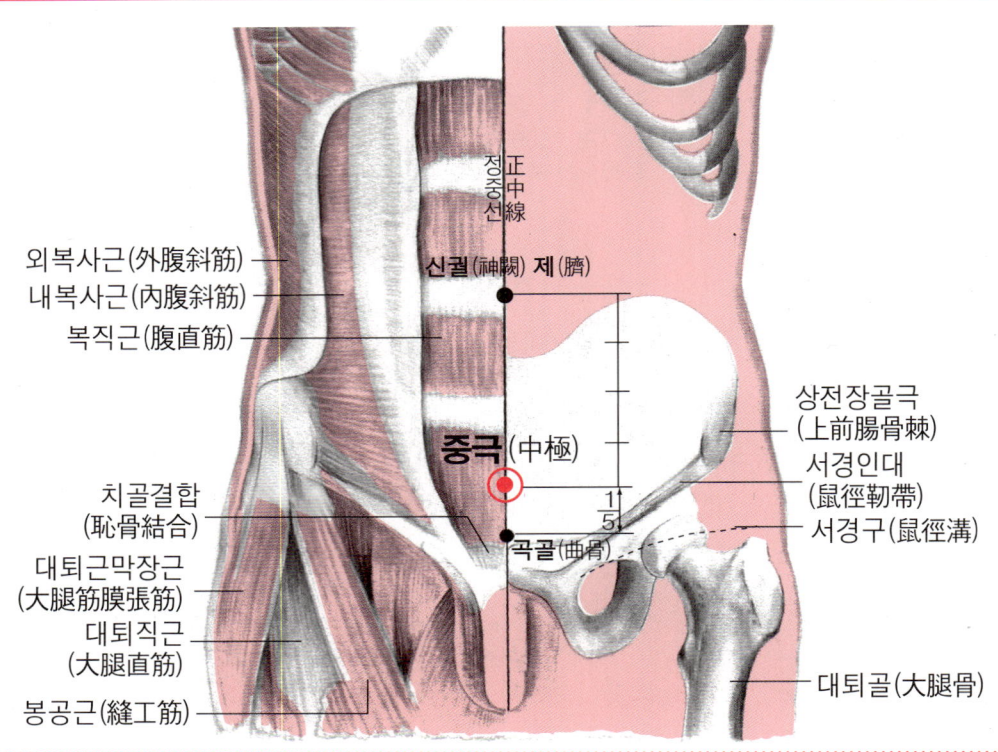

중극 : 정중선상에서 배꼽과 곡골의 사이에 곡골로부터 1/5

보충경혈

곡골	관원	음렴
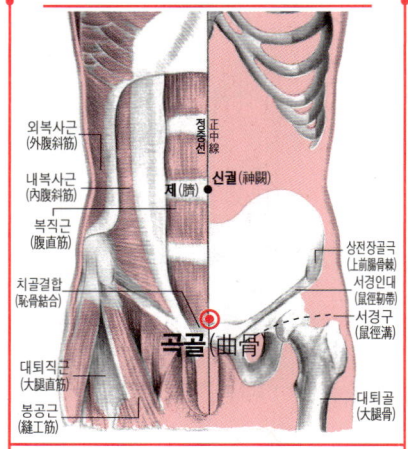	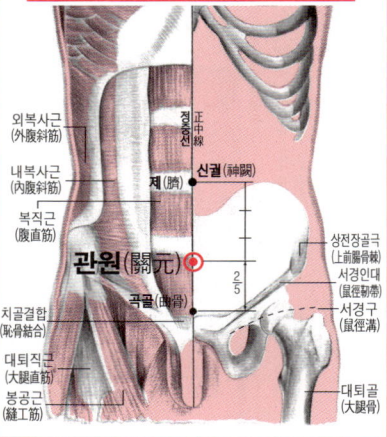	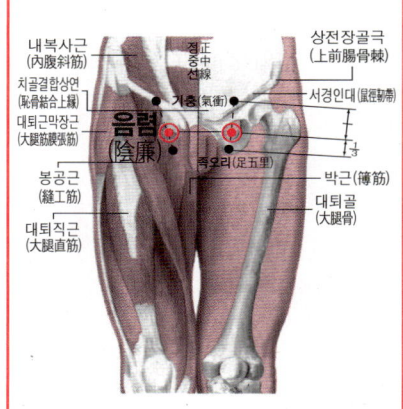
곡골 : 정중선상에서 치골결합상연에 위치	**관원** : 정중선상에서, 신궐(배꼽의중심)과 곡골의 사이에 곡골로부터 2/5	**음렴** : 기충과 족오리의 사이에서 족오리로부터 1/3

성기왜소증/소성기증/성기위축증

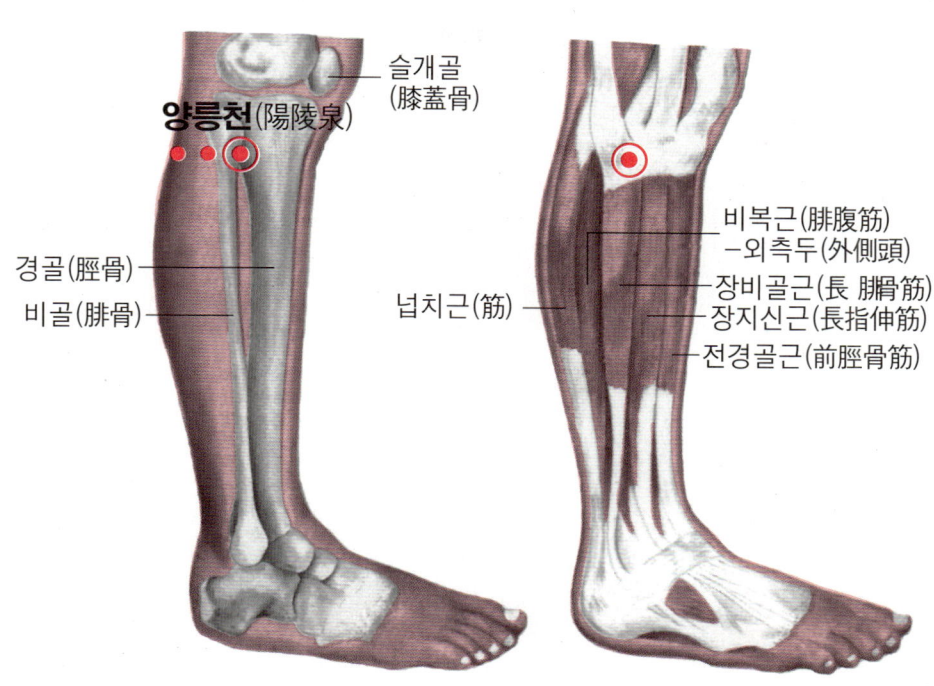

양릉천 3혈 : 비골두의 앞 아랫쪽

보 충 경 혈

관원 3혈

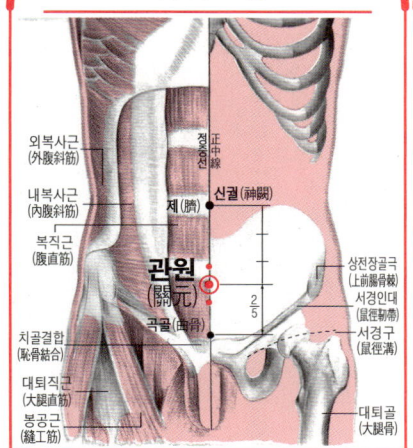

관원 : 정중선상에서, 신궐(배꼽의중심)과 곡골의 사이에 곡골로부터 2/5

명문

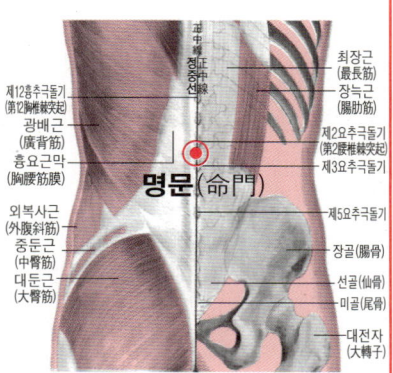

명문 : 정중선상에서 제2,3요추극돌기 사이

단중 3혈

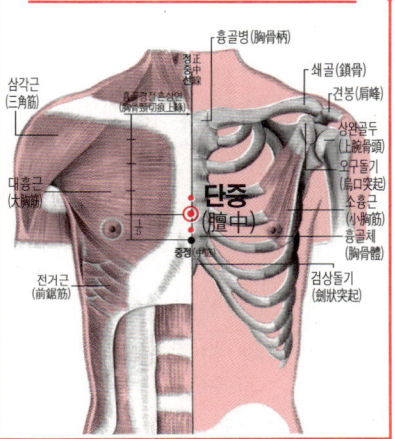

단중 : 정중선상에서 흉골경절흔 윗쪽과 중정의 사이에 중정으로부터 1/5

소변시 동통

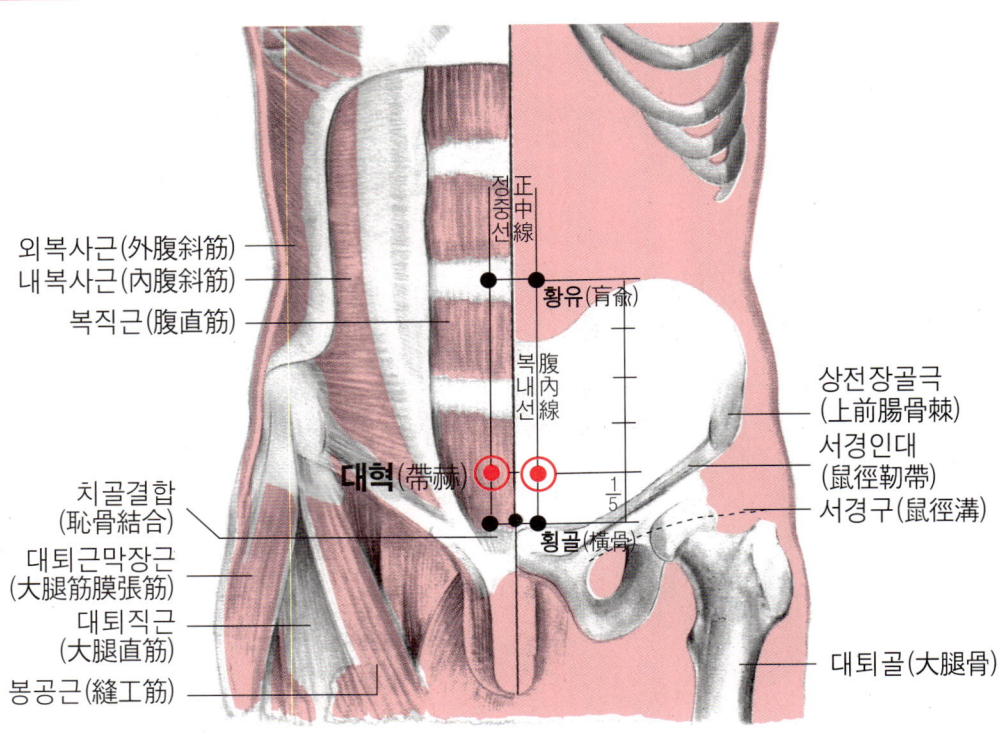

대혁 : 복내선상의 황유와 횡골의 사이에서 횡골로부터 1/5

보충경혈

관원

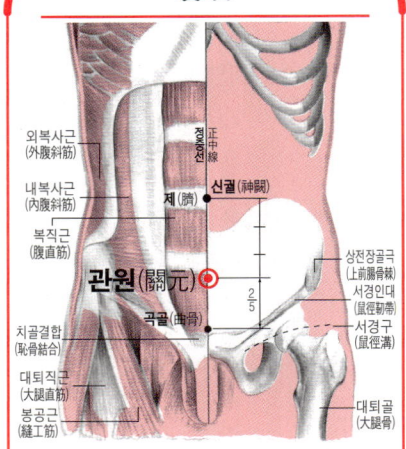

관원 : 정중선상에서, 신궐(배꼽의중심)과 곡골의 사이에 곡골로부터 2/5

중극

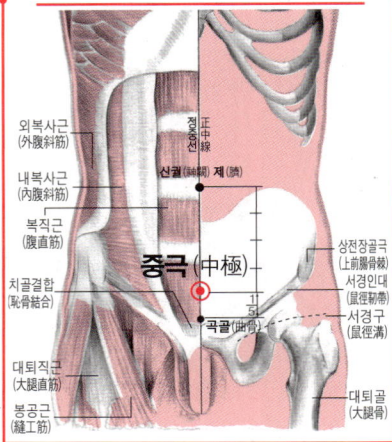

중극 : 정중선상에서 배꼽과 곡골의 사이에 곡골로부터 1/5

곡천

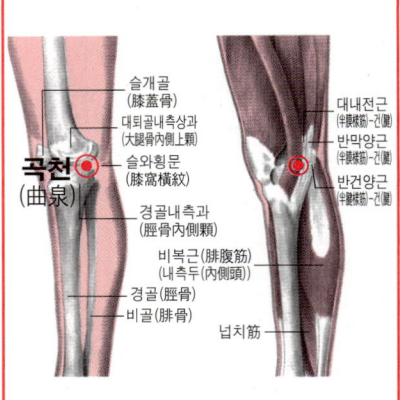

곡천 : 무릎관절을 굽혔을 때 생기는 주름의 안쪽 끝

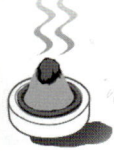 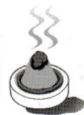

양위(발기부전)

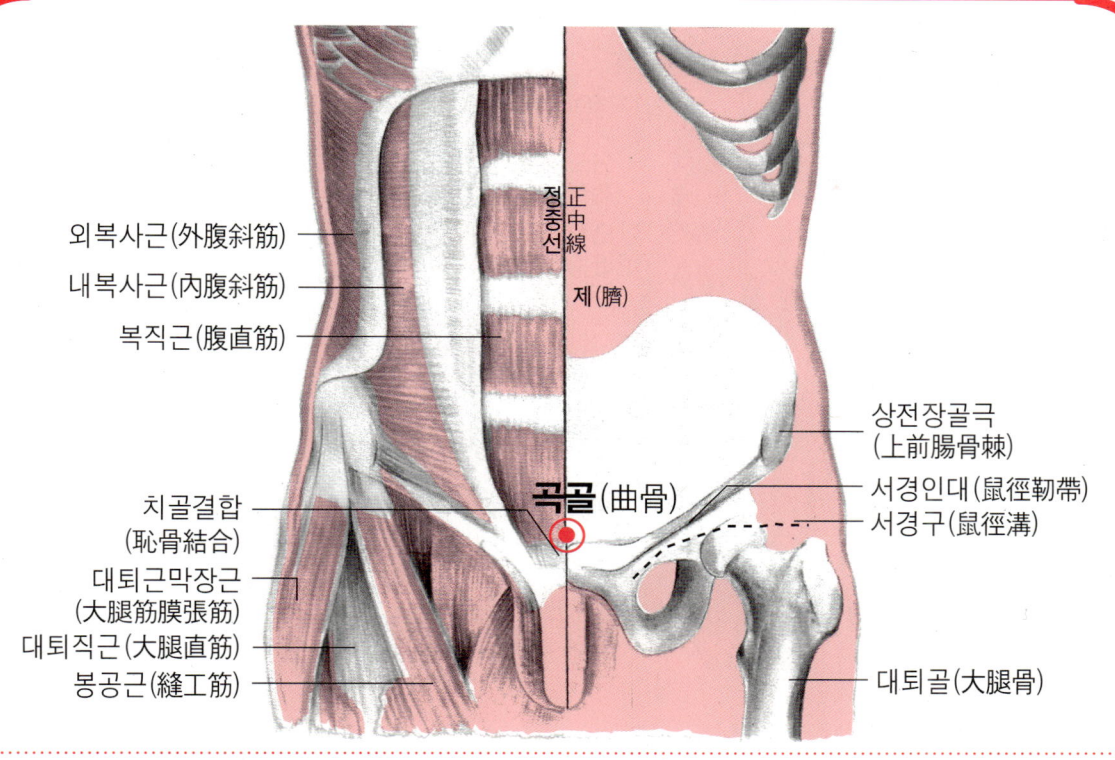

곡골 : 정중선상에서 치골결합상연에 위치

보 충 경 혈

기해

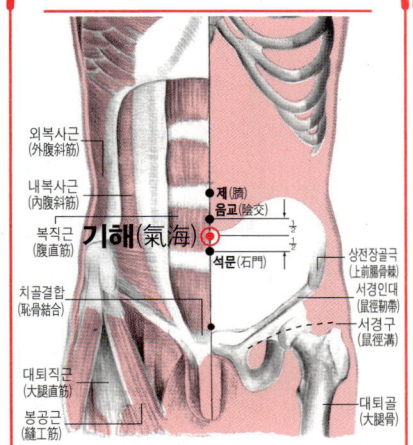

기해 : 정중선상에서, 음교와 석문의 중앙

방광수

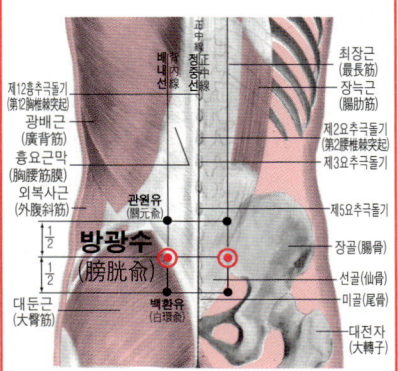

방광수 : 배내선선상에서 관원유와 백환유의 중앙

삼음교, 음릉천

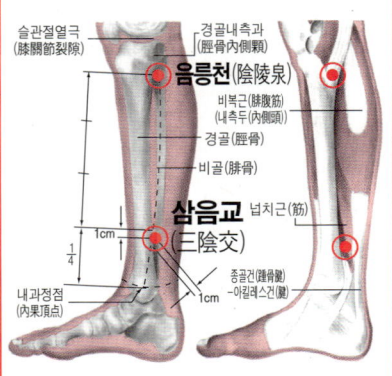

삼음교 : 음릉천과 안쪽 복사뼈의 사이에서 안쪽 복사뼈의 중심으로부터 1/4의 하방 1cm에서, 경골 뒷쪽의 후방 1cm

외음부 소양증

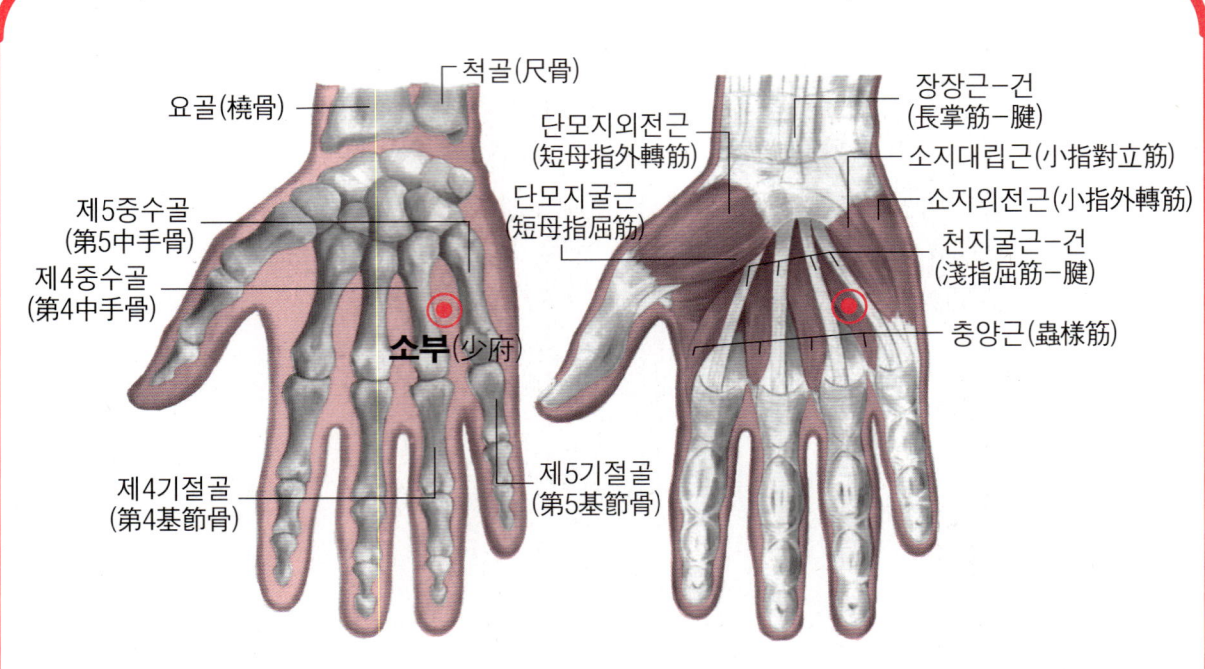

소부 : 손바닥에서 제4, 5중수골 사이의 중앙

보충경혈

여구

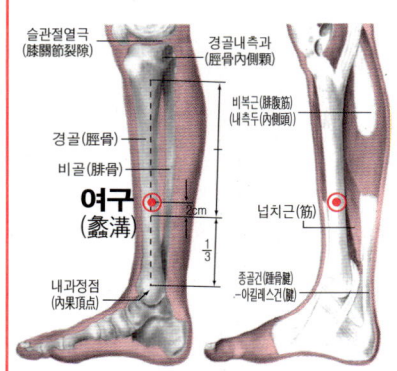

여구 : 경골내측과 아래쪽 안 복사뼈 정점의 사이에서 하방으로부터 1/3의 상방 2cm

삼음교

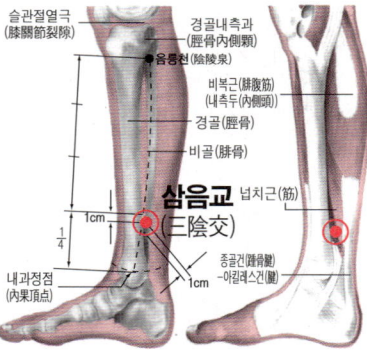

삼음교 : 음릉천과 안쪽 복사뼈 사이에서 안쪽 복사뼈의 중심으로부터 1/4의 하방 1cm에서, 경골 뒷쪽의 후방 1cm

행간

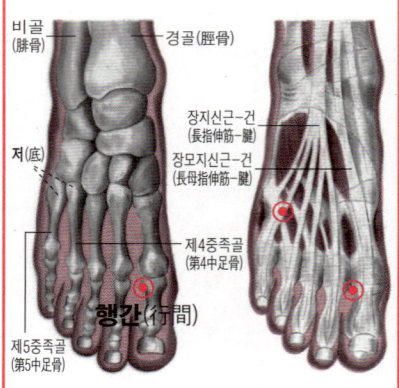

행간 : 발등의 제1기절골밑의 앞·바깥쪽

요도염

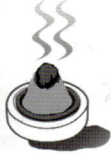 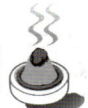

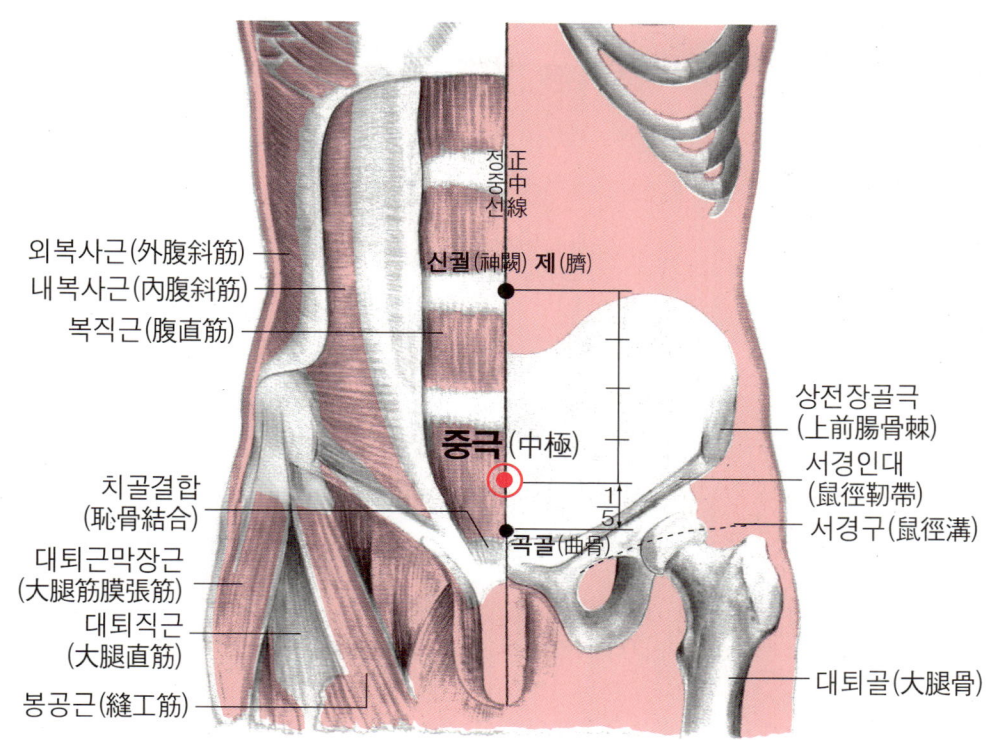

중극 : 정중선상에서 배꼽과 곡골의 사이에 곡골로부터 1/5

보충경혈

차료
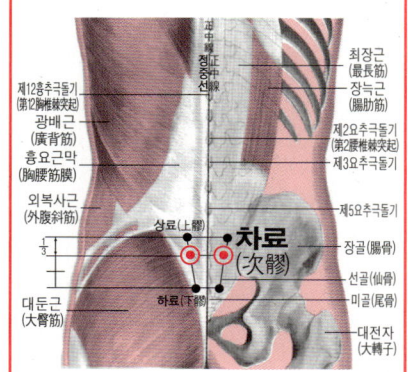

차료 : 상료와 하료의 사이에서 상료로부터 1/3

음릉천
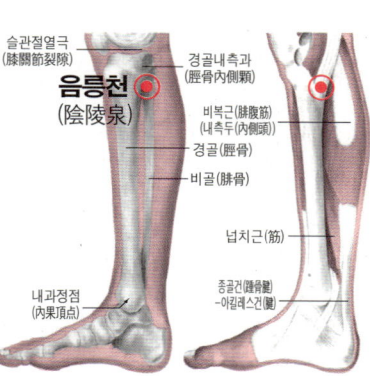

음릉천 : 경골내측과의 아래쪽

방광수
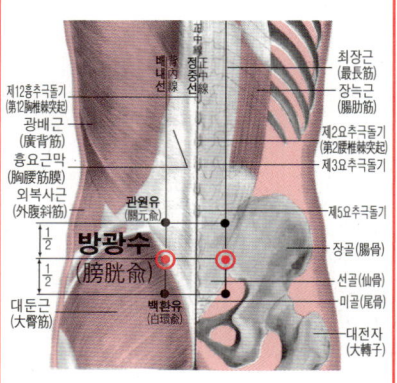

방광수 : 배내선상에서 관원유와 백환유의 중앙

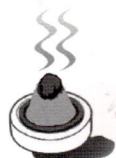 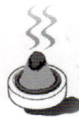

요도통

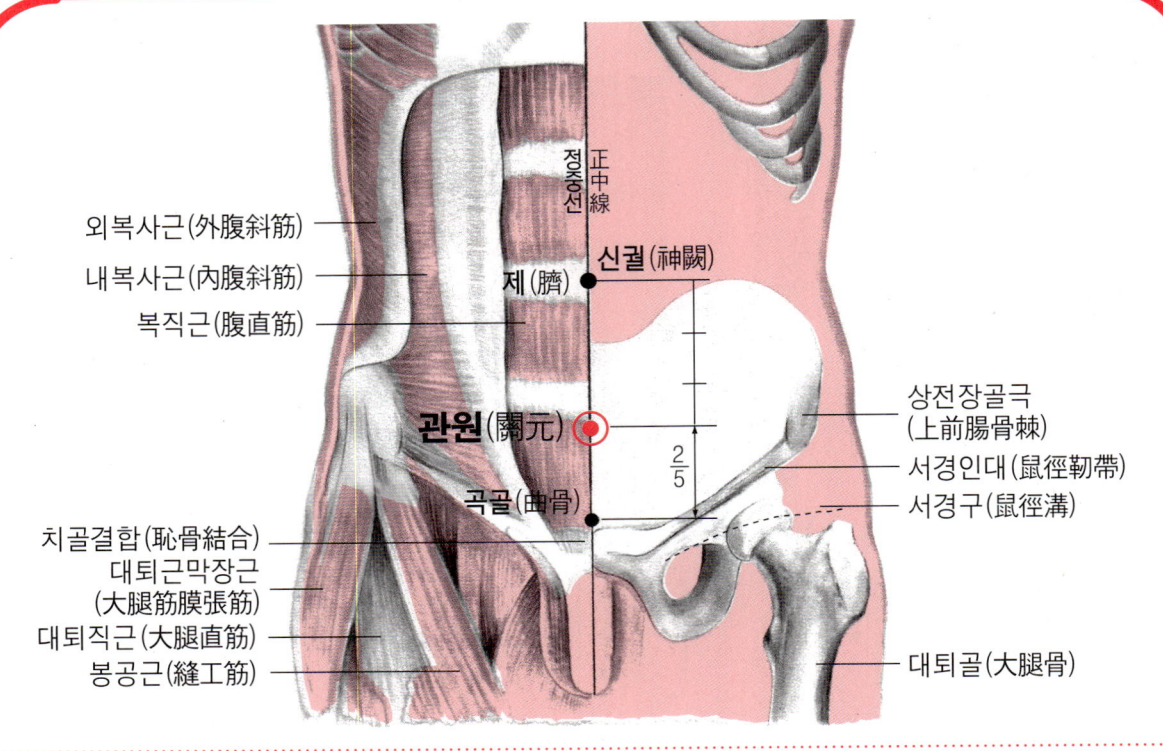

관원 : 정중선상에서, 신궐(배꼽의중심)과 곡골의 사이에 곡골로부터 2/5

보 충 경 혈

대혁	곡천	연곡
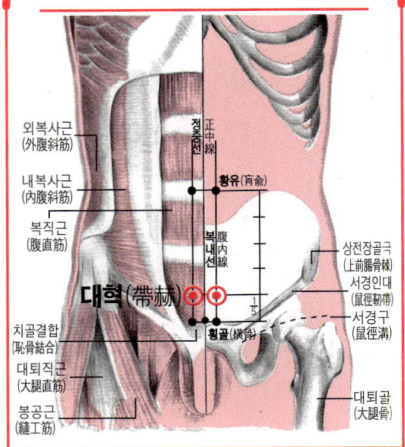	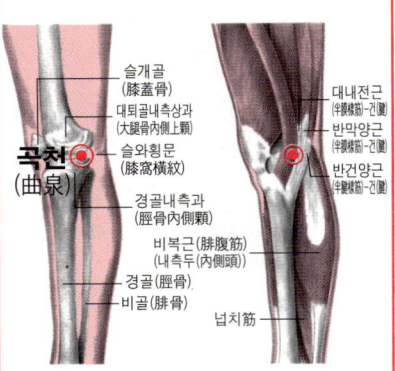	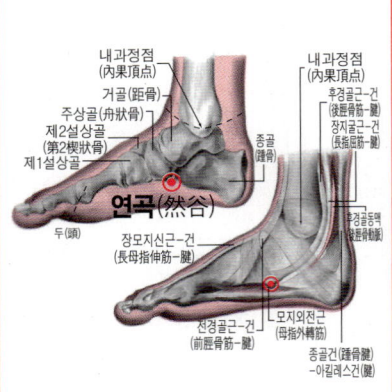
대혁 : 복내선상의 황유와 횡골의 사이에서 횡골로부터 1/5	**곡천** : 무릎관절을 굽혔을 때 생기는 주름의 안쪽 끝	**연곡** : 발의 주상골의 뒤-아래쪽

요로감염

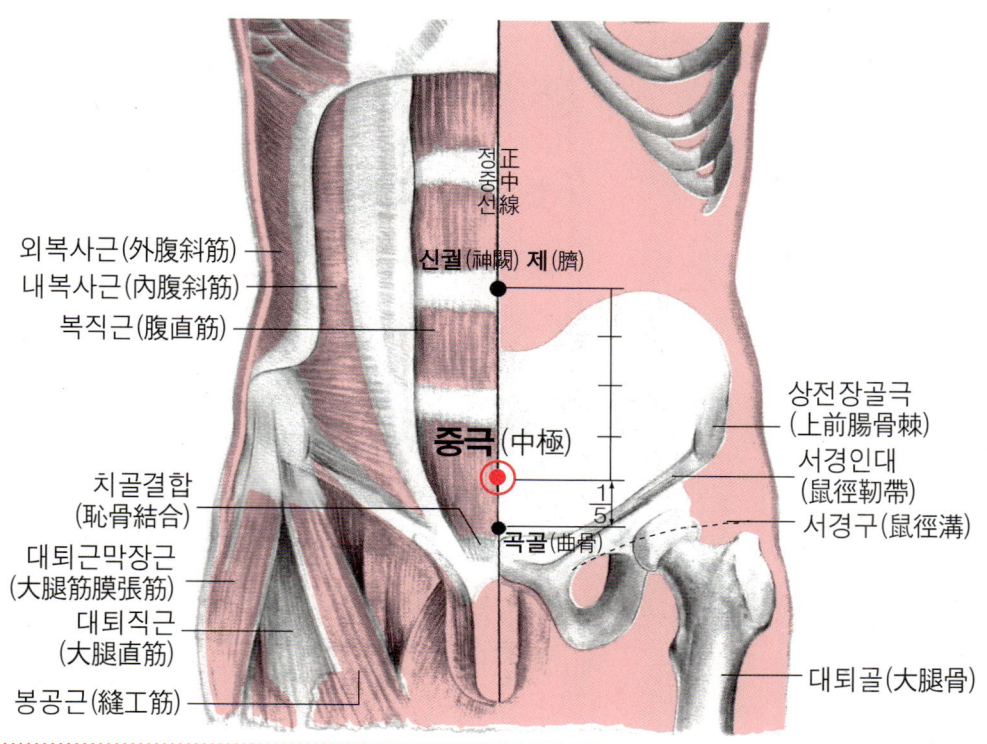

중극 : 정중선상에서 배꼽과 곡골의 사이에 곡골로부터 1/5

보충경혈

차료
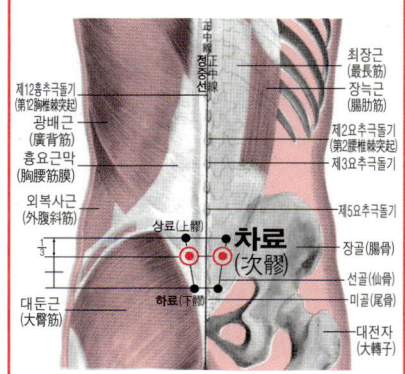

차료 : 상료와 하료의 사이에서 상료로부터 1/3

방광수
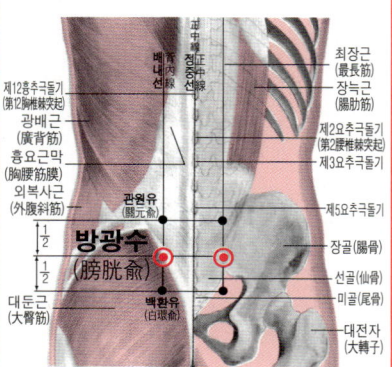

방광수 : 배내선상에서 관원유와 백환유의 중앙

태계
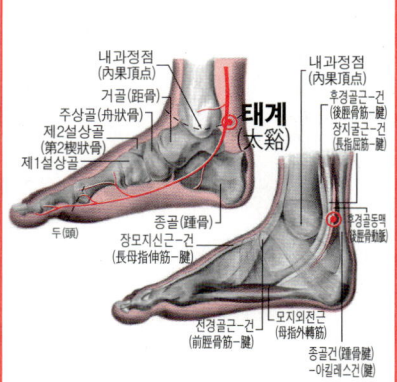

태계 : 내과(안복사뼈) 정점의 후방

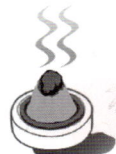 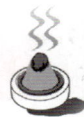

요분비폐지-요폐

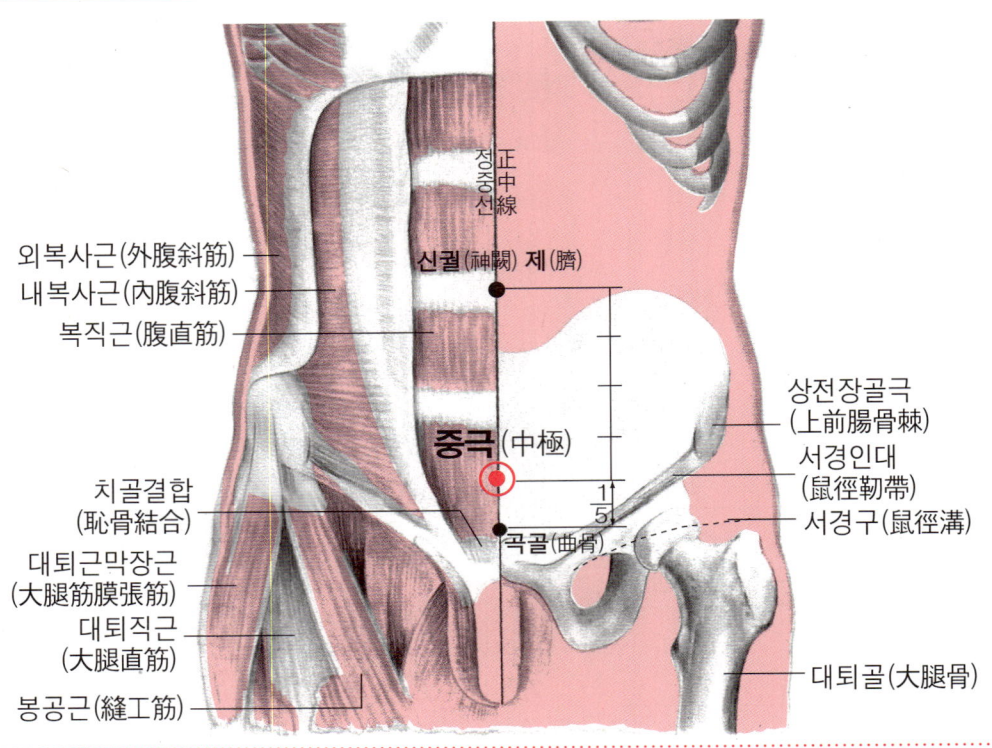

중극 : 정중선상에서 배꼽과 곡골의 사이에 곡골로부터 1/5

보충경혈

관원	삼음교, 음릉천	여구
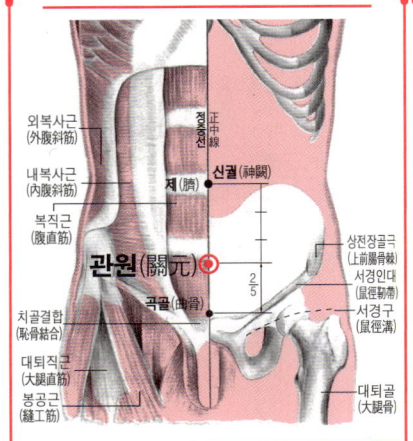	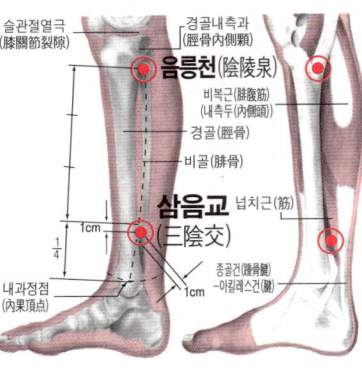	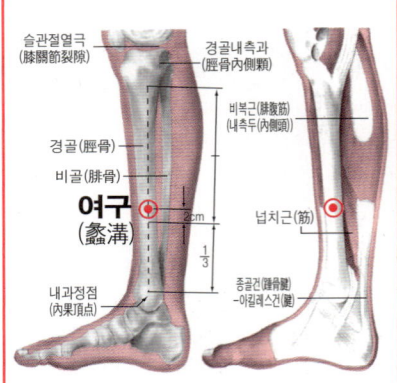
관원 : 배꼽과 곡골(음모 가장자리 중앙의 딱딱한 뼈의 중앙 패인 곳) 사이의 하방 2/5	**삼음교** : 음릉천과 안쪽 복사뼈의 사이에서 안쪽 복사뼈의 중심으로부터 1/4의 하방 1cm에서, 경골 뒷쪽의 후방 1cm	**여구** : 경골내측과 아래쪽 안 복사뼈 정점의 사이에서 하방으로부터 1/3의 상방 2cm

요붕증(오줌사태)

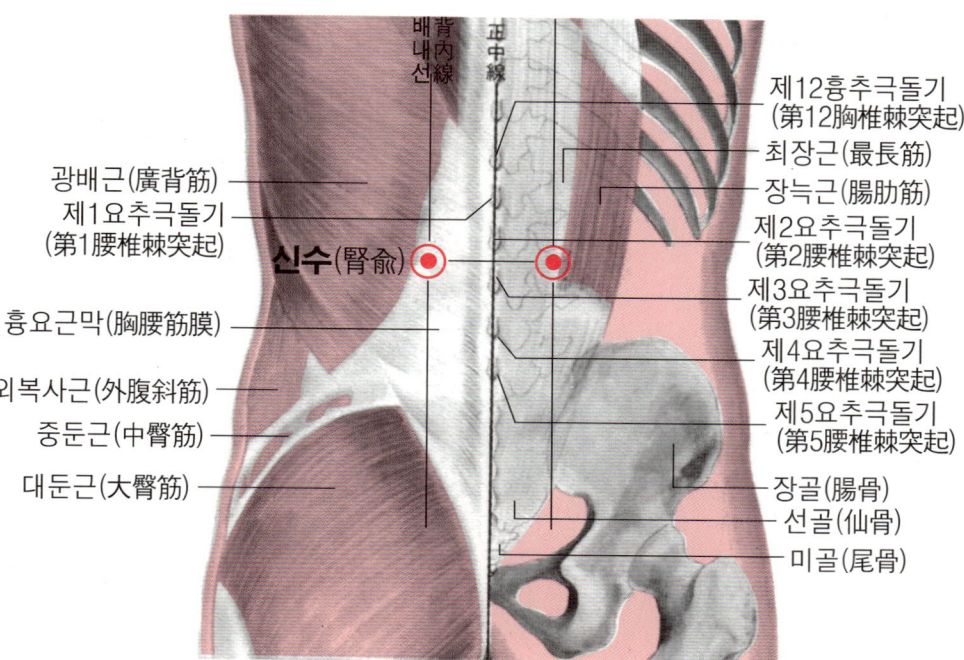

신수 : 배내선상에서 제2, 3요추극돌기의 사이

보충경혈

관원

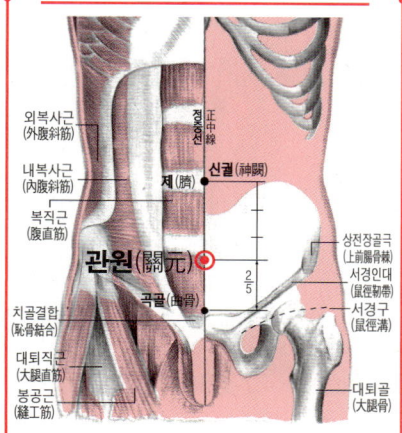

관원 : 배꼽과 곡골(음모 가장자리나 중앙의 딱딱한 뼈의 중앙 패인 곳) 사이의 하방 2/5

기해

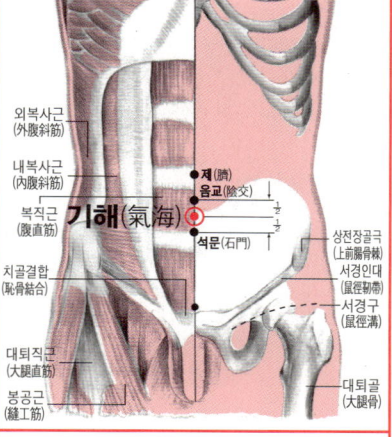

기해 : 정중선상에서, 음교와 석문의 중앙

삼음교

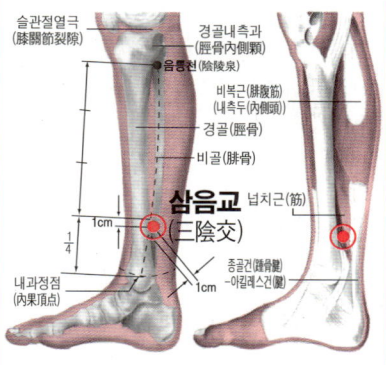

삼음교 : 음릉천과 안쪽 복사뼈의 사이에서 안쪽 복사뼈의 중심으로부터 1/4의 하방 1cm에서, 경골 뒷쪽의 후방 1cm

요석증

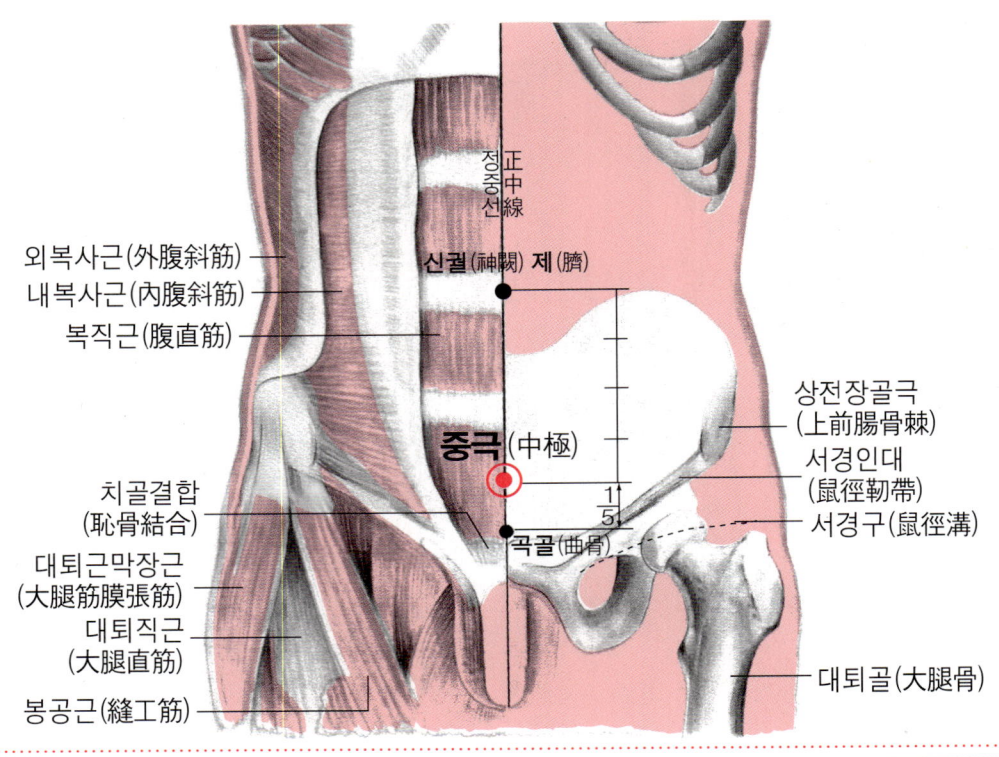

중극: 정중선상에서 배꼽과 곡골의 사이에 곡골로부터 1/5

보 충 경 혈

방광수

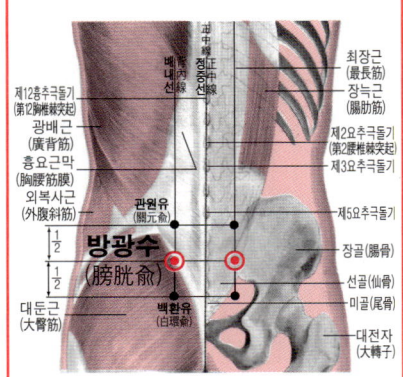

방광수: 배내선상에서 관원유와 백환유의 중앙

신수

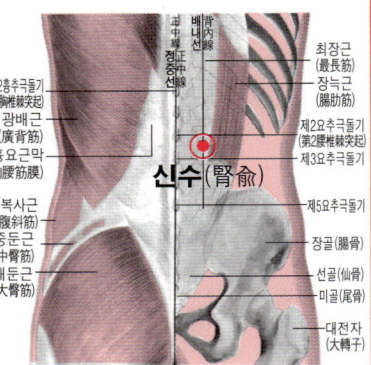

신수: 배내선상에서 제2, 3요추극돌기의 사이

삼음교, 음릉천

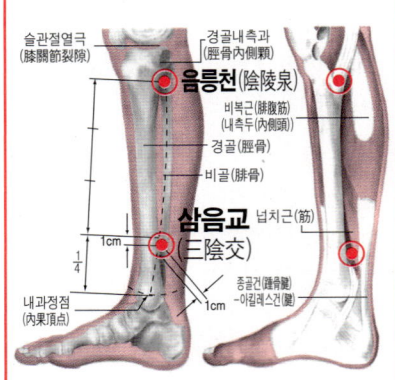

삼음교: 음릉천과 안쪽 복사뼈의 사이에서 안쪽 복사뼈의 중심으로부터 1/4의 하방 1cm에서, 경골 뒷쪽의 후방 1cm

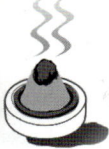 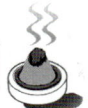

요실금

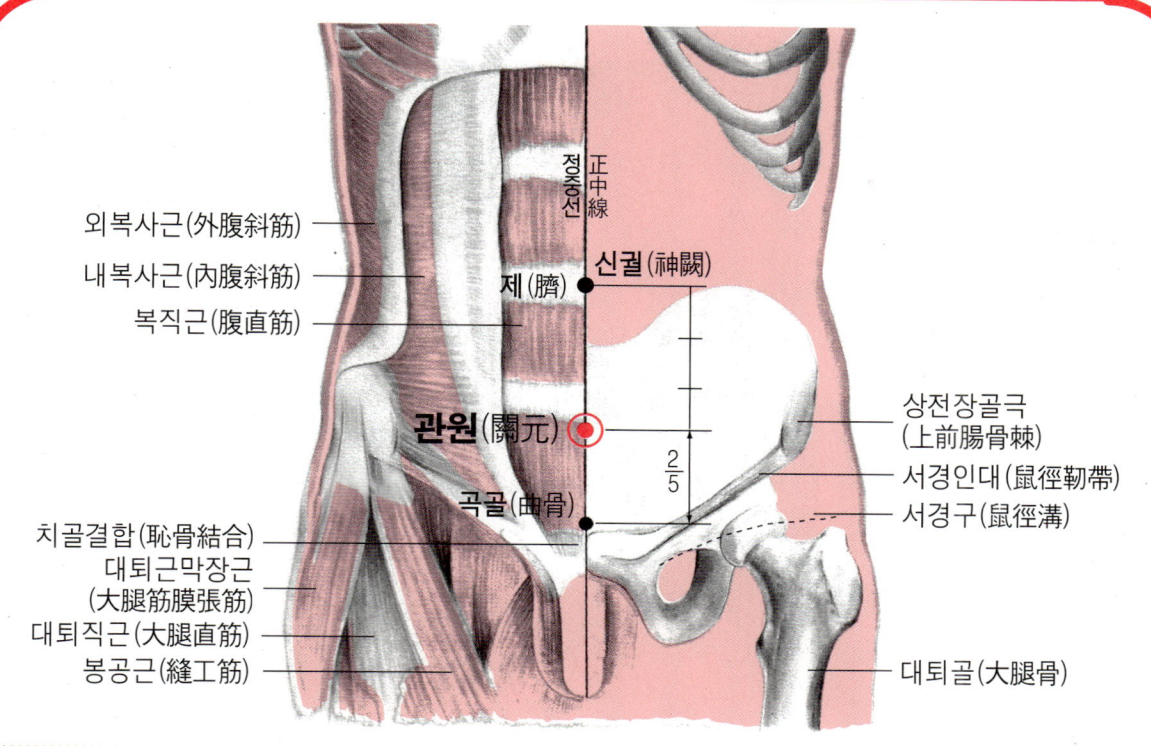

관원 : 정중선상에서, 신궐(배꼽의중심)과 곡골의 사이에 곡골로부터 2/5

보 충 경 혈

회음

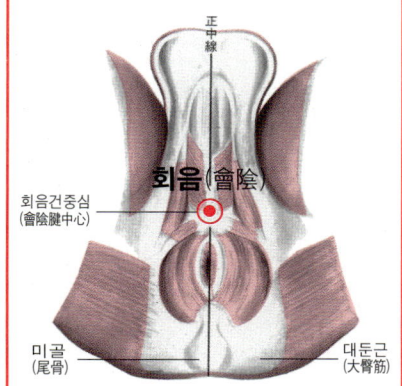

회음 : 회음건 중심의 뒤쪽 - 침

삼음교

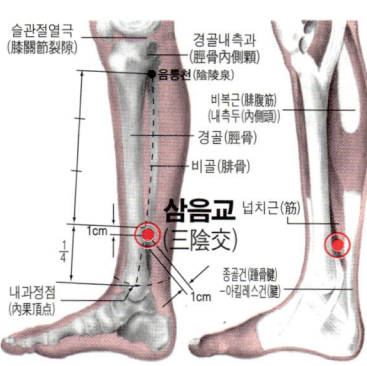

삼음교 : 음릉천과 안쪽 복사뼈의 사이에서 안쪽 복사뼈의 중심으로부터 1/4의 하방 1cm에서, 경골 뒷쪽의 후방 1cm

신수

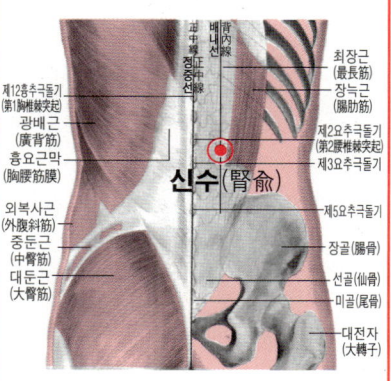

신수 : 배내선상에서 제2, 3요추극돌기의 사이

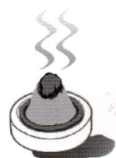 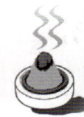

유뇨증(우유빛 소변)

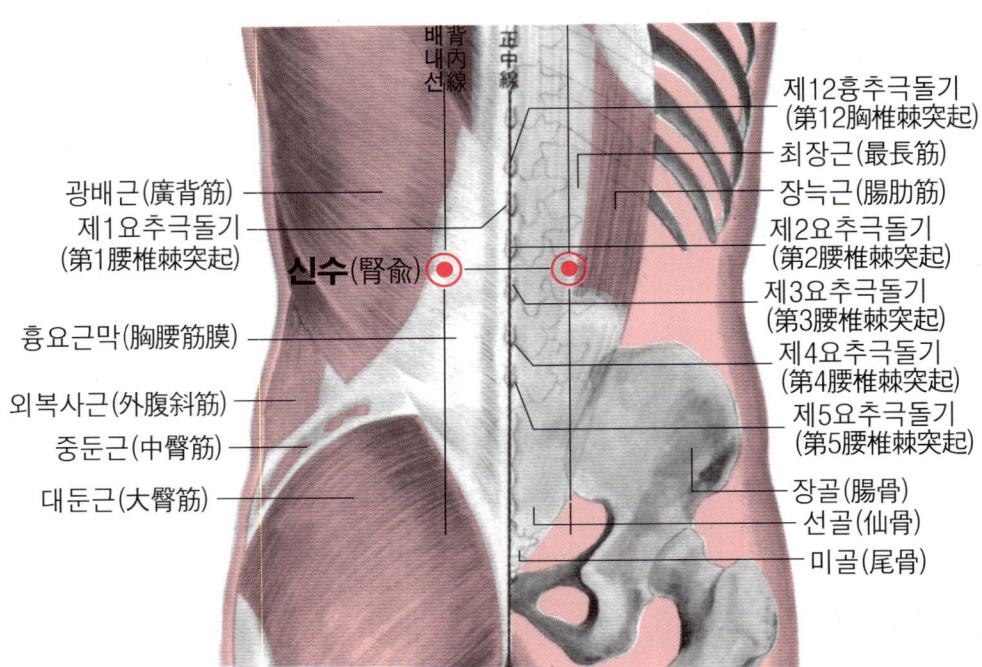

신수 : 배내선상에서 제2, 3요추극돌기의 사이

보 충 경 혈

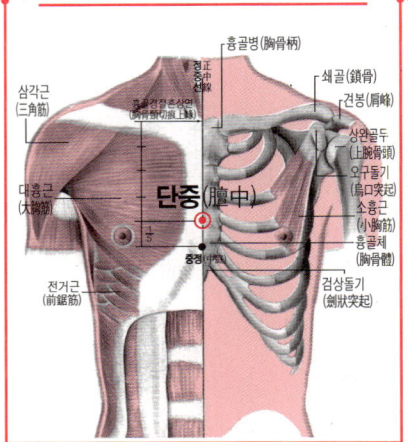

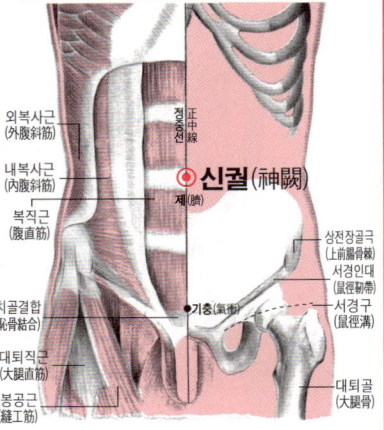

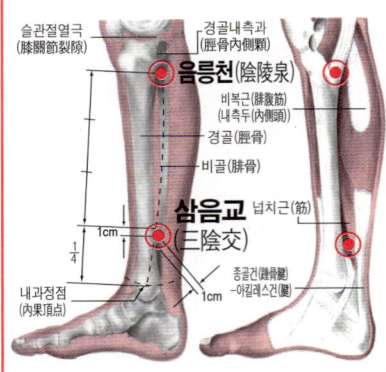

단중 : 정중선상에서 흉골경절흔 윗쪽과 중정의 사이에 중정으로부터 1/5

신궐 : 배꼽의 중심 (쑥뜸 후 간격 두고 소금뜸)

삼음교 : 음릉천과 안쪽 복사뼈의 사이에서 안쪽 복사뼈의 중심으로부터 1/4의 하방 1cm에서, 경골 뒷쪽의 후방 1cm

유정

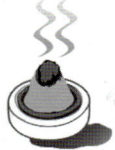
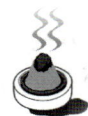
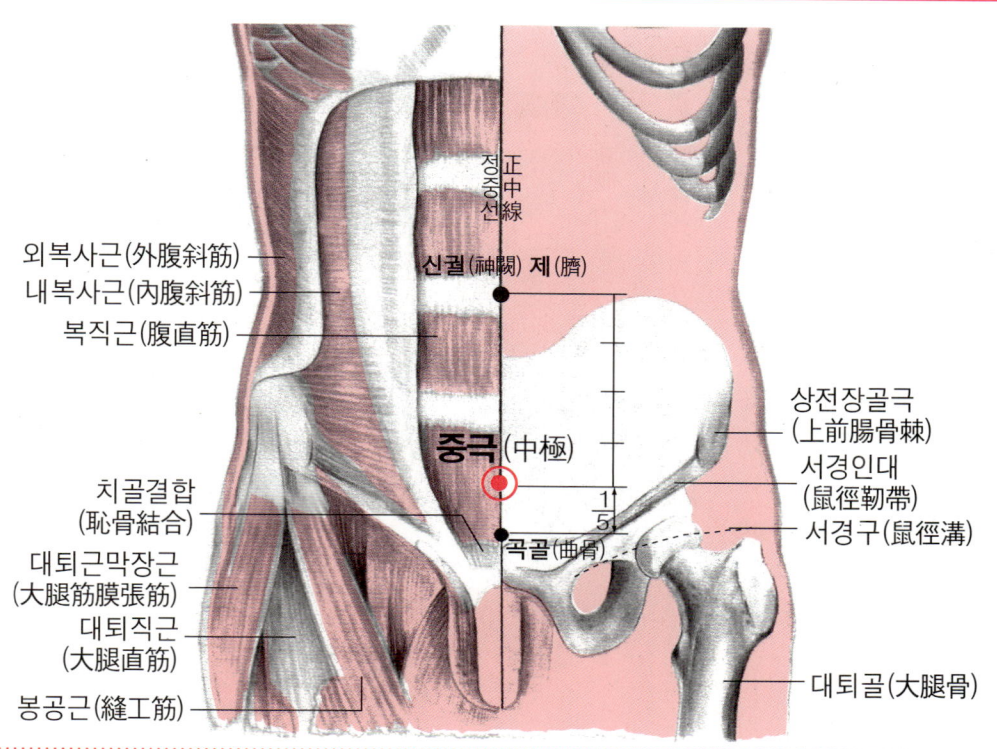

중극 : 정중선상에서 배꼽과 곡골의 사이에 곡골로부터 1/5

보충경혈

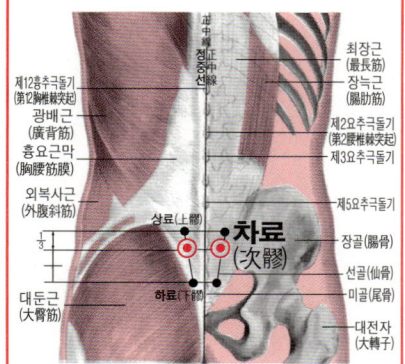
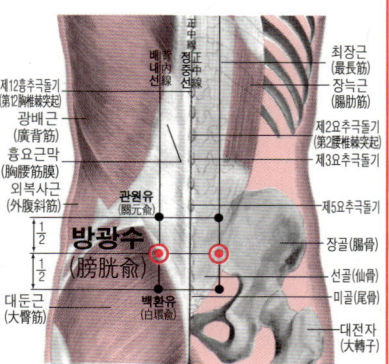
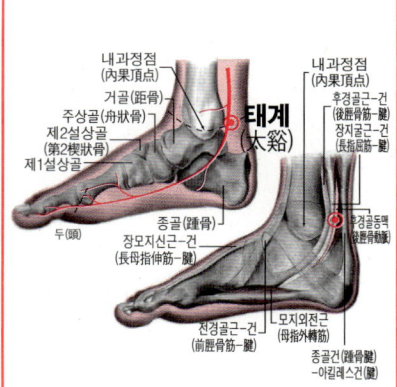

차료 : 상료와 하료의 사이에서 상료로부터 1/3

방광수 : 배내선상에서 관원유와 백환유의 중앙

태계 : 내과(안복사뼈) 정점의 후방

음낭염

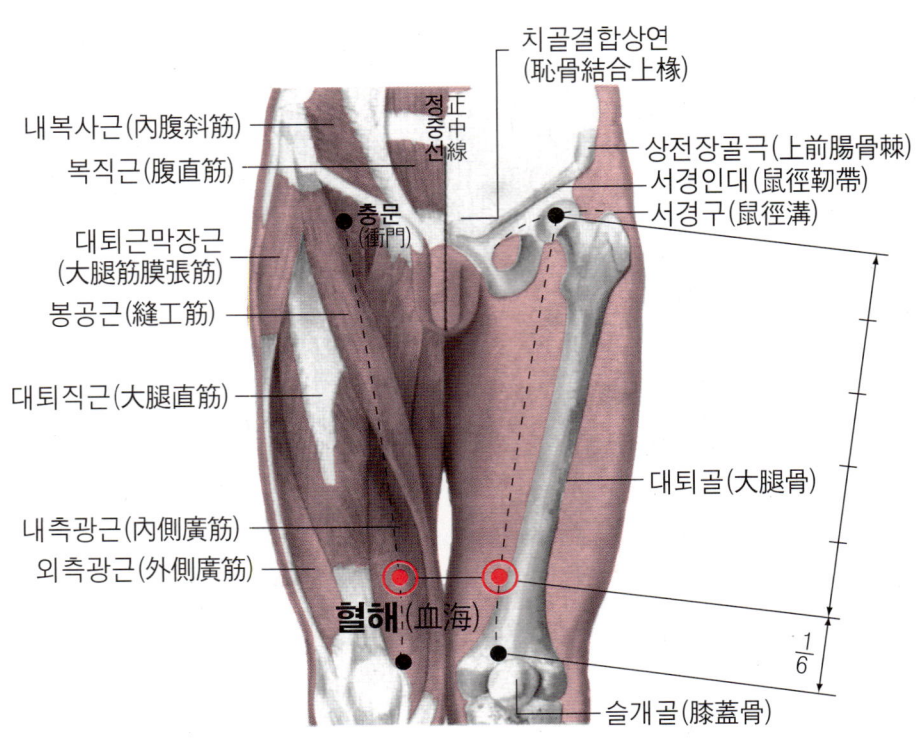

혈해: 충문과 슬개골 위-안쪽의 사이에서 아래로 부터 1/6

보충경혈

중료

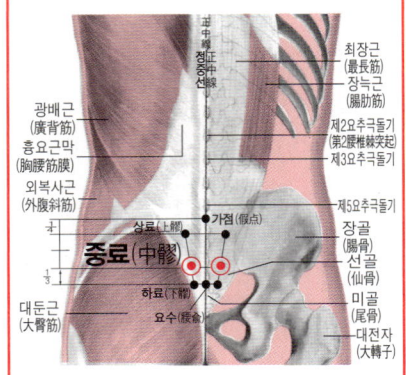

중료: 상료와 하료의 사이에서 하료로부터 1/3

족삼리

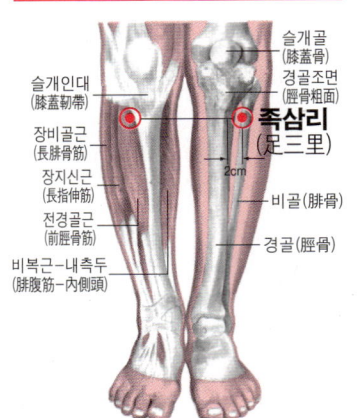

족삼리: 경골조면의 아랫쪽 높이에서 경골 앞쪽으로부터 바깥쪽 2cm

태충

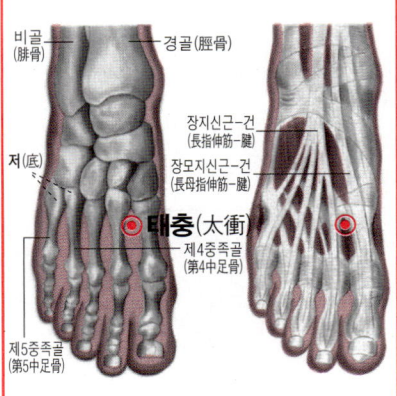

태충: 발등의 제1, 2중족골저 앞쪽의 아래

음부소양증

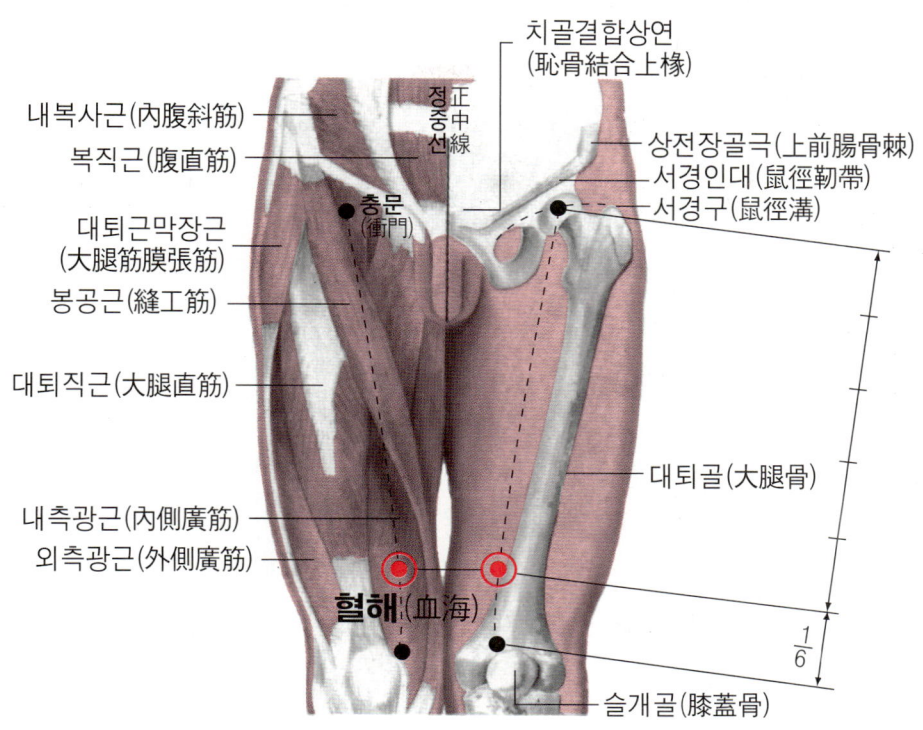

혈해 : 충문과 슬개골 위-안쪽의 사이에서 아래로 부터 1/6

보충경혈

삼음교, 음릉천

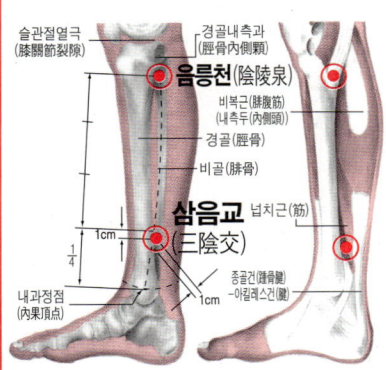

삼음교 : 음릉천과 안쪽 복사뼈의 사이에서 안쪽 복사뼈의 중심으로부터 1/4의 하방 1cm에서, 경골 뒷쪽의 후방 1cm

여구

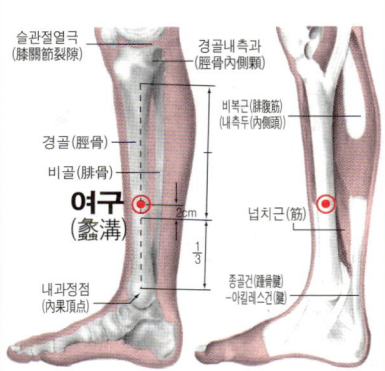

여구 : 경골내측과 아래쪽 안 복사뼈 정점의 사이에서 하방으로부터 1/3의 상방 2cm

태충

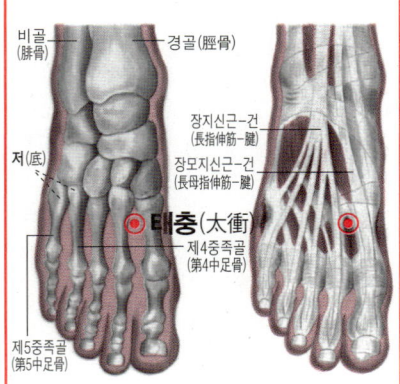

태충 : 발등의 제1, 2중족골저 앞쪽의 아래

잔뇨감

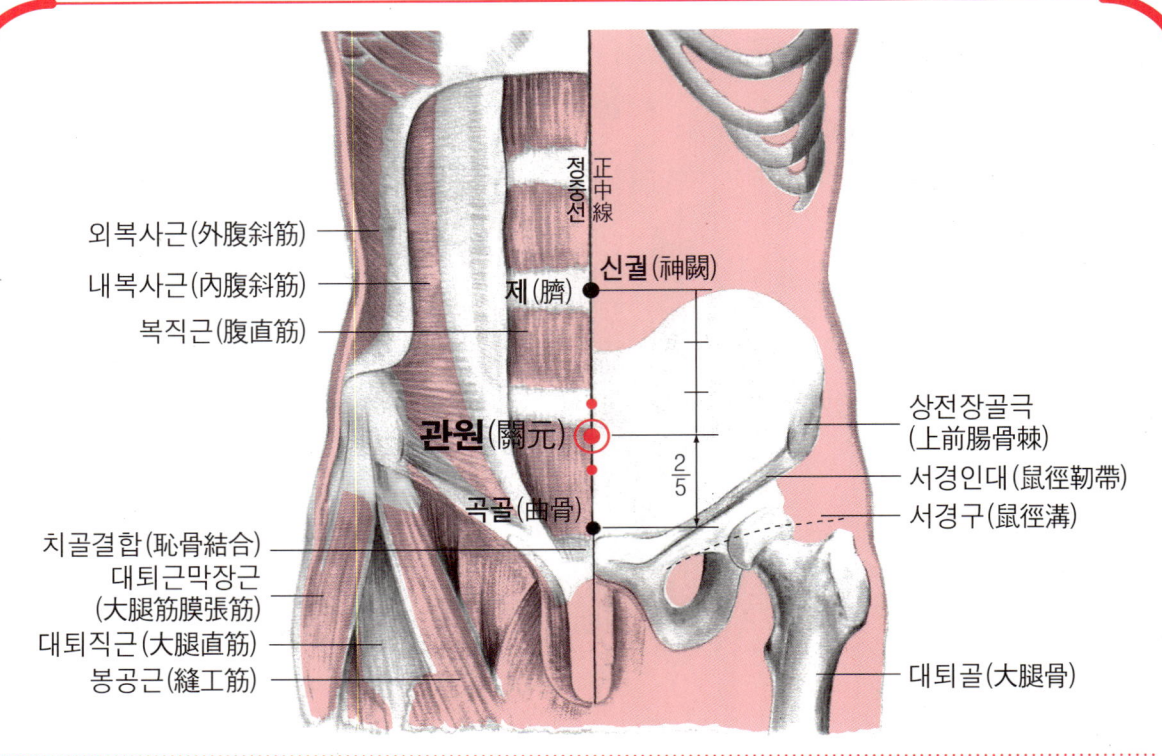

관원 3혈 : 정중선상에서, 신궐(배꼽의중심)과 곡골의 사이에 곡골로부터 2/5

보 충 경 혈

신수 3혈

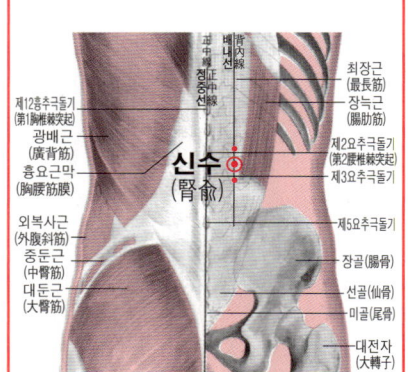

신수 : 배내선상에서 제2, 3요추극돌기의 사이

삼음교

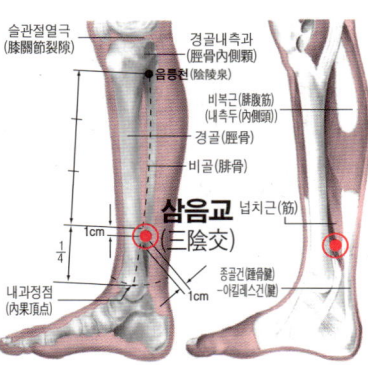

삼음교 : 음릉천과 안쪽 복사뼈의 사이에서 안쪽 복사뼈의 중심으로부터 1/4의 하방 1cm에서, 경골 뒷쪽의 후방 1cm

음릉천

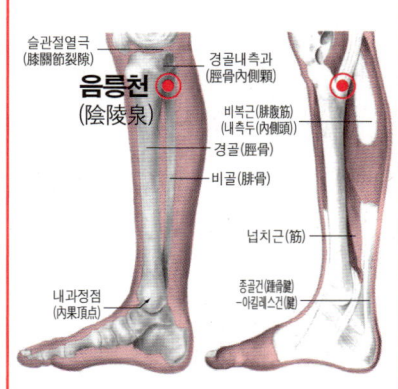

음릉천 : 경골내측과의 아래쪽

전립선염(전립선 비대증)

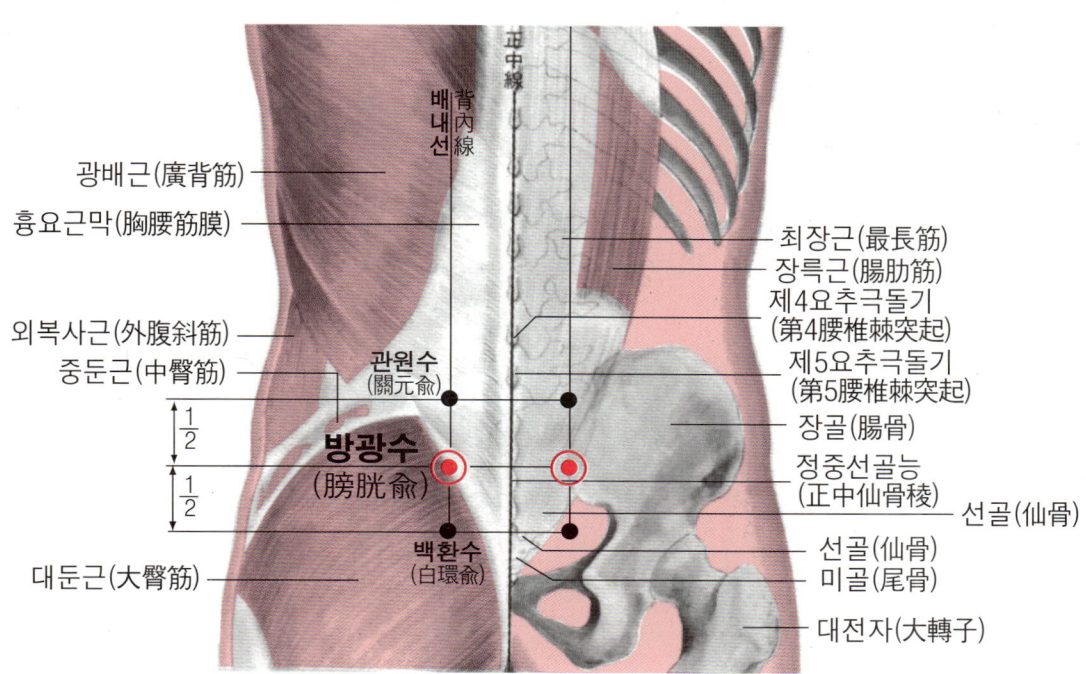

방광수 : 배내선상에서 관원유와 백환유의 중앙

보 충 경 혈

관원

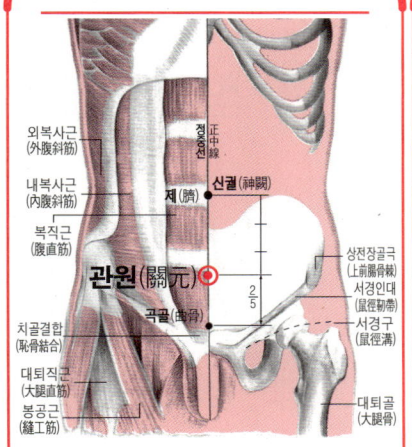

관원 : 정중선상에서, 신궐(배꼽의중심)과 곡골의 사이에 곡골로부터 2/5

신수

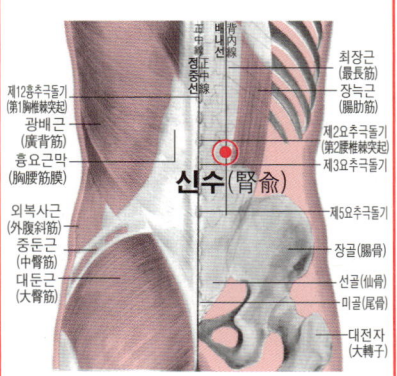

신수 : 배내선상에서 제2, 3요추극돌기의 사이

회음

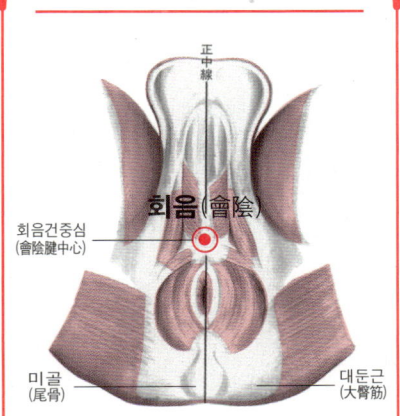

회음 : 회음건 중심의 뒤쪽 - 침

정력감퇴/생식선기능저하증

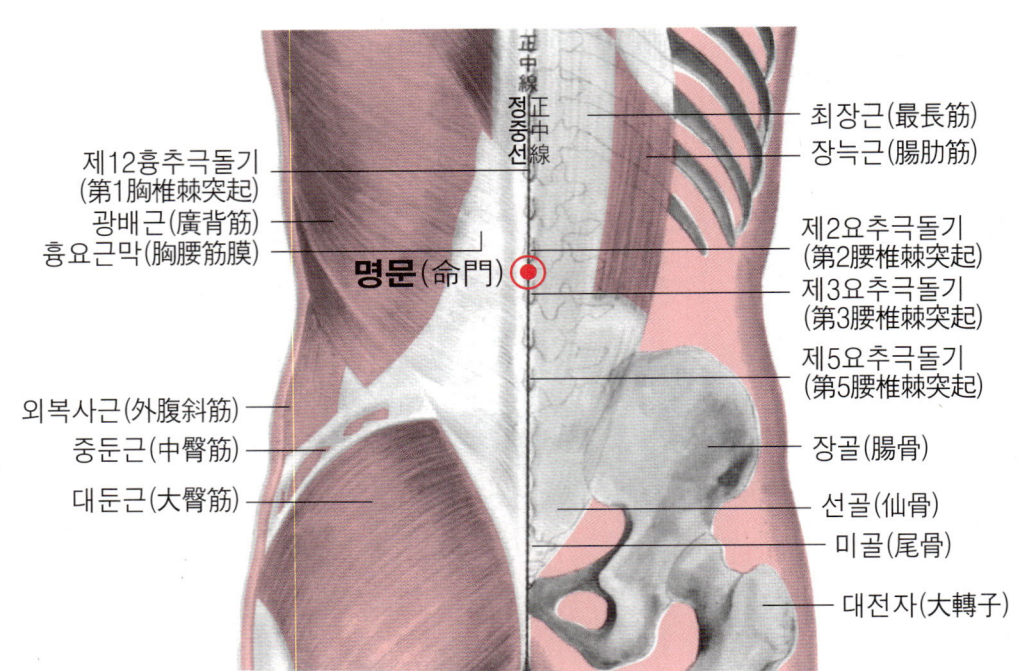

명문 : 정중선상에서 제2, 3요추극돌기 사이

보충경혈

대혁
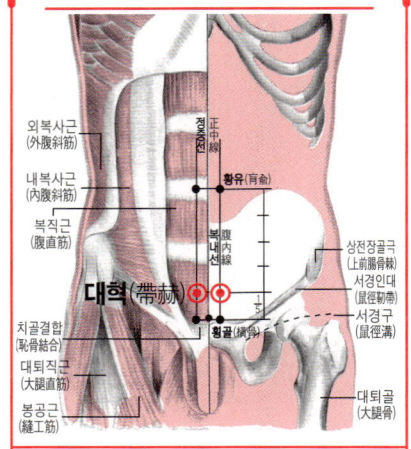

대혁 : 복내선상의 황유와 횡골의 사이에서 횡골로부터 1/5

지실
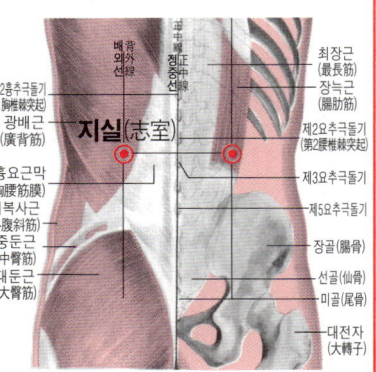

지실 : 배외선상에서 제2, 3요추극돌기 사이의 높이

부류
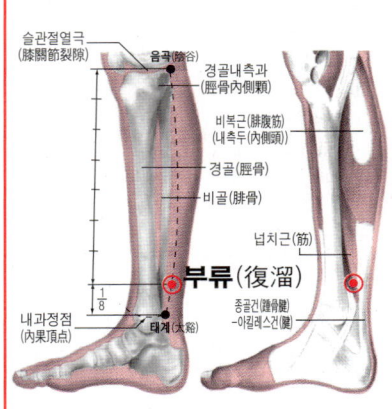

부류 : 하퇴내측의 음곡과 태계의 사이에서 태계로부터 1/8

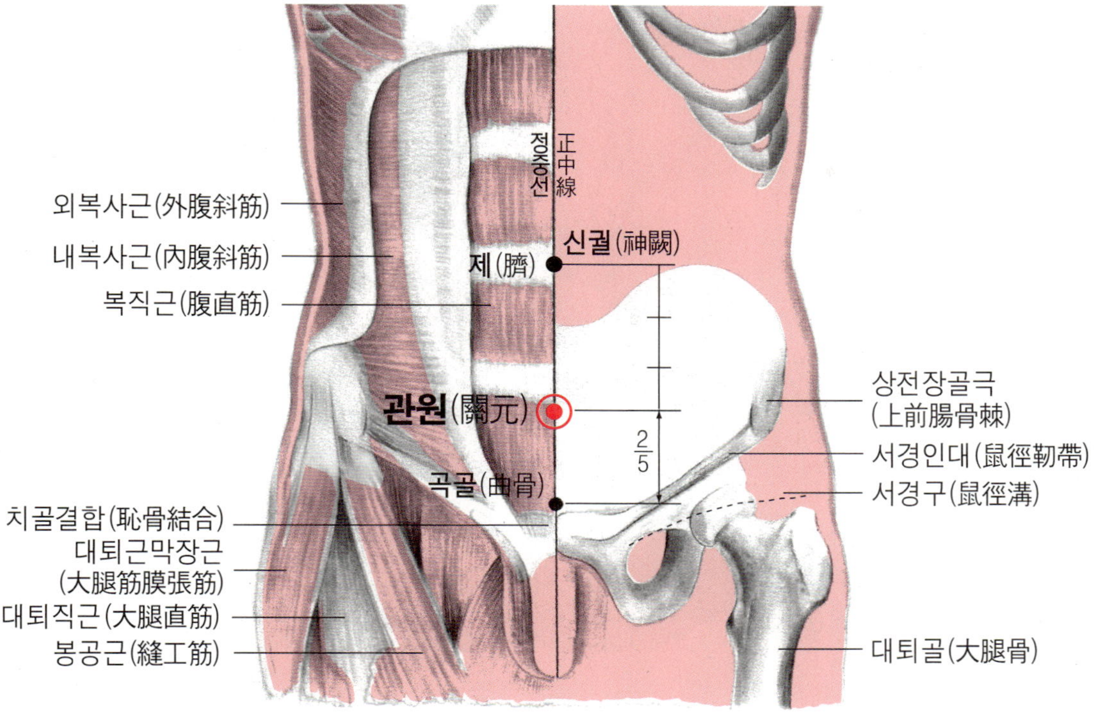

정력증강

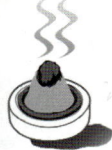 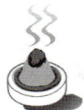

외복사근(外腹斜筋)
내복사근(內腹斜筋)
복직근(腹直筋)

정중선
正中線

제(臍) 신궐(神闕)

관원(關元) 상전장골극(上前腸骨棘)
  서경인대(鼠徑靭帶)
곡골(曲骨) 서경구(鼠徑溝)

치골결합(恥骨結合)
대퇴근막장근(大腿筋膜張筋)
대퇴직근(大腿直筋)
봉공근(縫工筋)

대퇴골(大腿骨)

관원 : 정중선상에서, 신궐(배꼽의중심)과 곡골의 사이에 곡골로부터 2/5

보 충 경 혈

양릉천

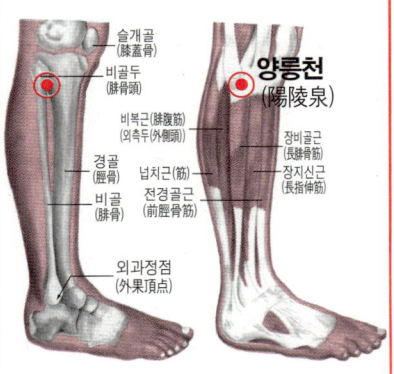

양릉천 : 비골두의 앞 아랫쪽

태충

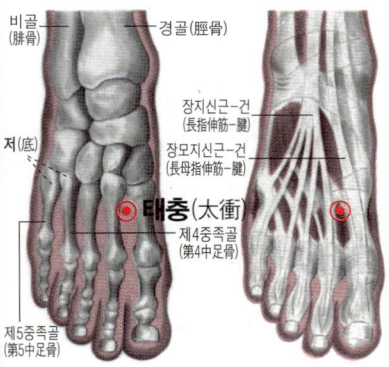

태충 : 발등의 제1, 2중족골저 앞쪽의 아래

상료, 중료, 차료, 하료

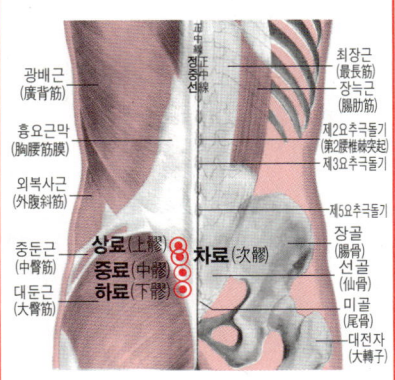

상료 : 제5요추극돌기와 정중선골능 윗쪽과의 중앙에 가점을 정해서 가점과 정중선상의 요수의 사이에서 위로 부터 1/4, 바깥쪽 2cm

조루/조설(빨리사정)

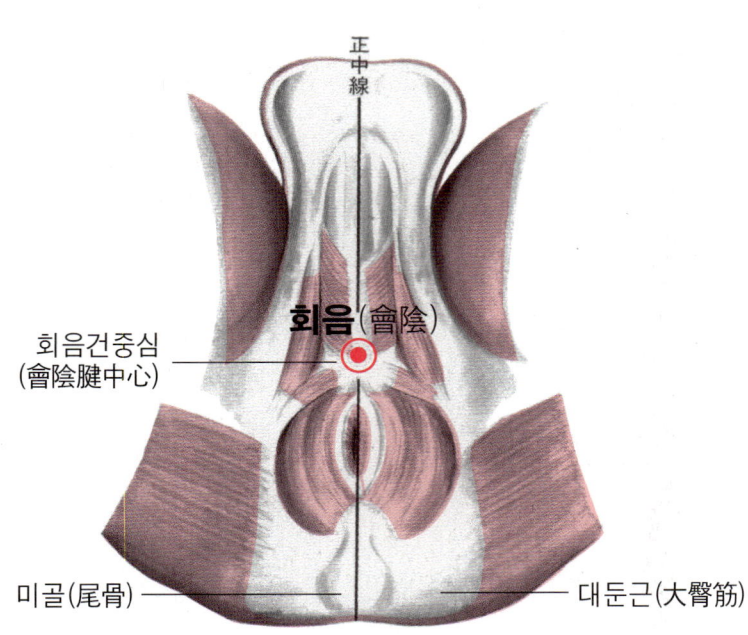

회음 : 회음건 중심의 뒤쪽 - 침

보충경혈

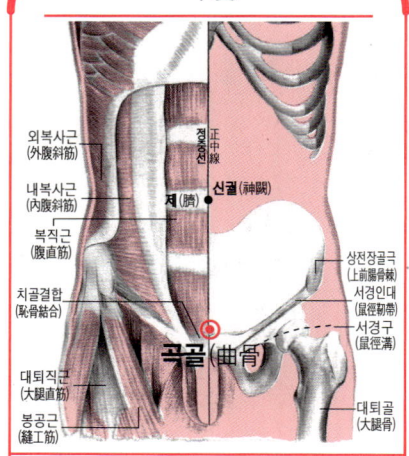

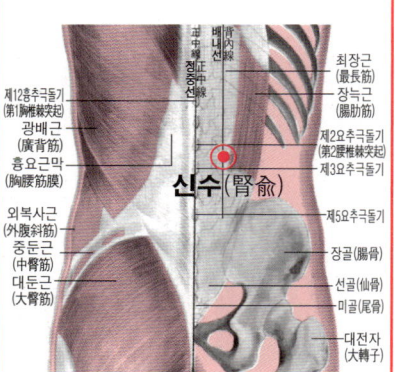

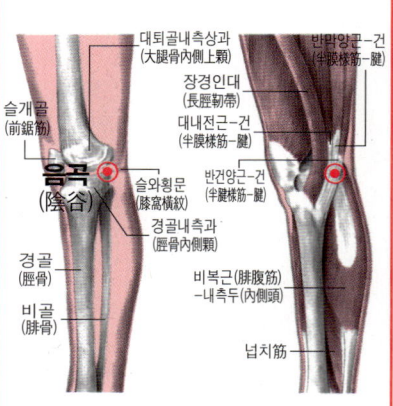

곡골 : 정중선상에서 치골결합상연에 위치

신수 : 배내선상에서 제2, 3요추극돌기의 사이

음곡 : 하퇴내측의 슬와횡문상에서 반건양근 건과 반막양근건의 사이

항문소양증

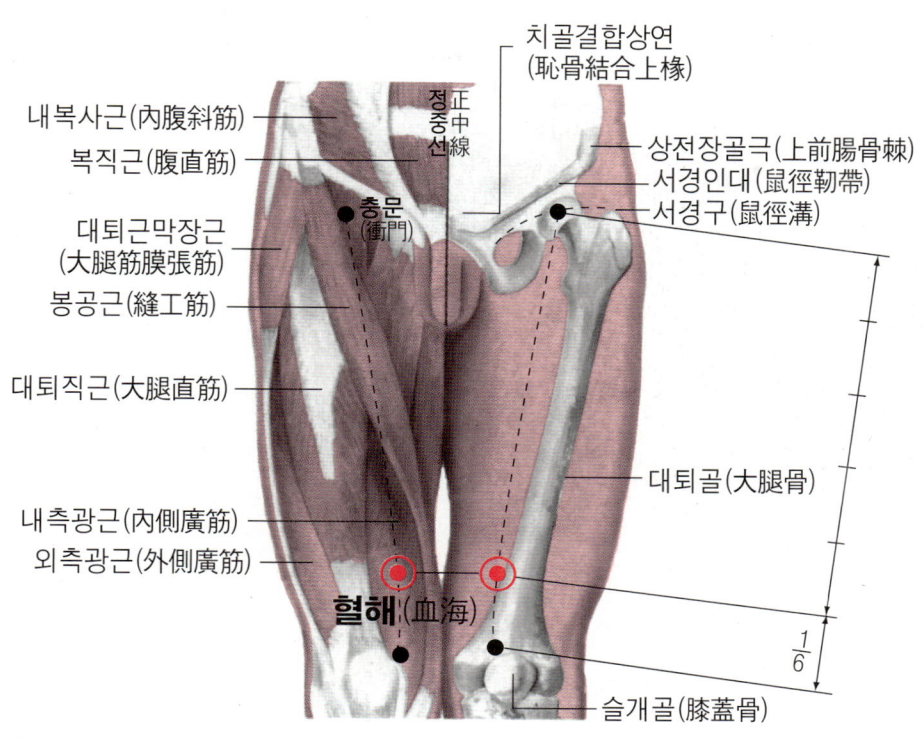

혈해 : 충문과 슬개골 위-안쪽의 사이에서 아래로 부터 1/6

보 충 경 혈

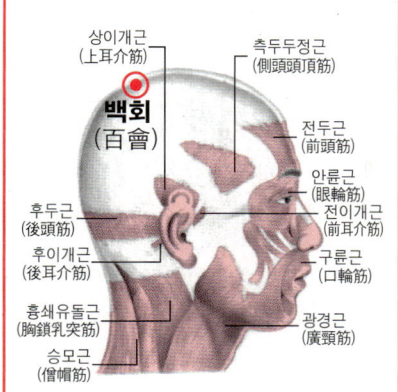

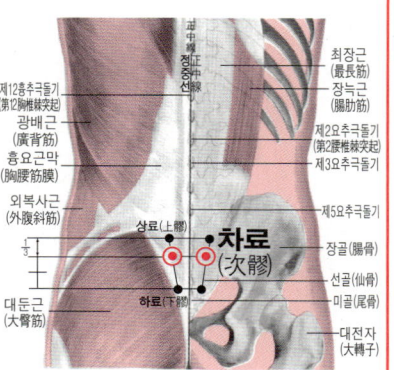

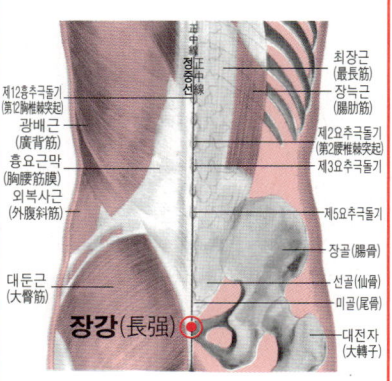

백회 : 정중선상에서 신정과 뇌호의 중앙

차료 : 상료와 하료의 사이에서 상료로부터 1/3

장강 : 꼬리뼈 앞 끝

항문통

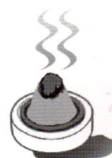 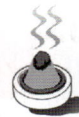

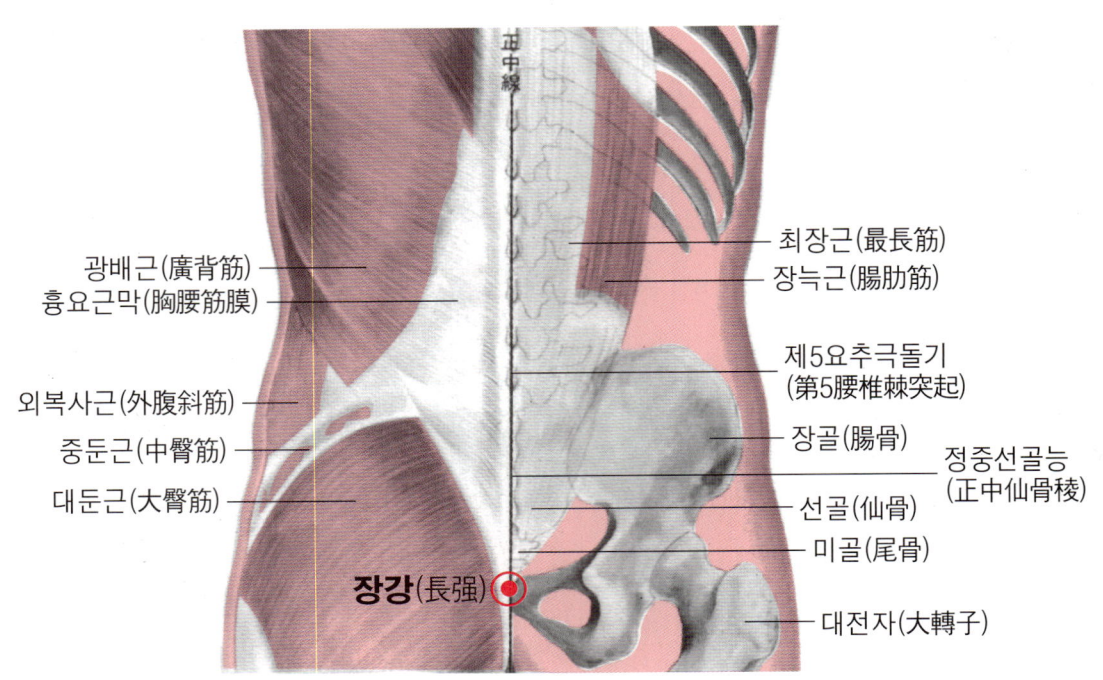

장강 : 꼬리뼈 앞 끝

보 충 경 혈

요수
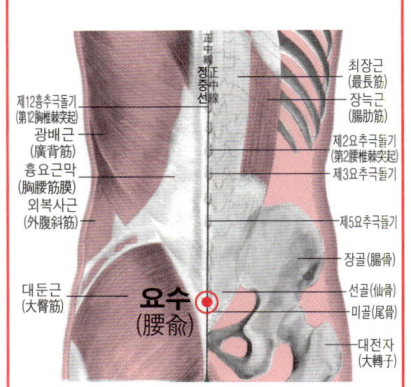

요수 : 선골각의 중앙

공최
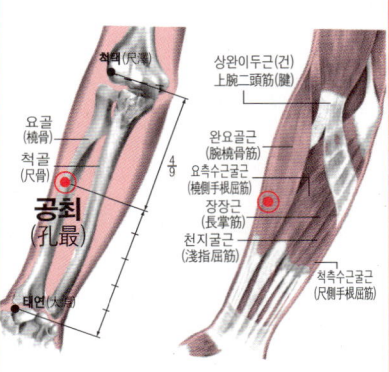

공최 : 척택과 태연의 사이에서 척택으로부터 4/9

속골
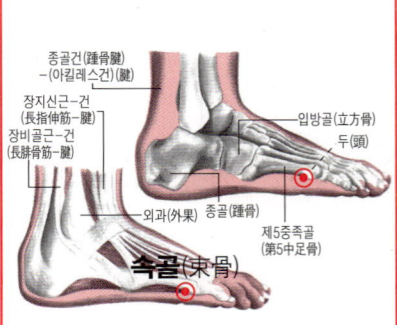

속골 : 새끼발가락 중족골두 뒤쪽의 바깥쪽

이·비·인후 질환
Ear Nose Throat Disease

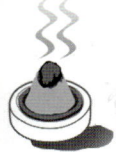 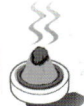

건초열(꽃가루 알러지), 재채기

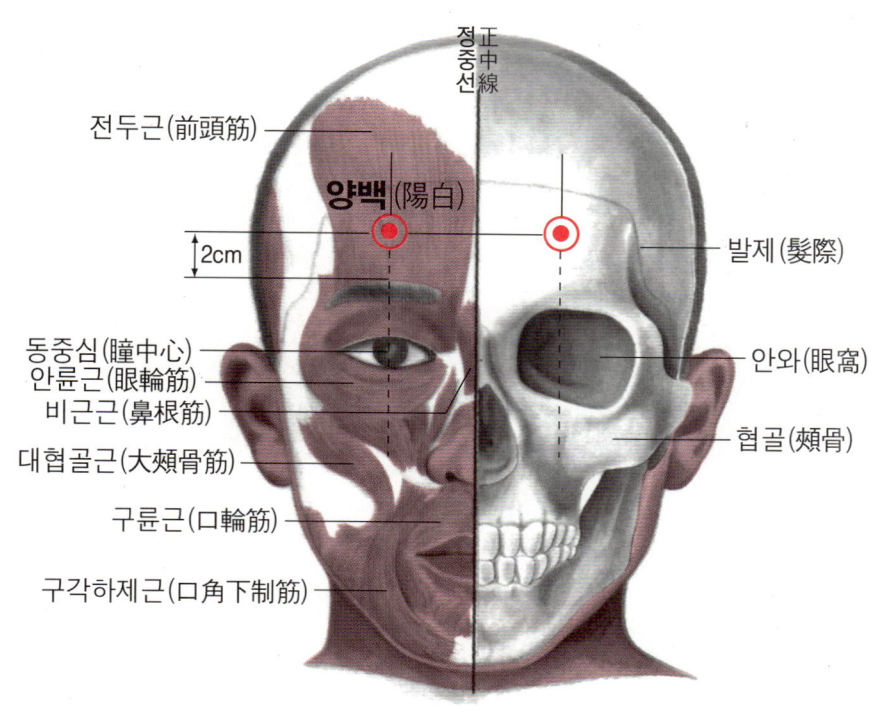

양백 : 동공의 바로 위에서, 눈썹의 상방 2cm

보 충 경 혈

영향

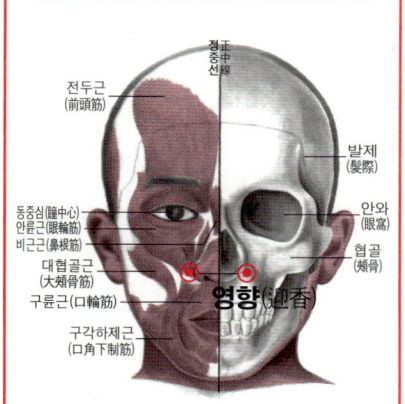

영향 : 비익점의 높이에서 비진구점에 있다

합곡

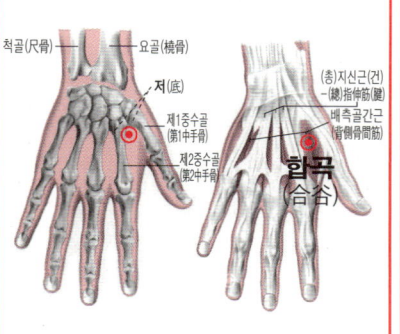

합곡 : 손등에서 제1, 2중수골저 아랫쪽의 사이

태충

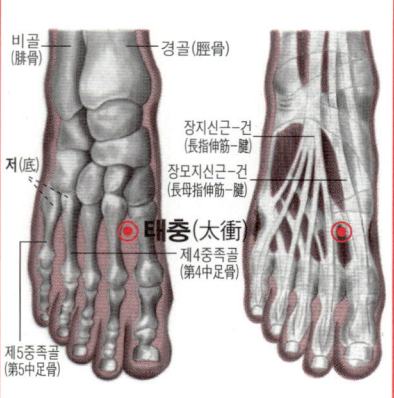

태충 : 발등의 제1, 2중족골저 앞쪽의 아래

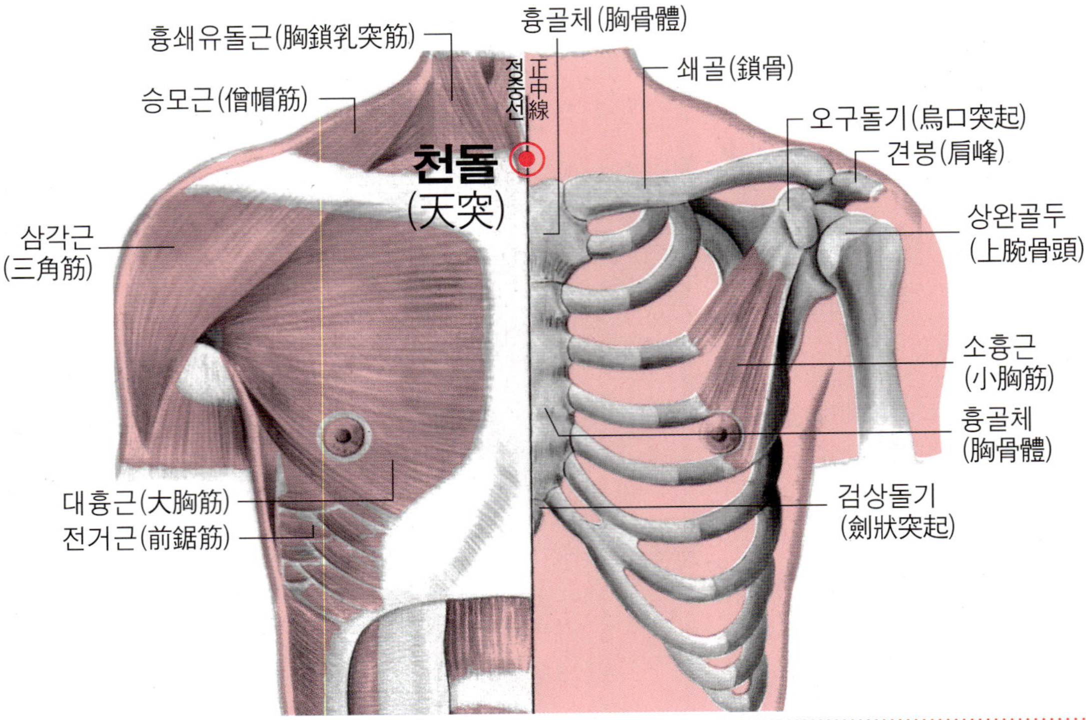

목구멍 자극감

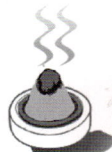 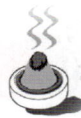

천돌(天突)

- 흉쇄유돌근(胸鎖乳突筋)
- 승모근(僧帽筋)
- 삼각근(三角筋)
- 대흉근(大胸筋)
- 전거근(前鋸筋)
- 흉골체(胸骨體)
- 정중선(正中線)
- 쇄골(鎖骨)
- 오구돌기(烏口突起)
- 견봉(肩峰)
- 상완골두(上腕骨頭)
- 소흉근(小胸筋)
- 흉골체(胸骨體)
- 검상돌기(劍狀突起)

천돌 : 정중선상에서 경와의 중앙

보충경혈

단중

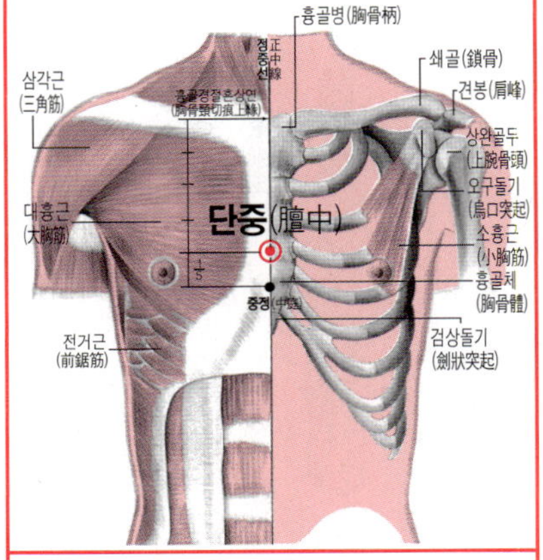

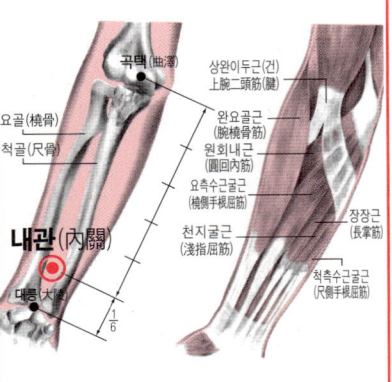

단중 : 정중선상에서 흉골경절흔 윗쪽과 중정의 사이에 중정으로부터 1/5

내관

내관 : 곡택과 대릉의 사이에서 대릉으로부터 1/6(상방 2촌)

조해

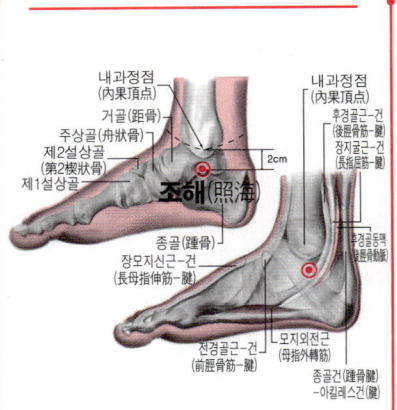

조해 : 안쪽 복사뼈 정점의 바로 밑 2cm

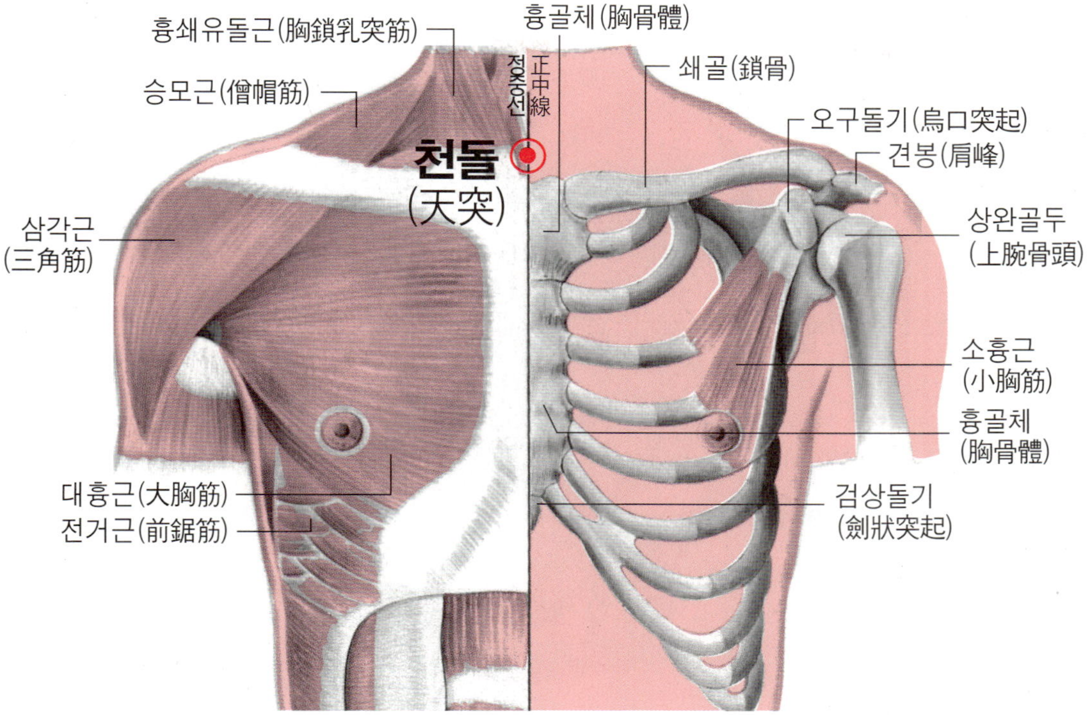

목쉼

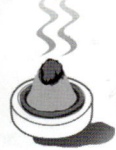 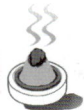

천돌 : 정중선상에서 경와의 중앙

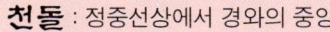

염천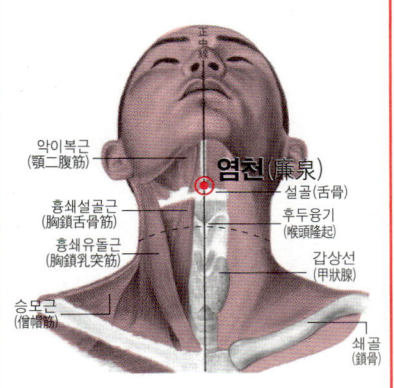

염천 : 정중선상에서 설골의 아랫쪽

부돌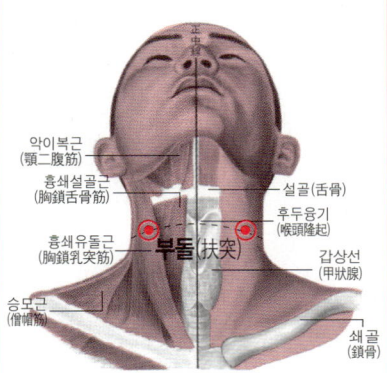

부돌 : 후두융기(목젖)의 높이에서 흉쇄유돌근의 중앙

간사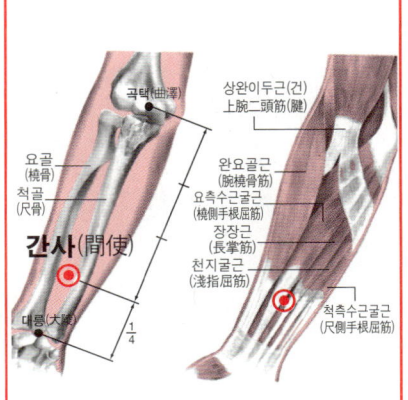

간사 : 곡택과 대능의 사이에서, 대릉으로부터 1/4(상방 3촌)

부비강염/축농증

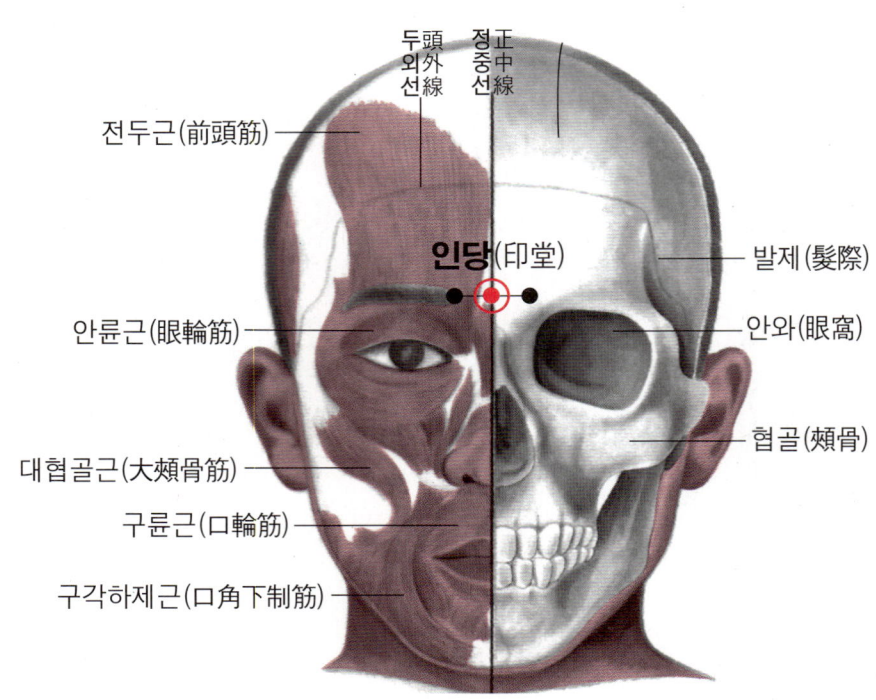

인당 : 양 눈썹 안쪽 끝의 중앙

보충경혈

비통

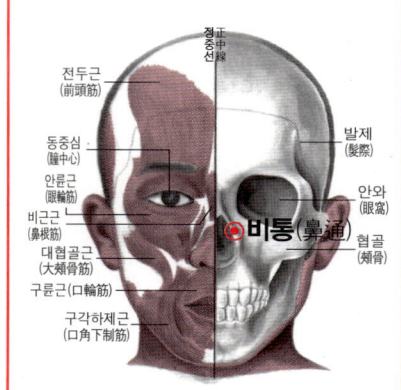

비통 : 비골 밑의 함몰부 비진구상단이 끝나는 곳

영향

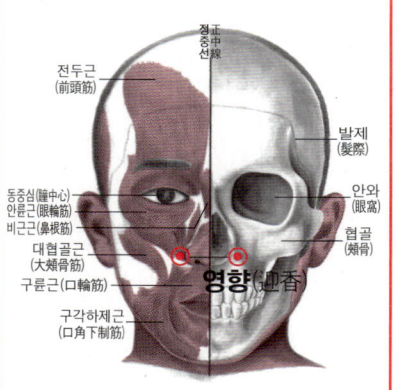

영향 : 비익점의 높이에서 비진구점에 있다

내정

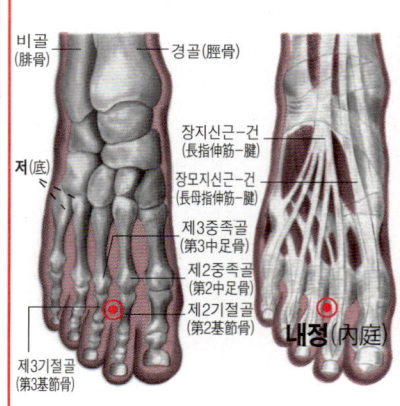

내정 : 발등에서, 제2, 3기절골의 아랫쪽 앞의 사이

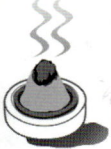 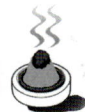

비색증(코가 마른다)

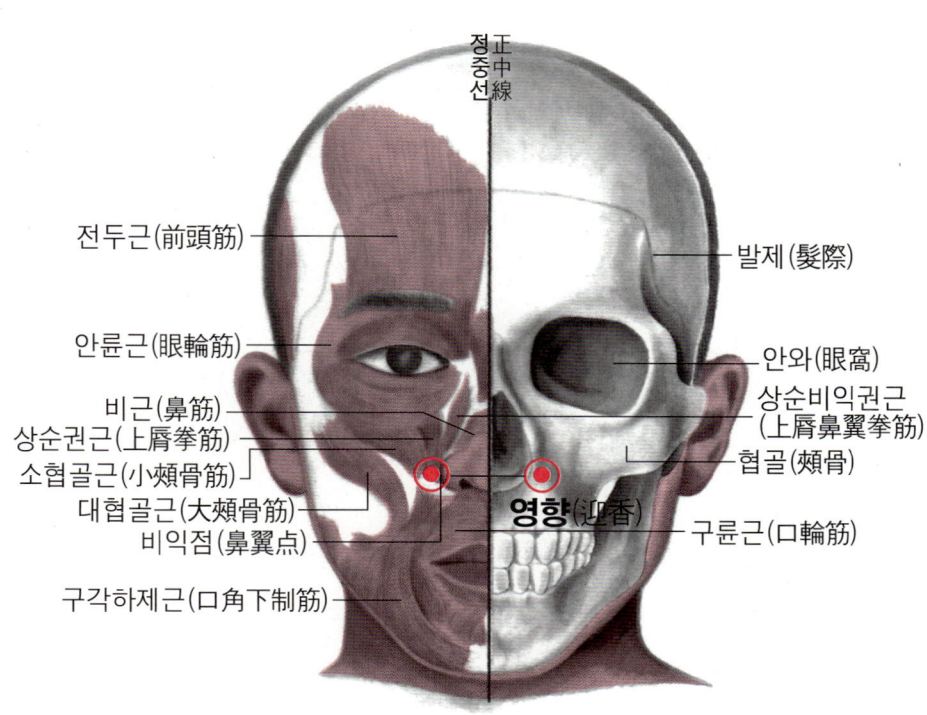

영향 : 비익점의 높이에서 비진구점에 위치

보충경혈

상성

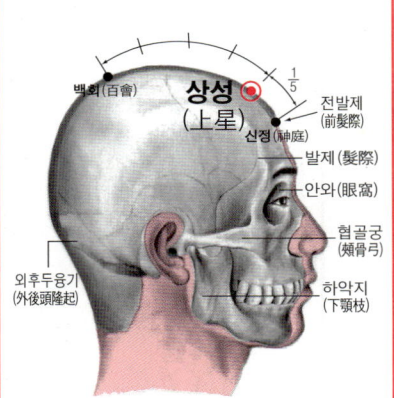

상성 : 두부 정중선상에서 신정과 백회의 사이에서 신정으로부터 1/5

풍지

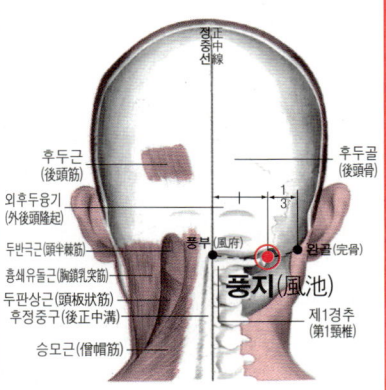

풍지 : 풍부와 완골의 사이에서 완골로부터 1/3

합곡

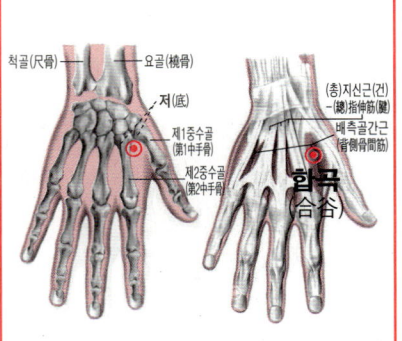

합곡 : 손등에서 제1, 2중수골저 아랫쪽의 사이

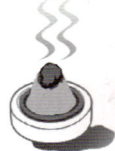 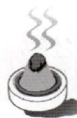

비염/비연

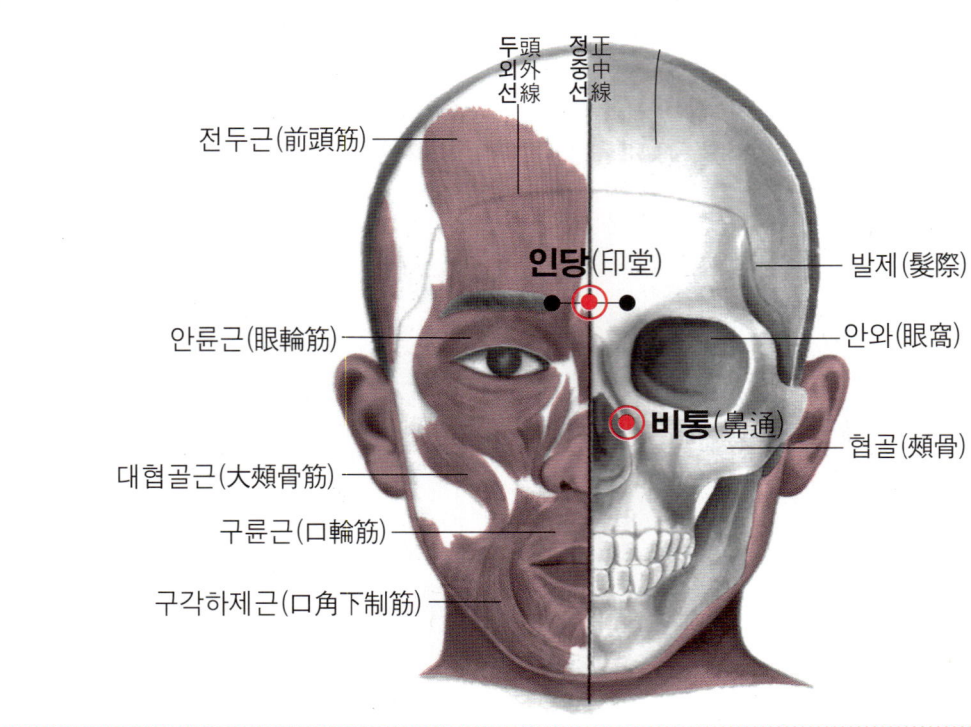

비통 : 비골 밑의 함몰부 비진구상단이 끝나는 곳 / **인당(EP2)** : 양 눈썹 안쪽 끝의 중앙

보충경혈

영향

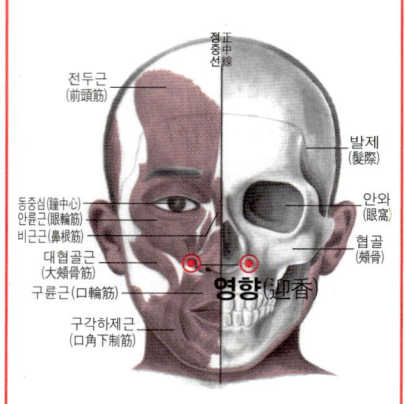

영향 : 비익점의 높이에서 비진구점에 있다

열결

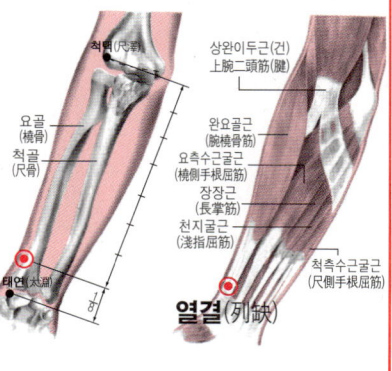

열결 : 정중선상 뒷머리 시작 부분 깊이 패인 곳의 중심에서 옆으로 1.5촌

곡지

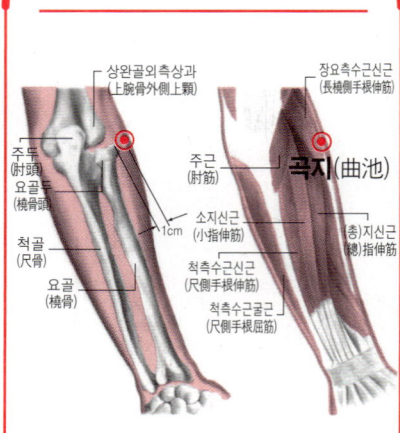

곡지 : 요골두 바깥 위쪽으로 부터 팔꿈치 안주름에 따라 내방 1cm (팔꿈치를 굽힐 때 나타나는 주름 끝)

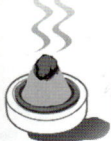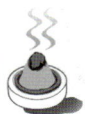

비출혈(코피)

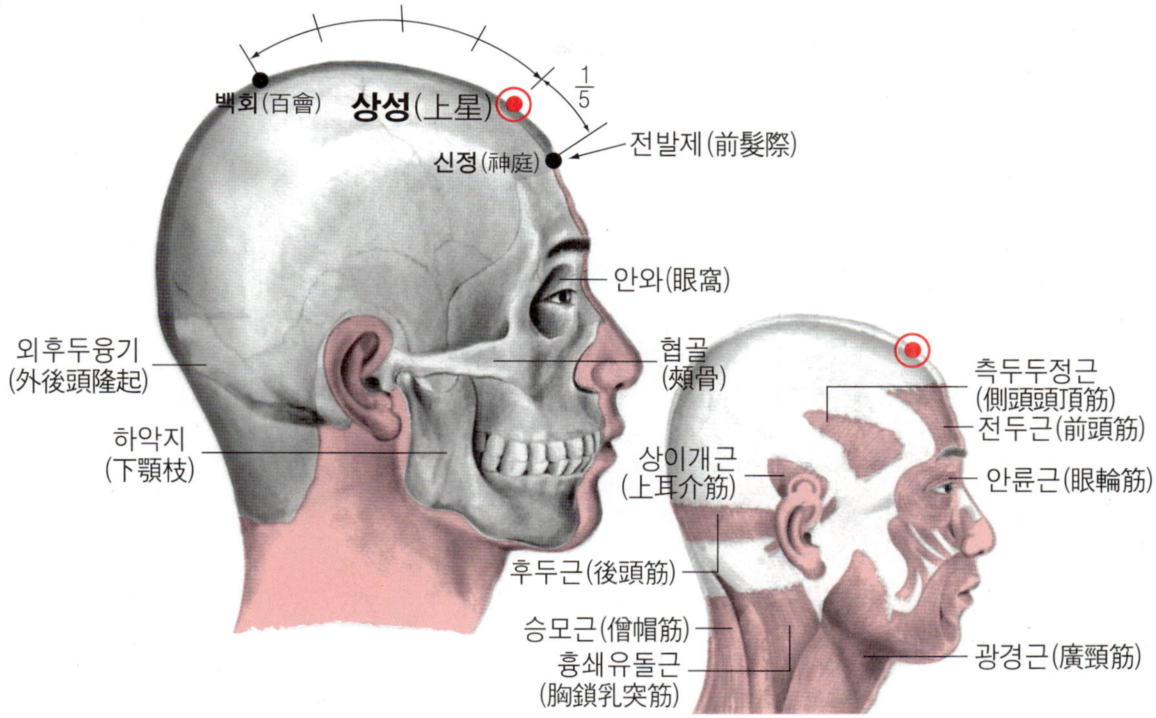

상성 : 두부 정중선상에서 신정과 백회의 사이에서 신정으로부터 1/5

보충경혈

풍지
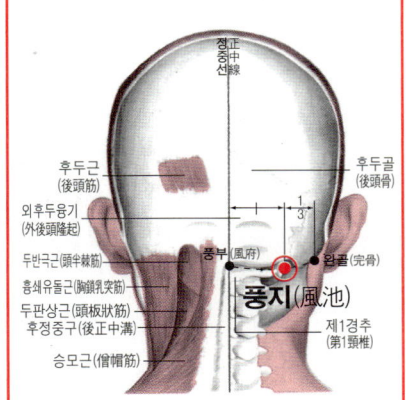

풍지 : 풍부와 완골의 사이에서 완골로부터 1/3

이간
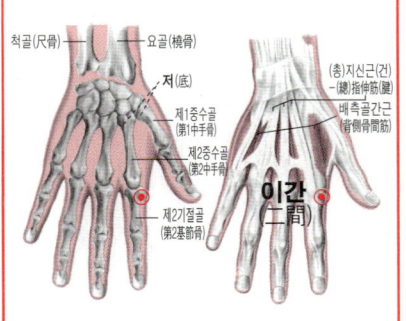

이간 : 제2기절골저 아랫쪽의 엄지측

소상
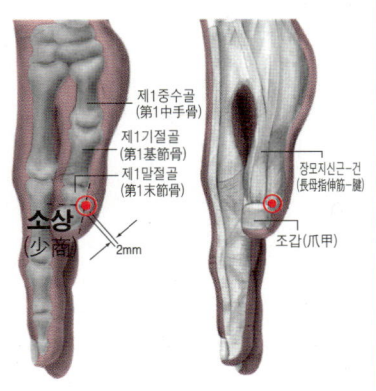

소상 : 엄지손가락 안쪽에서 손톱각으로부터 상방 2mm - 침

이농(귀머거리)

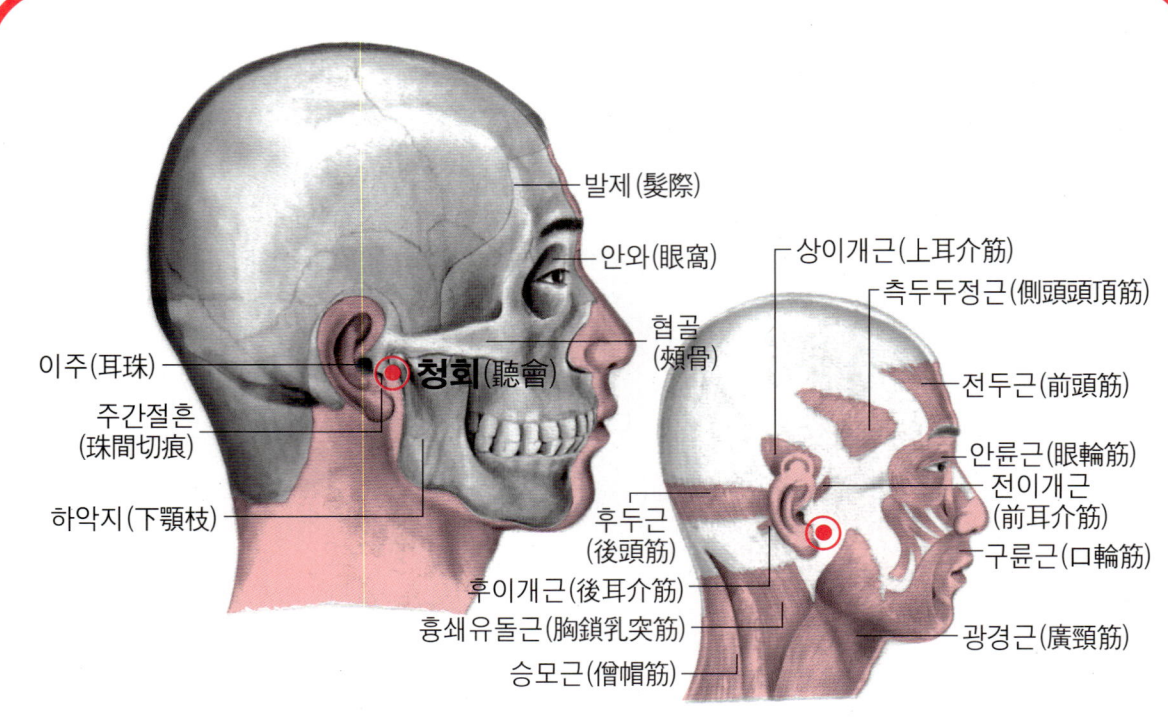

청회 : 귀의 주간절흔 바로 앞

보충경혈

예풍	중저	협계
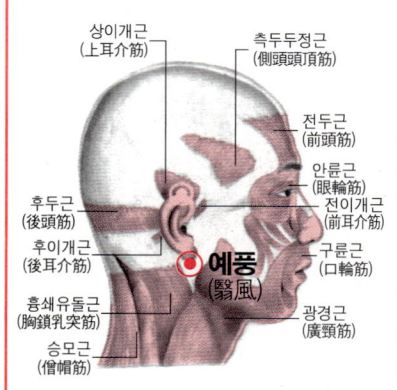	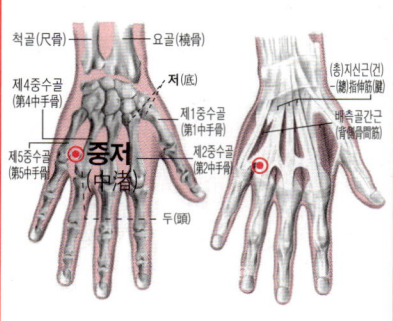	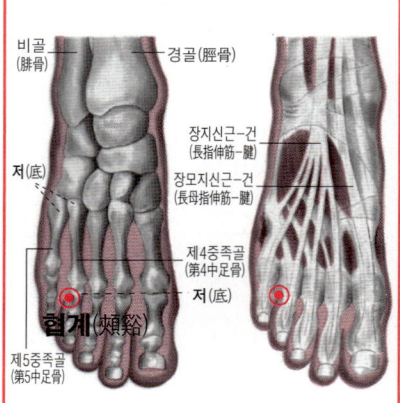
예풍 : 측두골유양돌기 앞끝과 하악지의 중앙	**중저** : 손등에서 제4, 5중수골두 윗쪽의 사이	**협계** : 발등에서 제4기절골저 바깥 앞쪽

이명(귀에서 소리가 남)

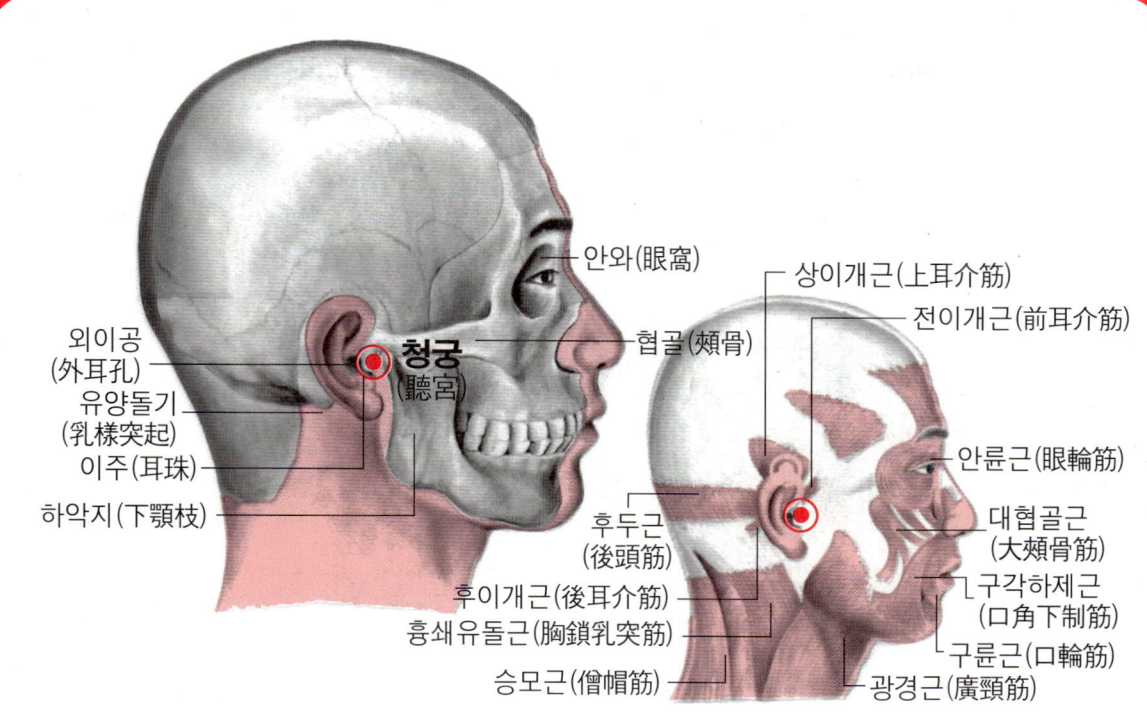

청궁 : 귀 중앙 이주의 바로 앞

보충경혈

각손

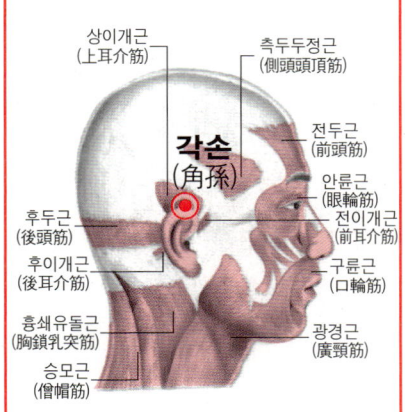

각손 : 귓바퀴 최상단에 대응하는 측두부 발제부위

예풍

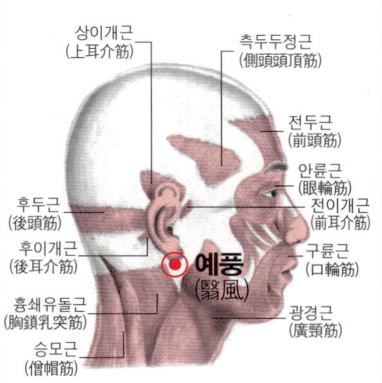

예풍 : 측두골유양돌기 앞끝과 하악지의 중앙

신수

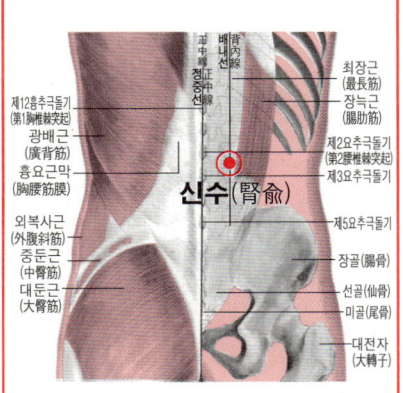

신수 : 배내선상에서 제2, 3요추극돌기의 사이

이통

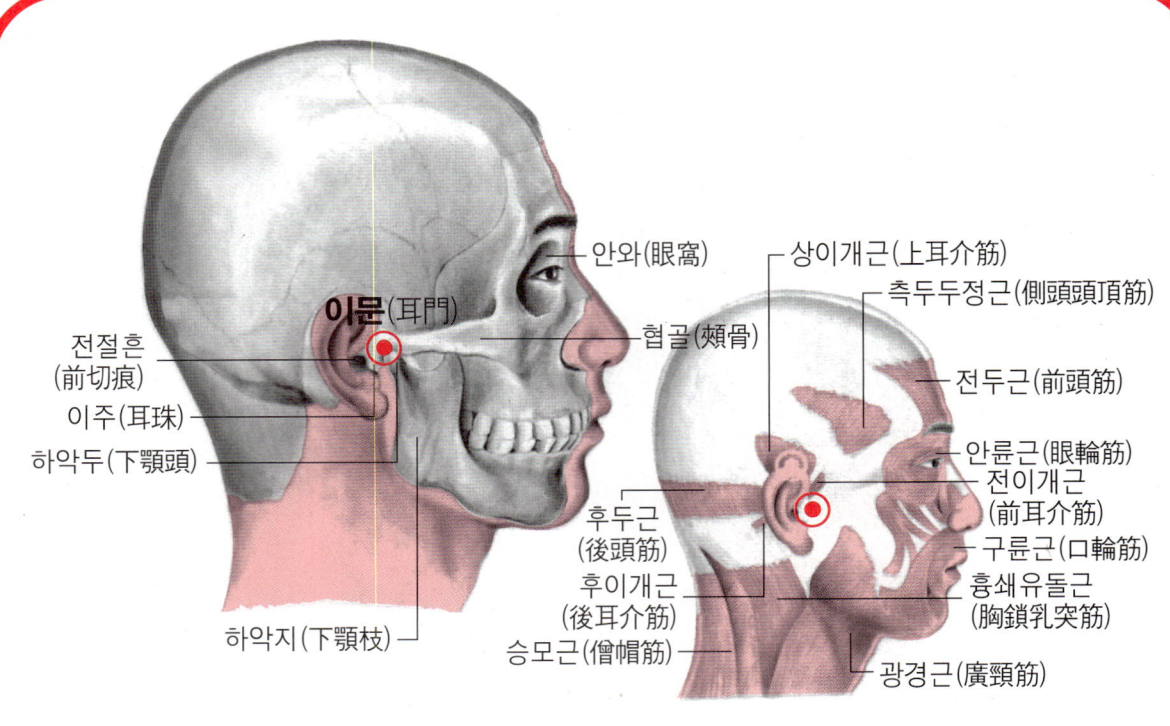

이문: 귀의 전절흔 바로 앞

보 충 경 혈

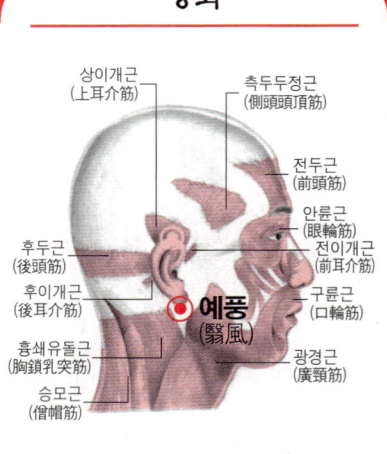

각손: 귓바퀴 최상단에 대응하는 측두부 발제부위

예풍: 측두골유양돌기 앞끝과 하악지의 중앙

청회: 귀의 주간절흔 바로 앞

이하선염

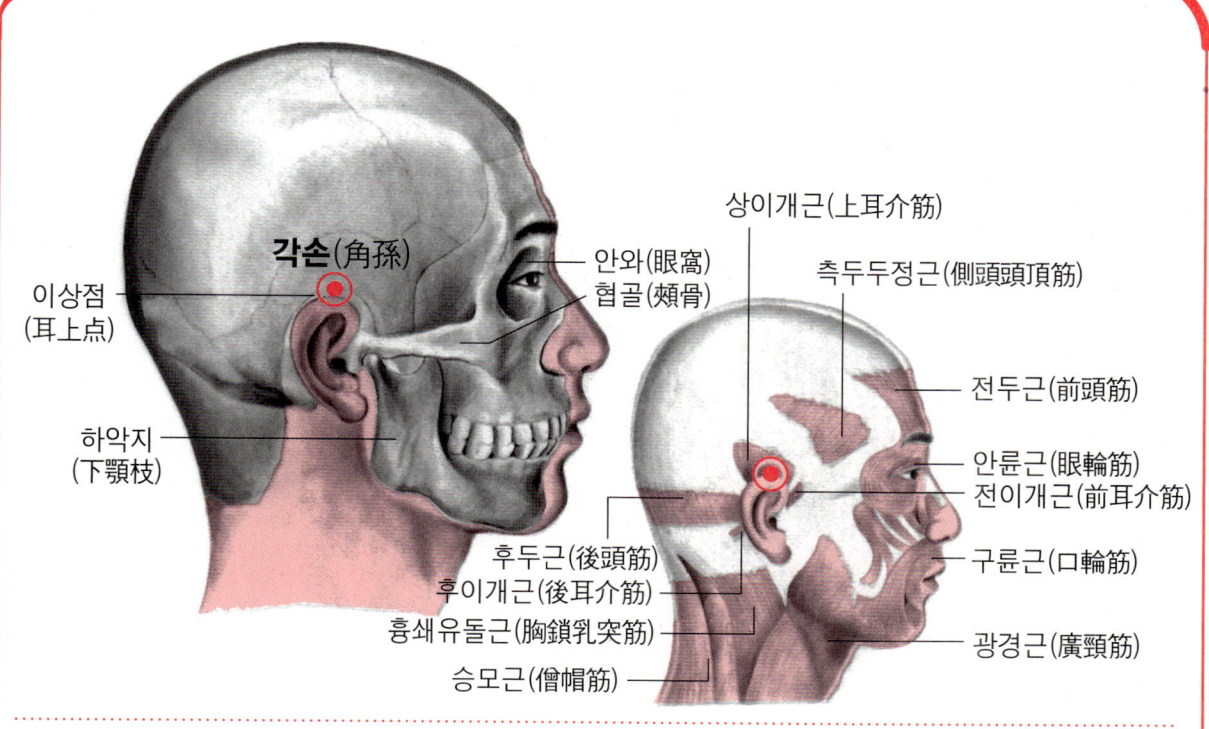

각손 : 귓바퀴 최상단에 대응하는 측두부 발제부위

보 충 경 혈

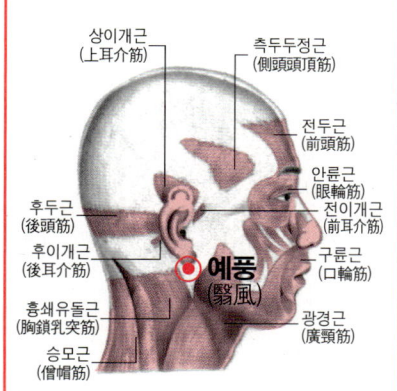

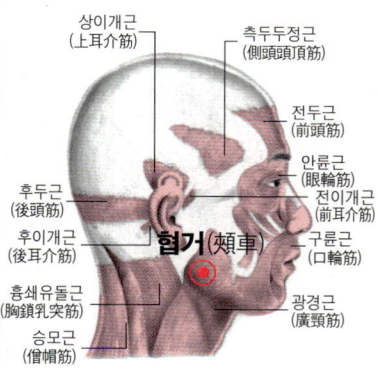

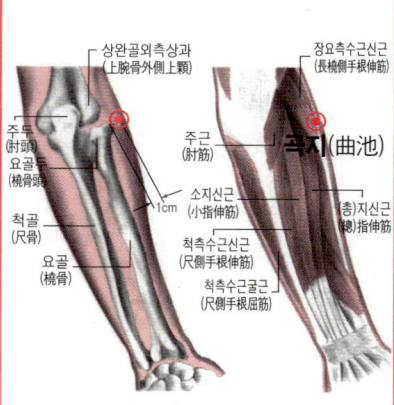

예풍 : 측두골유양돌기 앞끝과 하악지의 중앙

협거 : 아래턱 모서리의 앞 상방 1cm

곡지 : 요골두 바깥 위쪽으로 부터 팔꿈치 안주름에 따라 내방 1cm (팔꿈치를 굽힐 나타나는 주름 끝)

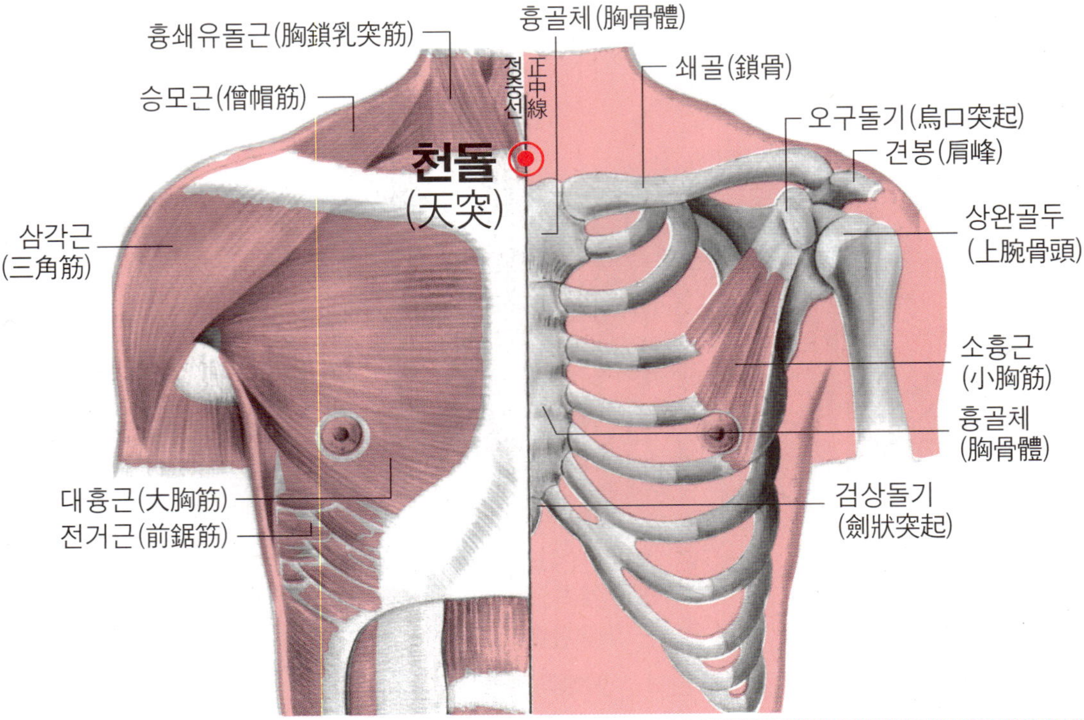

인후마비

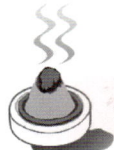 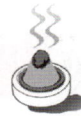

천돌: 정중선상에서 경와의 중앙

보충경혈

소상
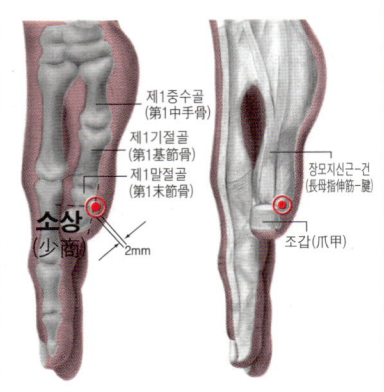

소상: 엄지손가락 안쪽에서 손톱각으로부터 상방 2mm -삼릉침

어제
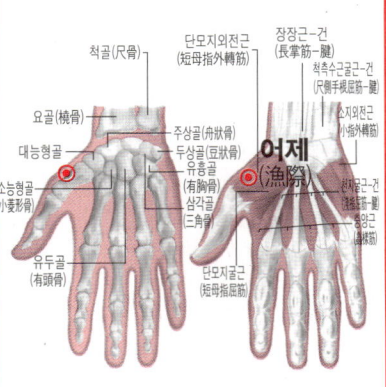

어제: 제1중수골의 중앙에서 손바닥 엄지측

천주
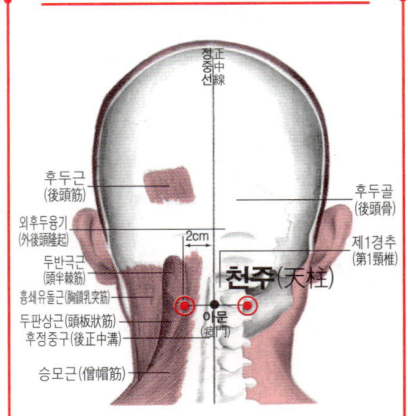

천주: 아문의 높이에서, 외방 2cm의 증폭근팽융부 정점 바깥쪽

인후염

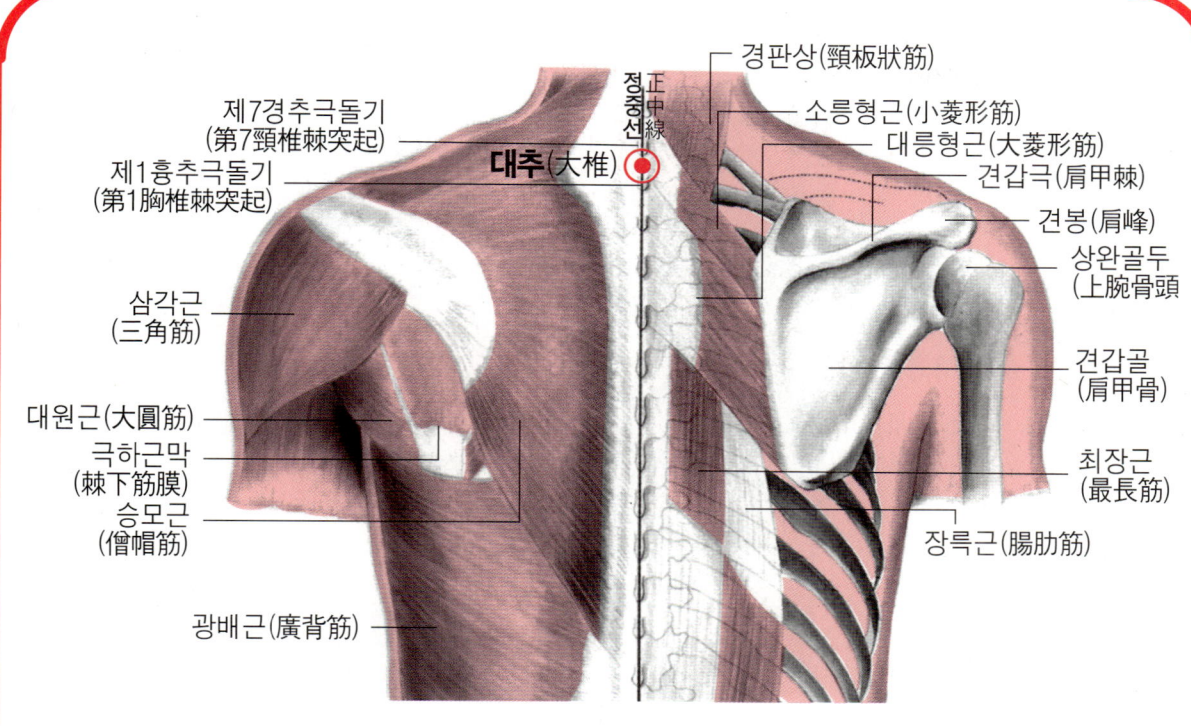

대추 : 제7경추극돌기와 제1흉추극돌기의 사이

보 충 경 혈

예풍

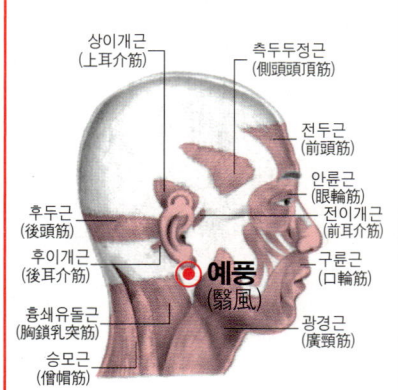

소상

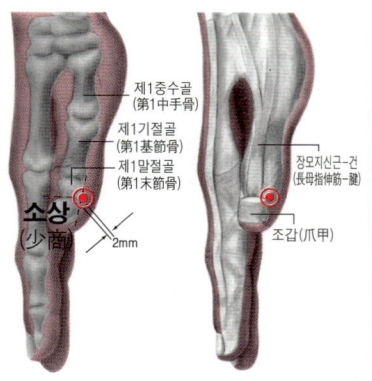

열결

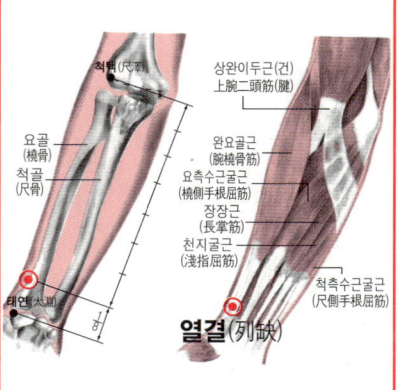

예풍 : 측두골유양돌기 앞끝과 하악지의 중앙

소상 : 엄지손가락 안쪽에서 손톱각으로부터 상방 2mm - 삼릉침

열결 : 정중선상 뒷머리 시작 부분 깊이 패인 곳의 중심에서 옆으로 1.5촌

인후통

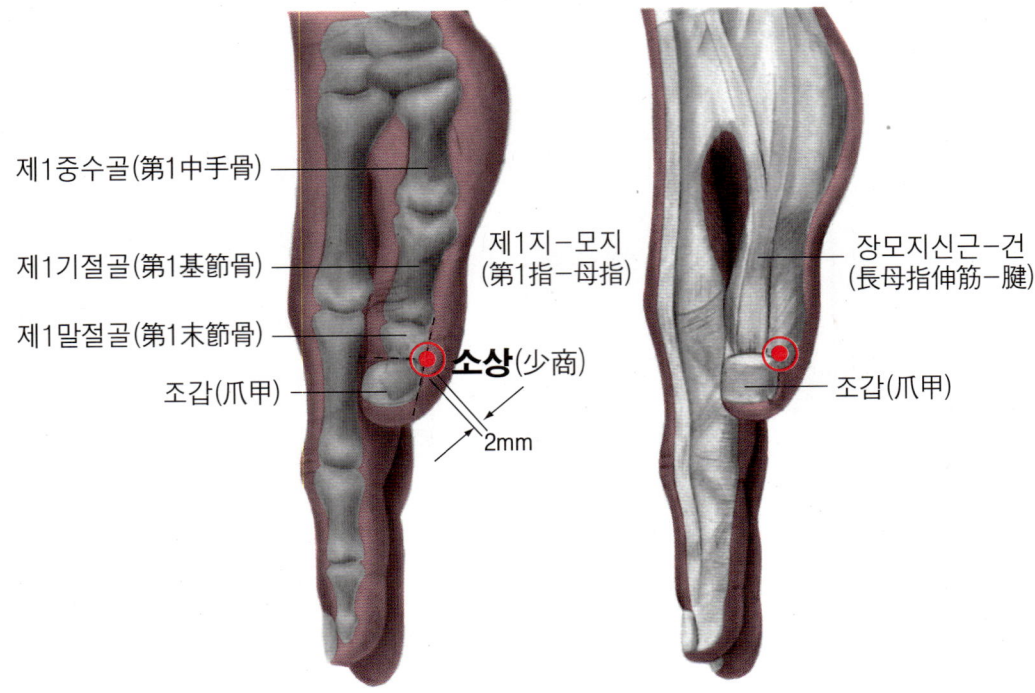

소상 : 엄지손가락 안쪽에서 손톱각으로부터 상방 2mm - 사혈

보충경혈

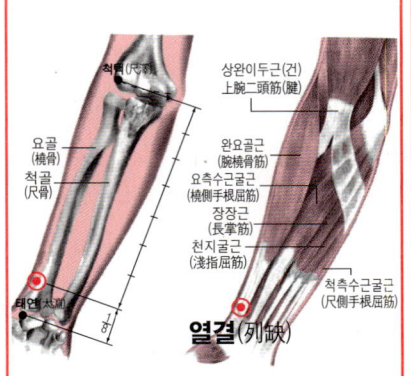

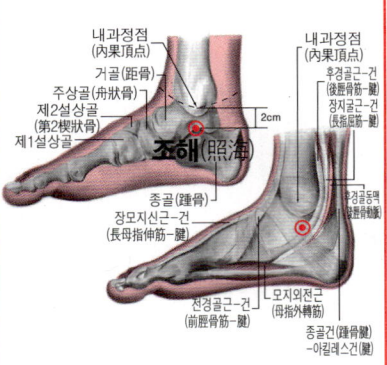

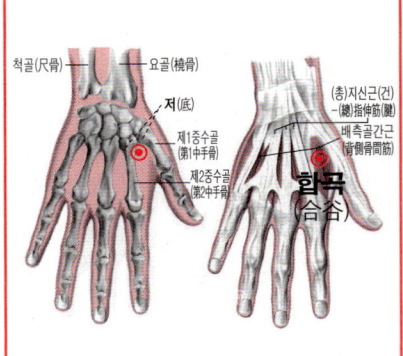

열결 : 정중선상 뒷머리 시작 부분 깊이 패인 곳의 중심에서 옆으로 1.5촌

조해 : 안쪽 복사뼈 정점의 바로 밑 2cm

합곡 : 손등에서 제1, 2중수골저 아랫쪽의 사이

중이염-급성농루

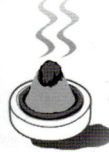 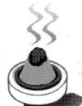

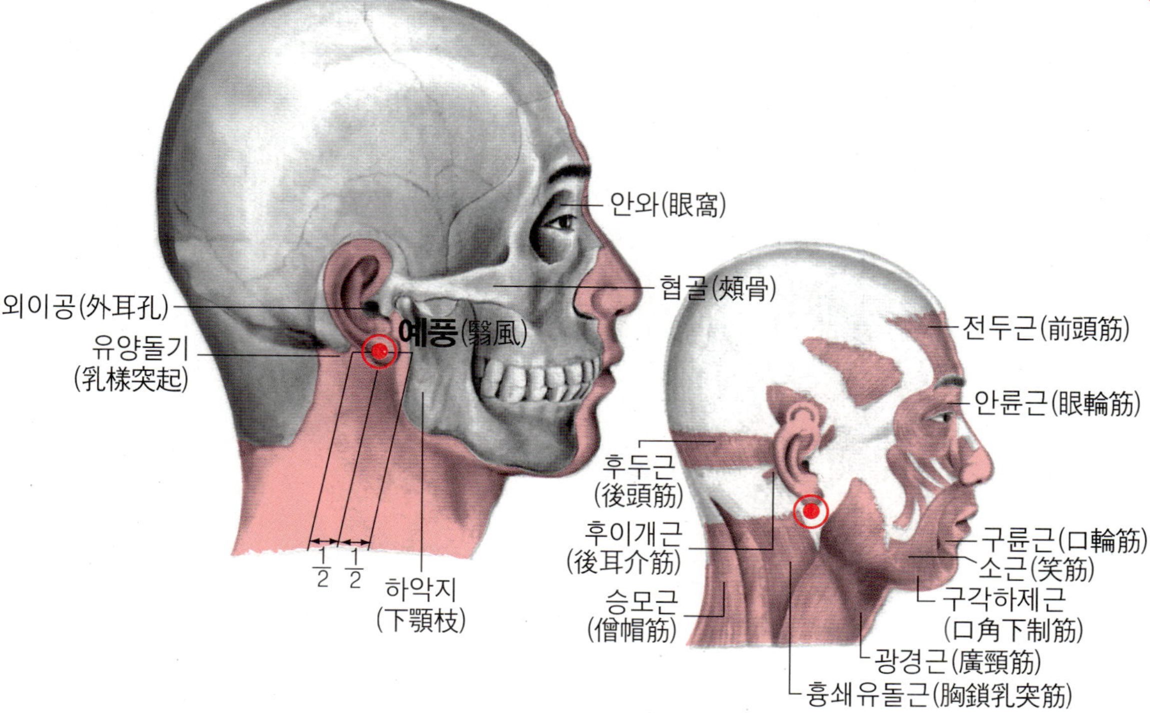

예풍 : 측두골유양돌기 앞끝과 하악지의 중앙

보 충 경 혈

풍지

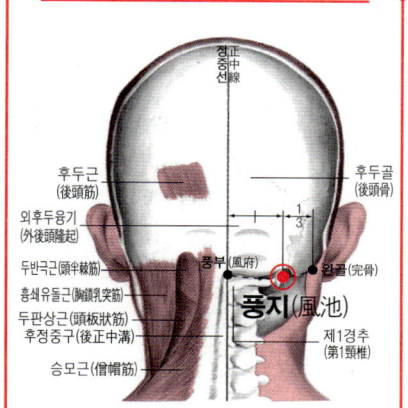

풍지 : 정중선상 뒷머리 시작 부분 깊이 패인 곳의 중심에서 옆으로 1.5촌

청궁

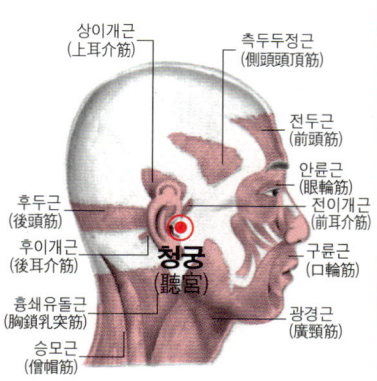

청궁 : 귀 중앙 이주의 바로 앞

외관

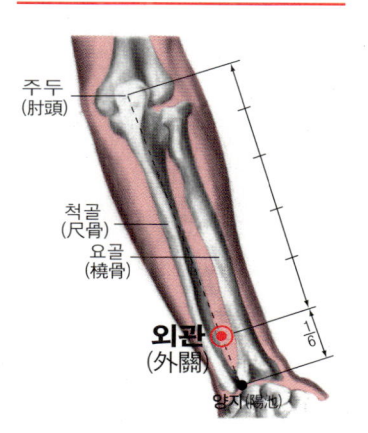

외관 : 팔꿈치와 양지의 사이에서 양지로부터 1/6

중이염-만성

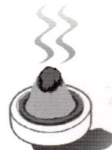 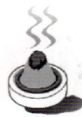

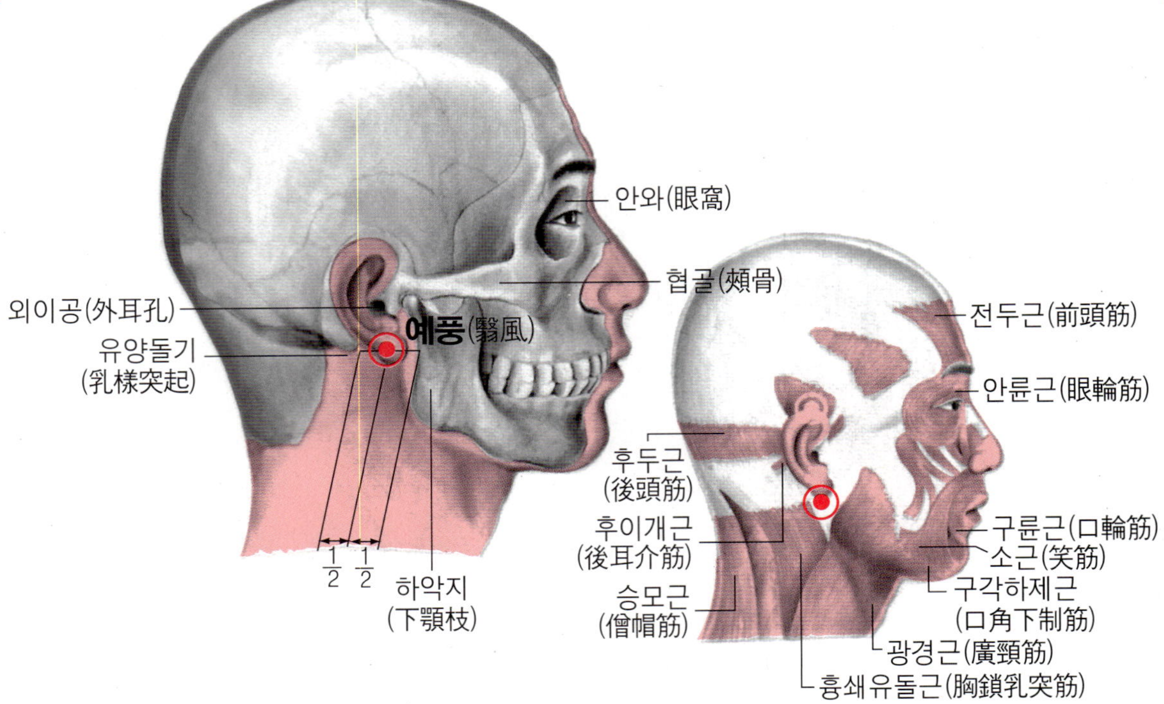

예풍 : 측두골유양돌기 앞끝과 하악지의 중앙

보충경혈

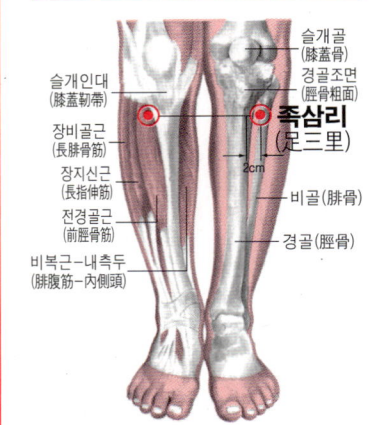

족삼리

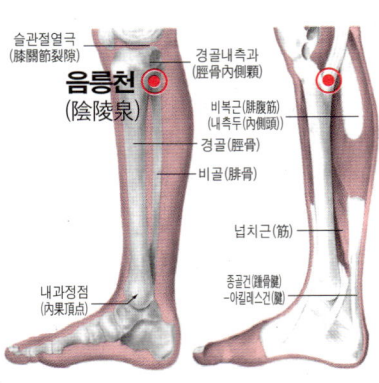

음릉천

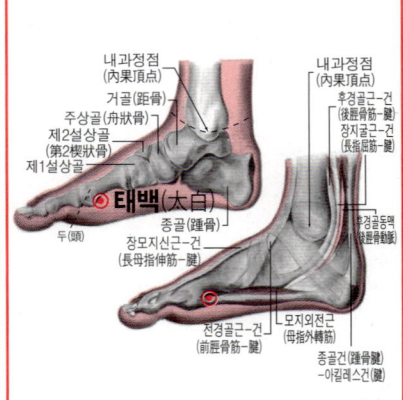

태백

족삼리 : 경골조면의 아랫쪽 높이에서 경골 앞쪽으로부터 바깥쪽 2cm

음릉천 : 경골내측과의 아래쪽

태백 : 제1중족골두의 안쪽 뒤

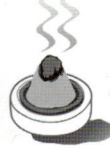 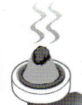

코골음/무호흡

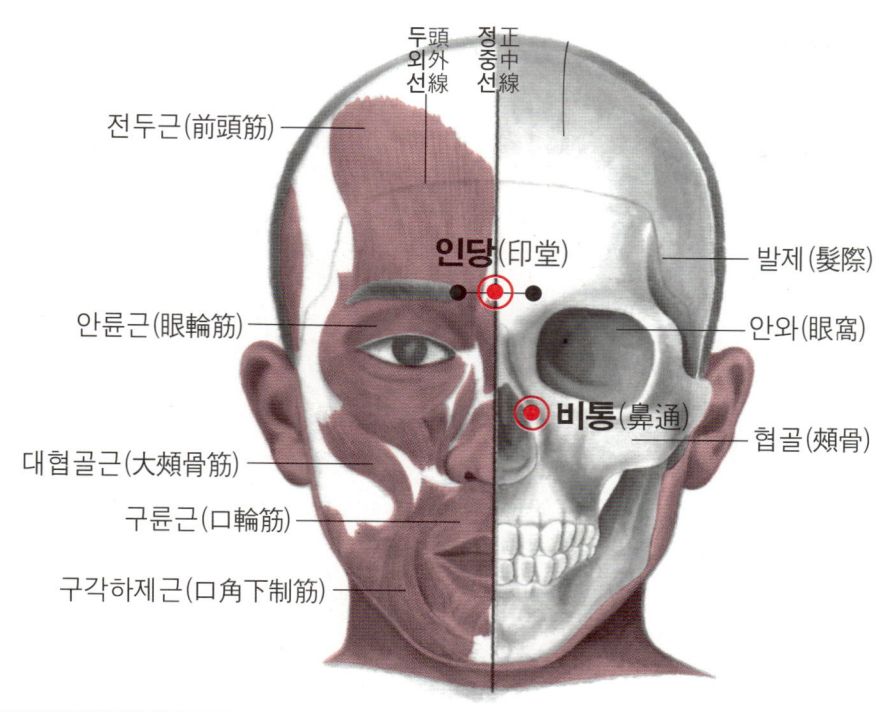

비통 : 비골 밑의 함몰부 비진구상단이 끝나는 곳 / **인당** : 양 눈썹 안쪽 끝의 중앙

보충경혈

내관

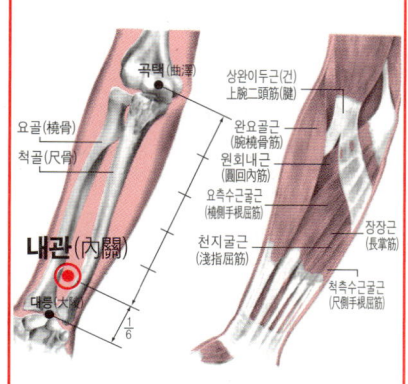

내관 : 곡택과 대릉의 사이에서 대릉으로부터 1/6(상방 2촌)

삼음교

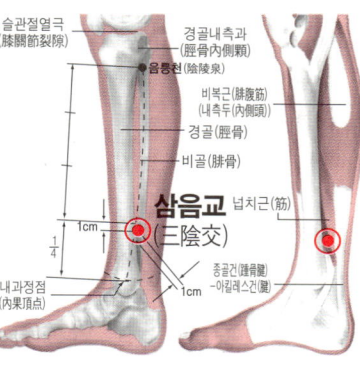

삼음교 : 음릉천과 안쪽 복사뼈의 사이에서 안쪽 복사뼈의 중심으로부터 1/4의 하방 1cm에서, 경골 뒷쪽의 후방 1cm

조해

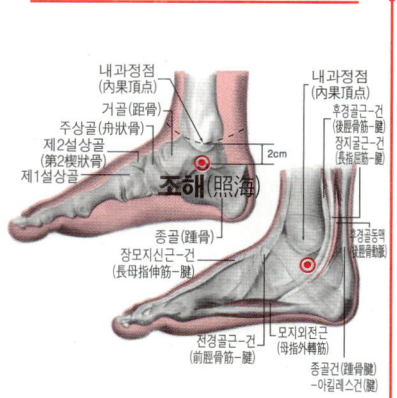

조해 : 안쪽 복사뼈 정점의 바로 밑 2cm

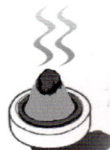 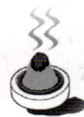

콧물/코막힘

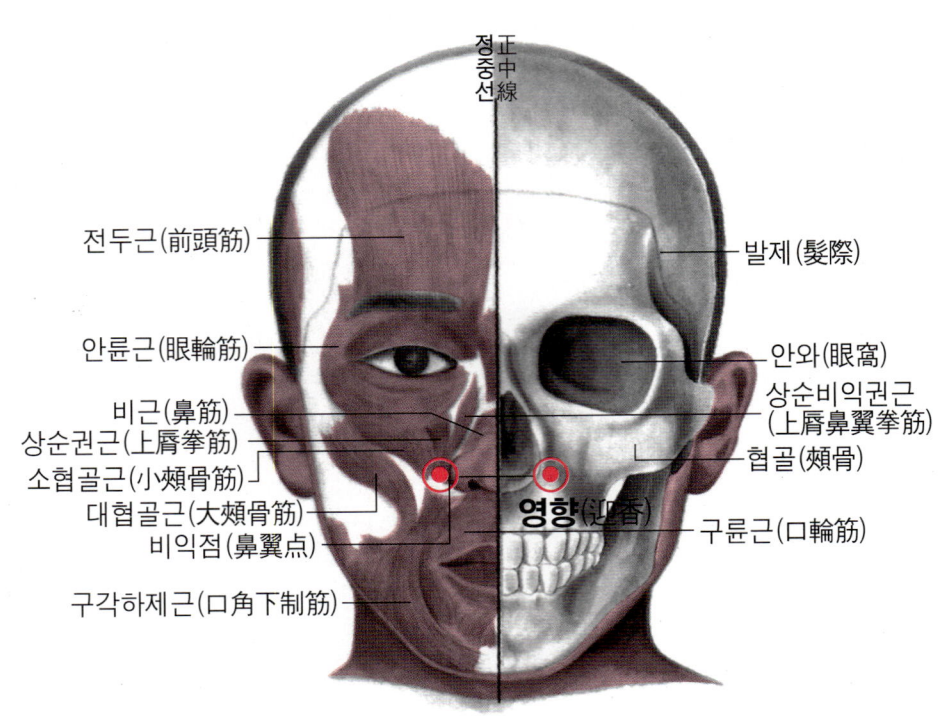

영향 : 비익점의 높이에서 비진구점에 위치

보충경혈

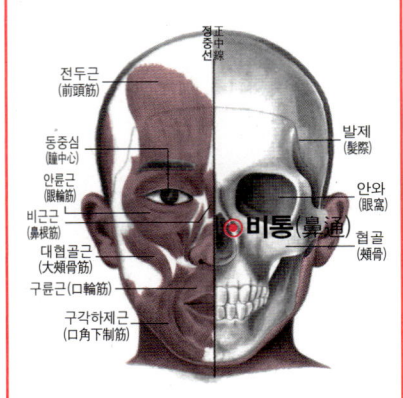

비통 : 비골 밑의 함몰부 비진구상단이 끝나는 곳

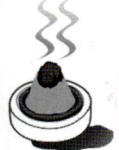 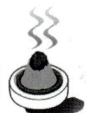

편도선염-급성

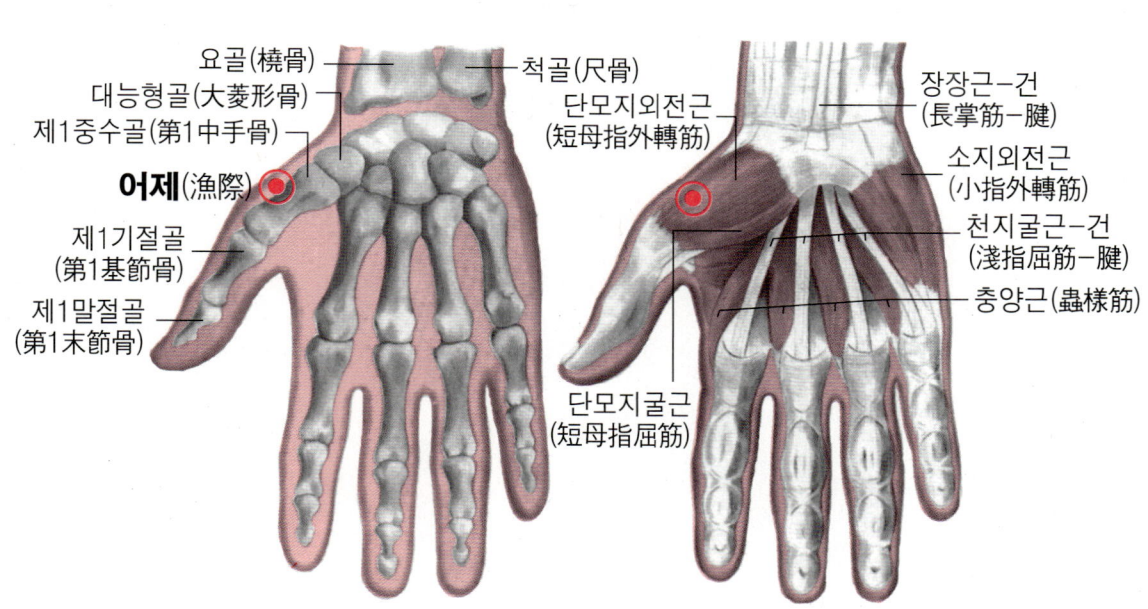

어제 : 제1중수골의 중앙에서 손바닥 엄지측

보충경혈

합곡

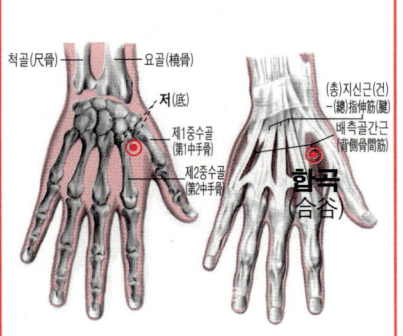

합곡 : 손등에서 제1, 2중수골저 아랫쪽의 사이

소상

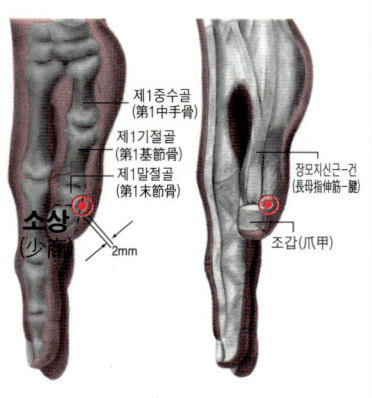

소상 : 엄지손가락 안쪽에서 손톱각으로부터 상방 2mm - 삼릉침

상양

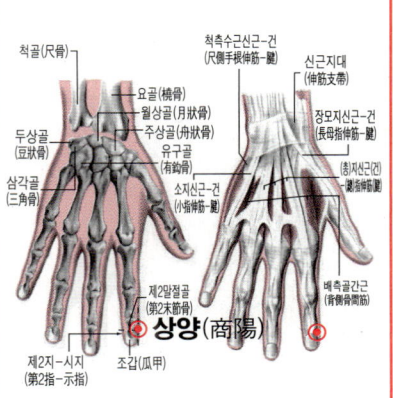

상양 : 검지의 엄지측 손톱모서리로부터 상방 2mm.

후두경련

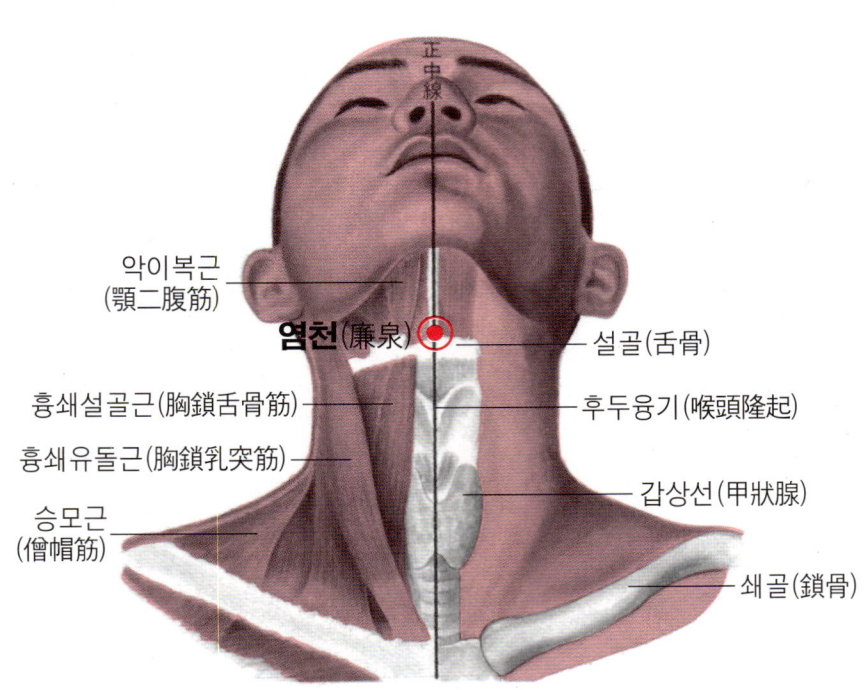

염천 : 정중선상에서 설골의 아랫쪽

보 충 경 혈

부돌

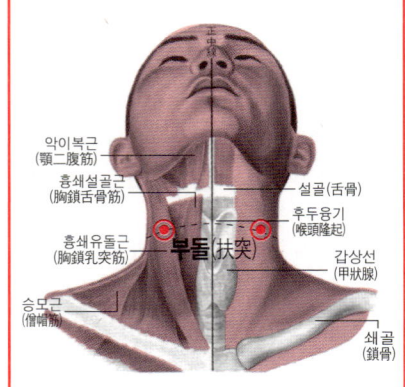

부돌 : 후두융기(목젖)의 높이에서 흉쇄유돌근의 중앙

열결

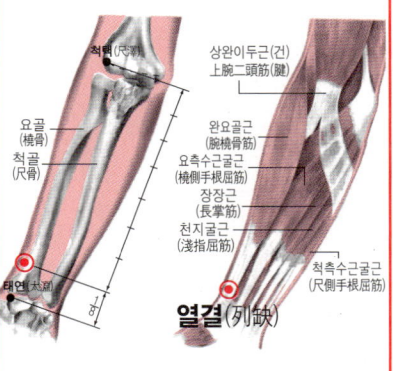

열결 : 정중선상 뒷머리 시작 부분 깊이 패인 곳의 중심에서 옆으로 1.5촌

조해

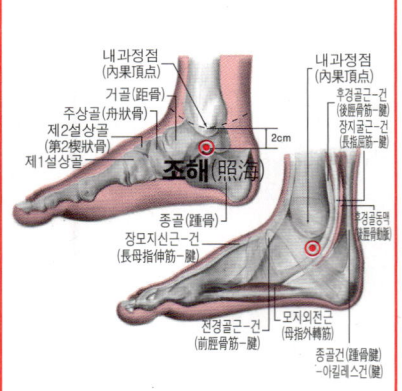

조해 : 안쪽 복사뼈 정점의 바로 밑 2cm

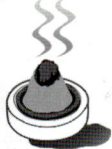 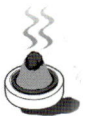

후두염

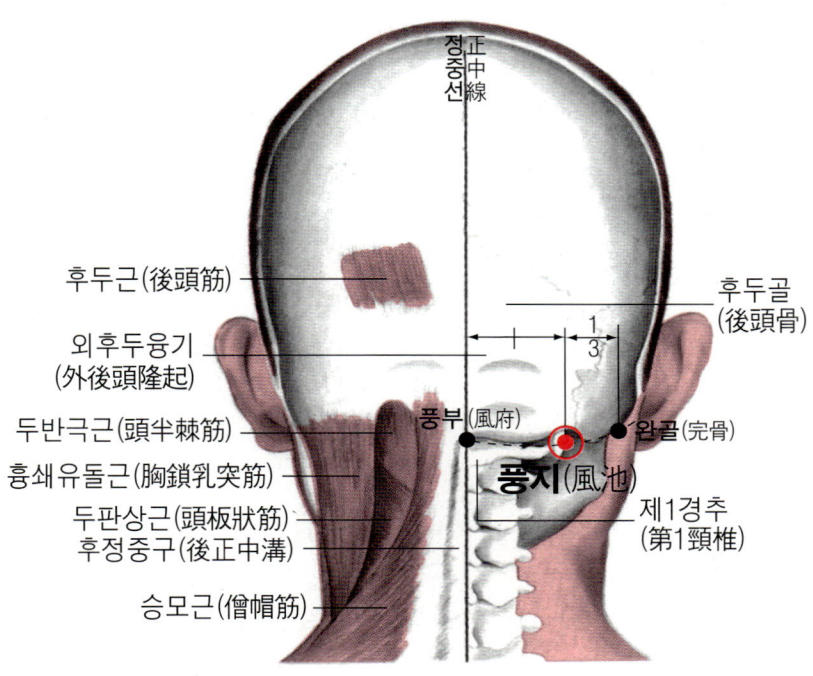

풍지 : 풍부와 완골의 사이에서 완골로부터 1/3

보충경혈

옥침

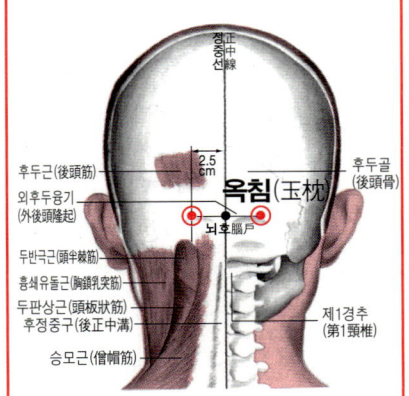

옥침 : 뇌호의 외방 2.5cm

백회

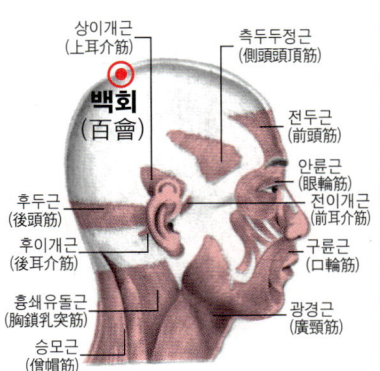

백회 : 정중선상에서 신정과 뇌호의 중앙

후계

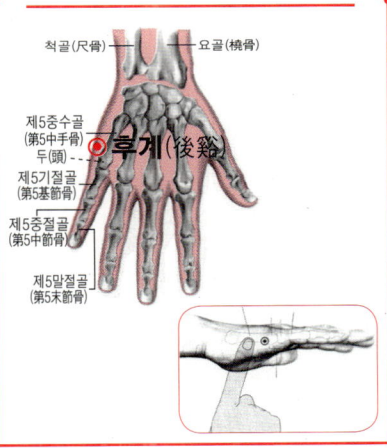

후계 : 손등에서 제5중수골두 윗쪽의 소지측 (주먹을 쥐었을 때 나타나는 소지측 주름끝)

후두통

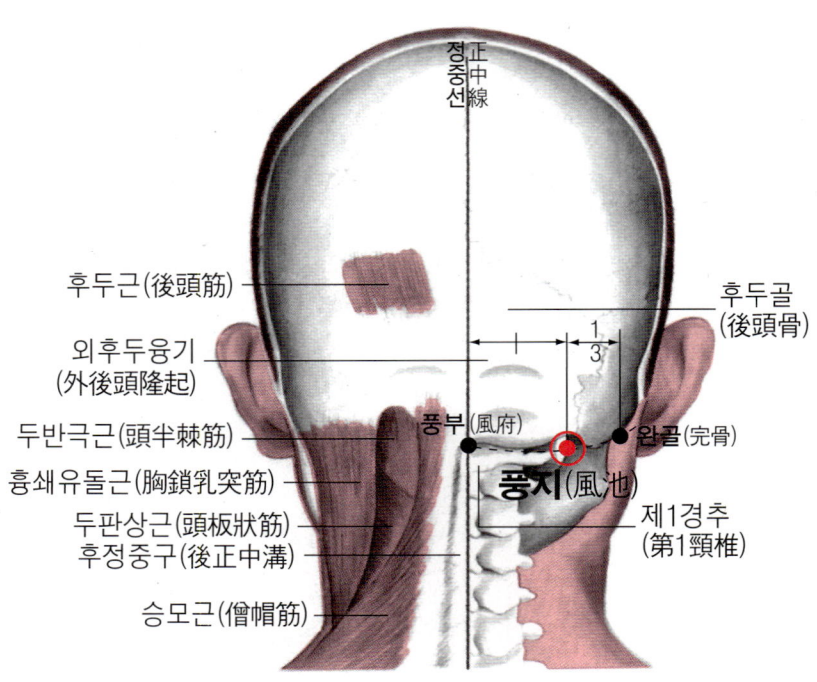

풍지 : 풍부와 완골의 사이에서 완골로부터 1/3

보충경혈

완골	천주
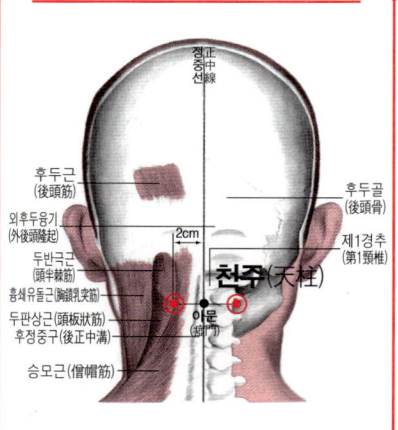	

완골 : 유돌절흔의 아래쪽

천주 : 아문의 높이에서, 외방 2cm의 증폭근팽융부 정점 바깥쪽

안 질환
Eye Disease

각막염

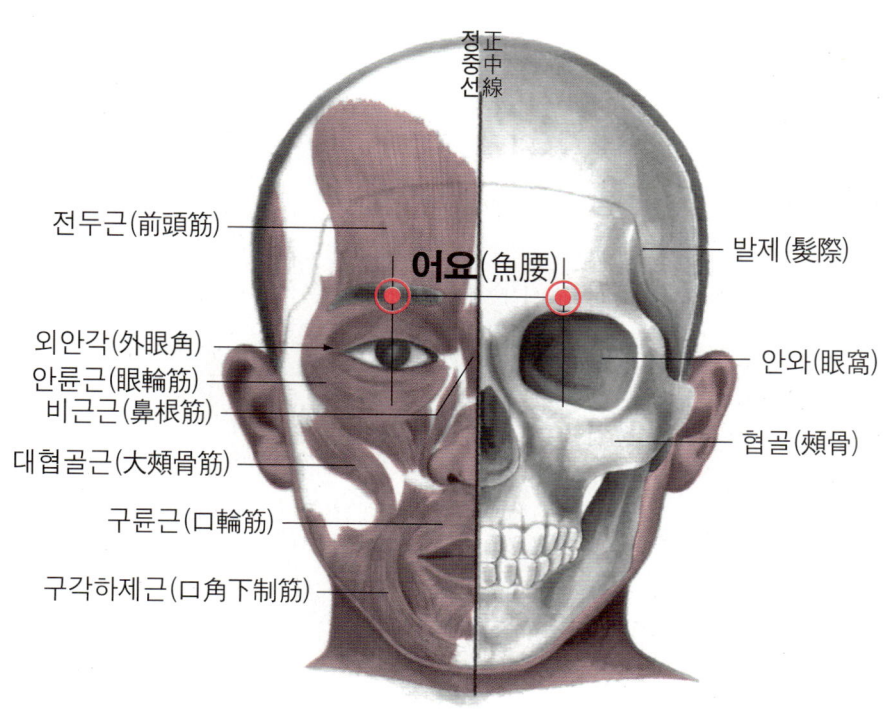

어요: 눈썹의 정중앙

보충경혈

광명

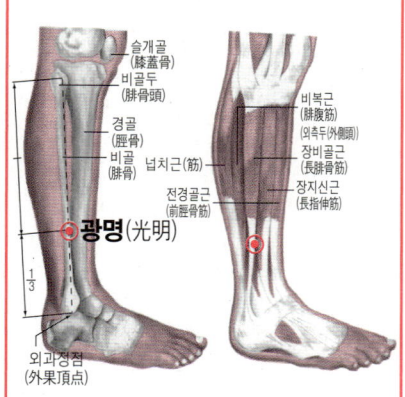

광명: 정중선상 뒷머리 시작 부분 깊이 패인 곳의 중심에서 옆으로 1.5촌

승읍, 정명

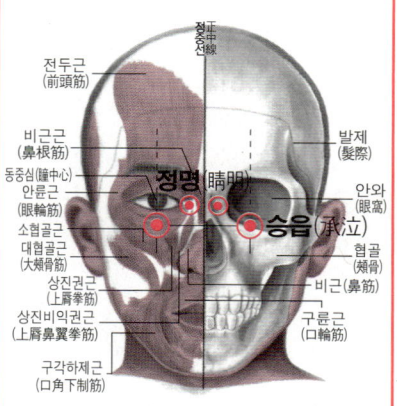

승읍: 동공의 바로 밑에서 눈 구멍 뼈의 바로 위쪽
정명: 눈 안쪽 끝(내안각)의 안쪽 2mm

동자료

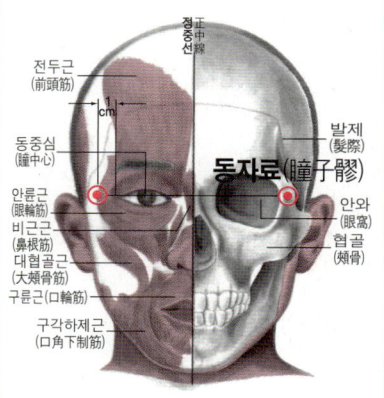

동자료: 눈 바깥쪽의 외측 1cm

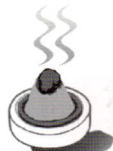 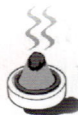

근시

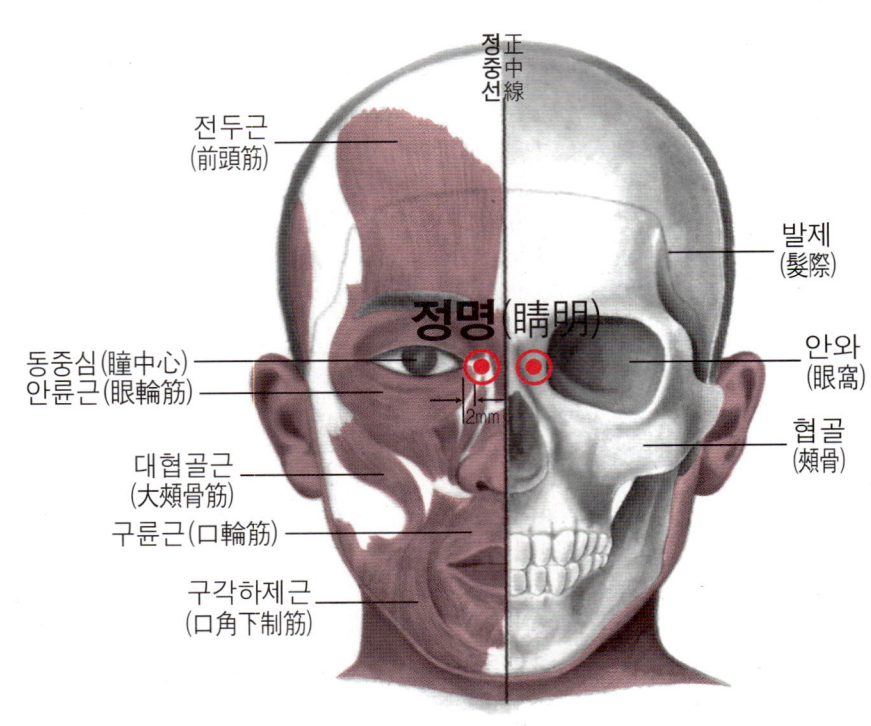

정명 : 내안각의 안쪽 2mm

보충경혈

영향, 찬죽

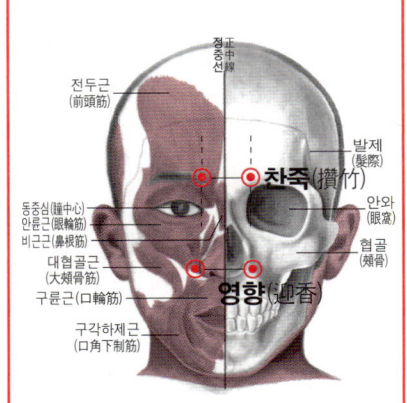

영향 : 비익점의 높이에서 비진구점에 있다
찬죽 : 눈썹 안쪽 끝. 눈썹 안쪽으로 0.1촌 들어간 함몰부

동자료

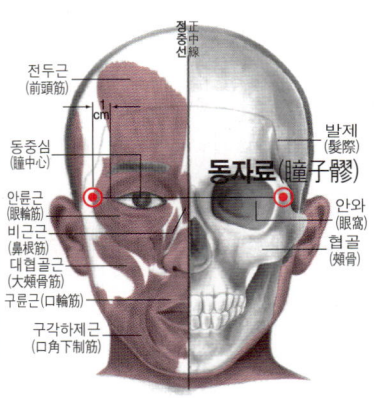

동자료 : 눈 바깥쪽의 외측 1cm

풍지

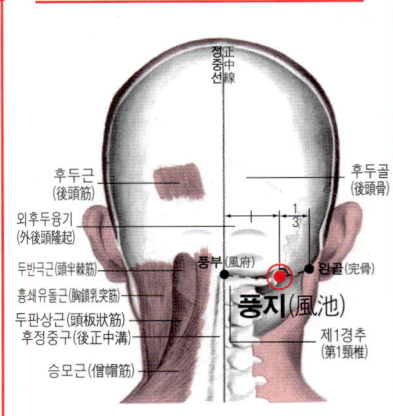

풍지 : 풍부와 완골의 사이에서 완골로부터 1/3

난시

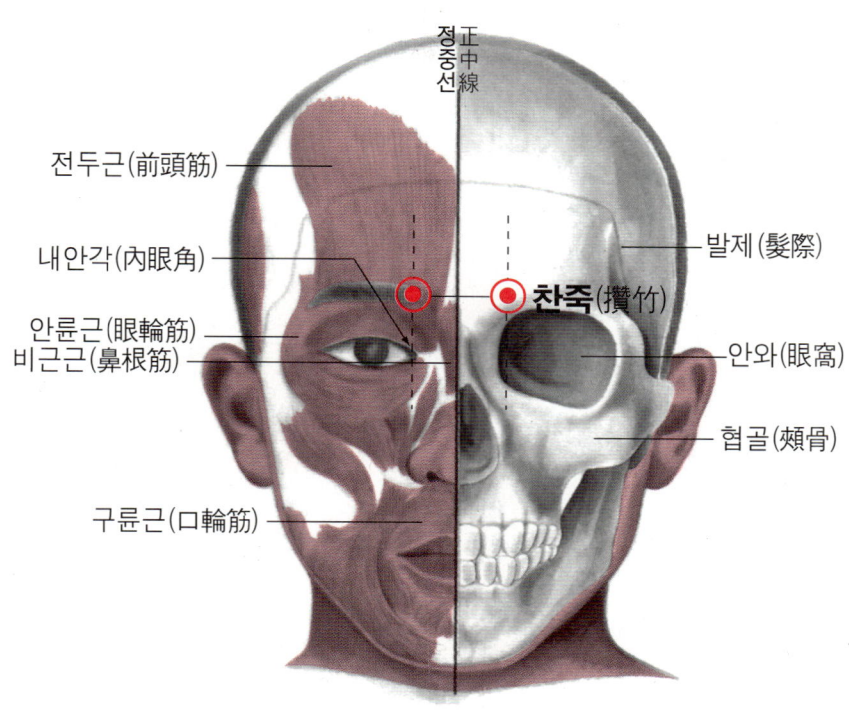

찬죽 : 눈썹 안쪽 끝. 눈썹 안쪽으로 0.1촌 들어간 함몰부

보충경혈

각손

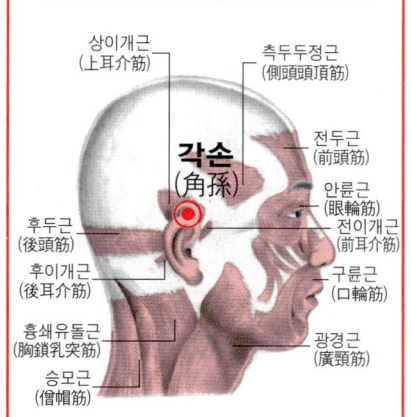

각손 : 귓바퀴 최상단에 대응하는 측두부 발제부위

간수

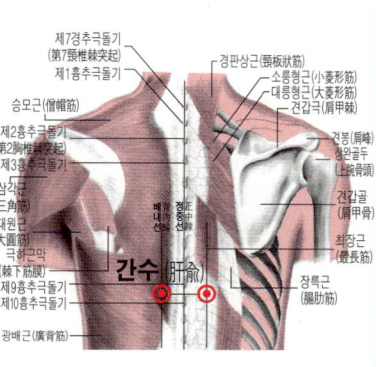

간수 : 배내선상에서, 제9, 10흉추극돌기의 사이의 높이

천주

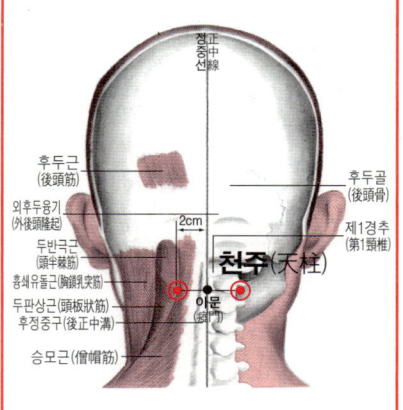

천주 : 아문의 높이에서, 외방 2cm의 증폭근팽융부 정점 바깥쪽

녹내장

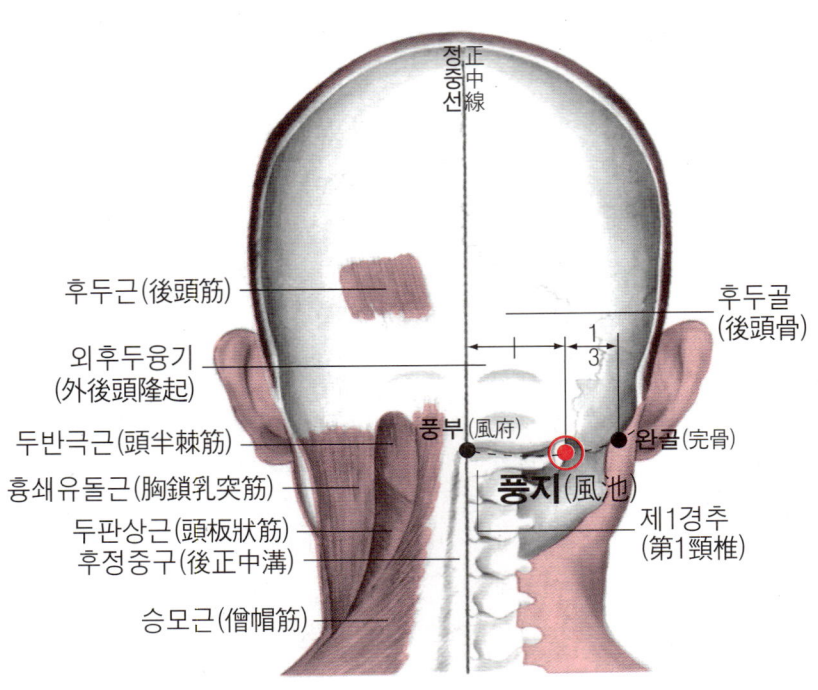

풍지 : 풍부와 완골의 사이에서 완골로부터 1/3

보 충 경 혈

완골

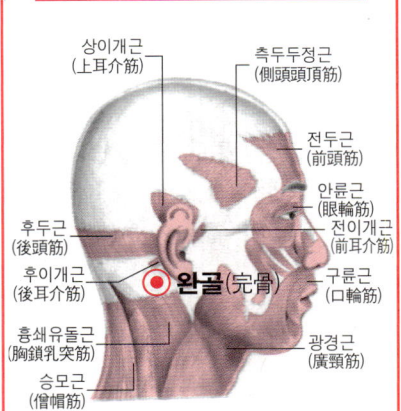

완골 : 유돌절흔의 아래쪽

족임읍, 행간

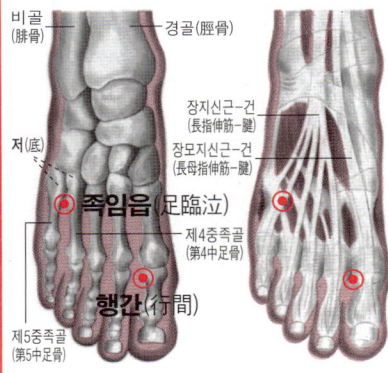

족임읍 : 발등에서 제4, 5중족골저 앞쪽의 사이
행간 : 발등의 제1기절골 밑의 앞·바깥쪽

어제

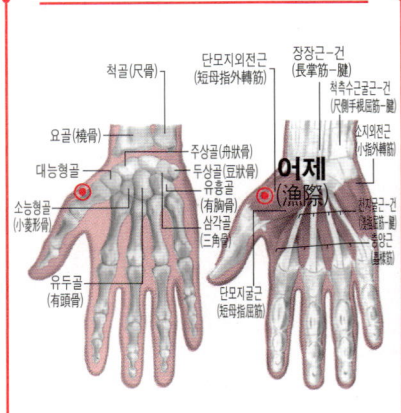

어제 : 제1중수골의 중앙에서 손바닥 엄지측

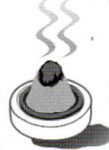 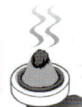

눈꺼풀처짐

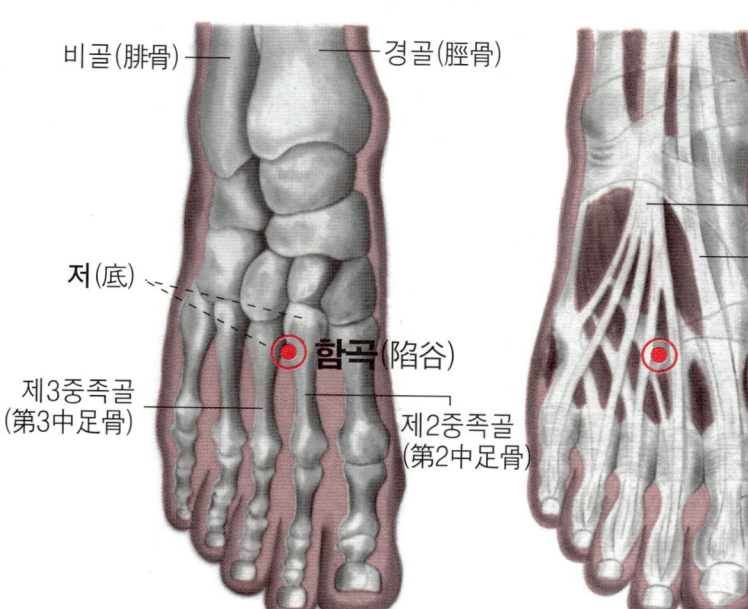

함곡 : 발등에서 제2, 3중족골저 앞쪽의 사이

보 충 경 혈

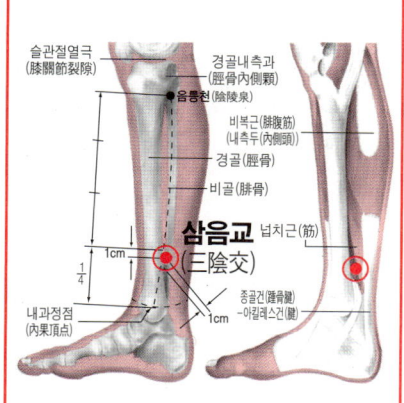

삼음교 : 음릉천과 안쪽 복사뼈의 사이에서 안쪽 복사뼈의 중심으로부터 1/4의 하방 1cm에서, 경골 뒷쪽의 후방 1cm

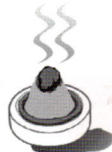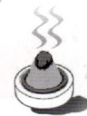

눈을 아름답게

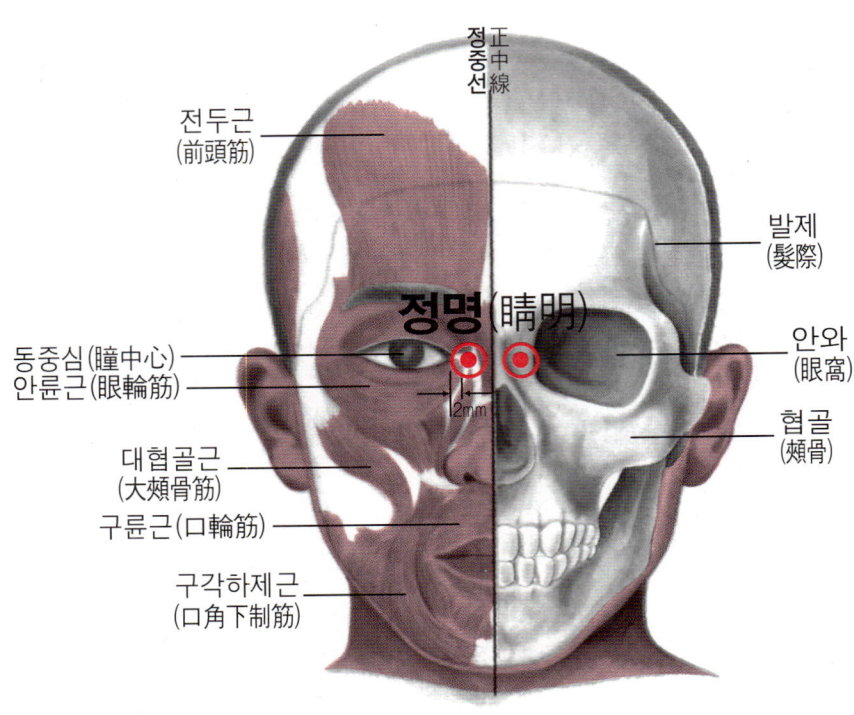

정명 : 내안각의 안쪽 2mm

보 충 경 혈

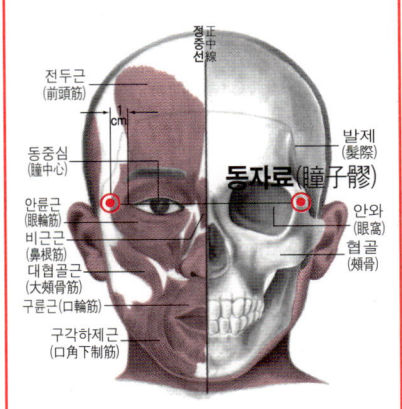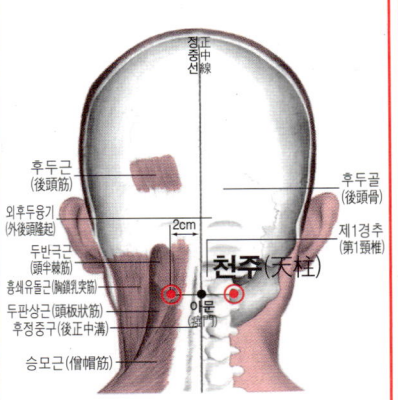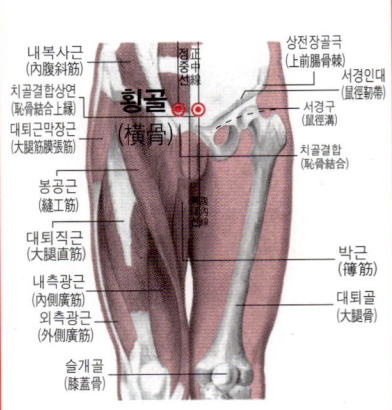

동자료 : 눈 바깥쪽의 외측 1cm

천주 : 아문의 높이에서, 외방 2cm의 증폭근팽융부 정점 바깥쪽

횡골 : 복내선상에서 치골결합상연에 위치 (음모가 난 가장 자리나 중앙의 딱딱한 뼈 가운데 깊이 패인 곳의 양옆 1촌)

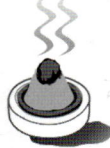 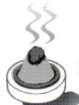

눈피로

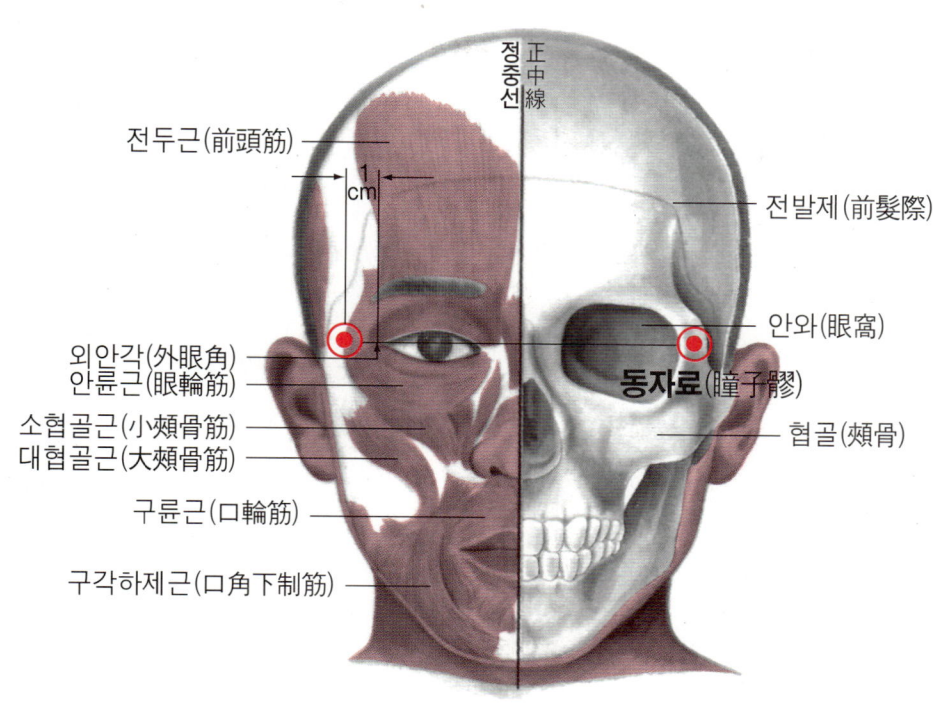

동자료 : 눈 바깥쪽의 외측 1cm

보 충 경 혈

찬죽

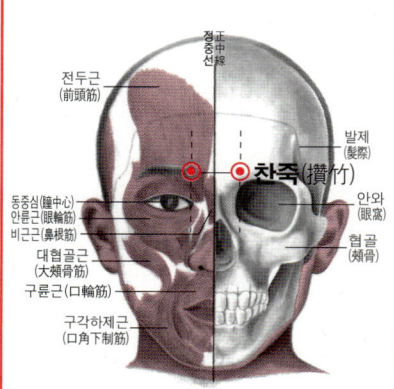

찬죽 : 눈썹 안쪽 끝. 눈썹 안쪽으로 0.1촌 들어간 함몰부

사죽공, 지창

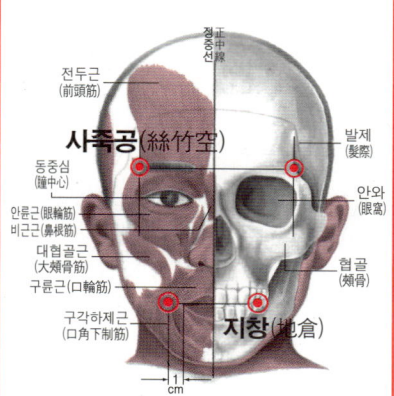

사죽공 : 눈 바깥 끝 바로 위에서 눈썹 바깥 끝
지창 : 입가(구각)의 외측 1cm

사백

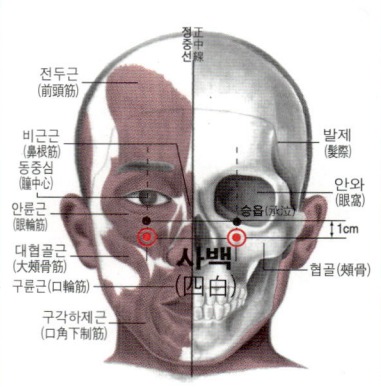

사백 : 동공 바로 밑에서 안와(눈구멍) 아랫쪽 1cm

망막염

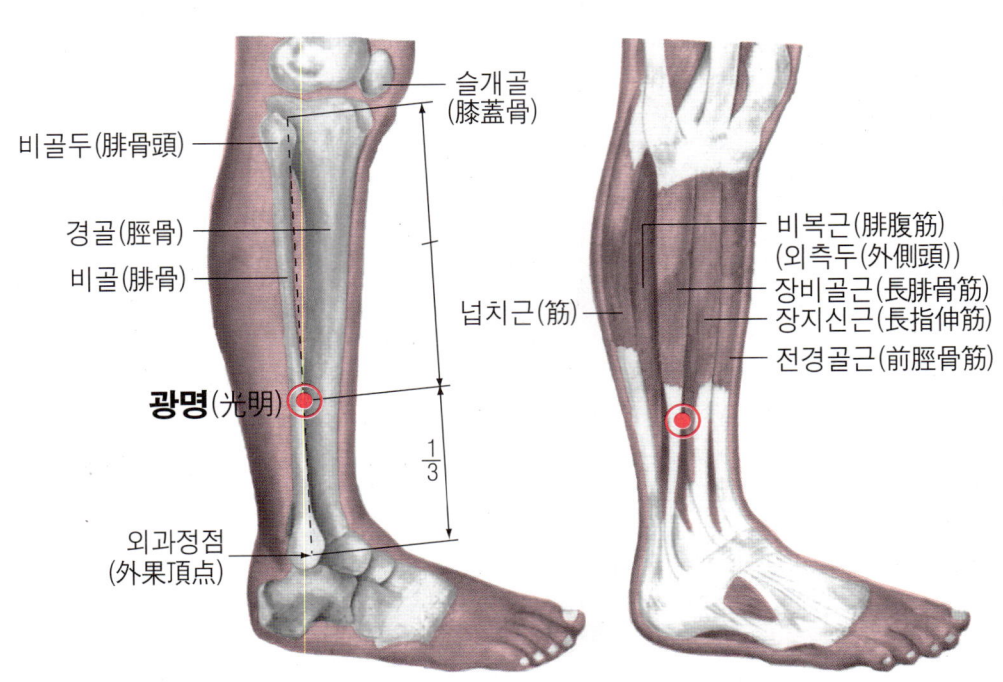

광명 : 비골두 윗쪽과 바깥 복사뼈 정점(외과정점)의 사이에서, 바깥 복사뼈 정점으로부터 1/3(상방 5촌)

보충경혈

격수

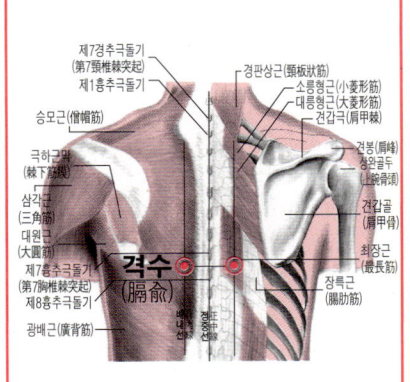

격수 : 배내선상에서, 제7, 8 흉추극돌기 사이의 높이

간수

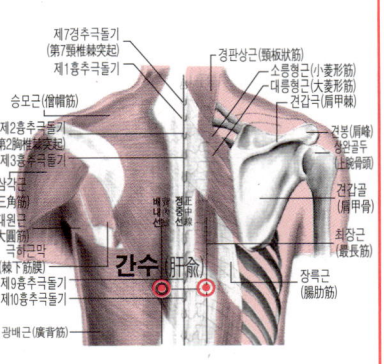

간수 : 배내선상에서, 제9, 10흉추극돌기의 사이의 높이

태충

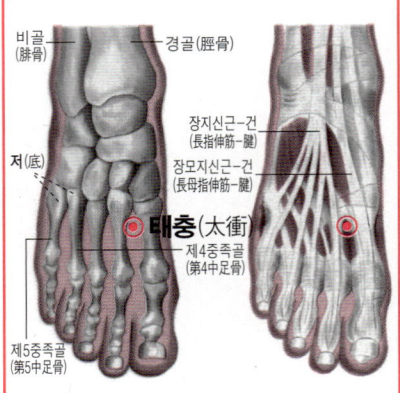

태충 : 발등의 제1, 2중족골저 앞쪽의 아래

맥립종-다래끼

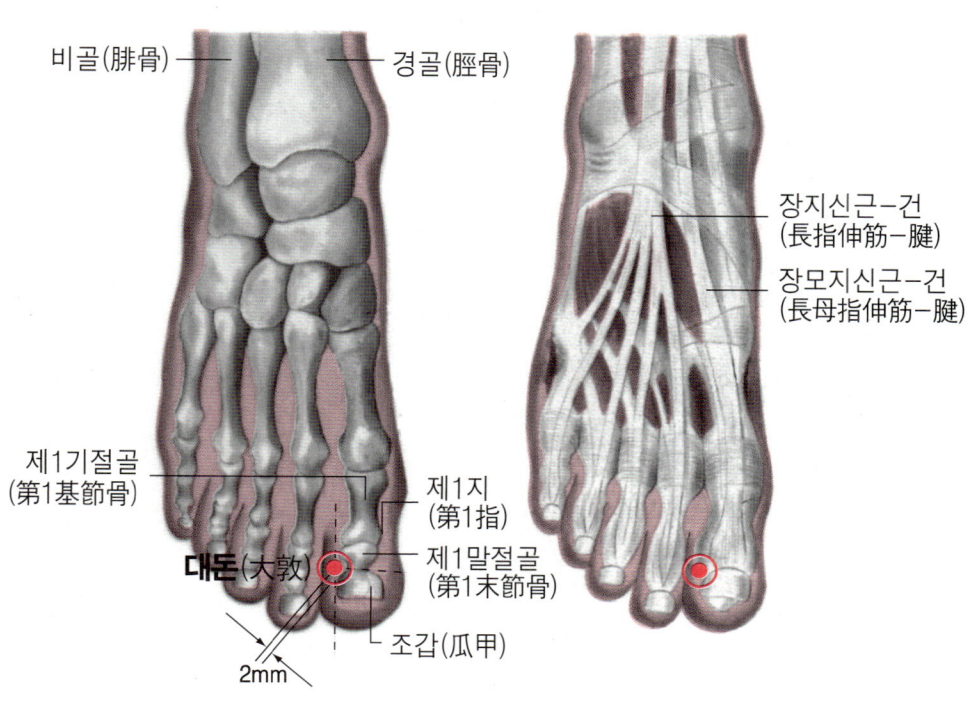

대돈 : 엄지발가락 외측에서 발톱모서리로부터 후방 2mm

보 충 경 혈

내정

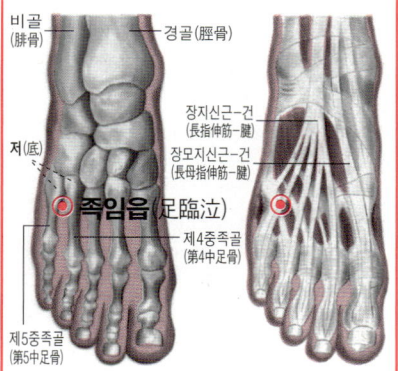

내정 : 발등에서, 제2, 3기절골의 아랫쪽 앞의 사이

족임읍

족임읍 : 발등에서 제4, 5중족골저 앞쪽의 사이

곡지

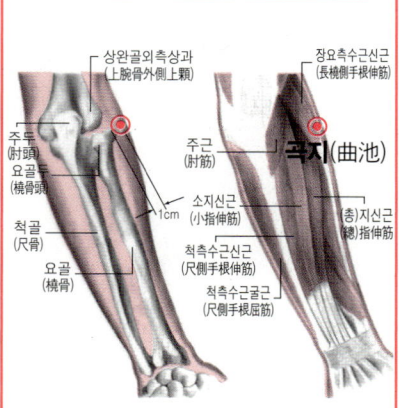

곡지 : 요골두 바깥 위쪽으로 부터 팔꿈치 안주름에 따라 내방 1cm (팔꿈치를 굽힐 나타나는 주름 끝)

미릉골통(눈썹 주위 뼈 통증)

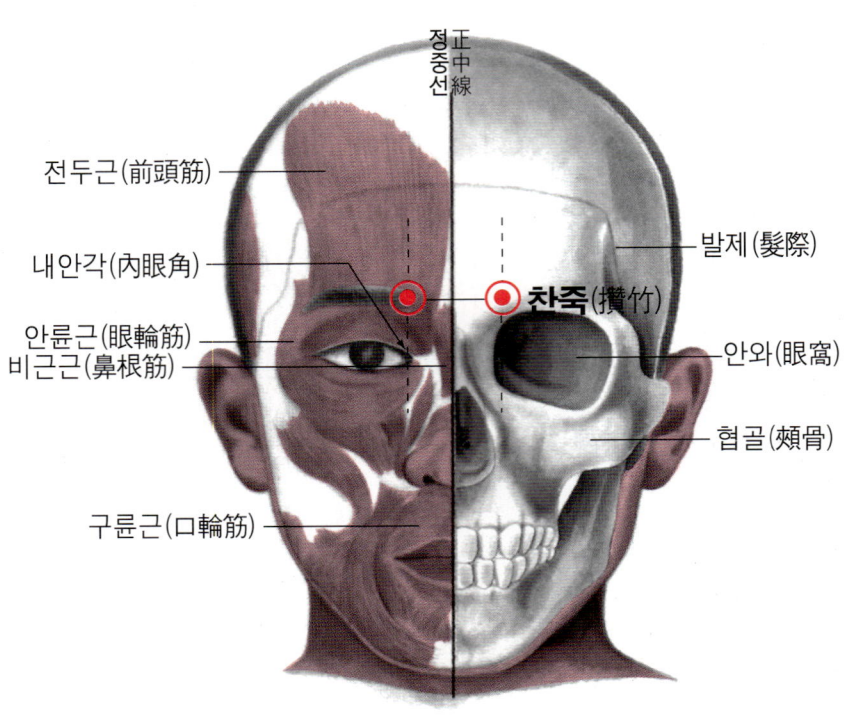

찬죽 : 눈썹 안쪽 끝. 눈썹 안쪽으로 0.1촌 들어간 함몰부

보충경혈

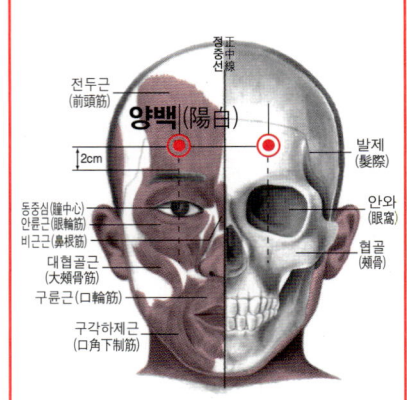

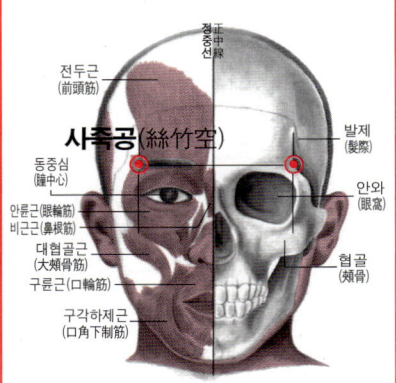

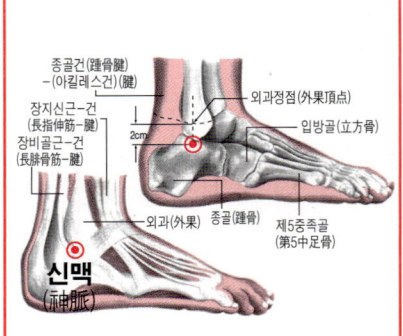

양백 : 동공의 바로 위에서, 눈썹의 상방 2cm

사죽공 : 눈 바깥 끝 바로 위에서 눈썹 바깥 끝

신맥 : 외과정점(바깥 복사뼈 정점)의 바로 아래 2cm

백내장

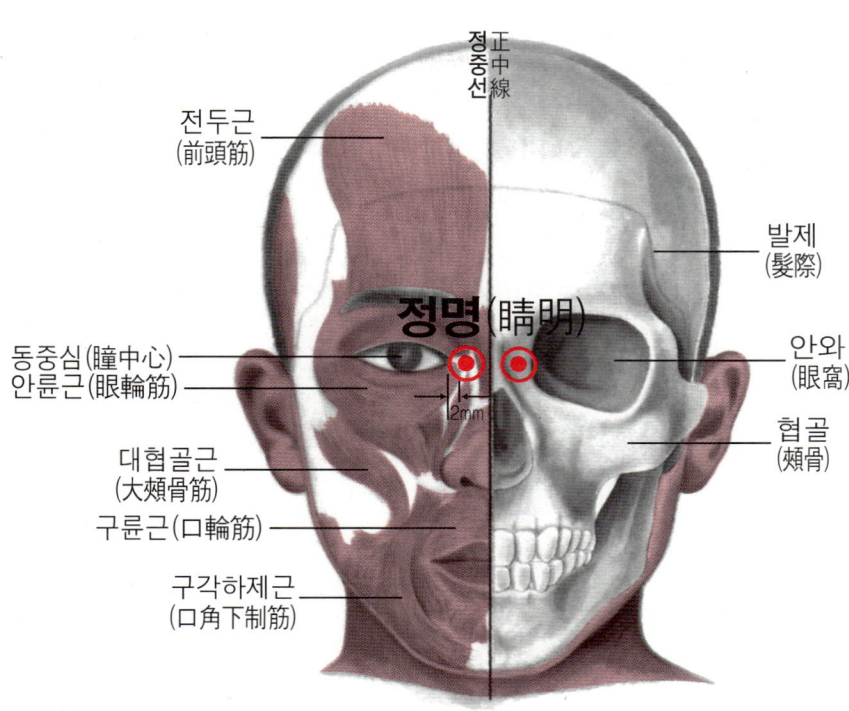

정명 : 내안각의 안쪽 2mm

보 충 경 혈

승읍, 정명

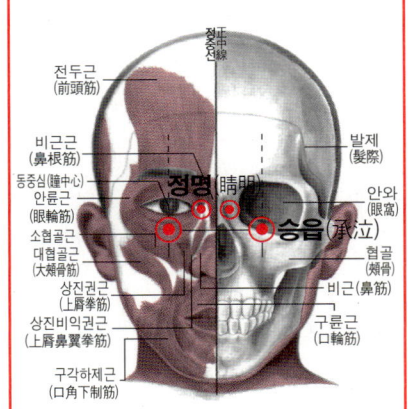

승읍 : 동공의 바로 밑에서 눈 구멍 뼈의 바로 위쪽
정명 : 눈 안쪽 끝(내안각)의 안쪽 2mm

동자료

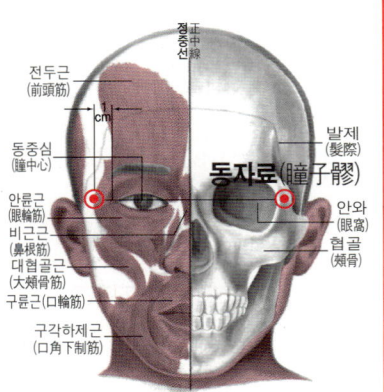

동자료 : 눈 바깥쪽의 외측 1cm

후계

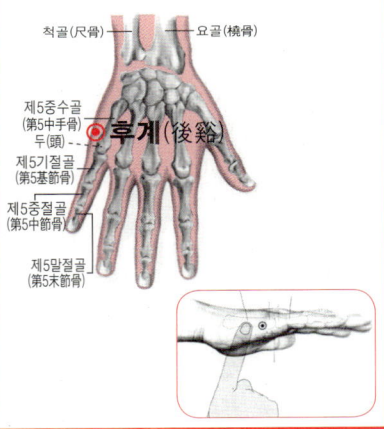

후계 : 손등에서 제5중수골두 윗쪽의 소지측 (주먹을 쥐었을 때 나타나는 소지측 주름끝)

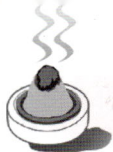 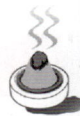

사시

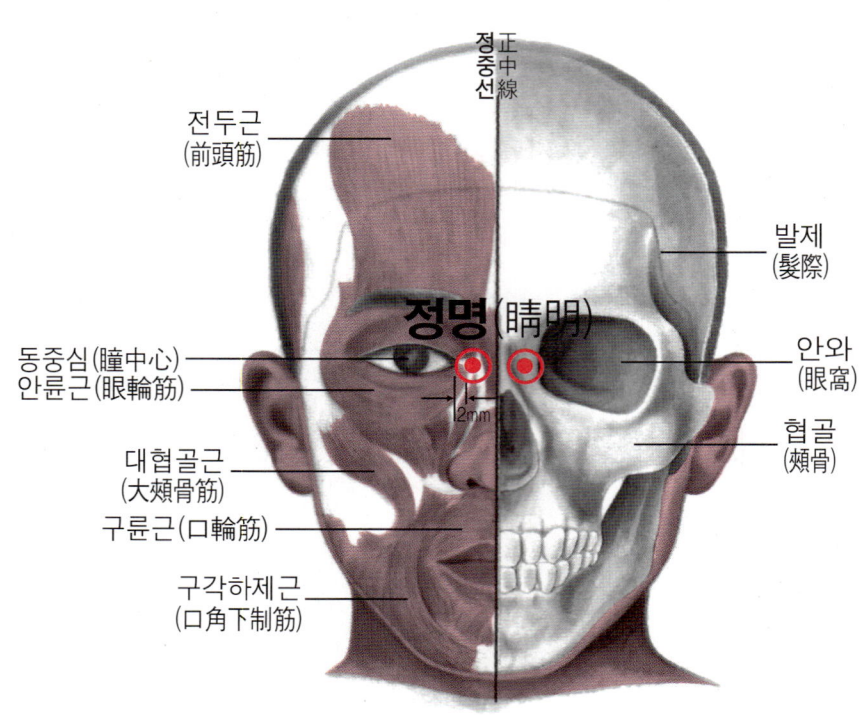

정명 : 내안각의 안쪽 2mm

보 충 경 혈

구후
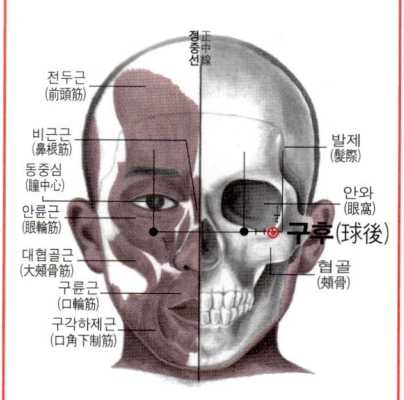

구후 : 안와 하연의 바깥쪽 거의 눈꼬리 부분

풍지
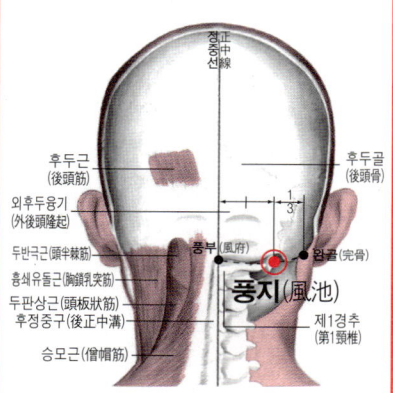

풍지 : 풍부와 완골의 사이에서 완골로부터 1/3

합곡
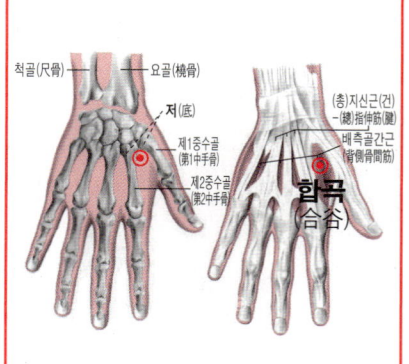

합곡 : 손등에서 제1, 2중수골저 아랫쪽의 사이

색맹

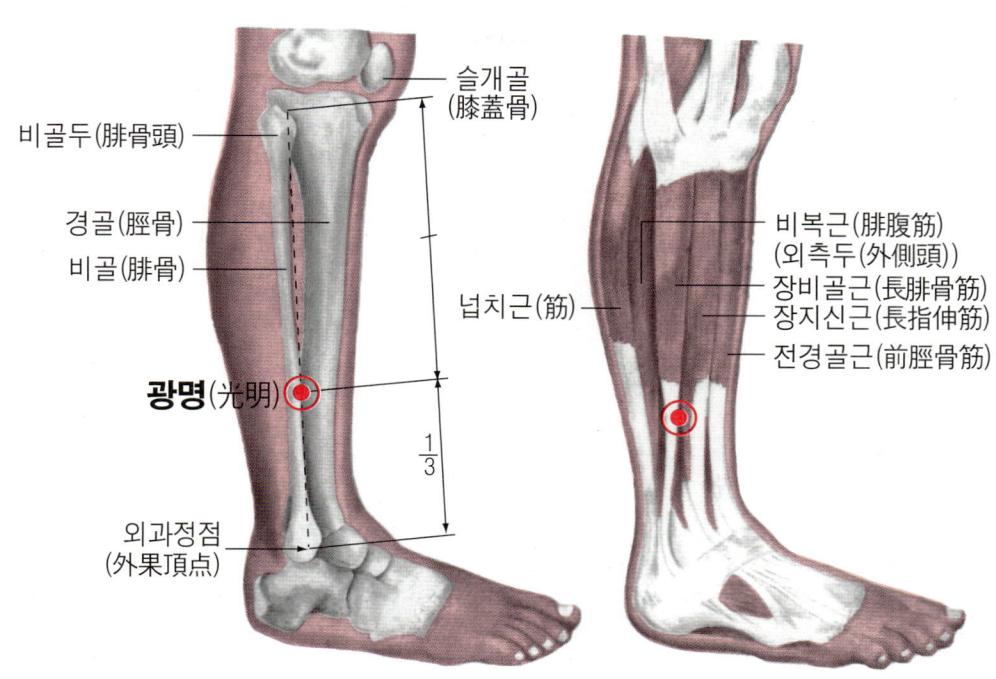

광명 : 비골두 윗쪽과 바깥 복사뼈 정점(외과정점)의 사이에서, 바깥 복사뼈 정점으로부터 1/3(상방 5촌)

보충경혈

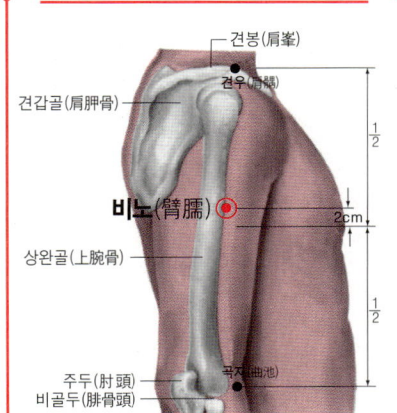
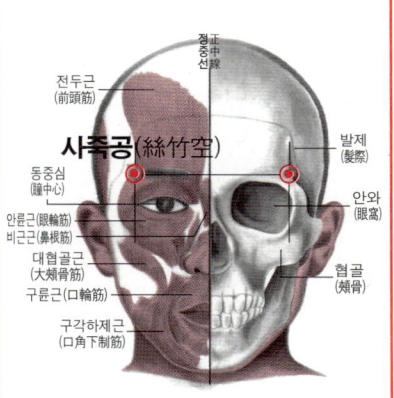
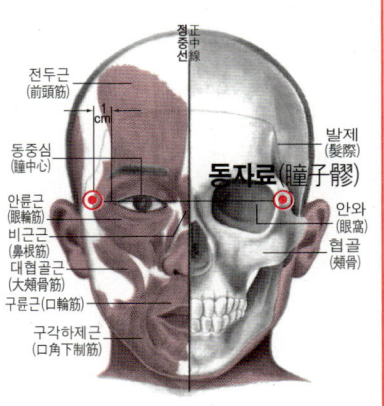

비노 : 상완의 견우와 곡지의 중앙에서 상방으로 2cm

사죽공 : 눈 바깥 끝 바로 위에서 눈썹 바깥 끝

동자료 : 눈 바깥쪽의 외측 1cm

색약증

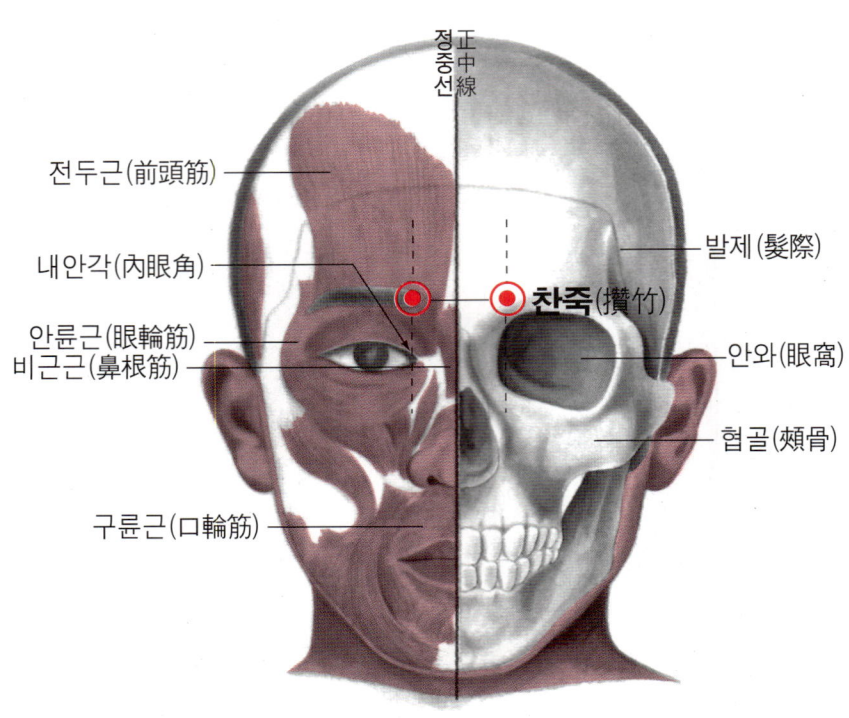

찬죽 : 눈썹 안쪽 끝. 눈썹 안쪽으로 0.1촌 들어간 함몰부

보충경혈

간수

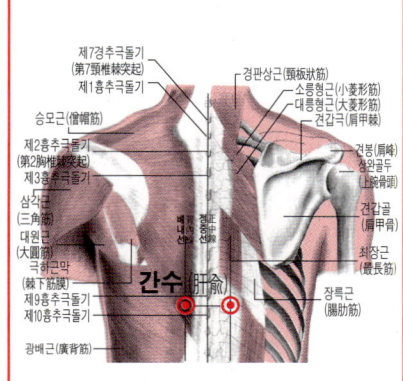

간수 : 배내선상에서, 제9, 10흉추극돌기의 사이의 높이

승읍

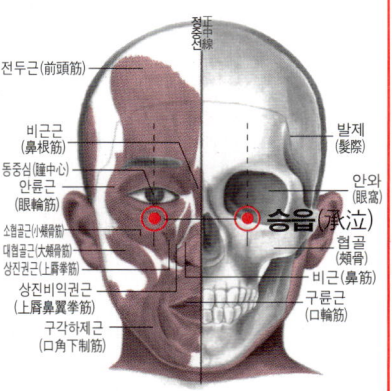

승읍 : 동공의 바로 아래에서 눈구멍(안와) 윗쪽

신수

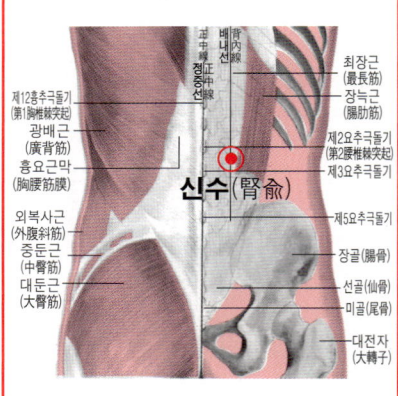

신수 : 배내선상에서 제2, 3요추극돌기의 사이

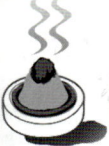 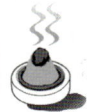

시신경염

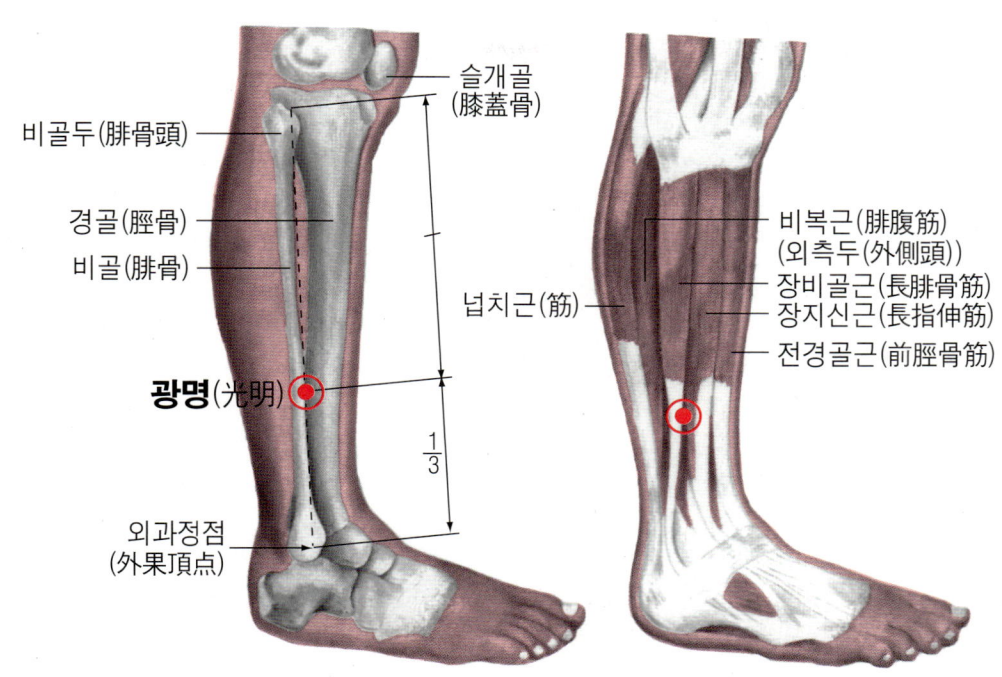

광명 : 비골두 윗쪽과 바깥 복사뼈 정점(외과정점)의 사이에서, 바깥 복사뼈 정점으로부터 1/3(상방 5촌)

보충경혈

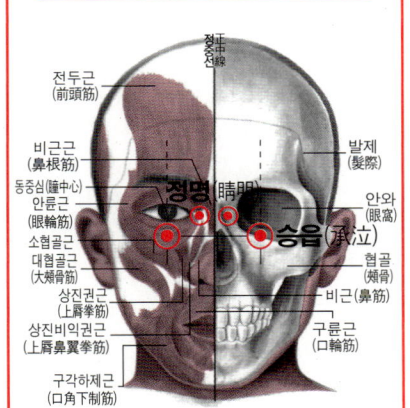

승읍, 정명

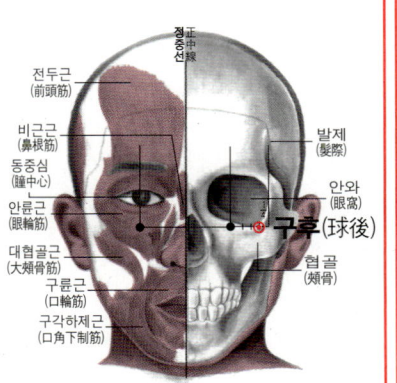

구후

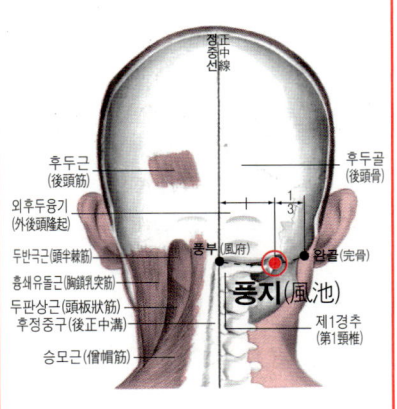

풍지

승읍: 동공의 바로 밑에서 눈 구멍 뼈의 바로 위쪽
정명: 눈 안쪽 끝(내안각)의 안쪽 2mm

구후: 안와 하염의 바깥쪽 거의 눈꼬리 부분

풍지: 풍부와 완골의 사이에서 완골로부터 1/3

시신경위축

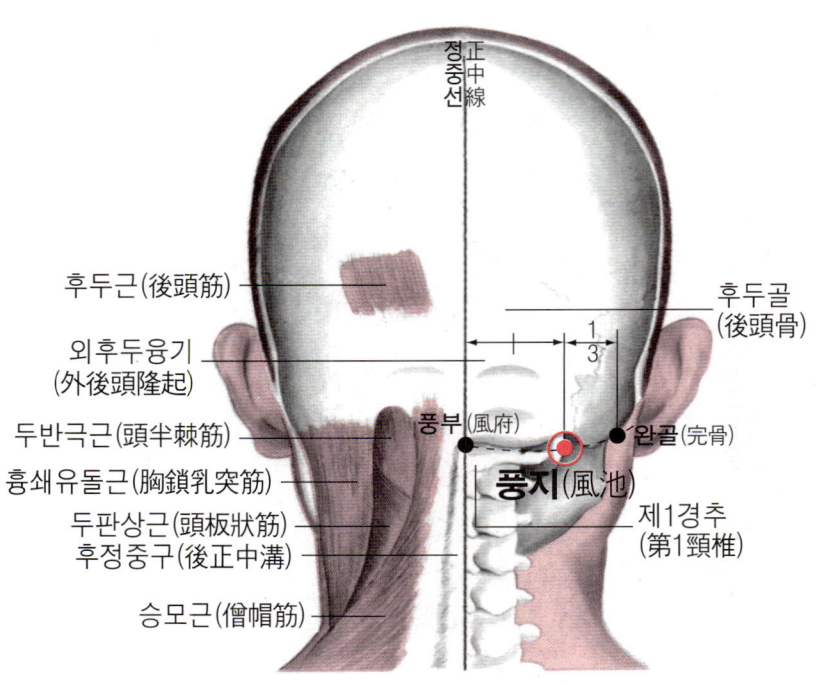

풍지 : 풍부와 완골의 사이에서 완골로부터 1/3

보 충 경 혈

광명

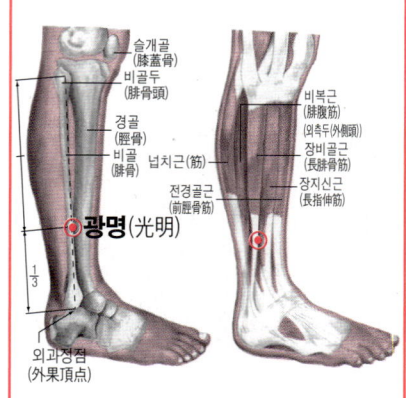

광명 : 정중선상 뒷머리 시작 부분 깊이
　　　패인 곳의 중심에서 옆으로 1.5촌

간수, 격수

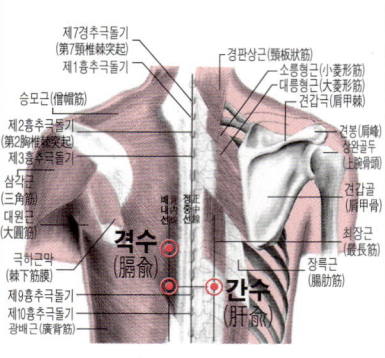

간수 : 배내선상에서, 제9, 10흉추극돌기 사이의 높이
격수 : 배내선상에서, 제7, 8 흉추극돌기 사이의 높이

족삼리, 태충

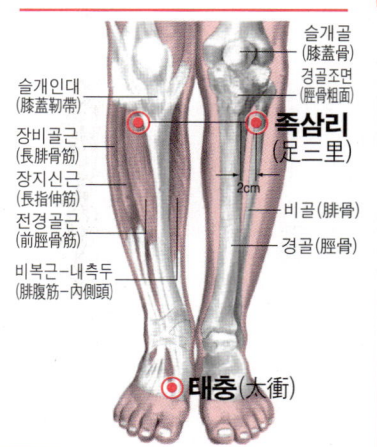

태충 : 발등의 제1, 2중족골저 앞쪽의 아래
족삼리 : 경골조면의 아랫쪽 높이에서 경골
　　　　앞쪽으로부터 바깥쪽 2cm

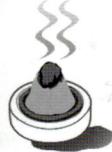 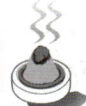

안질환

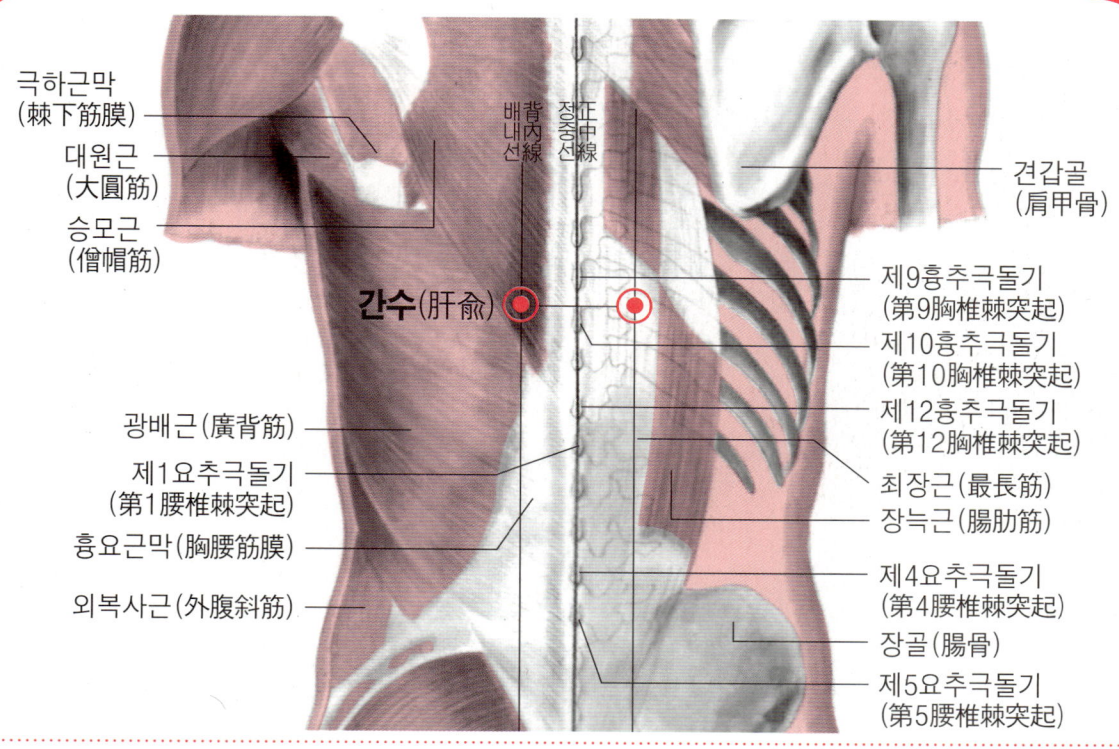

간수 : 배내선상에서, 제9, 10흉추극돌기의 사이의 높이

보 충 경 혈

승읍, 정명
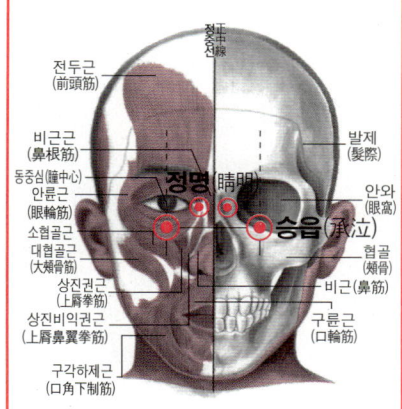

승읍: 동공의 바로 밑에서 눈 구멍 뼈의 바로 위쪽
정명: 눈 안쪽 끝(내안각)의 안쪽 2mm

양백
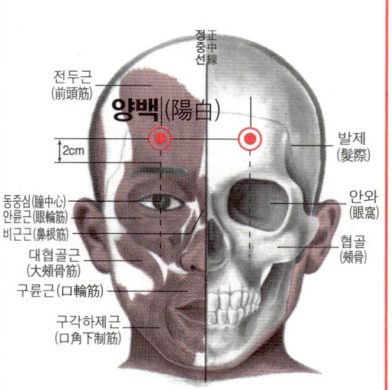

양백 : 동공의 바로 위에서, 눈썹의 상방2cm

사죽공
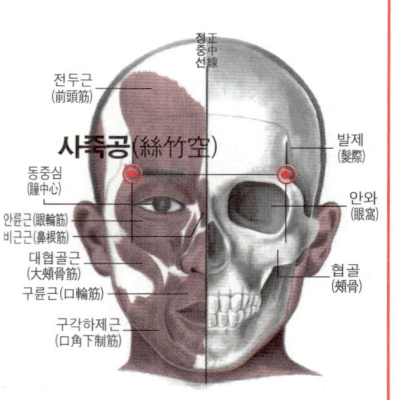

사죽공 : 눈 바깥 끝 바로 위에서 눈썹 바깥 끝

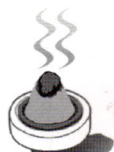 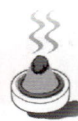

안충혈/부종

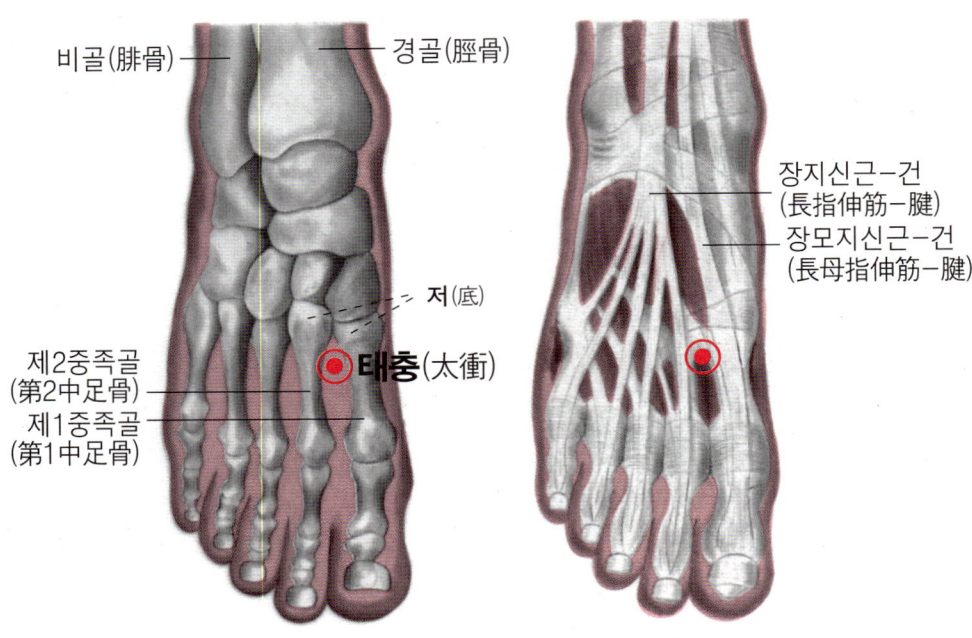

태충 : 발등의 제1, 2중족골저 앞쪽의 아래

보 충 경 혈

상성

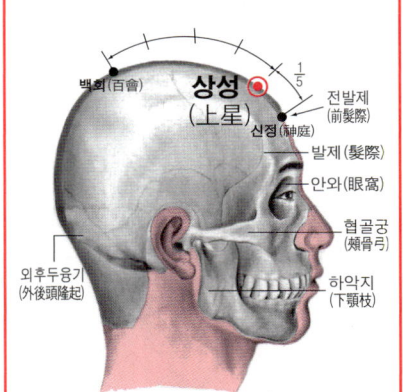

상성 : 두부 정중선상에서 신정과 백회의 사이에서 신정으로부터 1/5

태양

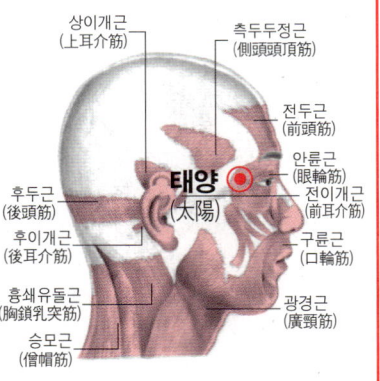

태양 : 눈썹 바깥끝과 눈꼬리 중앙의 후방 1촌 패인 곳

정명

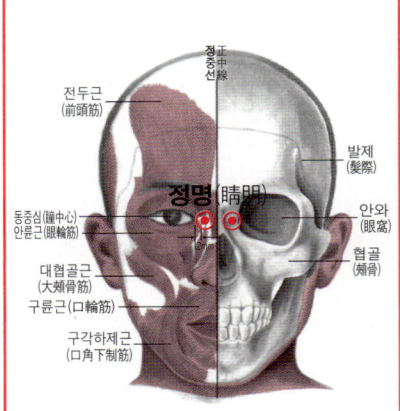

정명 : 내안각의 안쪽 2mm - 침

야맹증

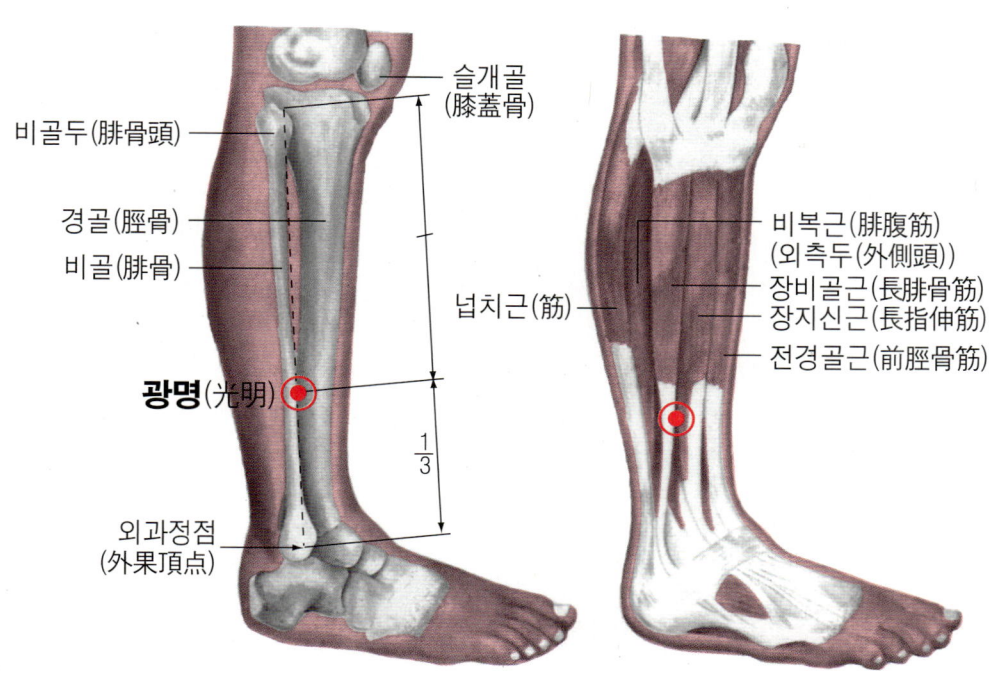

광명 : 비골두 윗쪽과 바깥 복사뼈 정점(외과정점)의 사이에서, 바깥 복사뼈 정점으로부터 1/3(상방 5촌)

보 충 경 혈

간수

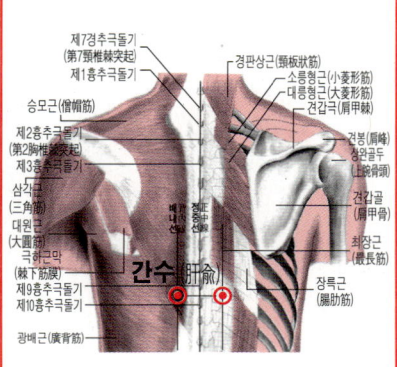

태충

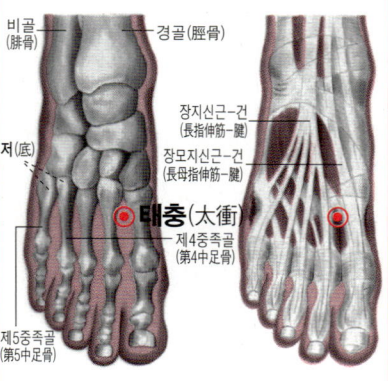

족삼리

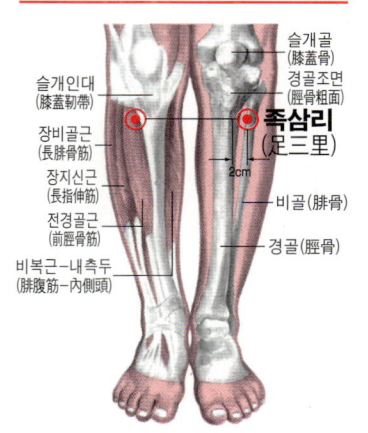

간수 : 배내선상에서, 제9, 10흉추극돌기의 사이의 높이

태충 : 발등의 제1, 2중족골저 앞쪽의 아래

족삼리 : 경골조면의 아랫쪽 높이에서 경골 앞쪽으로부터 바깥쪽 2cm

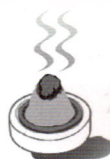 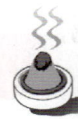

전기성안염(컴퓨터 안염)

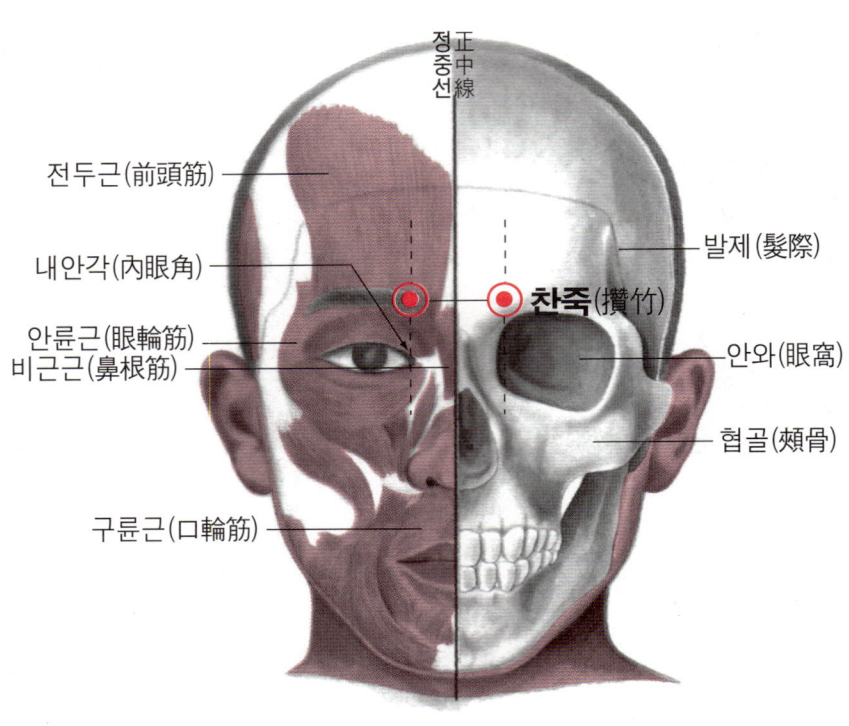

찬죽 : 눈썹 안쪽 끝. 눈썹 안쪽으로 0.1촌 들어간 함몰부

보충경혈

광명

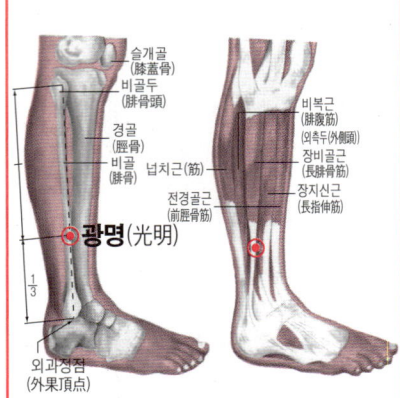

광명 : 정중선상 뒷머리 시작 부분 깊이 패인 곳의 중심에서 옆으로 1.5촌

풍지

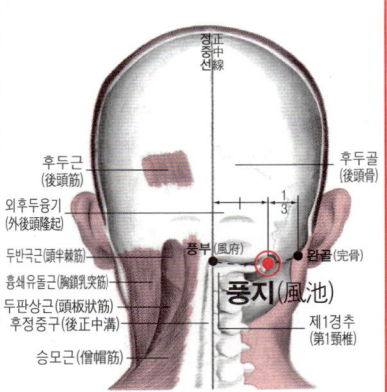

풍지 : 정중선상 뒷머리 시작 부분 깊이 패인 곳의 중심에서 옆으로 1.5촌

양로

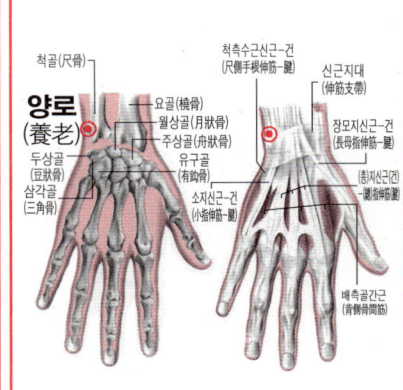

양로 : 정중선상 뒷머리 시작 부분 깊이 폐인 곳의 중심에서 옆으로 1.5촌

구강 질환
Mouth Disease

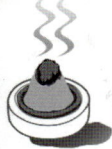 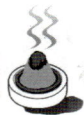

구강궤양

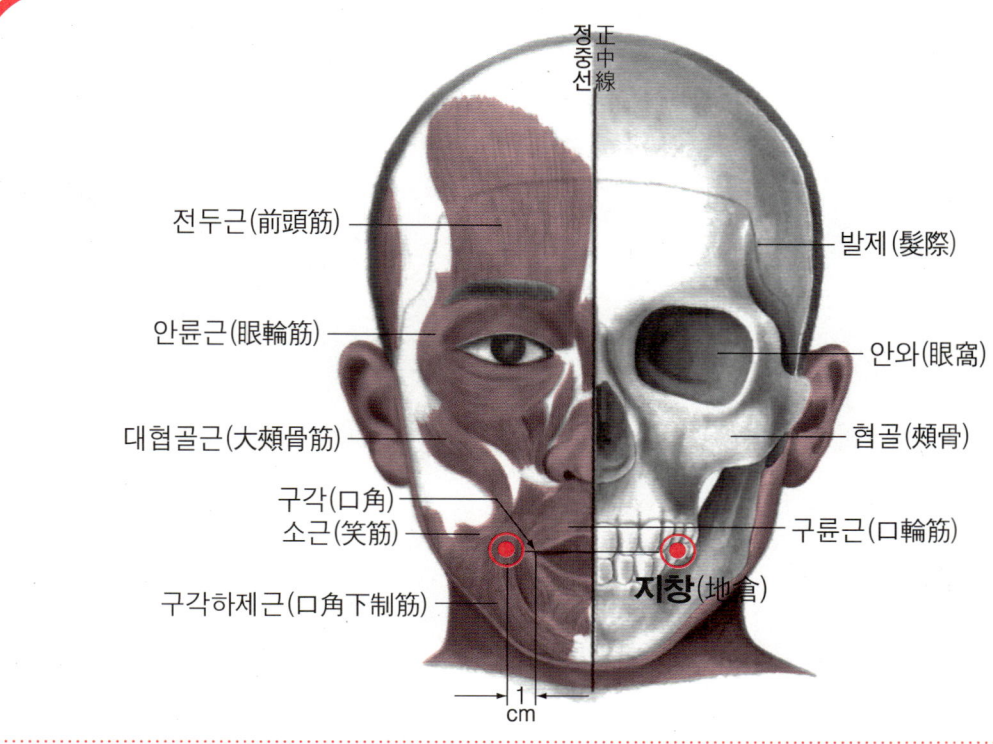

지창 : 입가(구각)의 외측 1cm

보 충 경 혈

승장

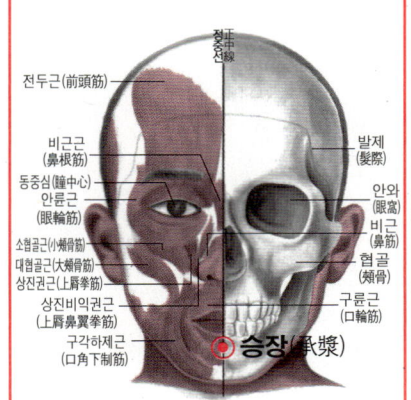

승장 : 정중선상에서 아랫입술 바로 아래

통리

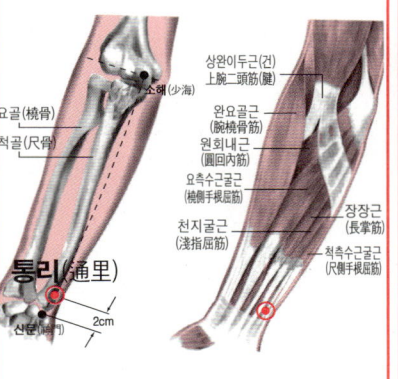

통리 : 소해와 신문 사이의 신문으로부터 2cm

곡지

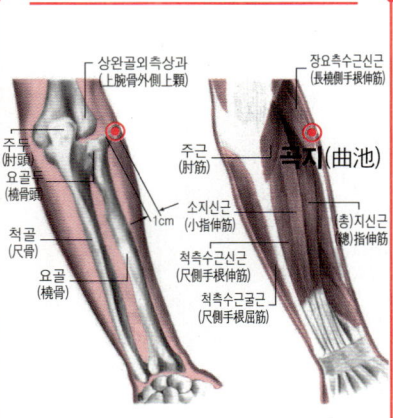

곡지 : 요골두 바깥 위쪽으로 부터 팔꿈치 안주름에 따라 내방 1cm (팔꿈치를 굽힐 나타나는 주름 끝)

구강내염

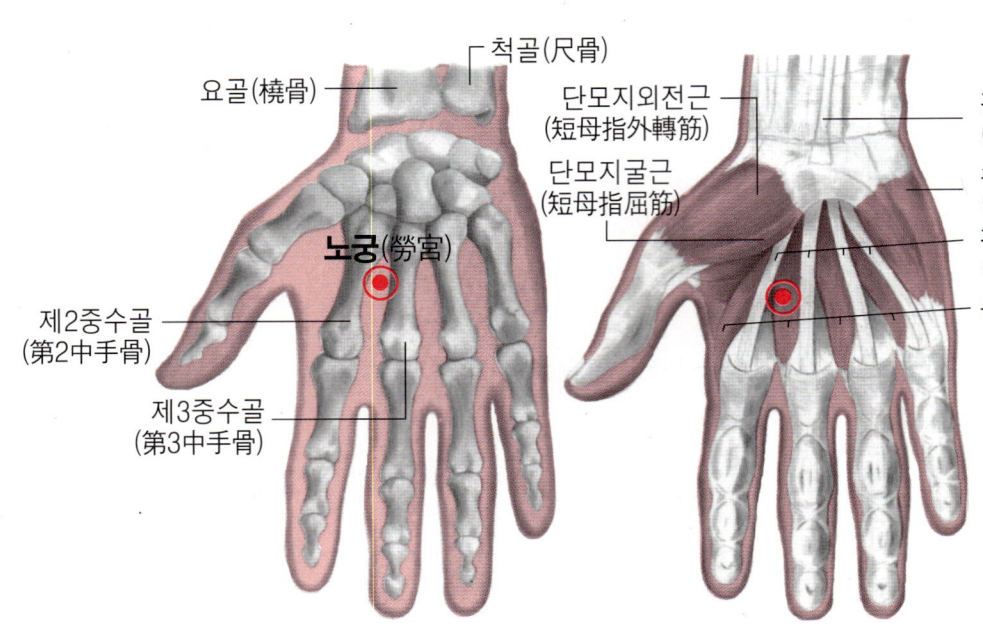

노궁 : 손바닥에서 제2, 3중수골 사이의 중앙

보 충 경 혈

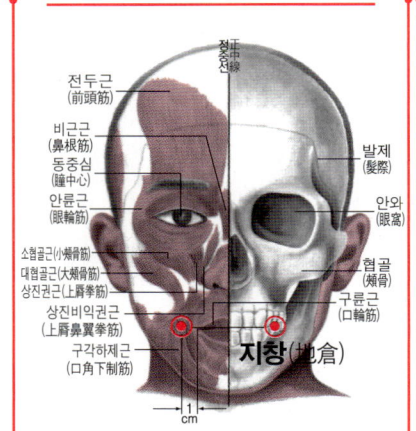

지창 : 입가(구각)의 외측 1cm

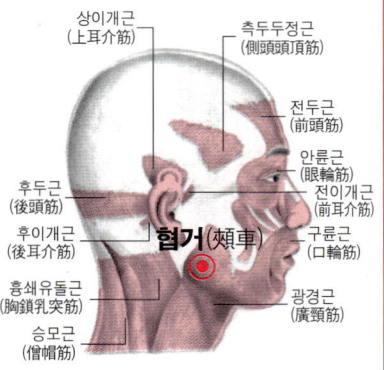

협거 : 아래턱 모서리의 앞 상방 1cm

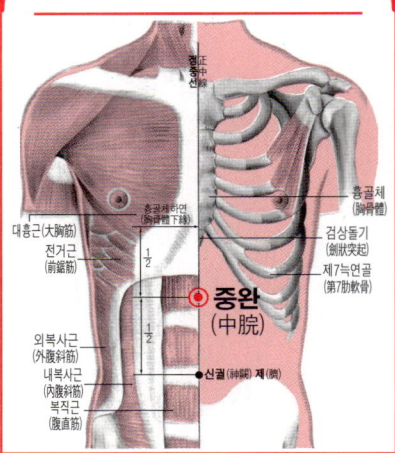

중완 : 정중선상에서 흉골체하연(명치)과 배꼽의 중앙

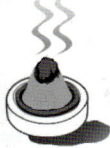 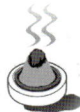

구고(입맛이 쓰다)

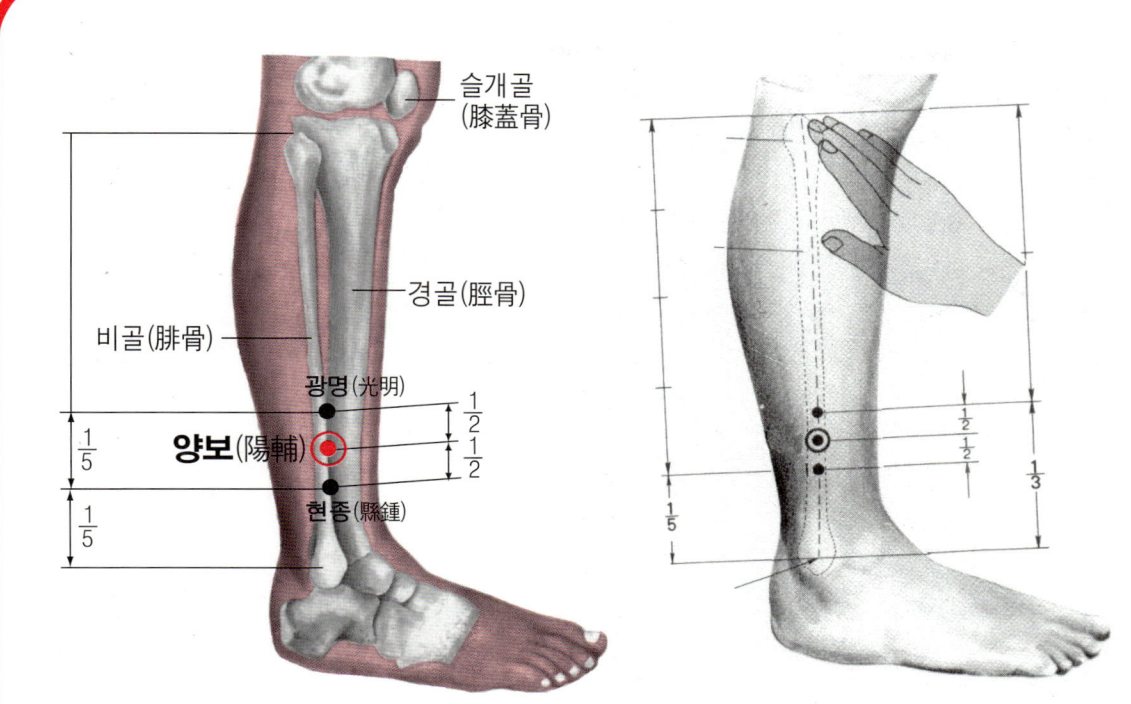

양보 : 광명과 현종의 중앙 (외복사뼈 정점 상방 4촌)

보 충 경 혈

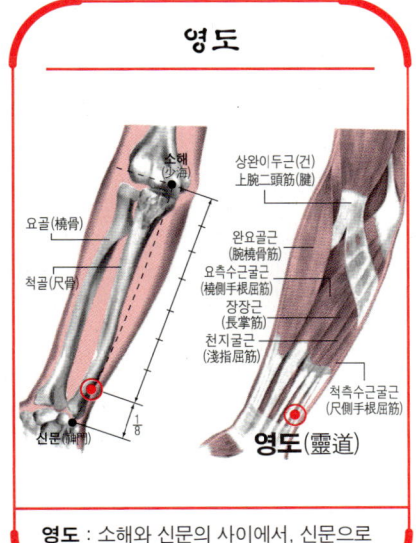

영도 : 소해와 신문의 사이에서, 신문으로부터 1/8(상방 1.5촌)

구취(입냄새)

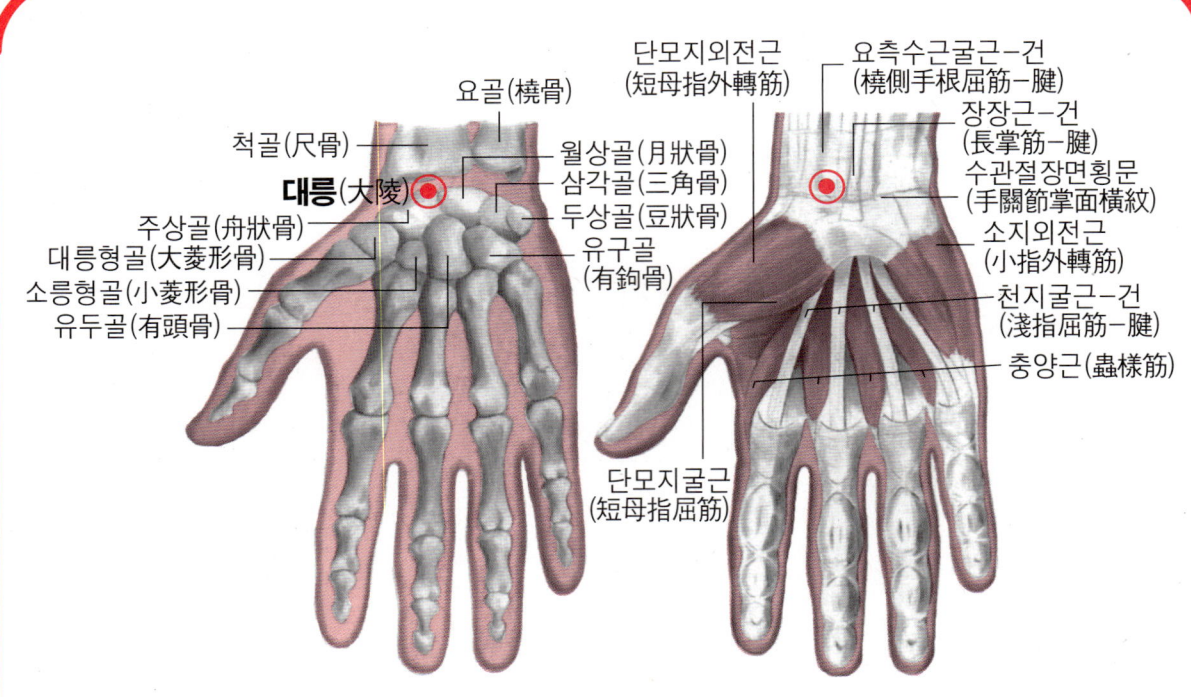

대릉 : 수관절 손바닥 주름에서 엄지측 수근굴근건과 장장근건의 사이

보충경혈

전곡
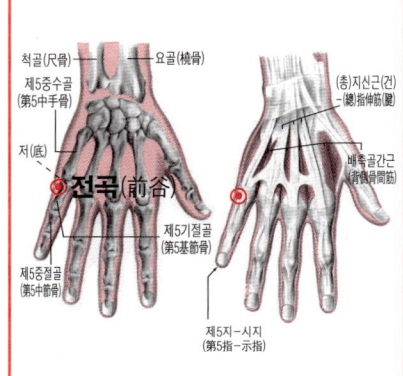

전곡 : 손등에서 제5기절골저 아랫쪽의 소지측

족삼리
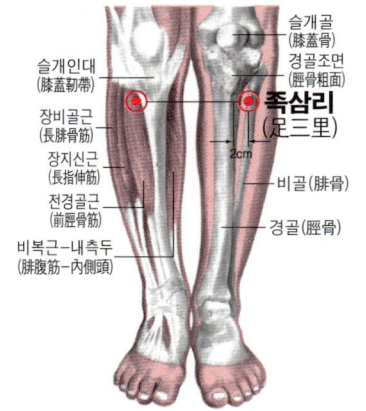

족삼리 : 경골조면의 아랫쪽 높이에서 경골 앞쪽으로부터 바깥쪽 2cm

양보
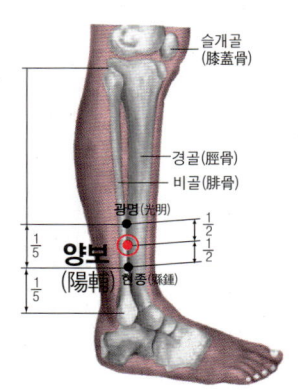

양보 : 광명과 현종의 중앙 (외복사뼈 정점 상방 4촌)

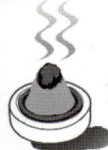 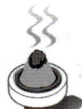

볼 안쪽 아픔

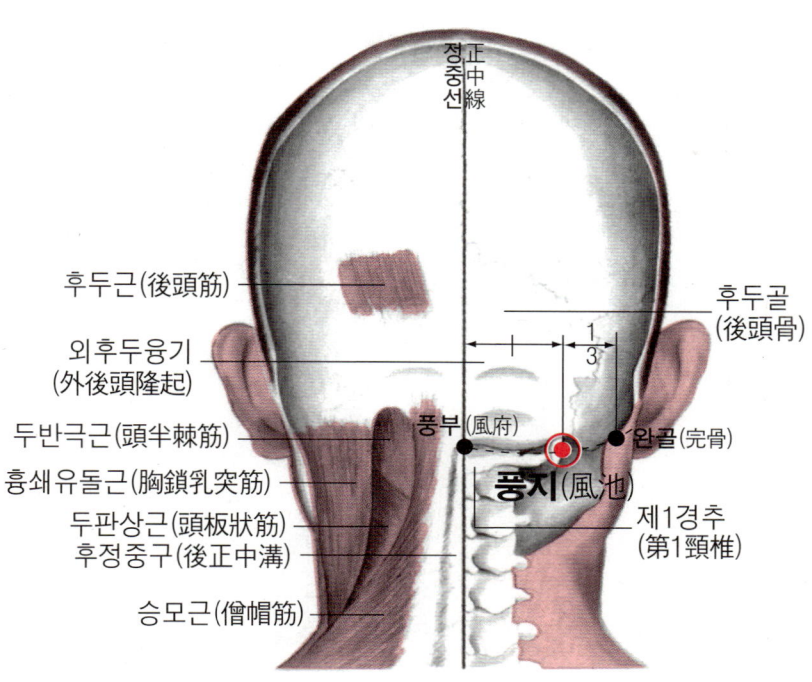

풍지 : 풍부와 완골의 사이에서 완골로부터 1/3

보충경혈

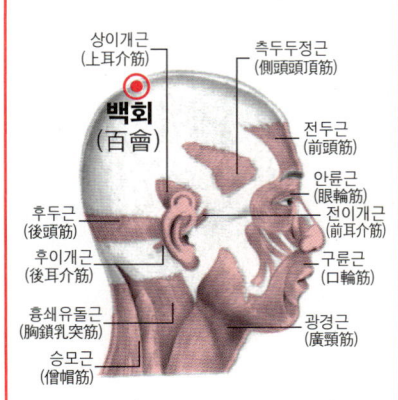

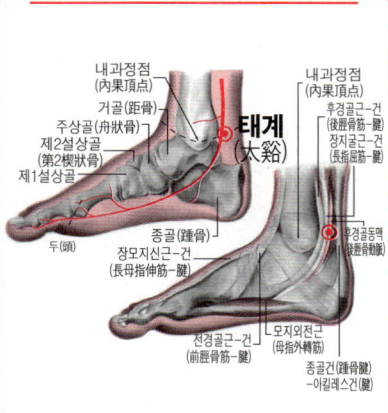

백회 : 정중선상에서 신정과 뇌호의 중앙

태계 : 내과(안복사뼈) 정점의 후방

치은출혈(잇몸출혈)

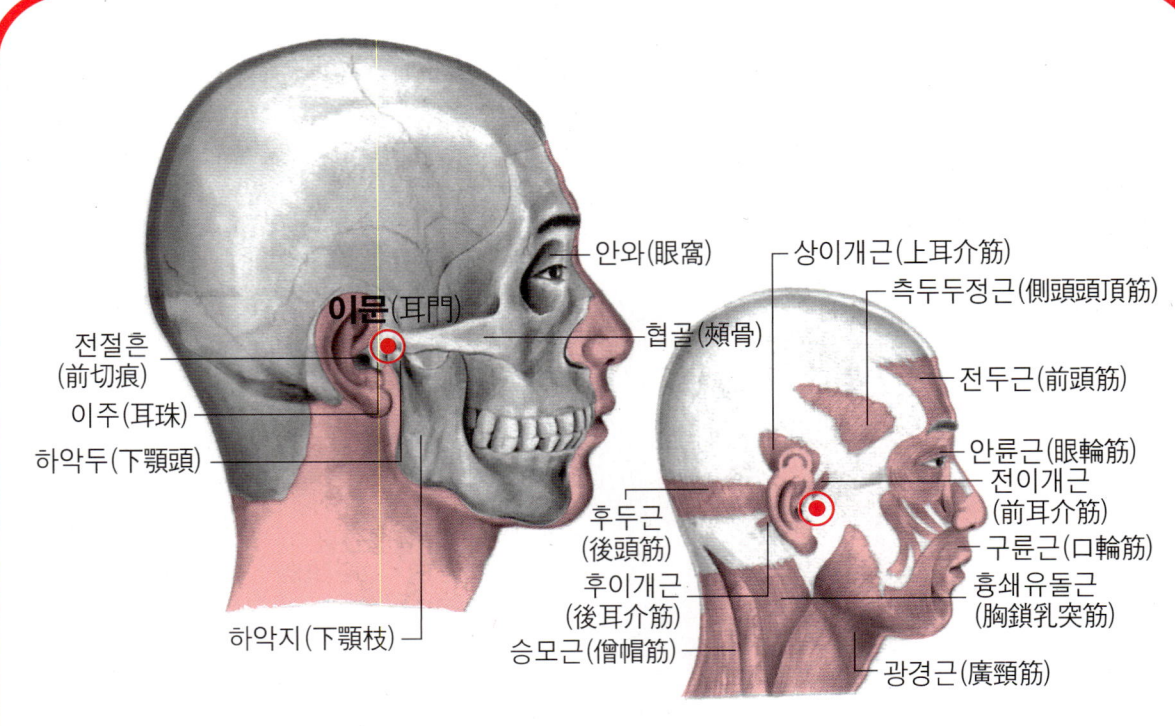

이문 : 귀의 전절흔 바로 앞

보충경혈

곡지

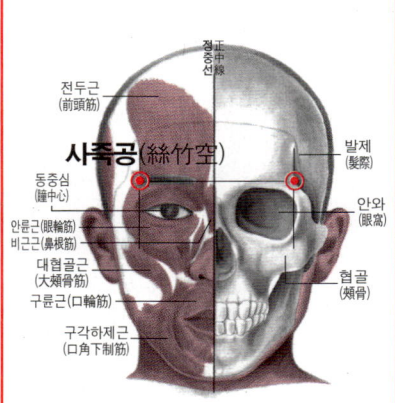

곡지 : 요골두 바깥 위쪽으로 부터 팔꿈치 안주름에 따라 내방 1cm (팔꿈치를 굽힐 나타나는 주름 끝)

사죽공

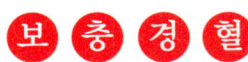

사죽공 : 눈 바깥 끝 바로 위에서 눈썹 바깥 끝

태계

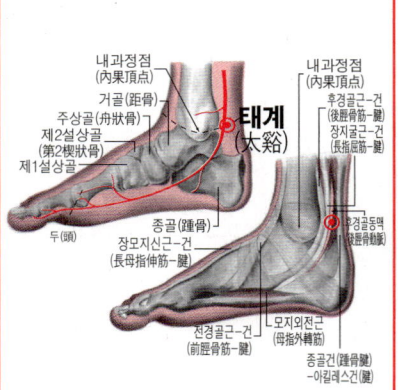

태계 : 내과(안복사뼈) 정점의 후방

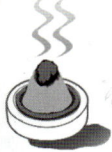 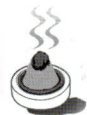

치은염(잇몸염증)

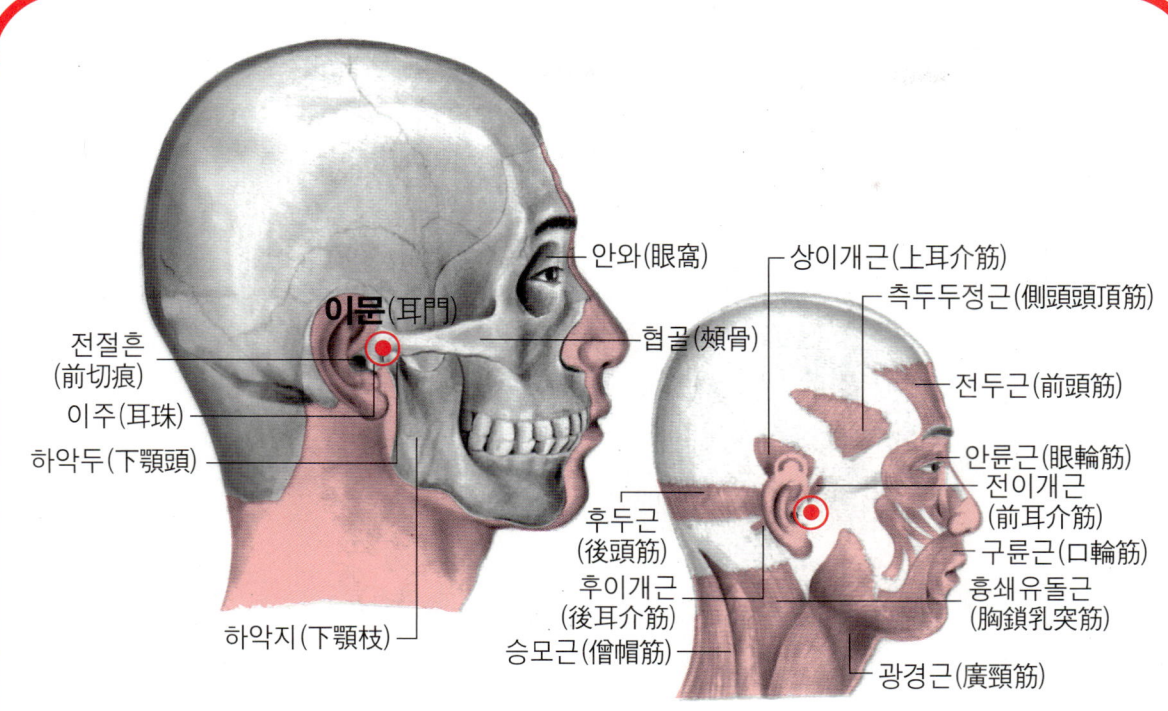

이문 : 귀의 전절흔 바로 앞

보 충 경 혈

사죽공

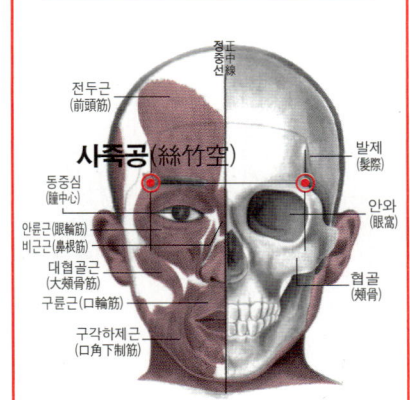

사죽공 : 눈 바깥 끝 바로 위에서 눈썹 바깥 끝

궐음수

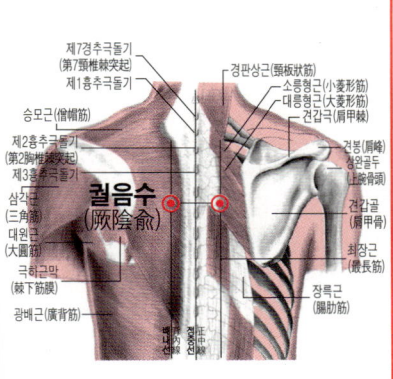

궐음수 : 배내선상에서 제4, 5흉추극돌기 사이의 높이

곡지

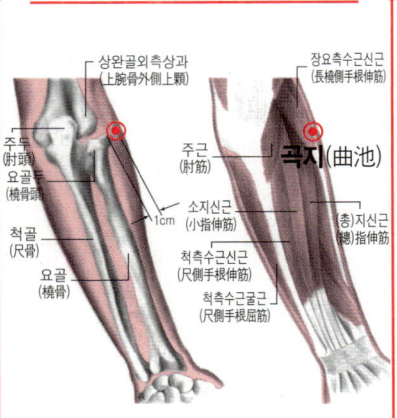

곡지 : 요골두 바깥 위쪽으로 부터 팔꿈치 안주름에 따라 내방 1cm (팔꿈치를 굽힐 나타나는 주름 끝)

치통

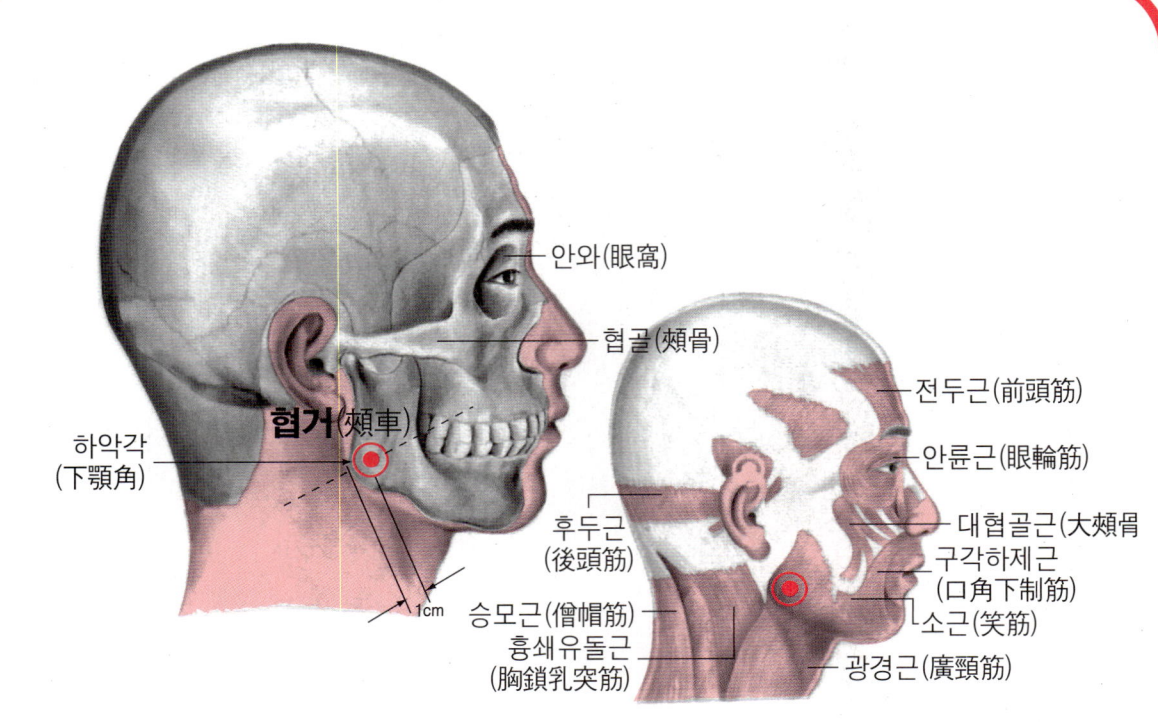

협거 : 아래턱 모서리의 앞 상방 1cm

보충경혈

하관
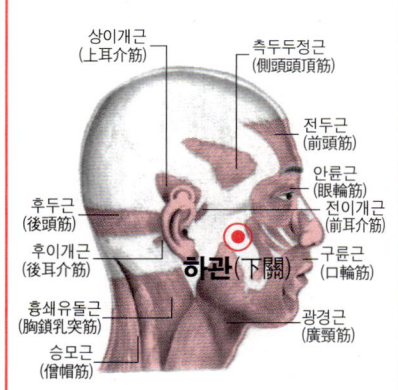

하관 : 외안각(눈꼬리)과 하악골하악지 뒷쪽 상단과의 중앙 바로 밑에서 협골궁 아래쪽

합곡
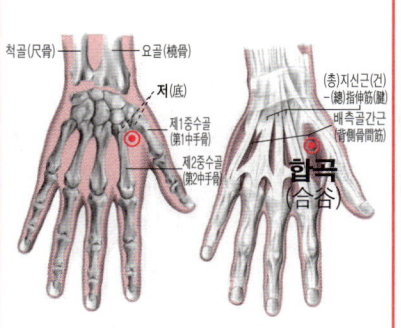

합곡 : 손등에서 제1, 2중수골저 아랫쪽의 사이

내정
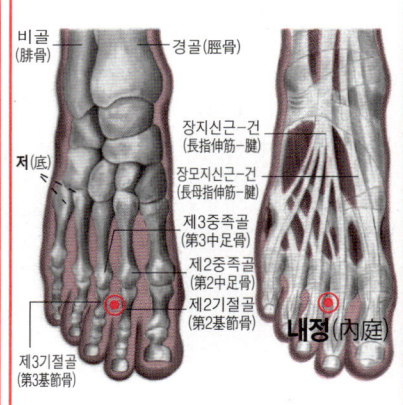

내정 : 발등에서, 제2, 3기절골의 아랫쪽 앞의 사이

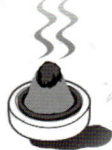 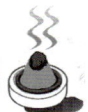

풍치, 치루농루

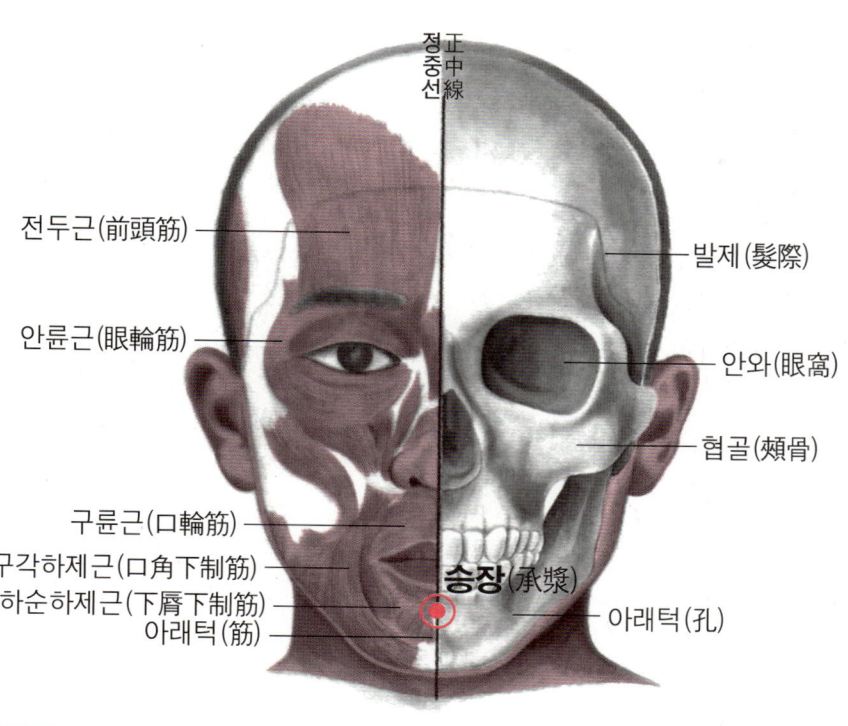

승장 : 정중선상에서 아랫입술 바로 아래

보 충 경 혈

영향

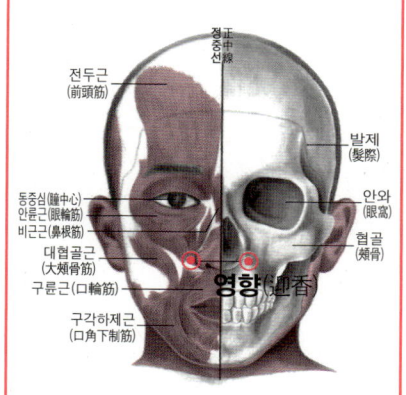

영향 : 비익점의 높이에서 비진구점에 있다

곡지

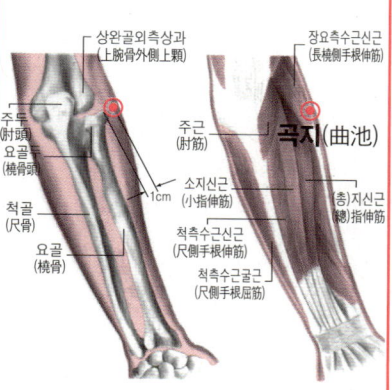

곡지 : 요골두 바깥 위쪽으로 부터 팔꿈치 안주름에 따라 내방 1cm (팔꿈치를 굽힐 나타나는 주름 끝)

어제

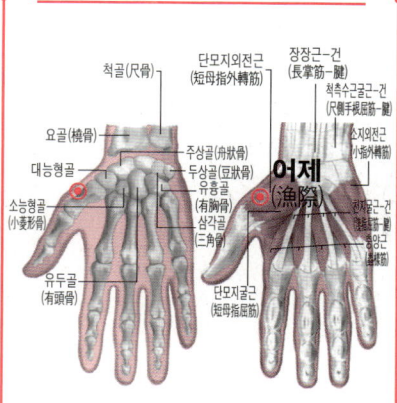

어제 : 제1중수골의 중앙에서 손바닥 엄지측

관절 / 팔 / 다리 질환

Joint / Arm / Leg Disease

15

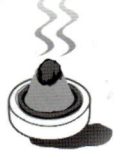
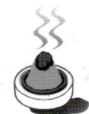

강직성척추염/척추골반염증

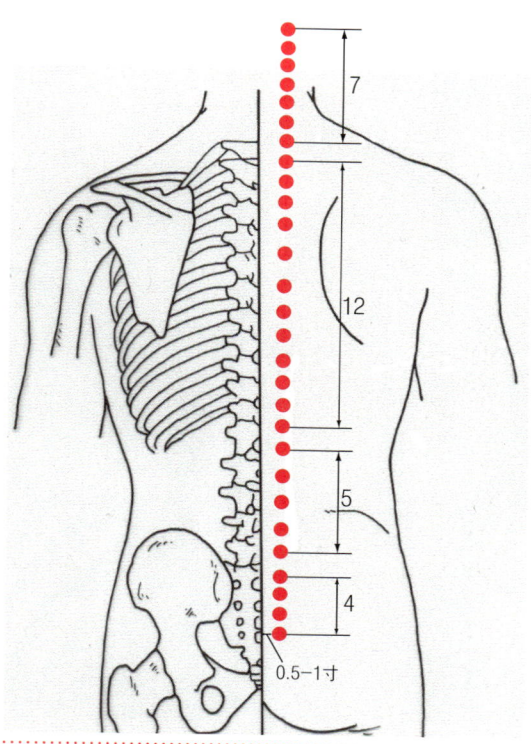

화타협척 : 제1경추극돌기 부터 제5요추극돌기 까지 제2, 4극돌기의 양 옆

보충경혈

견정

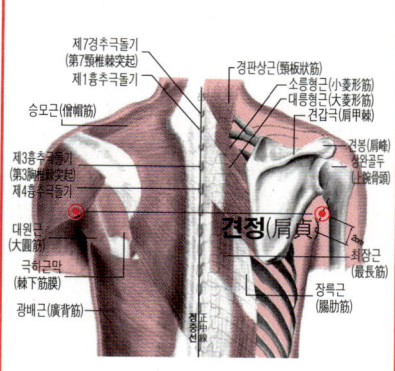

견정 : 겨드랑이 주름의 뒤끝으로부터 상방 2cm

고황

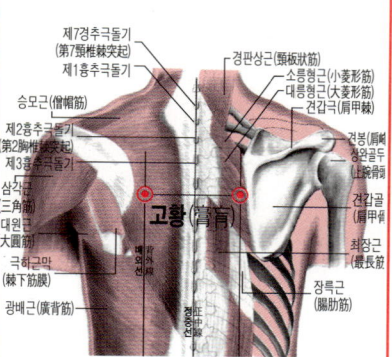

고황 : 배외선상에서 제4, 5흉추극돌기 사이의 높이

지실

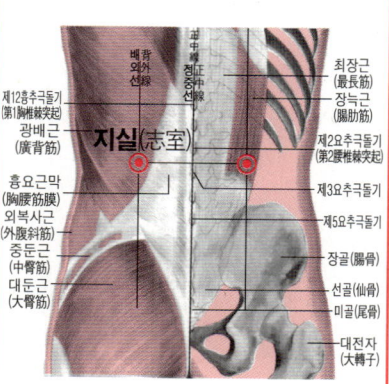

지실 : 배외선상에서 제2, 3요추극돌기 사이의 높이

견관절 주위염/오십견

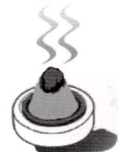 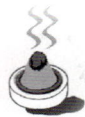

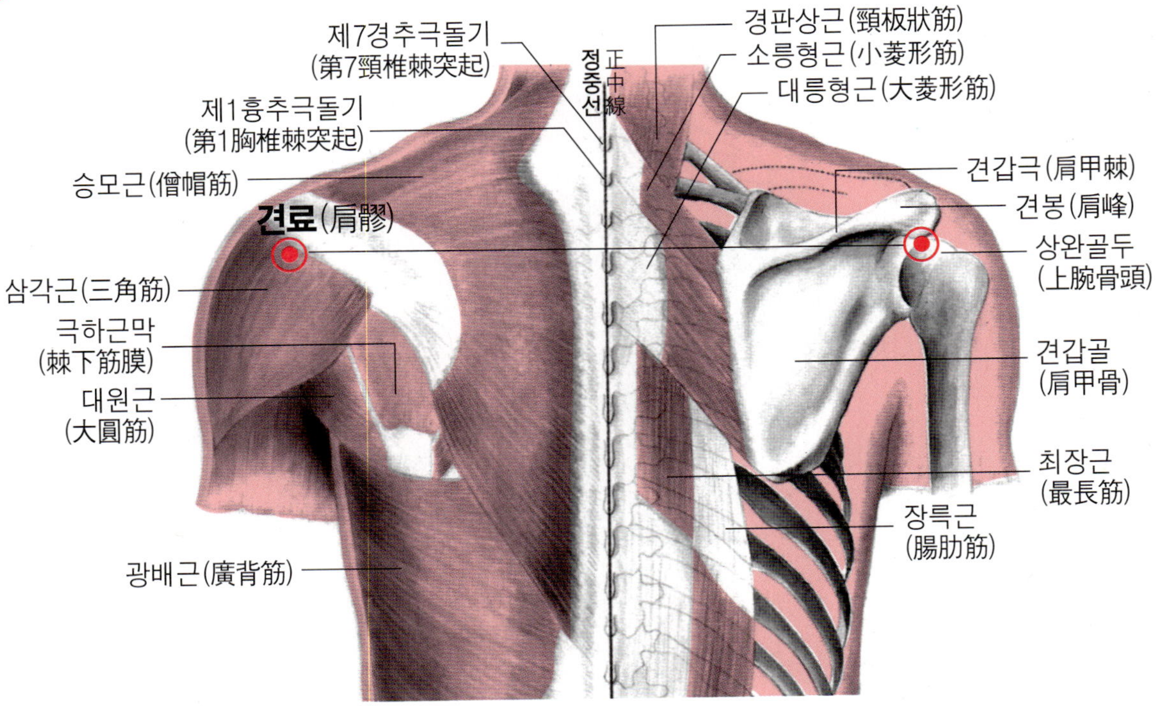

견료: 견봉의 바깥 끝 뒷쪽의 바로 아래

보충경혈

대저
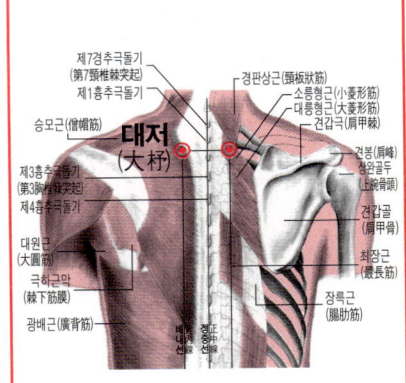

대저: 배내선상에서 제1, 2흉추극돌기 사이의 높이

병풍
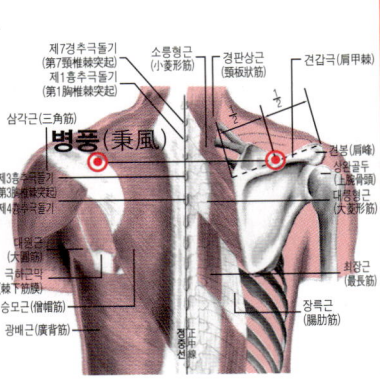

병풍: 견갑극삼각의 안쪽과 견봉각의 중앙에서 견갑극의 위쪽

곡지
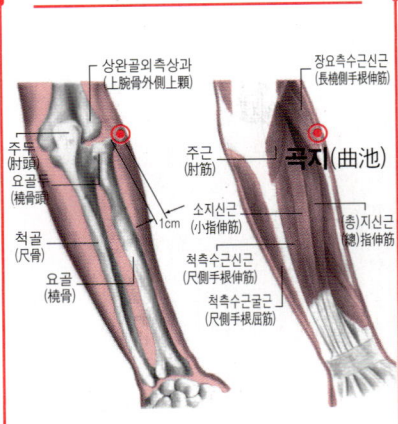

곡지: 요골두 바깥 위쪽으로 부터 팔꿈치 안주름에 따라 내방 1cm (팔꿈치를 굽힐 나타나는 주름 끝)

견관절통

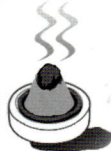
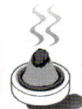
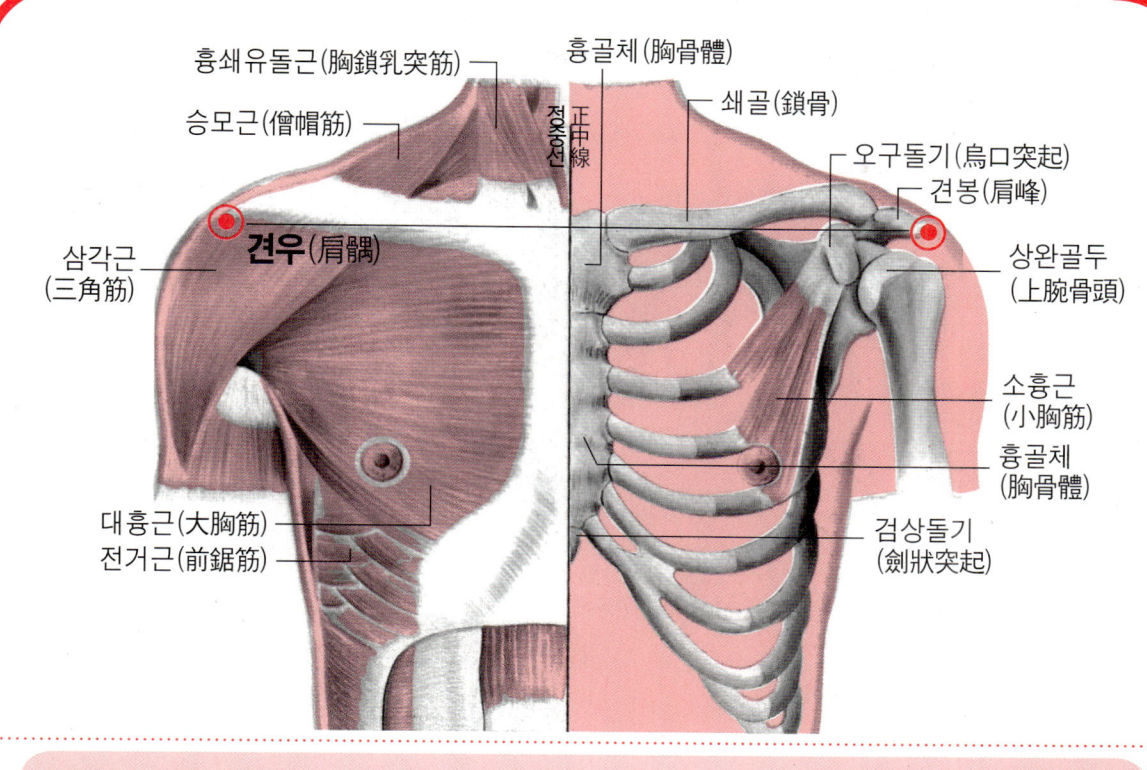

견우 : 견봉의 앞 아랫쪽

보충경혈

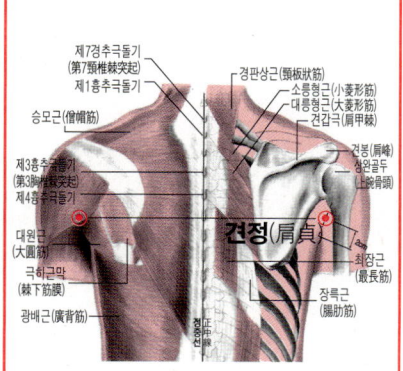

견정

견정 : 겨드랑이 주름의 뒤끝으로부터 상방 2cm

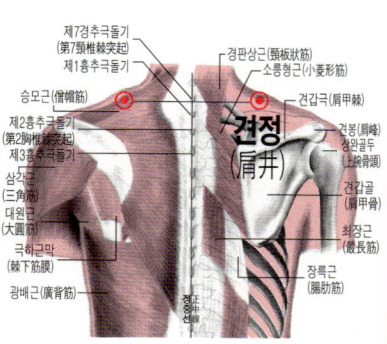

견정

견정 : 제7경추극돌기와 견봉각의 중앙

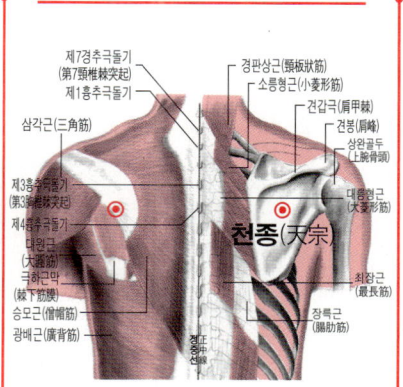

천종

천종 : 견갑골삼각의 안쪽과 견봉의 중점을 정하여, 그 중점과 견갑골 하각의 사이에서 상방으로부터 1/3

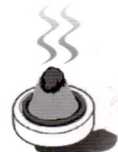 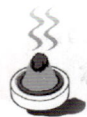

경련(팔다리)

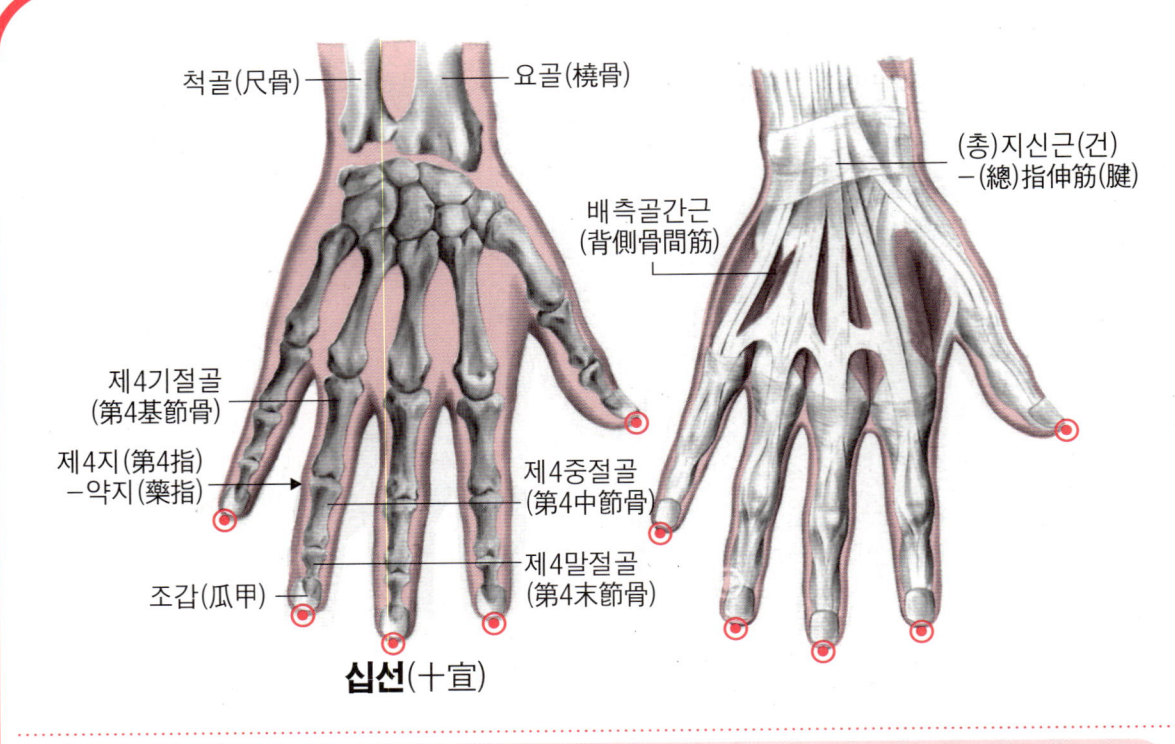

십선(十宣)

십선 : 열손가락 끝

보충경혈

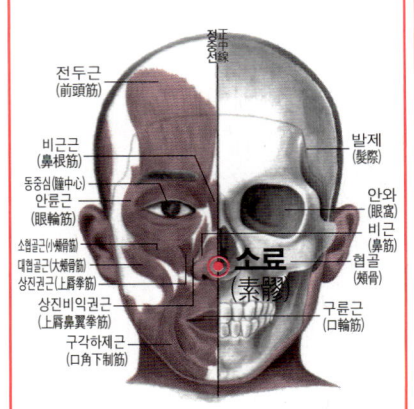

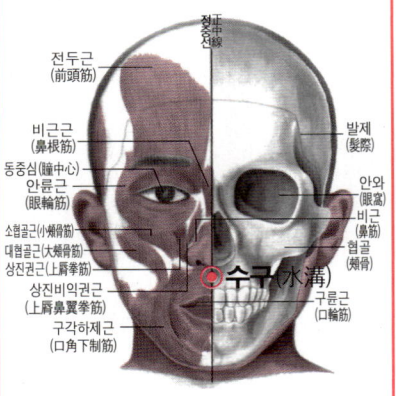

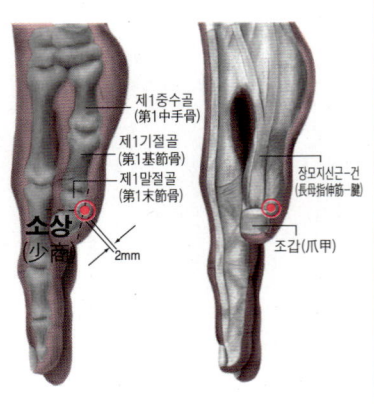

소료 : 코끝의 정점 - 삼릉침

수구 : 두부 정중선상의 인중에서 비중격 아래쪽으로부터 1/3 - 침

소상 : 엄지손가락 안쪽에서 손톱각으로부터 상방 2mm - 침

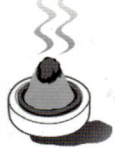 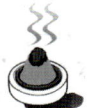

경추질환

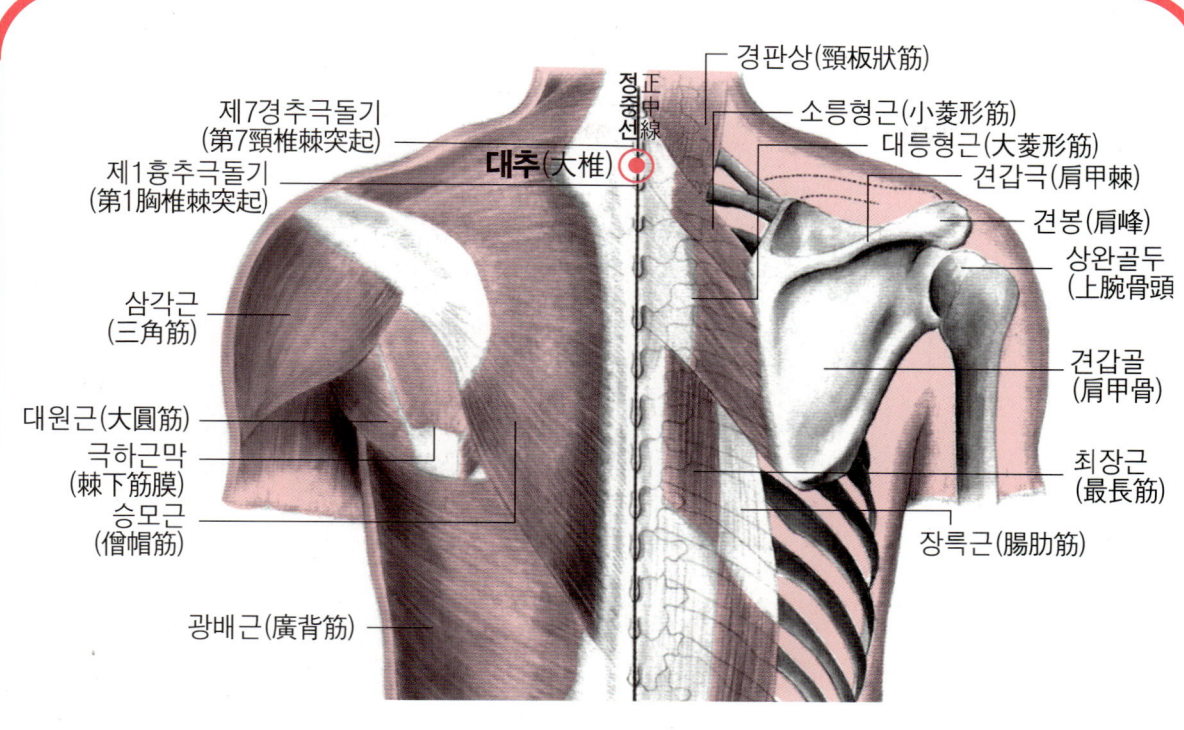

대추 : 제7경추극돌기와 제1흉추극돌기의 사이

보충경혈

풍지

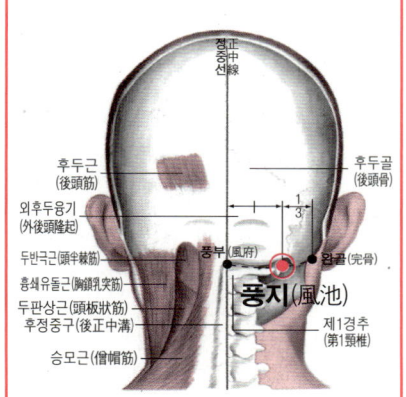

풍지 : 풍부와 완골의 사이에서 완골로부터 1/3

천주

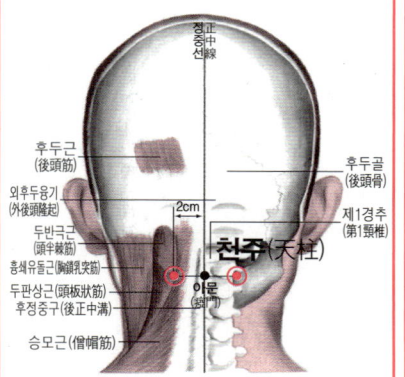

천주 : 아문의 높이에서, 외방 2cm의 증폭근팽융부 정점 바깥쪽

열결

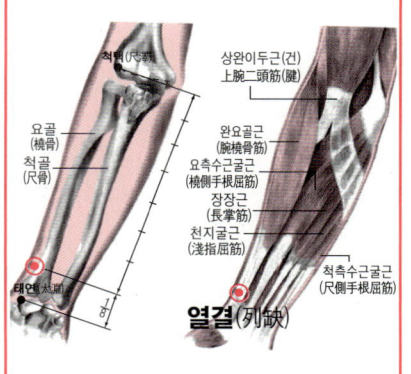

열결 : 정중선상 뒷머리 시작 부분 깊이 패인 곳의 중심에서 옆으로 1.5촌

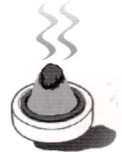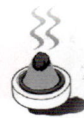

골결핵

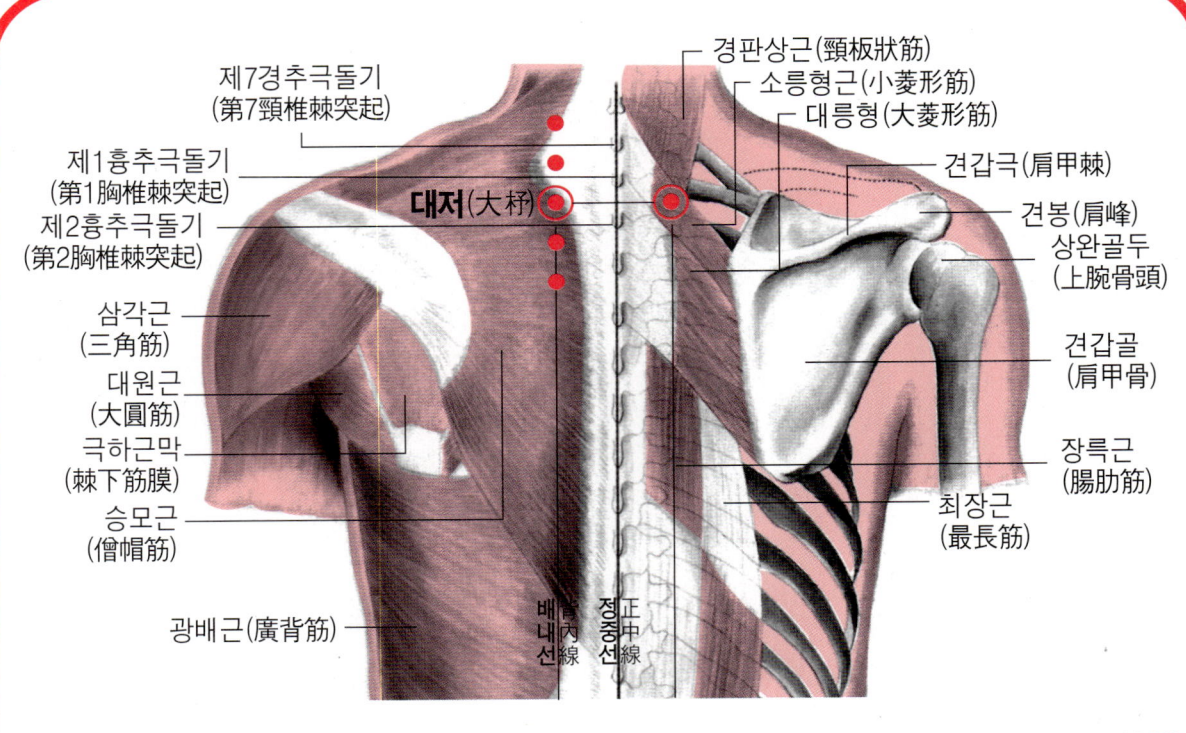

대저 : 배내선상에서 제1, 2흉추극돌기 사이의 높이

보충경혈

대추 7혈

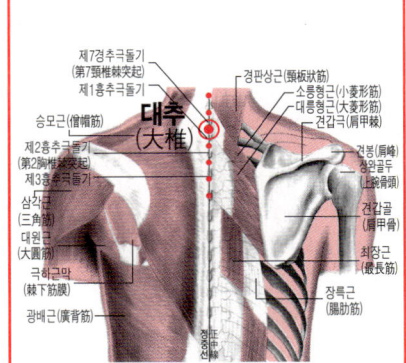

대추 : 제7경추극돌기와 제1흉추극돌기의 사이

고황 5혈

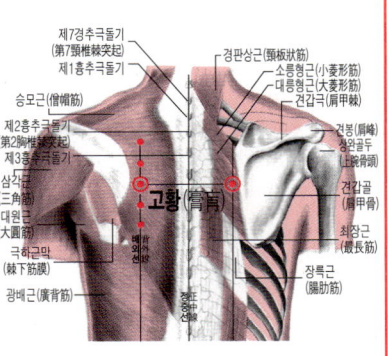

고황 : 배외선상에서 제4, 5흉추극돌기 사이의 높이

중완 3혈

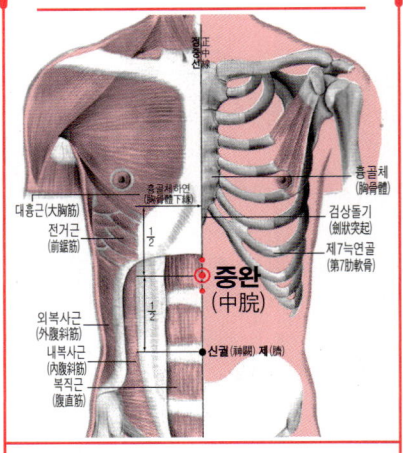

중완 : 정중선상에서 흉골체하연(명치)과 배꼽의 중앙

경통

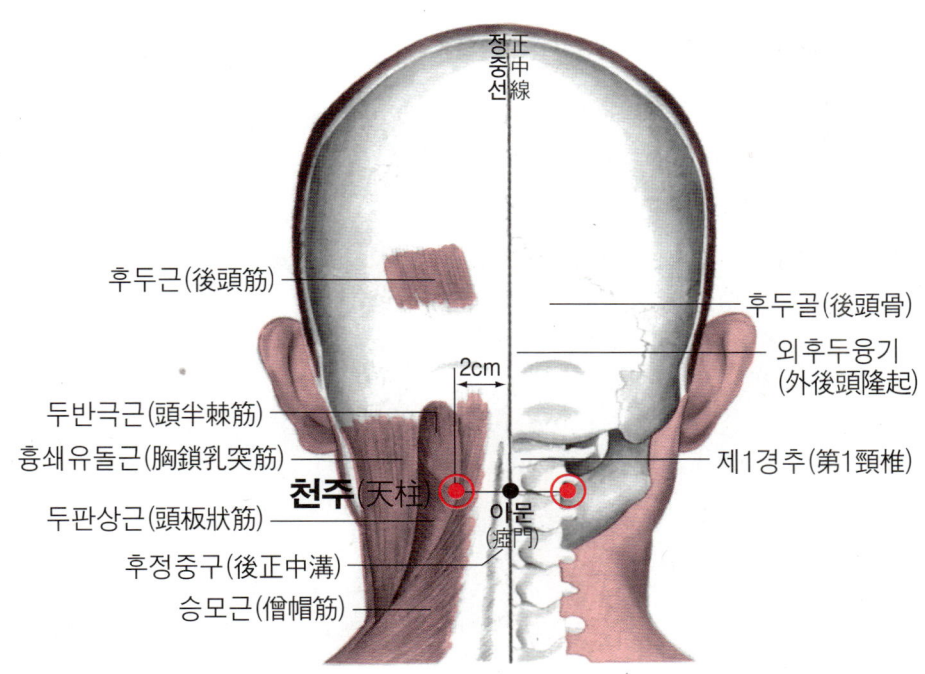

천주 : 아문의 높이에서, 외방 2cm의 증폭근팽융부 정점 바깥쪽

보충경혈

곤륜	대추	후계

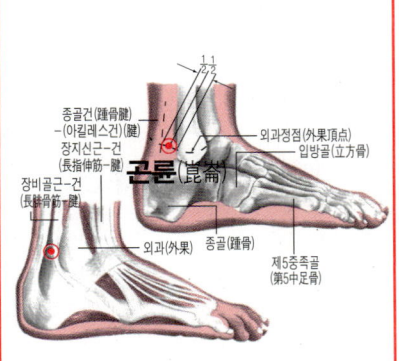

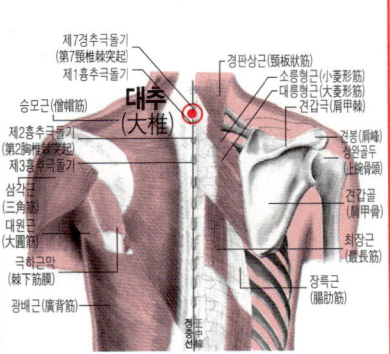

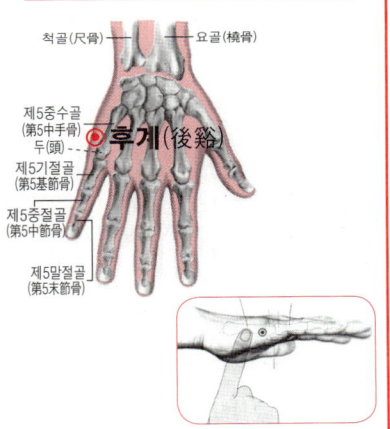

곤륜 : 바깥 복사뼈 중심의 높이에서, 바깥 복사뼈와 아킬레스건의 중심

대추 : 목을 앞으로 깊이 숙이면 목덜미 밑으로 크게 돌출한 뼈(제7경추극돌기)와 제1흉추극돌기의 사이

후계 : 손등에서 제5중수골두 윗쪽의 소지측 (주먹을 쥐었을 때 나타나는 소지측 주름끝)

골프 전/후

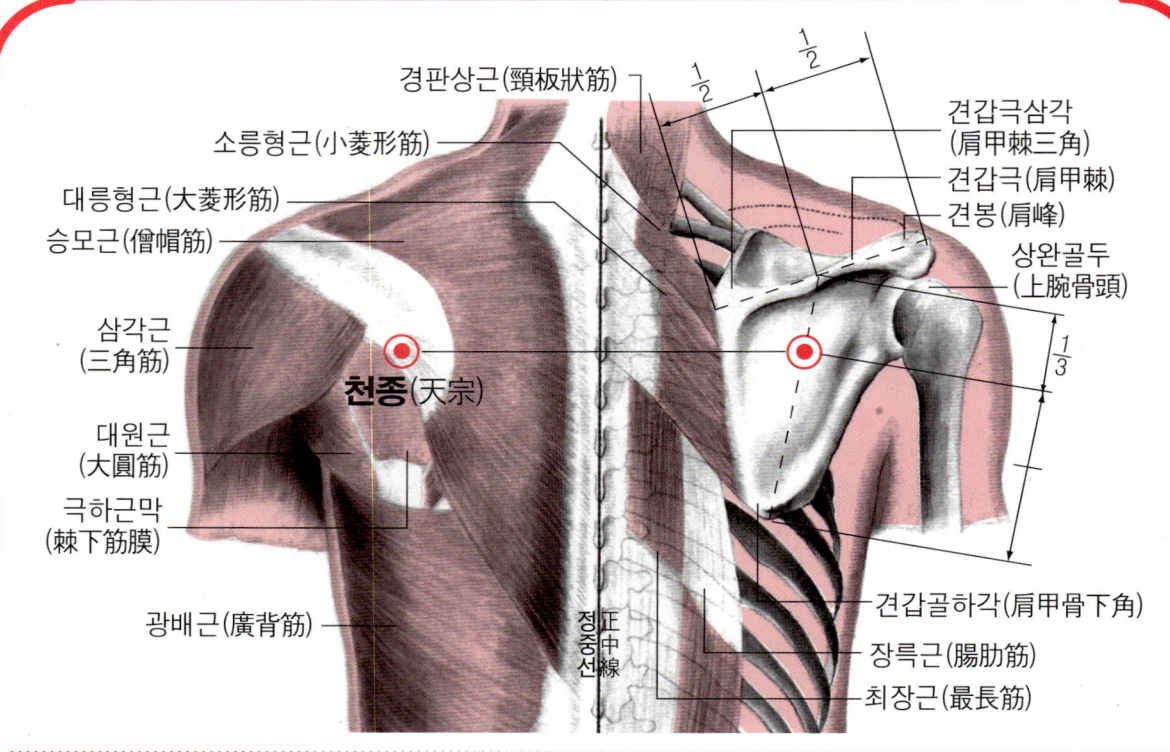

천종 : 견갑골삼각의 안쪽과 견봉의 중점을 정하여, 그 중점과 견갑골 하각의 사이에서 상방으로부터 1/3

보충경혈

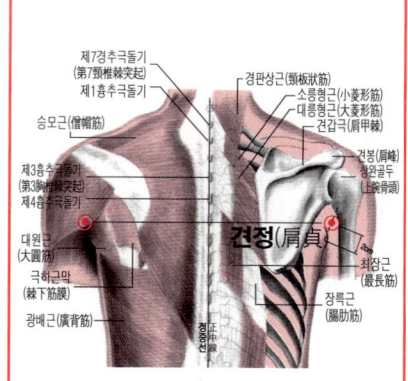
견정 : 겨드랑이 주름의 뒤끝으로부터 상방 2cm

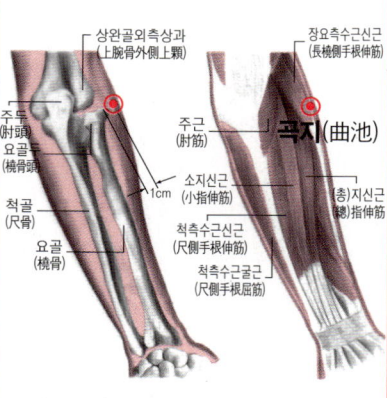
곡지 : 요골두 바깥 위쪽으로 부터 팔꿈치 안주름에 따라 내방 1cm (팔꿈치를 굽힐 나타나는 주름 끝)

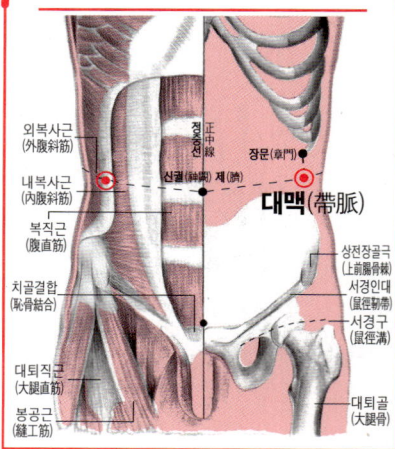
대맥 : 장문의 바로 밑에서 신궐(배꼽의 중심)의 높이

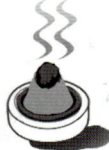 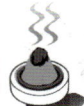

곱추/구루병

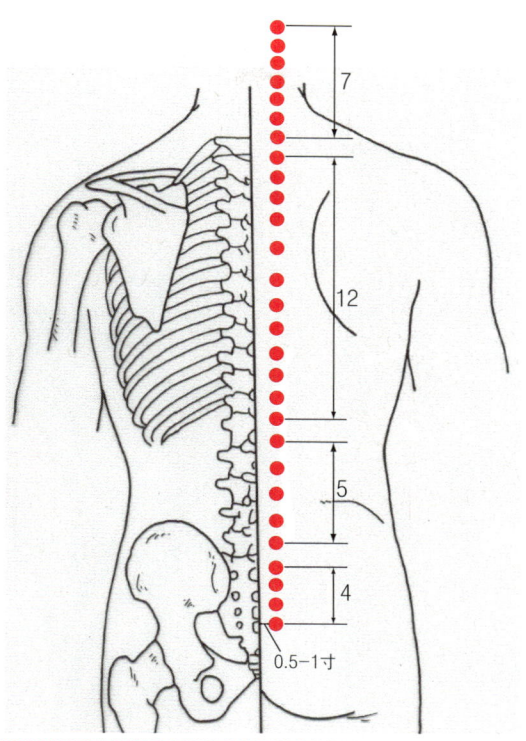

화타협척 : 제1경추극돌기 부터 제5요추극돌기 까지 제2, 4극돌기의 양 옆

보충경혈

중추신경 9혈

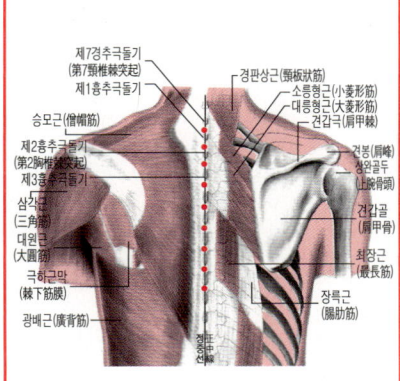

중충신경7혈 : 대추혈부터 제8흉추 극돌기

중완 5혈

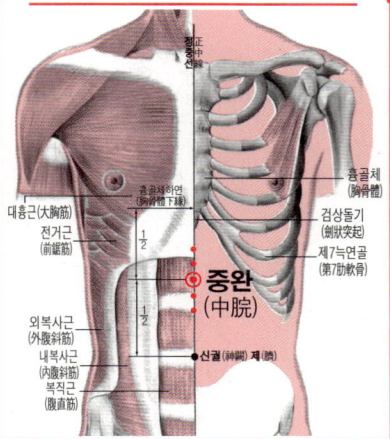

중완 : 정중선상에서 흉골체하연(명치)과 배꼽의 중앙

현종

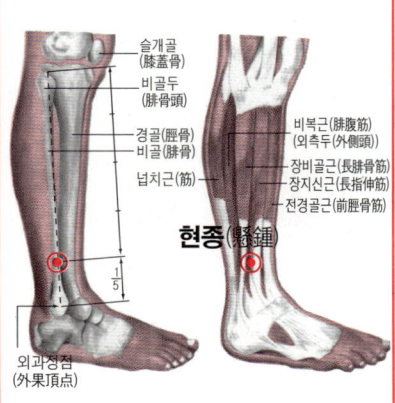

현종 : 비골두상연(윗쪽)과 외과정점(바깥복사뼈 정점)의 사이에서 외과정점으로부터 1/5(외복사뼈 정점 상방 3촌)

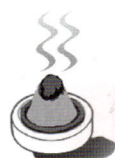 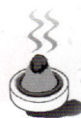

관절질환-견부(어깨)

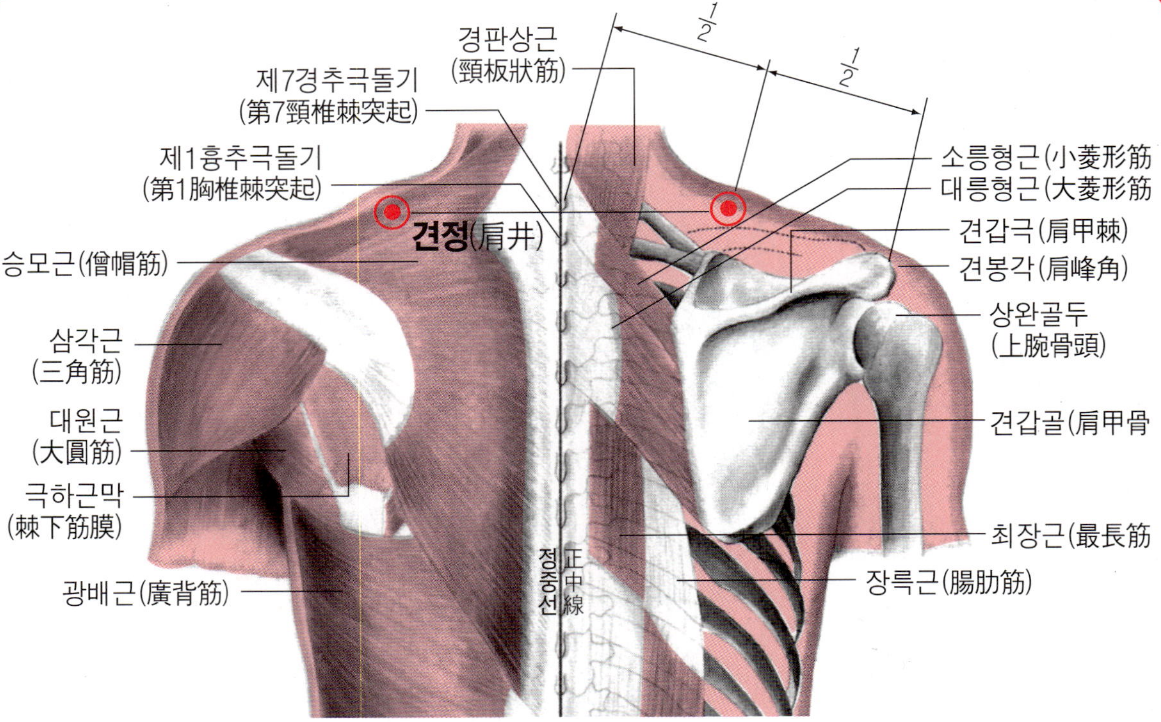

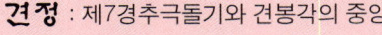

견정 : 제7경추극돌기와 견봉각의 중앙

보충경혈

견료
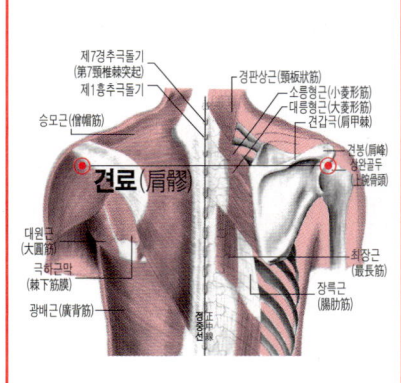

견료 : 견봉의 바깥끝 뒷쪽의 바로.아래

견우
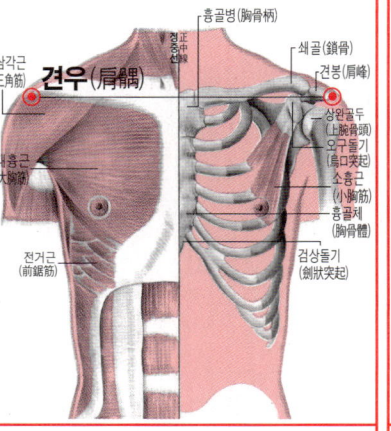

견우 : 견봉의 앞 아랫쪽

환도
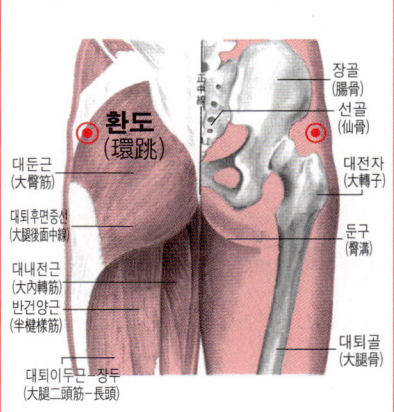

환도 : 대퇴골 대전자의 정점으로부터 상방 2cm

관절질환-과부(복숭아뼈)

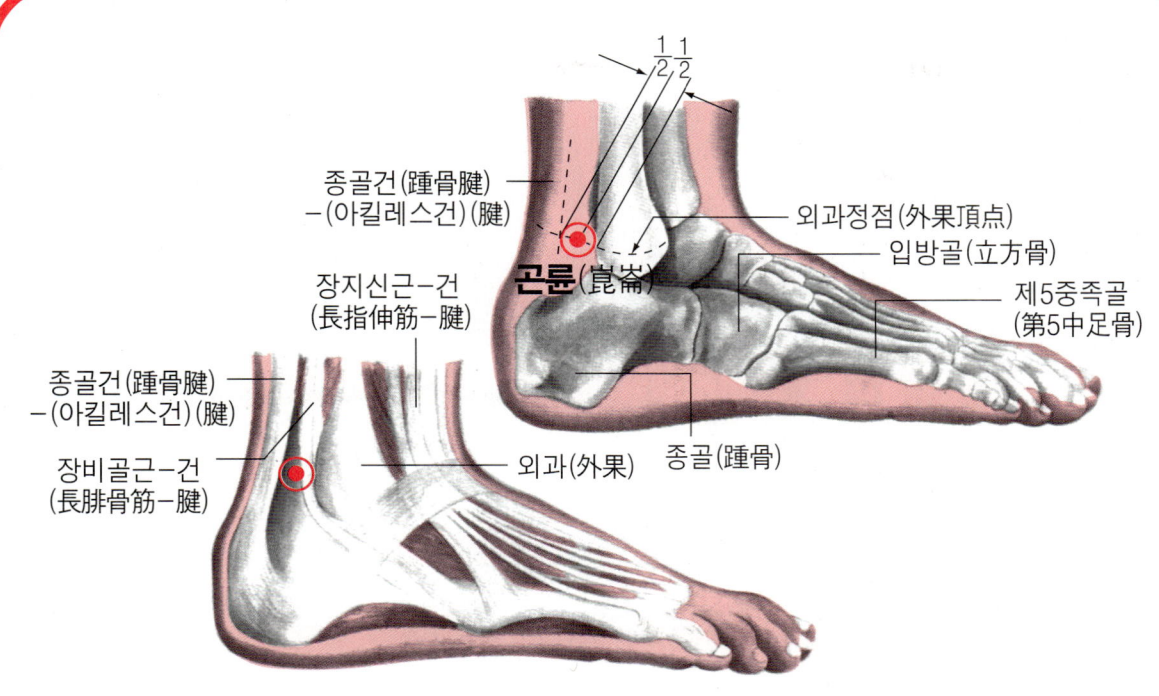

곤륜 : 바깥 복사뼈 중심의 높이에서, 바깥 복사뼈와 아킬레스건의 중심

보충경혈

신맥

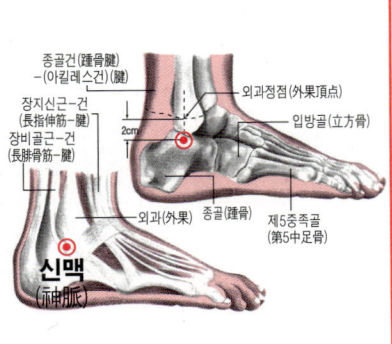

신맥 : 외과정점(바깥 복사뼈 정점)의 바로 아래 2cm

태계

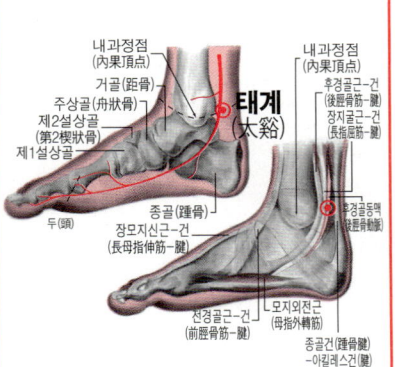

태계 : 내과(안복사뼈) 정점의 후방

해계

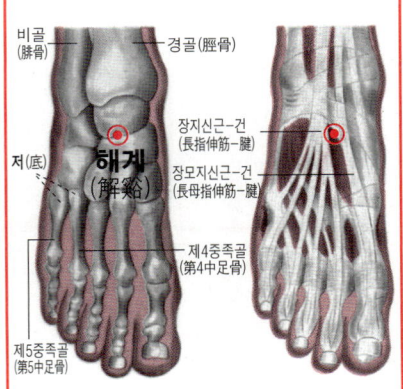

해계 : 발등의 바깥 복사뼈 정점의 높이에서 엄지발가락 신근건(장모지신근건)의 바깥쪽

관절질환-근부(발뒤꿈치)

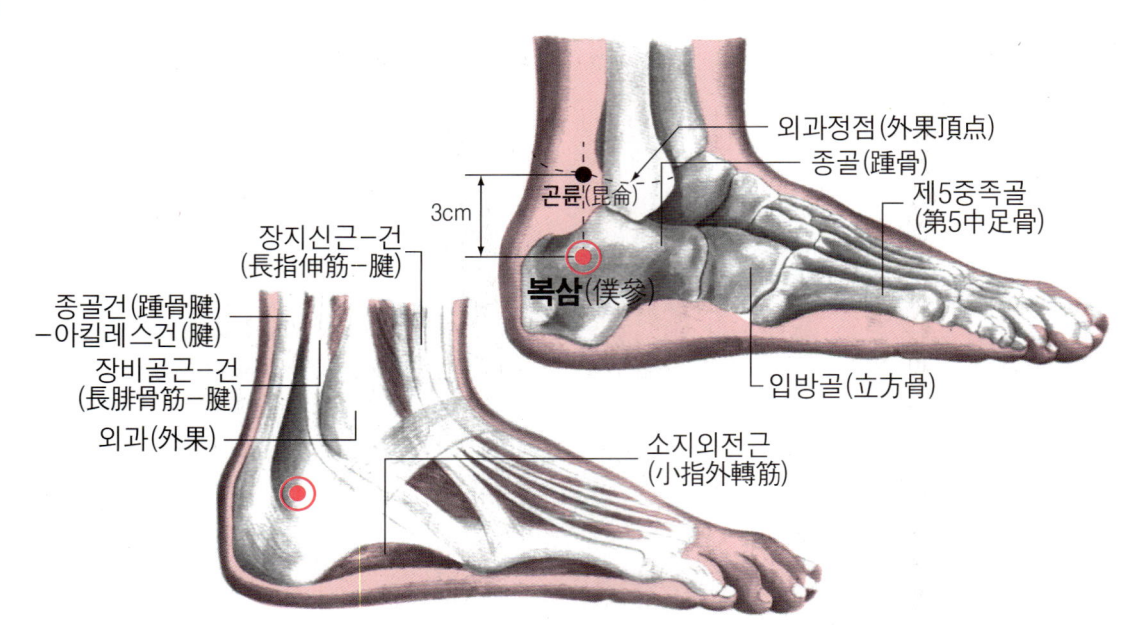

복삼 : 곤륜의 바로 아래 3cm

보 충 경 혈

곤륜

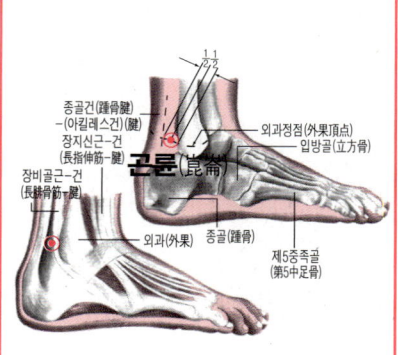

곤륜 : 바깥 복사뼈 중심의 높이에서, 바깥 복사뼈와 아킬레스건의 중심

태계

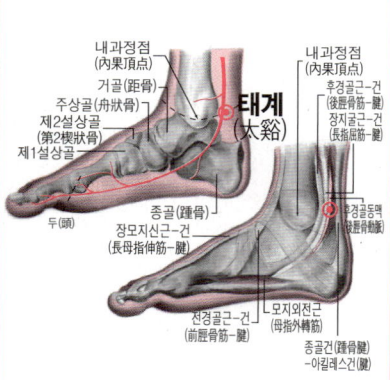

태계 : 내과(안복사뼈) 정점의 후방

대릉

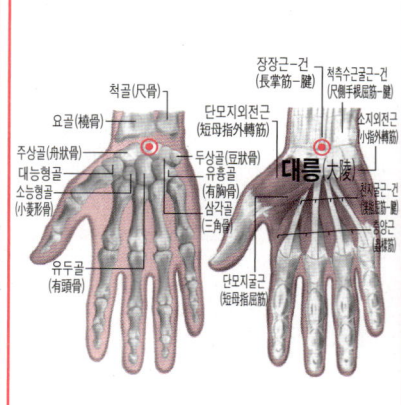

대릉 : 수관절 손바닥 주름에서 엄지측 수근 굴근건과 장장근건의 사이

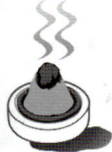 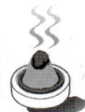

관절질환-둔부(엉덩이뼈)

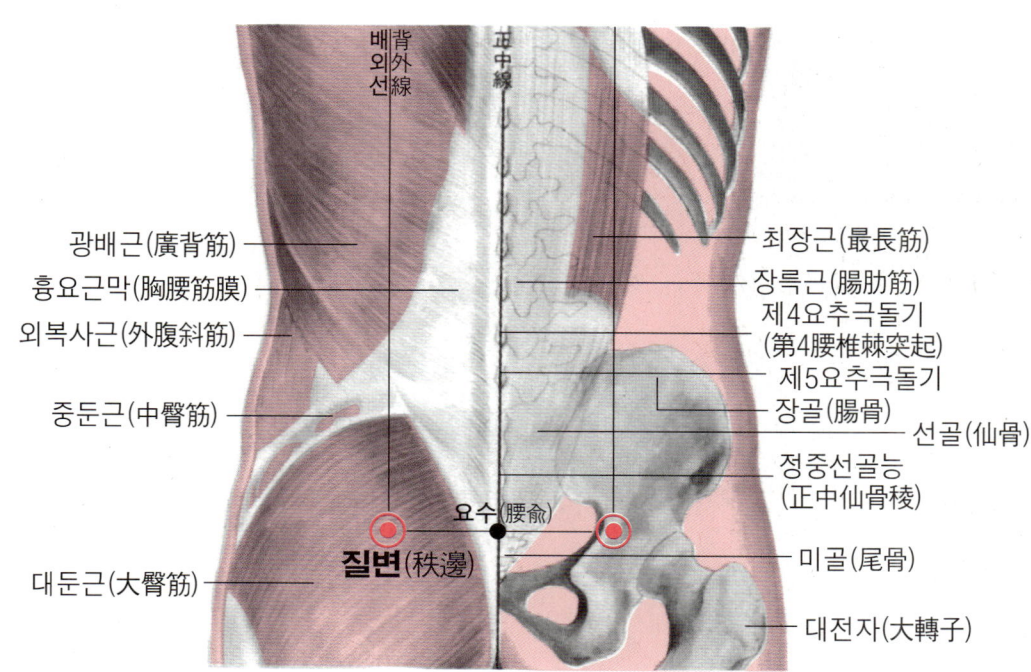

질변 : 배외선상에서 요수의 높이

보 충 경 혈

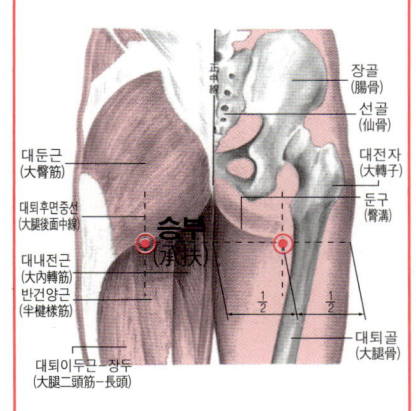

승부 : 대퇴후면 중선과 둔구와의 교점

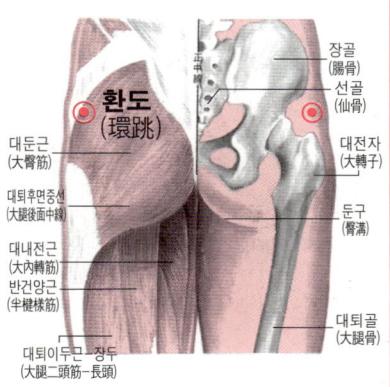

환도 : 대퇴골 대전자의 정점으로부터 상방 2cm

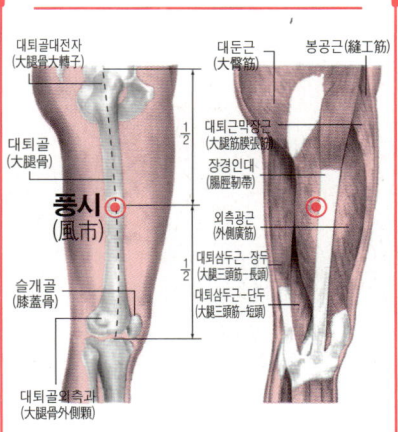

풍시 : 대퇴골 대전자 윗쪽과 대퇴골 외측의 아랫쪽 중앙

관절질환-목부

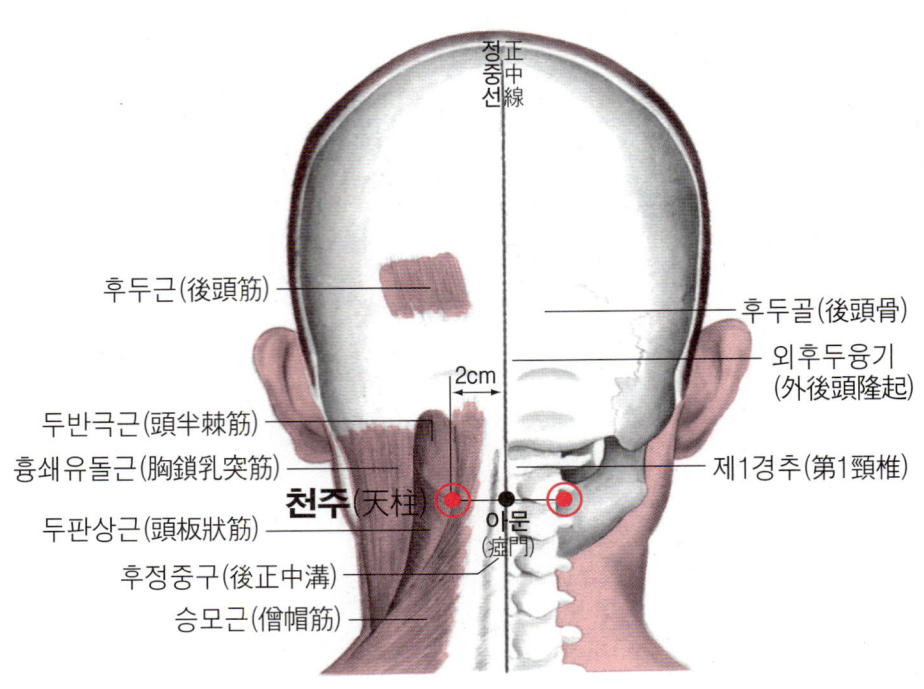

천주 : 아문의 높이에서, 외방 2cm의 증폭근팽융부 정점 바깥쪽

보충경혈

대추

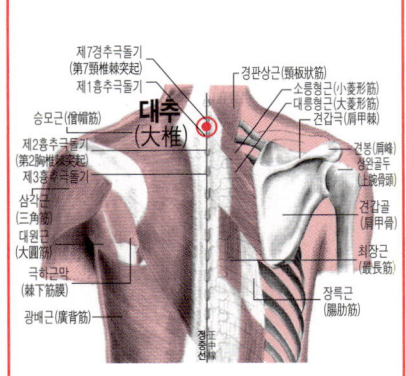

대추 : 목을 앞으로 깊이 숙이면 목덜미 밑으로 크게 돌출한 뼈(제7경추극돌기)와 제1흉추극돌기의 사이

풍지

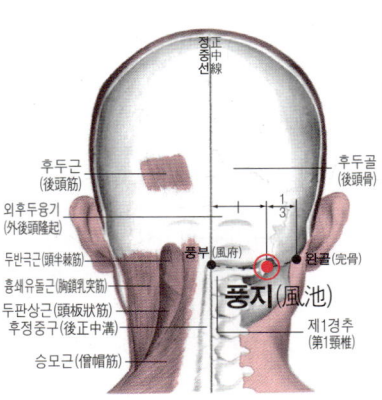

풍지 : 풍부와 완골의 사이에서 완골로부터 1/3

합곡

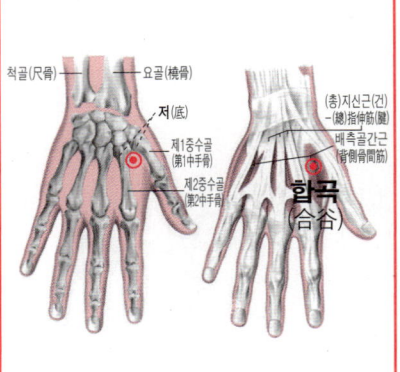

합곡 : 손등에서 제1, 2중수골저 아래쪽의 사이

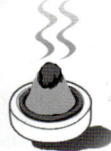
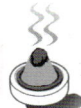

관절질환-슬부(무릎)

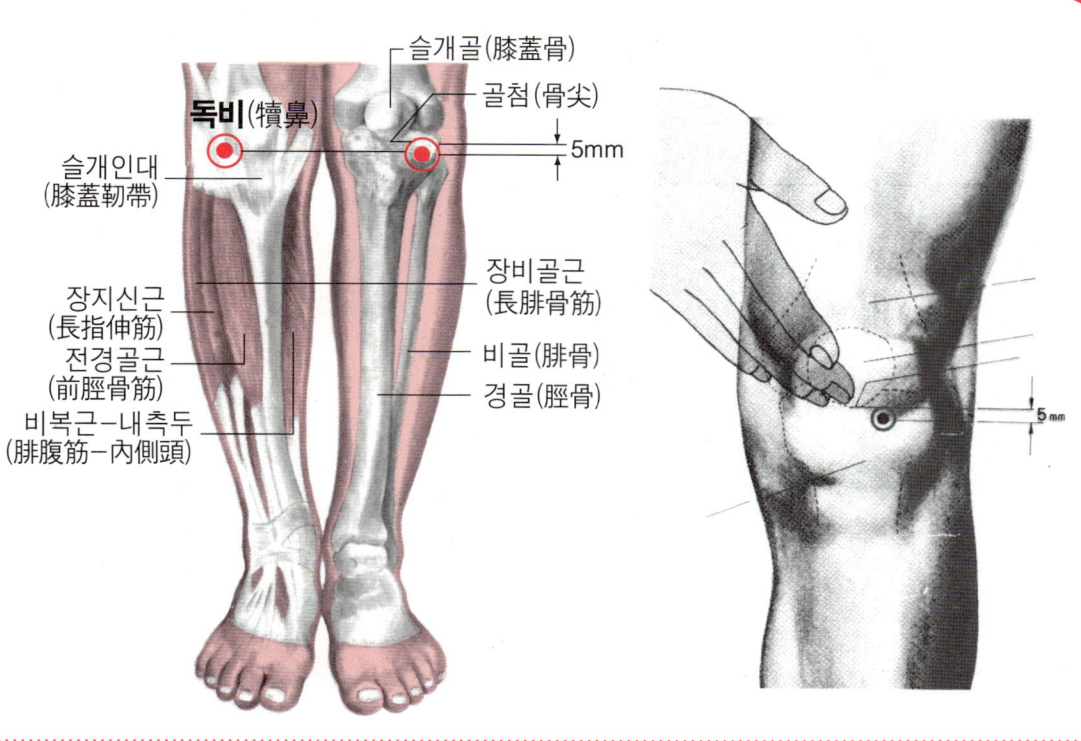

열결 : 손목 엄지측 안주름 위로 약 1촌 지점에 돌출한 뼈 바로 윗쪽 1촌

보충경혈

족삼리	양릉천	슬관

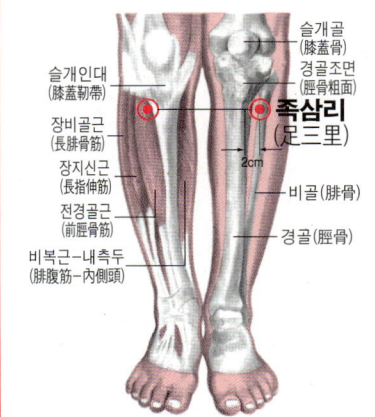
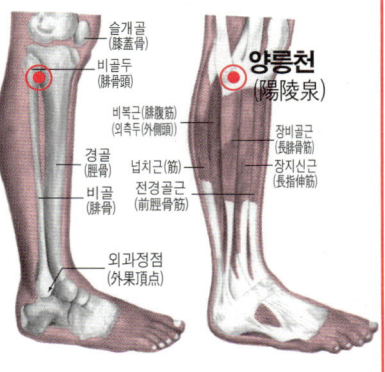
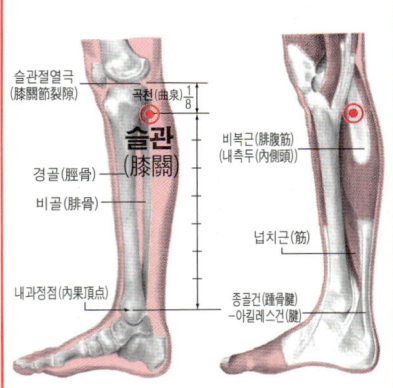

족삼리 : 경골조면의 아랫쪽 높이에서 경골 앞쪽으로부터 바깥쪽 2cm

양릉천 : 비골두의 앞 아랫쪽

슬관 : 곡천과 안쪽 복사뼈의 사이에서 곡천 으로부터 1/8 (음릉천 후방 1촌)

관절질환-아래턱

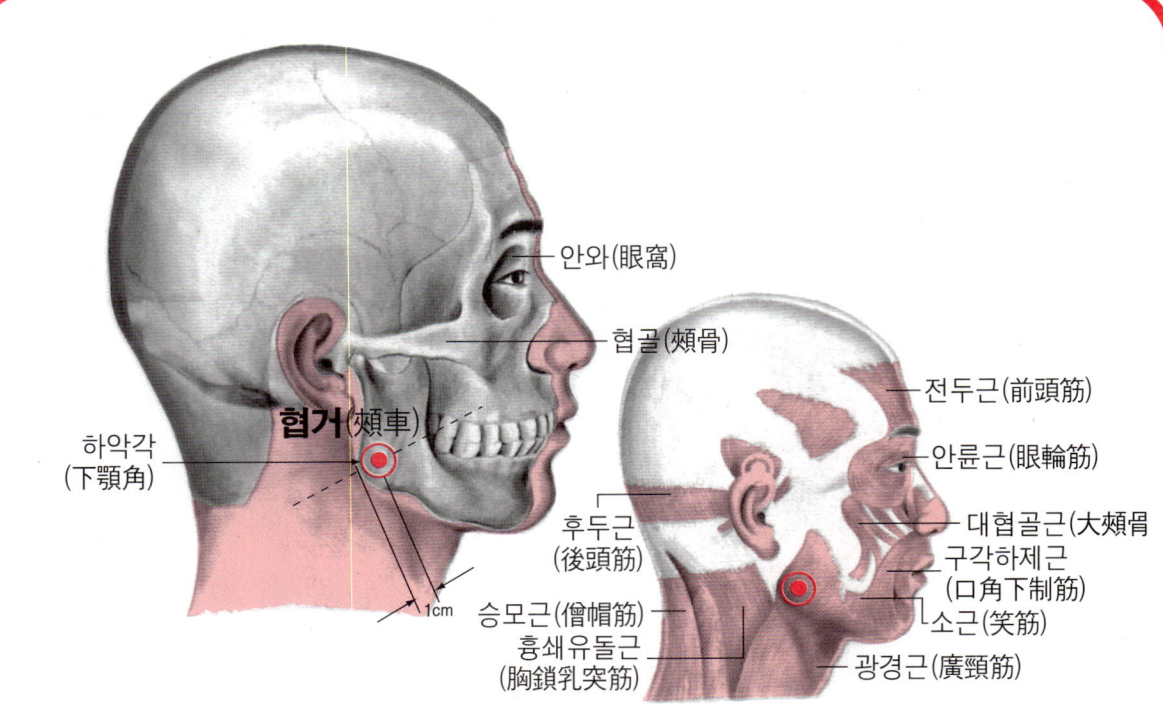

협거 : 아래턱 모서리의 앞 상방 1cm

보충경혈

예풍

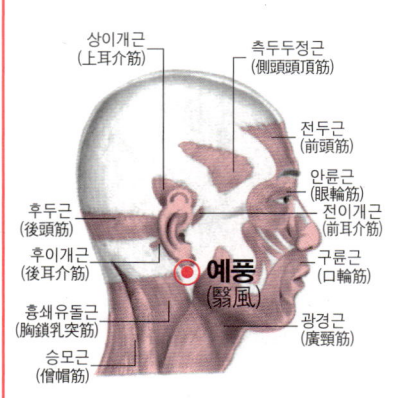

예풍 : 측두골유양돌기 앞끝과 하악지의 중앙

하관

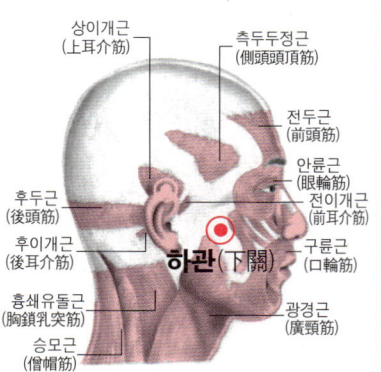

하관 : 외안각(눈꼬리)과 하악골하악지 뒷쪽 상단과의 중앙 바로 밑에서 협골궁 아래쪽

합곡

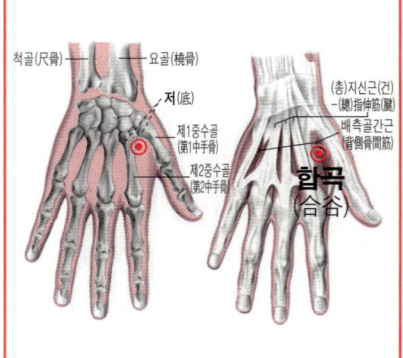

합곡 : 손등에서 제1, 2중수골저 아랫쪽의 사이

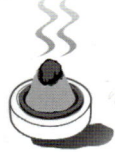 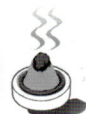

관절질환-완부(손목)

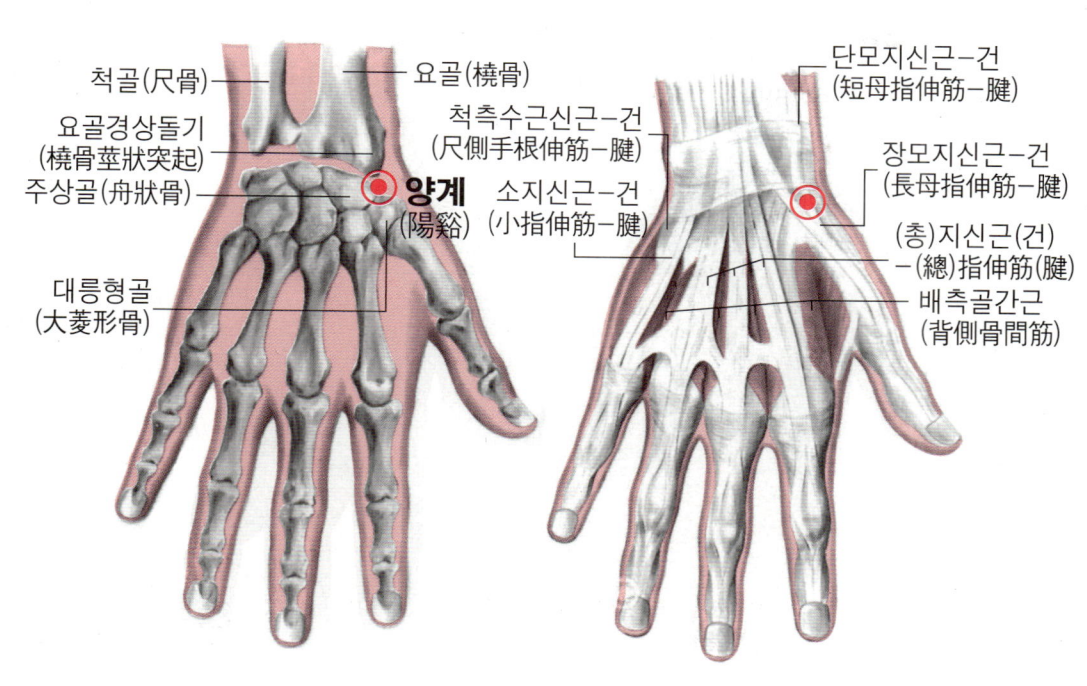

양계 : 수관절의 길게 뻗은 단모지신근건의 패인 곳 중심 (해부적 담배혈)

보충경혈

양곡	양지	완골
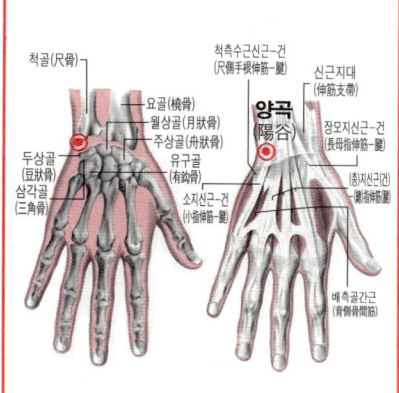	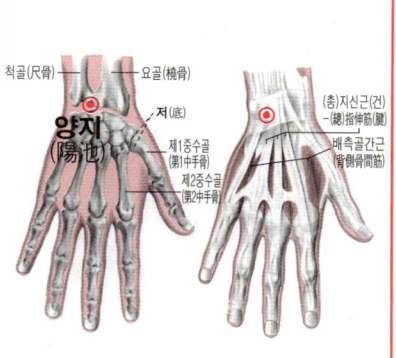	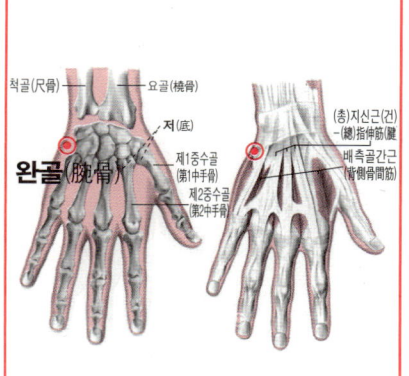
양곡 : 수관절 손등면 소지측에서 척골 경상돌기의 아랫쪽	**양지** : 수관절 등쪽 주름 중에서, 총지신근과 소지신근건 사이	**완골** : 손등 소지측에서 제5중수골과 삼각골의 사이

관절질환-요추부

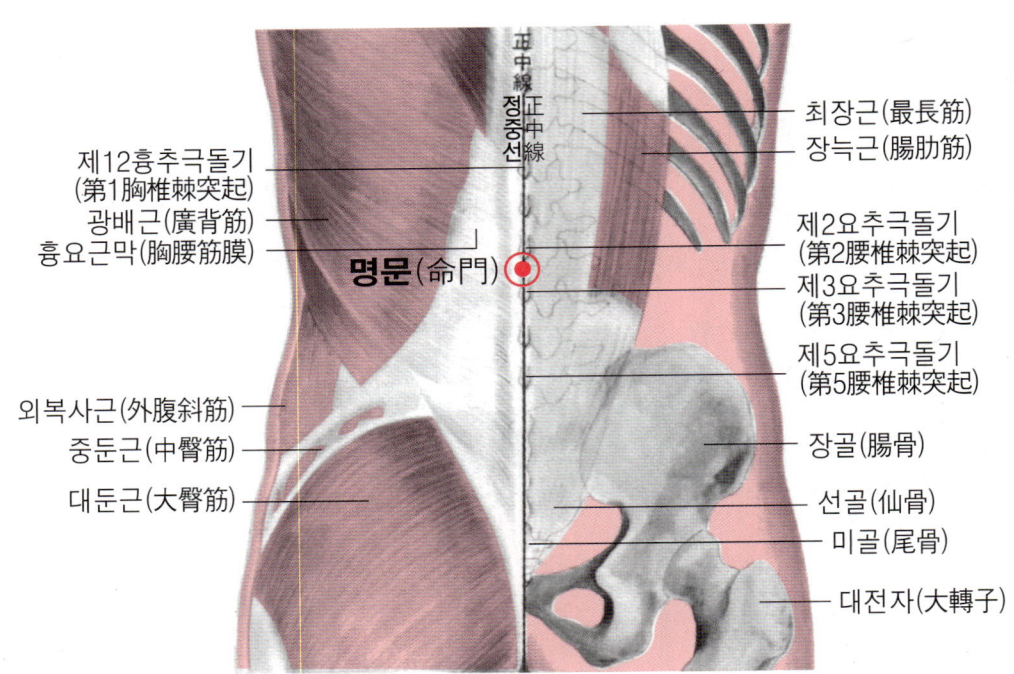

명문 : 정중선상에서 제2, 3요추극돌기 사이

보충경혈

신수

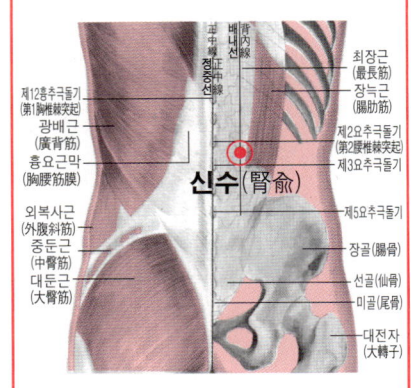

신수 : 배내선상에서 제2, 3요추극돌기의 사이

위중

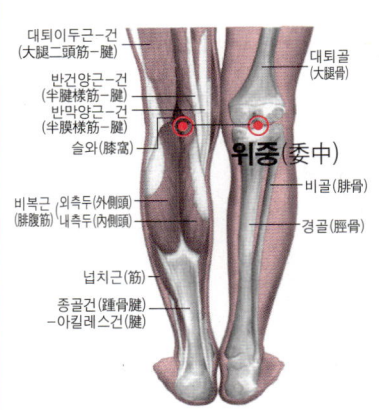

위중 : 무릎 뒤 주름의 중앙

곤륜

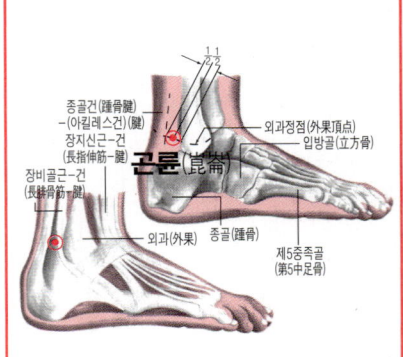

곤륜 : 바깥 복사뼈 중심의 높이에서, 바깥 복사뼈와 아킬레스건의 중심

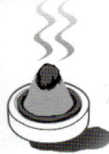
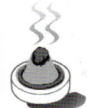

관절질환-저가부(꼬리뼈)

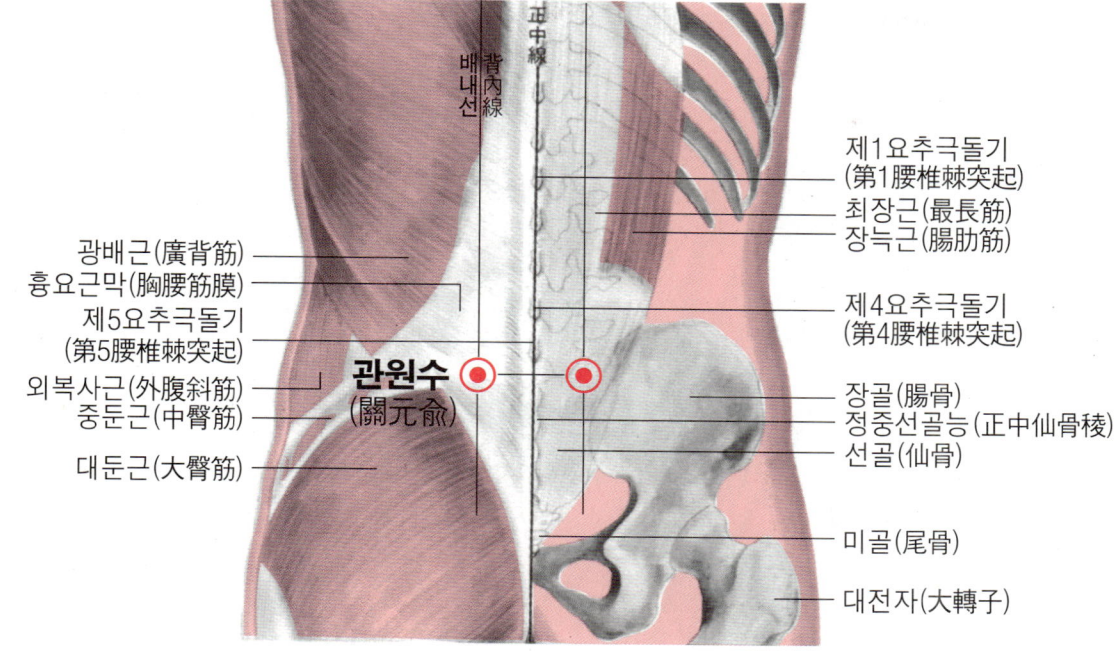

관원수 : 배내선상에서, 제5요추극돌기와 정중선골능 윗쪽의 중앙의 높이

보 충 경 혈

소장수

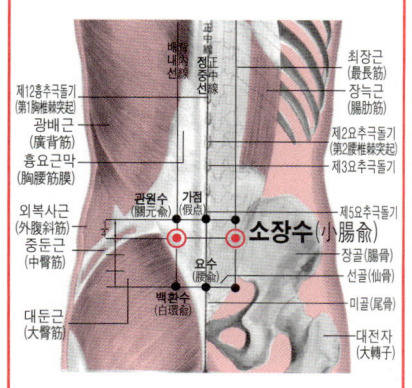

질변

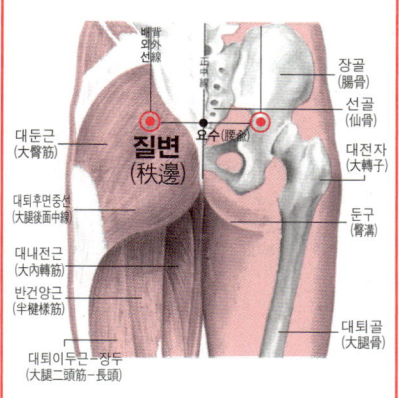

소장수 : 배내선상에서 관원유와 백환유 사이에 상방으로부터 1/4

질변 : 정중선상 뒷머리 시작 부분 깊이 패인 곳의 중심에서 옆으로 1.5촌

관절질환-주부(팔꿈치)

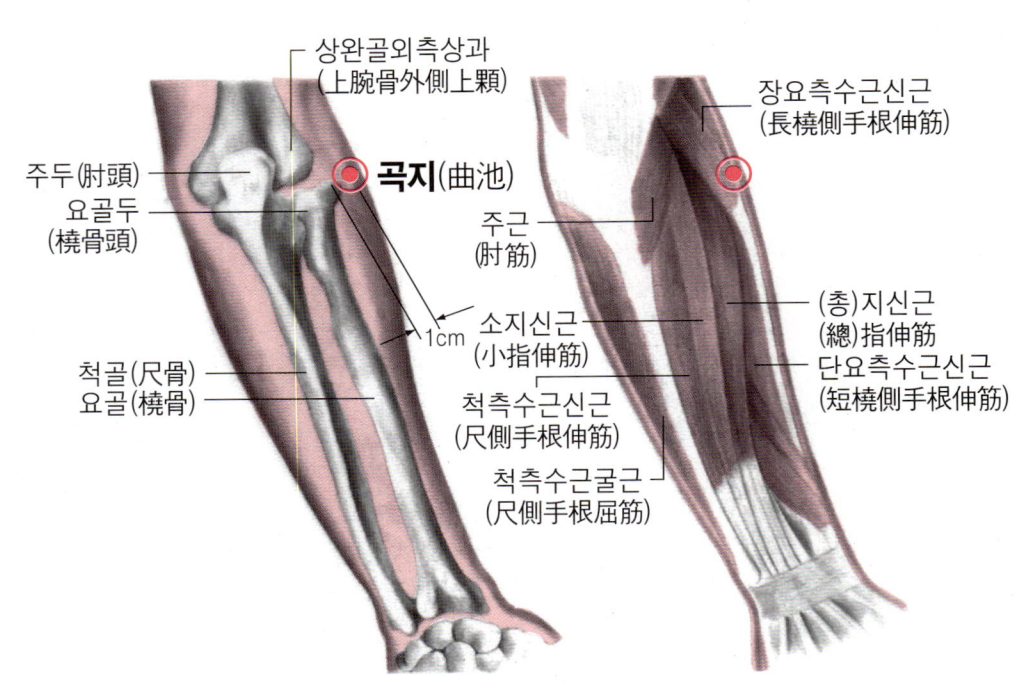

곡지 : 요골두 바깥 위쪽으로 부터 팔꿈치 안주름에 따라 내방 1cm (팔꿈치를 굽힐 나타나는 주름 끝)

보충경혈

척택

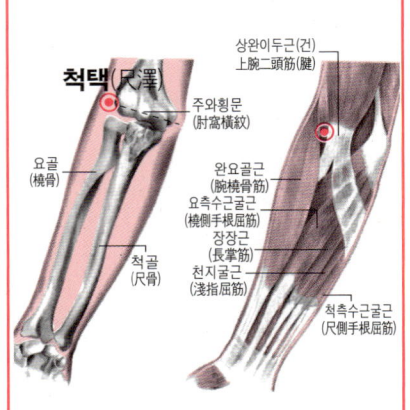

척택 : 주와횡문상에서, 상완이두근건의 엄지측

소해

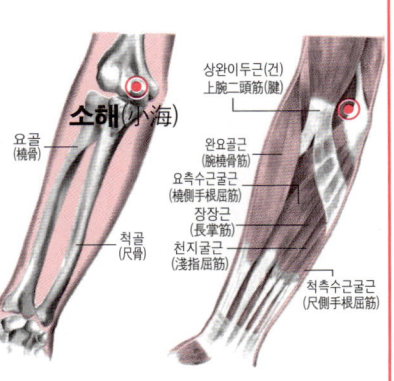

소해 : 상완골 내측상과로부터 굽은쪽으로 1cm

천정

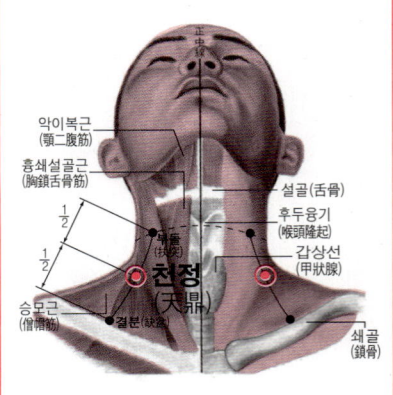

천정 : 부돌과 결분의 중앙

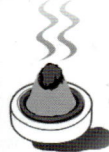 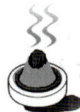

관절질환-지부

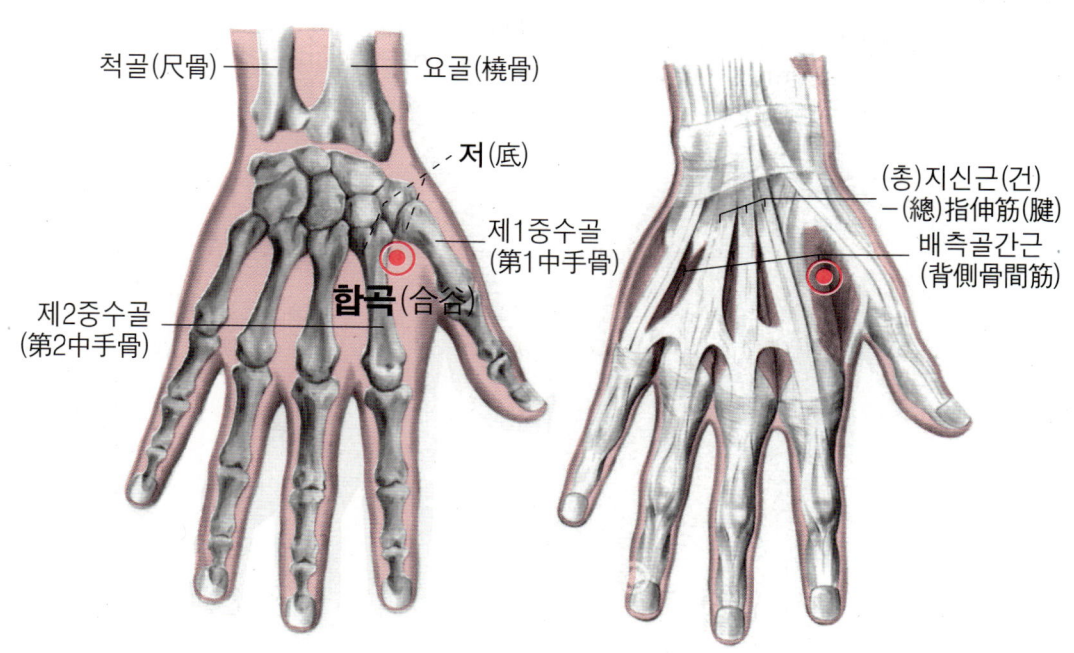

합곡 : 손등에서 제1, 2중수골저 아랫쪽의 사이

보 충 경 혈

후계

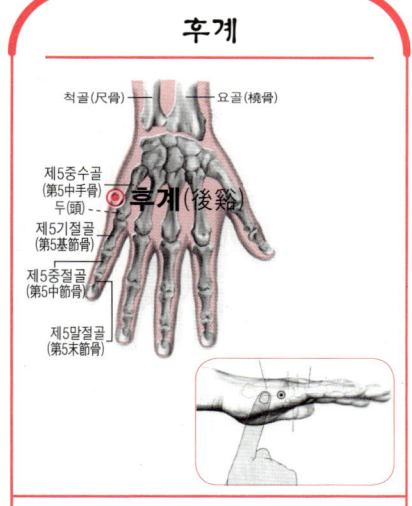

후계 : 손등에서 제5중수골두 윗쪽의 소지측
(주먹을 쥐었을 때 나타나는 소지측 주름끝)

관절질환-흉추부

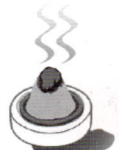

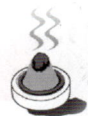

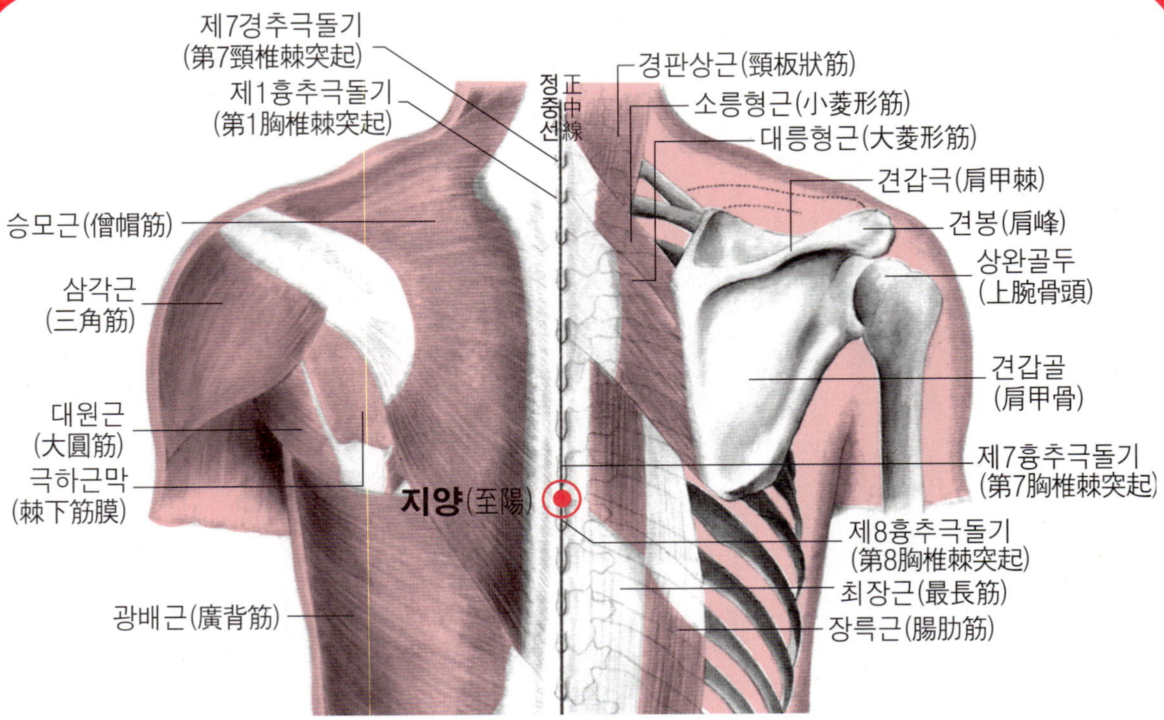

제7경추극돌기
(第7頸椎棘突起)
제1흉추극돌기
(第1胸椎棘突起)
정중선
正中線
경판상근(頸板狀筋)
소릉형근(小菱形筋)
대릉형근(大菱形筋)
견갑극(肩甲棘)
견봉(肩峰)
승모근(僧帽筋)
상완골두
(上腕骨頭)
삼각근
(三角筋)
견갑골
(肩甲骨)
대원근
(大圓筋)
극하근막
(棘下筋膜)
제7흉추극돌기
(第7胸椎棘突起)
지양(至陽)
제8흉추극돌기
(第8胸椎棘突起)
최장근(最長筋)
광배근(廣背筋)
장륵근(腸肋筋)

지양 : 제7, 8흉추극돌기의 사이

보 충 경 혈

척중

正中線
제11흉추극돌기
(第11胸椎棘突起)
척중
(脊中)
제12흉추극돌기
정중선
正中線
최장근
(最長筋)
장늑근
(腸肋筋)
광배근
(廣背筋)
제2요추극돌기
(第2腰椎棘突起)
흉요근막
(胸腰筋膜)
제3요추극돌기
외복사근
(外腹斜筋)
제5요추극돌기
중둔근
(中臀筋)
장골(腸骨)
대둔근
(大臀筋)
선골(仙骨)
미골(尾骨)
대전자
(大轉子)

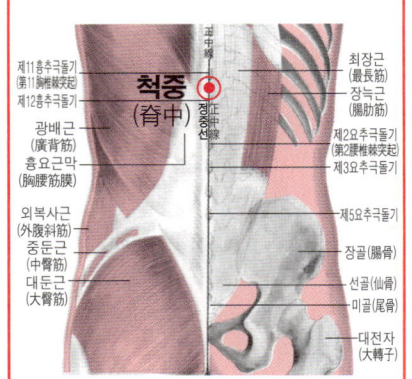

척중 : 제11, 12흉추극돌기의 사이

대추

제7경추극돌기
(第7頸椎棘突起)
제1흉추극돌기
경판상근(頸板狀筋)
소릉형근(小菱形筋)
대릉형근(大菱形筋)
견갑극(肩甲棘)
승모근(僧帽筋)
대추
(大椎)
제2흉추극돌기
제3흉추극돌기
견봉(肩峰)
상완골두
(上腕骨頭)
삼각근
(三角筋)
견갑골
(肩甲骨)
대원근
(大圓筋)
최장근
(最長筋)
극하근막
(棘下筋膜)
장륵근
(腸肋筋)
광배근(廣背筋)
정중선
正中線

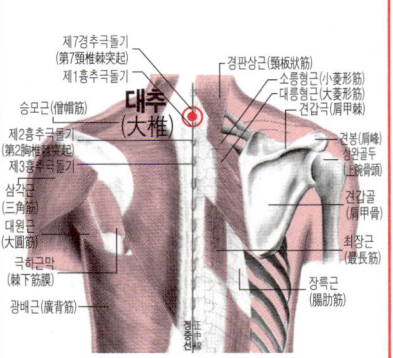

대추 : 목을 앞으로 깊이 숙이면 목덜미 밑으로 크게 돌출한 뼈(제7경추극돌기)와 제1흉추극돌기의 사이

위중

대퇴이두근-건
(大腿二頭筋-腱)
대퇴골
(大腿骨)
반건양근-건
(半腱樣筋-腱)
반막양근-건
(半膜樣筋-腱)
슬와(膝窩)
위중(委中)
비골(腓骨)
비복근
(腓腹筋)
외측두(外側頭)
내측두(內側頭)
경골(脛骨)
넙치근(筋)
종골건(踵骨腱)
-아킬레스건(腱)

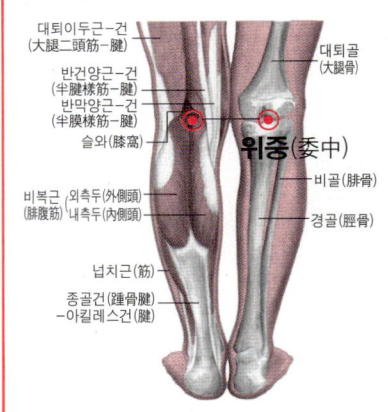

위중 : 무릎 뒤 주름의 중앙

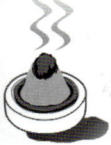 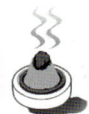

낙침/목결림

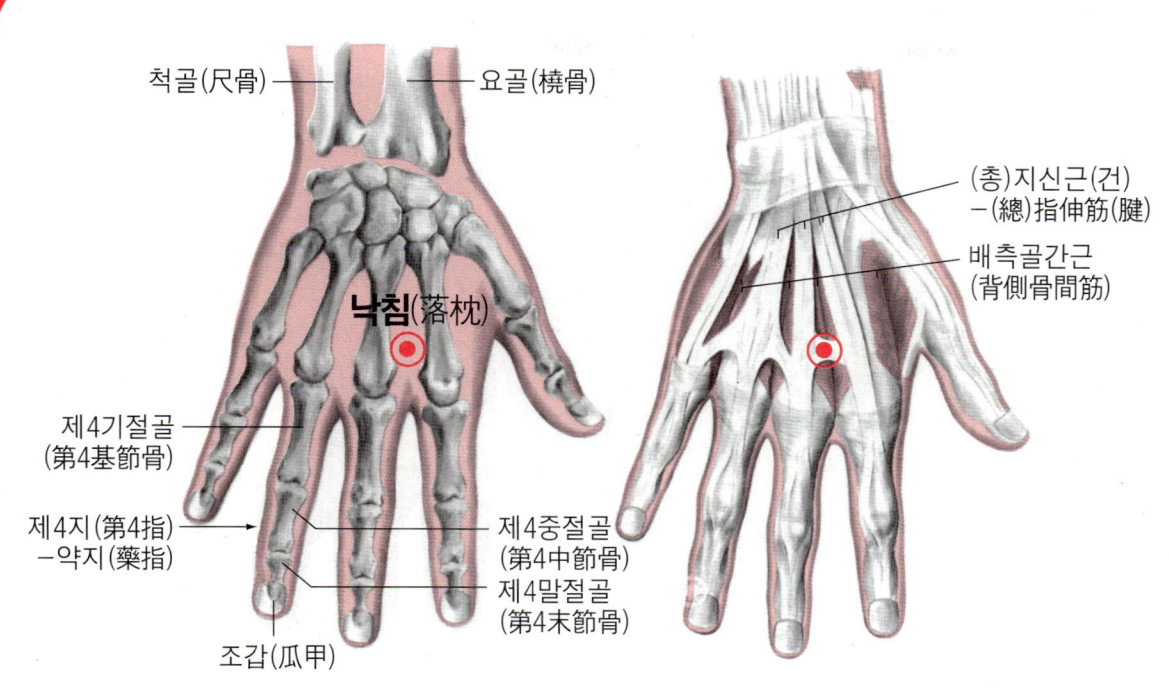

낙침 : 손등쪽 2,3중수골저의 사이에서 후방 0.5촌

보 충 경 혈

후계

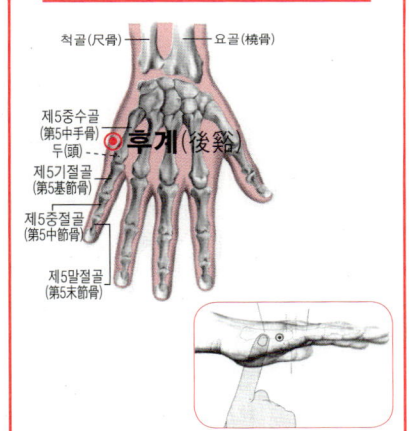

후계 : 손등에서 제5중수골두 윗쪽의 소지측 (주먹을 쥐었을 때 나타나는 소지측 주름끝)

천주

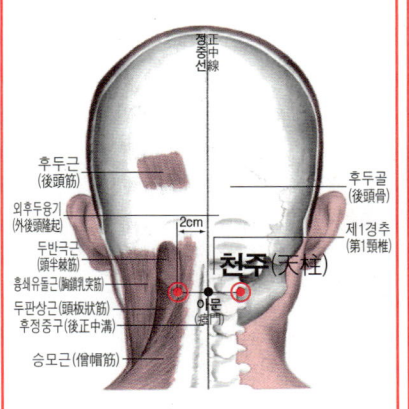

천주 : 아문의 높이에서, 외방 2cm의 증폭근팽융부 정점 바깥쪽

대추

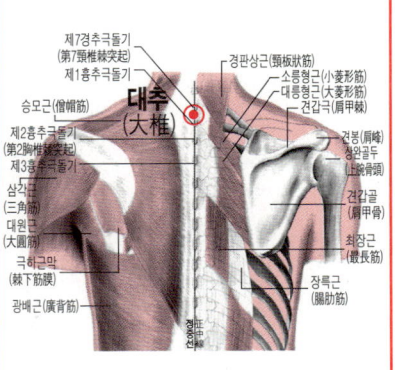

대추 : 목을 앞으로 깊이 숙이면 목덜미 밑으로 크게 돌출한 뼈(제7경추극돌기)와 제1흉추극돌기의 사이

다리 부종

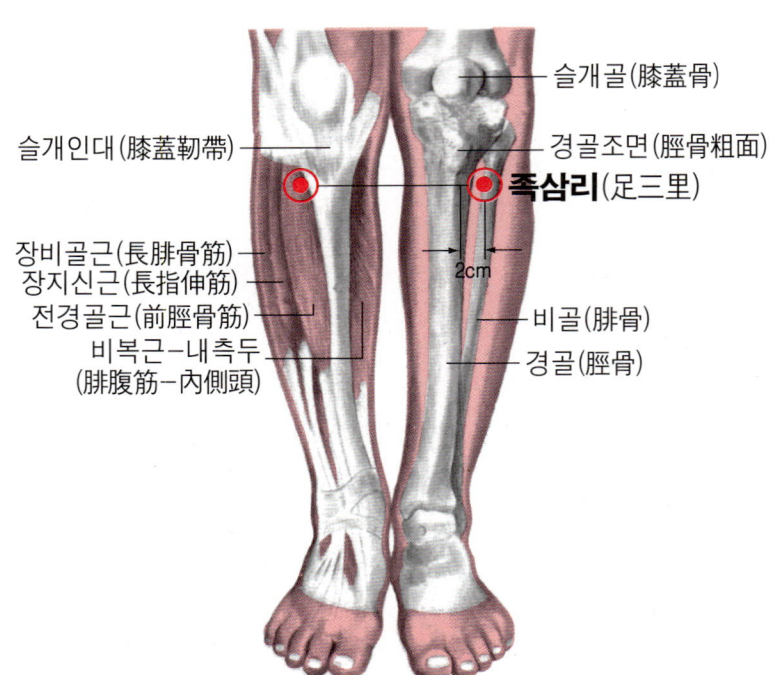

족삼리: 경골조면의 아랫쪽 높이에서 경골 앞쪽으로부터 바깥쪽 2cm

보충경혈

삼음교, 음릉천

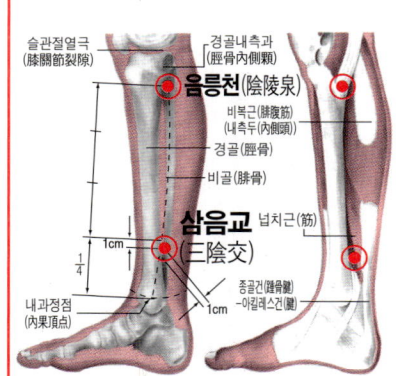

삼음교: 음릉천과 안쪽 복사뼈의 사이에서 안쪽 복사뼈의 중심으로부터 1/4의 하방 1cm에서, 경골 뒷쪽의 후방 1cm

태계

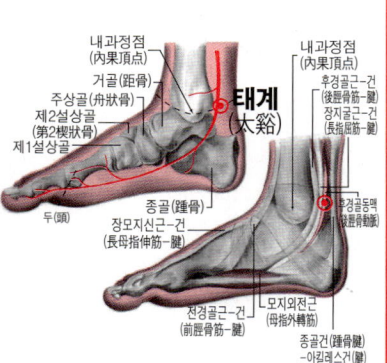

태계: 내과(안복사뼈) 정점의 후방

태충

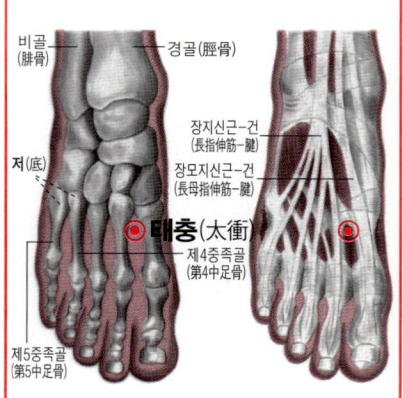

태충: 발등의 제1, 2중족골저 앞쪽의 아래

다리 피곤

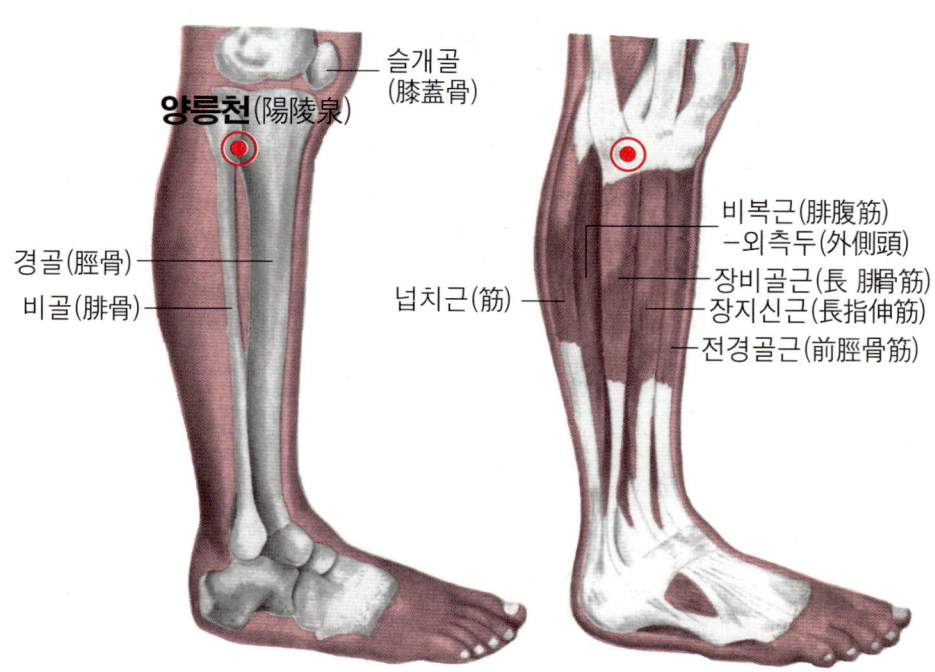

양릉천(陽陵泉)
슬개골(膝蓋骨)
경골(脛骨)
비골(腓骨)
넙치근(筋)
비복근(腓腹筋)
-외측두(外側頭)
장비골근(長 腓骨筋)
장지신근(長指伸筋)
-전경골근(前脛骨筋)

양릉천 : 비골두의 앞 아랫쪽

보충경혈

족삼리
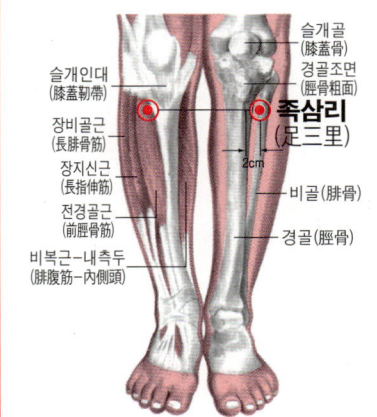

슬개골(膝蓋骨)
경골조면(脛骨粗面)
슬개인대(膝蓋靭帶)
족삼리(足三里)
장비골근(長腓骨筋)
장지신근(長指伸筋)
비골(腓骨)
전경골근(前脛骨筋)
경골(脛骨)
비복근-내측두(腓腹筋-內側頭)

족삼리 : 경골조면의 아랫쪽 높이에서 경골 앞쪽으로부터 바깥쪽 2cm

승산
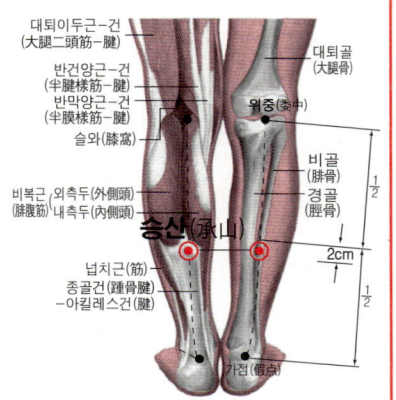

대퇴이두근-건(大腿二頭筋-腱)
반건양근-건(半腱樣筋-腱)
반막양근-건(半膜樣筋-腱)
슬와(膝窩)
비복근-외측두(外側頭)(腓腹筋)
-내측두(內側頭)
승산(承山)
넙치근(筋)
종골건(踵骨腱)
-아킬레스건(腱)
대퇴골(大腿骨)
위중(委中)
비골(腓骨)
경골(脛骨)
2cm
가점(假点)

승산 : 위중과 아킬레스건의 후면 중앙(바깥 복사뼈 높이)과의 사이에서 중앙으로부터 하방으로 2cm

위중
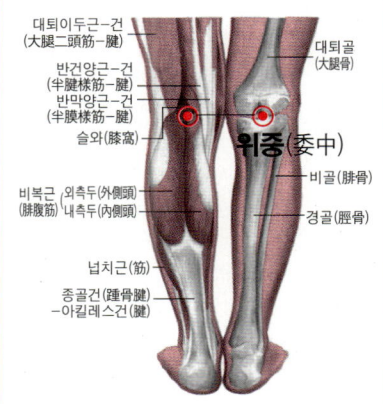

대퇴이두근-건(大腿二頭筋-腱)
반건양근-건(半腱樣筋-腱)
반막양근-건(半膜樣筋-腱)
슬와(膝窩)
비복근-외측두(外側頭)(腓腹筋)
-내측두(內側頭)
넙치근(筋)
종골건(踵骨腱)
-아킬레스건(腱)
대퇴골(大腿骨)
위중(委中)
비골(腓骨)
경골(脛骨)

위중 : 무릎 뒤 주름의 중앙

대퇴신경통

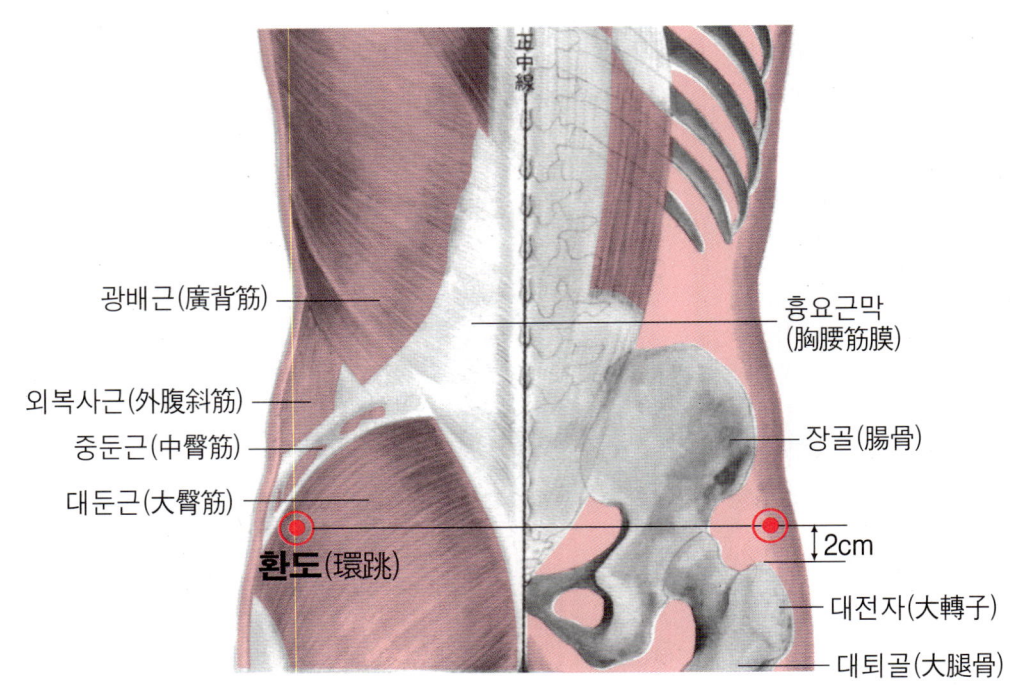

환도 : 대퇴골 대전자의 정점으로부터 상방 2cm

보충경혈

음릉천

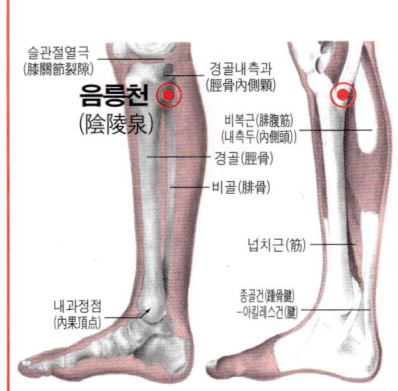

음릉천 : 경골내측과의 아래쪽

풍시

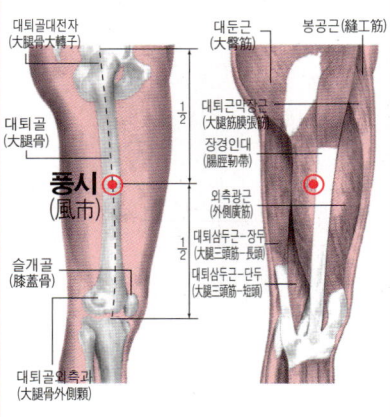

풍시 : 대퇴골 대전자 윗쪽과 대퇴골 외측의 아랫쪽 중앙

거료

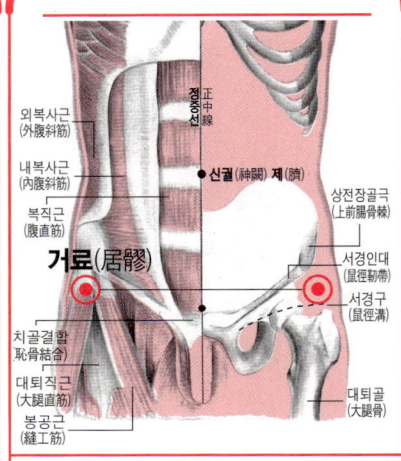

거료 : 비익 아랫쪽의 높이에서, 동공의 바로 아래

류마티스관절염

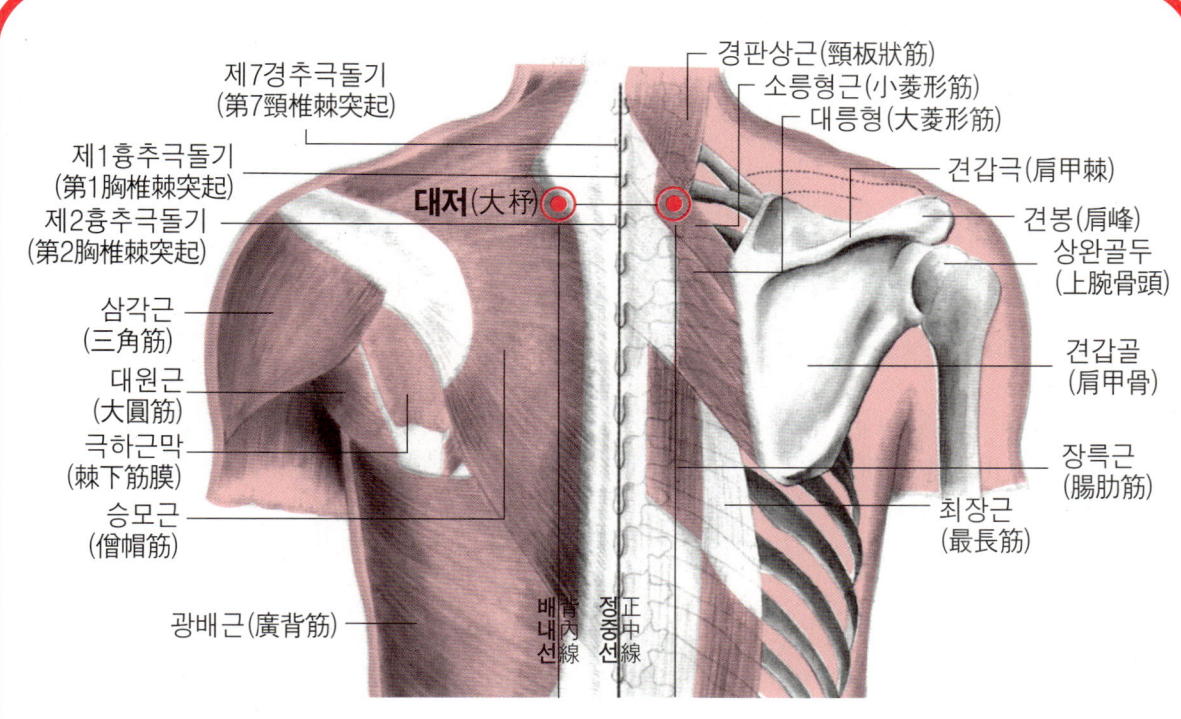

대저 : 배내선상에서 제1, 2흉추극돌기 사이의 높이

보충경혈

족삼리

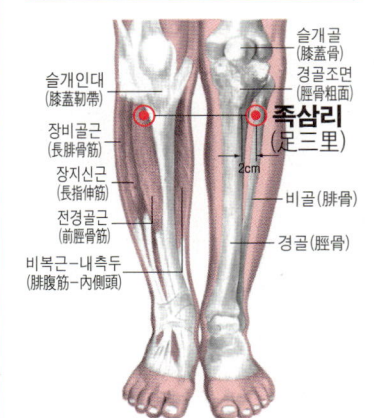

족삼리 : 경골조면의 아랫쪽 높이에서 경골 앞쪽으로부터 바깥쪽 2cm

대추

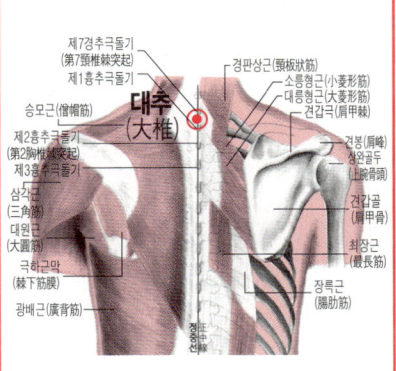

대추 : 목을 앞으로 깊이 숙이면 목덜미 밑으로 크게 돌출한 뼈(제7경추극돌기)와 제1흉추극돌기의 사이

풍문

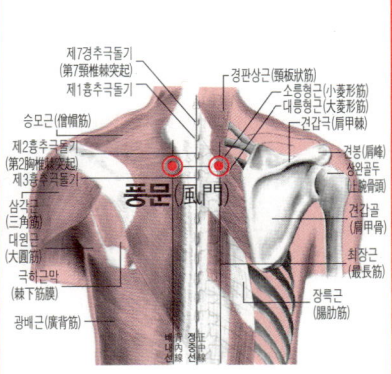

풍문 : 배내선상에서 제2, 3흉추극돌기 사이의 높이

류마티스관절염

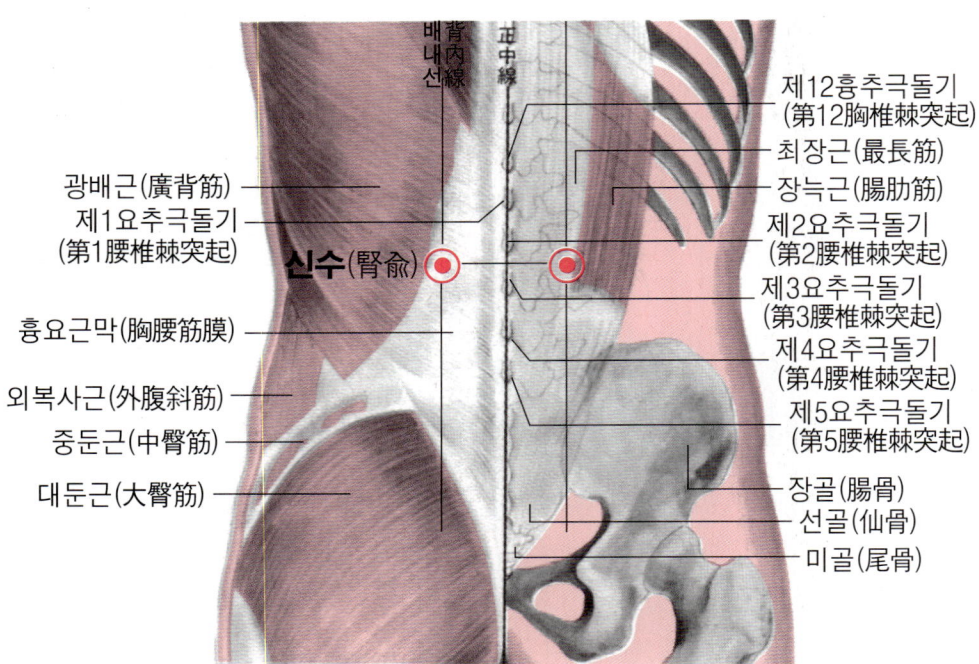

신수(B23) : 배내선상에서 제2, 3요추극돌기의 사이

보 충 경 혈

간수(B18)

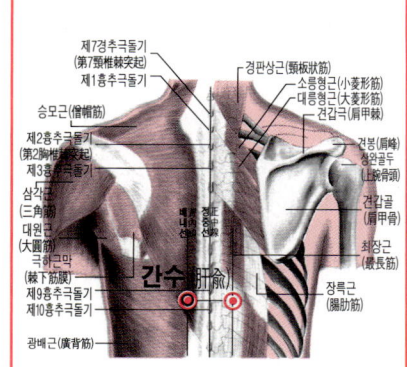

간수 : 배내선상에서, 제9, 10흉추극돌기의 사이의 높이

격수(B17)

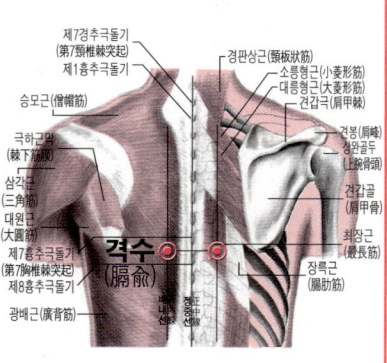

격수 : 배내선상에서, 제7, 8 흉추극돌기 사이의 높이

비수(B20)

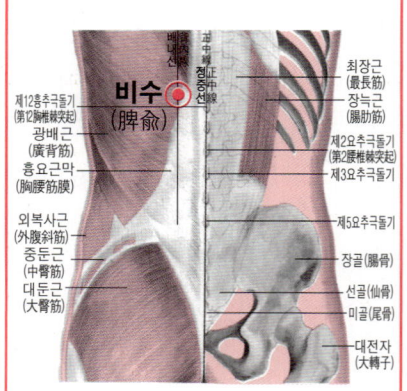

비수 : 배내선상에서 제11, 12흉추극돌기 사이의 높이

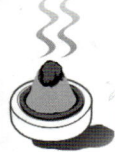 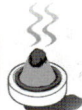

류마티스관절염

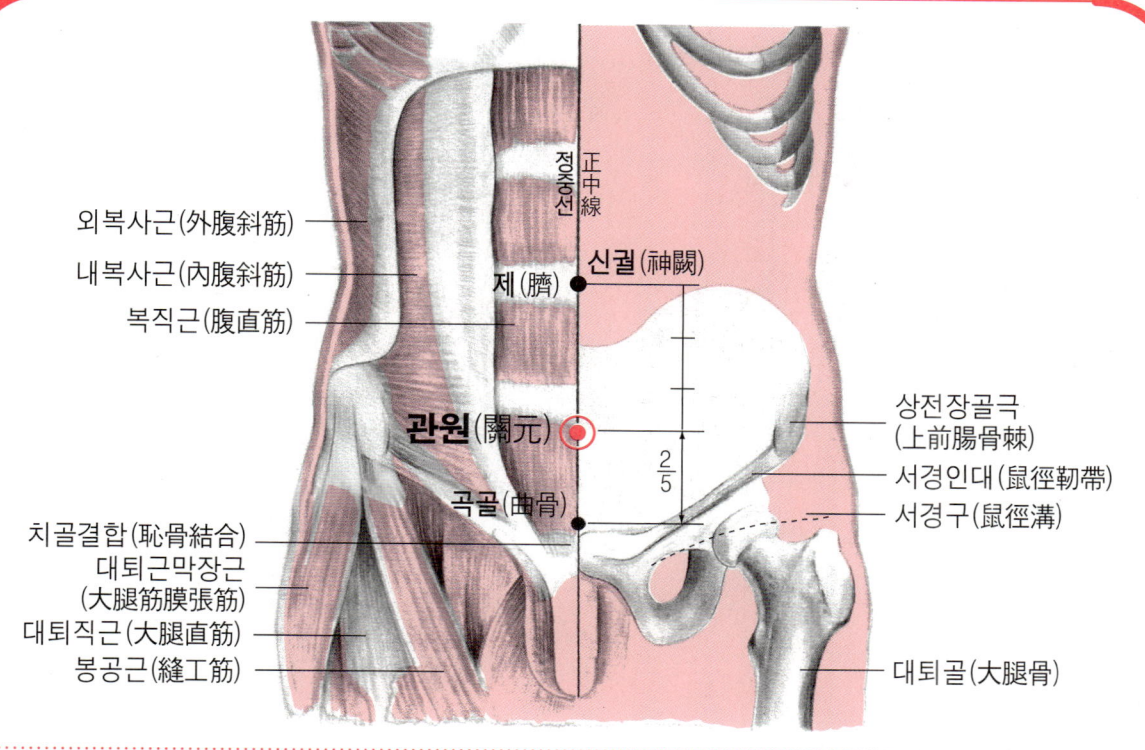

관원(CV4) : 정중선상에서, 신궐(배꼽의중심)과 곡골의 사이에 곡골로부터 2/5

보 충 경 혈

삼초수(B22)

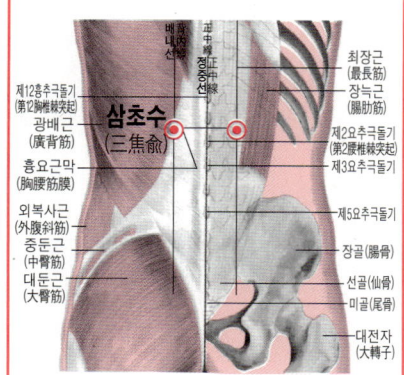

삼초수 : 배내선상에서 제1, 2요추극돌기 사이의 높이

지실(B52)

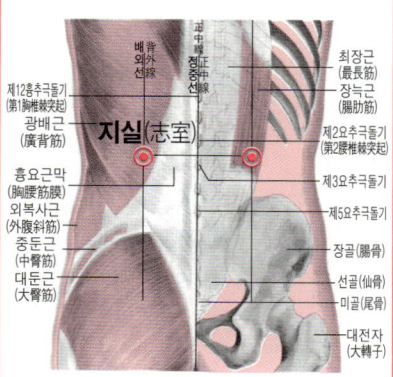

지실 : 배외선상에서 제2, 3요추극돌기 사이의 높이

류마티즘

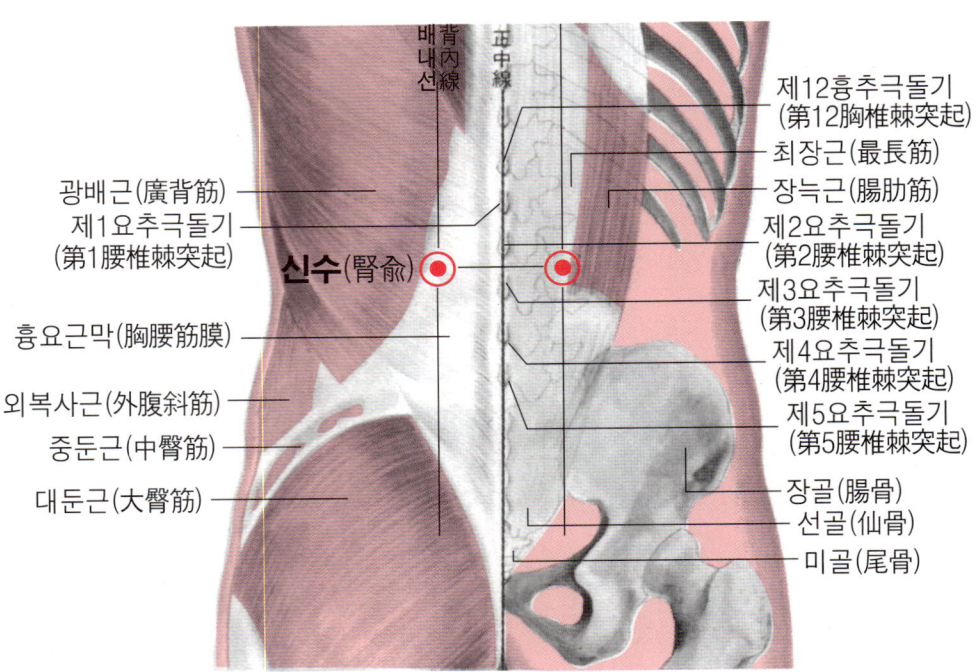

신수: 배내선상에서 제2, 3요추극돌기의 사이

보충경혈

풍문

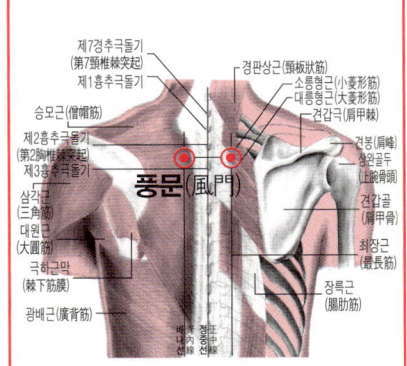

풍문: 배내선상에서 제2, 3흉추극돌기 사이의 높이

격수

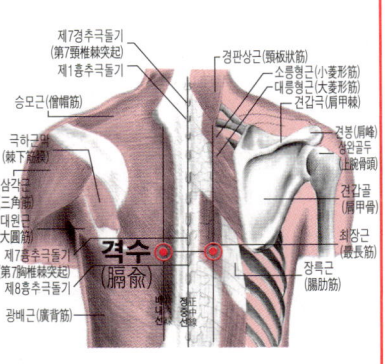

격수: 배내선상에서, 제7, 8 흉추극돌기 사이의 높이

음릉천

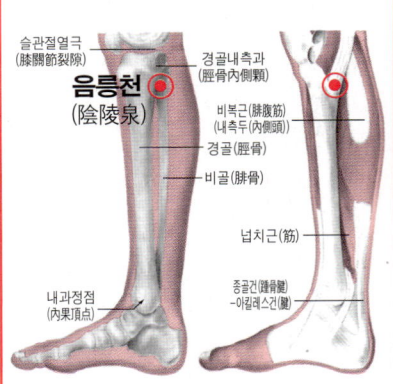

음릉천: 경골내측과의 아래쪽

만성 요통

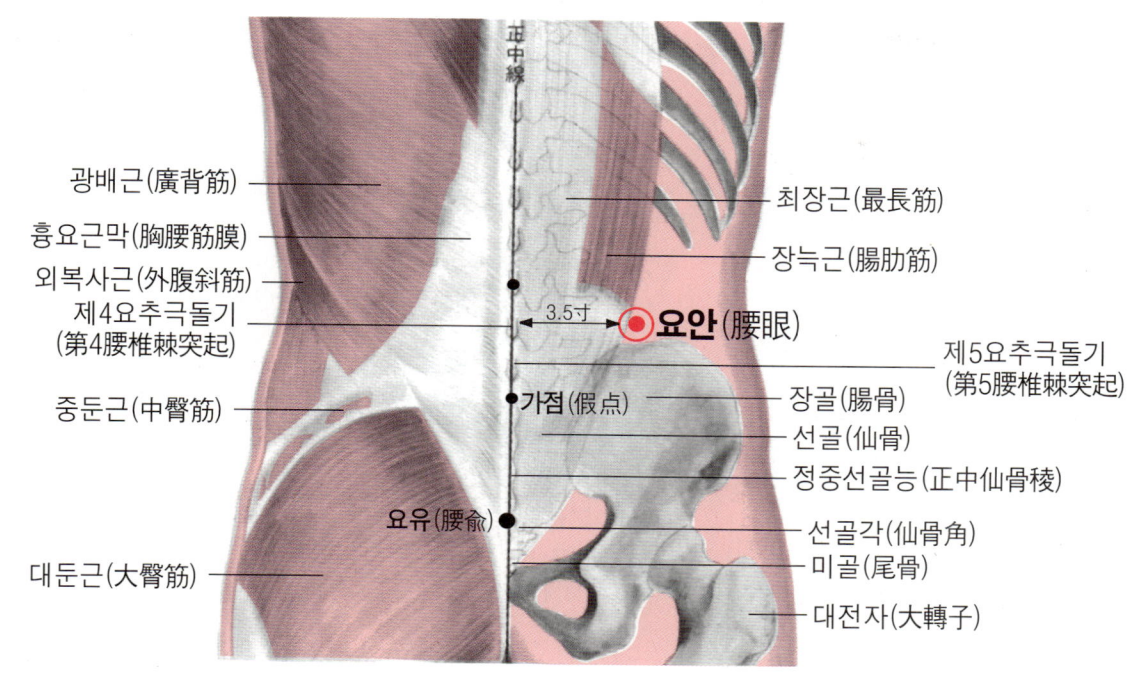

요안 : 제3요추극돌기의 양 옆 3.4촌 함몰부

보 충 경 혈

위중	위양	승산
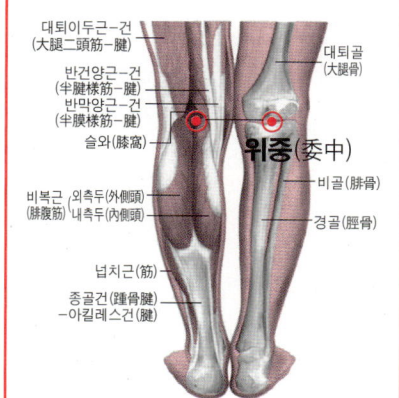	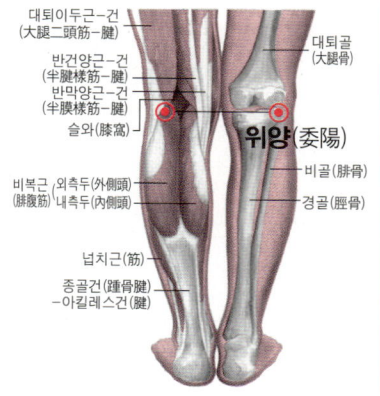	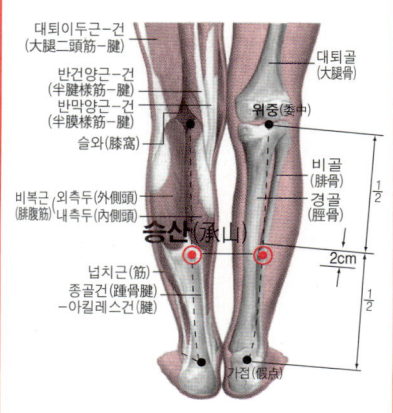
위중 : 무릎 뒤 주름의 중앙	**위양** : 무릎 뒷쪽의 가로무늬상에서 대퇴이두근 건의 안쪽	**승산** : 위중과 아킬레스건의 후면 중앙(바깥 복사뼈 높이)과의 사이에서 중앙으로부터 하방으로 2cm

만성 요통

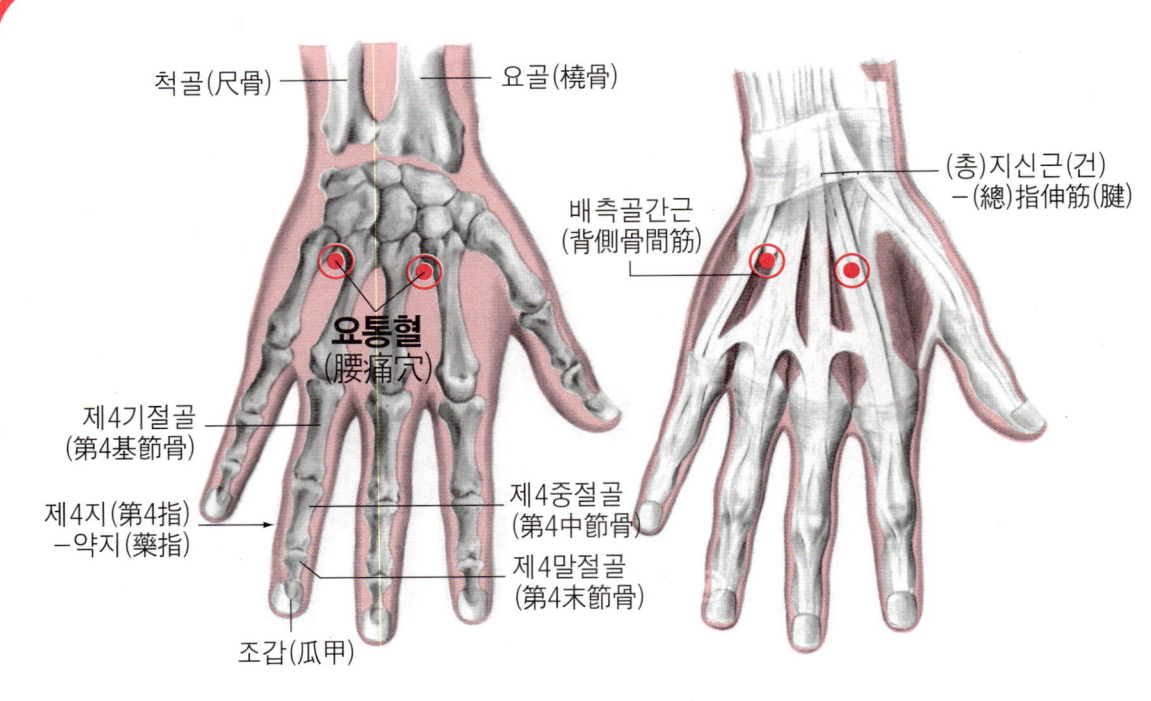

요통혈 : 손등의 2, 3, 4, 5중수골두의 사이

보충경혈

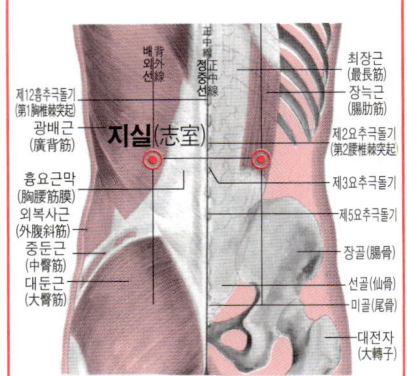

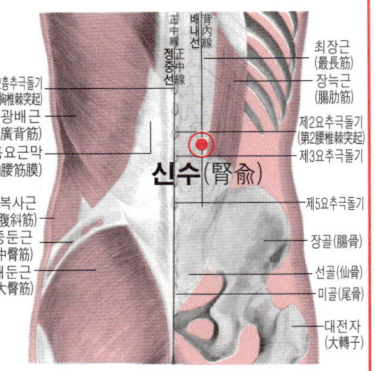

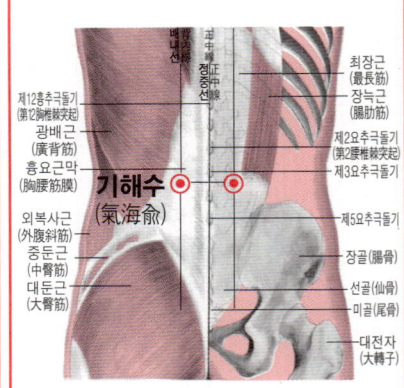

지실 : 배외선상에서 제2, 3요추극돌기 사이의 높이

신수 : 배내선상에서 제2, 3요추극돌기의 사이

기해수 : 배내선상에서, 제3, 4요추극돌기 사이의 높이

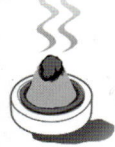 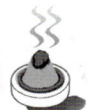

목결림

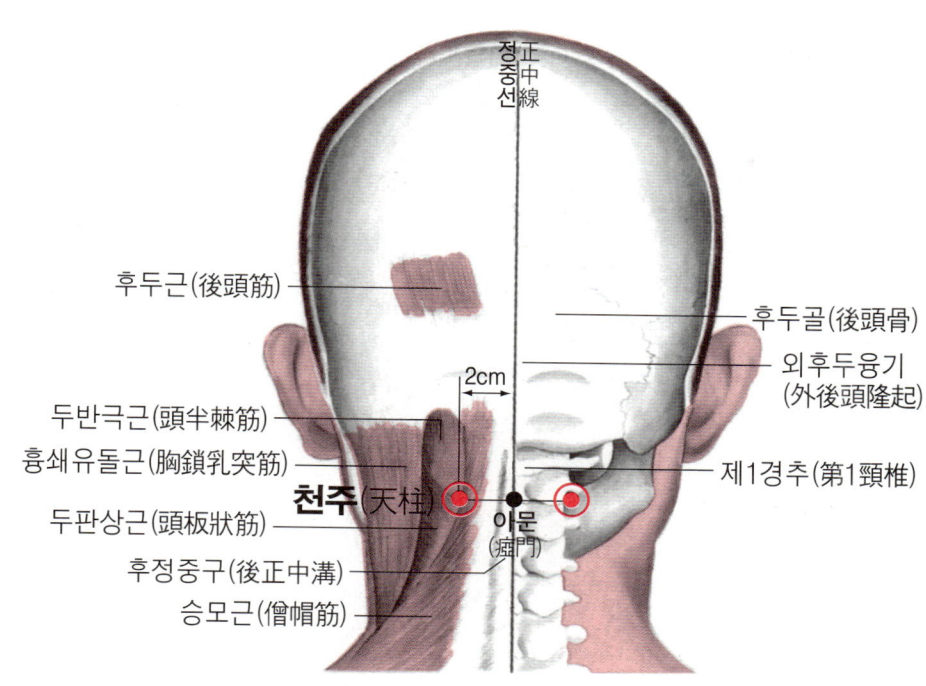

천주 : 아문의 높이에서, 외방 2cm의 증폭근팽융부 정점 바깥쪽

보충경혈

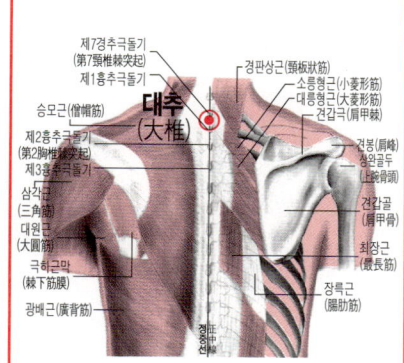

대추

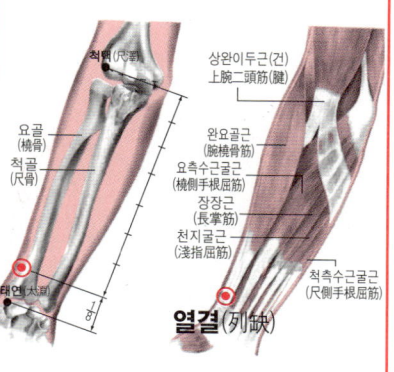

열결

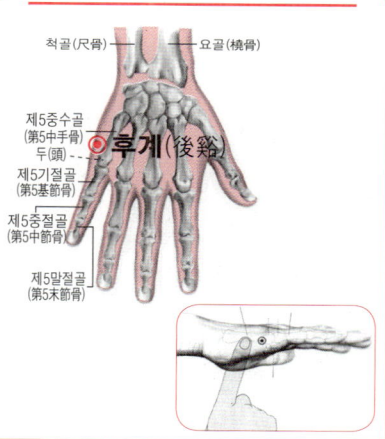

후계

대추 : 목을 앞으로 깊이 숙이면 목덜미 밑으로 크게 돌출한 뼈(제7경추극돌기)와 제1흉추극돌기의 사이

열결 : 정중선상 뒷머리 시작 부분 깊이 패인 곳의 중심에서 옆으로 1.5촌

후계 : 손등에서 제5중수골두 윗쪽의 소지측 (주먹을 쥐었을 때 나타나는 소지측 주름끝)

목/어깨 근막염

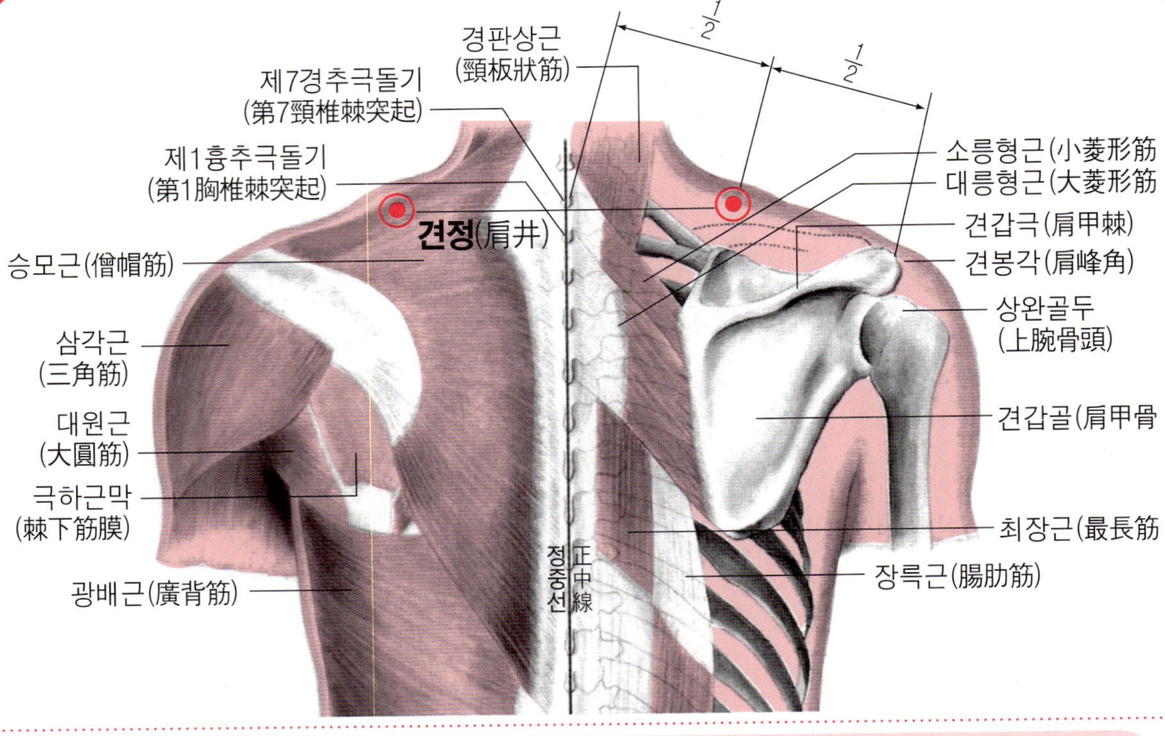

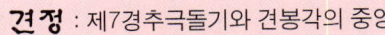

견정 : 제7경추극돌기와 견봉각의 중앙

보충경혈

천주

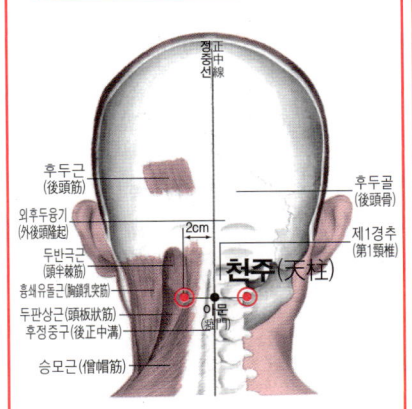

천주 : 아문의 높이에서, 외방 2cm의 증폭근팽융부 정점 바깥쪽

격수

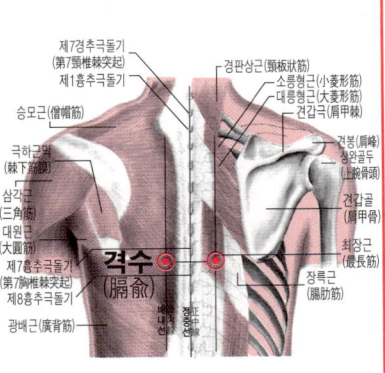

격수 : 배내선상에서, 제7, 8 흉추극돌기 사이의 높이

후계

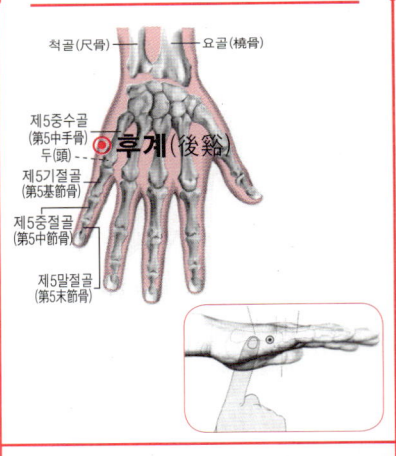

후계 : 손등에서 제5중수골두 윗쪽의 소지측 (주먹을 쥐었을 때 나타나는 소지측 주름끝)

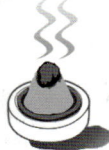 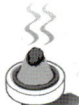

목염좌

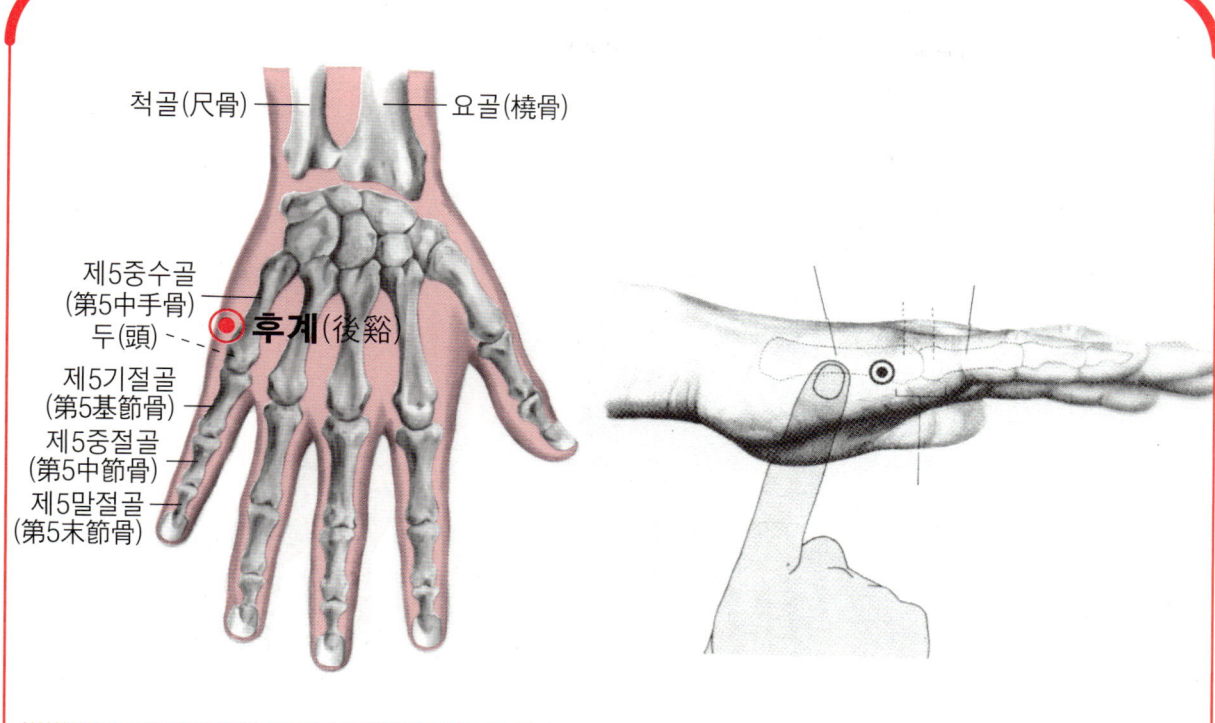

후계 : 손등에서 제5중수골두 윗쪽의 소지측 (주먹을 쥐었을 때 나타나는 소지측 주름끝)

보 충 경 혈

풍지
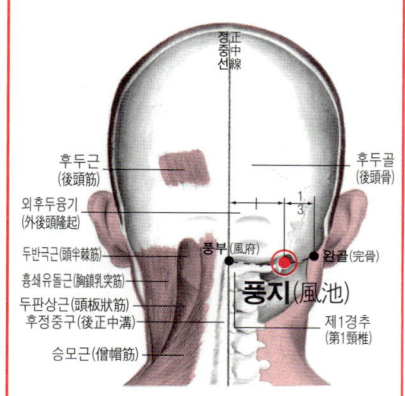

풍지 : 풍부와 완골의 사이에서 완골로부터 1/3

대추
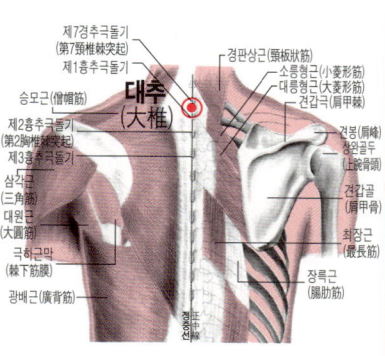

대추 : 목을 앞으로 깊이 숙이면 목덜미 밑으로 크게 돌출한 뼈(제7경추극돌기)와 제1흉추극돌기의 사이

현종
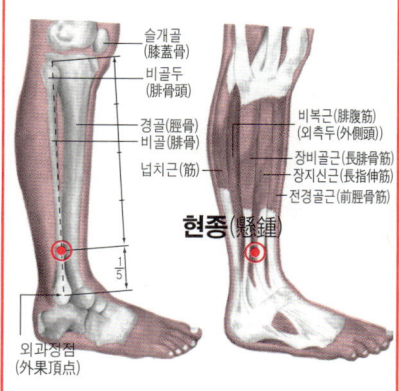

현종 : 비골두상연(윗쪽)과 외과정점(바깥복사뼈 정점)의 사이에서 외과정점으로부터 1/5(외복사뼈 정점 상방 3촌)

무릎관절통

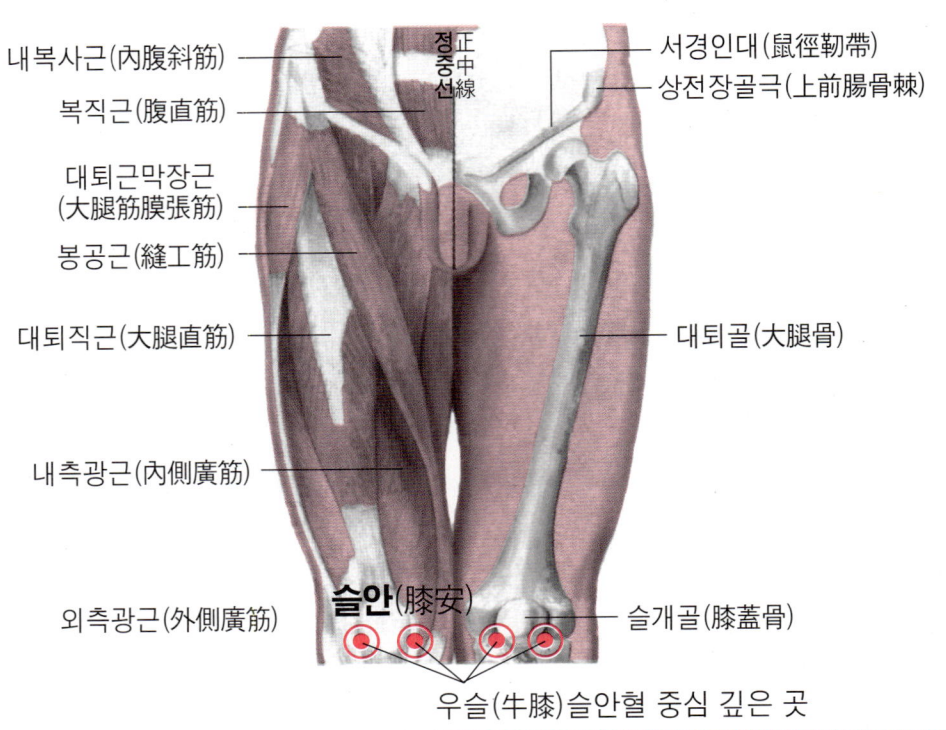

슬안 : 슬개골 하단의 대각선 양단

보충경혈

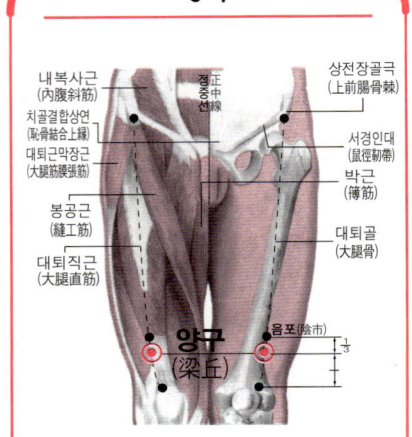

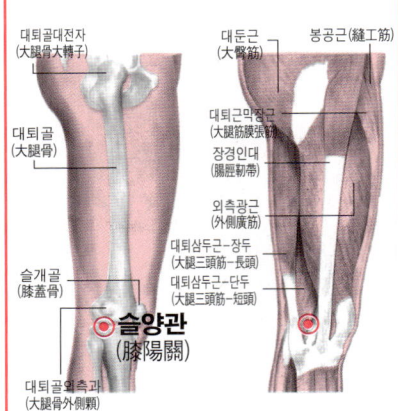

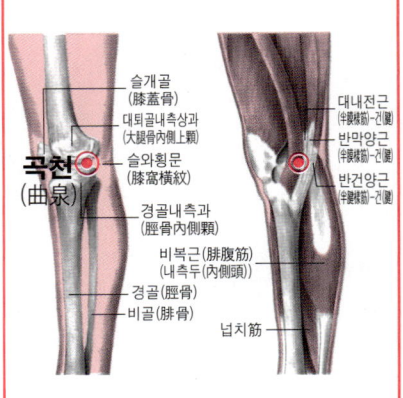

양구 : 슬개골 바깥 위쪽과 음시의 사이에서 음시로부터 1/3

슬양관 : 슬관절열극의 높이에 장경인대와 대퇴이두근건의 중앙

곡천 : 무릎관절을 굽혔을 때 생기는 주름의 안쪽 끝

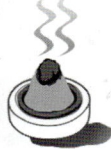 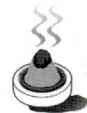

발목관절통

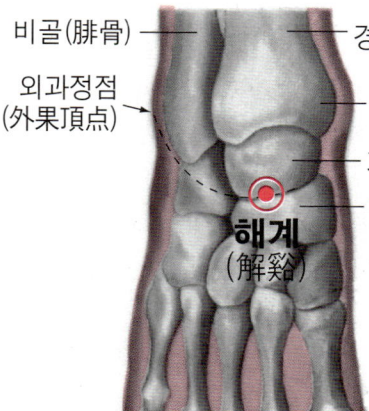 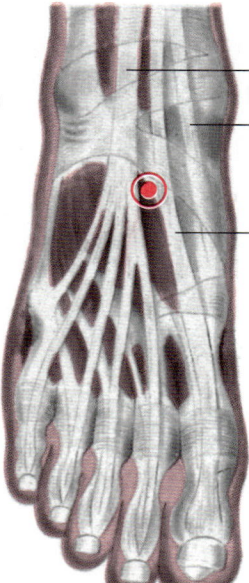

해계 : 발등의 바깥 복사뼈 정점의 높이에서 엄지발가락 신근건(장모지신근건)의 바깥쪽

보충경혈

태계

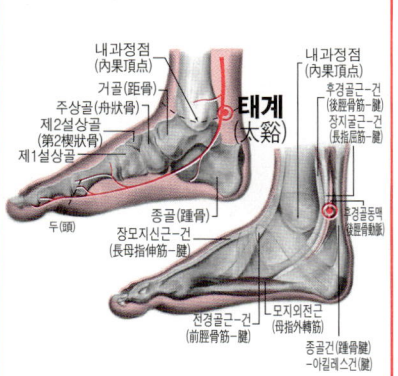

태계 : 내과(안복사뼈) 정점의 후방

곤륜

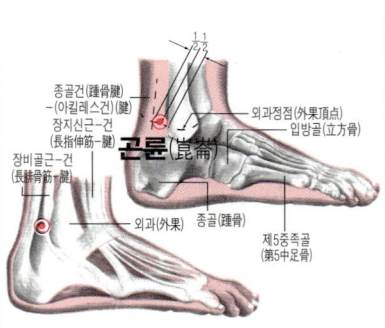

곤륜 : 바깥 복사뼈 중심의 높이에서, 바깥 복사뼈와 아킬레스건의 중심

구허

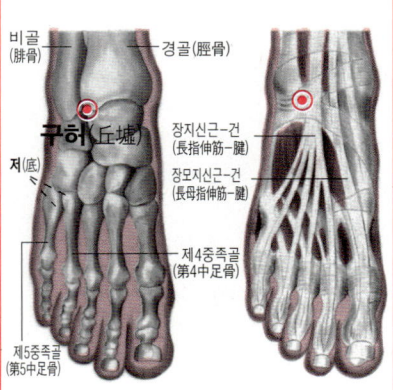

구허 : 외복사뼈 45도 각도 앞 밑

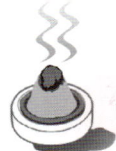 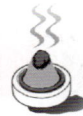

변형성 골관절염

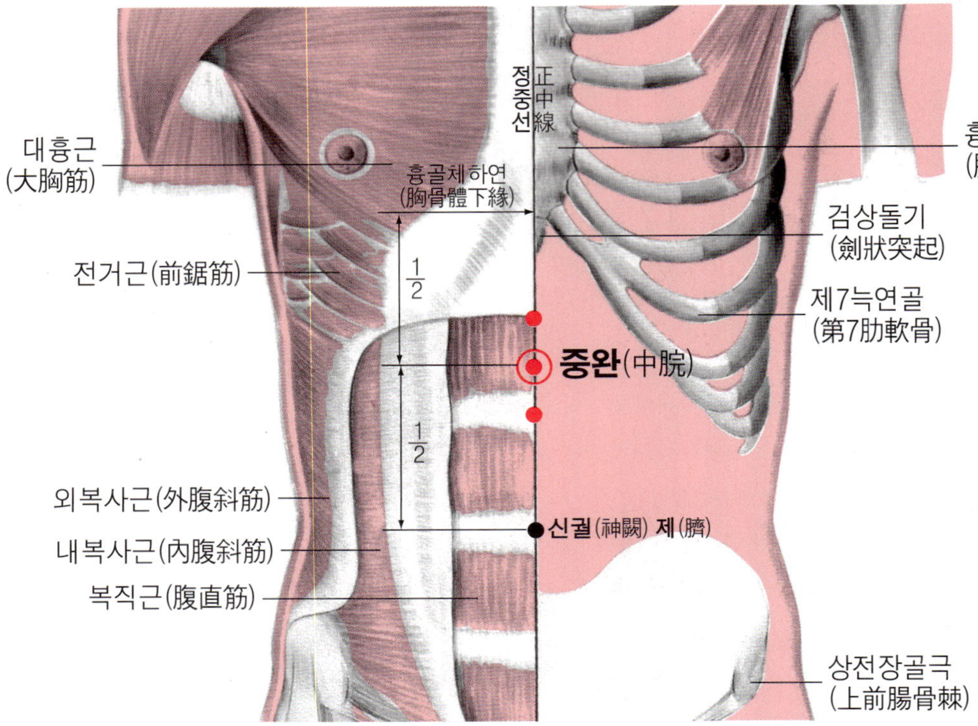

중완 3혈 : 정중선상에서 흉골체하연(명치)과 배꼽의 중앙

보 충 경 혈

단중
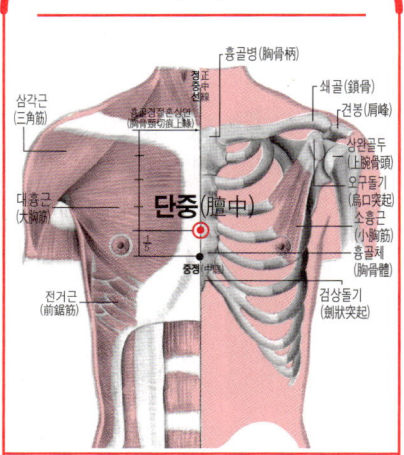

양구
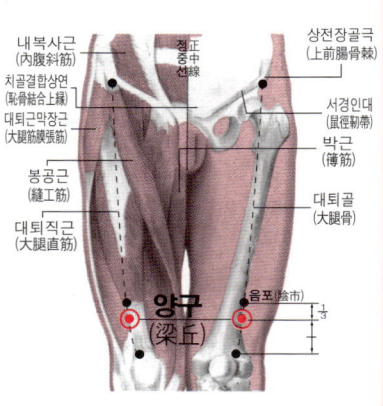

족삼리
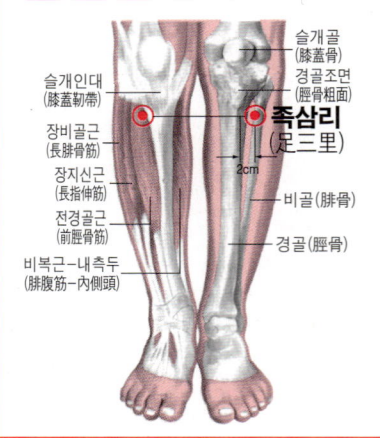

단중 : 정중선상에서 흉골경절흔 윗쪽과 중정의 사이에 중정으로부터 1/5

양구 : 슬개골 바깥 위쪽과 음시의 사이에서 음시로부터 1/3

족삼리 : 경골조면의 아랫쪽 높이에서 경골 앞쪽으로부터 바깥쪽 2cm

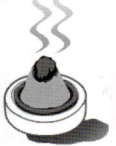 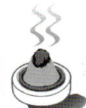

사경증(목이 옆으로 기울어짐)

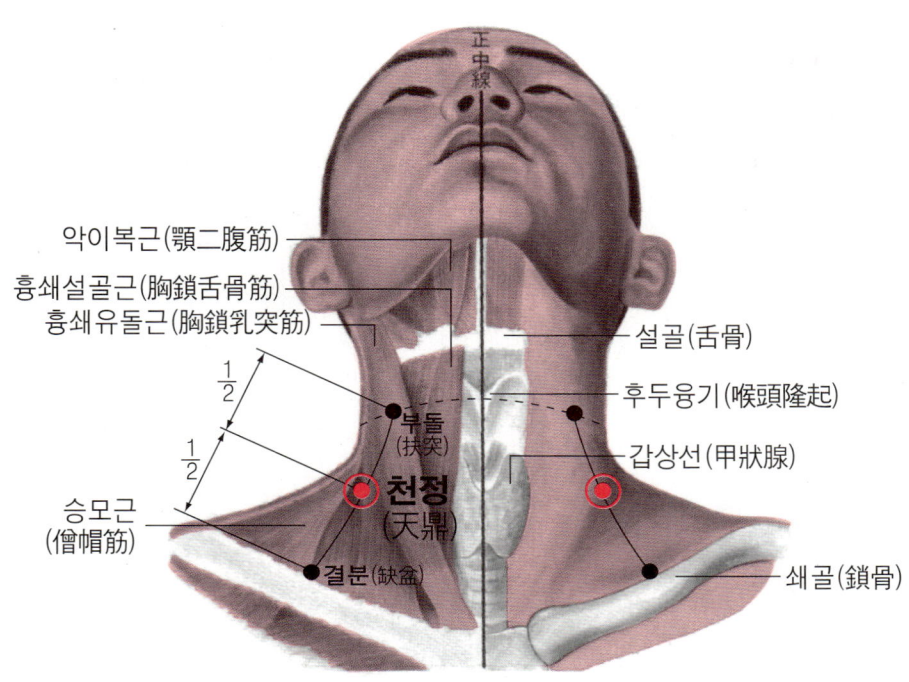

천정 : 부돌과 결분의 중앙

보 충 경 혈

명문

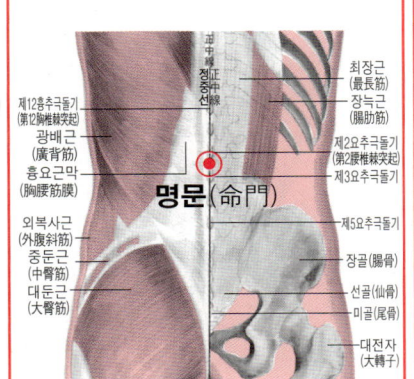

명문 : 정중선상에서 제2,3요추극돌기 사이

폐수

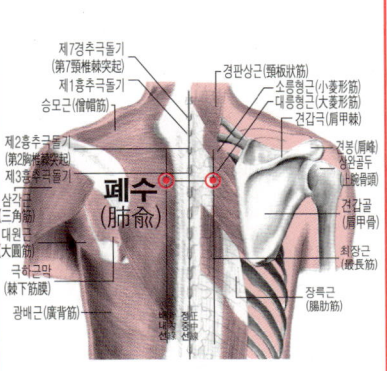

폐수 : 배내선상에서 제5, 6흉추극돌기 사이의 높이

천주

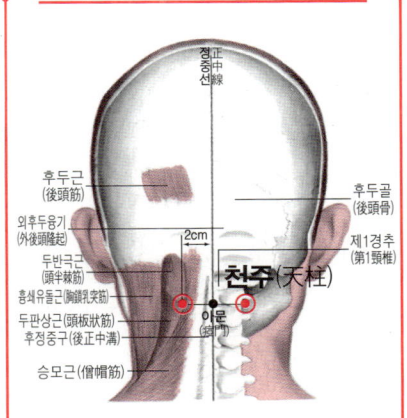

천주 : 아문의 높이에서, 외방 2cm의 증폭근팽융부 정점 바깥쪽

상지근염

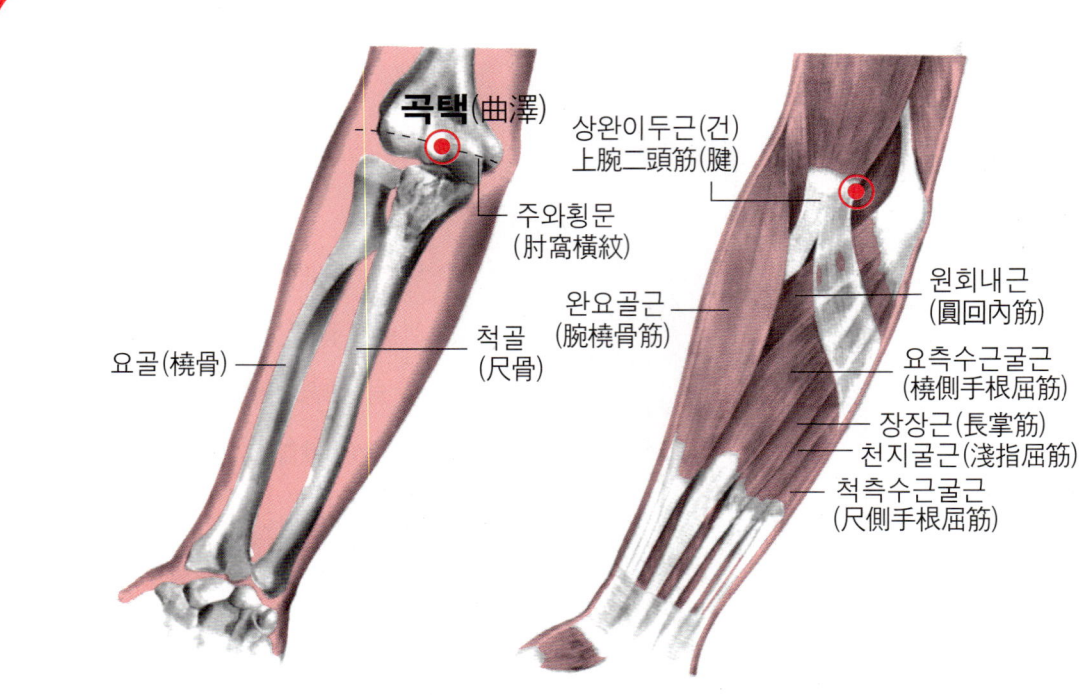

척택 : 주와횡문상에서, 상완이두근건의 엄지측

보충경혈

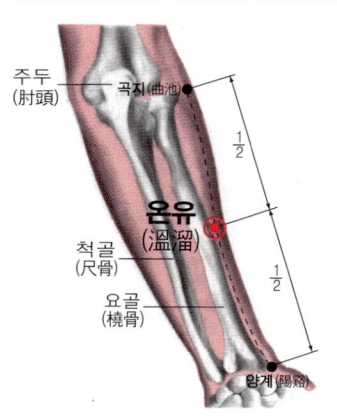

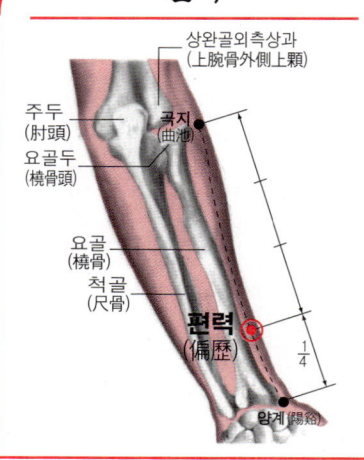

지구 : 팔꿈치와 양지의 사이에서 양지로부터 1/4

온유 : 곡지와 양계의 중앙

편력 : 곡지와 양계의 사이에서 양계로부터 1/4

상지마비/근육위축

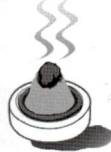
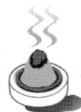

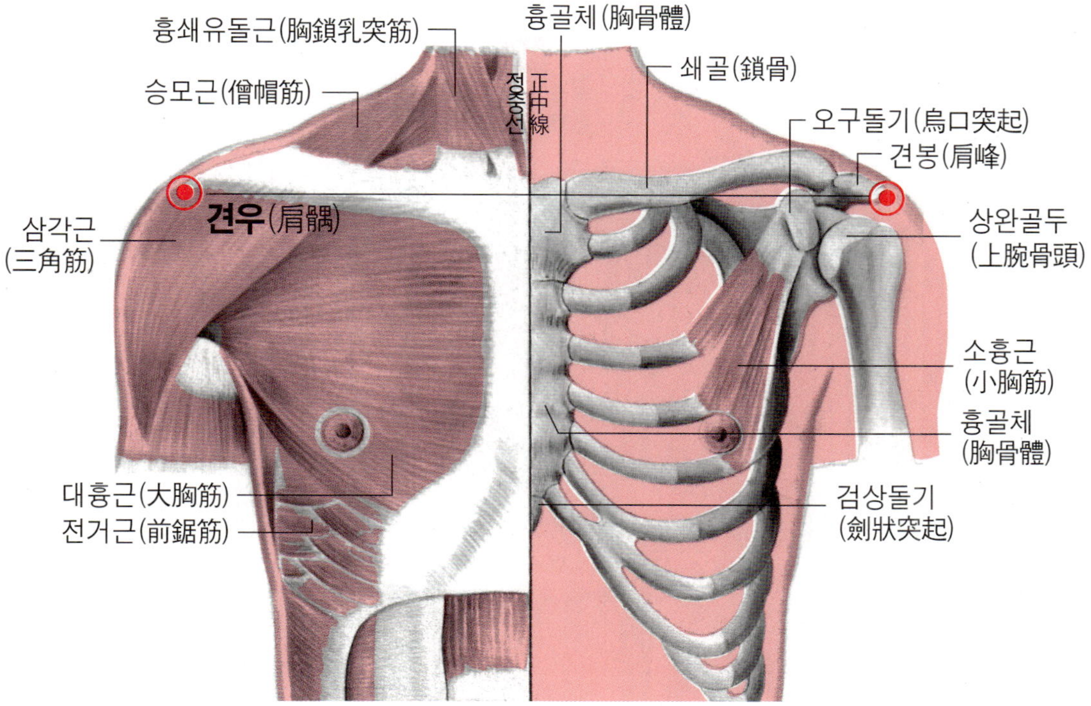

해부도 레이블:
- 흉쇄유돌근(胸鎖乳突筋)
- 흉골체(胸骨體)
- 승모근(僧帽筋)
- 정중선 正中線
- 쇄골(鎖骨)
- 오구돌기(烏口突起)
- 견봉(肩峰)
- 삼각근(三角筋)
- **견우(肩髃)**
- 상완골두(上腕骨頭)
- 소흉근(小胸筋)
- 흉골체(胸骨體)
- 대흉근(大胸筋)
- 전거근(前鋸筋)
- 검상돌기(劍狀突起)

견우 : 견봉의 앞 아랫쪽

보충경혈

곡지

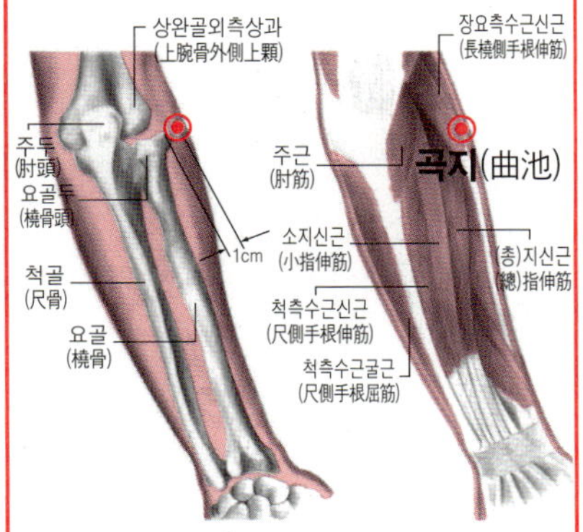

- 상완골외측상과(上腕骨外側上顆)
- 장요측수근신근(長橈側手根伸筋)
- 주두(肘頭)
- 주근(肘筋)
- **곡지(曲池)**
- 요골두(橈骨頭)
- 척골(尺骨)
- 요골(橈骨)
- 소지신근(小指伸筋)
- (총)지신근((總)指伸筋)
- 척측수근신근(尺側手根伸筋)
- 척측수근굴근(尺側手根屈筋)
- 1cm

곡지 : 요골두 바깥 위쪽으로 부터 팔꿈치 안주름에 따라 내방 1cm (팔꿈치를 굽힐 나타나는 주름 끝)

외관

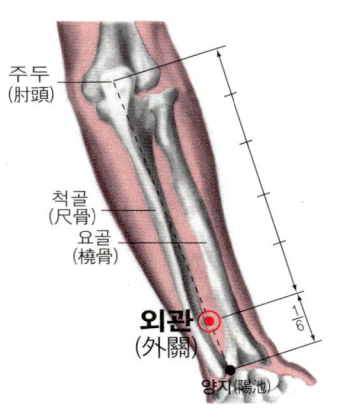

- 주두(肘頭)
- 척골(尺骨)
- 요골(橈骨)
- **외관(外關)**
- 양지(陽池)
- 1/6

외관 : 팔꿈치와 양지의 사이에서 양지로부터 1/6

합곡

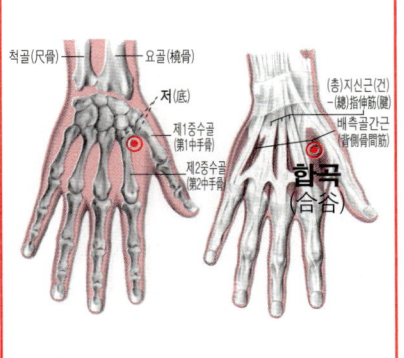

- 척골(尺骨)
- 요골(橈骨)
- (총)지신근(건)－(腱)指伸筋(腱)
- 저(底)
- 제1중수골(第1中手骨)
- 제2중수골(第2中手骨)
- 배측골간근(背側骨間筋)
- **합곡(合谷)**

합곡 : 손등에서 제1, 2중수골저 아랫쪽의 사이

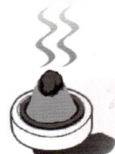 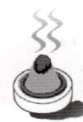

상지마비/저림

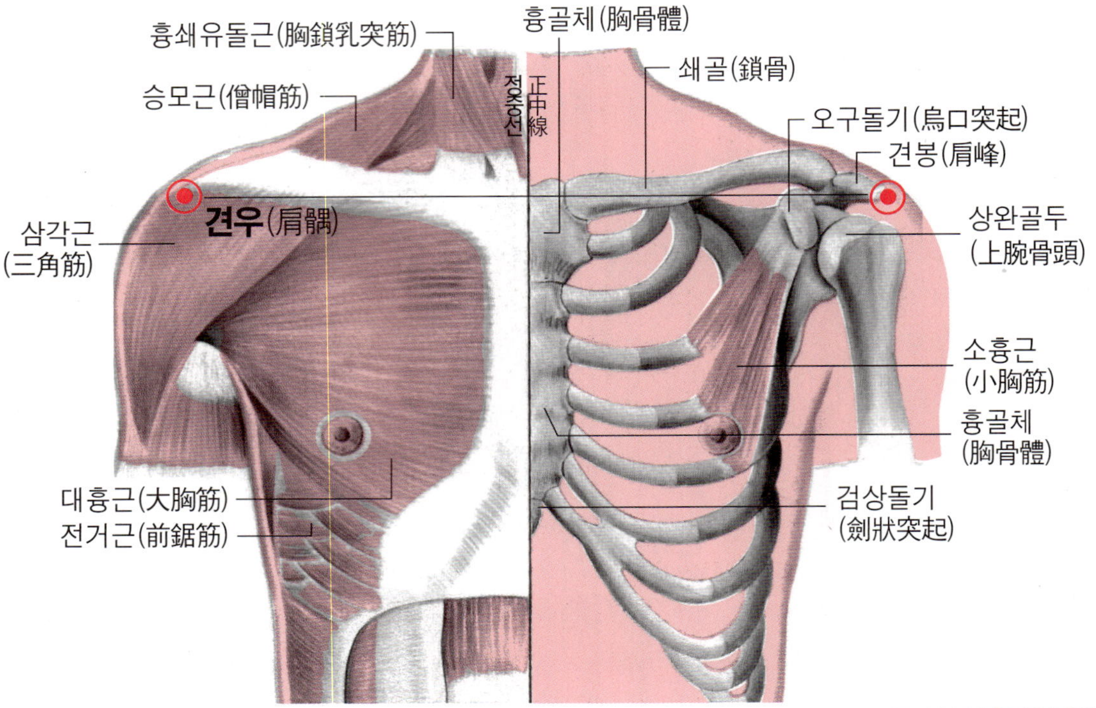

흉쇄유돌근(胸鎖乳突筋)　흉골체(胸骨體)
승모근(僧帽筋)　　　　정중선　쇄골(鎖骨)
　　　　　　　　　　　正中線
　　　　　　　　　　　　　오구돌기(烏口突起)
　　　　　　　　　　　　　견봉(肩峰)
삼각근　　● 견우(肩髃)
(三角筋)　　　　　　　　　상완골두
　　　　　　　　　　　　　(上腕骨頭)

소흉근
(小胸筋)

흉골체
(胸骨體)

대흉근(大胸筋)　　검상돌기
전거근(前鋸筋)　　(劍狀突起)

견우 : 견봉의 앞 아랫쪽

보충경혈

대추
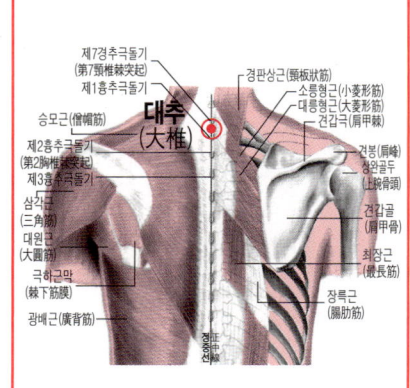

대추 : 목을 앞으로 깊이 숙이면 목덜미 밑으로 크게 돌출한 뼈(제7경추극돌기)와 제1흉추극돌기의 사이

곡지
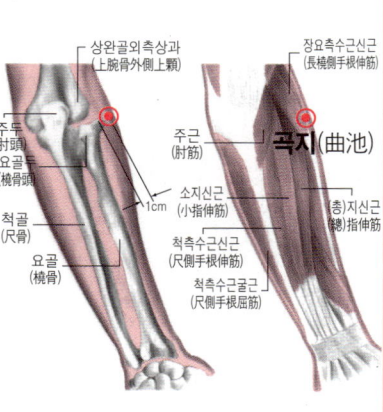

곡지 : 요골두 바깥 위쪽으로 부터 팔꿈치 안주름에 따라 내방 1cm (팔꿈치를 굽힐 나타나는 주름 끝)

후계
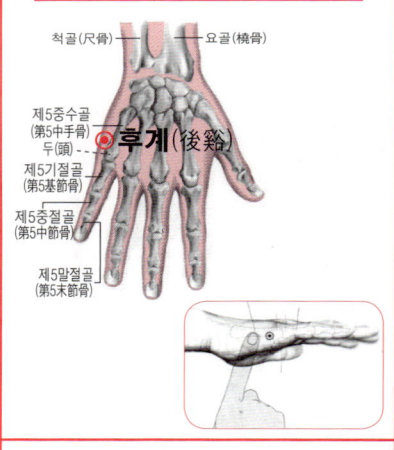

후계 : 손등에서 제5중수골두 윗쪽의 소지측 (주먹을 쥐었을 때 나타나는 소지측 주름끝)

손가락 위축(오그라듦)

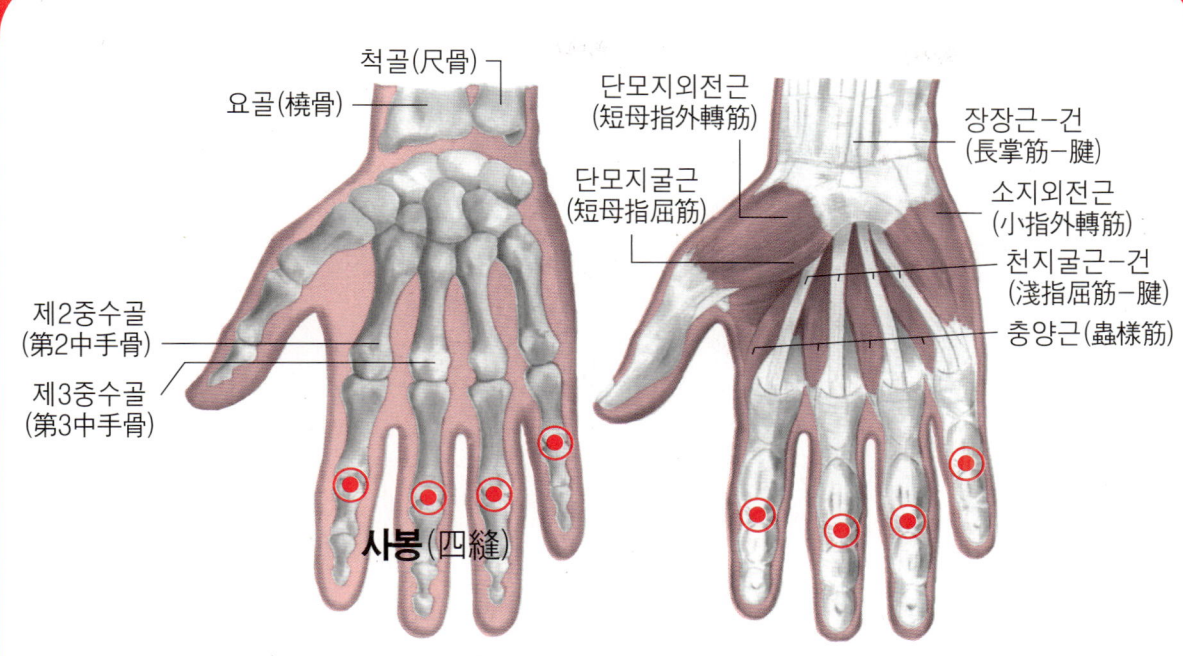

사봉 : 제2~5지 두 번째 마디 횡문 중앙

보충경혈

팔사

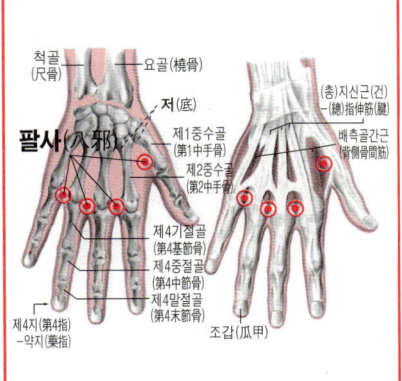

팔사 : 손가락 사이의 손등 손바닥 피부의 경계

중봉

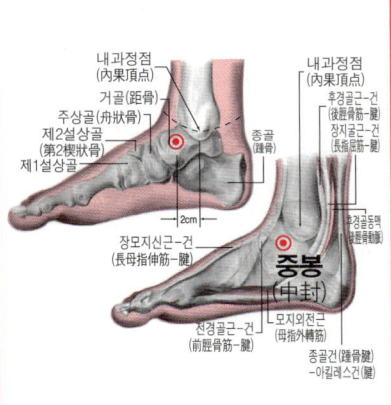

중봉 : 발등에서 안쪽 복사뼈 아랫쪽의 전방 2cm

손발 끝 감각 이상증

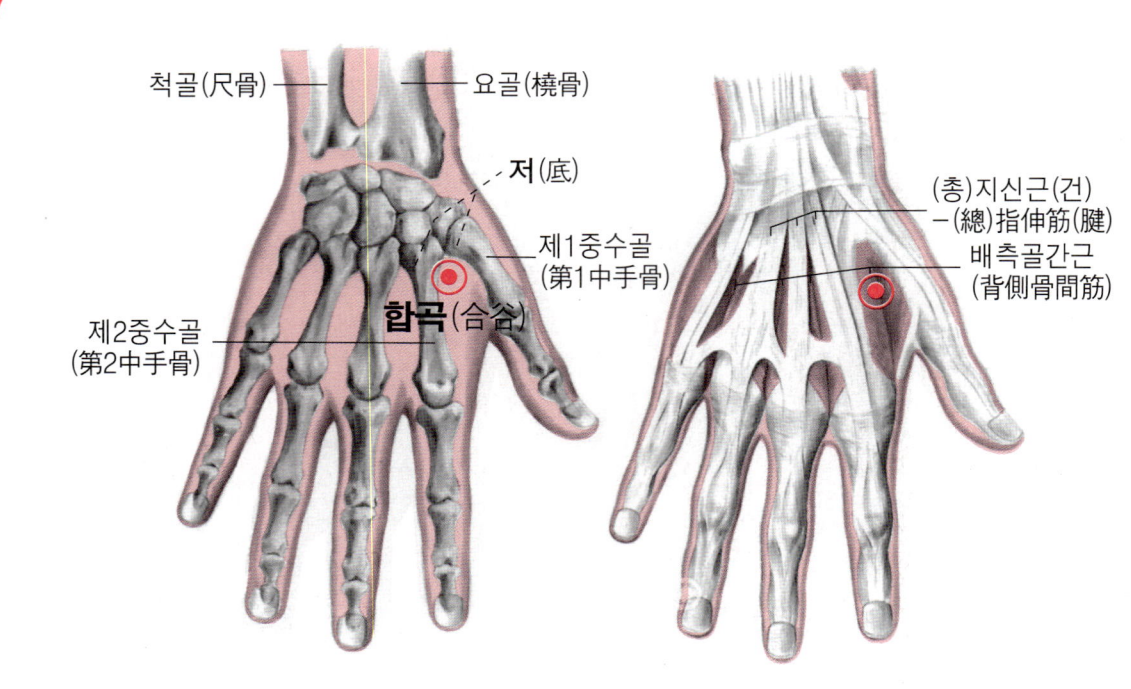

합곡 : 손등에서 제1, 2중수골저 아랫쪽의 사이

보충경혈

후계	양릉천	곤륜
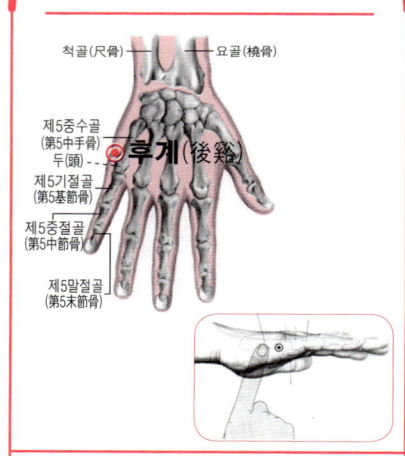	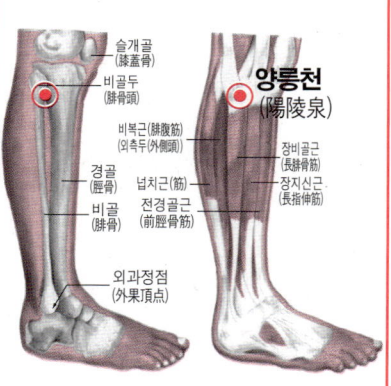	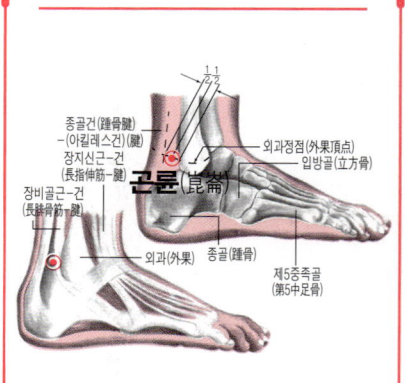
후계 : 손등에서 제5중수골두 윗쪽의 소지측 (주먹을 쥐었을 때 나타나는 소지측 주름끝)	**양릉천** : 비골두의 앞 아랫쪽	**곤륜** : 바깥 복사뼈 중심의 높이에서, 바깥 복사뼈와 아킬레스건의 중심

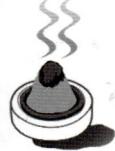 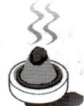

아킬레스건염

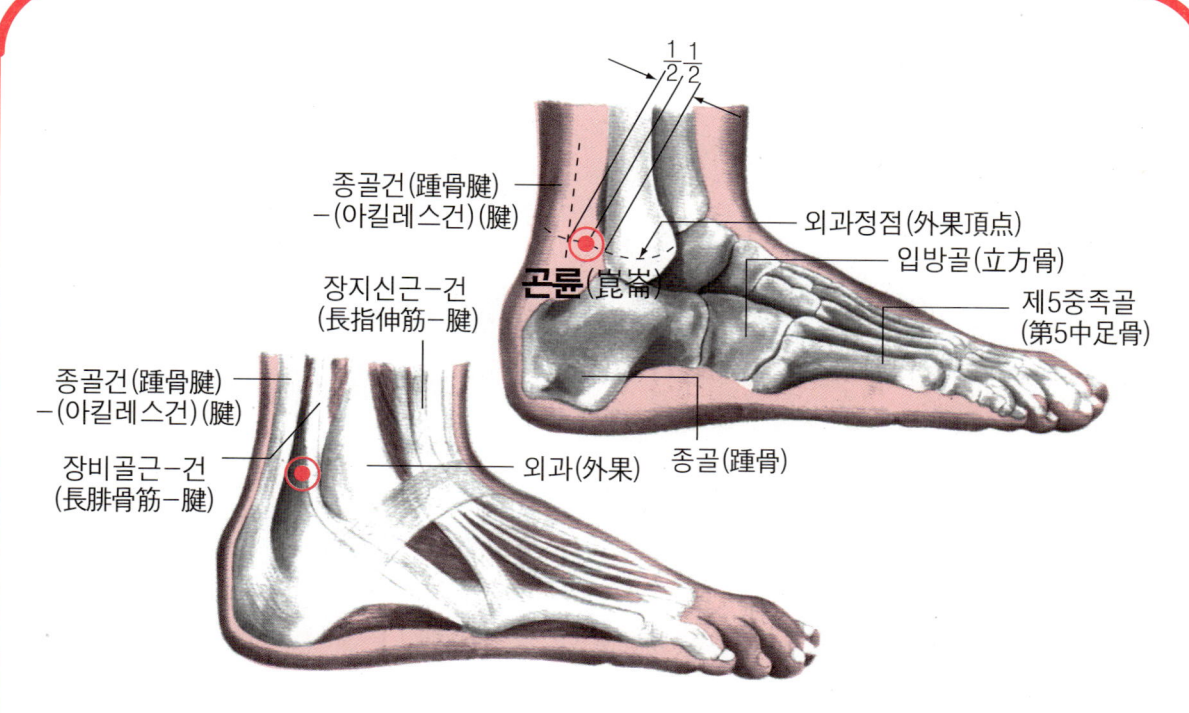

곤륜 : 바깥 복사뼈 중심의 높이에서, 바깥 복사뼈와 아킬레스건의 중심

보충경혈

태계	대릉	합곡
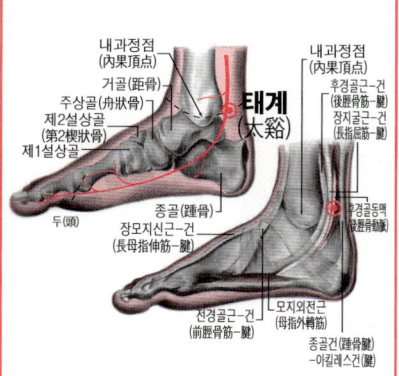	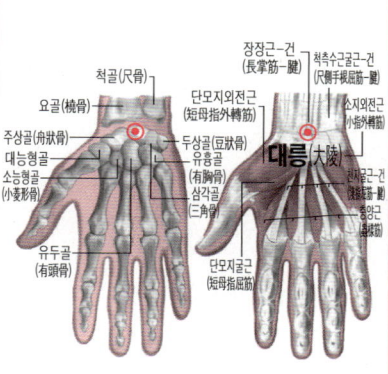	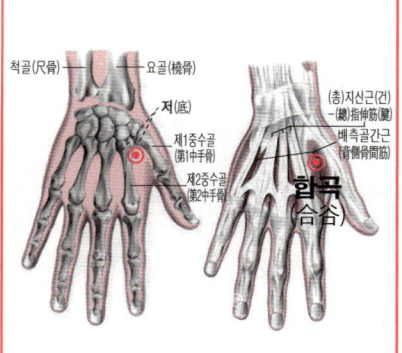
태계 : 내과(안복사뼈) 정점의 후방	**대릉** : 수관절 손바닥 주름에서 엄지측 수근 굴근건과 장장근건의 사이	**합곡** : 손등에서 제1, 2중수골저 아랫쪽의 사이

엘보우(골프, 테니스)

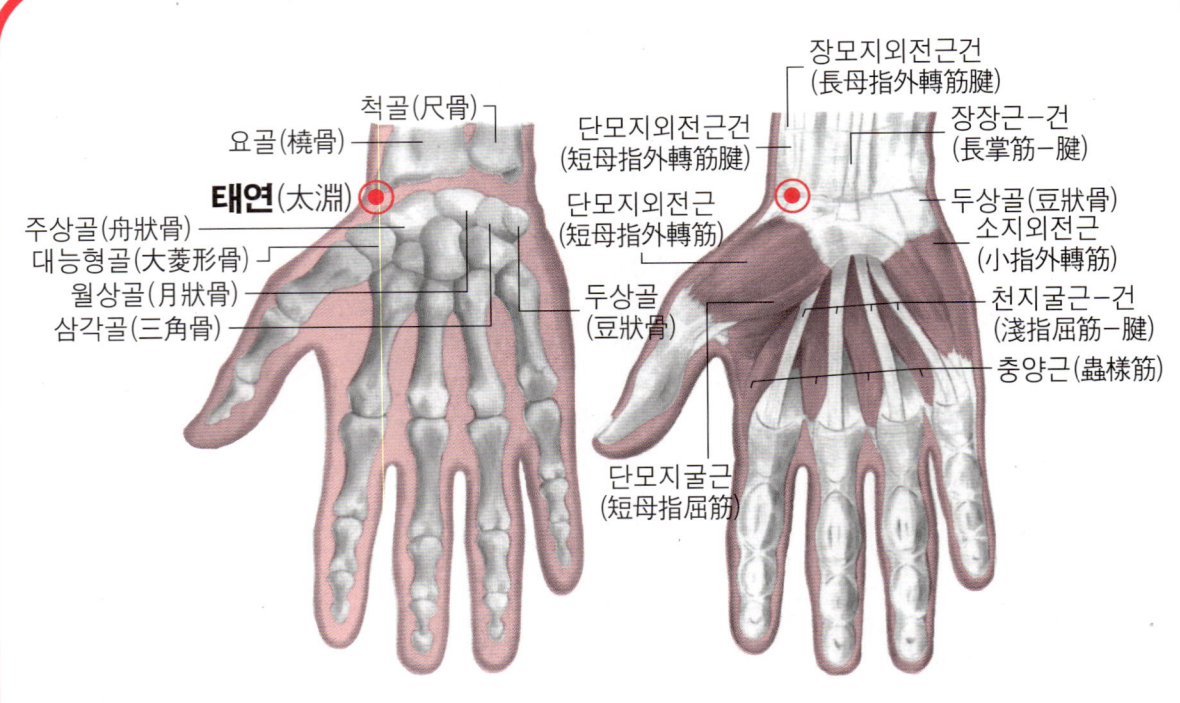

태연 : 수관절 손바닥 주름상에서 엄지측 동맥부

보충경혈

천정

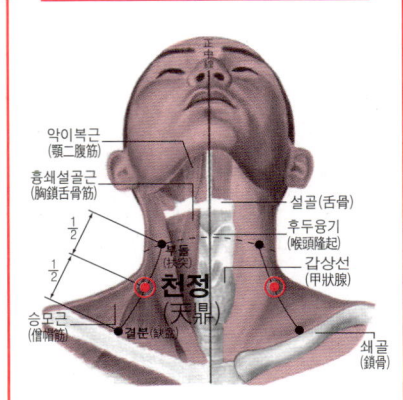

천정 : 부돌과 결분의 중앙

곡지

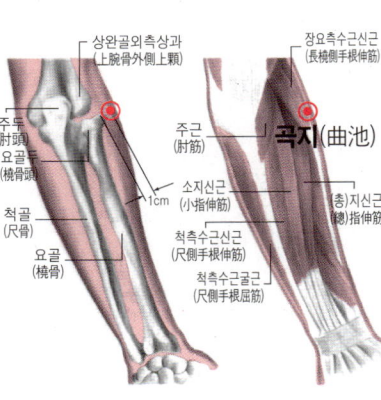

곡지 : 요골두 바깥 위쪽으로 부터 팔꿈치 안주름에 따라 내방 1cm (팔꿈치를 굽힐 나타나는 주름 끝)

수삼리

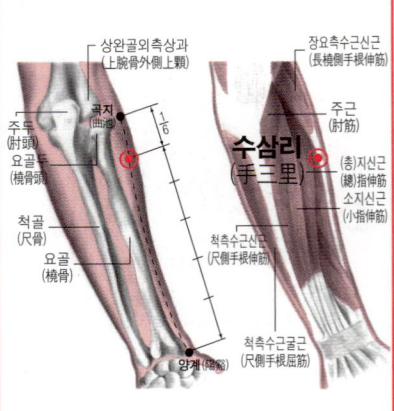

수삼리 : 곡지와 양계 사이에서 곡지로부터 1/6

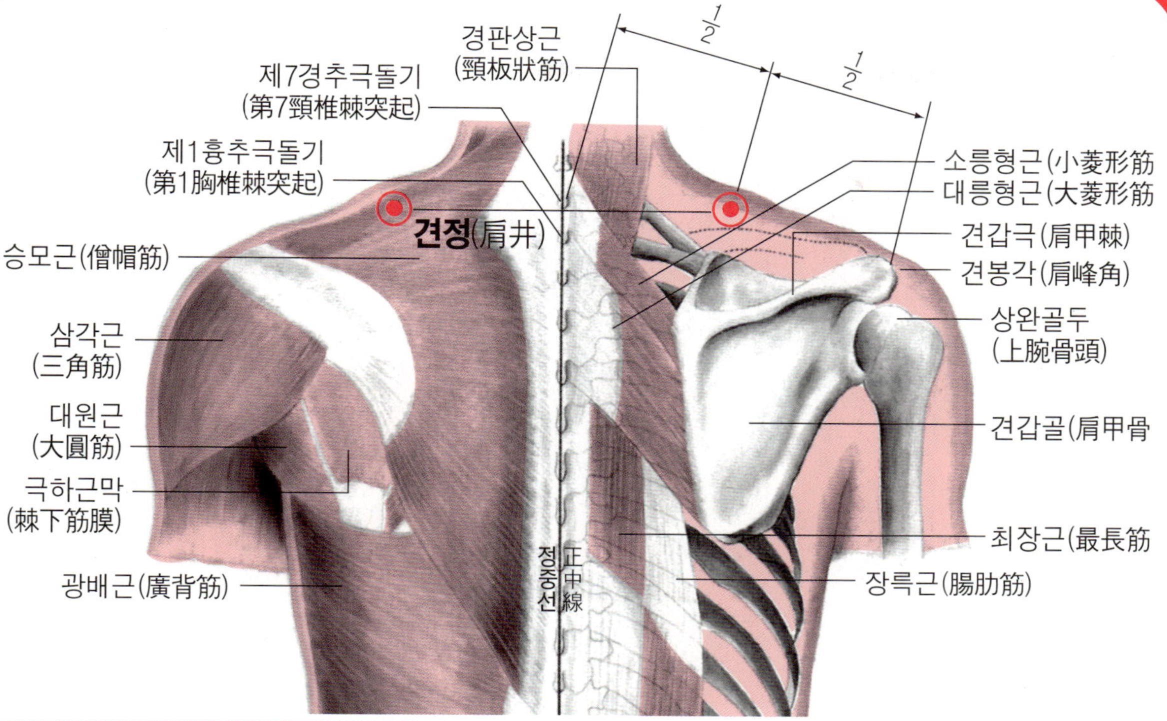

염좌/타박

견정 : 제7경추극돌기와 견봉각의 중앙

보 충 경 혈

견우

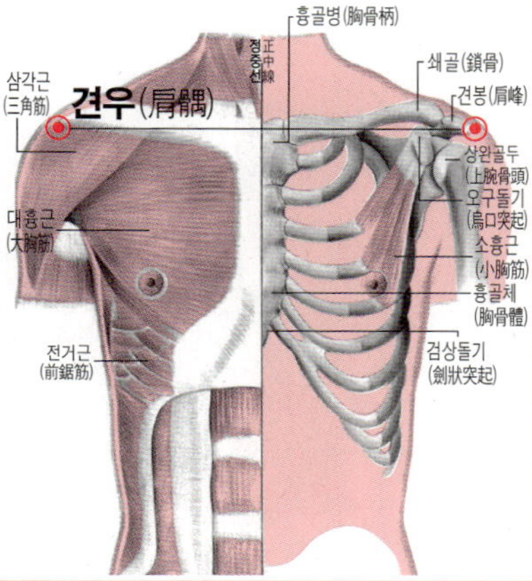

견우 : 견봉의 앞 아랫쪽

곡지

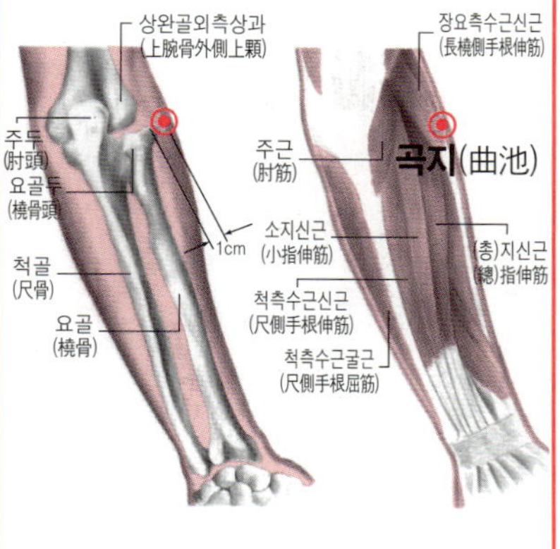

곡지 : 요골두 바깥 위쪽으로 부터 팔꿈치 안주름에 따라 내방 1cm (팔꿈치를 굽힐 나타나는 주름 끝)

해계

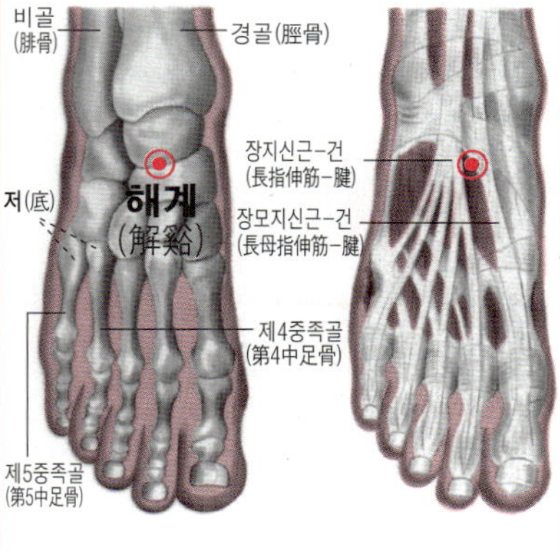

해계 : 발등의 바깥 복사뼈 정점의 높이에서 엄지발가락 신근건(장모지신근건)의 바깥쪽

요통

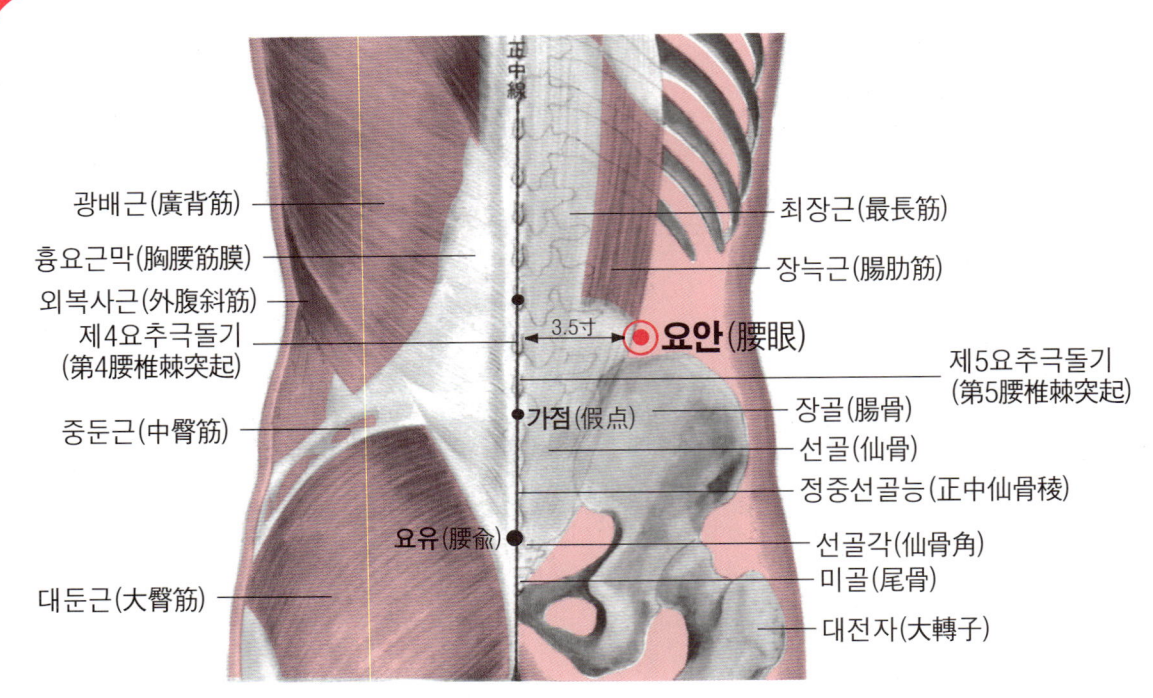

요안 : 제3요추극돌기의 양 옆 3.4촌 함몰부

보 충 경 혈

요통혈

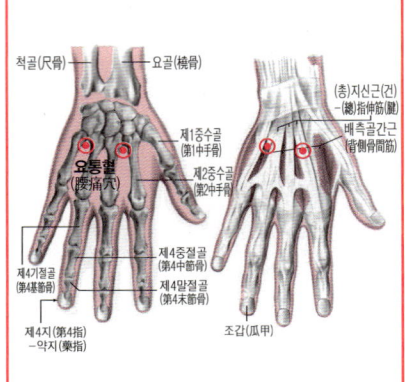

요통혈 : 손등의 2,3,4,5중수골두의 사이

소료

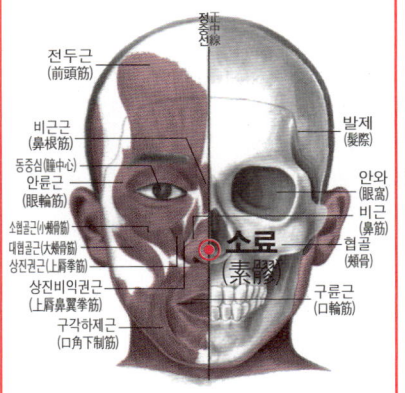

소료 : 코끝의 정점 - 삼릉침

수구

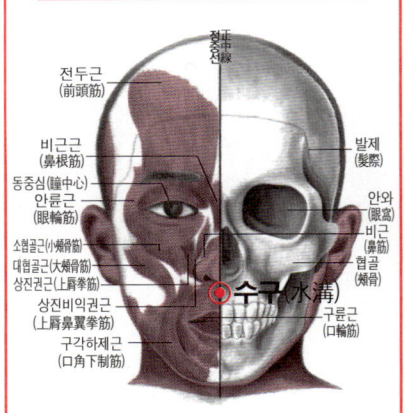

수구 : 두부 정중선상의 인중에서 비중격 아래쪽으로부터 1/3 - 침

요통-급성

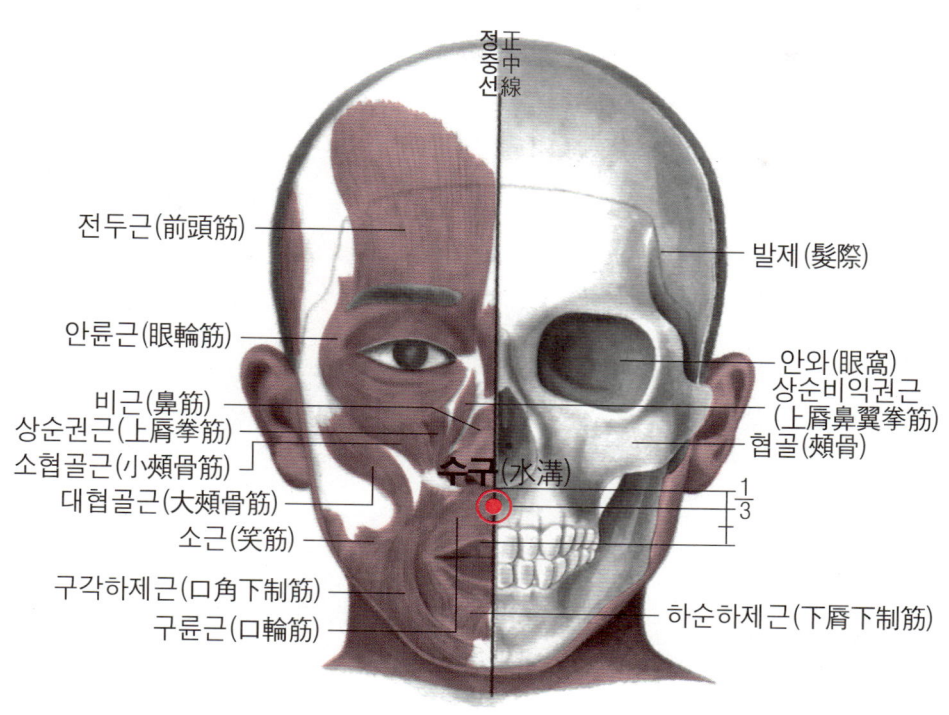

수구 : 두부 정중선상의 인중에서 비중격 아래쪽으로부터 1/3

보충경혈

위중
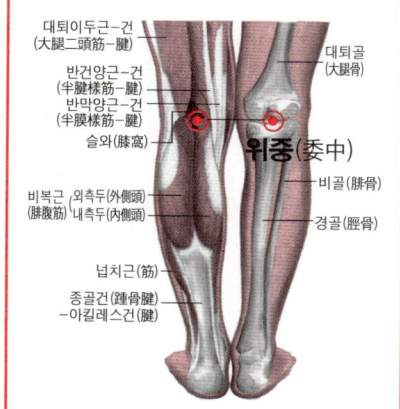

위중 : 무릎 뒤 주름의 중앙

승산
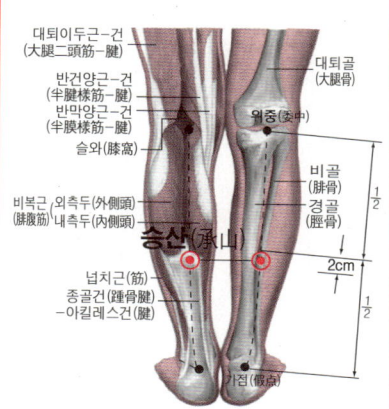

승산 : 위중과 아킬레스건의 후면 중앙(바깥 복사뼈 높이)과의 사이에서 중앙으로부터 하방으로 2cm

후계
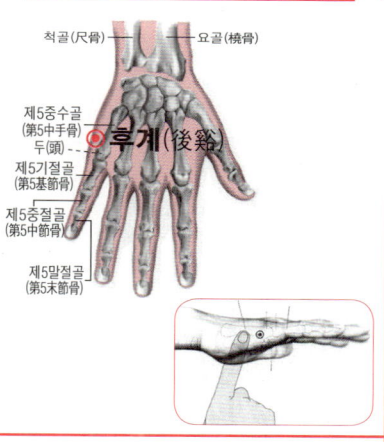

후계 : 손등에서 제5중수골두 윗쪽의 소지측 (주먹을 쥐었을 때 나타나는 소지측 주름끝)

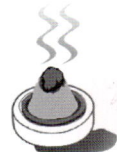 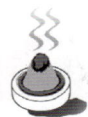

요통-만성

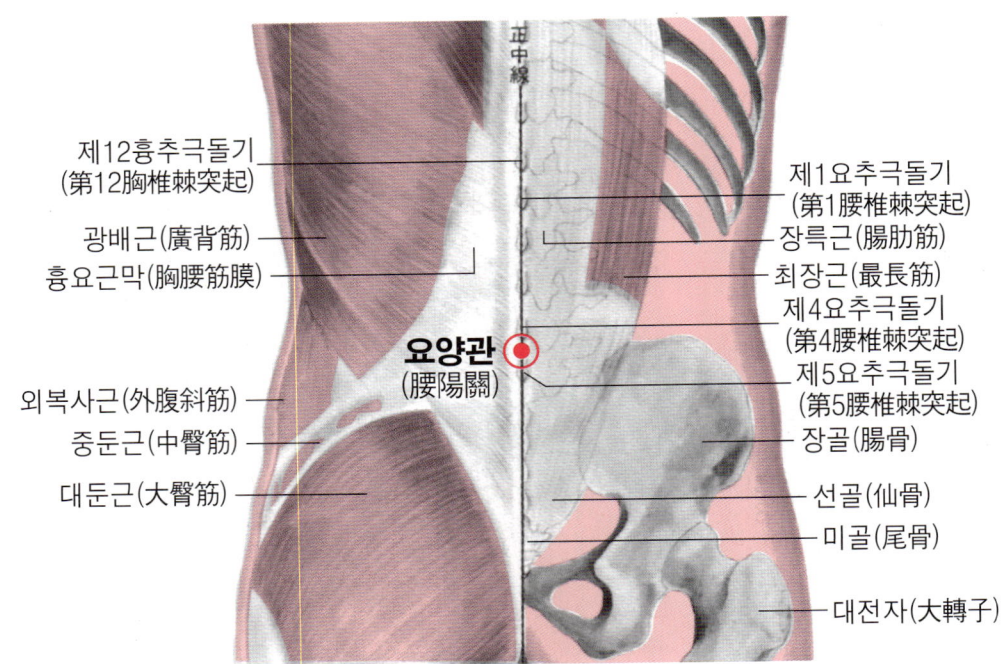

요양관 : 제4, 5요추극돌기 사이

보충경혈

신수

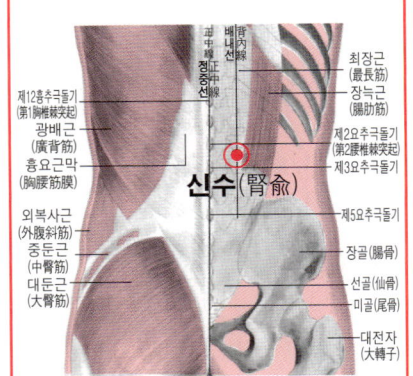

신수 : 배내선상에서 제2, 3요추극돌기의 사이

대장수

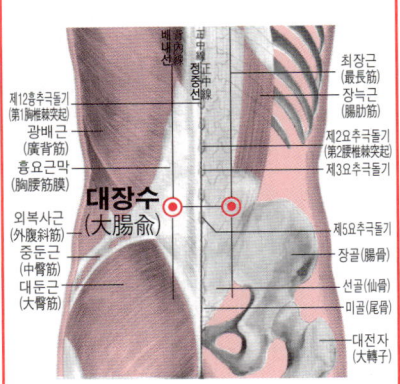

대장수 : 배내선상에서 제4, 5요추극돌기 사이

지실

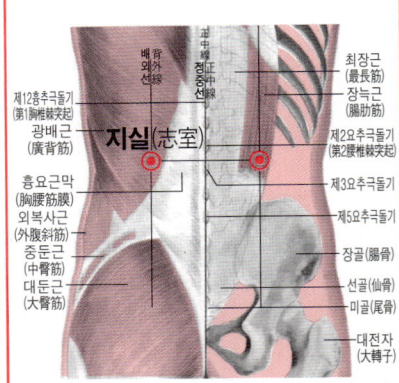

지실 : 배외선상에서 제2, 3요추극돌기 사이의 높이

인대손상

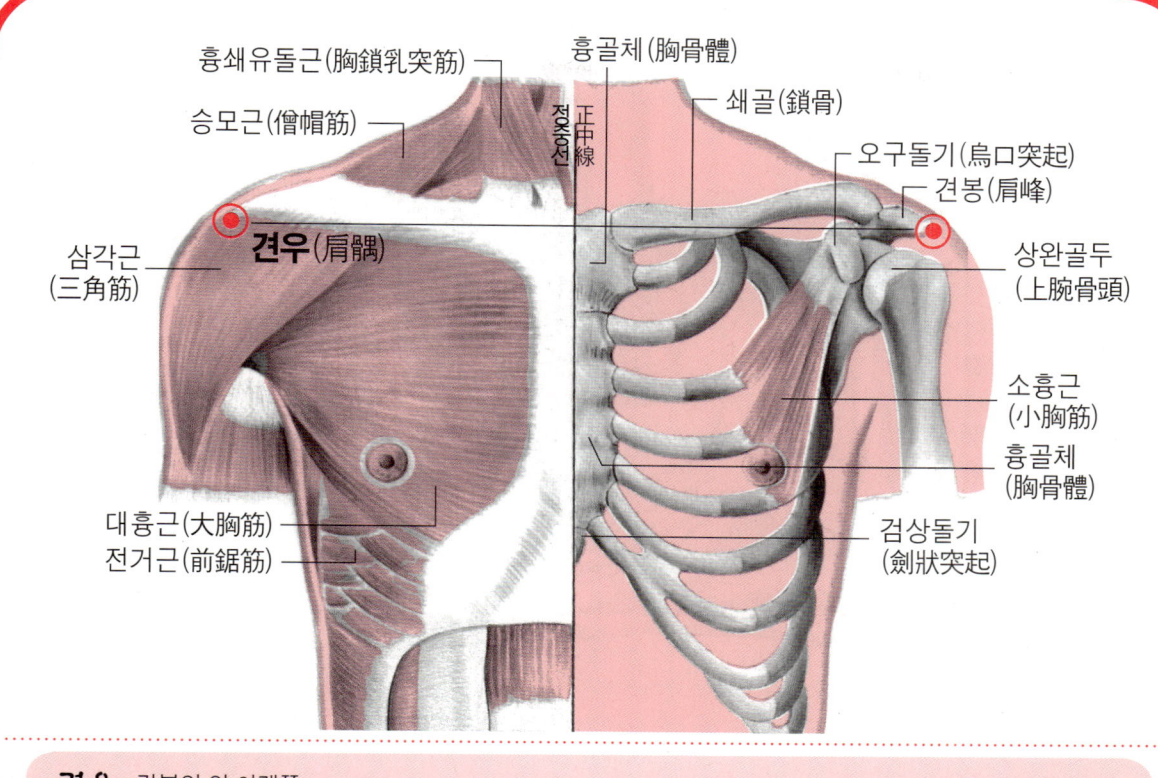

견우 : 견봉의 앞 아랫쪽

보충경혈

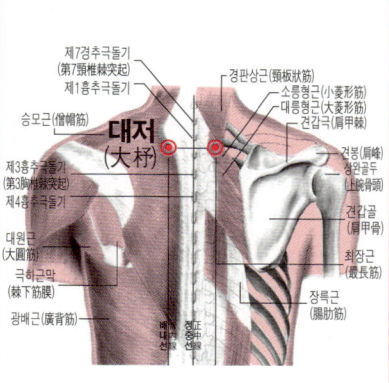

후계 : 손등에서 제5중수골두 윗쪽의 소지측 (주먹을 쥐었을 때 나타나는 소지측 주름끝)

대저 : 배내선상에서 제1, 2흉추극돌기 사이의 높이

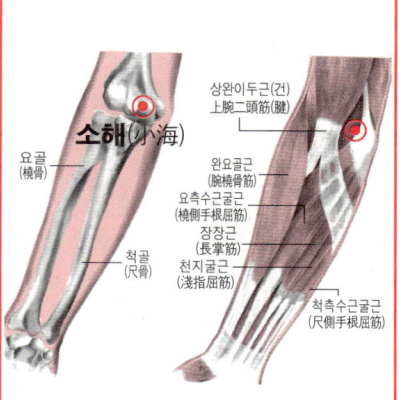

소해 : 상완골 내측상과로부터 굽은쪽으로 1cm

장단지 근육 경련

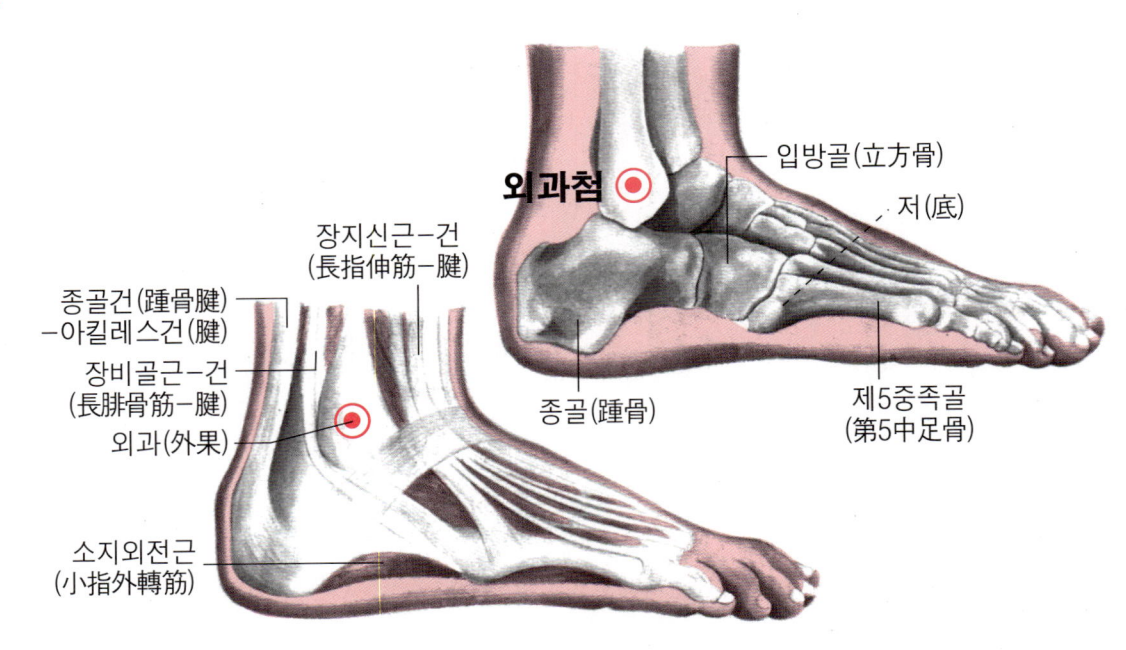

외과첨 : 외복사뼈 중앙

보충경혈

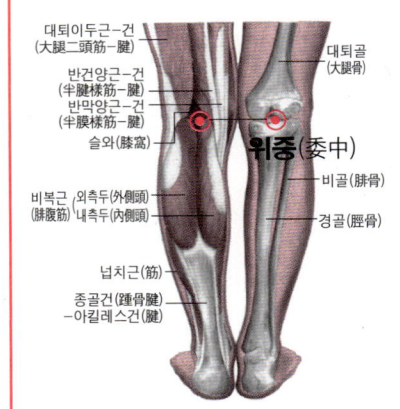
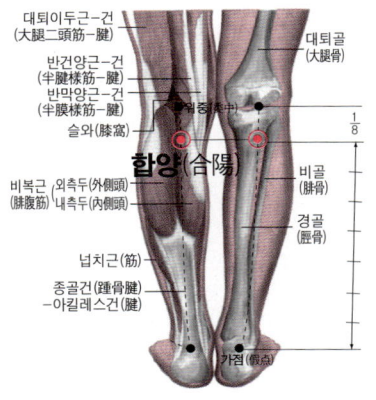
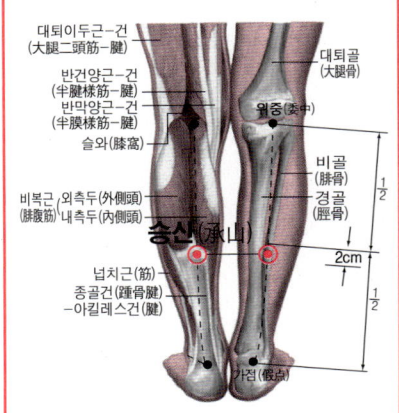

위중 : 무릎 뒤 주름의 중앙

합양 : 위중과 아킬레스건의 후면중앙(바깥 복사뼈의 높이)과의 사이에서 위중으로부터 1/8(하방 2촌)

승산 : 위중과 아킬레스건의 후면 중앙(바깥 복사뼈 높이)과의 사이에서 중앙으로부터 하방으로 2cm

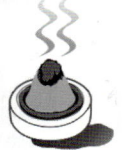
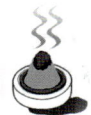

전완신경통

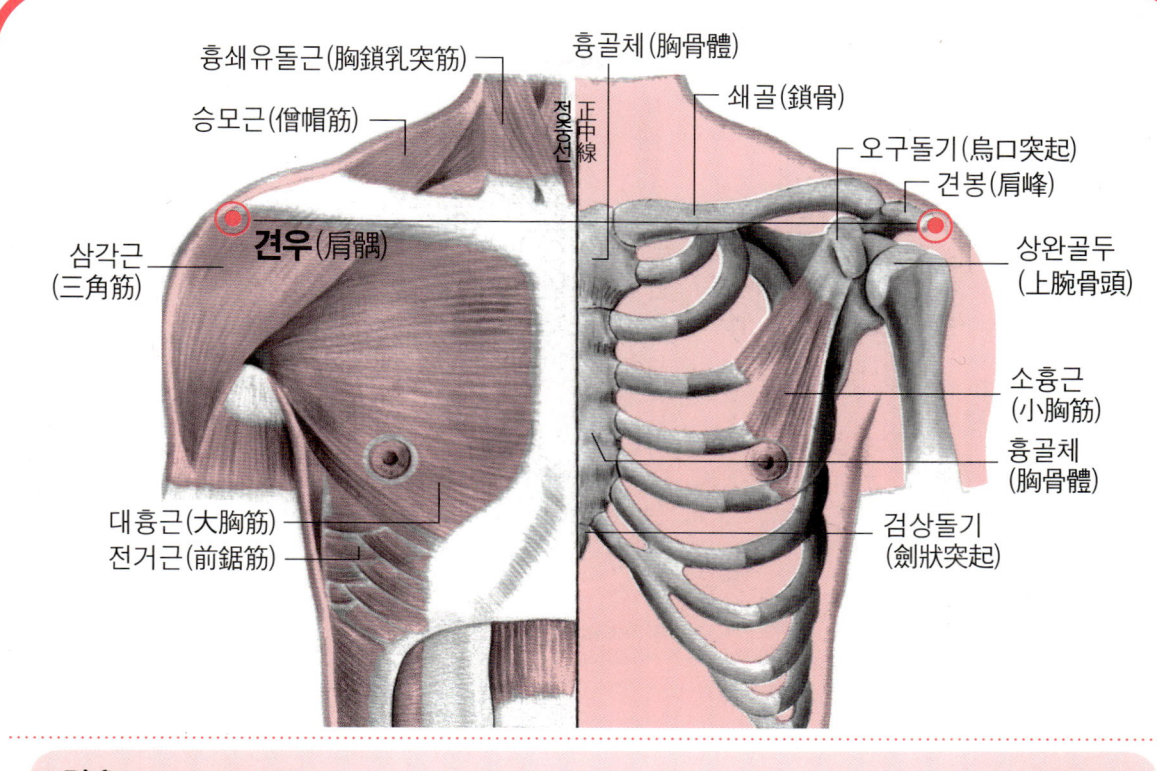

견우 : 견봉의 앞 아랫쪽

보 충 경 혈

곡지

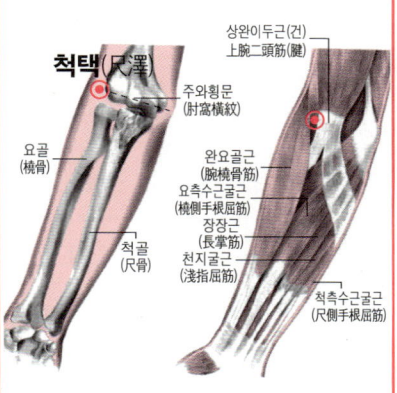

곡지 : 요골두 바깥 위쪽으로 부터 팔꿈치 안주름에 따라 내방 1cm (팔꿈치를 굽힐 나타나는 주름 끝)

척택

척택 : 주와횡문상에서, 상완이두근건의 엄지측

수삼리

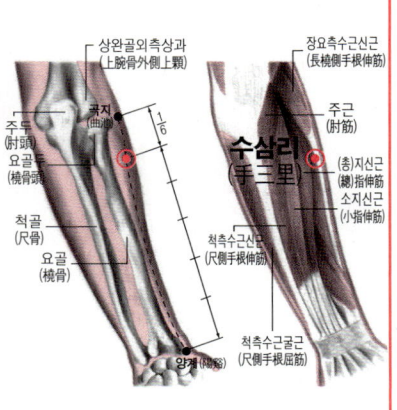

수삼리 : 곡지와 양계 사이에서 곡지로부터 1/6

족근통(발꿈치 통증)

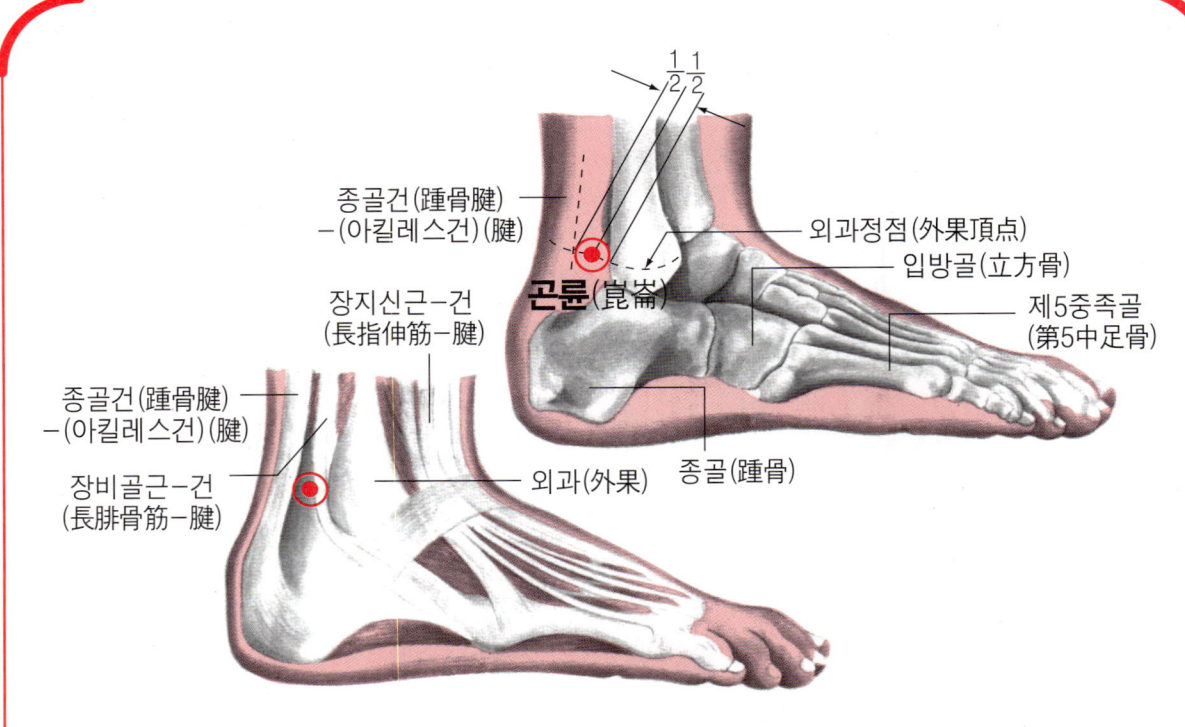

곤륜 : 바깥 복사뼈 중심의 높이에서, 바깥 복사뼈와 아킬레스건의 중심

보충경혈

태계	신맥	복삼
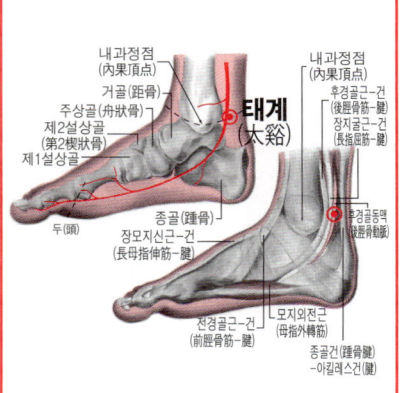	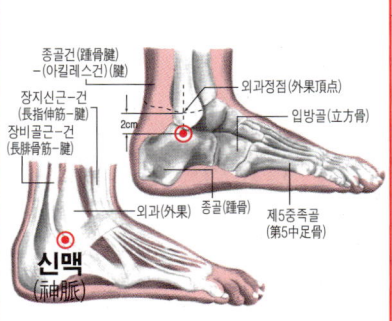	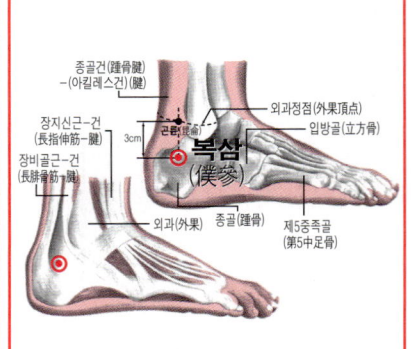
태계 : 내과(안복사뼈) 정점의 후방	**신맥** : 외과정점(바깥 복사뼈 정점)의 바로 아래 2cm	**복삼** : 곤륜의 바로 아래 3cm

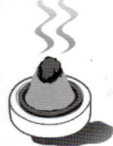 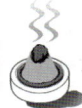

족저통(발바닥)

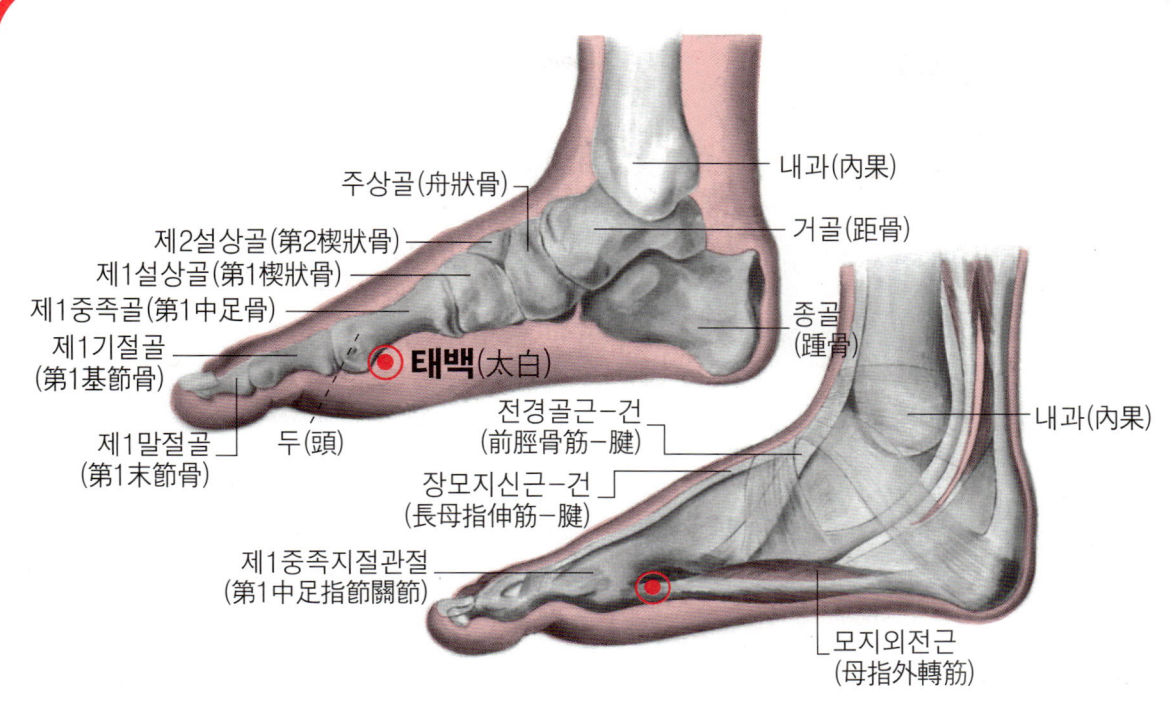

태백 : 제1중족골두의 안쪽 뒤

보 충 경 혈

공손

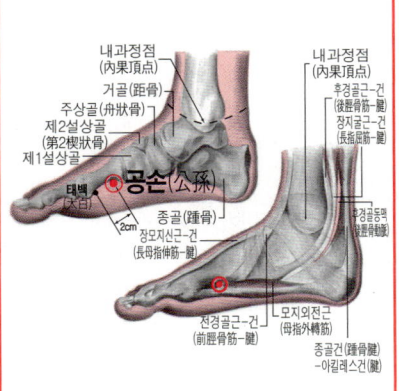

공손 : 족부 내측에서 태백의 후방 2cm

양릉천

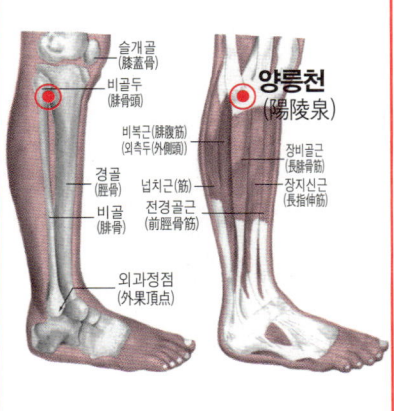

양릉천 : 비골두의 앞 아랫쪽

좌골신경통

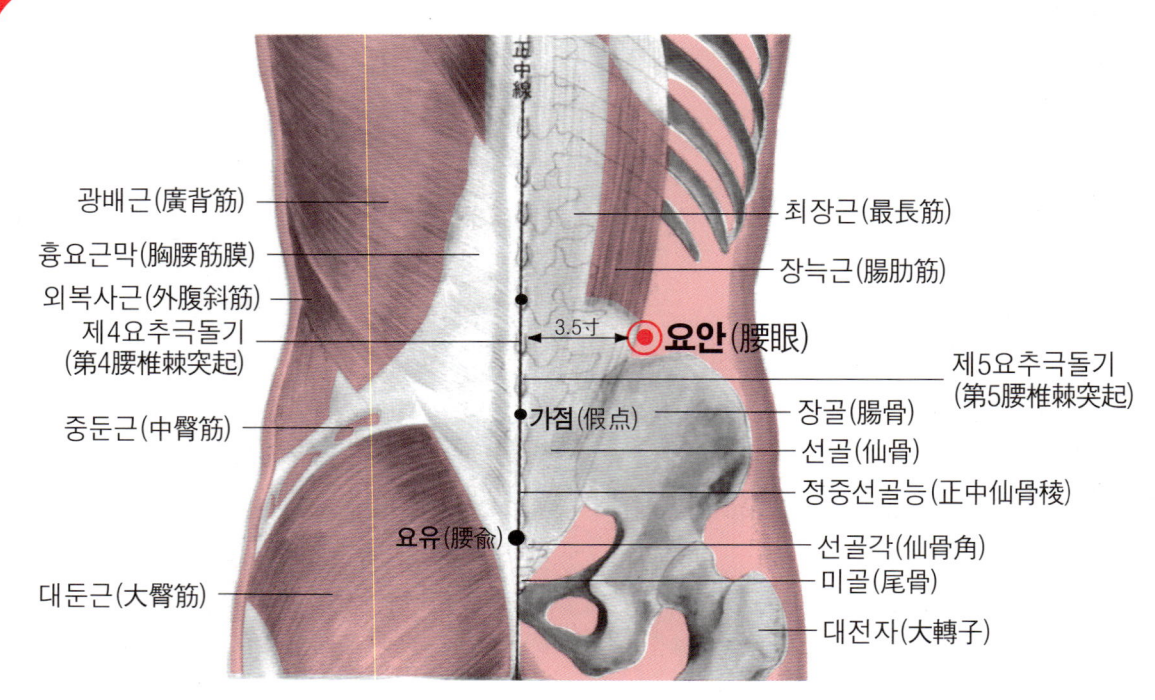

요안 : 제3요추극돌기의 양 옆 3.4촌 함몰부

보 충 경 혈

승부

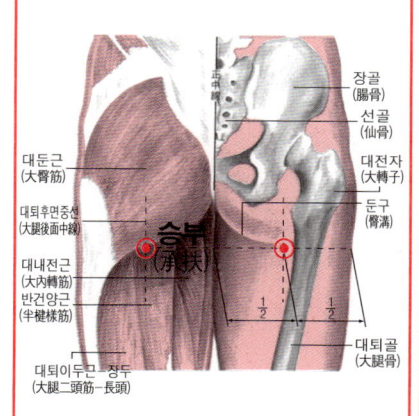

승부 : 대퇴후면 중선과 둔구와의 교점

환도

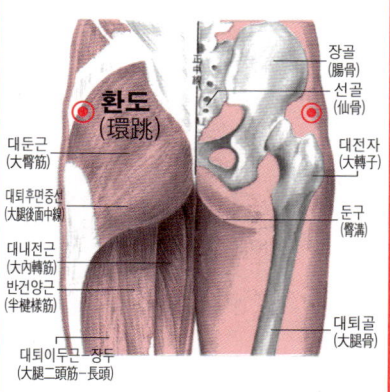

환도 : 대퇴골 대전자의 정점으로부터 상방 2cm

위중

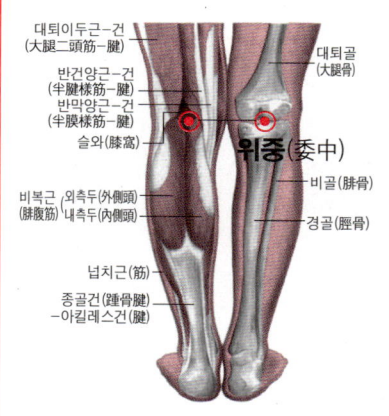

위중 : 무릎 뒤 주름의 중앙

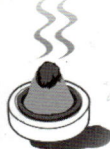 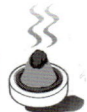

척수염-급성

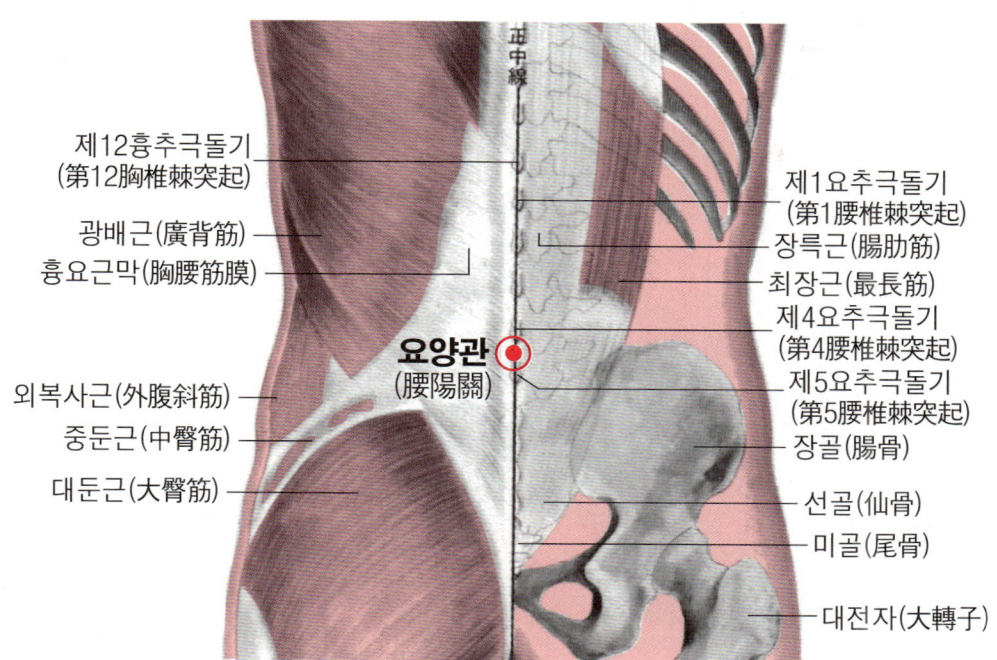

요양관 : 제4, 5요추극돌기 사이

보충경혈

대추	천주	척중
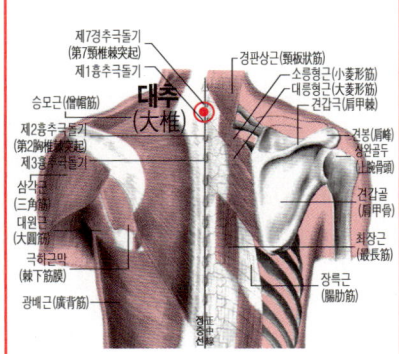	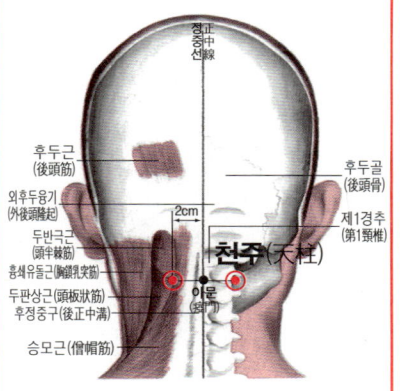	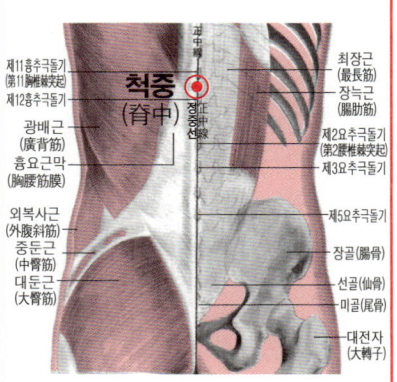
대추 : 목을 앞으로 깊이 숙이면 목덜미 밑으로 크게 돌출한 뼈(제7경추극돌기)와 제1흉추극돌기의 사이	**천주** : 아문의 높이에서, 외방 2cm의 증폭근팽융부 정점 바깥쪽	**척중** : 제11, 12흉추극돌기의 사이

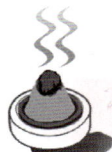 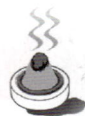

턱관절염좌

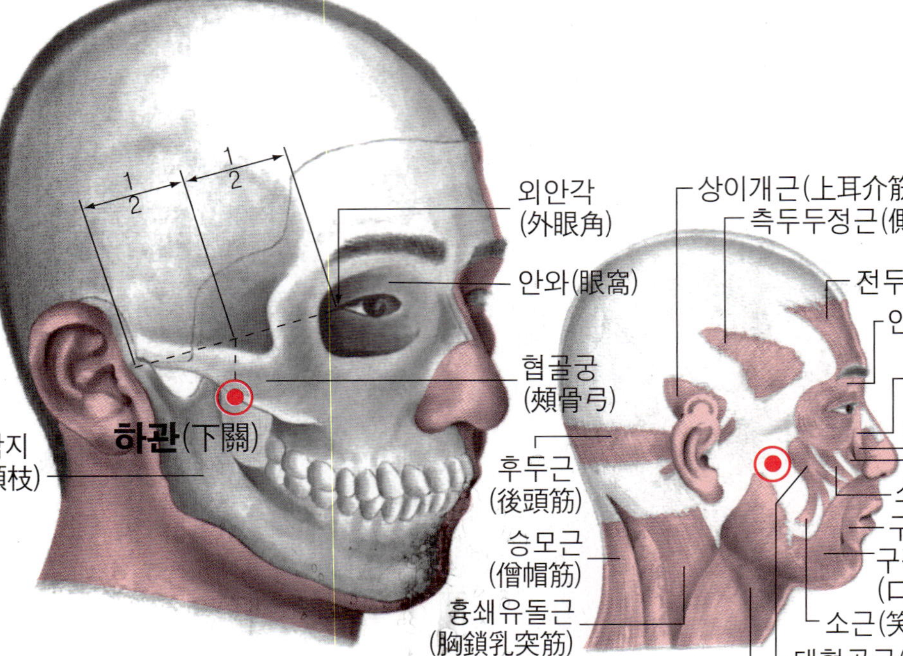

하악지(下顎枝) · 하관(下關)
외안각(外眼角) · 안와(眼窩) · 협골궁(頰骨弓) · 후두근(後頭筋) · 승모근(僧帽筋) · 흉쇄유돌근(胸鎖乳突筋) · 광경근(廣頸筋)

상이개근(上耳介筋) · 측두두정근(側頭頭頂筋) · 전두근(前頭筋) · 안륜근(眼輪筋) · 상순비익근(上脣鼻翼筋) · 비근(鼻筋) · 상순권근(上脣拳筋) · 소협골근(小頰骨筋) · 구륜근(口輪筋) · 구각하제근(口角下制筋) · 소근(笑筋) · 대협골근(大頰骨筋)

하관 : 외안각(눈꼬리)과 하악골하악지 뒷쪽 상단과의 중앙 바로 밑에서 협골궁 아래쪽

보충경혈

청궁

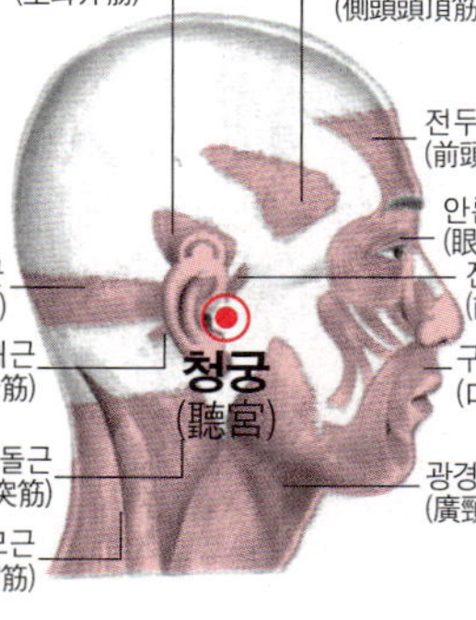

상이개근(上耳介筋) · 측두두정근(側頭頭頂筋) · 전두근(前頭筋) · 안륜근(眼輪筋) · 전이개근(前耳介筋) · 구륜근(口輪筋) · 광경근(廣頸筋) · 후두근(後頭筋) · 후이개근(後耳介筋) · 청궁(聽宮) · 흉쇄유돌근(胸鎖乳突筋) · 승모근(僧帽筋)

청궁 : 귀 중앙 이주의 바로 앞

외관

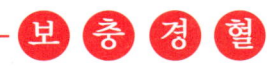

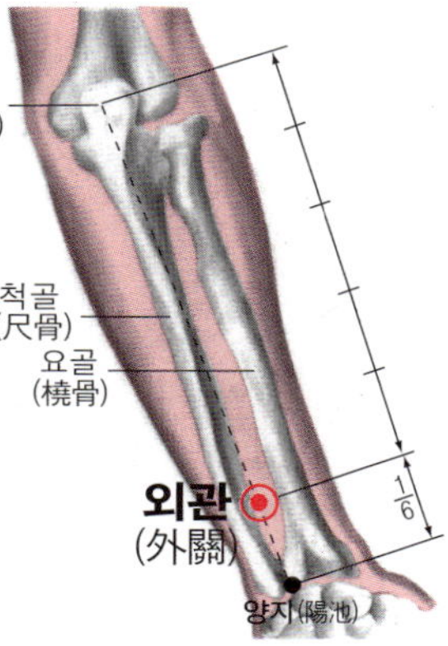

주두(肘頭) · 척골(尺骨) · 요골(橈骨) · 외관(外關) · 양지(陽池)

외관 : 팔꿈치와 양지의 사이에서 양지로부터 1/6

합곡

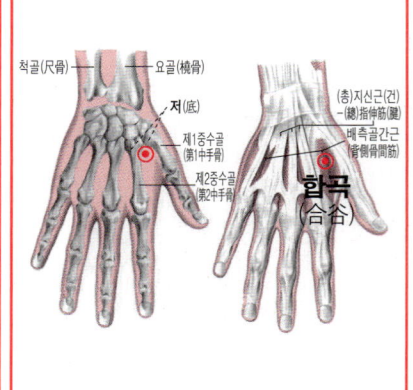

척골(尺骨) · 요골(橈骨) · 저(底) · (총)지신근(건)-(總)指伸筋(腱) · 제1중수골(第1中手骨) · 제2중수골(第2中手骨) · 배측골간근(背側骨間筋) · 합곡(合谷)

합곡 : 손등에서 제1, 2중수골저 아랫쪽의 사이

통풍

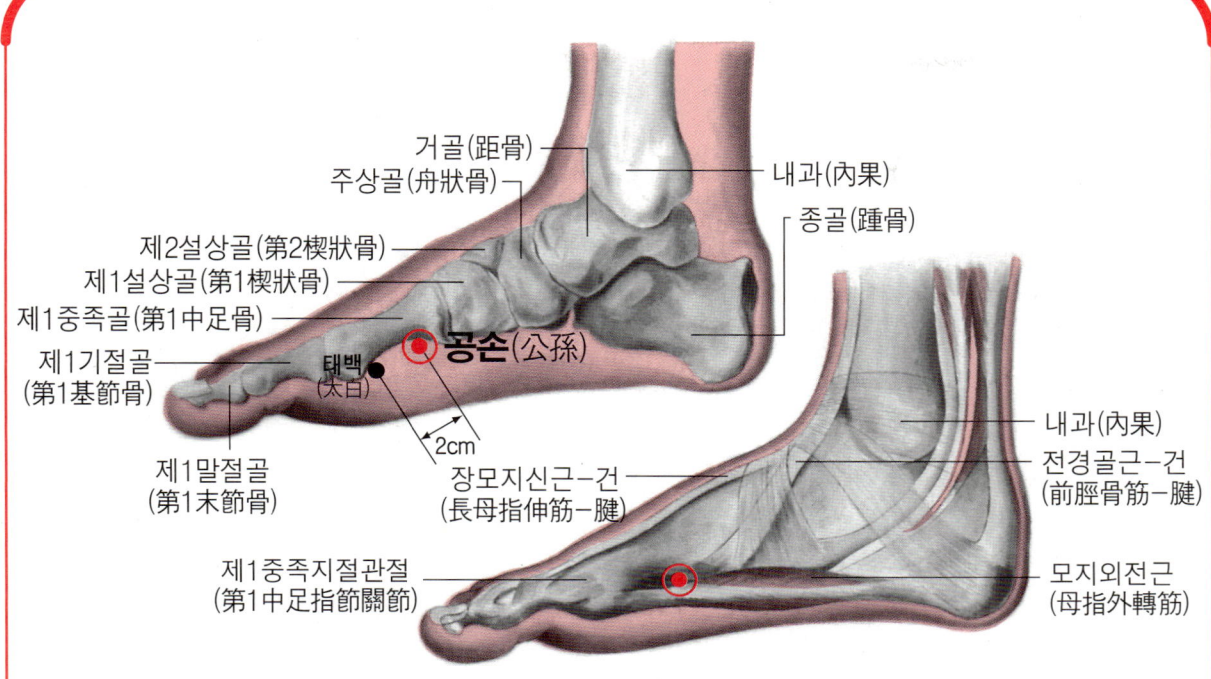

공손 : 족부 내측에서 태백의 후방 2cm

보충경혈

은백

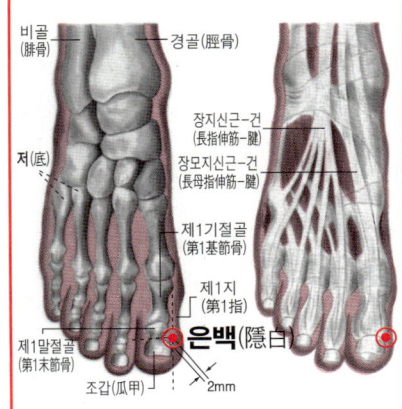

은백 : 엄지발가락 안쪽에 발톱각으로부터 후방 2mm

중봉

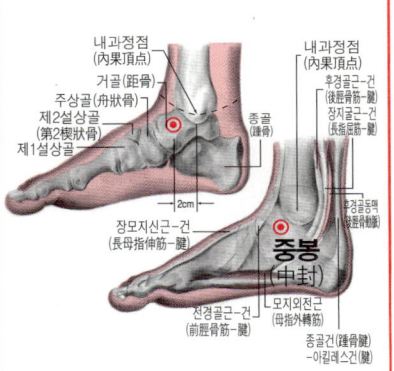

중봉 : 발등에서 안쪽 복사뼈 아랫쪽의 전방 2cm

합곡

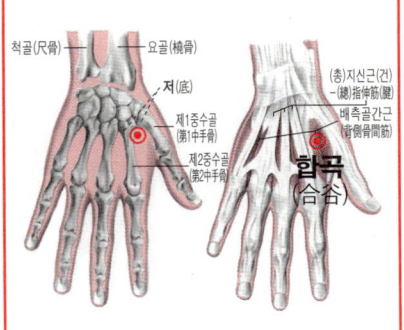

합곡 : 손등에서 제1, 2중수골저 아랫쪽의 사이

팔꿈치통증/주관절통

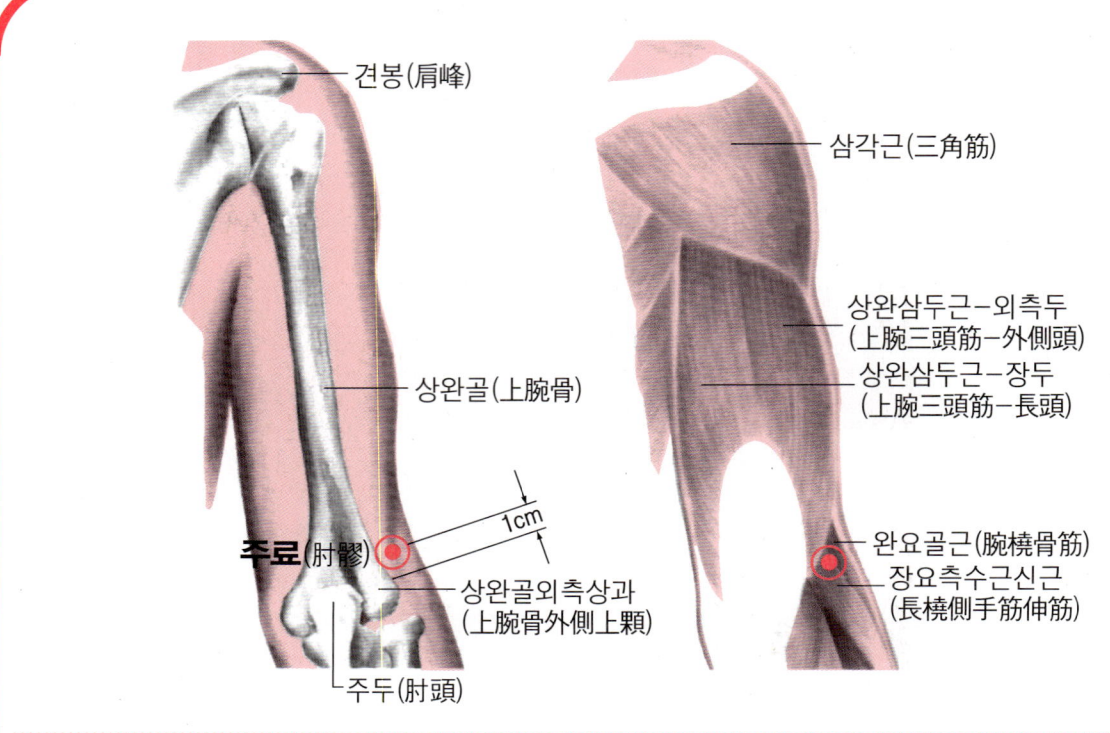

주료 : 상완골 외측상과의 상방 1cm에서 상완골의 바깥쪽

보충경혈

소해	곡지	척택

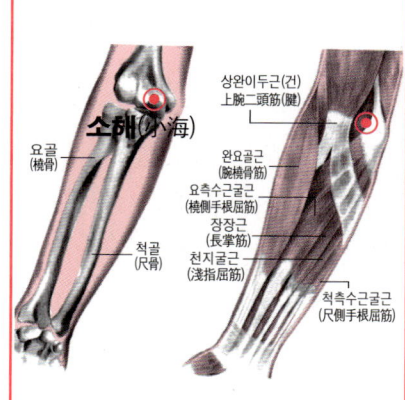
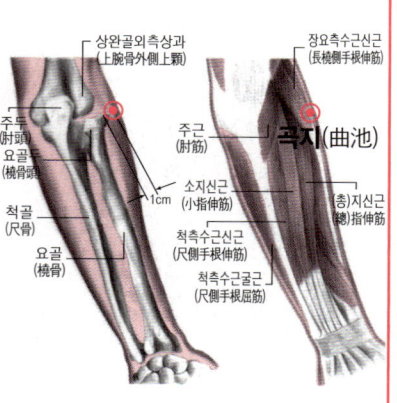
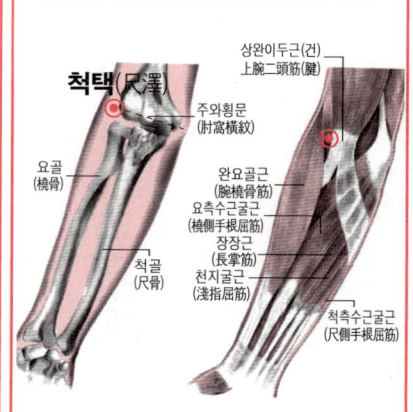

소해 : 상완골 내측상과로부터 굽은쪽으로 1cm

곡지 : 요골두 바깥 위쪽으로 부터 팔꿈치 안주름에 따라 내방 1cm (팔꿈치를 굽힐 나타나는 주름 끝)

척택 : 주와횡문상에서, 상완이두근건의 엄지측

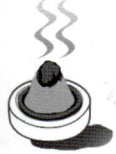 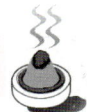

팔신경통

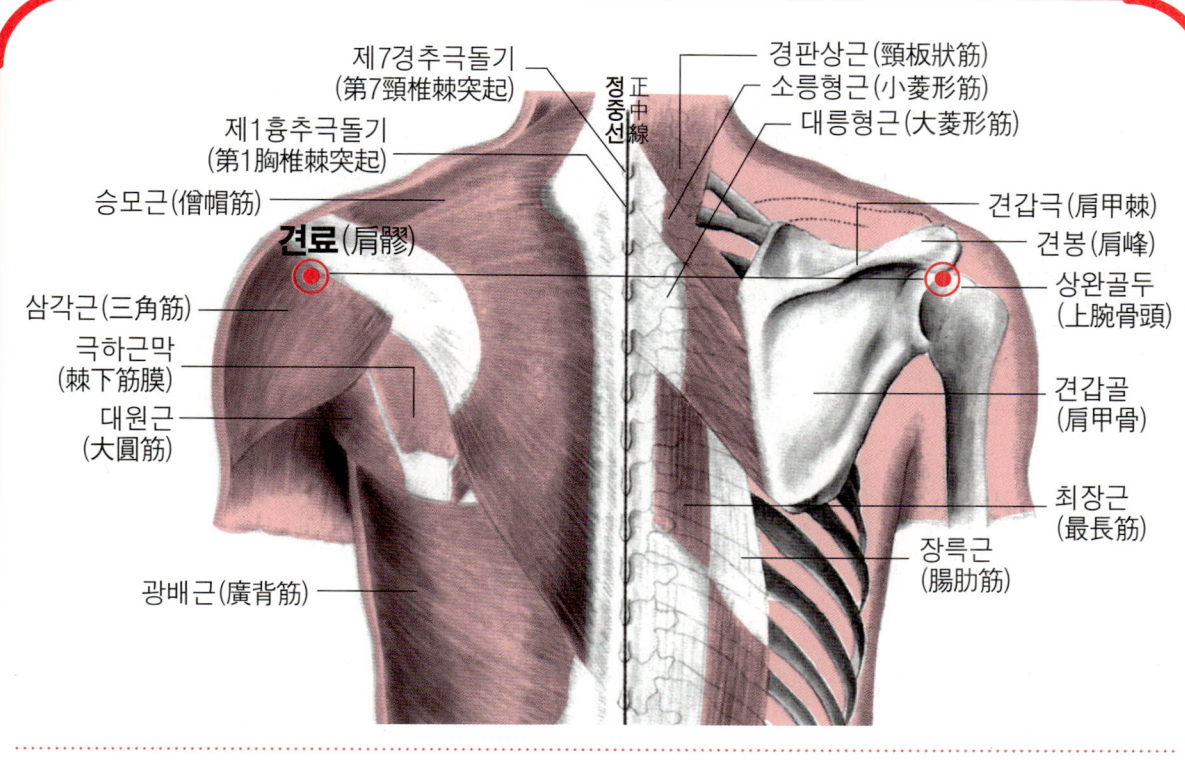

견료 : 견봉의 바깥 끝 뒷쪽의 바로 아래

보충경혈

중부

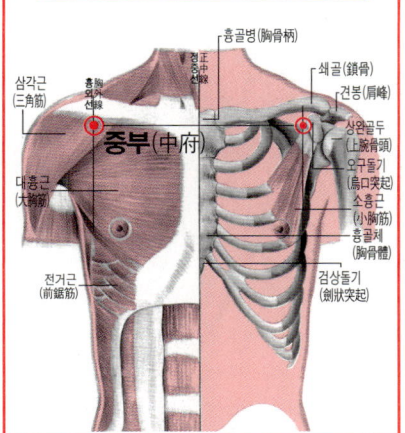

중부 : 흉외선상에서 오구돌기 중앙의 높이

소해

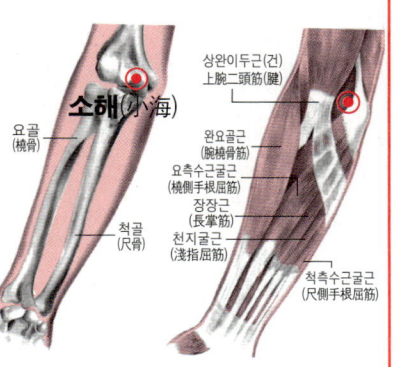

소해 : 상완골 내측상과로부터 굽은쪽으로 1cm

수삼리

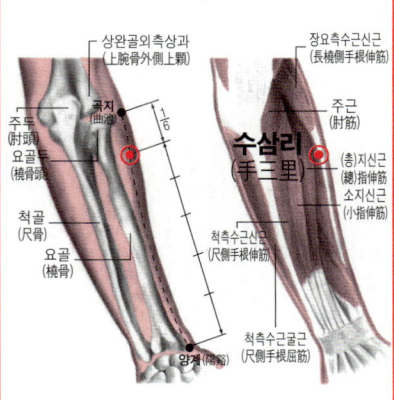

수삼리 : 곡지와 양계 사이에서 곡지로부터 1/6

팔바깥/요골신경마비

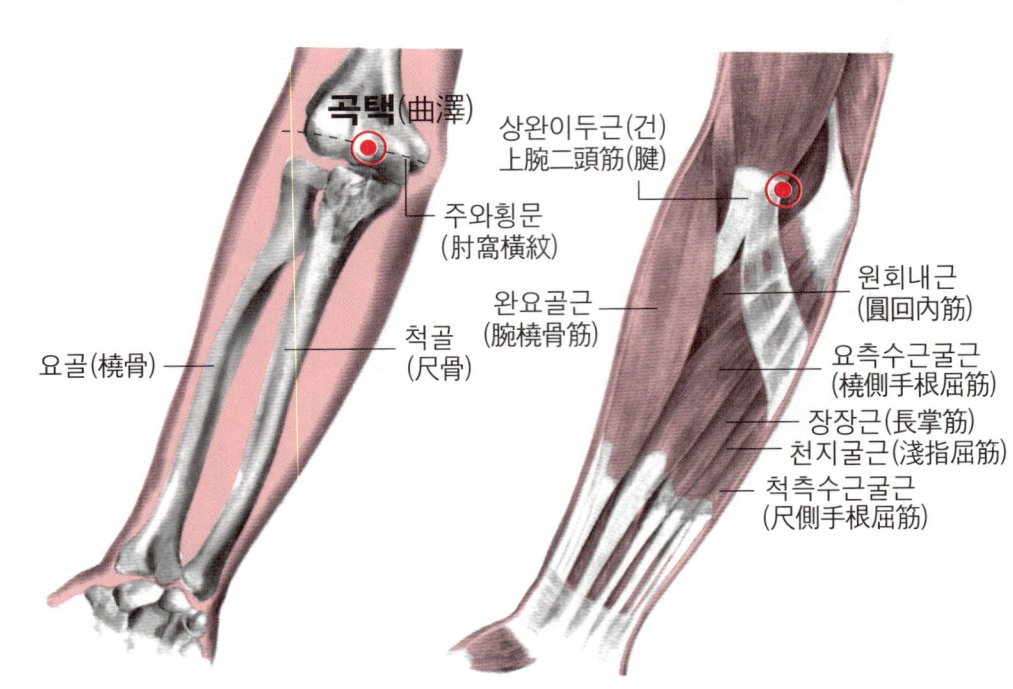

척택 : 주와횡문상에서, 상완이두근건의 엄지측

보 충 경 혈

대추

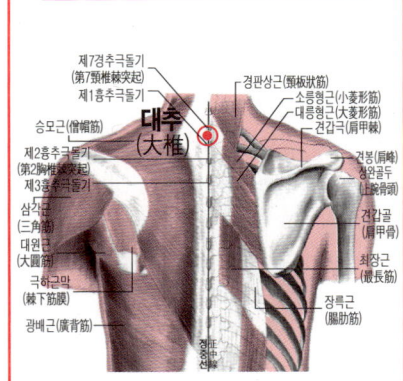

대추 : 목을 앞으로 깊이 숙이면 목덜미 밑으로 크게 돌출한 뼈(제7경추극돌기)와 제1흉추극돌기의 사이

견우

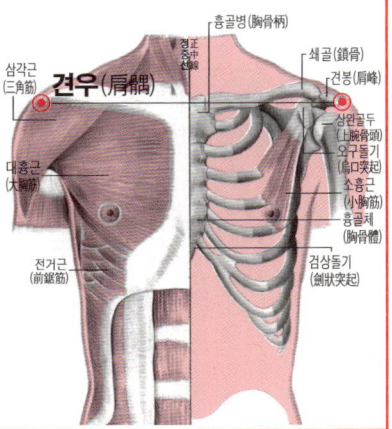

견우 : 견봉의 앞 아랫쪽

편력

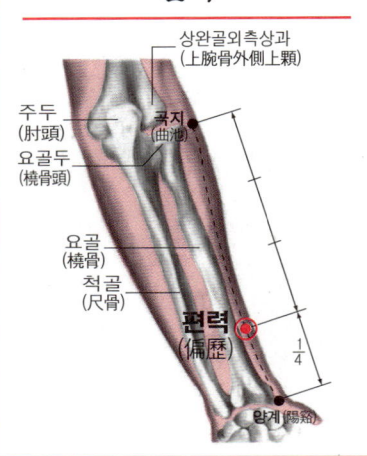

편력 : 곡지와 양계의 사이에서 양계로부터 1/4

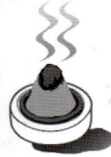 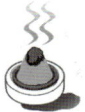

팔안쪽/척골신경마비

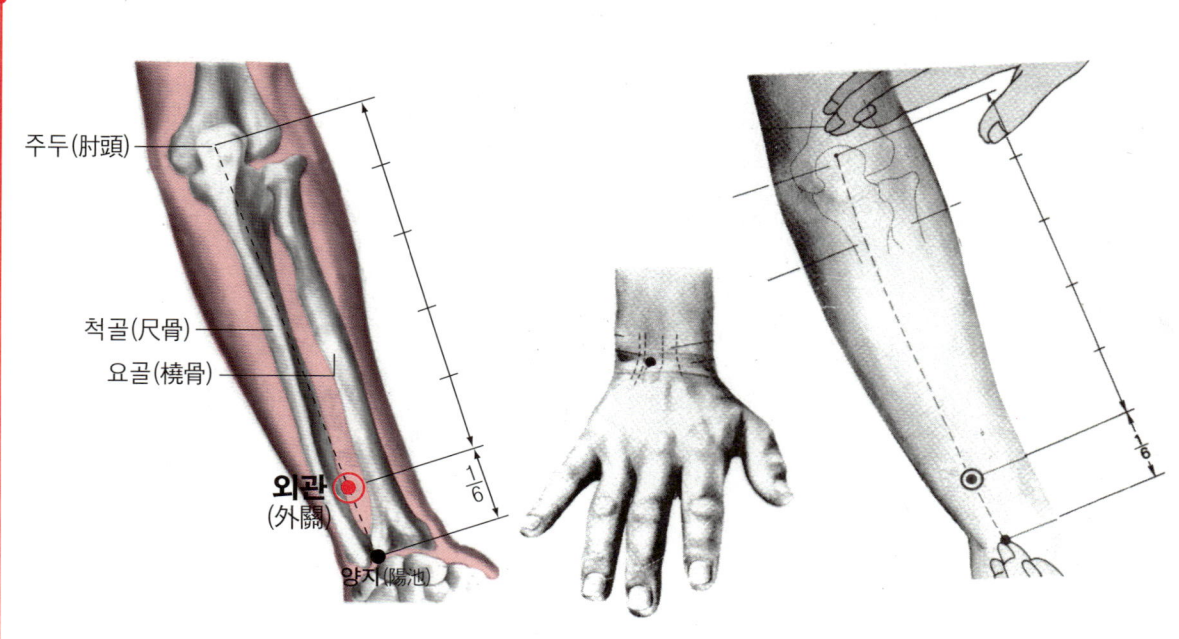

외관 : 팔꿈치와 양지의 사이에서 양지로부터 1/6

보 충 경 혈

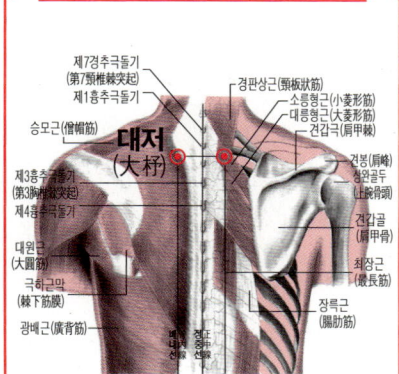
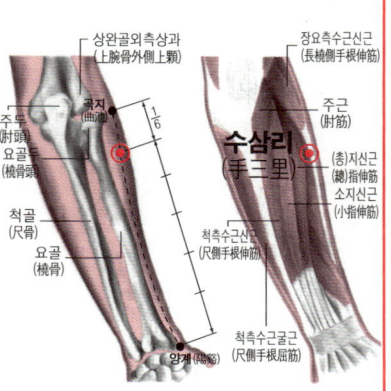
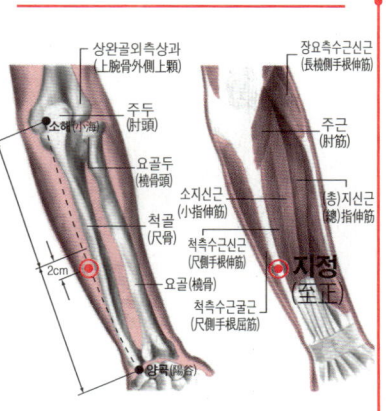

대저 : 배내선상에서 제1, 2흉추극돌기 사이의 높이

수삼리 : 곡지와 양계 사이에서 곡지로부터 1/6

지정 : 소해와 양곡의 사이에서 중앙으로부터 하방 2cm

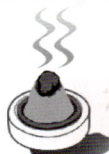 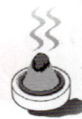

하지마비/근육위축

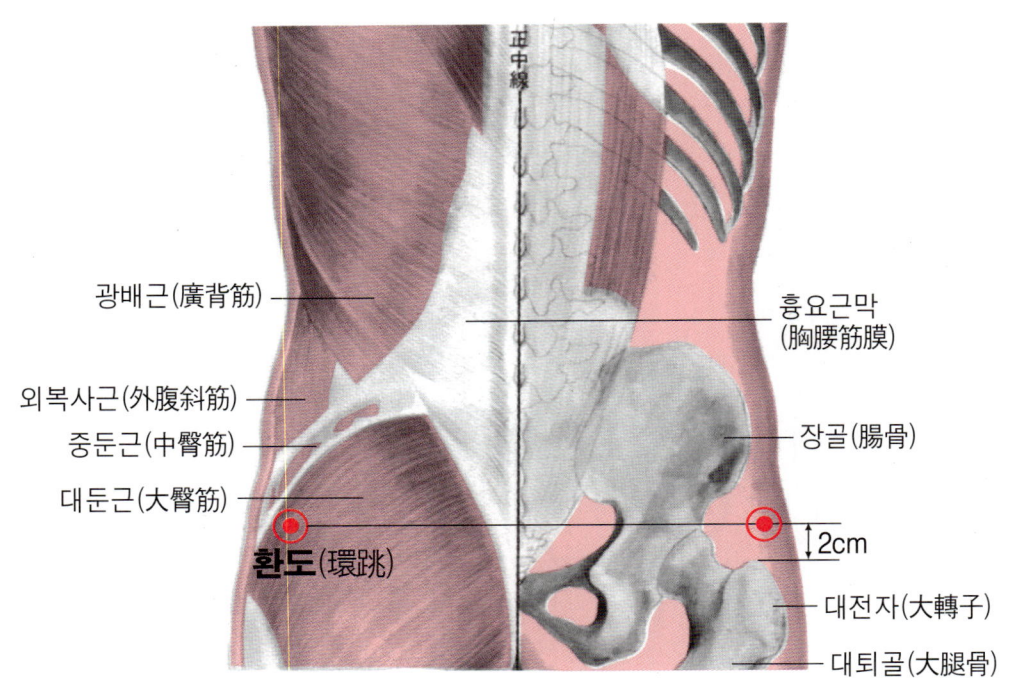

환도 : 대퇴골 대전자의 정점으로부터 상방 2cm

보충경혈

양릉천
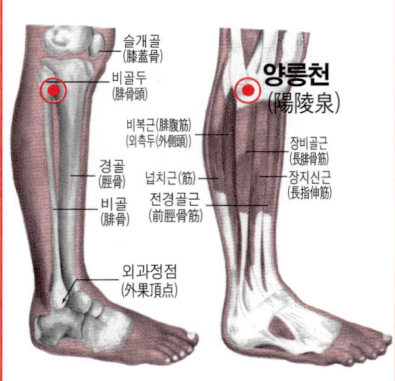

담낭혈
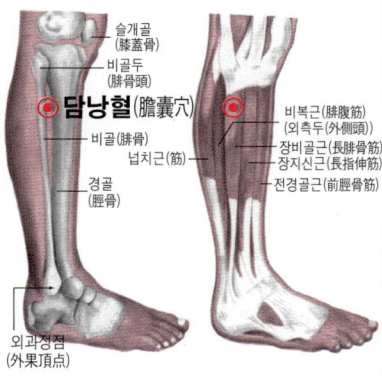

은문
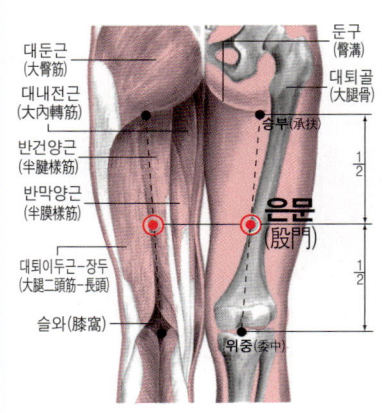

양릉천 : 비골두의 앞 아랫쪽

담낭혈 : 양릉천의 하방 2촌

은문 : 승부와 위중의 중앙

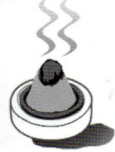 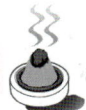

하지마비/저림

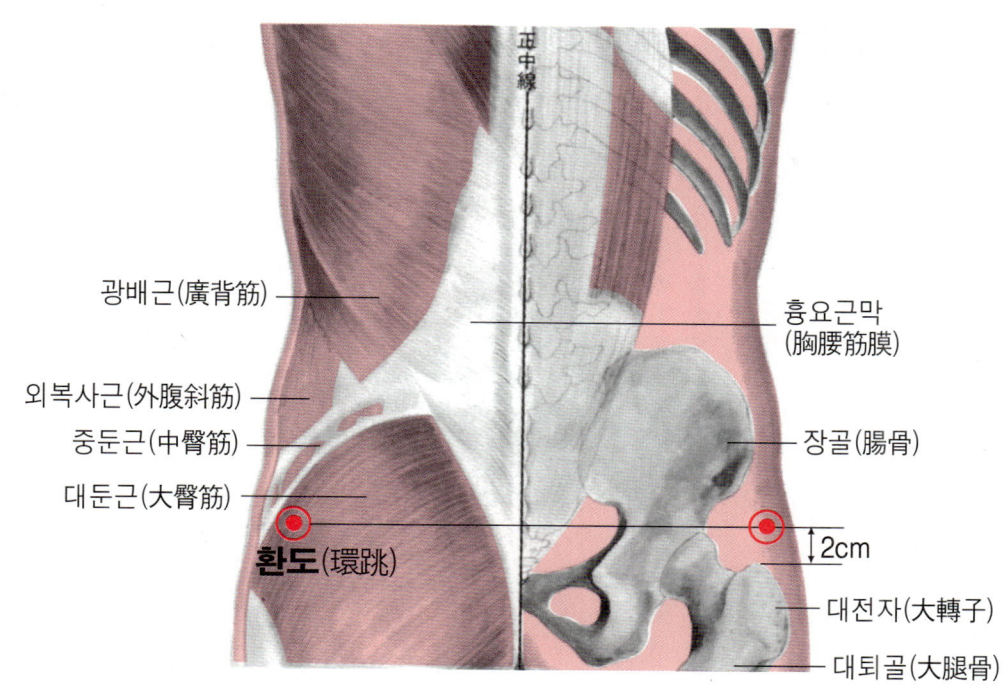

환도 : 대퇴골 대전자의 정점으로부터 상방 2cm

보충경혈

양릉천

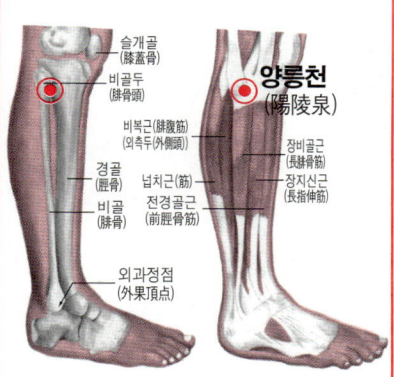

양릉천 : 비골두의 앞 아랫쪽

담낭혈

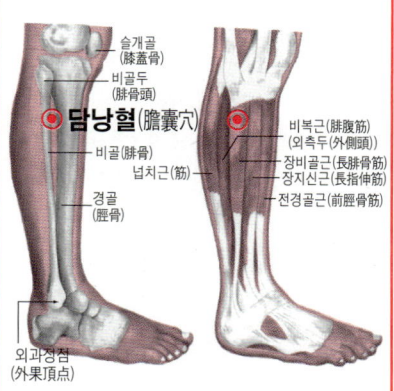

담낭혈 : 양릉천의 하방 2촌

비관

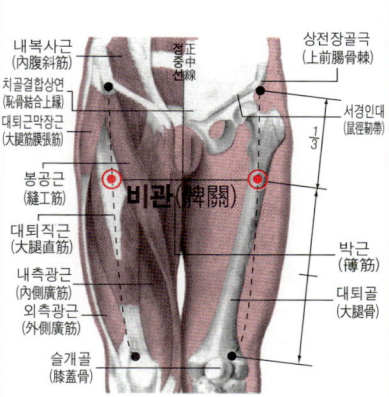

비관 : 상전장골극 아랫쪽과 슬개골 바깥 윗쪽 사이에서 위에서 1/3

허리디스크

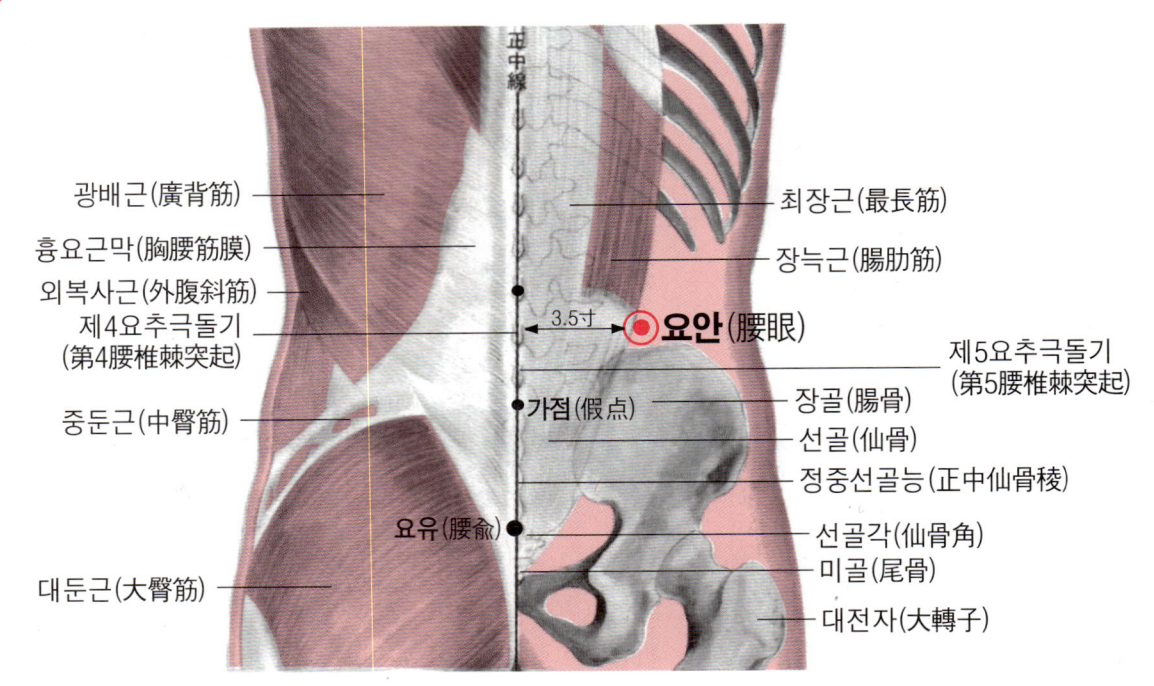

요안 : 제3요추극돌기의 양 옆 3.4촌 함몰부

보 충 경 혈

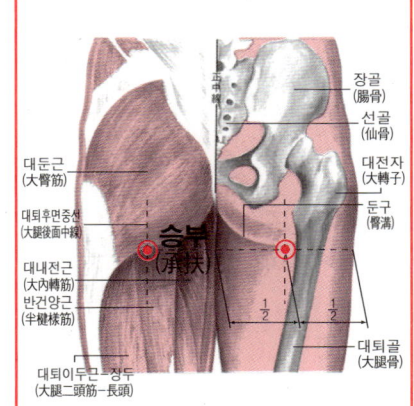

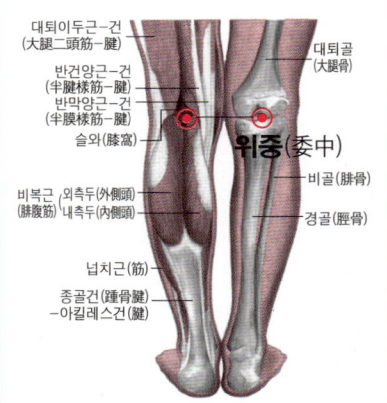

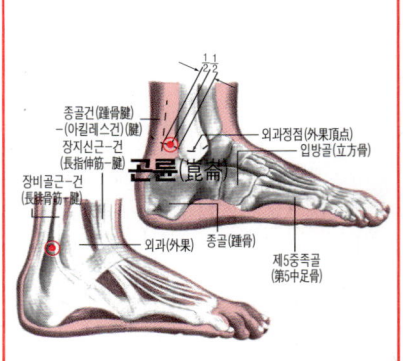

승부 : 대퇴후면 중선과 둔구와의 교점

위중 : 무릎 뒤 주름의 중앙

곤륜 : 바깥 복사뼈 중심의 높이에서, 바깥 복사뼈와 아킬레스건의 중심

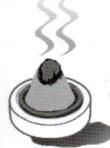 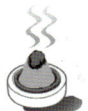

허리염좌

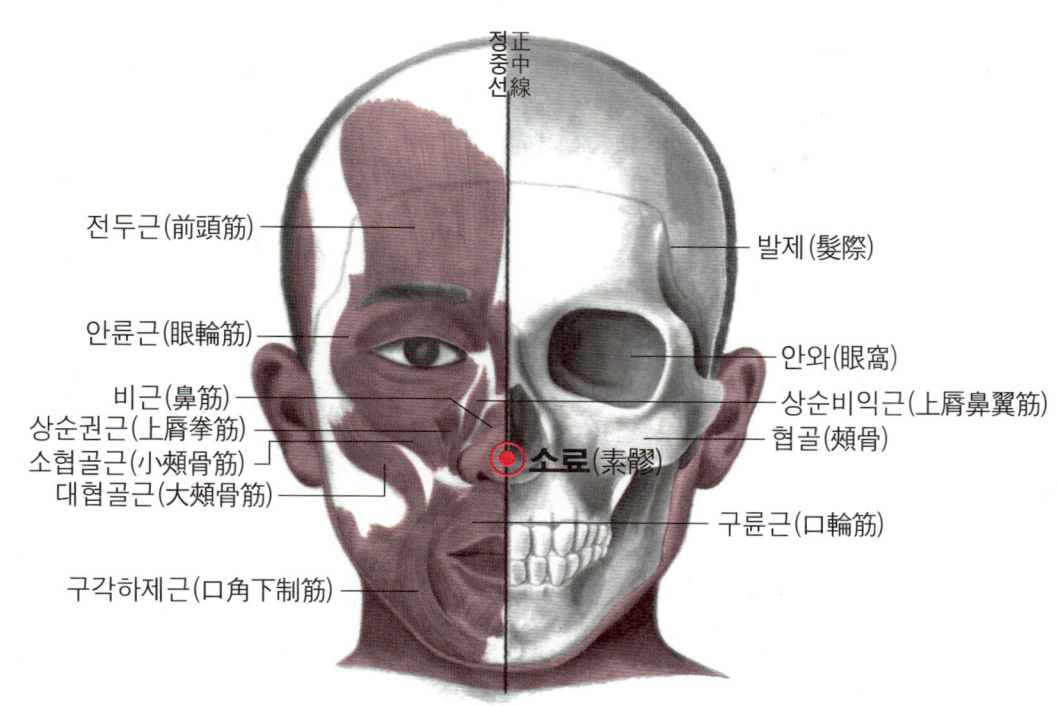

소료 : 코끝의 정점 - 삼릉침

보 충 경 혈

수구

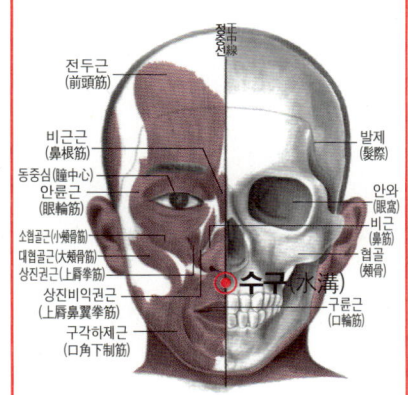

수구 : 두부 정중선상의 인중에서 비중격 아래쪽으로부터 1/3 - 침

요안

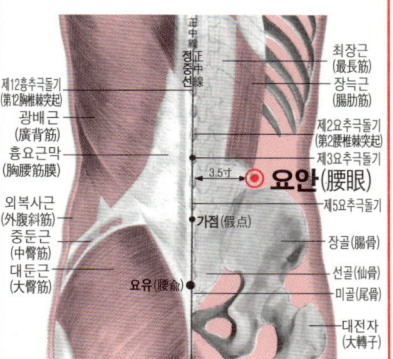

요안 : 제3요추극돌기의 양 옆 3,4촌 함몰부

위중

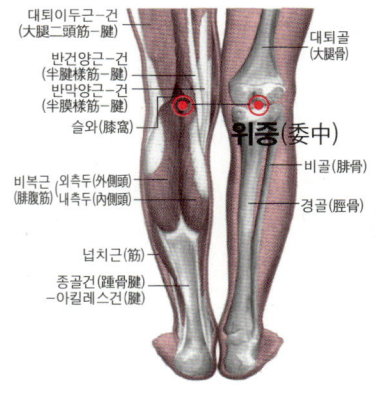

위중 : 무릎 뒤 주름의 중앙

정신 질환
Mental Disease

16

감직(어린이신경질)

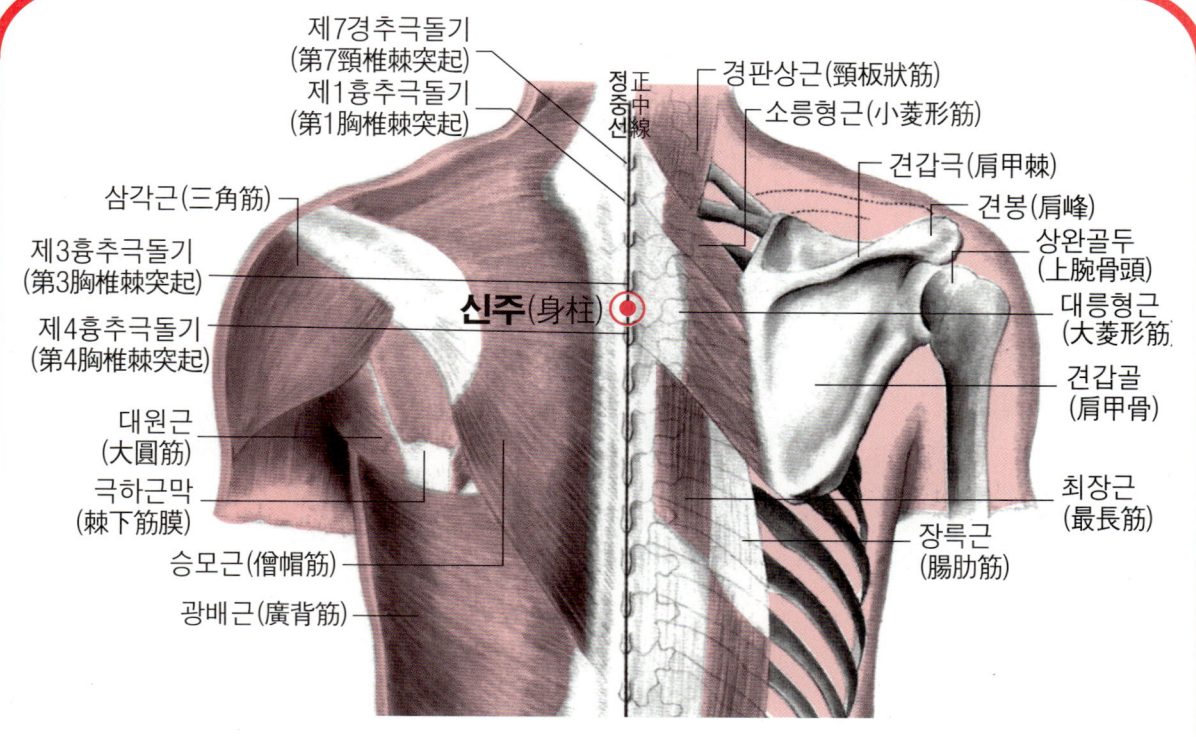

신주(GV12) : 제3,4흉추극돌기의 사이 (뜸)

건망증

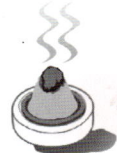 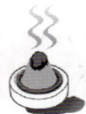

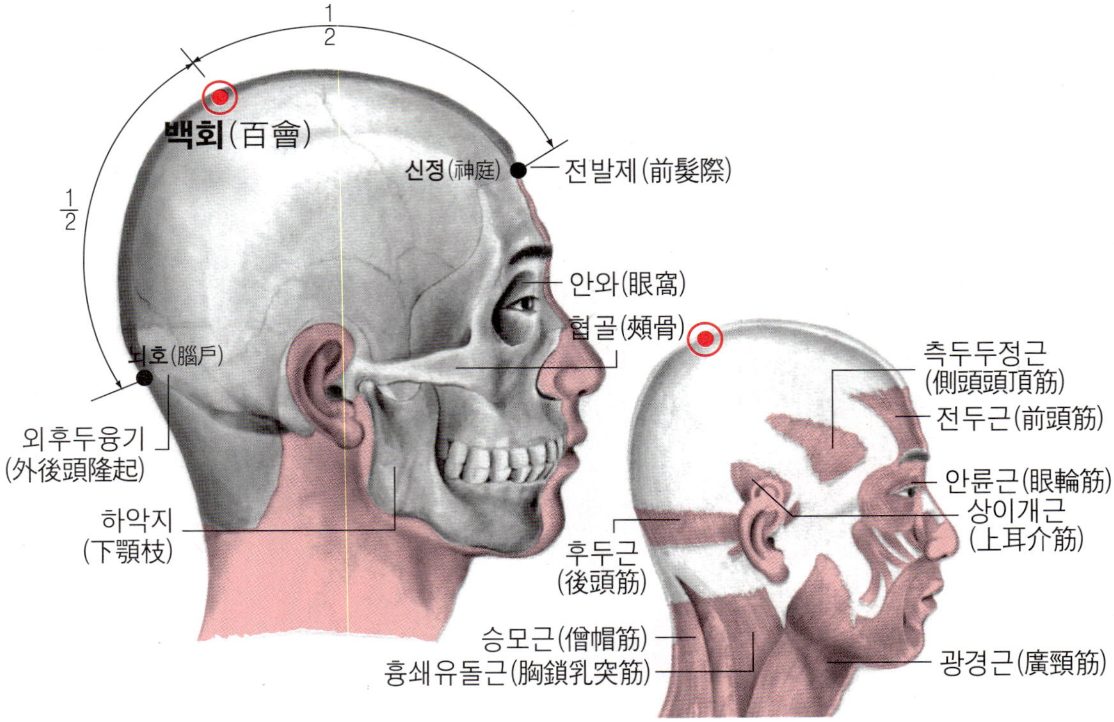

백회 : 정중선상에서 신정과 뇌호의 중앙

보충경혈

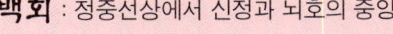

거궐

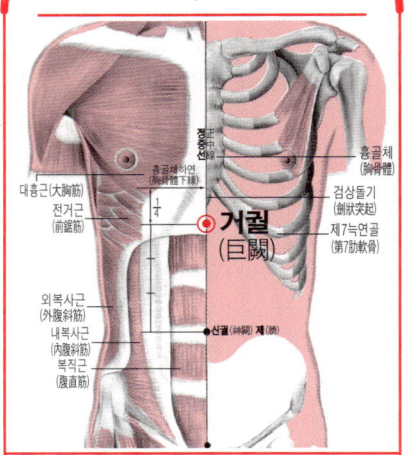

거궐 : 정중선상에서 흉골체하연과 신궐의 사이에 흉골체하연으로부터 1/4

중완

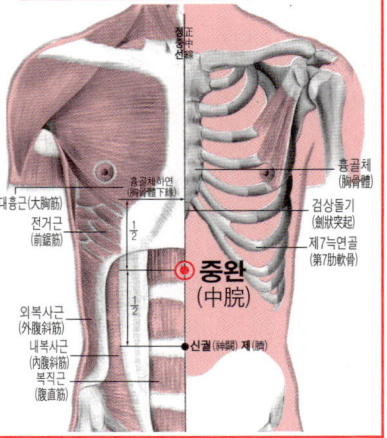

중완 : 정중선상에서 흉골체하연(명치)과 배꼽의 중앙

신문

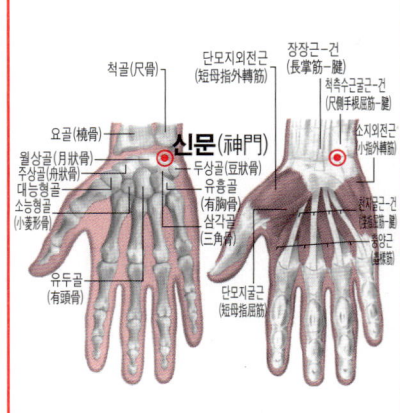

신문 : 손목 주름에서 소지측 수근굴근건의 엄지측

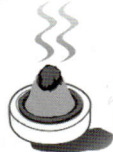 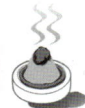

광장공포증

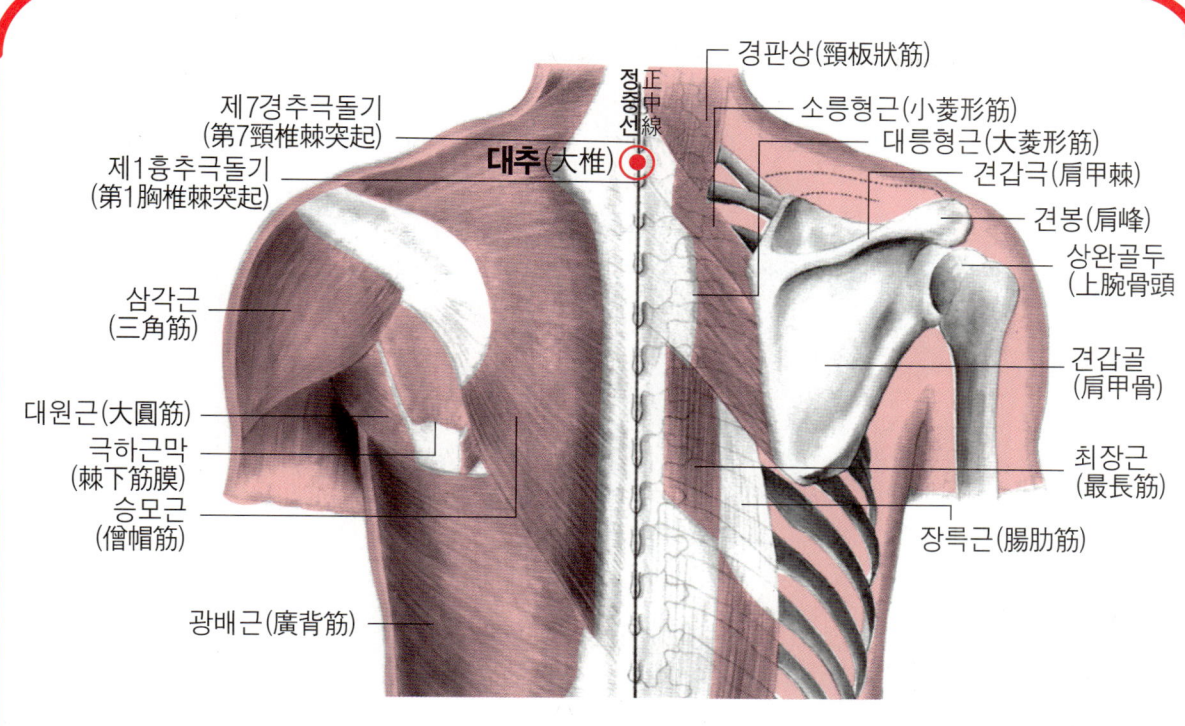

대추 : 제7경추극돌기와 제1흉추극돌기의 사이

보 충 경 혈

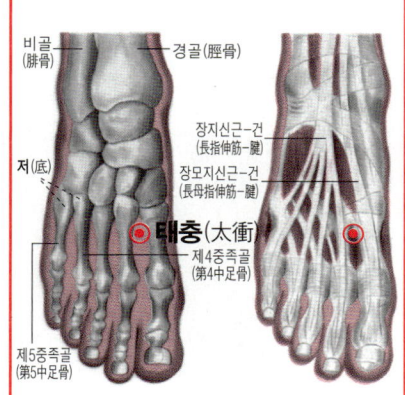
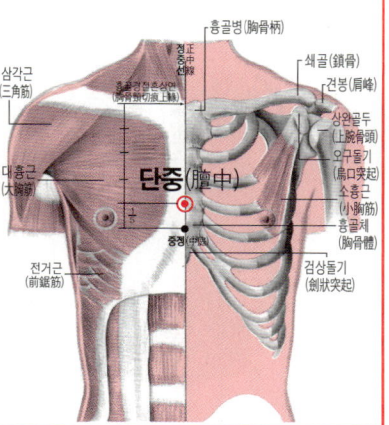
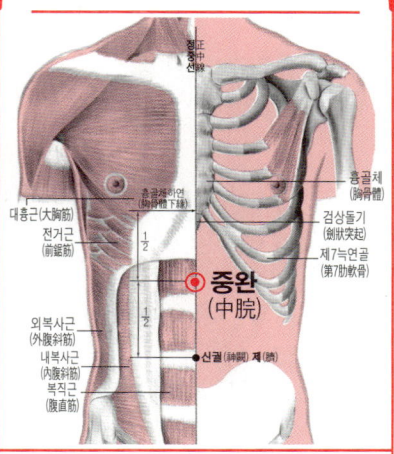

태충 : 발등의 제1, 2중족골저 앞쪽의 아래

단중 : 정중선상에서 흉골경절흔 윗쪽과 중정의 사이에 중정으로부터 1/5

중완 : 정중선상에서 흉골체하연(명치)과 배꼽의 중앙

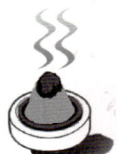 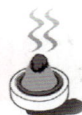

구안와사(주위성 안면 신경 마비)

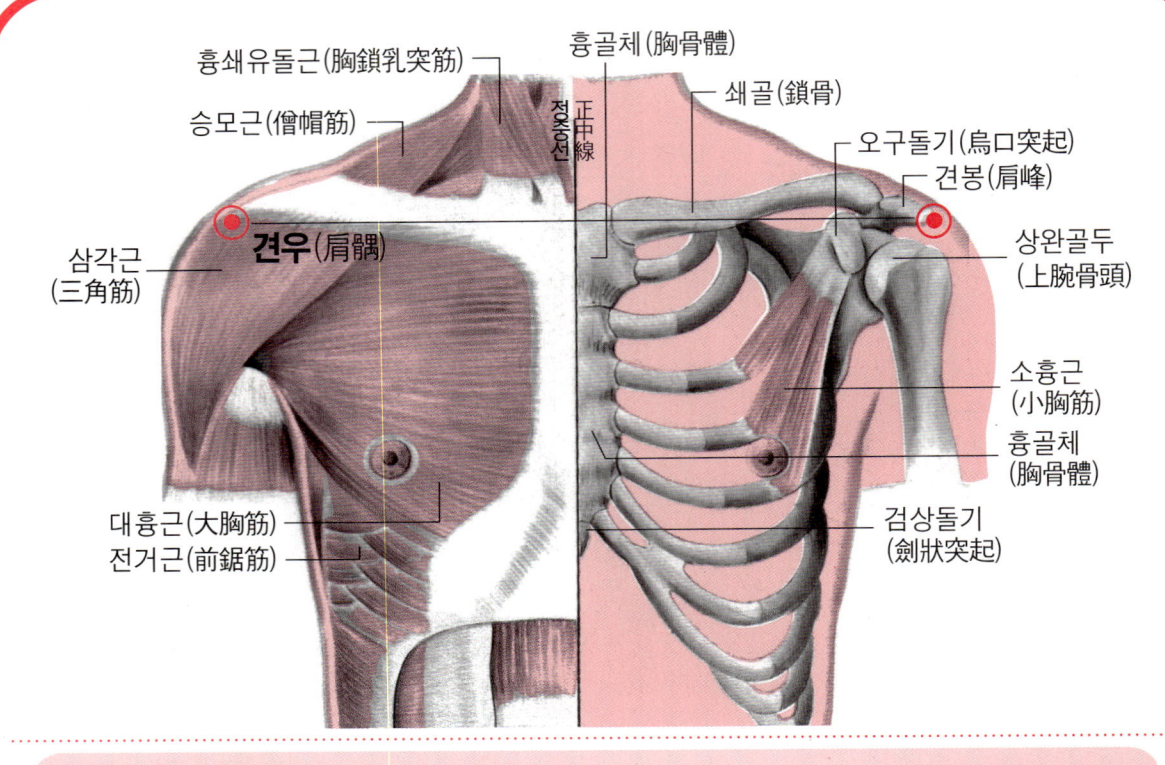

견우 : 견봉의 앞 아랫쪽

보 충 경 혈

영향, 찬죽

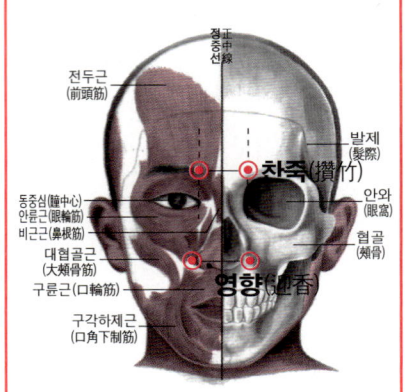

영향 : 비익점의 높이에서 비진구점에 있다
찬죽 : 눈썹 안쪽 끝. 눈썹 안쪽으로 0.1촌 들어간 함몰부

관료, 양백

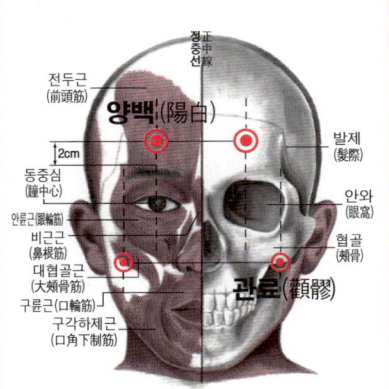

관료 : 눈꼬리 바로 밑의 광대뼈 아래쪽(콧날 하연의 높이)
양백 : 동공의 바로 위에서, 눈썹의 상방 2cm

사죽공, 지창

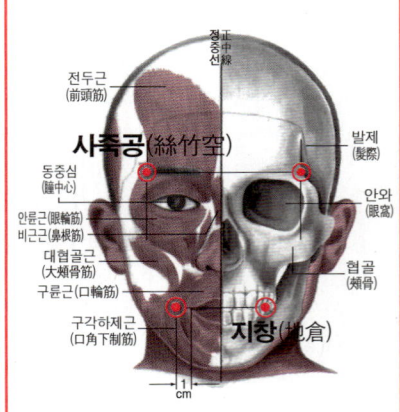

사죽공 : 눈 바깥 끝 바로 위에서 눈썹 바깥 끝
지창 : 입가(구각)의 외측 1cm

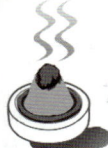 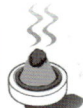

구안와사(주위성 안면 신경 마비)

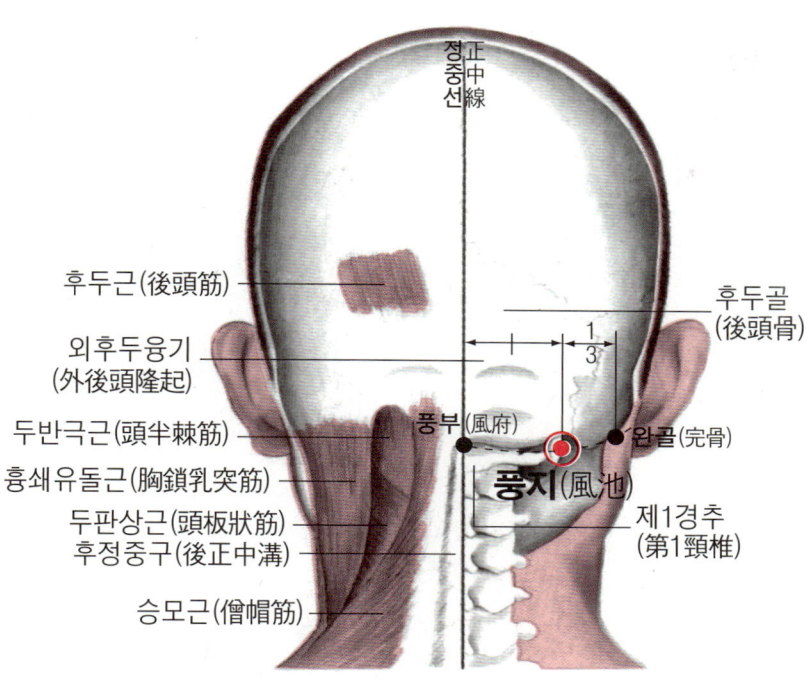

풍지 : 풍부와 완골의 사이에서 완골로부터 1/3

보 충 경 혈

태양, 협거

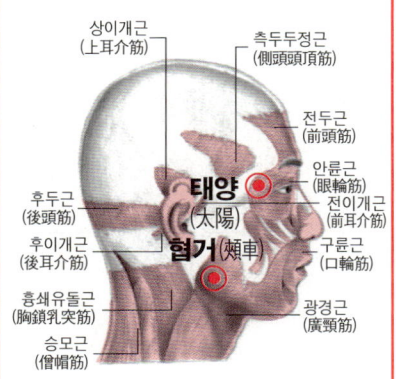

태양 : 눈썹 바깥끝과 눈꼬리 중앙의 후방 1촌 패인 곳
협거 : 아래턱 모서리의 앞 상방 1cm

족삼리

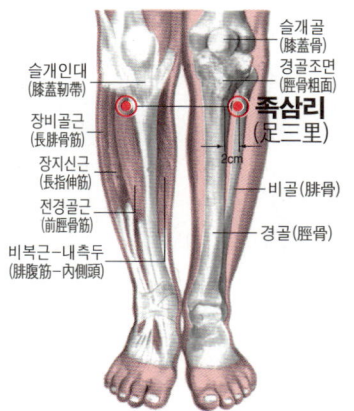

족삼리 : 경골조면의 아랫쪽 높이에서 경골 앞쪽으로부터 바깥쪽 2cm

합곡

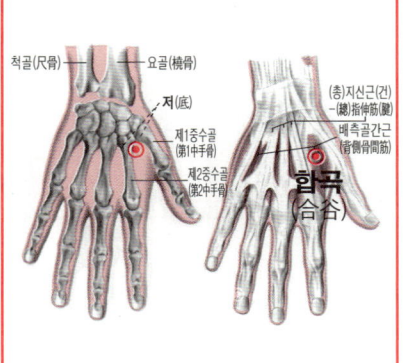

합곡 : 손등에서 제1, 2중수골저 아랫쪽의 사이

다몽

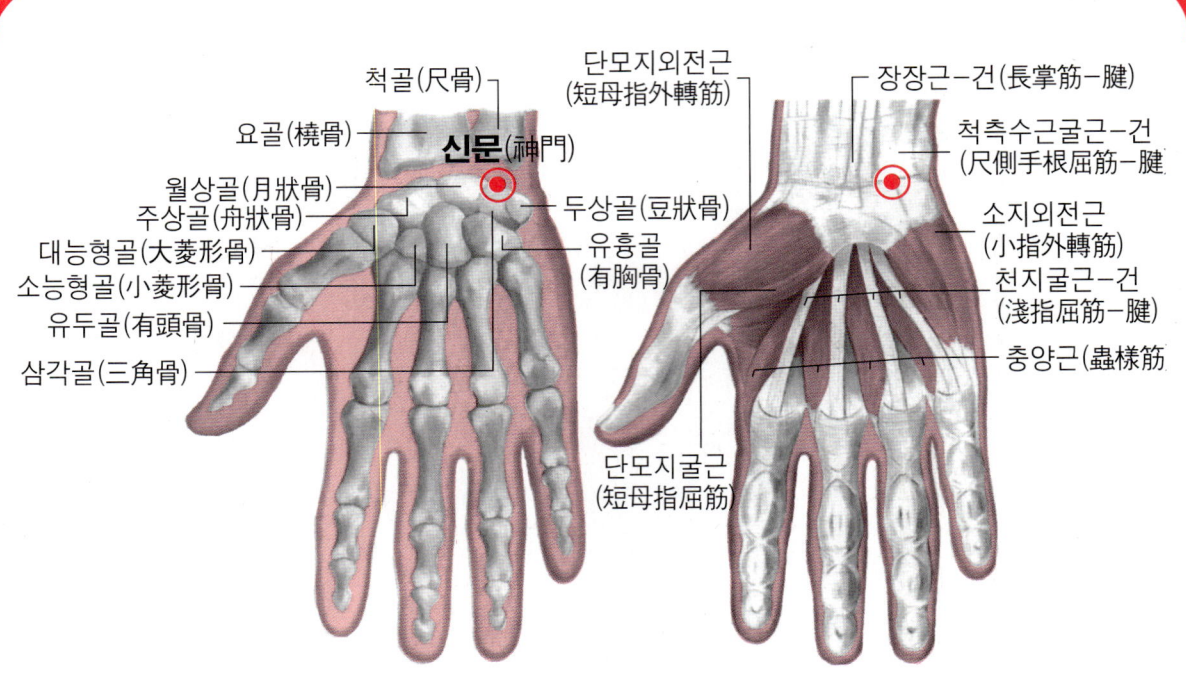

신문 : 손목 주름에서 소지측 수근굴근건의 엄지측

보충경혈

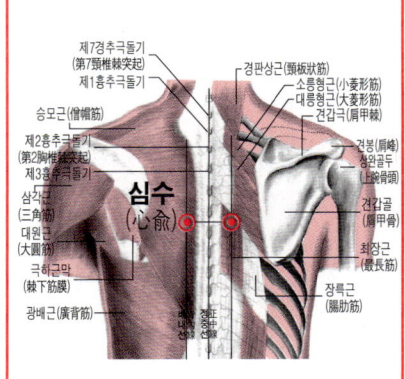

심수

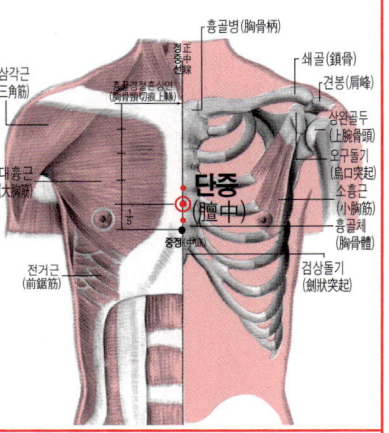

단중 3혈

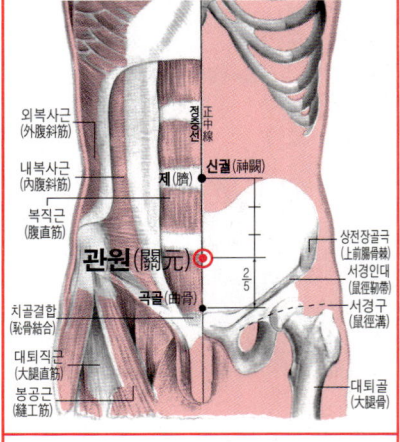

관원

심수 : 배내선상에서 제5, 6흉추극돌기 사이의 높이

단중 : 정중선상에서 흉골경절흔 윗쪽과 중정의 사이에 중정으로부터 1/5

관원 : 정중선상에서, 신궐(배꼽의중심)과 곡골의 사이에 곡골로부터 2/5

다면증

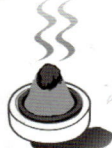
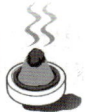

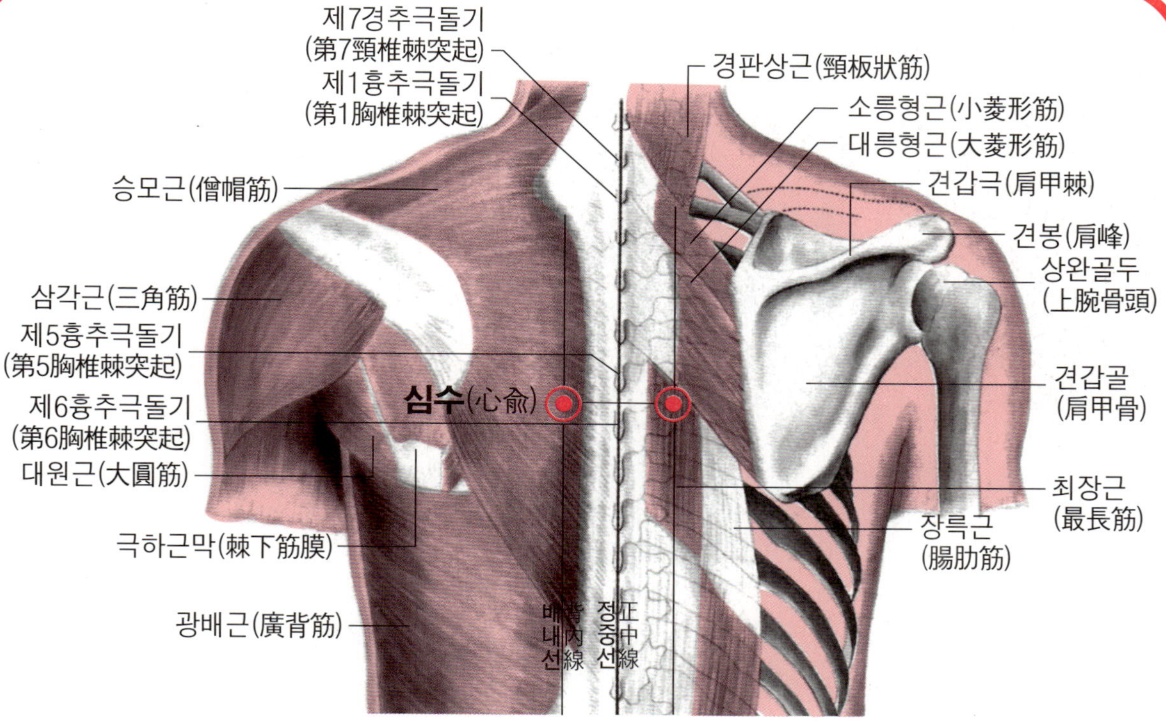

제7경추극돌기(第7頸椎棘突起)
제1흉추극돌기(第1胸椎棘突起)
경판상근(頸板狀筋)
승모근(僧帽筋)
소릉형근(小菱形筋)
대릉형근(大菱形筋)
견갑극(肩甲棘)
견봉(肩峰)
삼각근(三角筋)
상완골두(上腕骨頭)
제5흉추극돌기(第5胸椎棘突起)
심수(心俞)
제6흉추극돌기(第6胸椎棘突起)
견갑골(肩甲骨)
대원근(大圓筋)
최장근(最長筋)
극하근막(棘下筋膜)
장륵근(腸肋筋)
광배근(廣背筋)
배내선(背內線) 정중선(正中線)

심수 : 배내선상에서 제5, 6흉추극돌기 사이의 높이

보충경혈

혈해
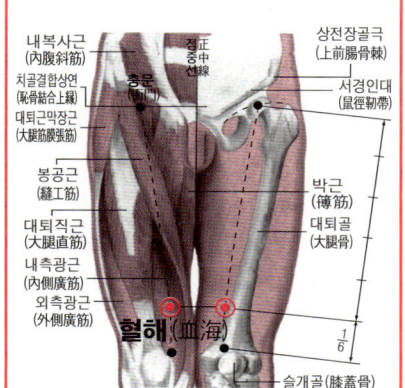

내복사근(內腹斜筋)
상전장골극(上前腸骨棘)
치골결합상연(恥骨結合上緣)
충문
서경인대(鼠徑靭帶)
대퇴근막장근(大腿筋膜張筋)
봉공근(縫工筋)
박근(薄筋)
대퇴직근(大腿直筋)
대퇴골(大腿骨)
내측광근(內側廣筋)
외측광근(外側廣筋)
혈해(血海)
슬개골(膝蓋骨)

혈해 : 충문과 슬개골 위-안쪽의 사이에서 아래로 부터 1/6

족삼리
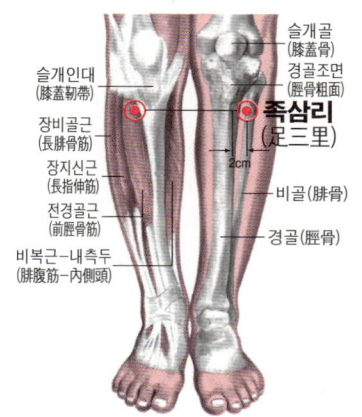

슬개인대(膝蓋靭帶)
슬개골(膝蓋骨)
경골조면(脛骨粗面)
장비골근(長腓骨筋)
족삼리(足三里)
장지신근(長指伸筋)
비골(腓骨)
전경근(前脛筋)
경골(脛骨)
비복근-내측두(腓腹筋-內側頭)

족삼리 : 경골조면의 아랫쪽 높이에서 경골 앞쪽으로부터 바깥쪽 2cm

신맥
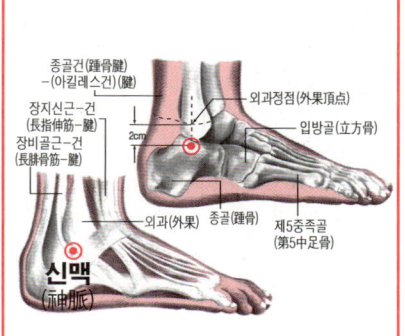

종골건(踵骨腱)-(아킬레스건)(腱)
외과정점(外果頂點)
장지신근-건(長指伸筋-腱)
장비골근-건(長腓骨筋-腱)
입방골(立方骨)
외과(外果)
종골(踵骨)
제5중족골(第5中足骨)
신맥(申脈)

신맥 : 외과정점(바깥 복사뼈 정점)의 바로 아래 2cm

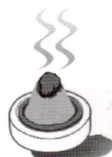 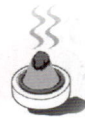

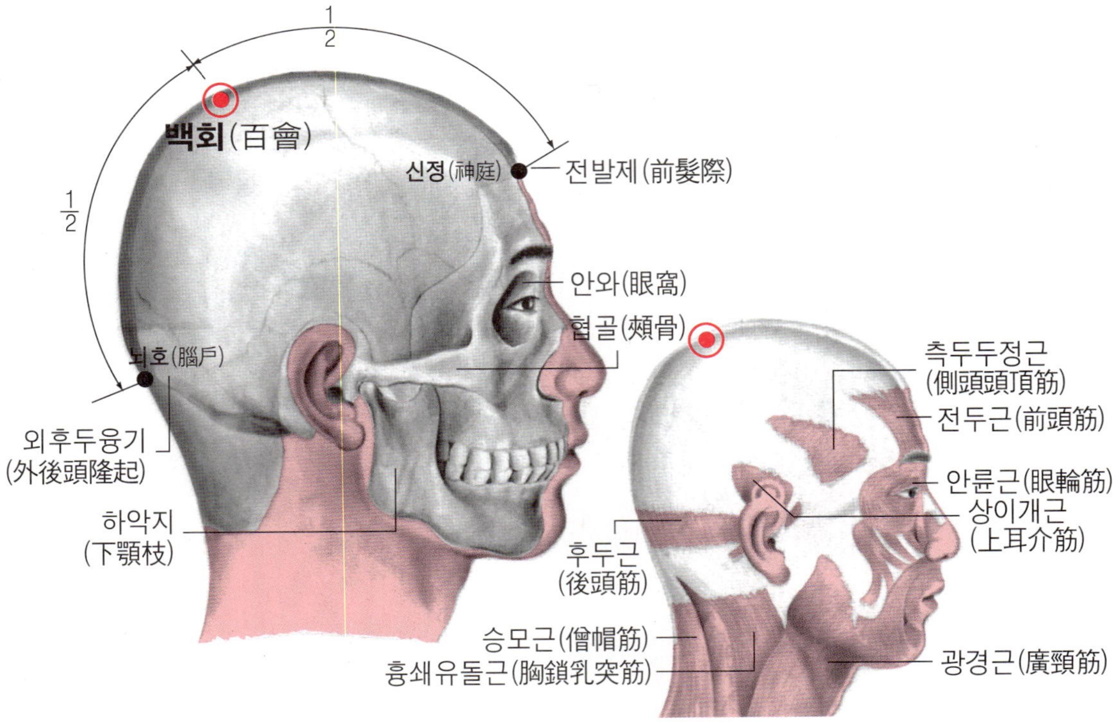

말더듬

백회 : 정중선상에서 신정과 뇌호의 중앙

보 충 경 혈

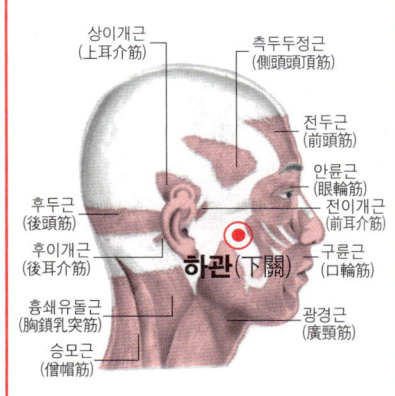

하관 : 외안각(눈꼬리)과 하악골하악지 뒷쪽
상단과의 중앙 바로 밑에서 협골궁 아래쪽

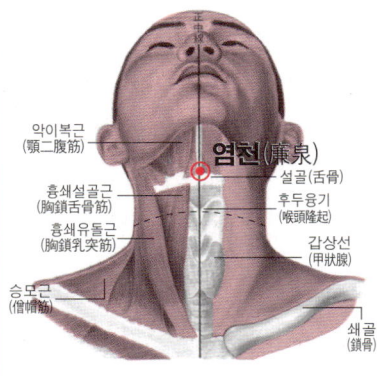

염천 : 정중선상에서 설골의 아랫쪽

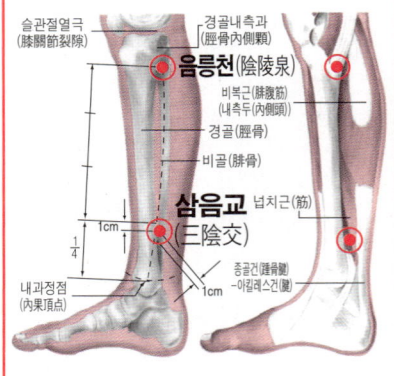

삼음교 : 음릉천과 안쪽 복사뼈의 사이에서 안쪽 복사뼈의
중심으로부터 1/4의 하방 1cm에서, 경골 뒷쪽의 후방 1cm

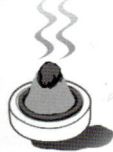 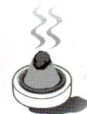

맥관염-상지

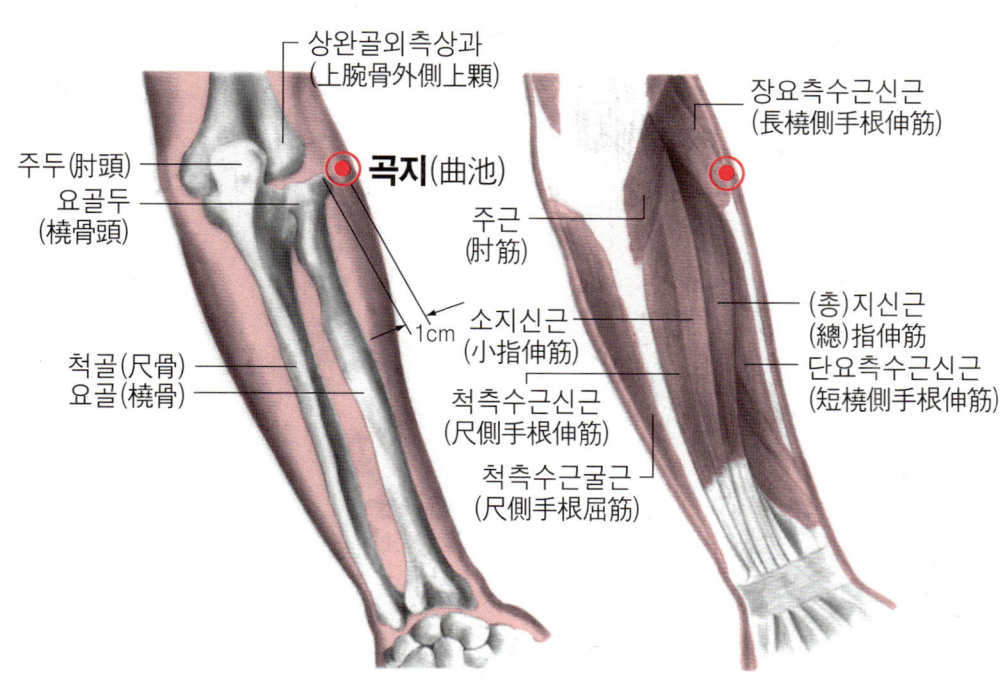

곡지 : 요골두 바깥 위쪽으로 부터 팔꿈치 안주름에 따라 내방 1cm (팔꿈치를 굽힐 나타나는 주름 끝)

보 충 경 혈

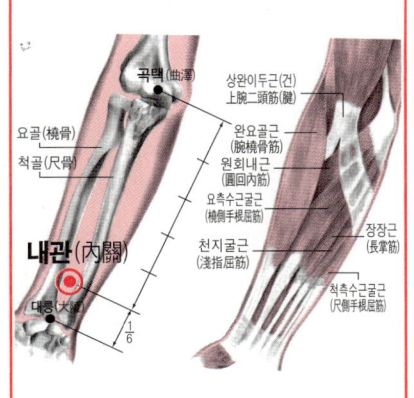 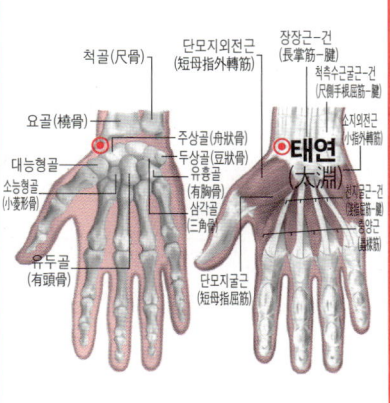 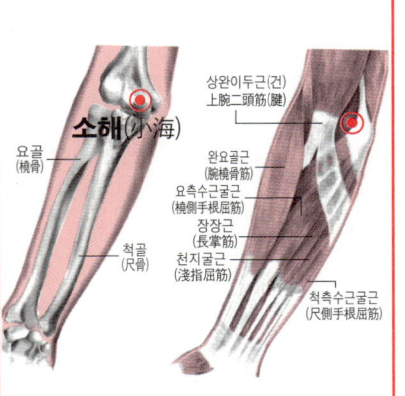

내관 : 곡택과 대릉의 사이에서 대릉으로부터 1/6(상방 2촌)

태연 : 수관절 손바닥 주름상에서 엄지측 동맥부에 위치

소해 : 상완골 내측상과로부터 굽은쪽으로 1cm

맥관염-하지

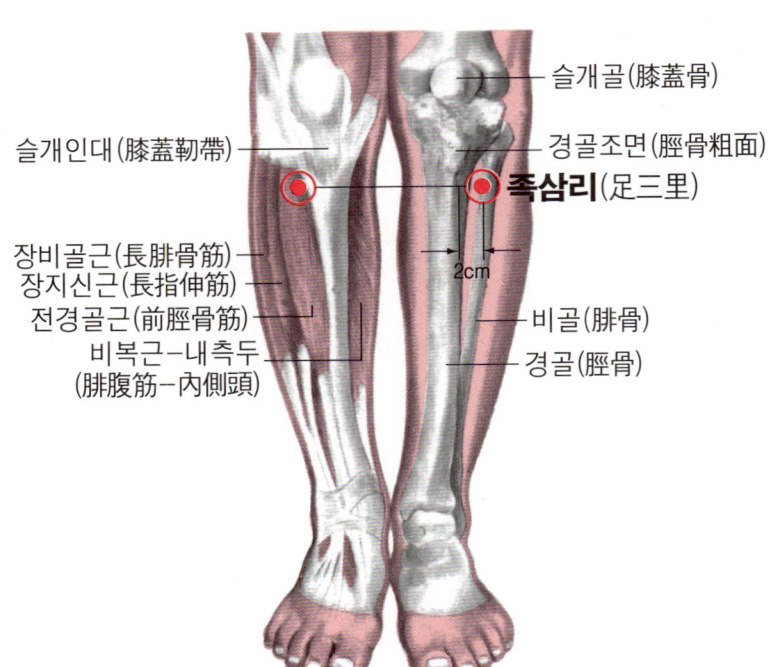

족삼리 : 경골조면의 아랫쪽 높이에서 경골 앞쪽으로부터 바깥쪽 2cm

보 충 경 혈

양릉천

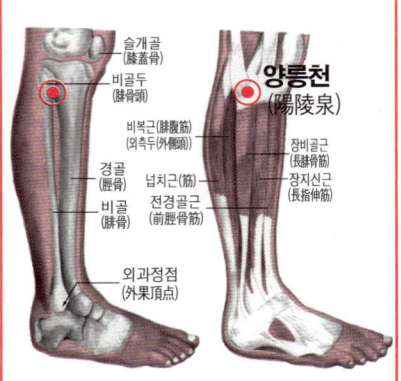

양릉천 : 비골두의 앞 아랫쪽

음릉천

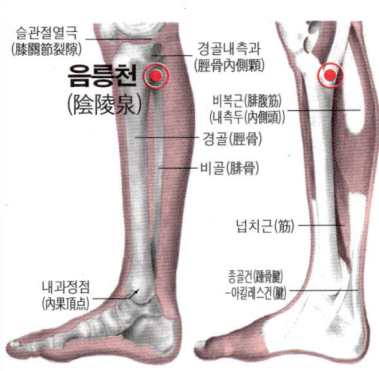

음릉천 : 경골내측과의 아래쪽

태충

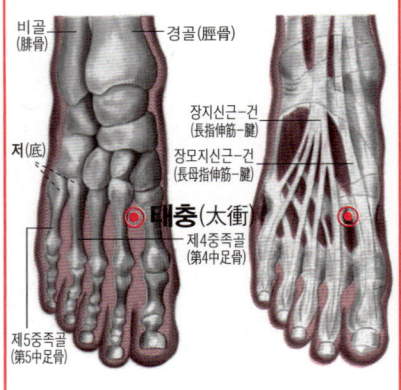

태충 : 발등의 제1, 2중족골저 앞쪽의 아래

몽유병

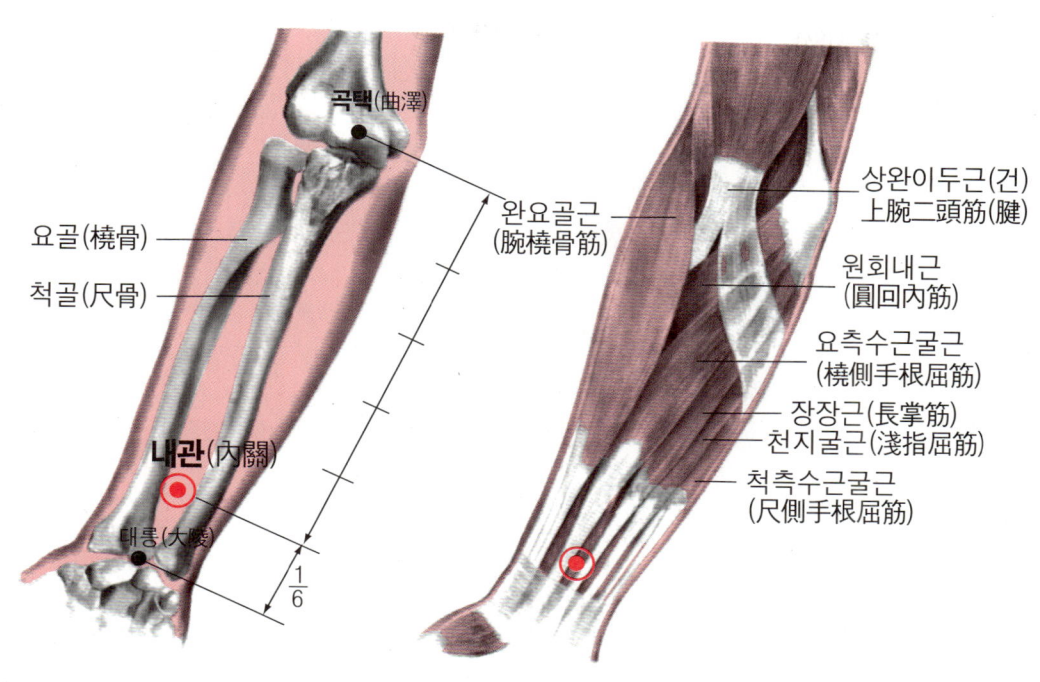

내관 : 곡택과 대릉의 사이에서 대릉으로부터 1/6(상방 2촌)

보충경혈

대추

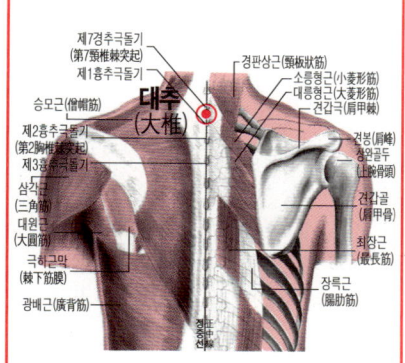

대추 : 목을 앞으로 깊이 숙이면 목덜미 밑으로 크게 돌출한 뼈(제7경추극돌기)와 제1흉추극돌기 사이

간수

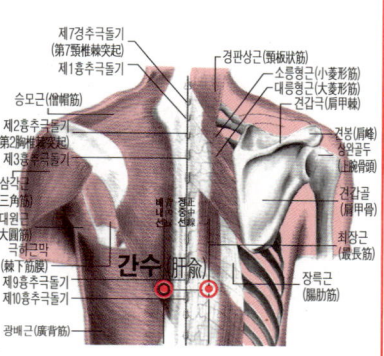

간수 : 배내선상에서, 제9, 10흉추극돌기의 사이의 높이

삼음교

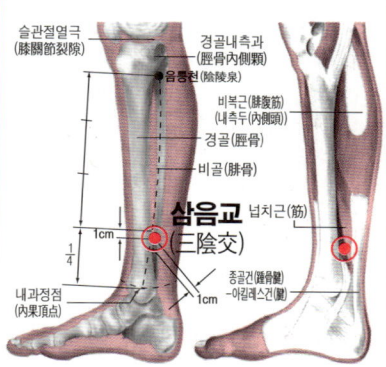

삼음교 : 음릉천과 안쪽 복사뼈의 사이에서 안쪽 복사뼈의 중심으로부터 1/4의 하방 1cm에서, 경골 뒷쪽의 후방 1cm

무맥증(맥이 낮고 고르지 않다)

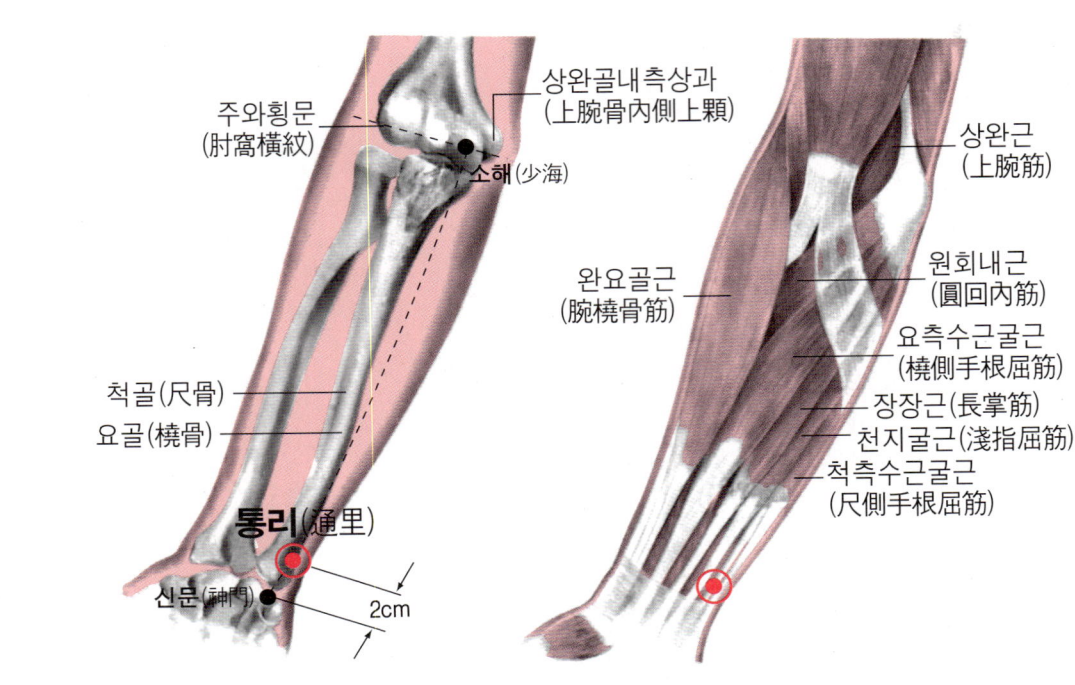

통리 : 소해와 신문 사이의 신문으로부터 2cm

보 충 경 혈

곡지

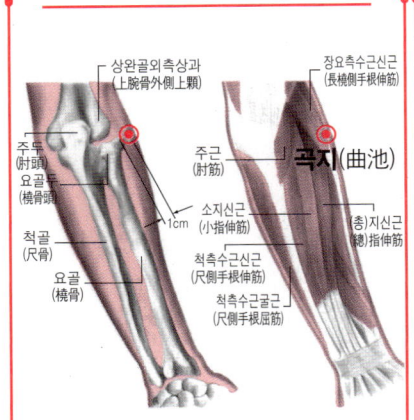

내관

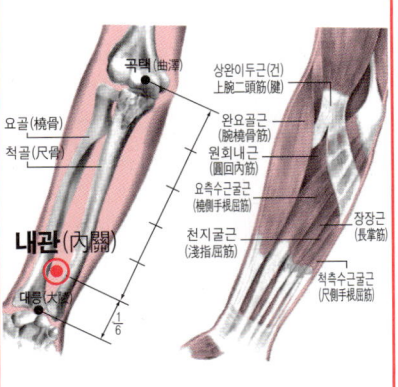

태연

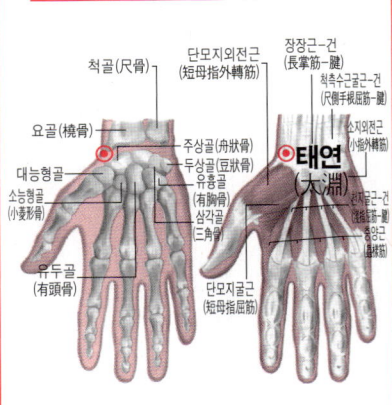

곡지 : 요골두 바깥 위쪽으로 부터 팔꿈치 안주름에 따라 내방 1cm (팔꿈치를 굽힐 나타나는 주름 끝)

내관 : 곡택과 대릉의 사이에서 대릉으로부터 1/6(상방 2촌)

태연 : 수관절 손바닥 주름상에서 엄지측 동맥부에 위치

불면증

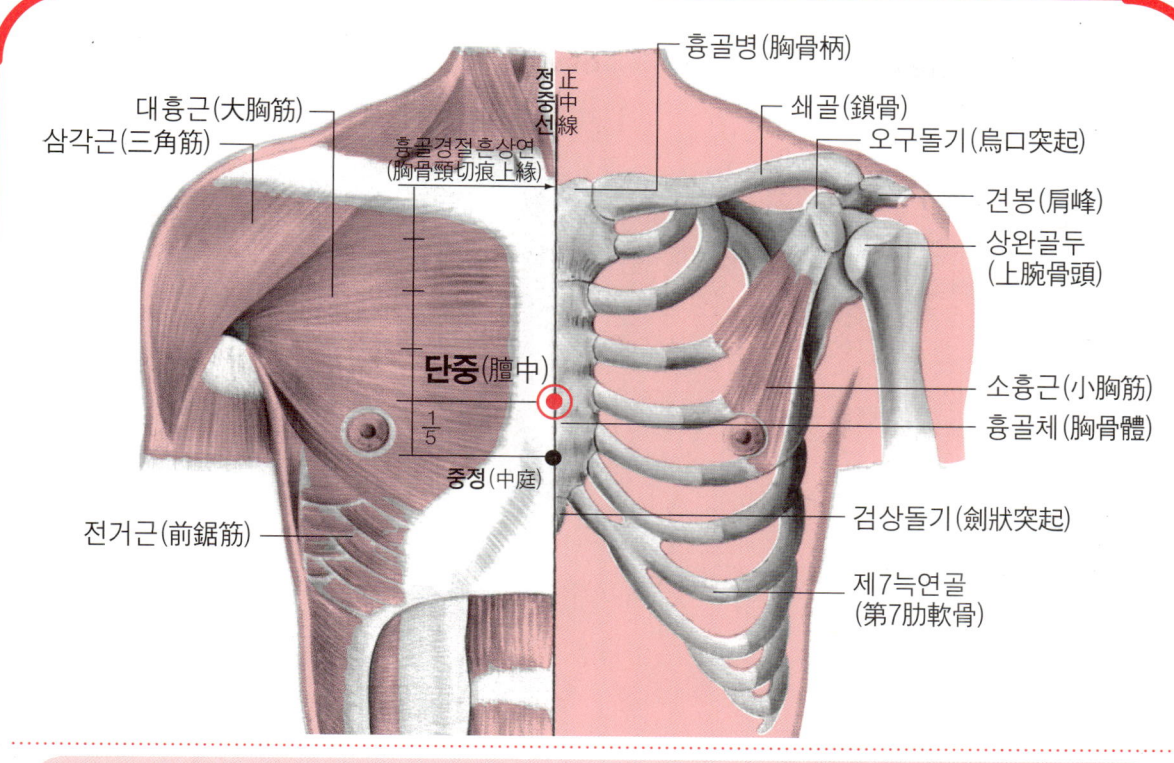

단중 : 정중선상에서 흉골경절흔 윗쪽과 중정의 사이에 중정으로부터 1/5

보충경혈

중완

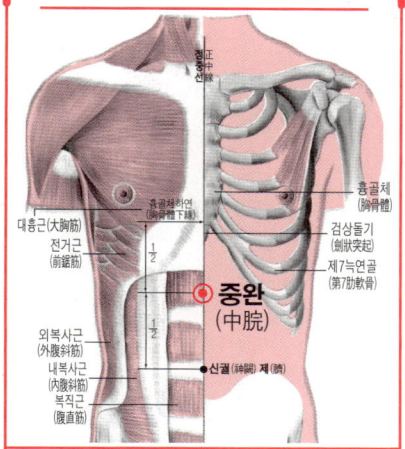

중완 : 정중선상에서 흉골체하연(명치)과 배꼽의 중앙

관원

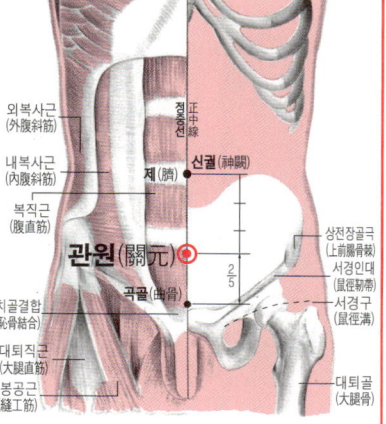

관원 : 정중선상에서, 신궐(배꼽의중심)과 곡골의 사이에 곡골로부터 2/5

신문

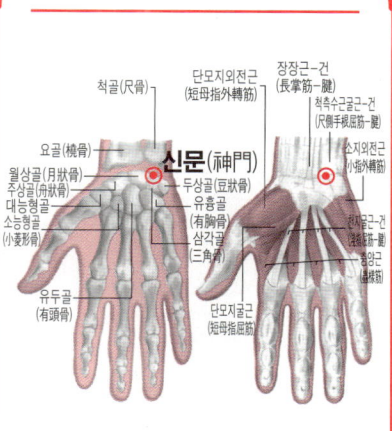

신문 : 손목 주름에서 소지측 수근굴근건의 엄지측

숙취/알코올중독

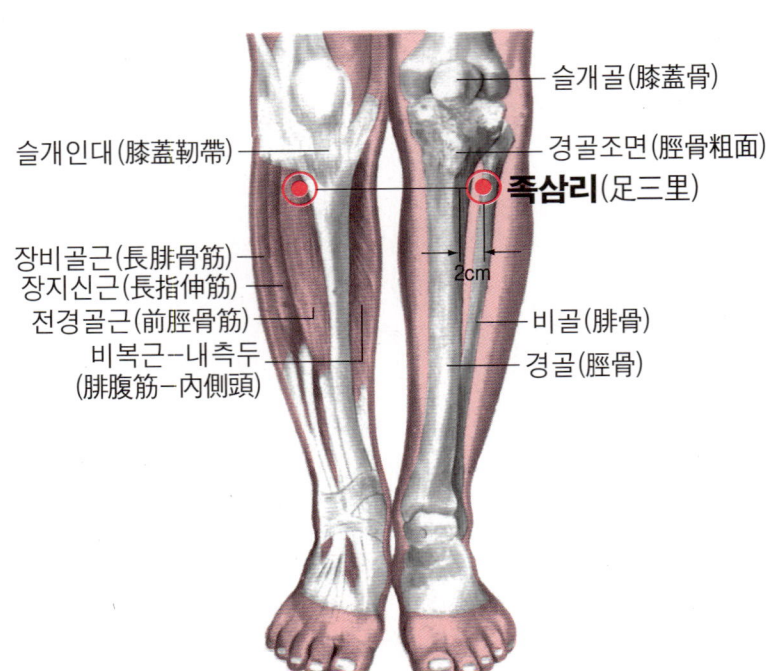

족삼리 : 경골조면의 아랫쪽 높이에서 경골 앞쪽으로부터 바깥쪽 2cm

보충경혈

백회 3혈

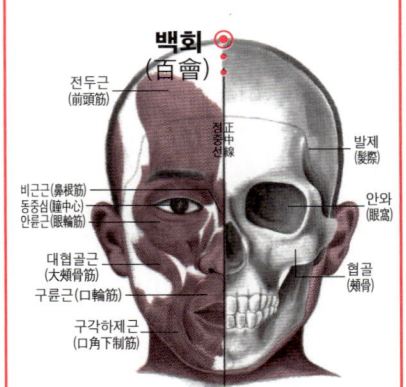

백회 : 정중선상에서 신정과 뇌호의 중앙

태충

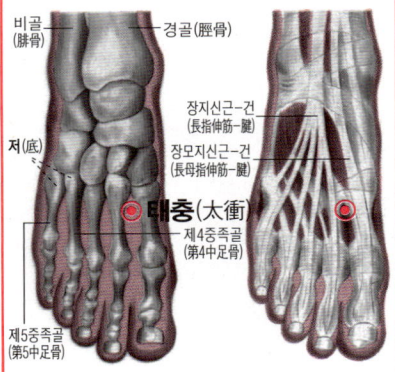

태충 : 발등의 제1, 2중족골저 앞쪽의 아래

인당

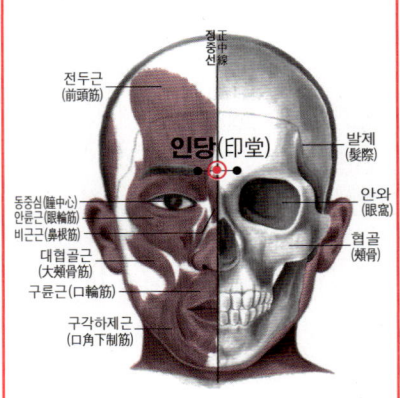

인당 : 양 눈썹 안쪽 끝의 중앙

신경성 마비증

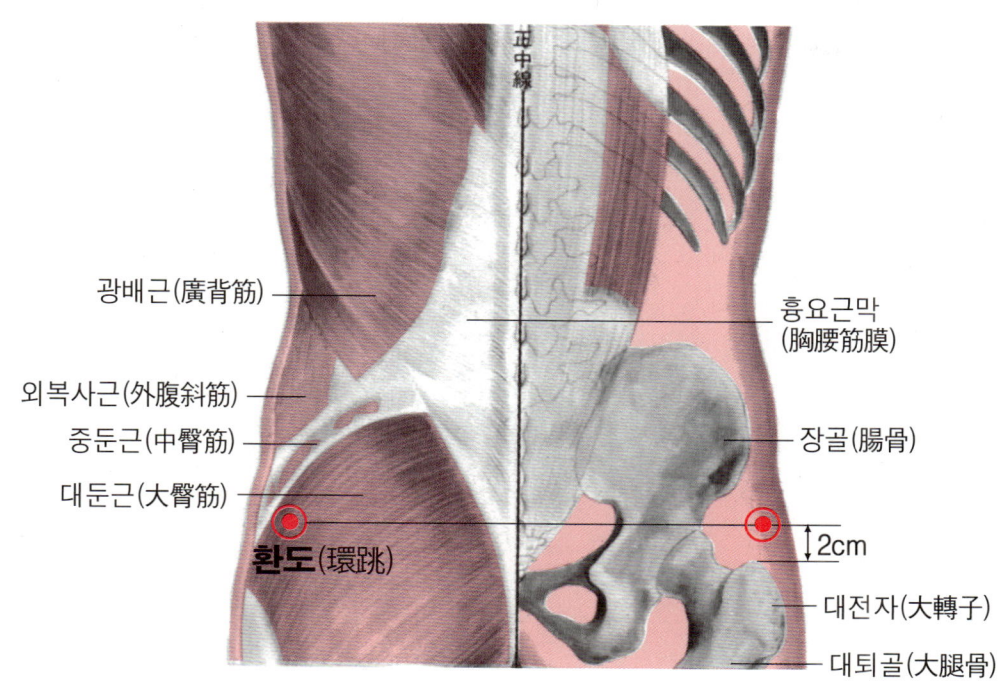

환도 : 대퇴골 대전차의 정점으로부터 상방 2cm

보충경혈

곡천	위중	풍지

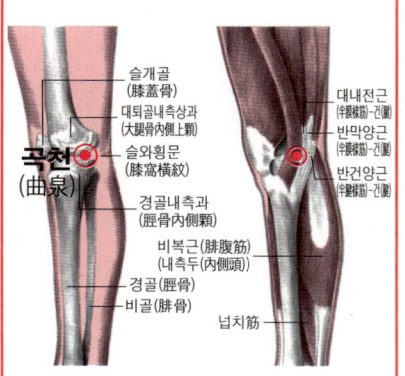 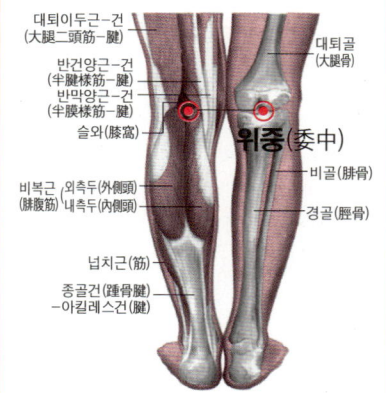 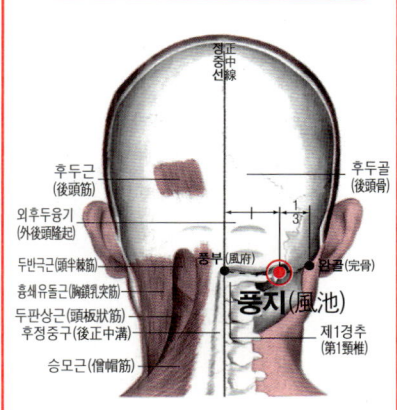

곡천 : 무릎관절을 굽혔을 때 생기는 주름의 안쪽 끝

위중 : 무릎 뒤 주름의 중앙

풍지 : 풍부와 완골의 사이에서 완골로부터 1/3

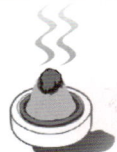 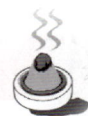

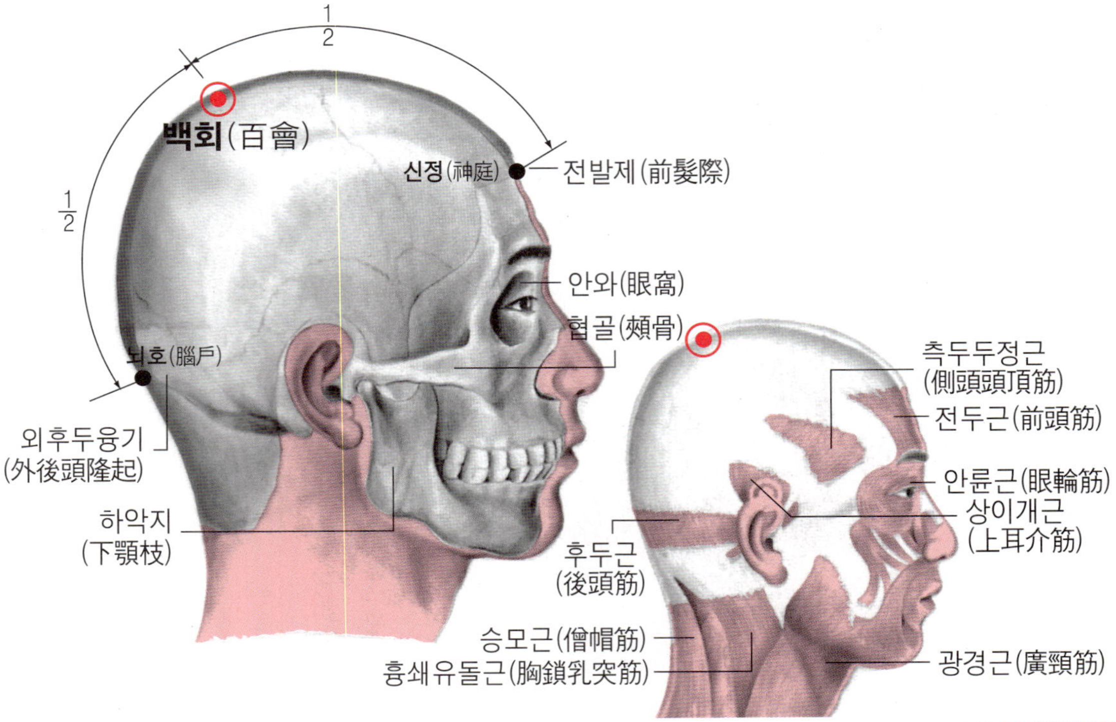

신경쇠약

백회 : 정중선상에서 신정과 뇌호의 중앙

보충경혈

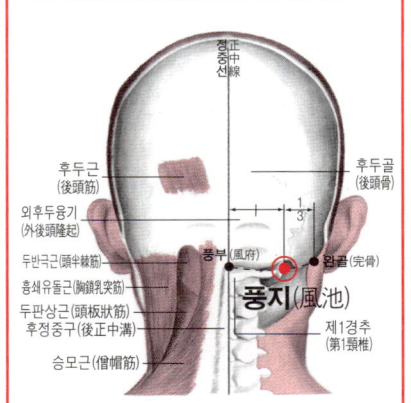

풍지

풍지 : 풍부와 완골의 사이에서 완골로부터 1/3

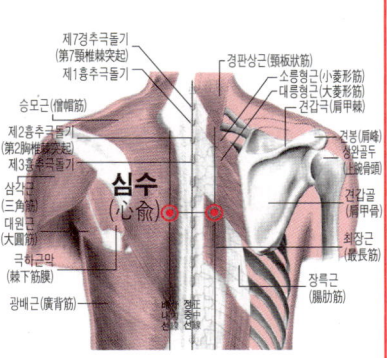

심수

심수 : 배내선상에서 제5, 6흉추극돌기 사이의 높이

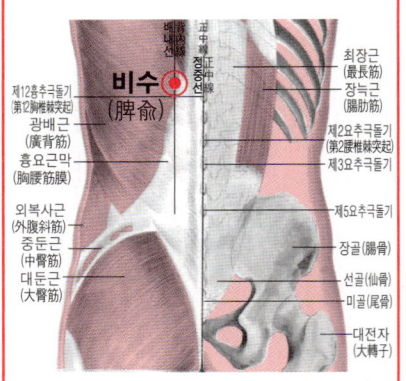

비수

비수 : 배내선상에서 제11, 12흉추극돌기 사이의 높이

실어증

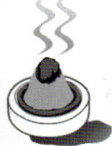 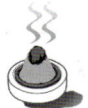

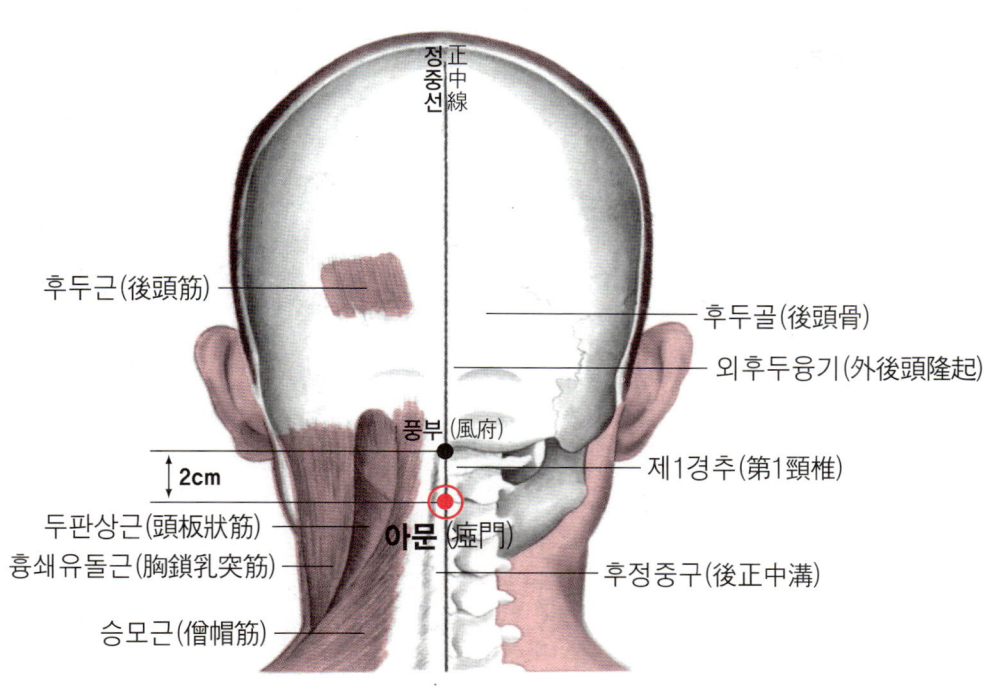

아문: 풍부의 하방 2cm

보충경혈

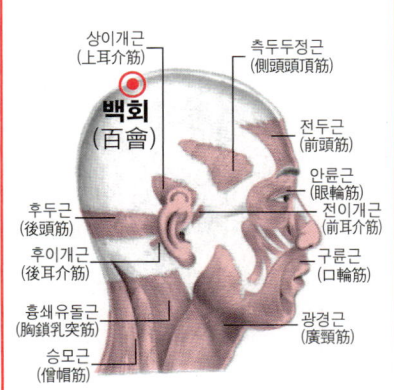

백회

백회: 정중선상에서 신정과 뇌호의 중앙

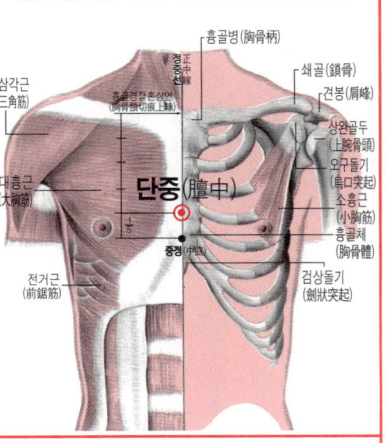

단중

단중: 정중선상에서 흉골경절흔 윗쪽과 중정의 사이에 중정으로부터 1/5

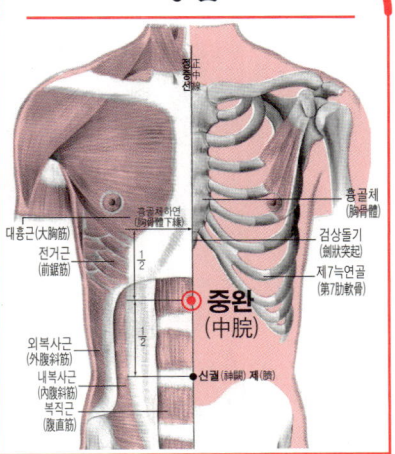

중완

중완: 정중선상에서 흉골체하연(명치)과 배꼽의 중앙

약물중독

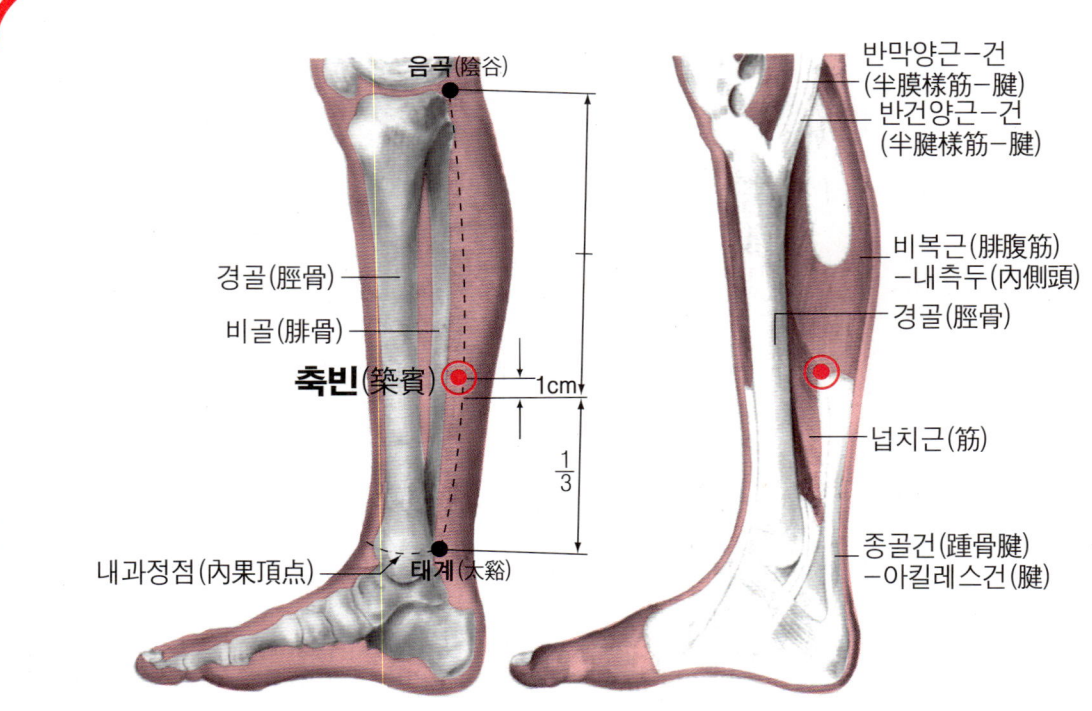

축빈 : 하퇴내측의 음곡과 태계의 사이에서 태계로부터 1/3의 상방1cm의 높이에서, 비복근 앞쪽

보충경혈

족삼리	신수	대장수
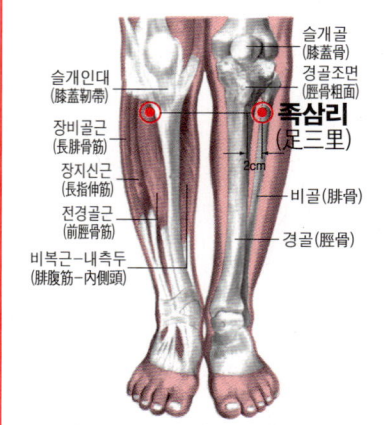	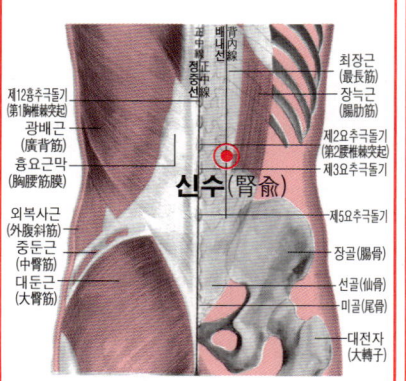	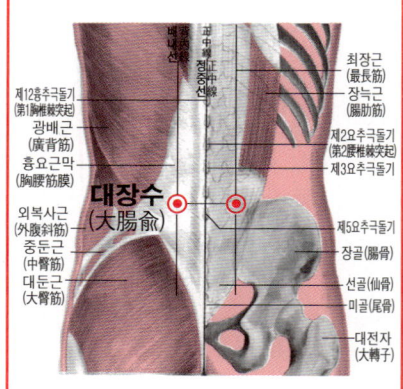
족삼리 : 경골조면의 아랫쪽 높이에서 경골 앞쪽으로부터 바깥쪽 2cm	**신수** : 배내선상에서 제2, 3요추극돌기의 사이	**대장수** : 배내선상에서 제4,5요추극돌기 사이

우울증

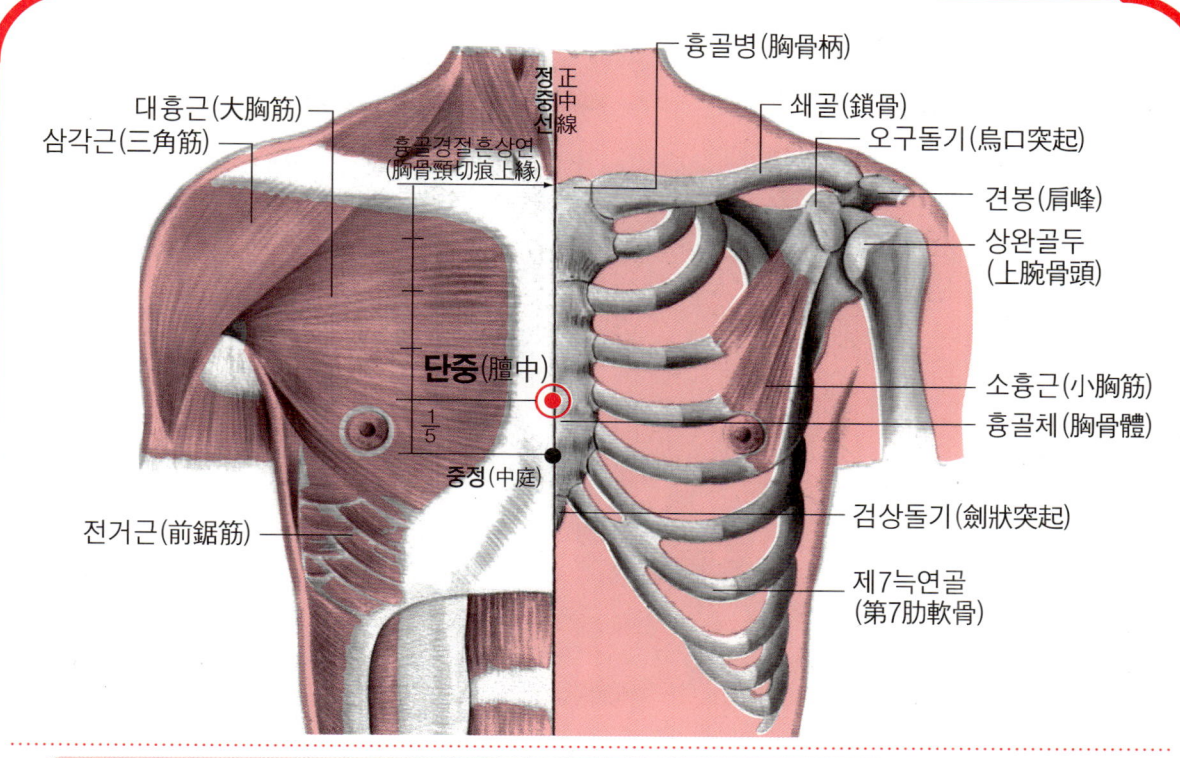

단중 : 정중선상에서 흉골경절흔 윗쪽과 중정의 사이에 중정으로부터 1/5

보충경혈

중완
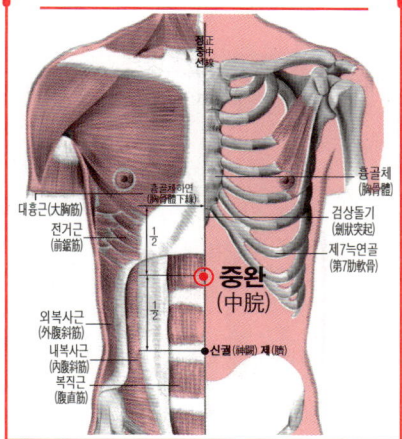

관원
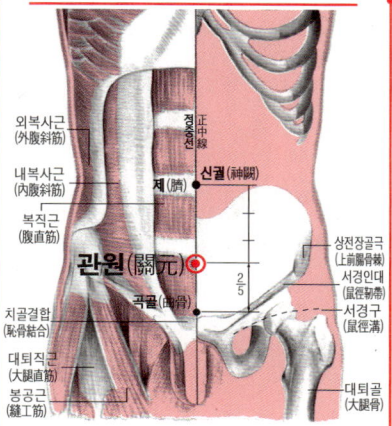

신문
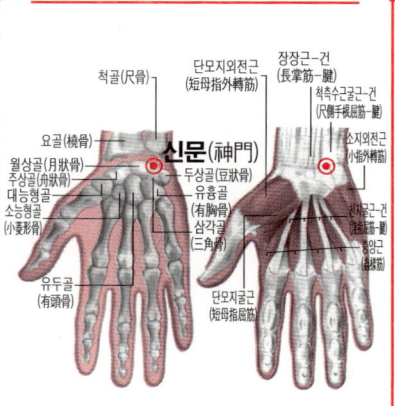

중완 : 정중선상에서 흉골체하연(명치)과 배꼽의 중앙

관원 : 정중선상에서, 신궐(배꼽의중심)과 곡골의 사이에 곡골로부터 2/5

신문 : 손목 주름에서 소지측 수근굴근건의 엄지측

음식중독

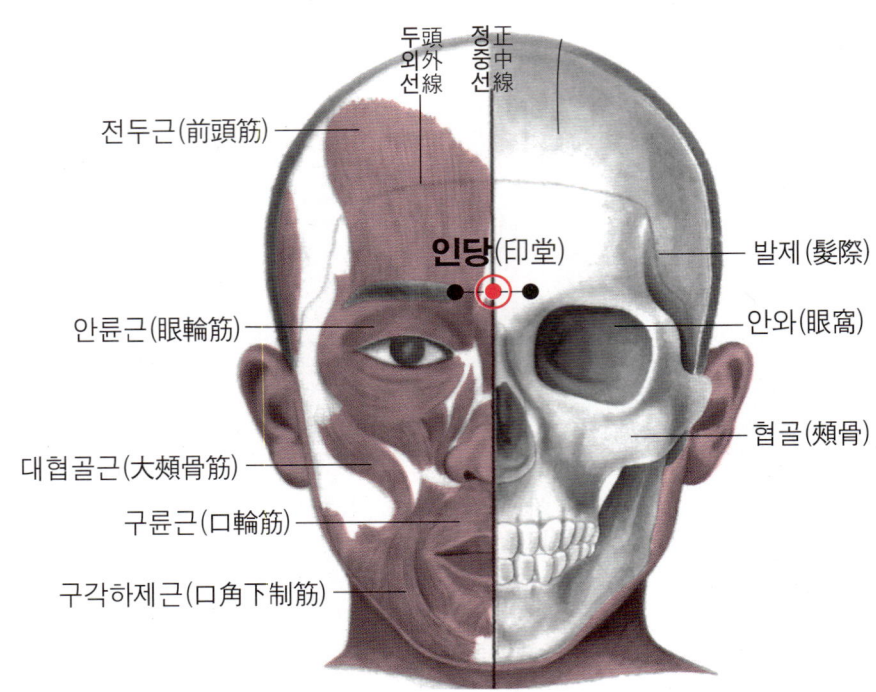

인당 : 양 눈썹 안쪽 끝의 중앙

보충경혈

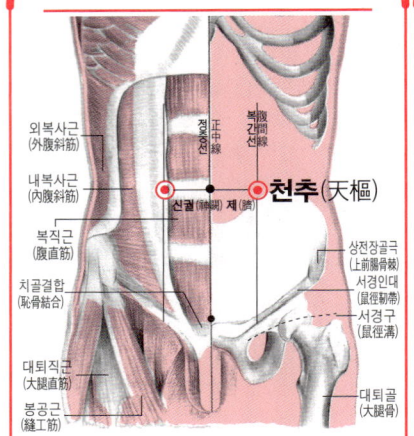

천추 : 복간선상에서 신궐의 높이

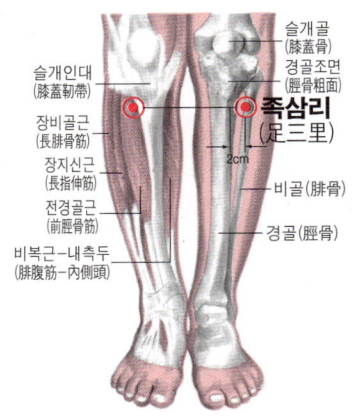

족삼리 : 경골조면의 아랫쪽 높이에서 경골 앞쪽으로부터 바깥쪽 2cm

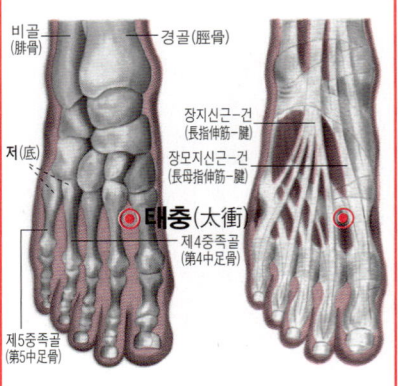

태충 : 발등의 제1, 2중족골저 앞쪽의 아래

의심증(히스테리)

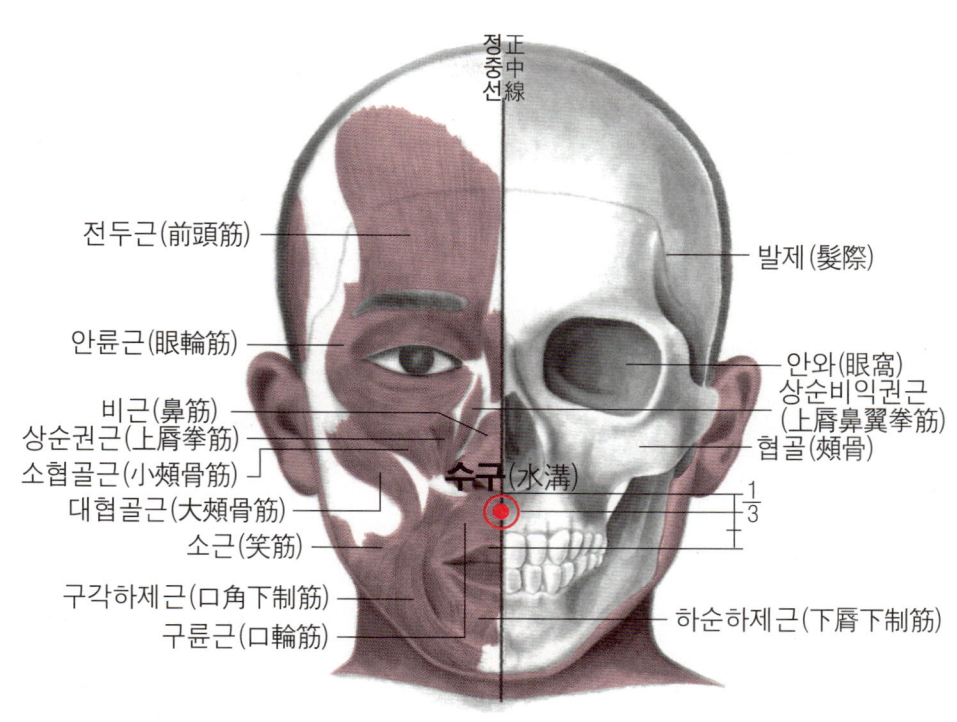

수구 : 두부 정중선상의 인중에서 비중격 아래쪽으로부터 1/3

보 충 경 혈

내관

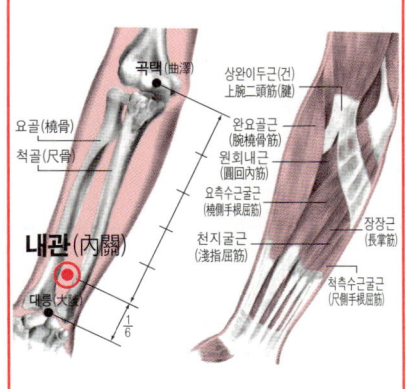

내관 : 곡택과 대릉의 사이에서 대릉으로부터 1/6(상방 2촌)

신문

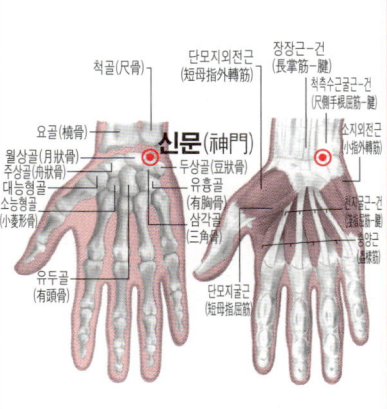

신문 : 손목 주름에서 소지측 수근굴근건의 엄지측

합곡

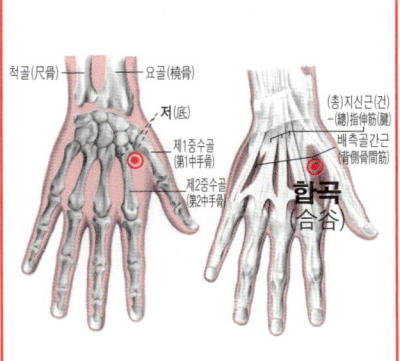

합곡 : 손등에서 제1, 2중수골저 아래쪽의 사이

정신분열증

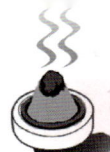
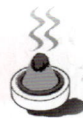

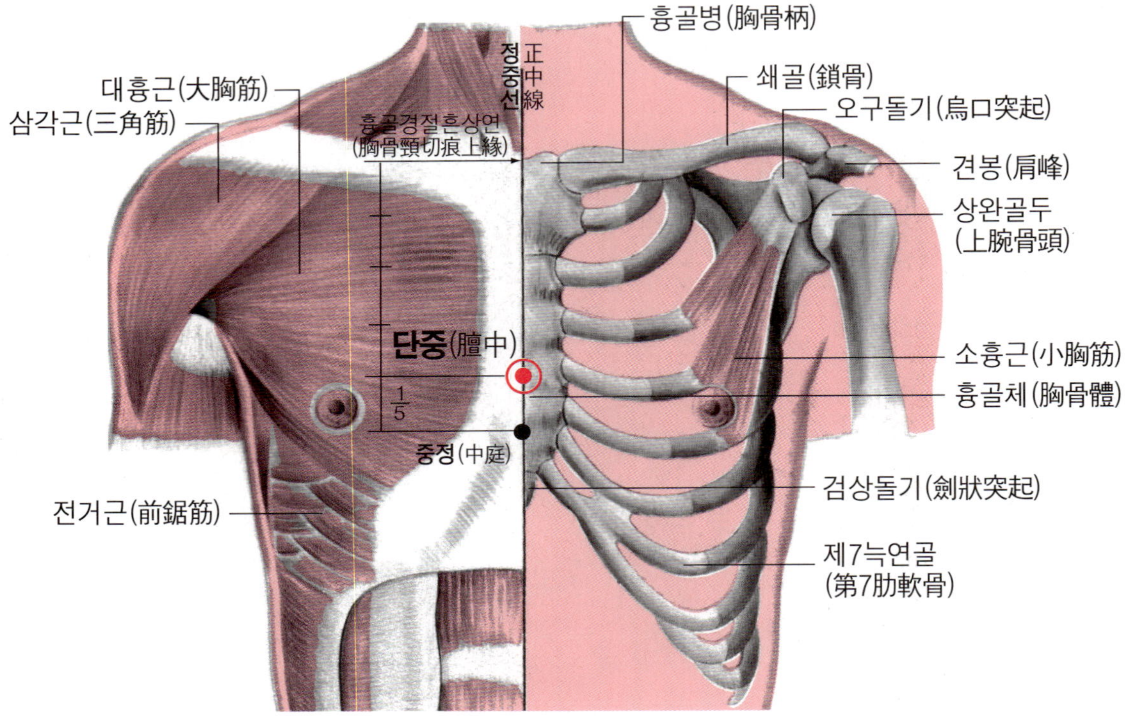

단중 : 정중선상에서 흉골경절흔 윗쪽과 중정의 사이에 중정으로부터 1/5

보충경혈

중완
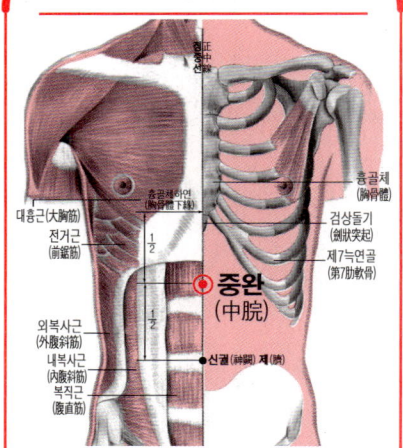

중완 : 정중선상에서 흉골체하연(명치)과 배꼽의 중앙

관원
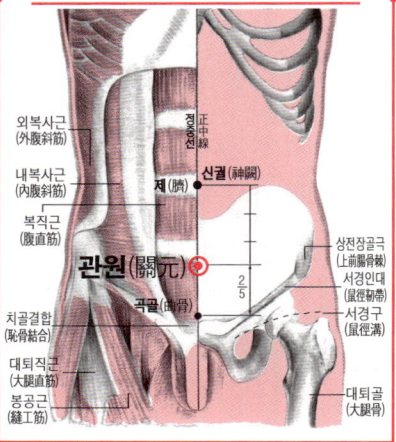

관원 : 정중선상에서, 신궐(배꼽의중심)과 곡골의 사이에 곡골로부터 2/5

백회
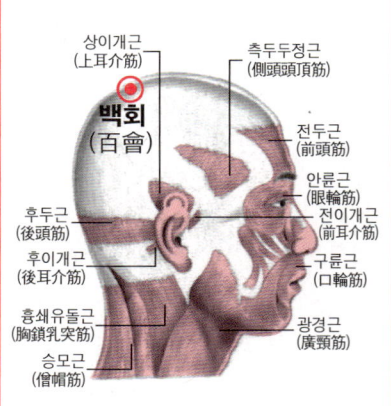

백회 : 정중선상에서 신정과 뇌호의 중앙

집중력 증강

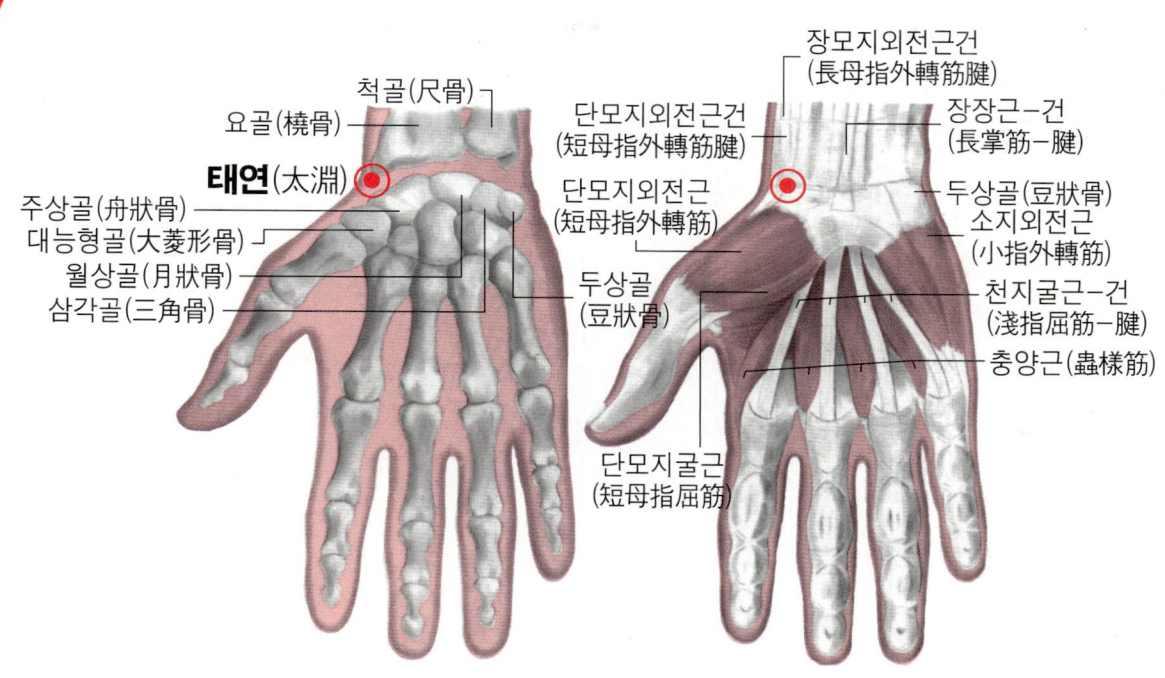

태연 : 수관절 손바닥 주름상에서 엄지측 동맥부

보충경혈

신문

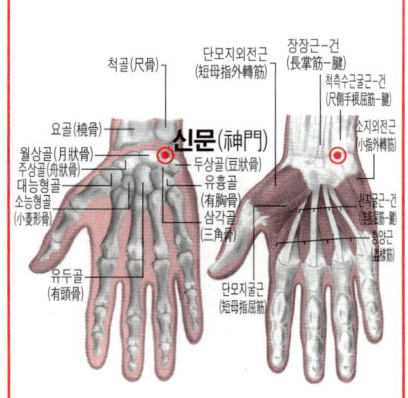

신문 : 손목 주름에서 소지측 수근굴근건의 엄지측

삼음교, 음릉천

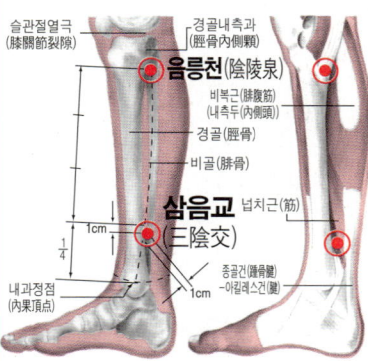

삼음교 : 음릉천과 안쪽 복사뼈의 사이에서 안쪽 복사뼈의 중심으로부터 1/4의 하방 1cm에서, 경골 뒷쪽의 후방 1cm

대도

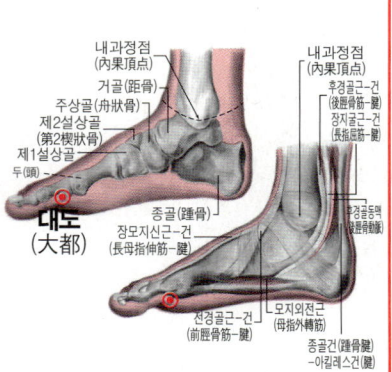

대도 : 엄지발가락 기절골근의 내측 앞

침흘림

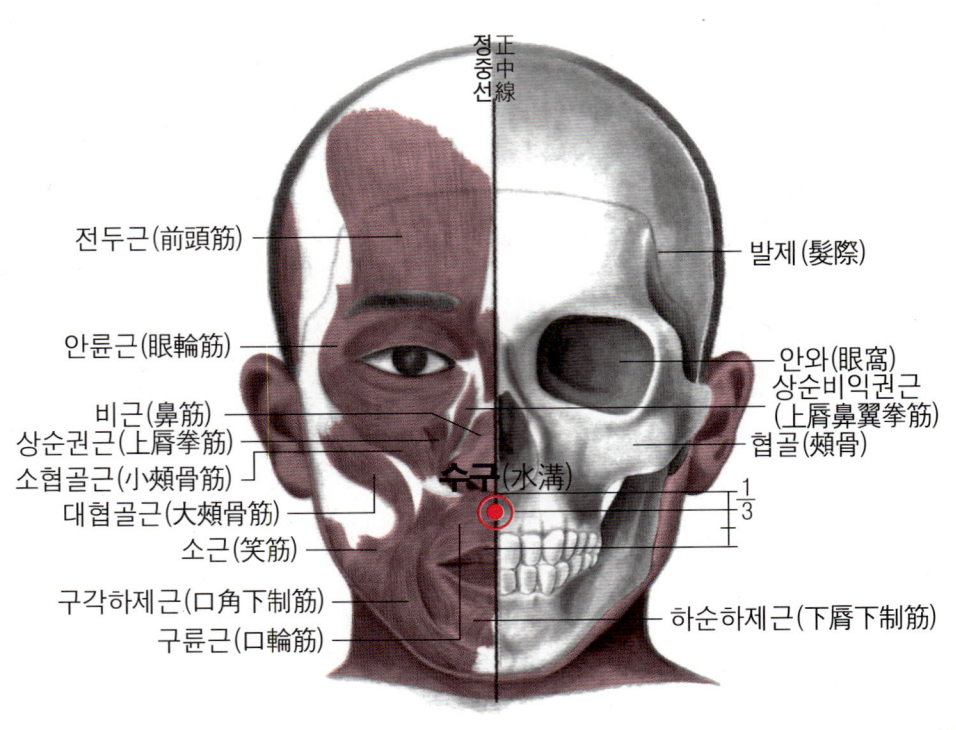

수구 : 두부 정중선상의 인중에서 비중격 아래쪽으로부터 1/3

보충경혈

승장

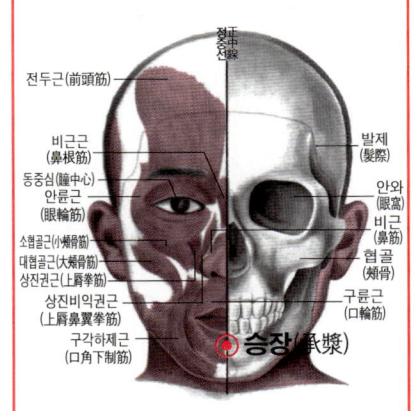

승장 : 정중선상에서 아랫입술 바로 아래

지창

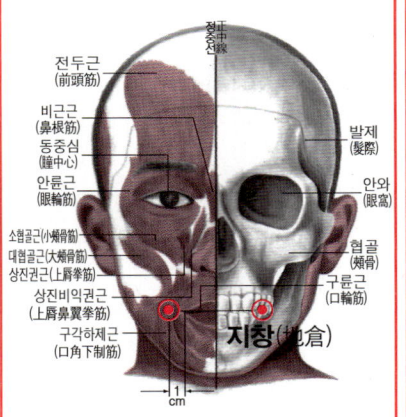

지창 : 입가(구각)의 외측 1cm

협거

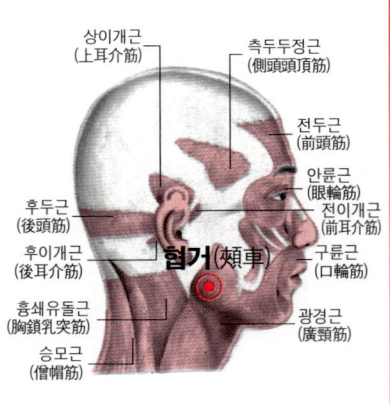

협거 : 아래턱 모서리의 앞 상방 1cm

미용법
Beauty Treatment

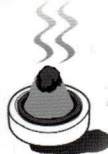
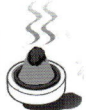

무릎비만

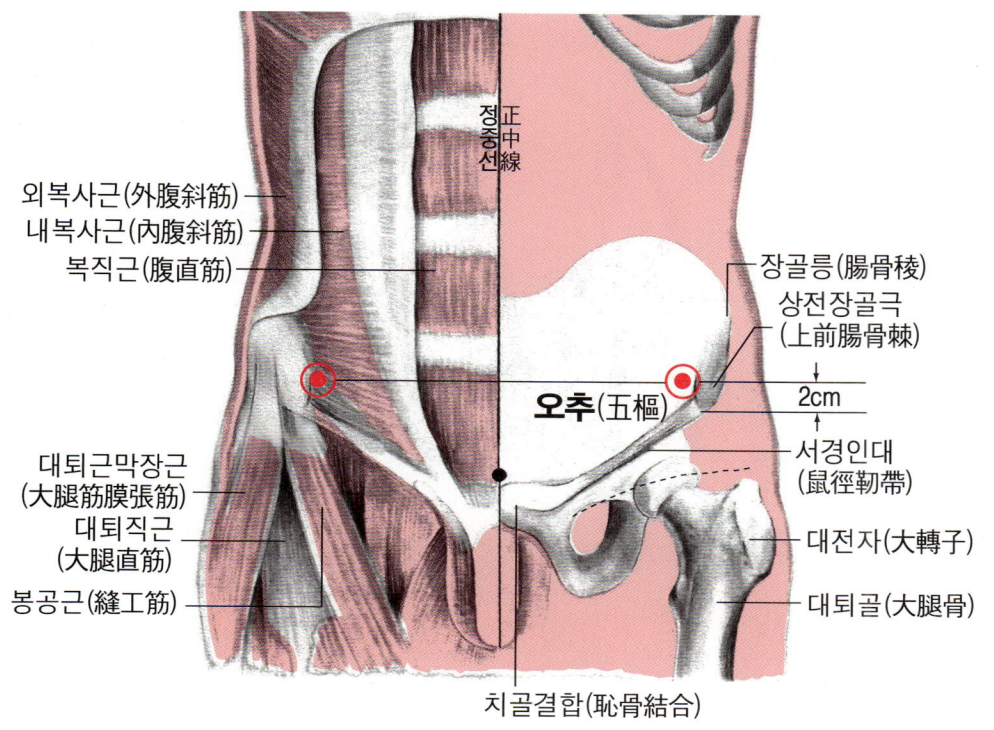

오추 : 장골릉 앞쪽에서 상전장골극의 윗쪽 2cm

미용치료/주름제거

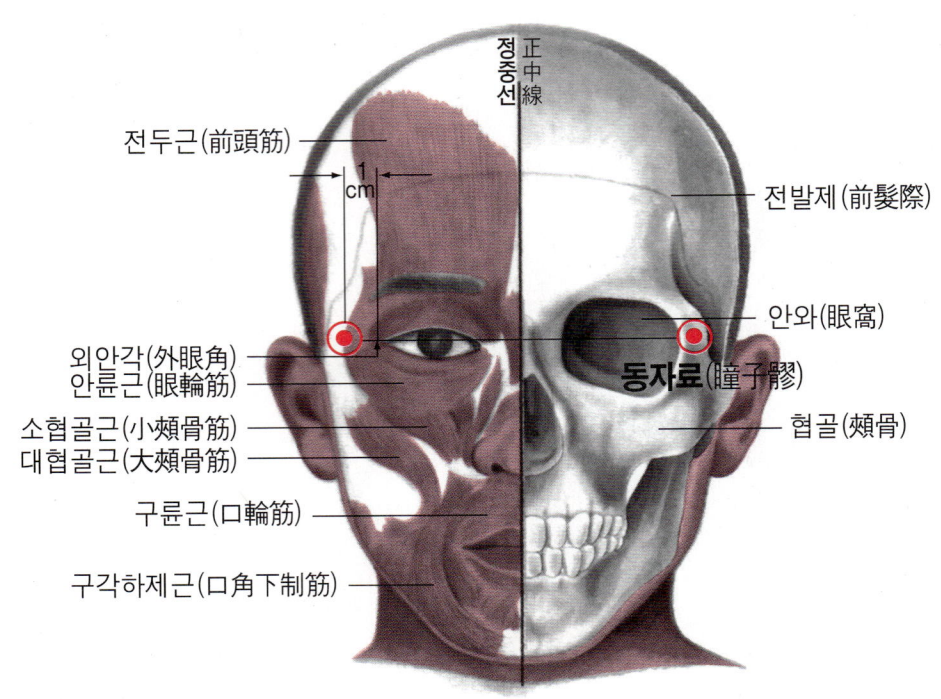

동자료 : 눈 바깥쪽의 외측 1cm

보충경혈

태양, 협거

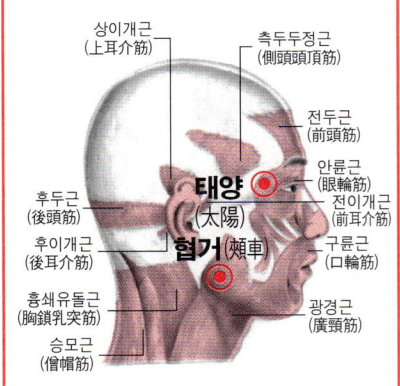

태양 : 눈썹 바깥끝과 눈꼬리 중앙의 후방 1촌 패인 곳
협거 : 아래턱 모서리의 앞 상방 1cm

승읍, 정명

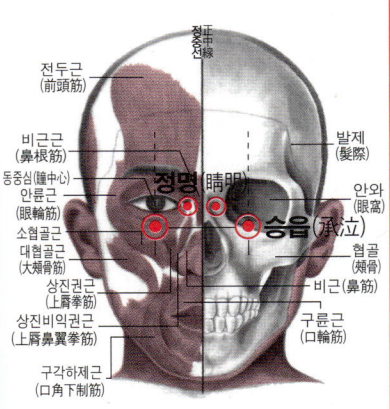

승읍 : 동공의 바로 밑에서 눈 구멍 뼈의 바로 위쪽
정명 : 눈 안쪽 끝(내안각)의 안쪽 2mm

영향, 찬죽

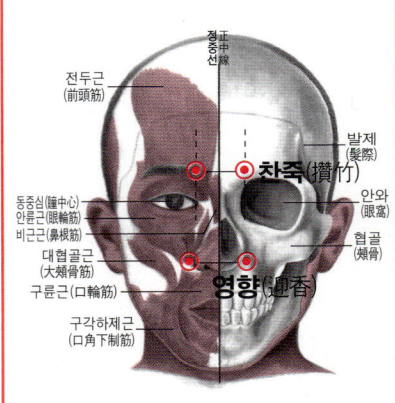

영향 : 비익점의 높이에서 비진구점에 있다
찬죽 : 눈썹 안쪽 끝. 눈썹 안쪽으로 0.1촌 들어간 함몰부

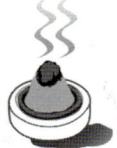 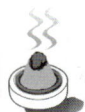

발목비만

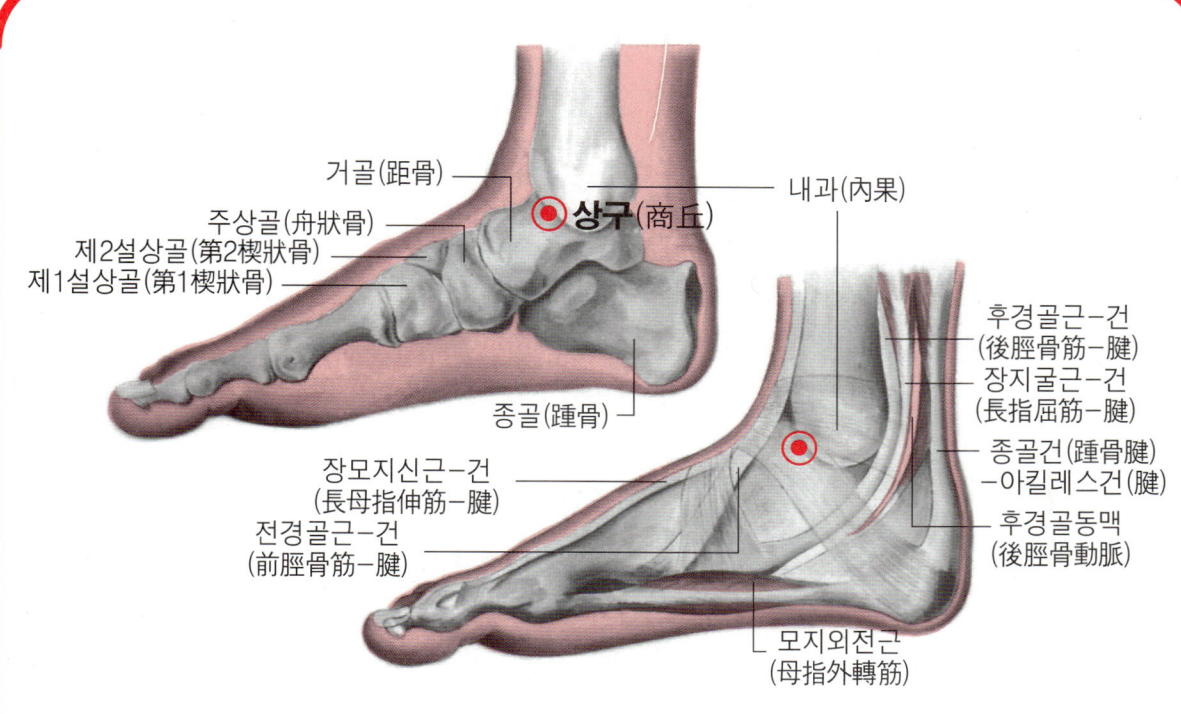

상구: 발 안쪽에서 안쪽 복사뼈 앞 밑쪽

보 충 경 혈

복토

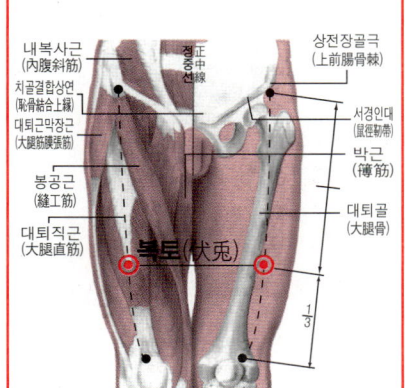

복토: 상전장골극 아래쪽과 슬개골 바깥 위쪽의 사이에서 하방으로부터 1/3

외관

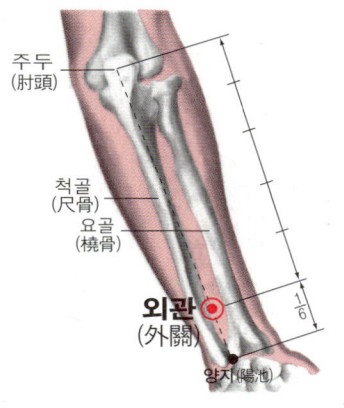

외관: 팔꿈치와 양지의 사이에서 양지로부터 1/6

족임읍, 행간

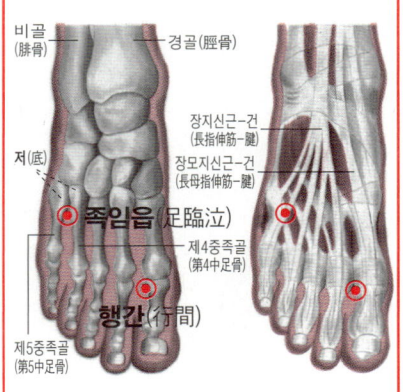

족임읍: 발등에서 제4, 5중족골저 앞쪽의 사이
행간: 발등의 제1기절골 밑의 앞·바깥쪽

비만

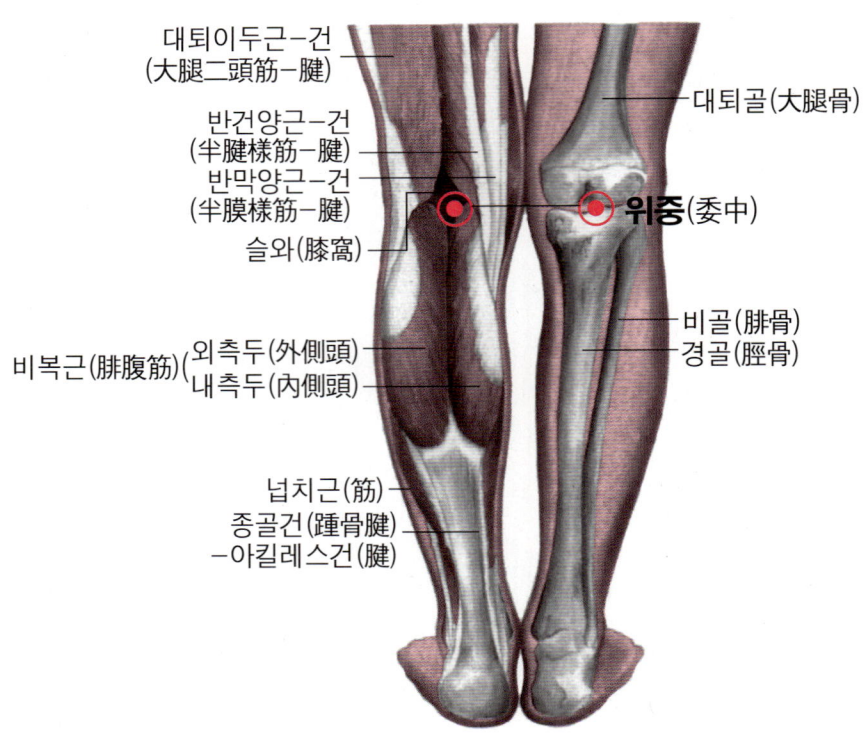

위중 : 무릎 뒤 주름의 중앙

보충경혈

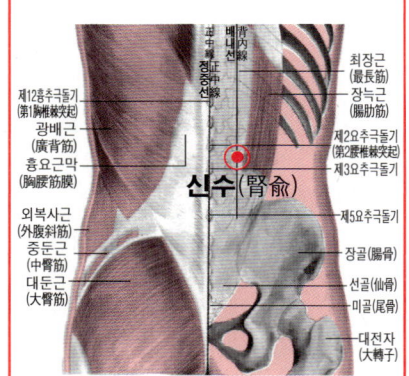

신수 : 배내선상에서 제2, 3요추극돌기의 사이

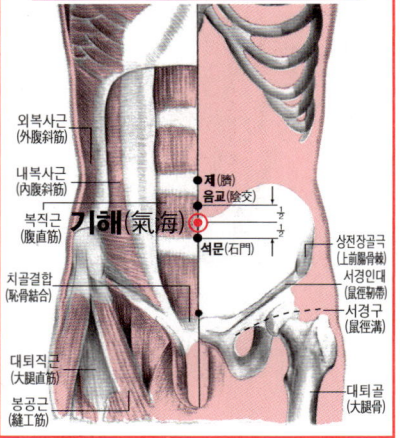

기해 : 정중선상에서, 음교와 석문의 중앙

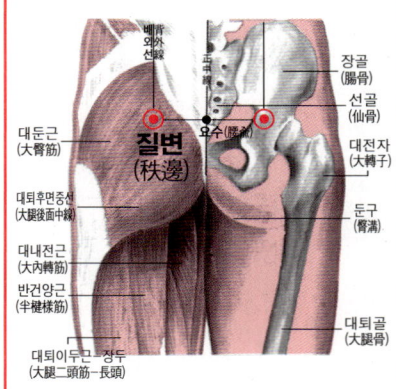

질변 : 정중선상 뒷머리 시작 부분 깊이 패인 곳의 중심에서 옆으로 1.5촌

비만(아랫배,허리,내장)

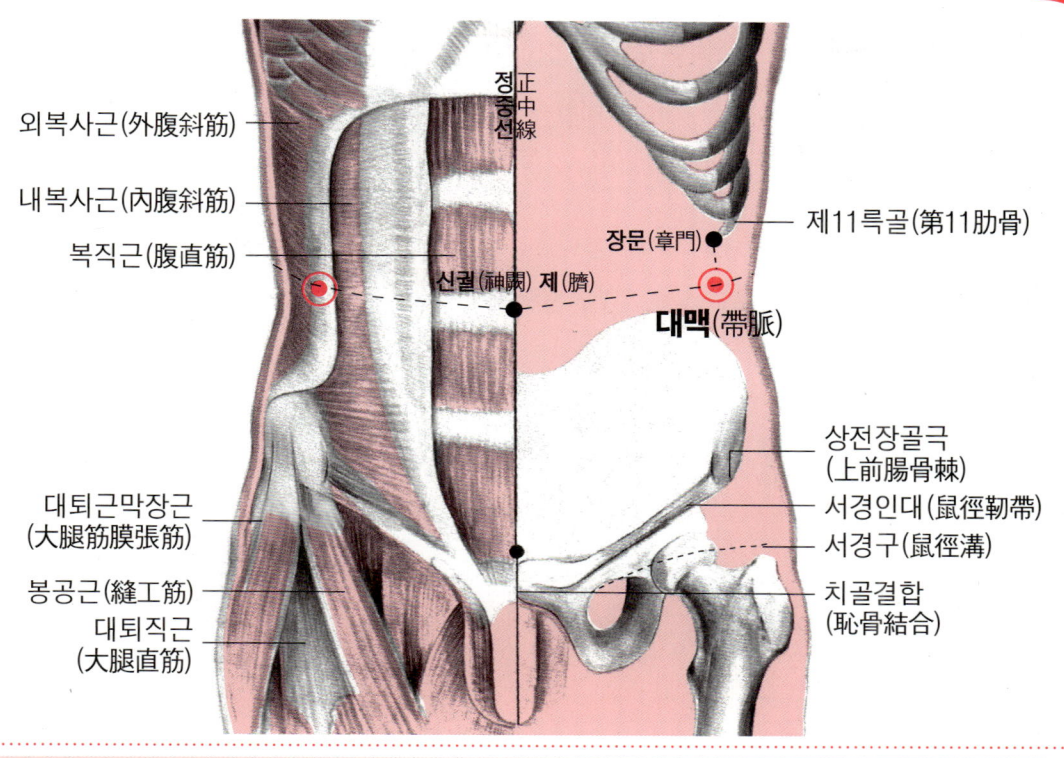

대맥 : 장문의 바로 밑에서 신궐(배꼽의 중심)의 높이

보충경혈

양구
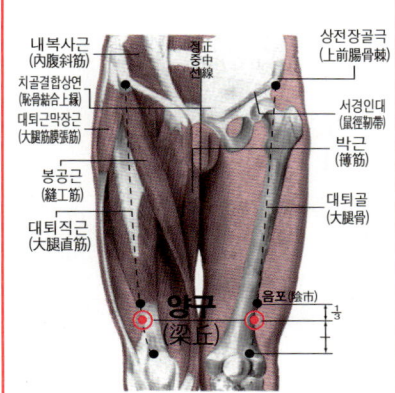

양구 : 슬개골 바깥 위쪽과 음시의 사이에서 음시로부터 1/3

외관
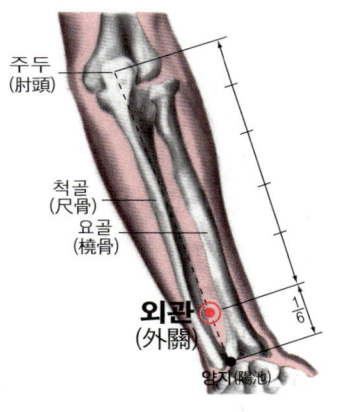

외관 : 팔꿈치와 양지의 사이에서 양지로부터 1/6

공손
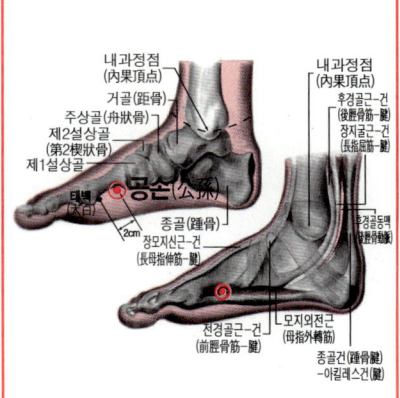

공손 : 족부 내측에서 태백의 후방 2cm

살빼기/다이어트

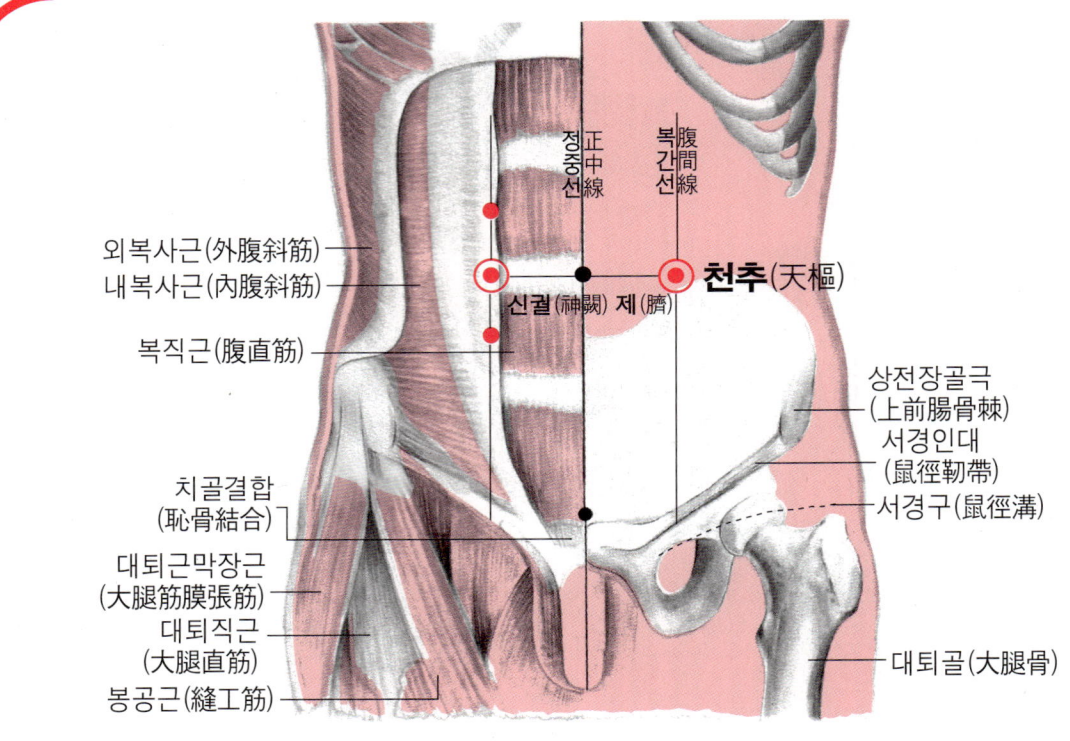

천추 3혈 : 복간선상에서 신궐의 높이

보 충 경 혈

단중 3혈
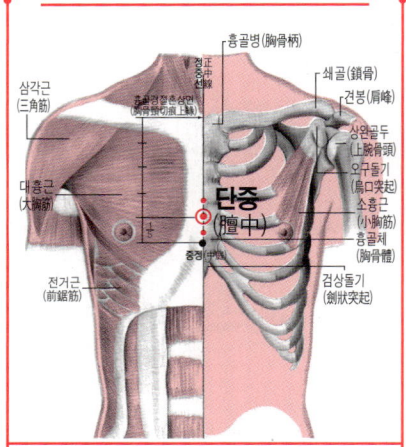

단중 : 정중선상에서 흉골경절흔 윗쪽과 중정의 사이에 중정으로부터 1/5

중완 3혈
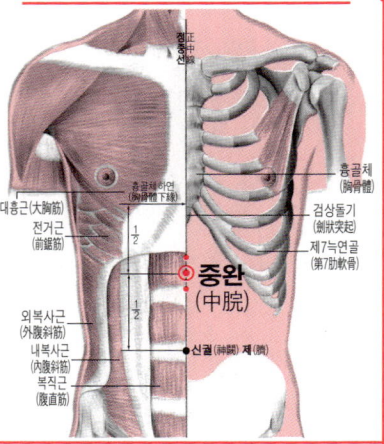

중완 : 정중선상에서 흉골체하연(명치)과 배꼽의 중앙

관원 3혈
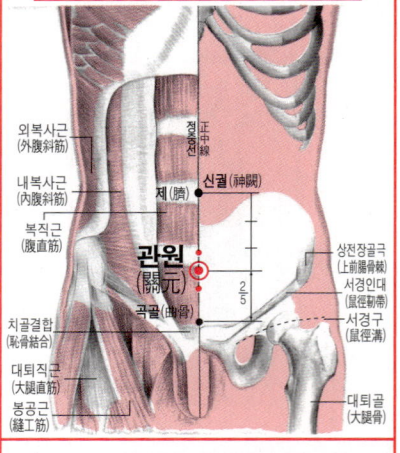

관원 : 정중선상에서, 신궐(배꼽의중심)과 곡골의 사이에 곡골로부터 2/5

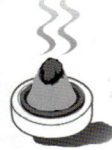 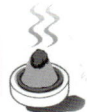

유방을 풍만하게

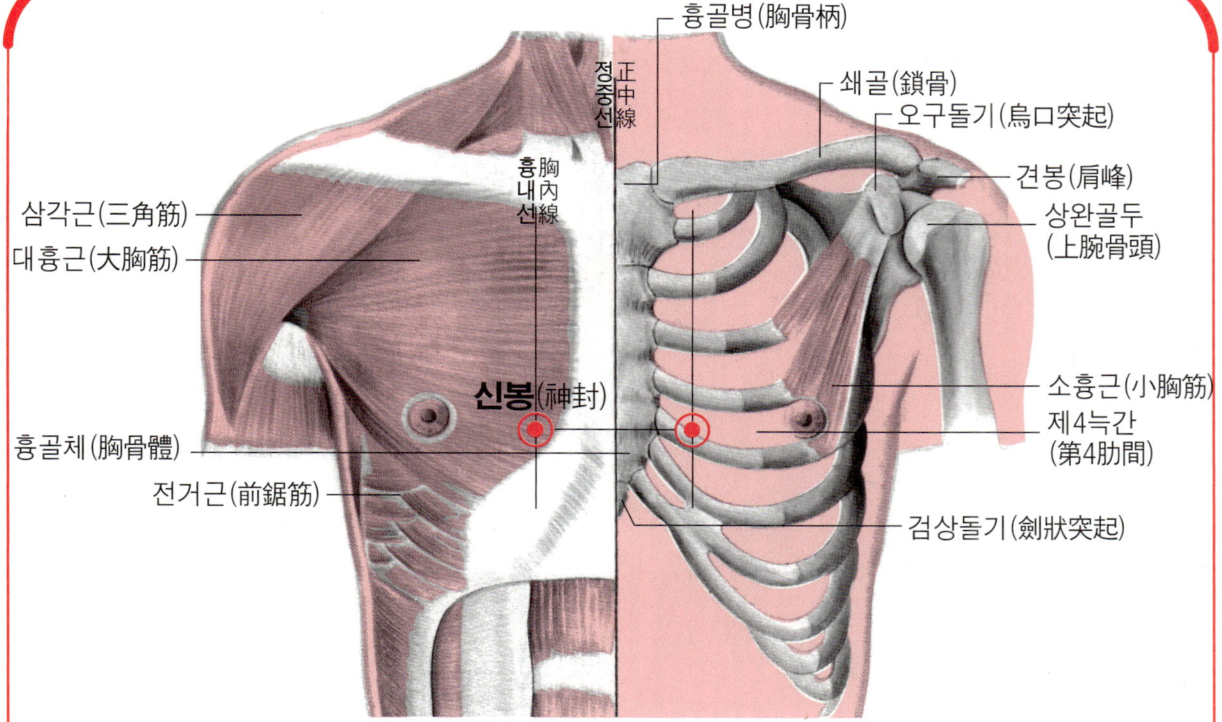

신봉(神封)

신봉 : 흉내선상에서 제4늑간

보충경혈

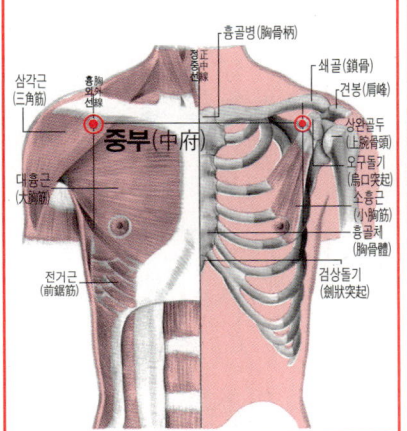

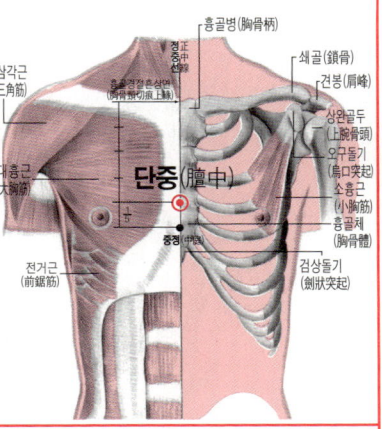

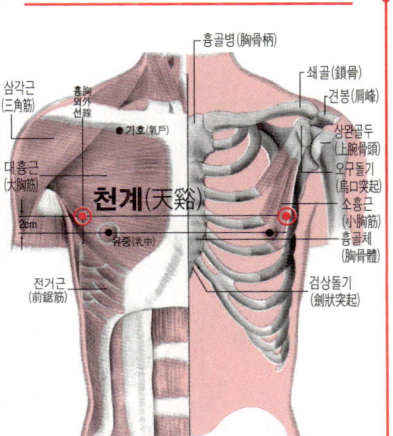

중부 : 흉외선상에서 오구돌기 중앙의 높이

단중 : 정중선상에서 흉골경절흔 윗쪽과 중정의 사이에 중정으로부터 1/5

천계 : 흉외선상에서 유중 높이의 약 2cm 상방

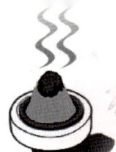 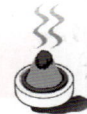

장단지 비만

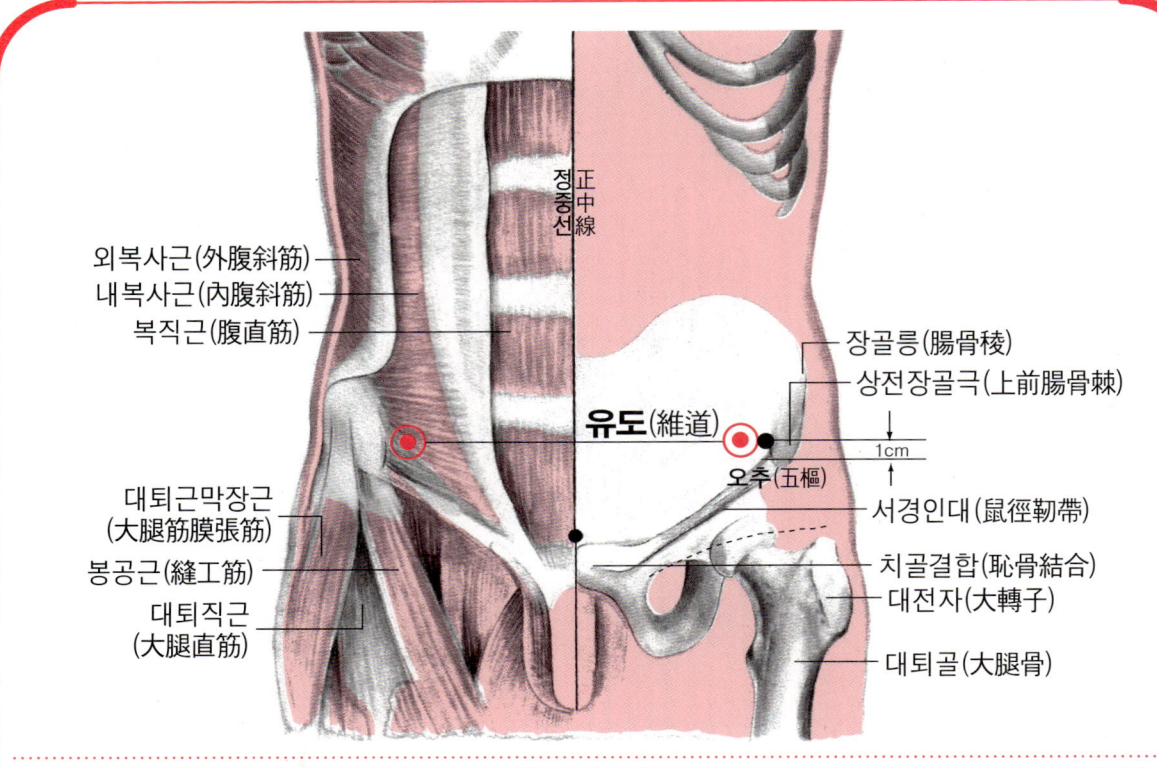

유도 : 장골릉 앞쪽에서 상전장골극 윗쪽 1cm

보충경혈

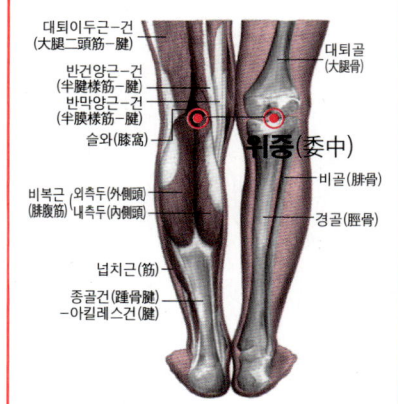

위중 : 무릎 뒤 주름의 중앙

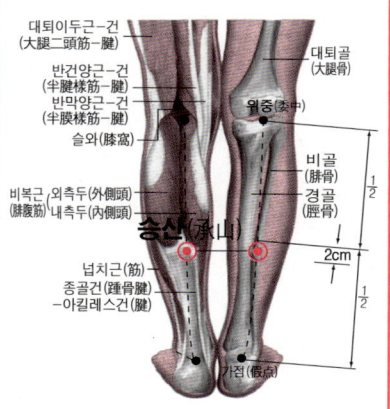

승산 : 위중과 아킬레스건의 후면 중앙(바깥 복사뼈 높이)과의 사이에서 중앙으로부터 하방으로 2cm

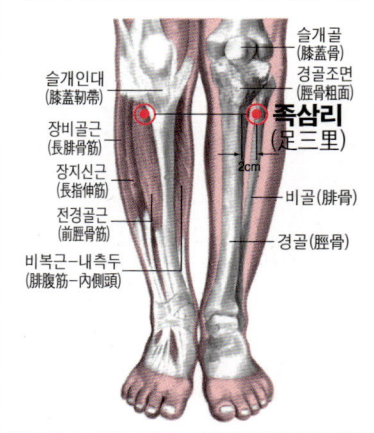

족삼리 : 경골조면의 아랫쪽 높이에서 경골 앞쪽으로부터 바깥쪽 2cm

처진 히프

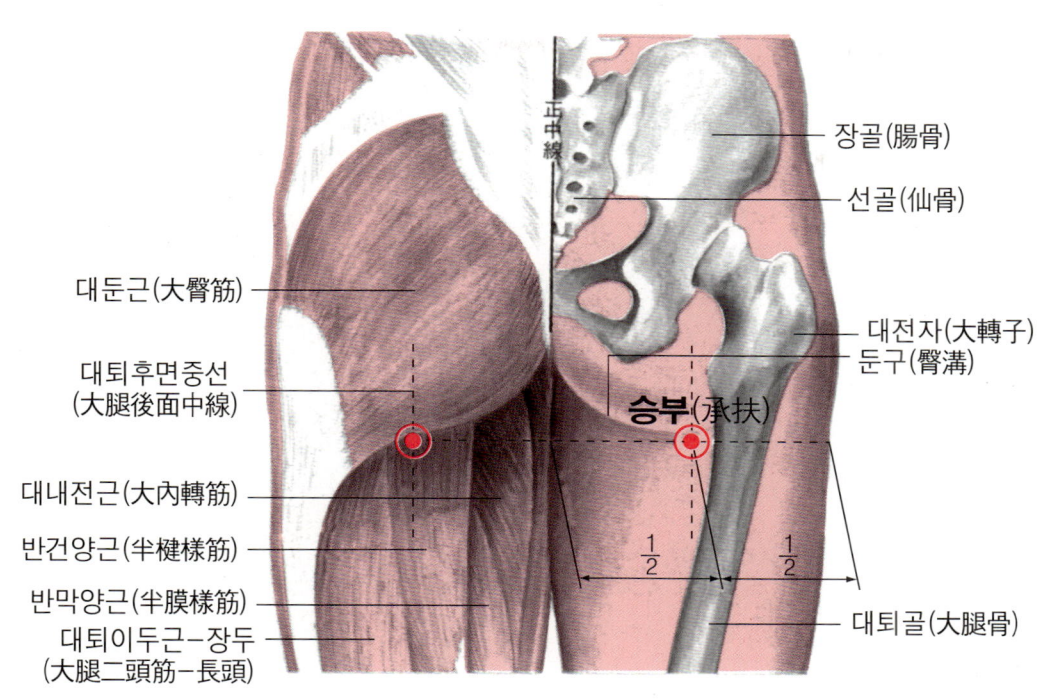

승부 : 대퇴후면 중선과 둔구와의 교점

보 충 경 혈

관원수

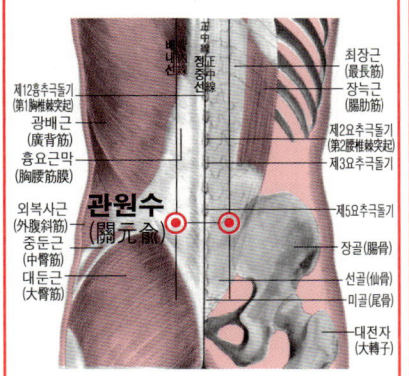

관원수 : 배내선상에서, 제5요추극돌기와 정중선골능 윗쪽의 중앙의 높이

풍시

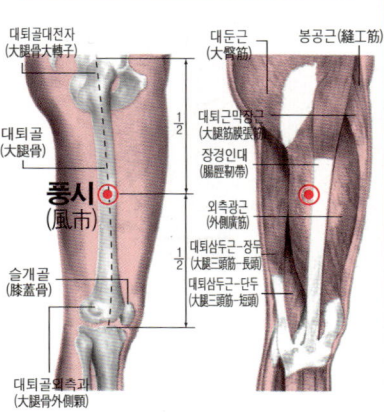

풍시 : 대퇴골 대전자 윗쪽과 대퇴골 외측의 아랫쪽 중앙

관원

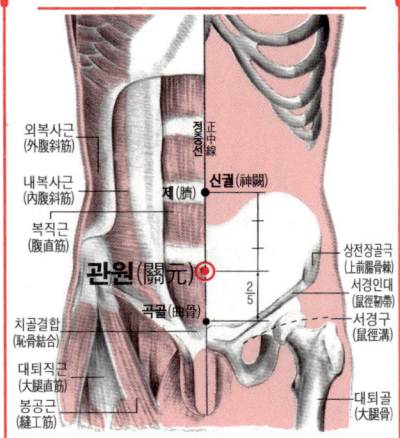

관원 : 정중선상에서, 신궐(배꼽의중심)과 곡골의 사이에 곡골로부터 2/5

허벅지 비만

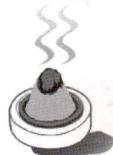 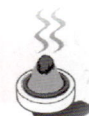

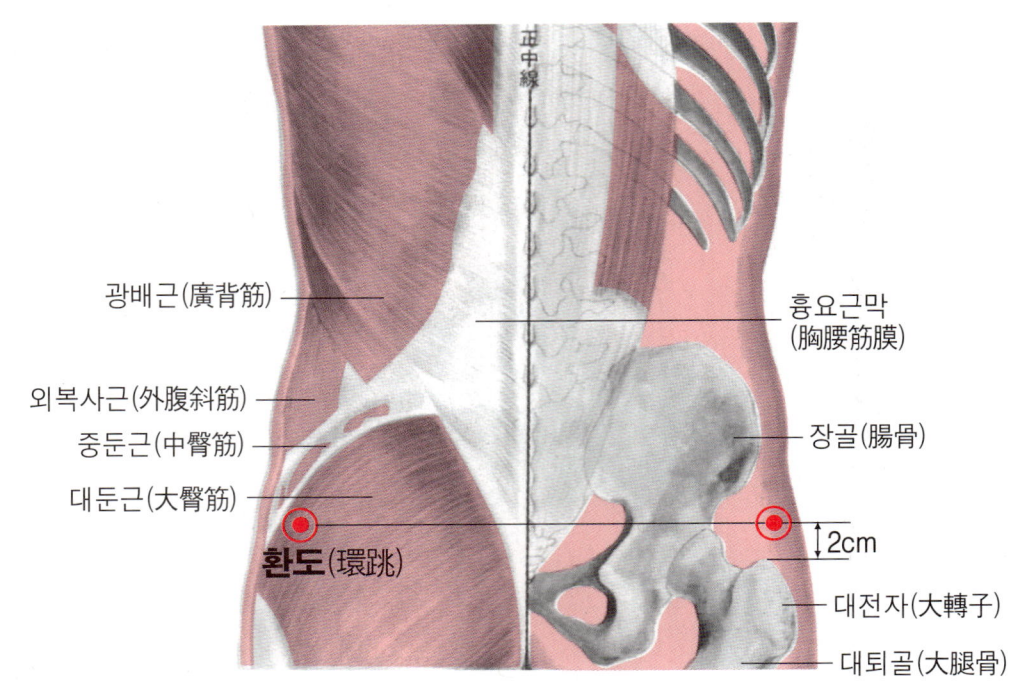

환도 : 대퇴골 대전자의 정점으로부터 상방 2cm

보충경혈

승부
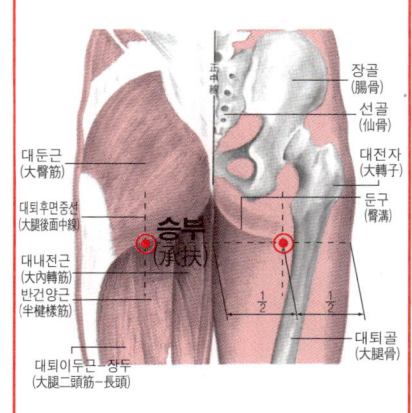

승부 : 대퇴후면 중선과 둔구와의 교점

위중
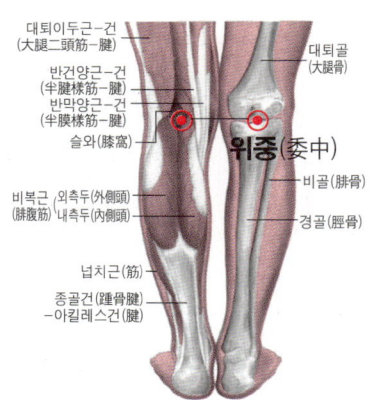

위중 : 무릎 뒤 주름의 중앙

승산
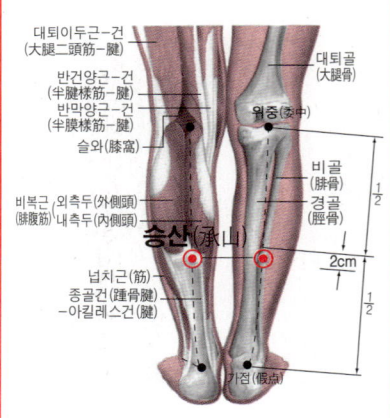

승산 : 위중과 아킬레스건의 후면 중앙(바깥 복사뼈 높이)과의 사이에서 중앙으로부터 하방으로 2cm

여성 질환
Woman Disease

갱년기 장애

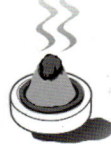 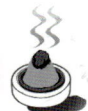

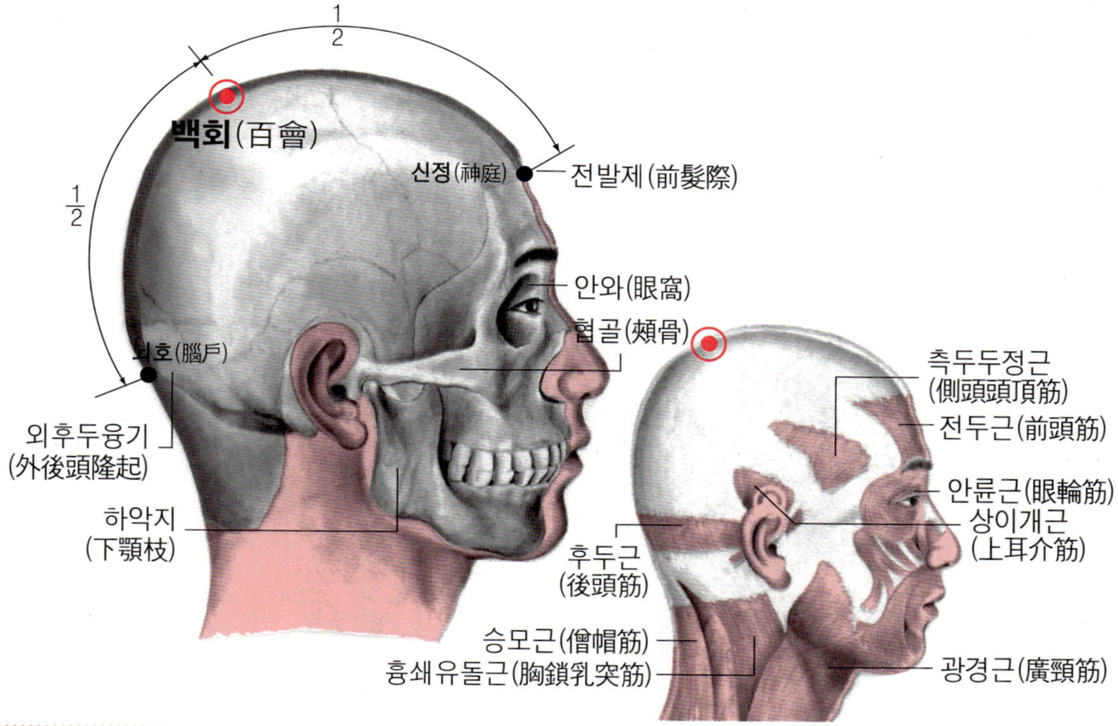

[백회(百會), 신정(神庭), 전발제(前髮際), 안와(眼窩), 협골(頰骨), 뇌호(腦戶), 외후두융기(外後頭隆起), 하악지(下顎枝), 후두근(後頭筋), 승모근(僧帽筋), 흉쇄유돌근(胸鎖乳突筋), 측두두정근(側頭頭頂筋), 전두근(前頭筋), 안륜근(眼輪筋), 상이개근(上耳介筋), 광경근(廣頸筋)]

백회 : 정중선상에서 신정과 뇌호의 중앙

보충경혈

천주

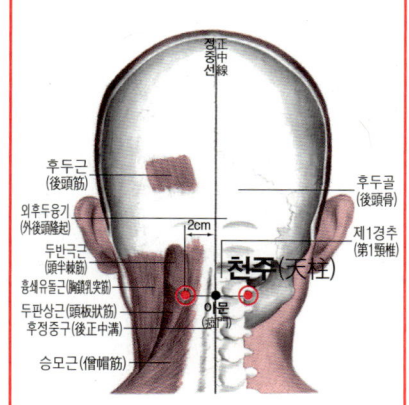

천주 : 아문의 높이에서, 외방 2cm의 승폭근팽융부 정점 바깥쪽

족삼리

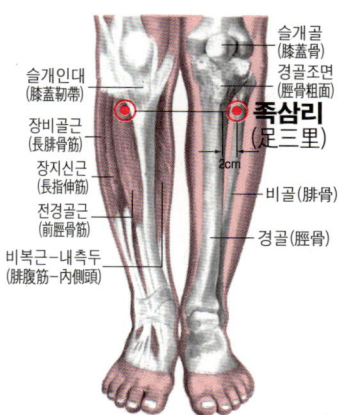

족삼리 : 경골조면의 아랫쪽 높이에서 경골 앞쪽으로부터 바깥쪽 2cm

삼음교

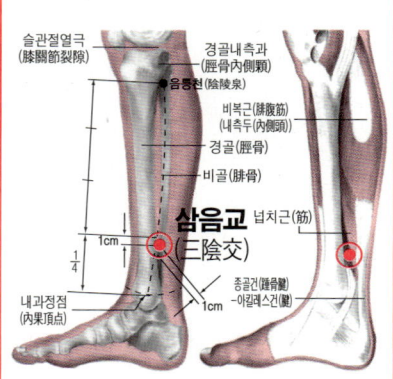

삼음교 : 음릉천과 안쪽 복사뼈의 사이에서 안쪽 복사뼈의 중심으로부터 1/4의 하방 1cm에서, 경골 뒷쪽의 후방 1cm

갱년기 증상

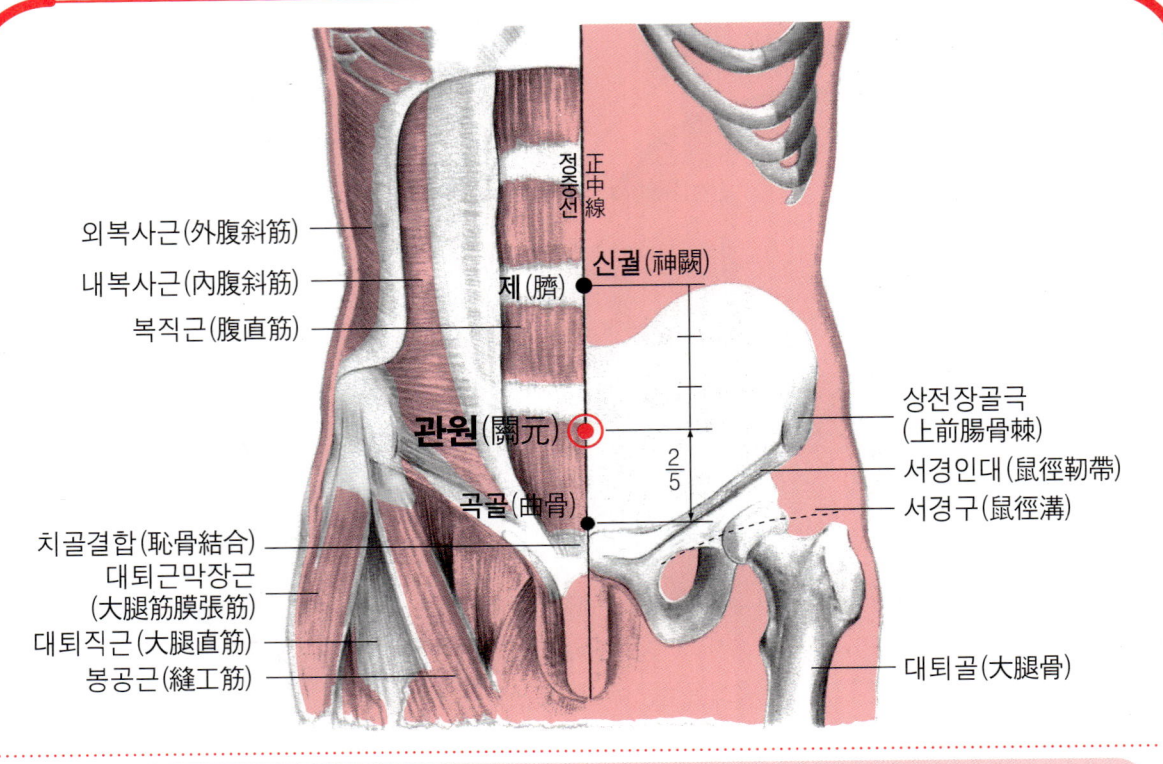

관원 : 정중선상에서, 신궐(배꼽의중심)과 곡골의 사이에 곡골로부터 2/5

보 충 경 혈

족삼리

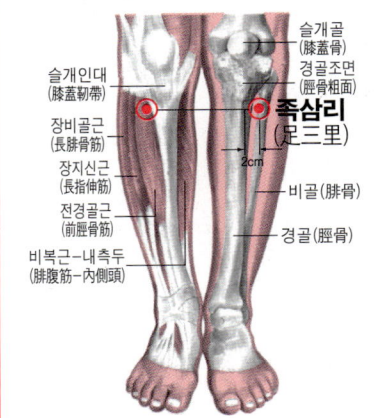

족삼리 : 경골조면의 아랫쪽 높이에서 경골 앞쪽으로부터 바깥쪽 2cm

삼음교

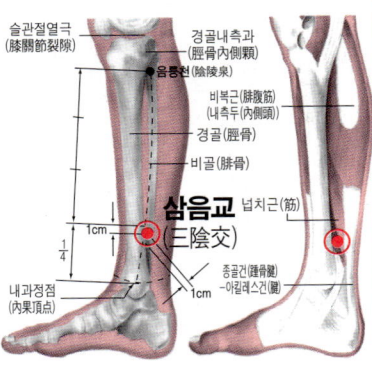

삼음교 : 음릉천과 안쪽 복사뼈의 사이에서 안쪽 복사뼈의 중심으로부터 1/4의 하방 1cm에서, 경골 뒷쪽의 후방 1cm

신수

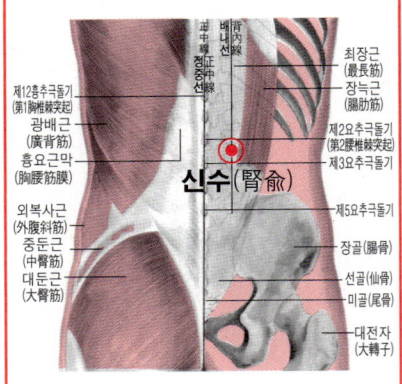

신수 : 배내선상에서 제2, 3요추극돌기의 사이

난산

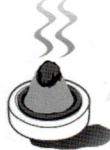 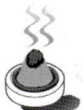

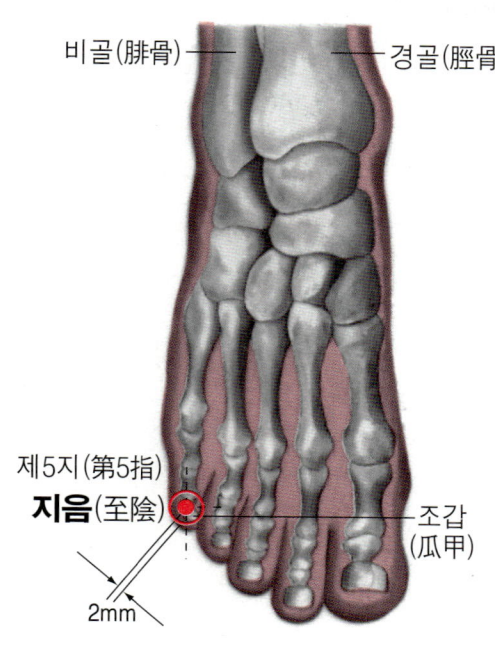
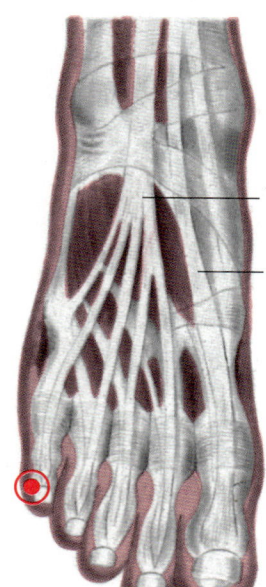

- **지음** : 제5발가락 외측에서 발톱각으로 부터 2mm

보충경혈

지구

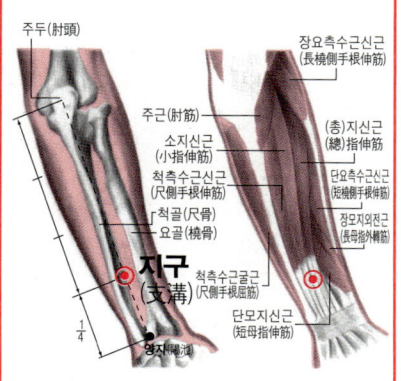

지구 : 팔꿈치와 양지의 사이에서 양지로 부터 1/4

삼음교, 음릉천

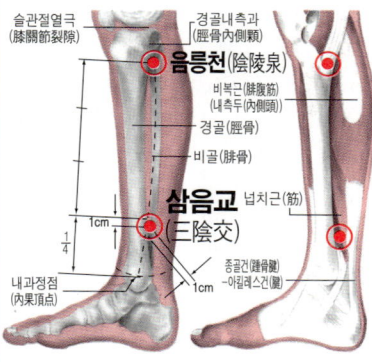

삼음교 : 음릉천과 안쪽 복사뼈의 사이에서 안쪽 복사뼈의 중심으로부터 1/4의 하방 1cm에서, 경골 뒷쪽의 후방 1cm

혈해

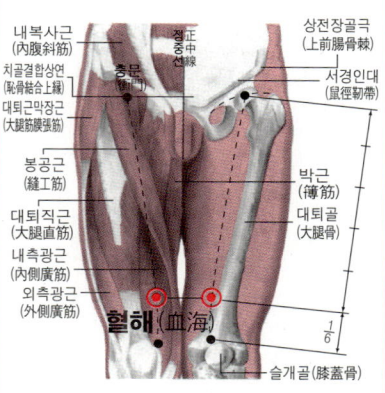

혈해 : 충문과 슬개골 위·안쪽의 사이에서 아래로 부터 1/6

냉대하

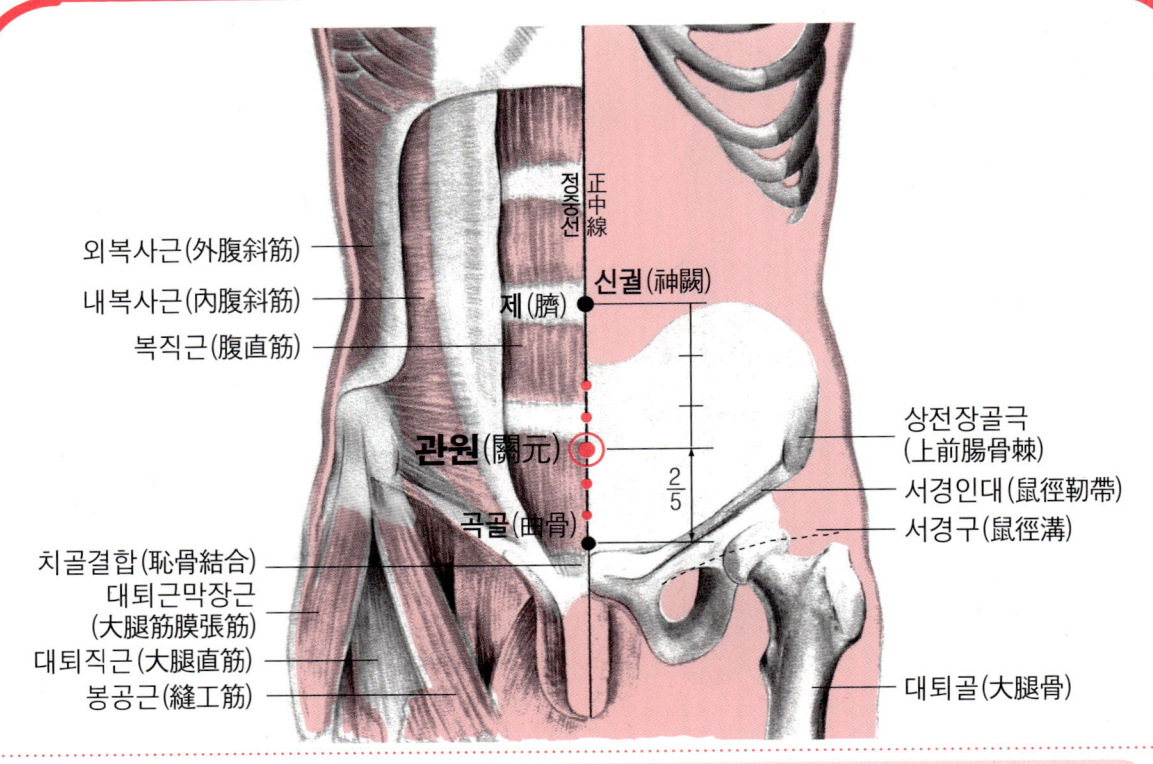

관원 5혈 : 정중선상에서, 신궐(배꼽의중심)과 곡골의 사이에 곡골로부터 2/5

보충경혈

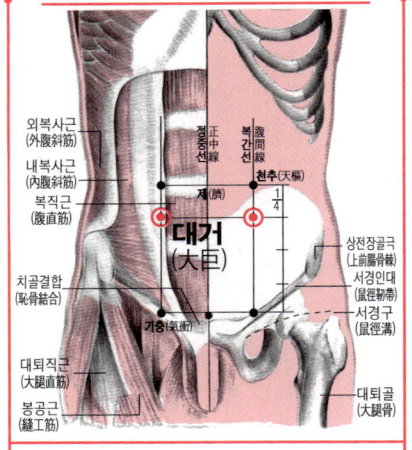

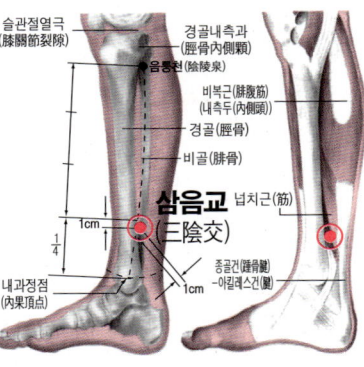

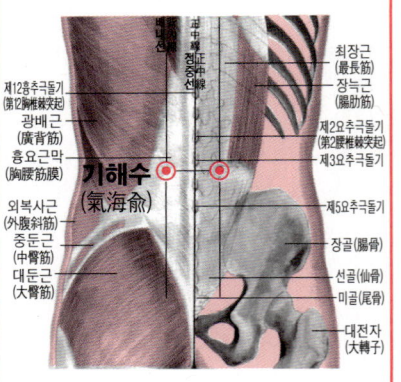

대거 : 복간선상에서 천추와 기충의 사이에서 천추로부터 1/4

삼음교 : 음릉천과 안쪽 복사뼈의 사이에서 안쪽 복사뼈의 중심으로부터 1/4의 하방 1cm에서, 경골 뒷쪽의 후방 1cm

기해수 : 배내선상에서, 제3, 4요추극돌기 사이의 높이

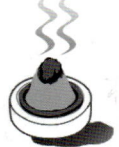 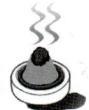

냉증

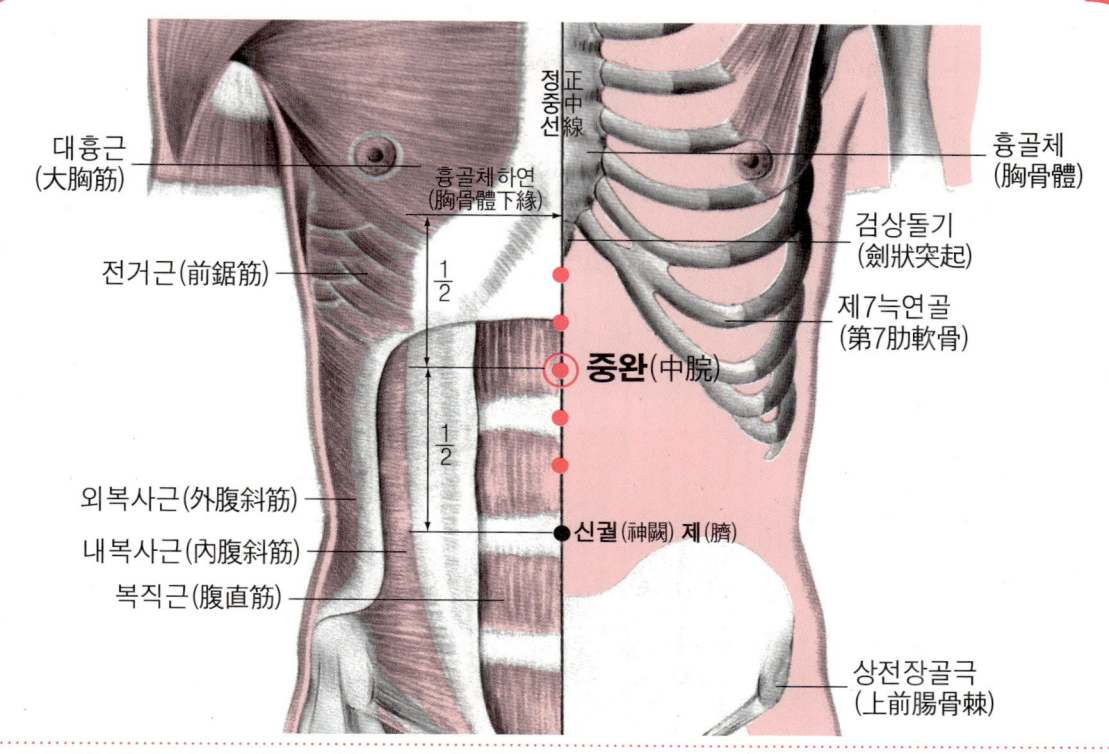

중완 5혈 : 정중선상에서 흉골체하연(명치)과 배꼽의 중앙

보 충 경 혈

관원 5혈

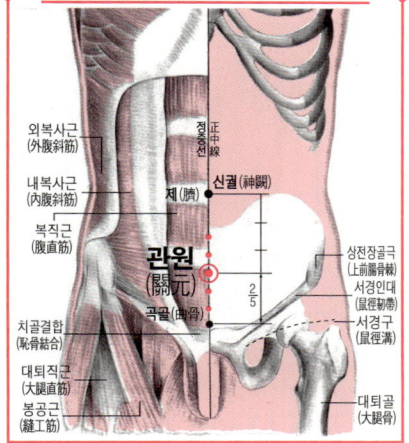

관원 : 정중선상에서, 신궐(배꼽의중심)과 곡골의 사이에 곡골로부터 2/5

방광수

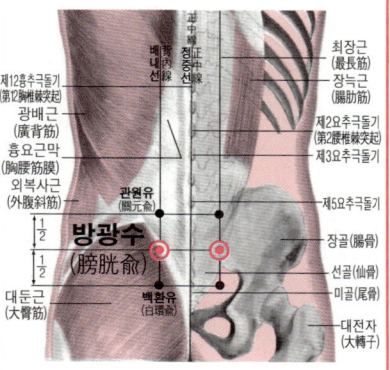

방광수 : 배내선상에서 관원유와 백환유의 중앙

포황

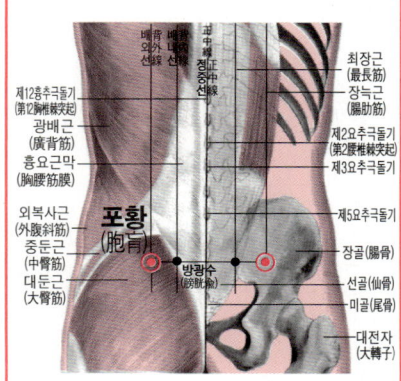

포황 : 배외선상에서 방광수의 높이

대하과다

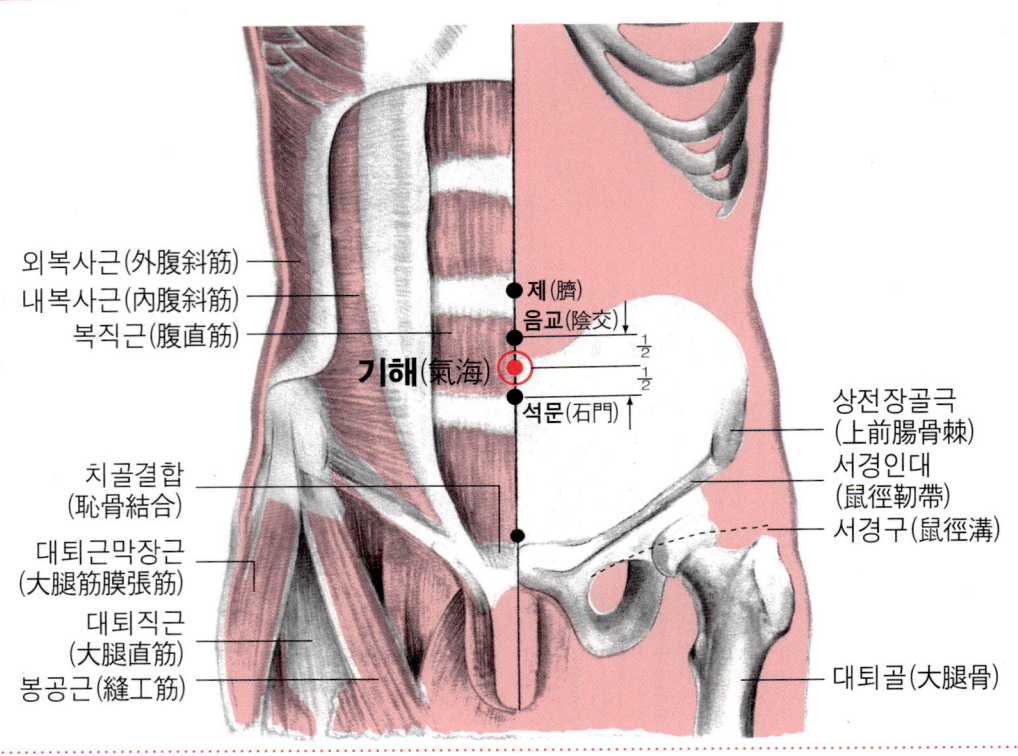

기해 : 정중선상에서, 음교와 석문의 중앙

보 충 경 혈

관원

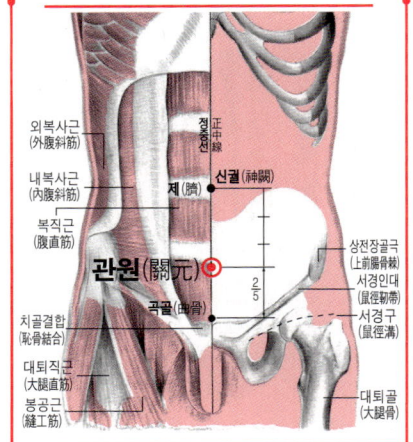

관원 : 정중선상에서, 신궐(배꼽의중심)과 곡골의 사이에 곡골로부터 2/5

백환수

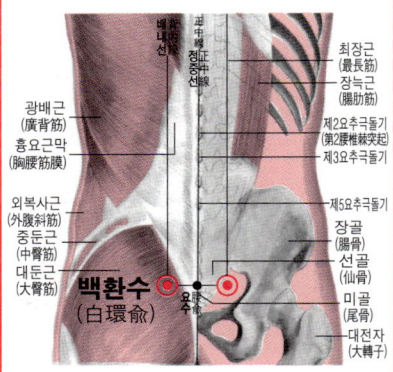

백환수 : 배내선상에서 선골각의 높이

삼음교, 음릉천

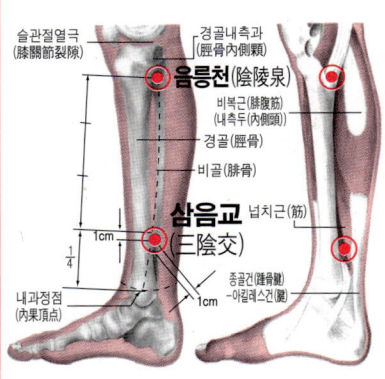

삼음교 : 음릉천과 안쪽 복사뼈의 사이에서 안쪽 복사뼈의 중심으로부터 1/4의 하방 1cm에서, 경골 뒷쪽의 후방 1cm

불감증-여성

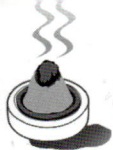 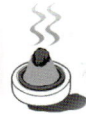

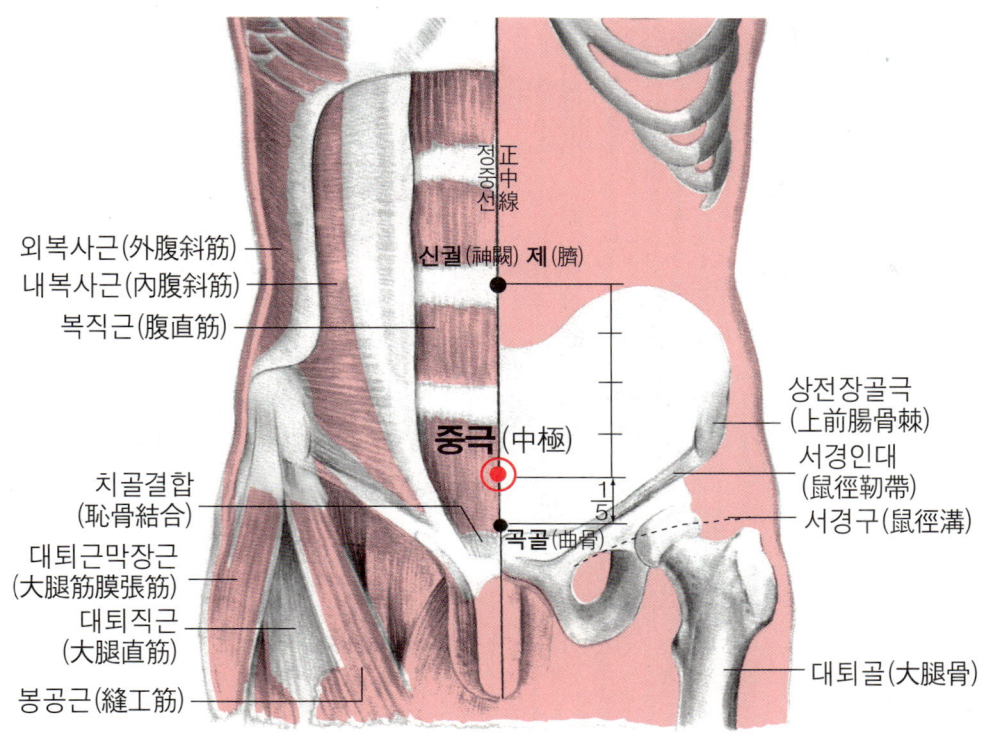

중극 : 정중선상에서 배꼽과 곡골의 사이에 곡골로부터 1/5

보충경혈

관원

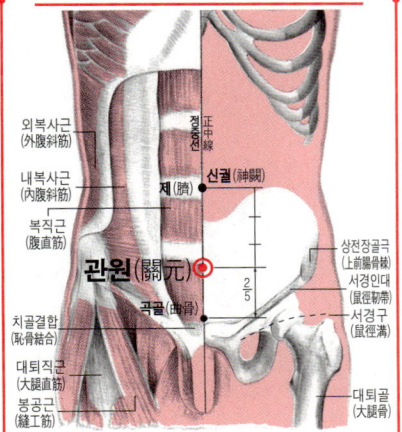

관원 : 정중선상에서, 신궐(배꼽의중심)과 곡골의 사이에 곡골로부터 2/5

신문

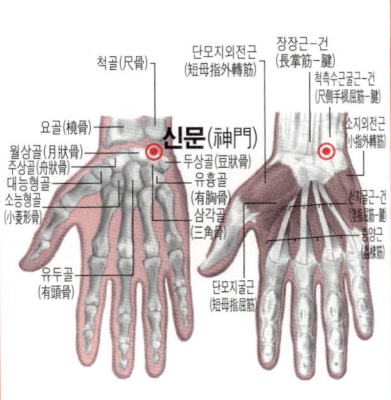

신문 : 손목 주름에서 소지측 수근굴근건의 엄지측

삼음교

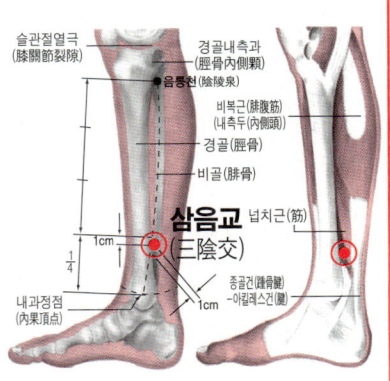

삼음교 : 음릉천과 안쪽 복사뼈의 사이에서 안쪽 복사뼈의 중심으로부터 1/4의 하방 1cm에서, 경골 뒷쪽의 후방 1cm

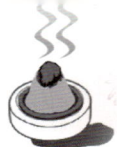 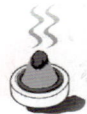

불임증

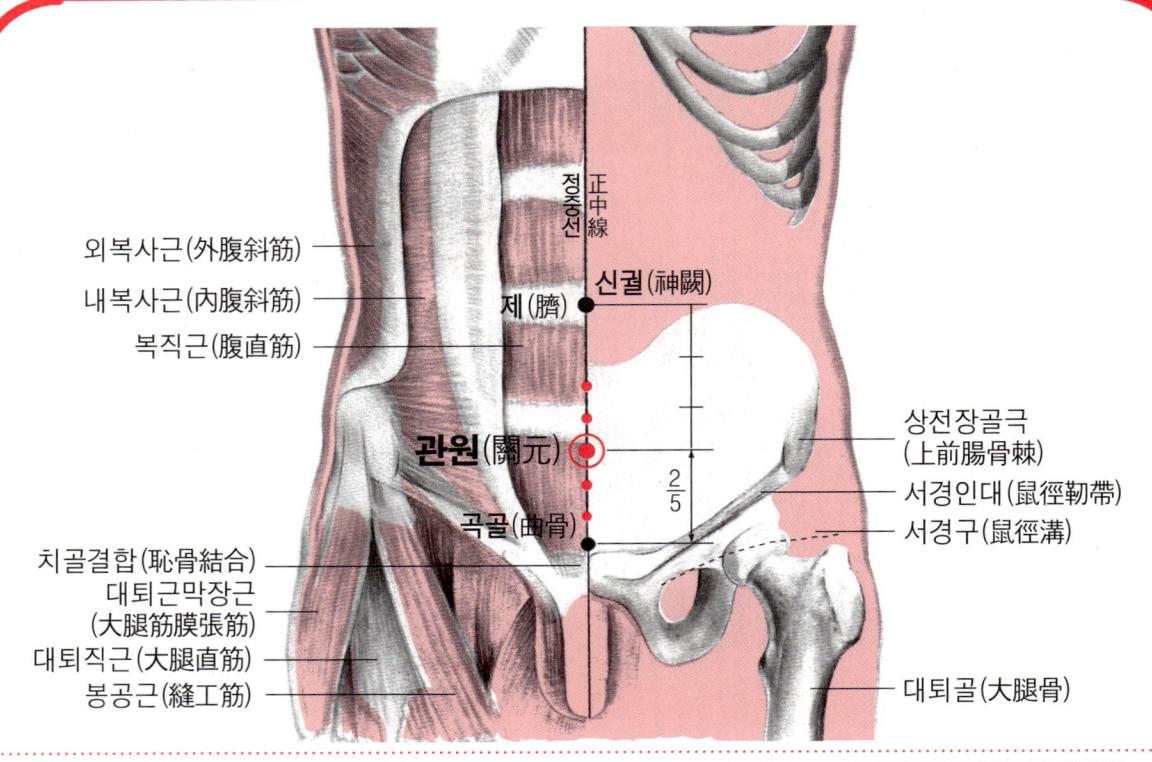

관원 5혈 : 정중선상에서, 신궐(배꼽의중심)과 곡골의 사이에 곡골로부터 2/5

보 충 경 혈

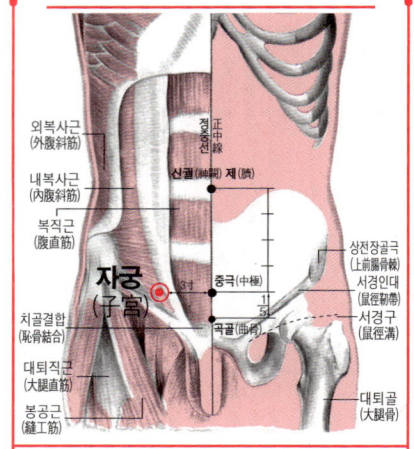

자궁

자궁 : 정중선상에서 흉골경절흔의 윗쪽과 중정의 사이에 흉골경절흔 윗쪽으로부터 2/5

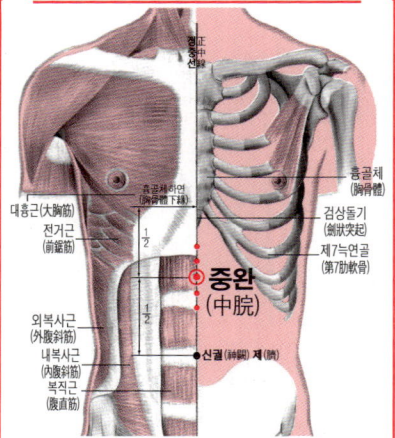

중완 5혈

중완 : 정중선상에서 흉골체하연(명치)과 배꼽의 중앙

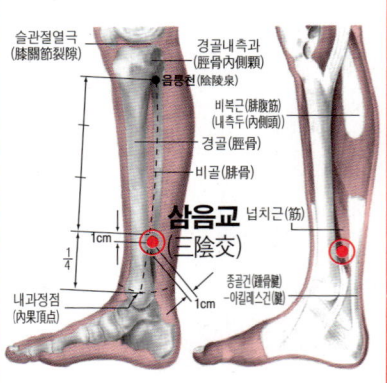

삼음교

삼음교 : 음릉천과 안쪽 복사뼈 사이에서 안쪽 복사뼈의 중심으로부터 1/4의 하방 1cm에서, 경골 뒷쪽의 후방 1cm

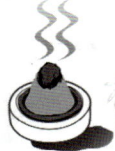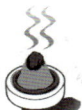

사산

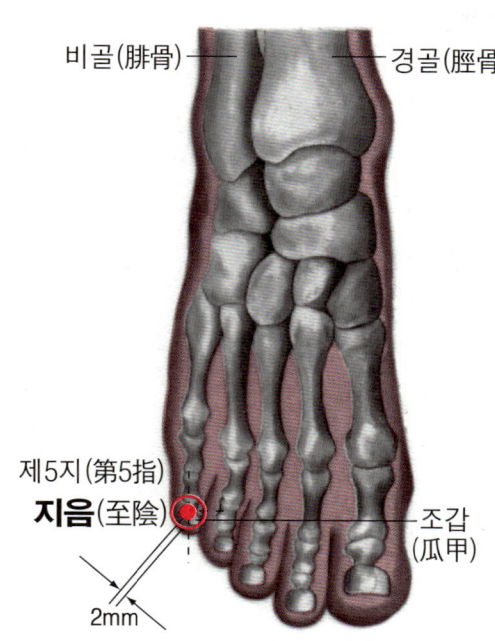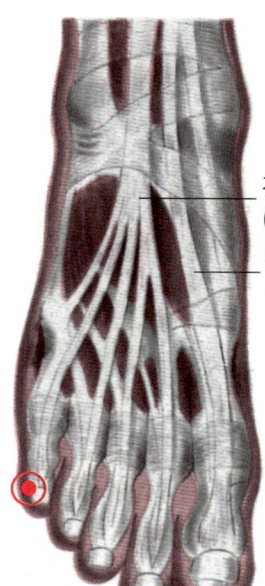

지음 : 제5발가락 외측에서 발톱각으로 부터 2mm

보충경혈

삼음교

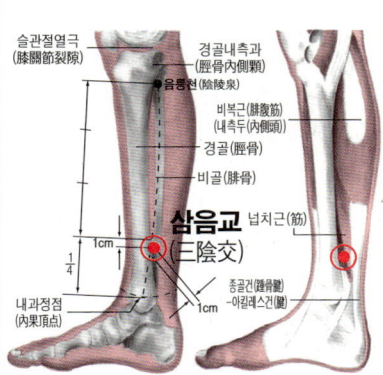

삼음교 : 음릉천과 안쪽 복사뼈의 사이에서 안쪽 복사뼈의 중심으로부터 1/4의 하방 1cm에서, 경골 뒷쪽의 후방 1cm

합곡

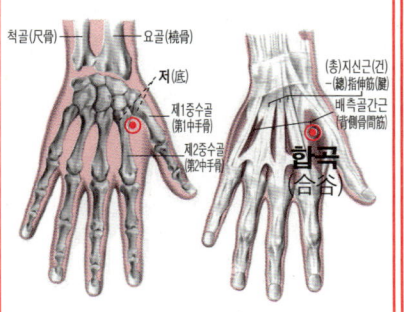

합곡 : 손등에서 제1, 2중수골저 아랫쪽의 사이

태충

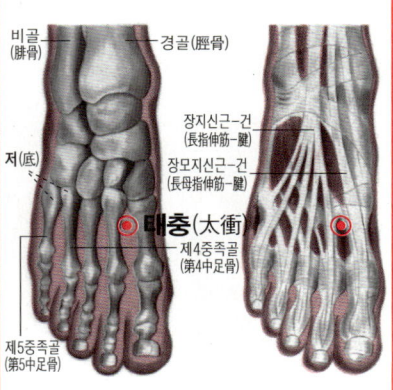

태충 : 발등의 제1, 2중족골저 앞쪽의 아래

산후 모유분비 촉진

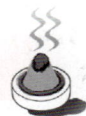

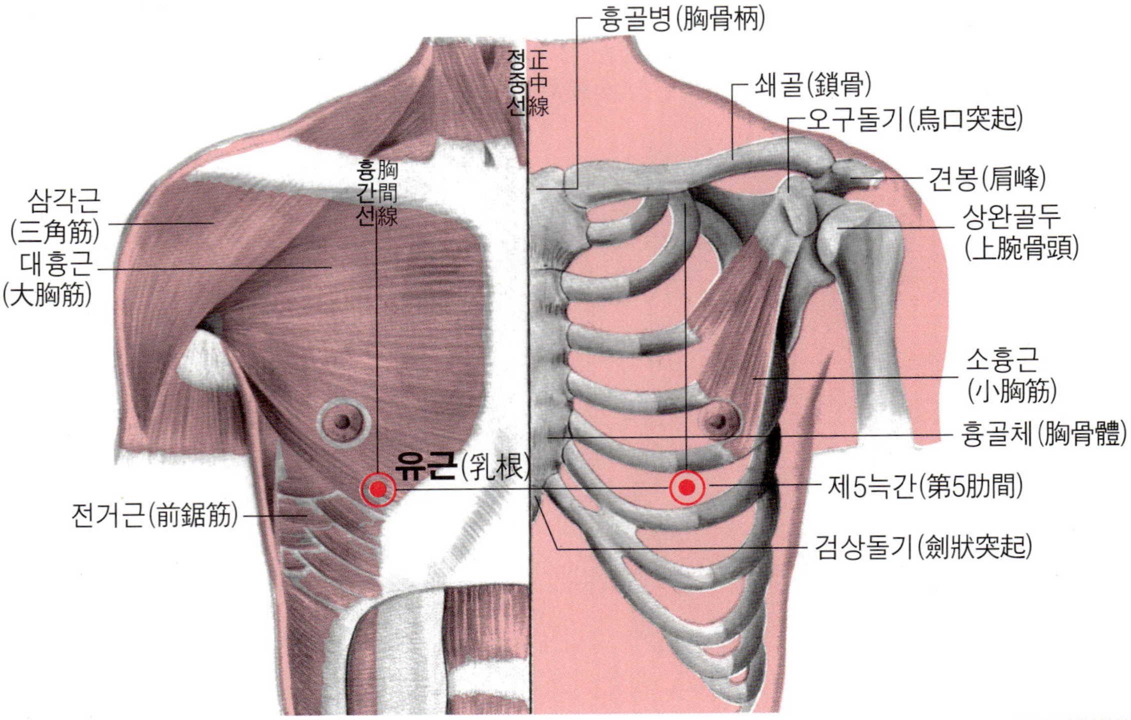

유근 : 복간선상에서 제5늑간

보충경혈

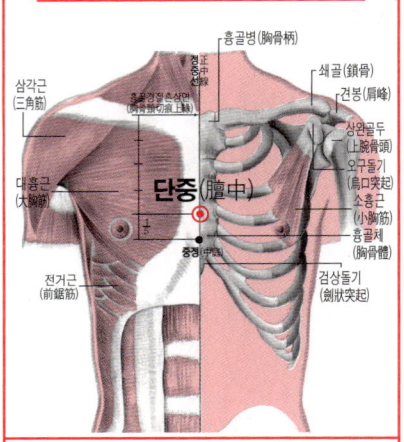

단중

단중 : 정중선상에서 흉골경절흔 윗쪽과 중정의 사이에 중정으로부터 1/5

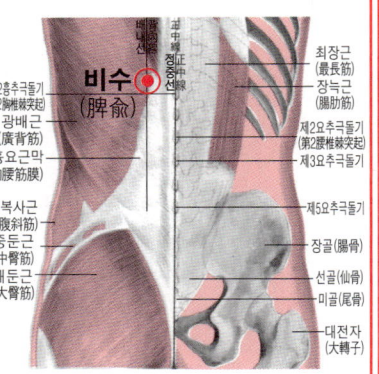

비수

비수 : 배내선상에서 제11, 12흉추극돌기 사이의 높이

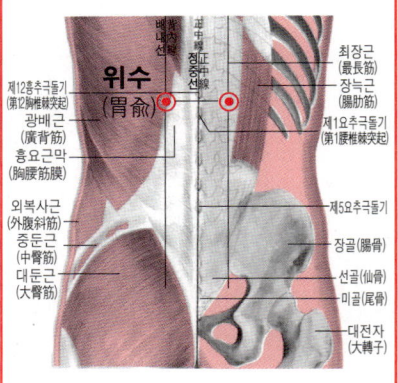

위수

위수 : 배내선상에서 제12흉추극돌기와 제1요추극돌기 사이의 높이

산후 복통

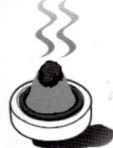 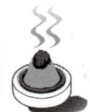

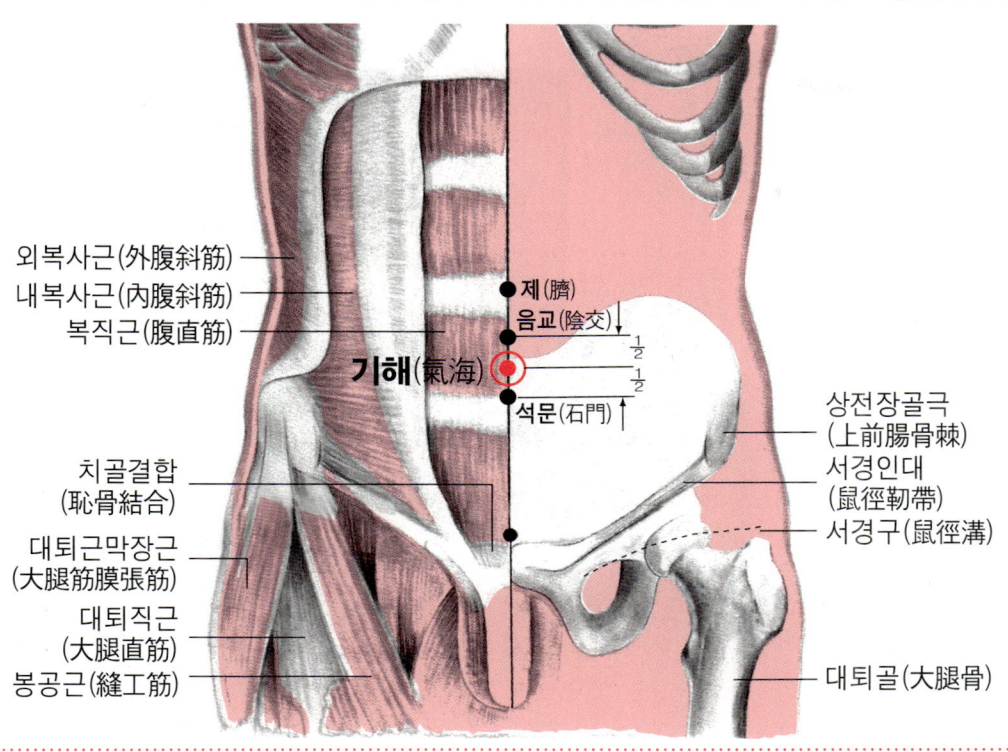

기해 : 정중선상에서, 음교와 석문의 중앙

보 충 경 혈

중극

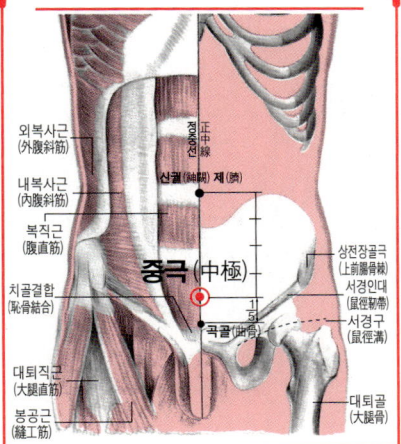

중극 : 정중선상에서 배꼽과 곡골의 사이에 곡골로부터 1/5

신수

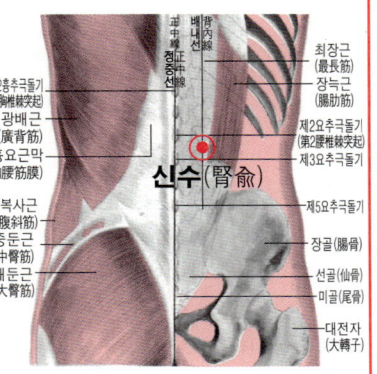

신수 : 배내선상에서 제2, 3요추극돌기의 사이

족삼리, 태충

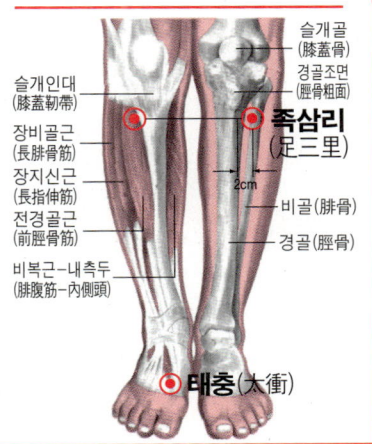

태충 : 발등의 제1, 2중족골저 앞쪽의 아래
족삼리 : 경골조면의 아랫쪽 높이에서 경골 앞쪽으로부터 바깥쪽 2cm

산후 어지러움

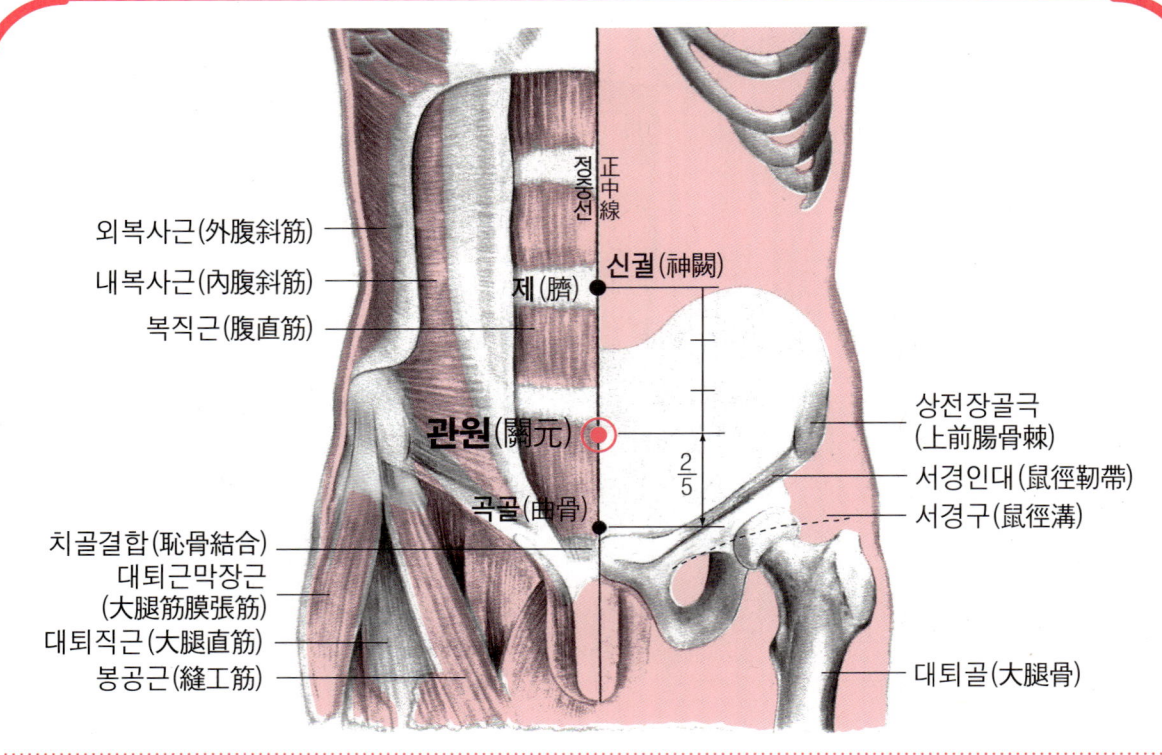

관원 : 정중선상에서, 신궐(배꼽의중심)과 곡골의 사이에 곡골로부터 2/5

보충경혈

공손	삼음교	지구

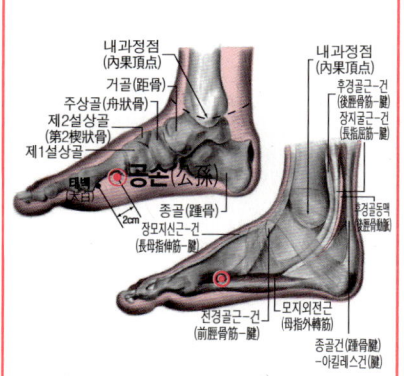 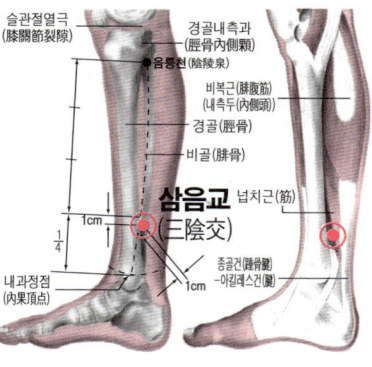 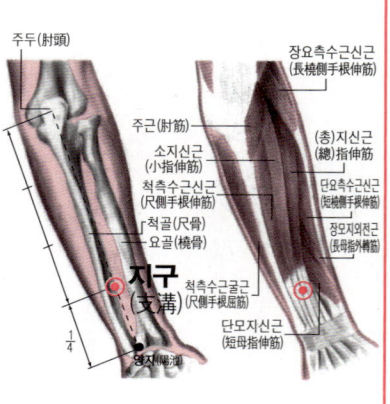

공손 : 족부 내측에서 태백의 후방 2cm

삼음교 : 음릉천과 안쪽 복사뼈의 사이에서 안쪽 복사뼈의 중심으로부터 1/4의 하방 1cm에서, 경골 뒷쪽의 후방 1cm

지구 : 팔꿈치와 양지의 사이에서 양지로부터 1/4

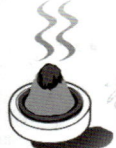 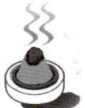

산후 하혈

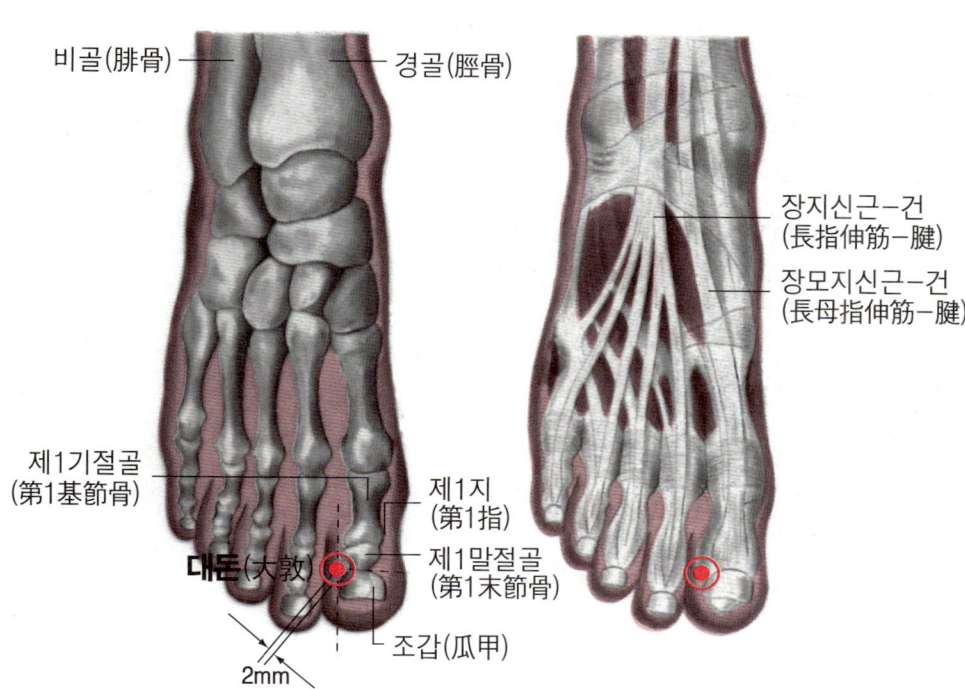

대돈 : 엄지발가락 외측에서 발톱모서리로부터 후방 2mm

보 충 경 혈

관원 3혈
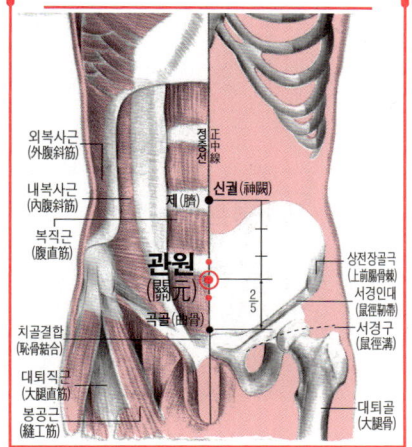

관원 : 정중선상에서, 신궐(배꼽의중심)과 곡골의 사이에 곡골로부터 2/5

차료
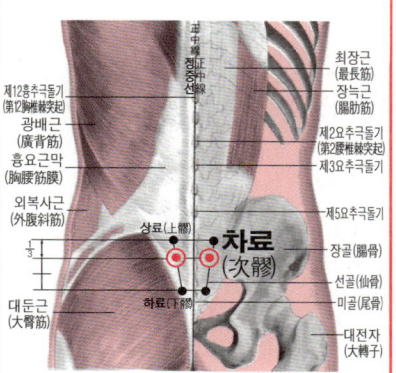

차료 : 상료와 하료의 사이에서 상료로부터 1/3

혈해 3혈
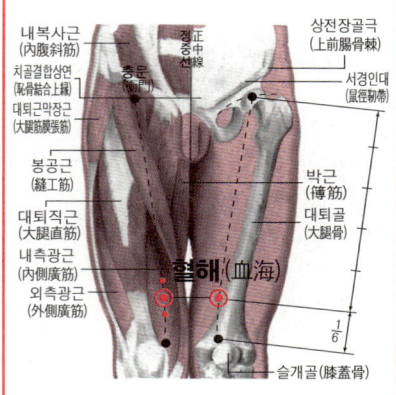

혈해 : 충문과 슬개골 위-안쪽의 사이에서 아래로 부터 1/6

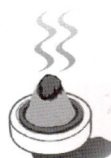 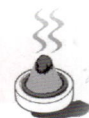

습관성 유산

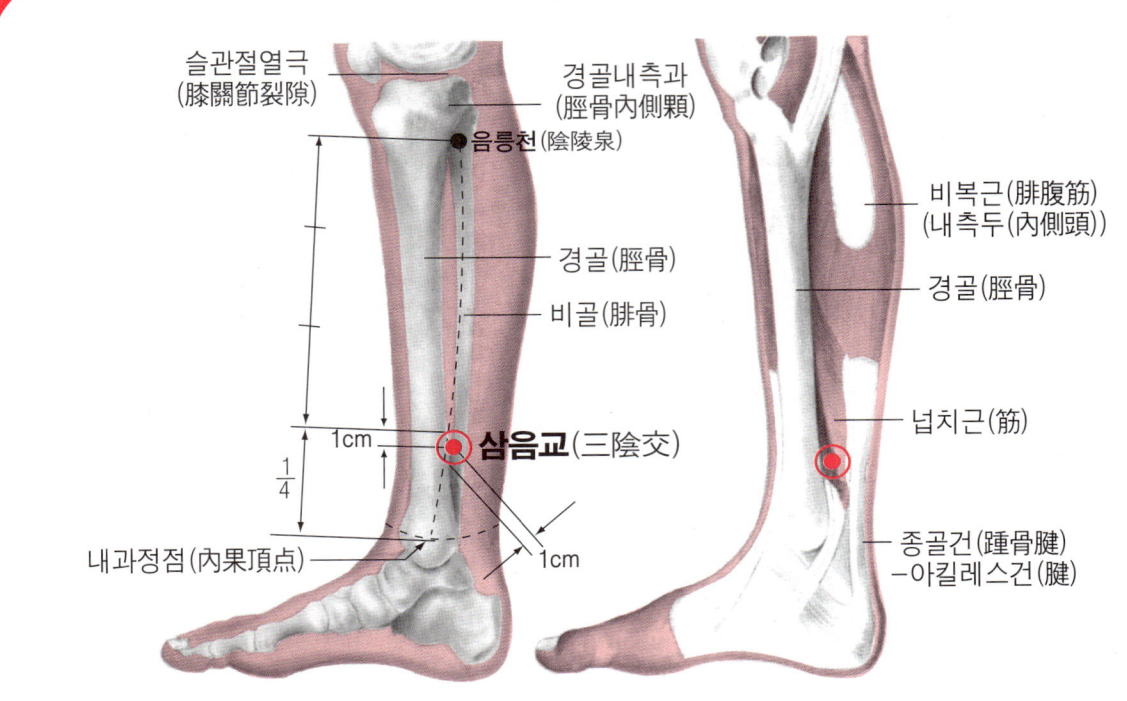

삼음교 : 음릉천과 안쪽 복사뼈의 사이에서 안쪽 복사뼈의 중심으로부터 1/4의 하방 1cm에서, 경골 뒷쪽의 후방 1cm

간수

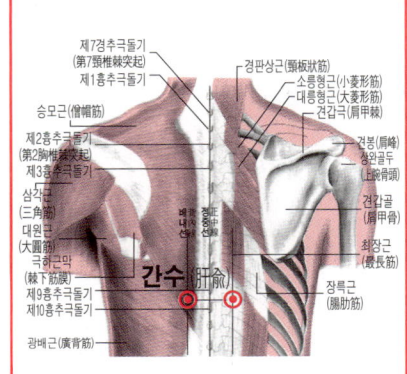

간수 : 배내선상에서, 제9, 10흉추극돌기의 사이의 높이

비수

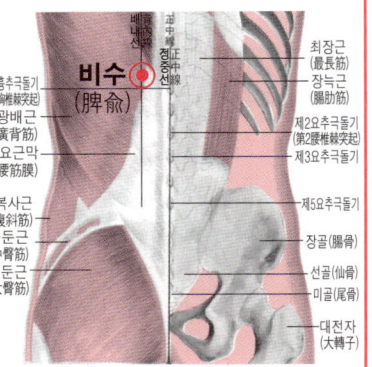

비수 : 배내선상에서 제11, 12흉추극돌기 사이의 높이

명문

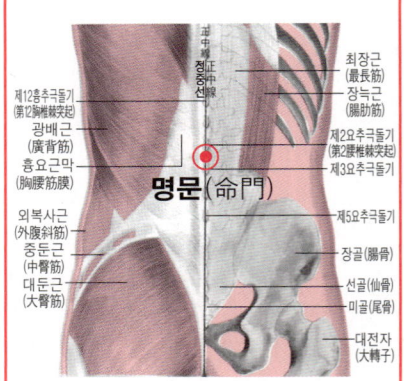

명문 : 정중선상에서 제2,3요추극돌기 사이

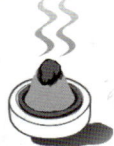 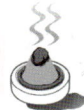

월경과다

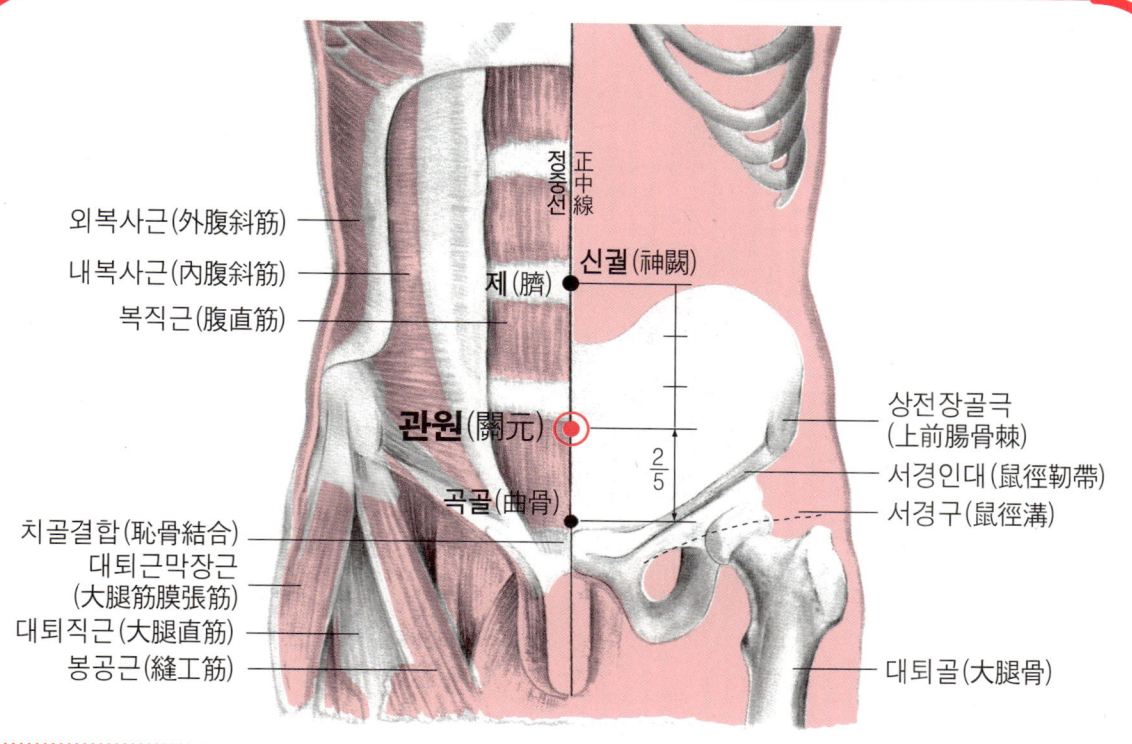

관원 : 정중선상에서, 신궐(배꼽의중심)과 곡골의 사이에 곡골로부터 2/5

보 충 경 혈

기해
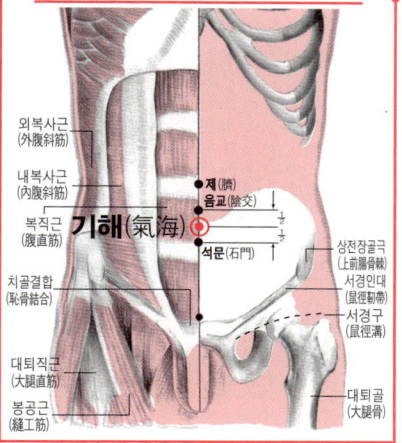

기해 : 정중선상에서, 음교와 석문의 중앙

대돈
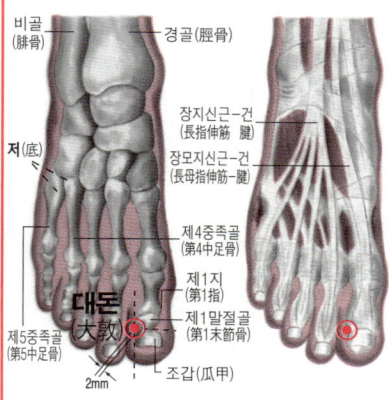

대돈 : 엄지발가락 외측에서 발톱모서리로부터 후방 2mm

은백
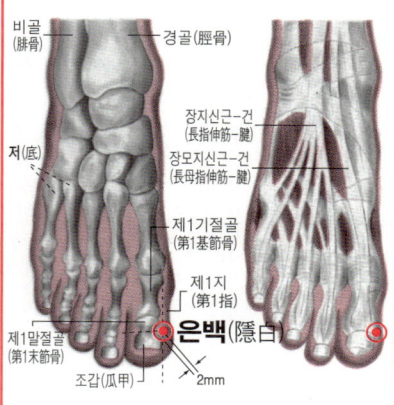

은백 : 엄지발가락 안쪽에 발톱각으로부터 후방 2mm

월경분순

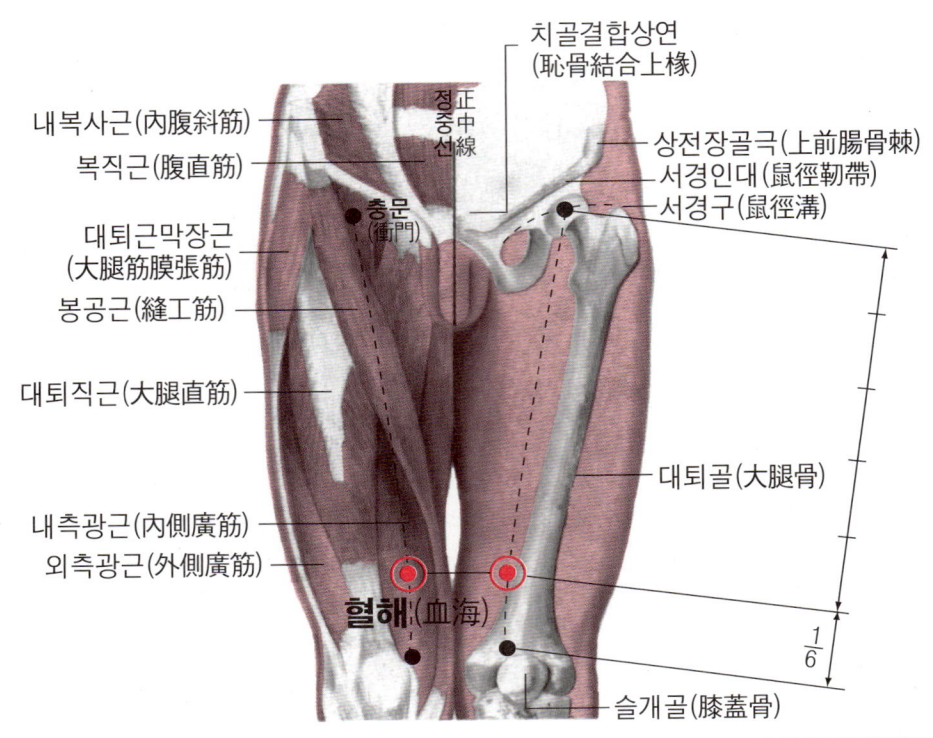

혈해 : 충문과 슬개골 위-안쪽의 사이에서 아래로 부터 1/6

보충경혈

삼음교

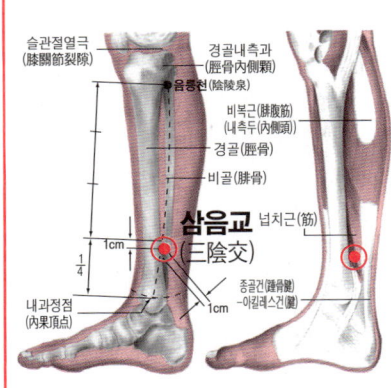

삼음교 : 음릉천과 안쪽 복사뼈의 사이에서 안쪽 복사뼈의 중심으로부터 1/4의 하방 1cm에서, 경골 뒷쪽의 후방 1cm

중극

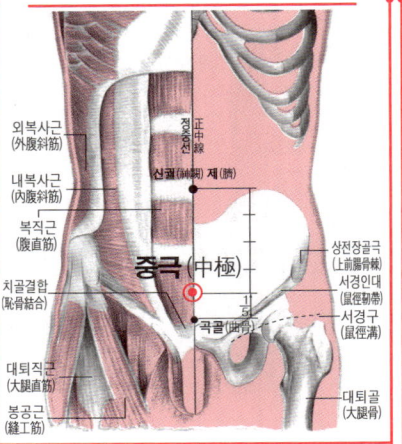

중극 : 정중선상에서 배꼽과 곡골의 사이에 곡골로부터 1/5

비수

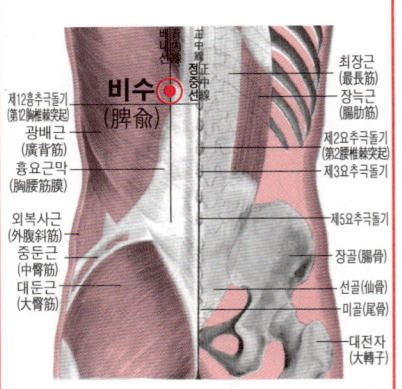

비수 : 배내선상에서 제11, 12흉추극돌기 사이의 높이

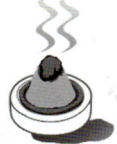 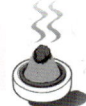

월경통(생리통)

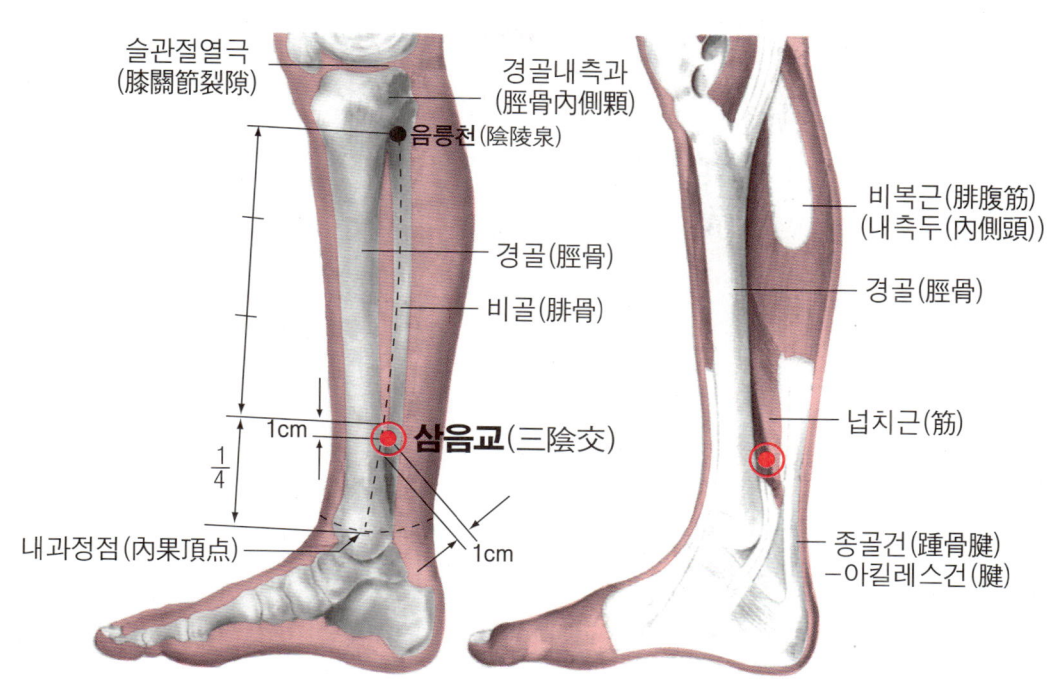

삼음교 : 음릉천과 안쪽 복사뼈의 사이에서 안쪽 복사뼈의 중심으로부터 1/4의 하방 1cm에서, 경골 뒷쪽의 후방 1cm

보 충 경 혈

혈해

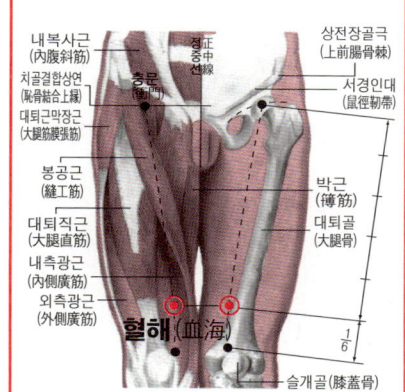

혈해 : 충문과 슬개골 위-안쪽의 사이에서 아래로 부터 1/6

관원 5혈

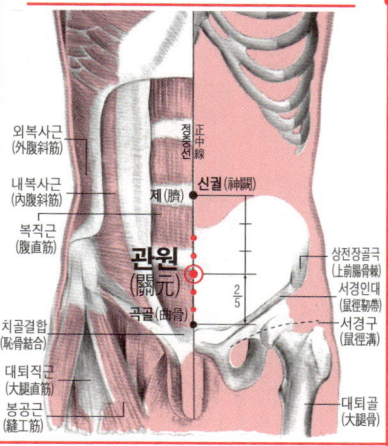

관원 : 정중선상에서, 신궐(배꼽의중심)과 곡골의 사이에 곡골로부터 2/5

삼초수

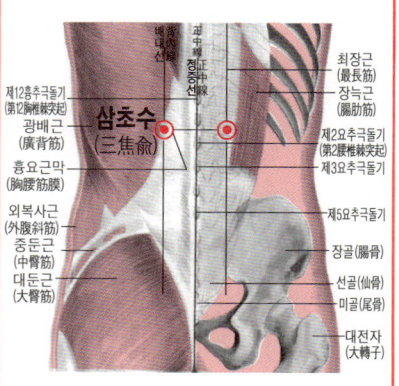

삼초수 : 배내선상에서 제1, 2요추극돌기 사이의 높이

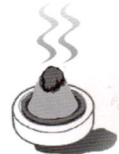 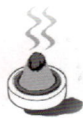

유방통/젖몸살

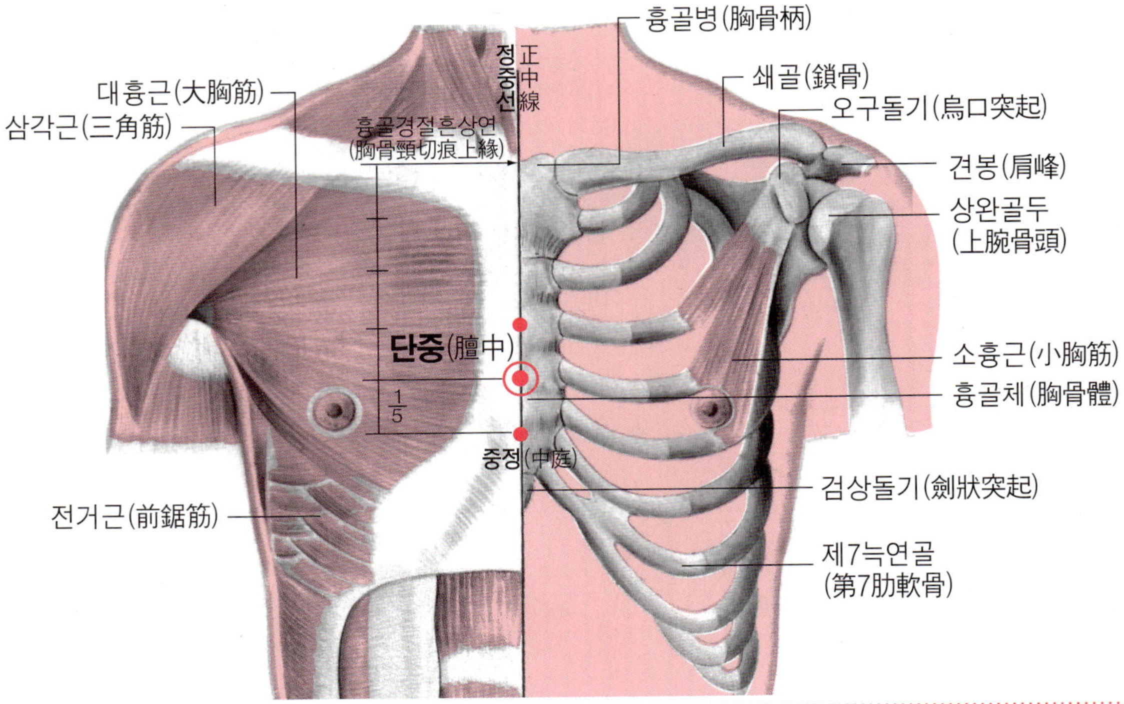

주요 경혈 부위 안내:
- 대흉근(大胸筋)
- 삼각근(三角筋)
- 흉골병(胸骨柄)
- 쇄골(鎖骨)
- 오구돌기(烏口突起)
- 견봉(肩峰)
- 상완골두(上腕骨頭)
- 흉골경절흔상연(胸骨頸切痕上緣)
- 정중선(正中線)
- 단중(膻中)
- 소흉근(小胸筋)
- 흉골체(胸骨體)
- 중정(中庭)
- 검상돌기(劍狀突起)
- 전거근(前鋸筋)
- 제7늑연골(第7肋軟骨)

단중 3혈: 정중선상에서 흉골경절흔 윗쪽과 중정의 사이에 중정으로부터 1/5

보충경혈

중완 3혈
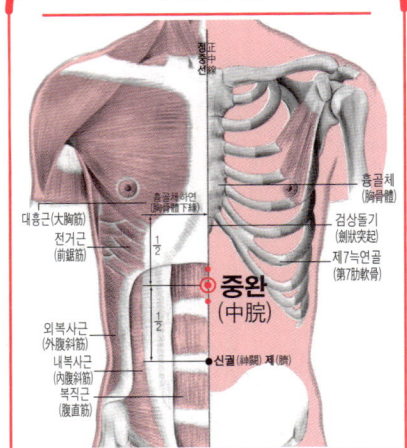

중완: 정중선상에서 흉골체하연(명치)과 배꼽의 중앙

관원 3혈
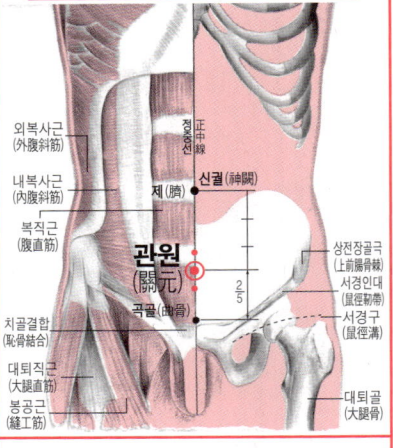

관원: 정중선상에서, 신궐(배꼽의중심)과 곡골의 사이에 곡골로부터 2/5

천종
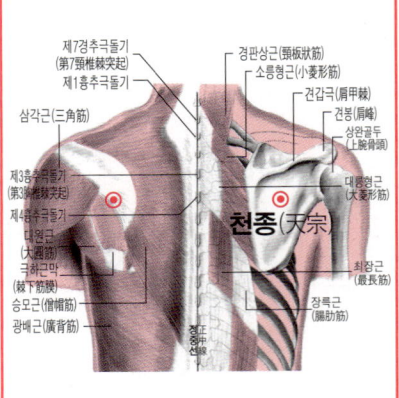

천종: 견갑골삼각의 안쪽과 견봉의 중점을 정하여, 그 중점과 견갑골 하각의 사이에서 상방으로부터 1/3

유선염-급성

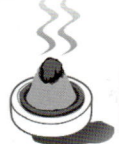

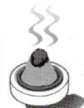

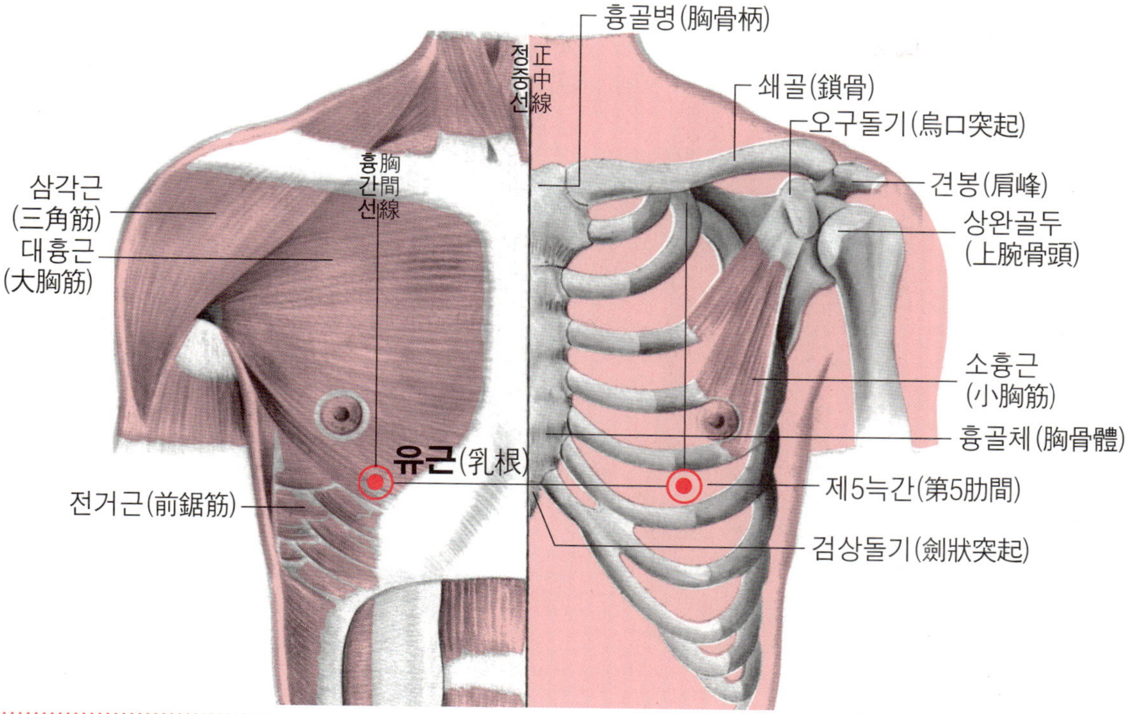

유근 : 복간선상에서 제5늑간

보 충 경 혈

단중

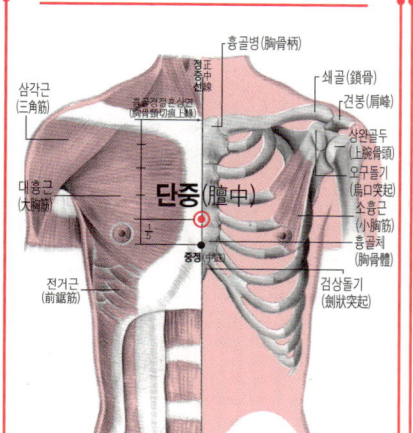

단중 : 정중선상에서 흉골경절흔 윗쪽과 중정의 사이에 중정으로부터 1/5

견정

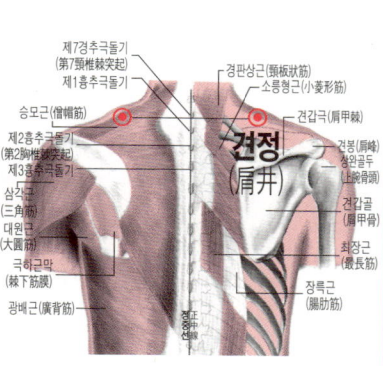

견정 : 제7경추극돌기와 견봉각의 중앙

천종

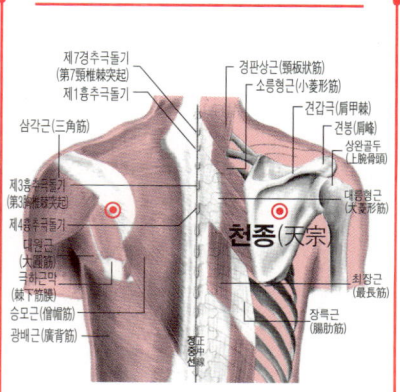

천종 : 견갑골삼각의 안쪽과 견봉의 중점을 정하여, 그 중점과 견갑골 하각의 사이에서 상방으로부터 1/3

유즙분비 과다

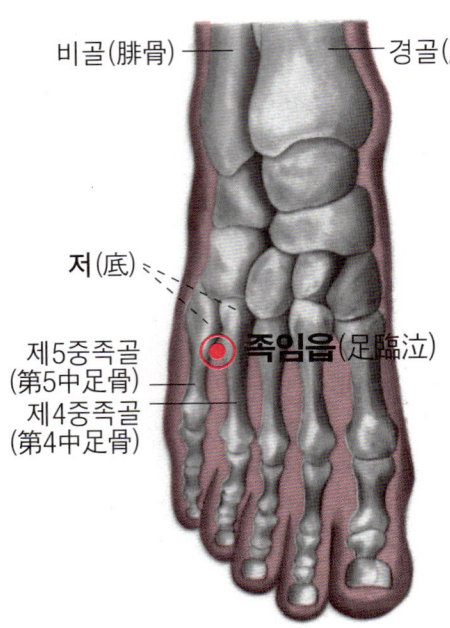
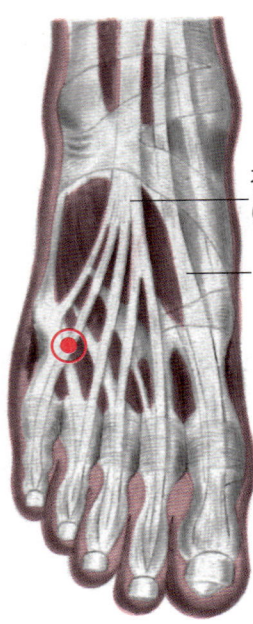

- 비골(腓骨)
- 경골(脛骨)
- 저(底)
- 제5중족골(第5中足骨)
- 제4중족골(第4中足骨)
- 족임읍(足臨泣)
- 장지신근-건(長指伸筋-腱)
- 장모지신근-건(長母指伸筋-腱)

족임읍 : 발등에서 제4, 5중족골저 앞쪽의 사이

보충경혈

광명
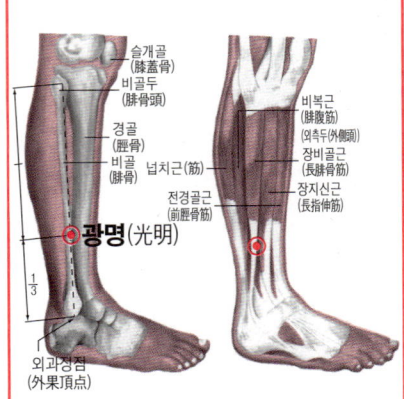

광명 : 정중선상 뒷머리 시작 부분 깊이 패인 곳의 중심에서 옆으로 1.5촌

단중
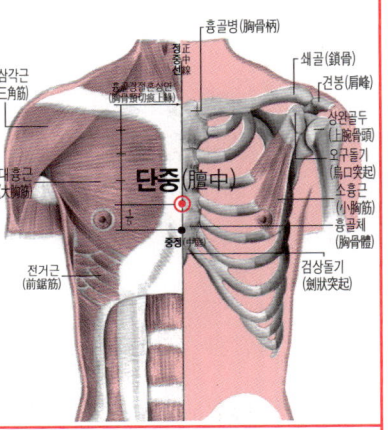

단중 : 정중선상에서 흉골경절흔 윗쪽과 중정의 사이에 중정으로부터 1/5

천계
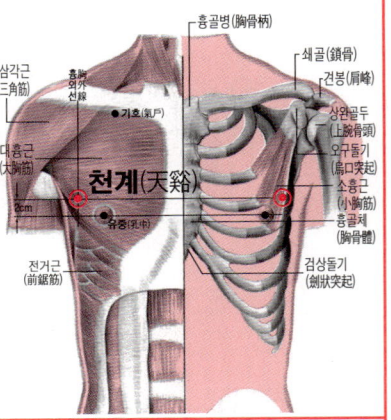

천계 : 흉외선상에서 유중 높이의 상방 2cm

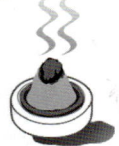 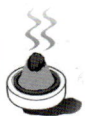

유즙분비 부족

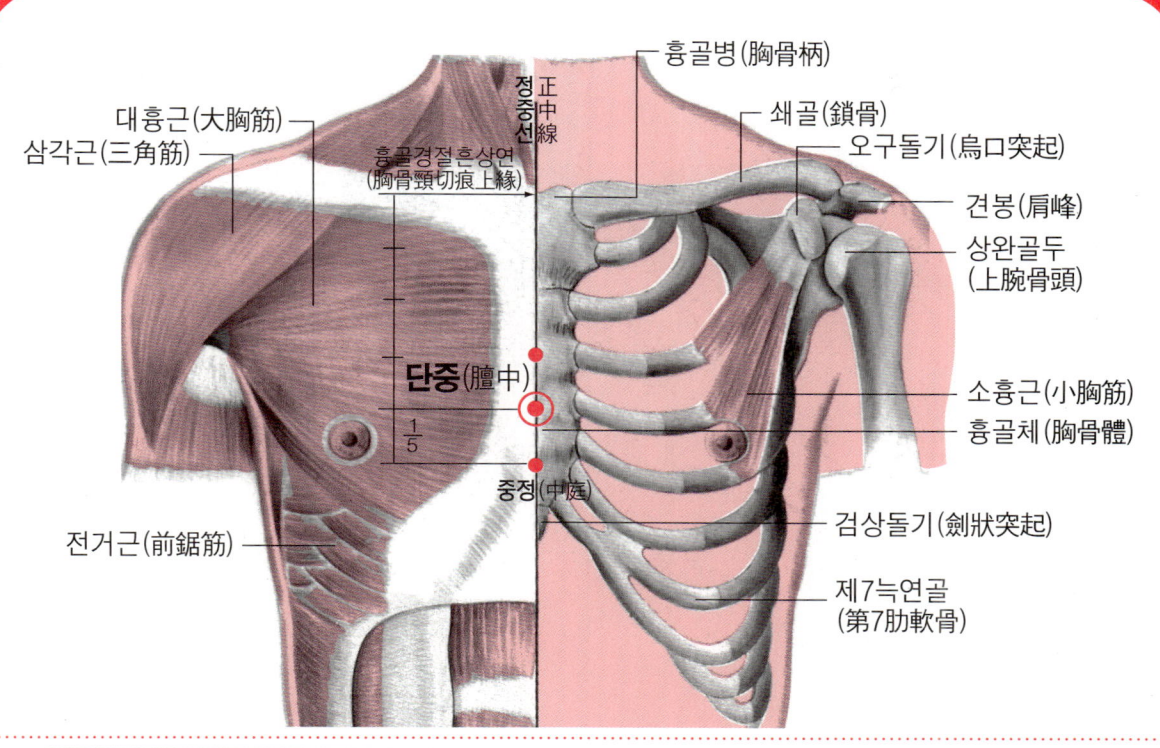

단중 3혈 : 정중선상에서 흉골경절흔 윗쪽과 중정의 사이에 중정으로부터 1/5

보충경혈

관원 5혈

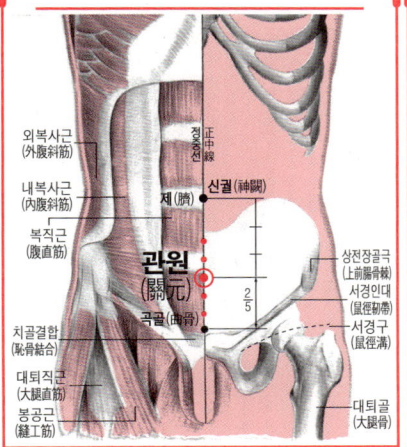

관원 : 정중선상에서, 신궐(배꼽의중심)과 곡골의 사이에 곡골로부터 2/5

천계

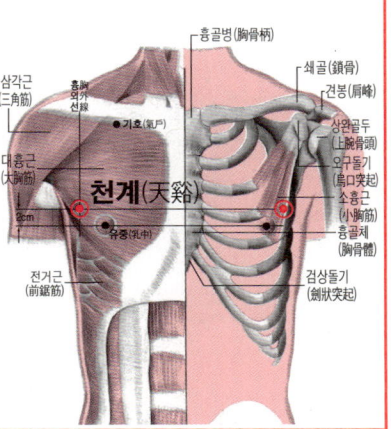

천계 : 흉외선상에서 유중 높이의 상방 2cm

기혈

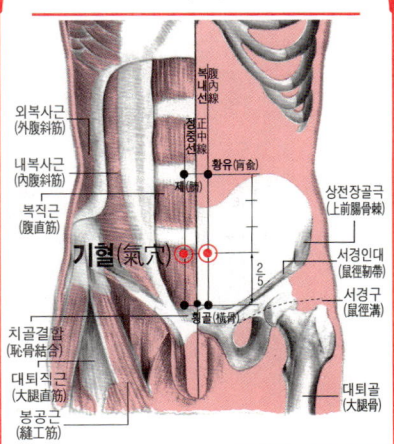

기혈 : 복내선상에서, 황유와 횡골의 사이에서 횡골로부터 2/5

임신 입덧

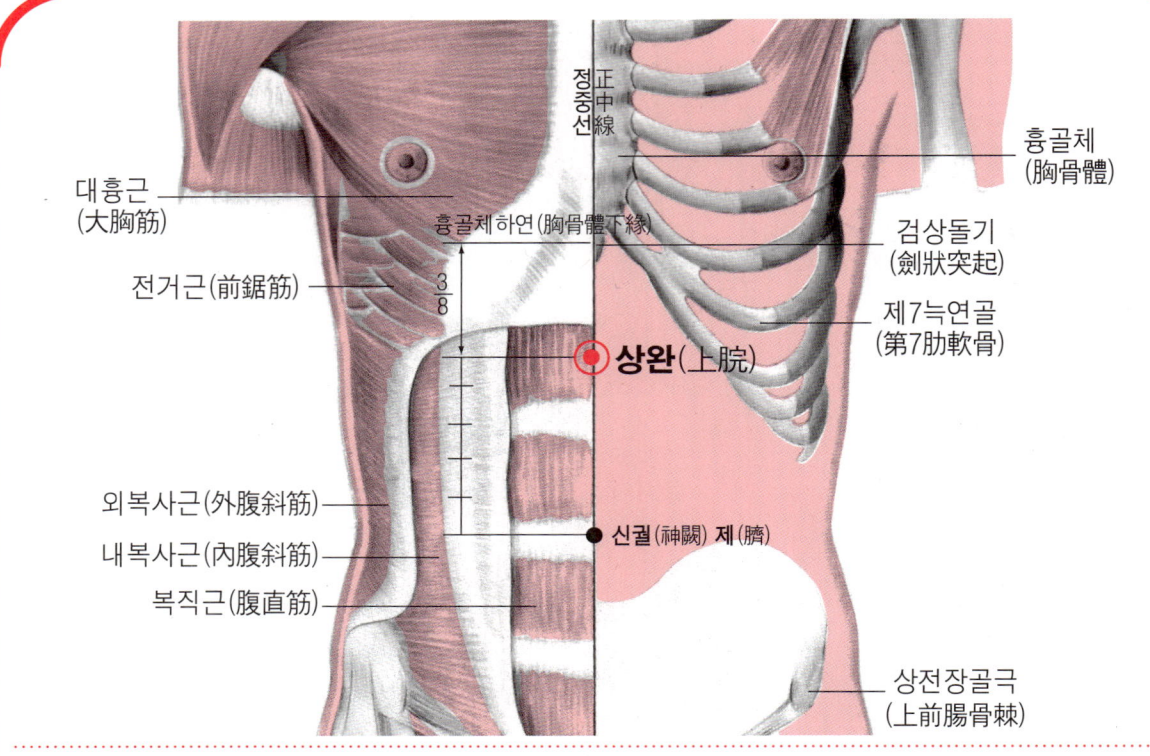

상완 : 정중선상에서 흉골체하연(명치)과 배꼽의 사이에 흉골체하연으로부터 3/8

보 충 경 혈

음릉천

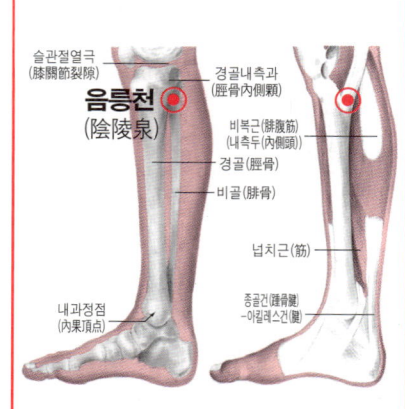

음릉천 : 경골내측과의 아래쪽

공손

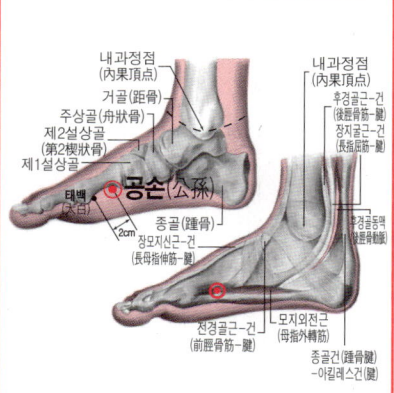

공손 : 족부 내측에서 태백의 후방 2cm

족삼리

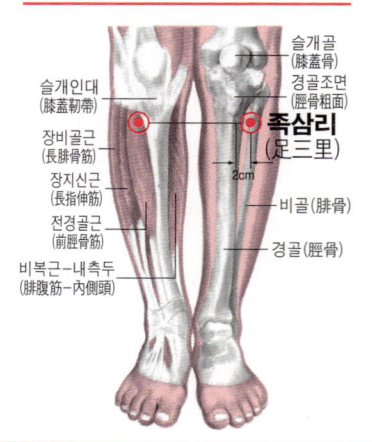

족삼리 : 경골조면의 아랫쪽 높이에서 경골 앞쪽으로부터 바깥쪽 2cm

자궁경련

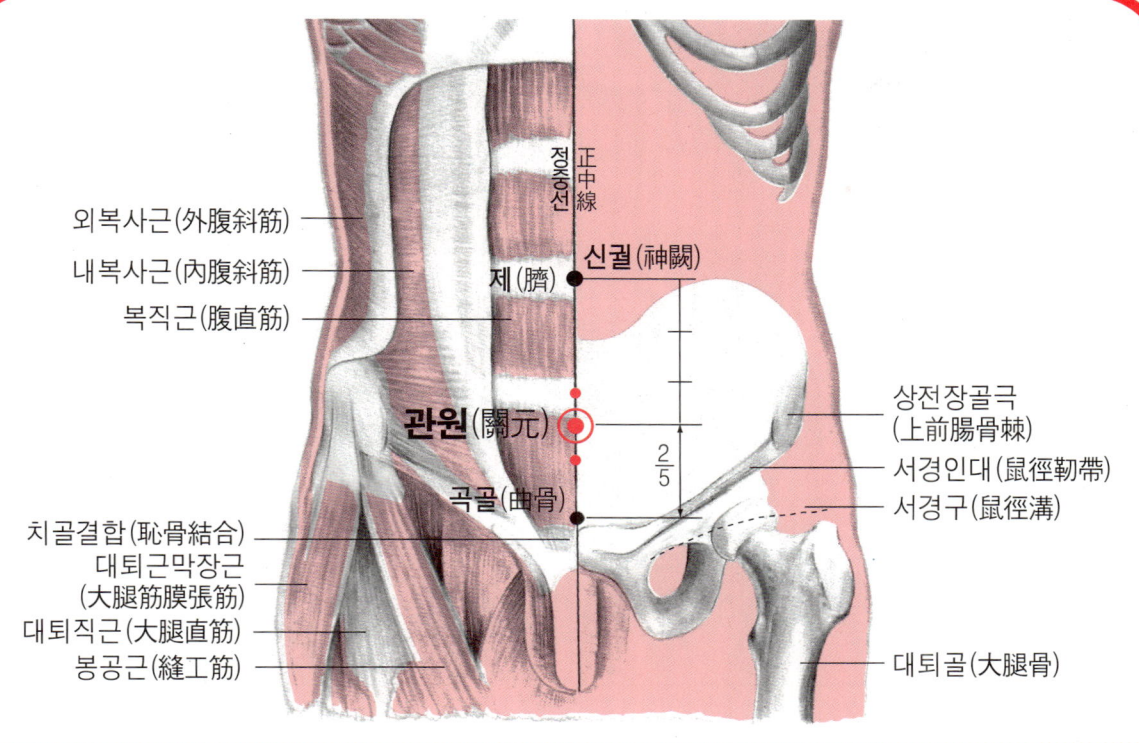

관원 3혈 : 정중선상에서, 신궐(배꼽의중심)과 곡골의 사이에 곡골로부터 2/5

― 보 충 경 혈 ―

신수

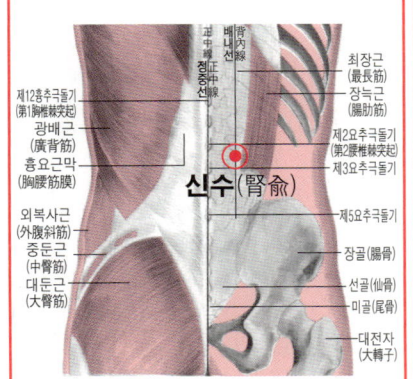

신수 : 배내선상에서 제2, 3요추극돌기의 사이

차료

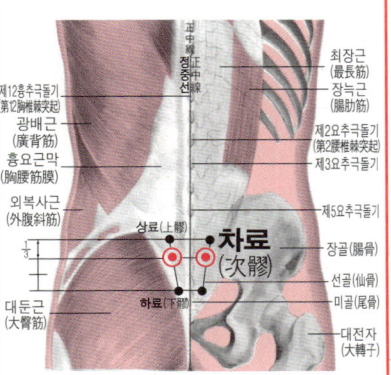

차료 : 상료와 하료의 사이에서 상료로부터 1/3

삼음교

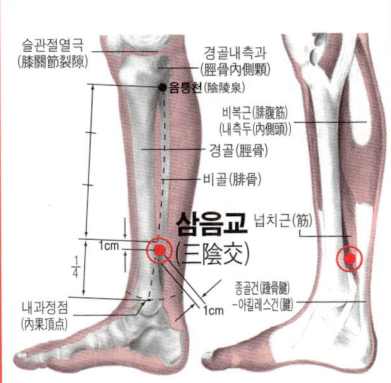

삼음교 : 음릉천과 안쪽 복사뼈의 사이에서 안쪽 복사뼈의 중심으로부터 1/4의 하방 1cm에서, 경골 뒷쪽의 후방 1cm

자궁부속기염

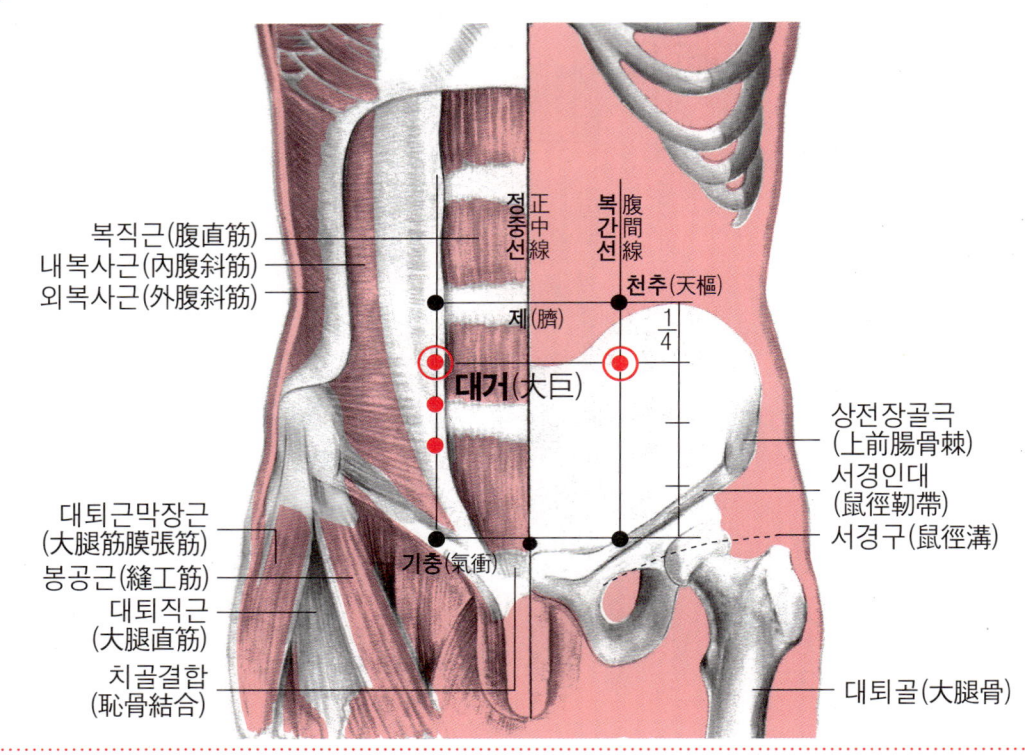

대거 3혈 : 복간선상에서 천추와 기충의 사이에서 천추로부터 1/4

보충경혈

중완 3혈

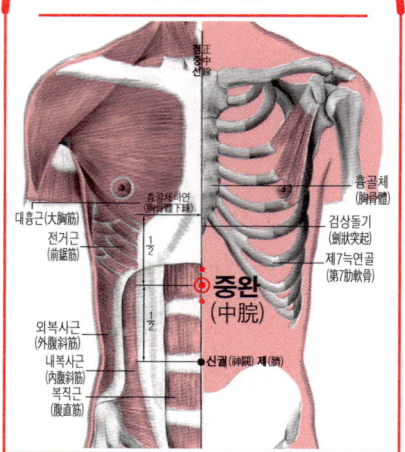

중완 : 정중선상에서 흉골체하연(명치)과 배꼽의 중앙

관원 5혈

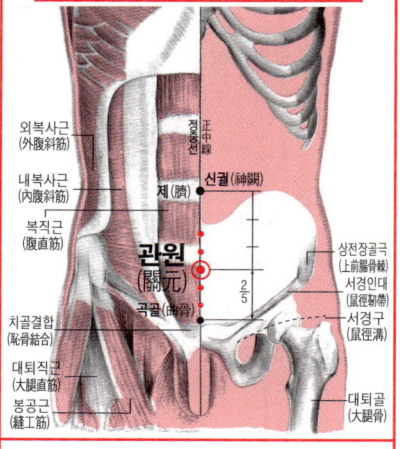

관원 : 정중선상에서, 신궐(배꼽의중심)과 곡골의 사이에 곡골로부터 2/5

삼음교

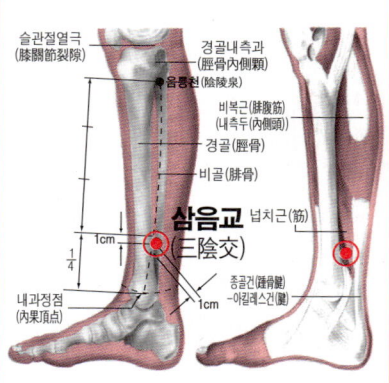

삼음교 : 음릉천과 안쪽 복사뼈의 사이에서 안쪽 복사뼈의 중심으로부터 1/4의 하방 1cm에서, 경골 뒷쪽의 후방 1cm

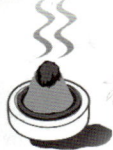
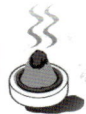

자궁암

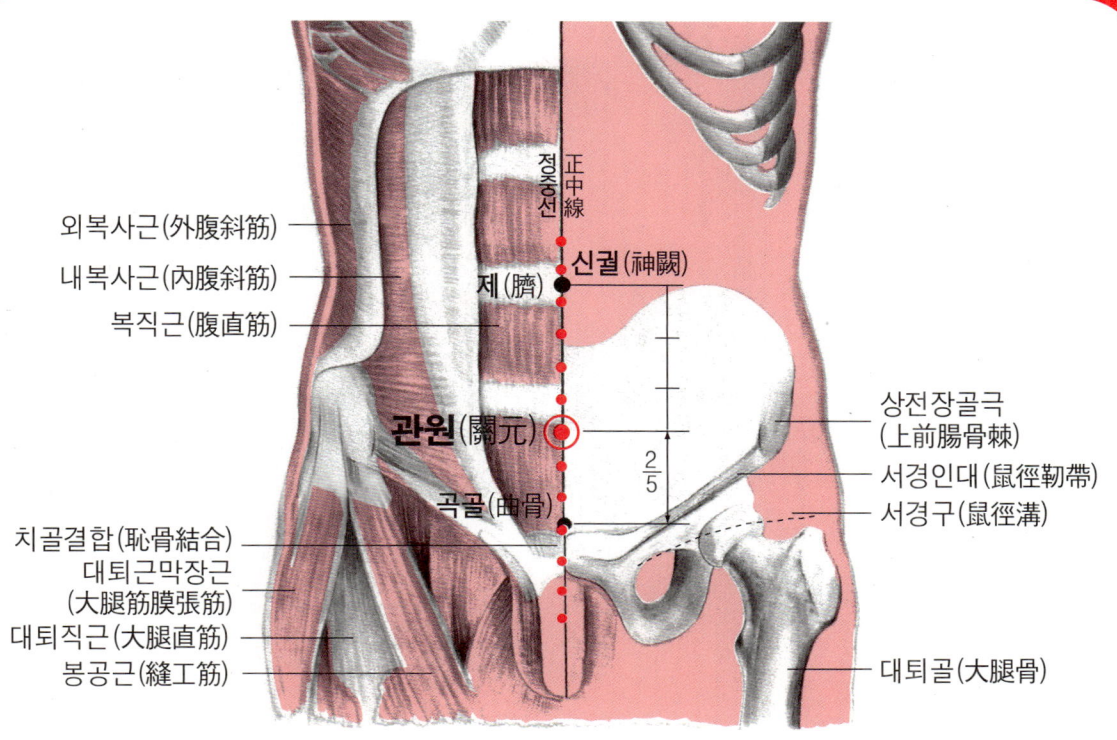

관원 13혈 : 정중선상에서, 신궐(배꼽의중심)과 곡골의 사이에 곡골로부터 2/5

보충경혈

신수

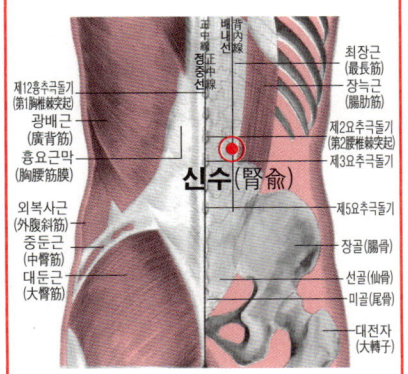

신수 : 배내선상에서 제2, 3요추극돌기의 사이

차료

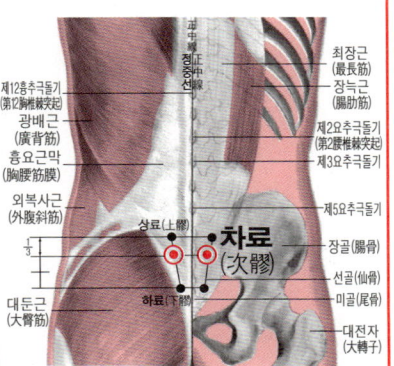

차료 : 상료와 하료의 사이에서 상료로부터 1/3

삼음교

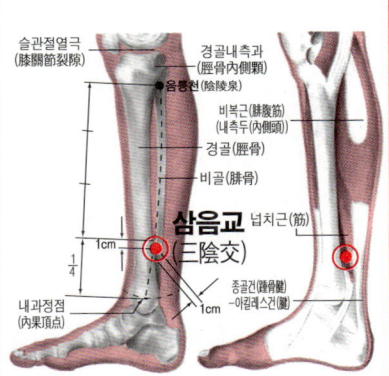

삼음교 : 음릉천과 안쪽 복사뼈의 사이에서 안쪽 복사뼈의 중심으로부터 1/4의 하방 1cm에서, 경골 뒷쪽의 후방 1cm

자궁위치이상

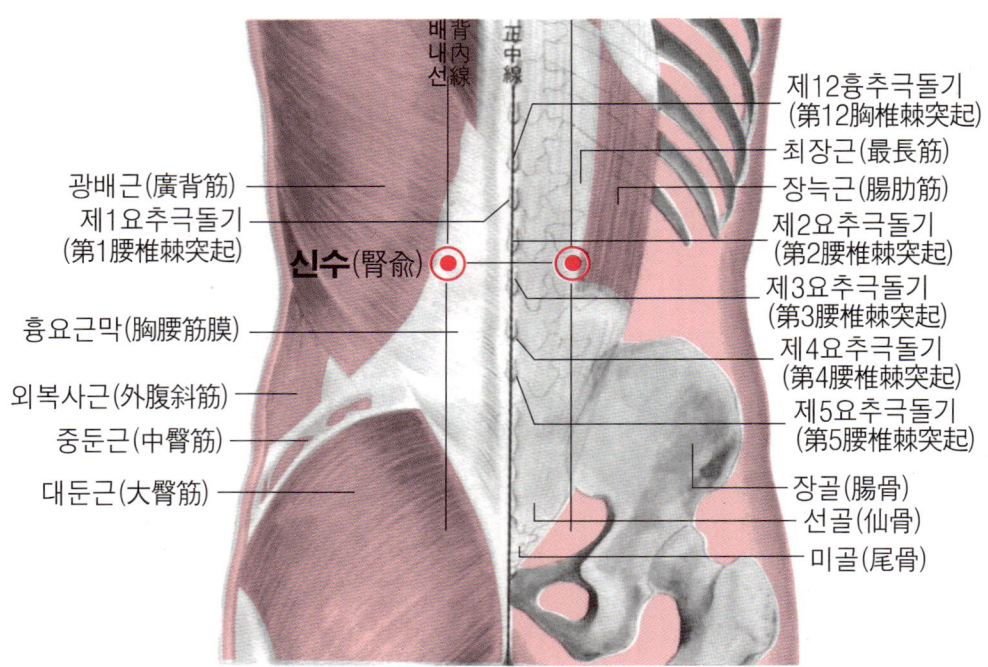

신수 : 배내선상에서 제2, 3요추극돌기의 사이

보충경혈

대돈

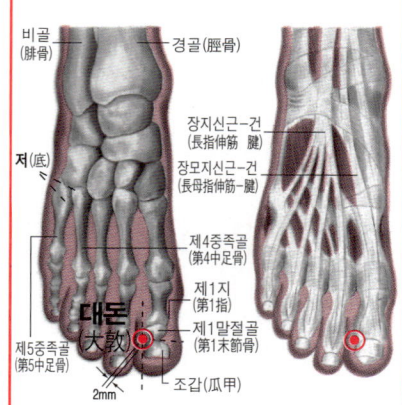

대돈 : 엄지발가락 외측에서 발톱모서리로부터 후방 2mm

삼음교

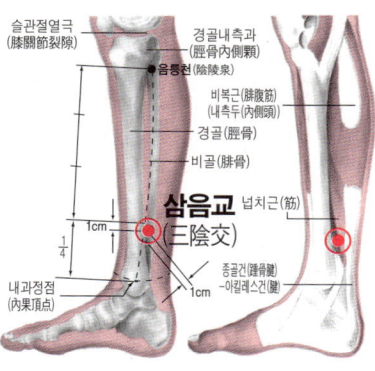

삼음교 : 음릉천과 안쪽 복사뼈의 사이에서 안쪽 복사뼈의 중심으로부터 1/4의 하방 1cm에서, 경골 뒷쪽의 후방 1cm

차료

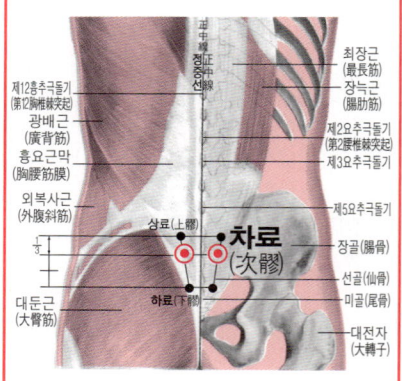

차료 : 상료와 하료의 사이에서 상료로부터 1/3

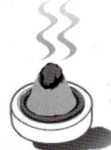
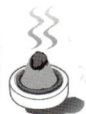

자궁출혈

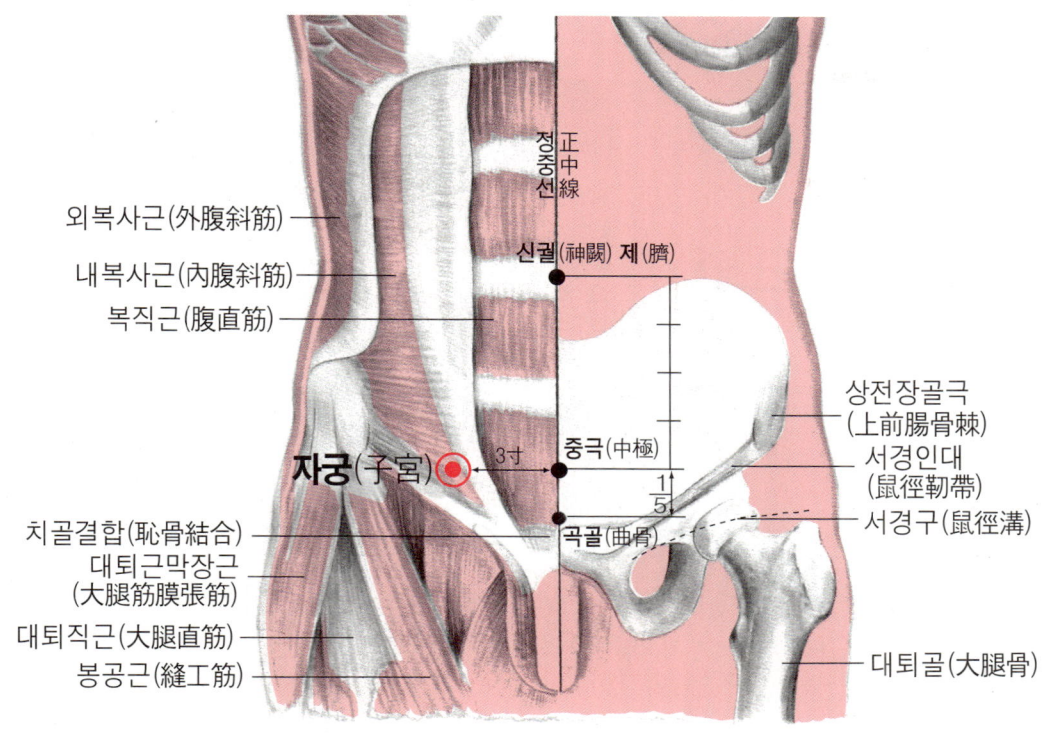

자궁 : 정중선상에서 흉골경절흔의 윗쪽과 중정의 사이에 흉골경절흔 윗쪽으로부터 2/5

보충경혈

대돈

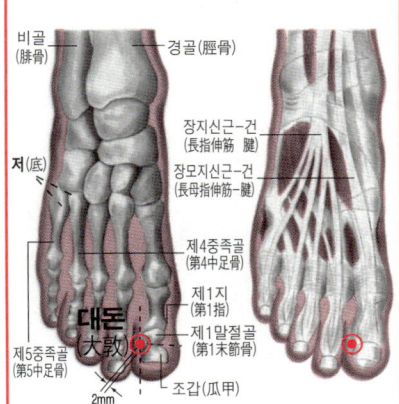

대돈 : 엄지발가락 외측에서 발톱모서리로부터 후방 2mm

삼음교

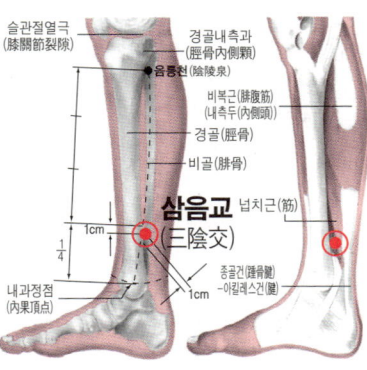

삼음교 : 음릉천과 안쪽 복사뼈의 사이에서 안쪽 복사뼈의 중심으로부터 1/4의 하방 1cm에서, 경골 뒷쪽의 후방 1cm

은백

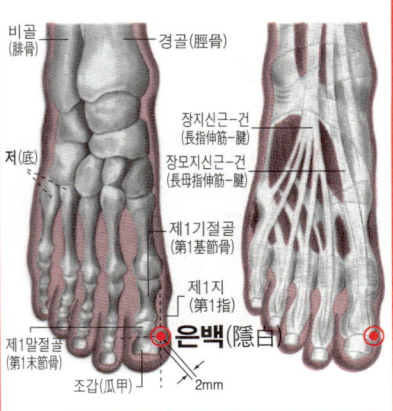

은백 : 엄지발가락 안쪽에 발톱각으로부터 후방 2mm

자궁탈출증/탈수증

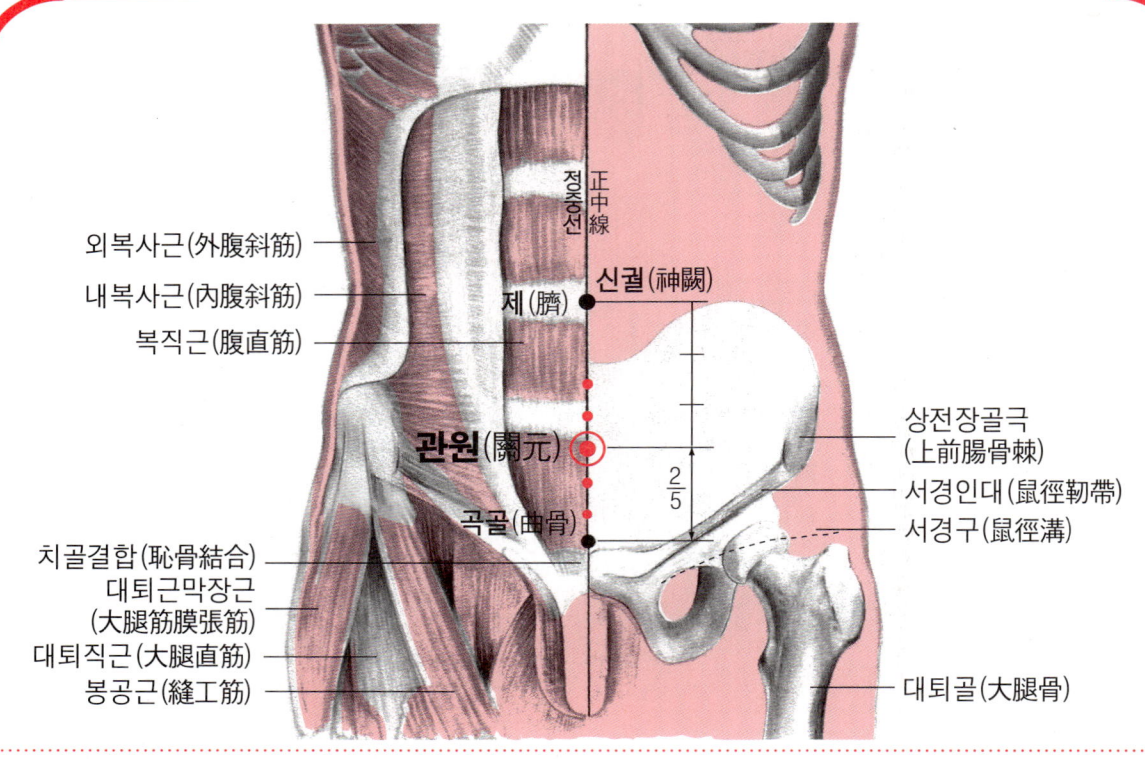

관원 5혈 : 정중선상에서, 신궐(배꼽의중심)과 곡골의 사이에 곡골로부터 2/5

보충경혈

백회 3혈

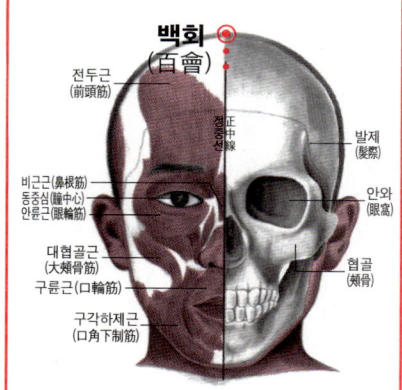

백회 : 정중선상에서 신정과 뇌호의 중앙

기해수

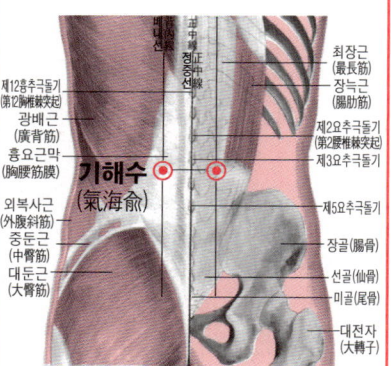

기해수 : 배내선상에서, 제3, 4요추극돌기 사이의 높이

삼음교

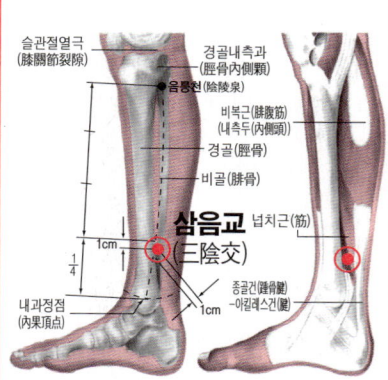

삼음교 : 음릉천과 안쪽 복사뼈의 사이에서 안쪽 복사뼈의 중심으로부터 1/4의 하방 1cm에서, 경골 뒷쪽의 후방 1cm

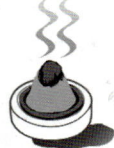 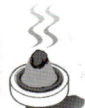

잔류태반

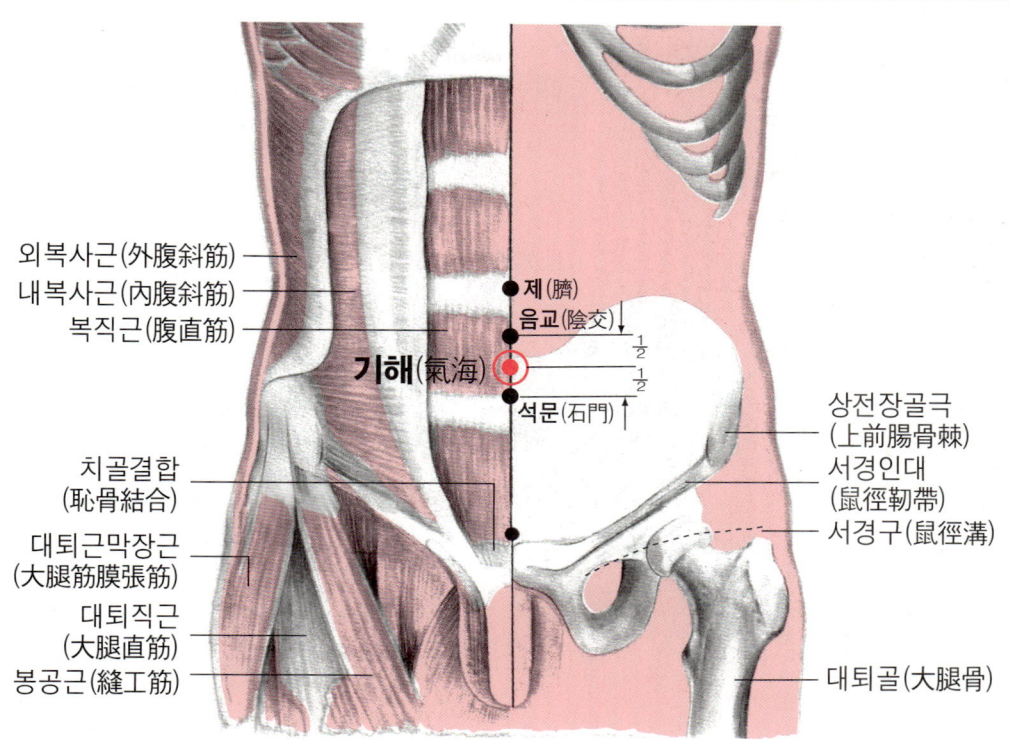

기해 : 정중선상에서, 음교와 석문의 중앙

보충경혈

삼음교

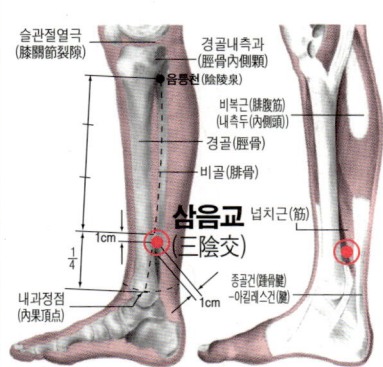

삼음교 : 음릉천과 안쪽 복사뼈의 사이에서 안쪽 복사뼈의 중심으로부터 1/4의 하방 1cm에서, 경골 뒷쪽의 후방 1cm

합곡

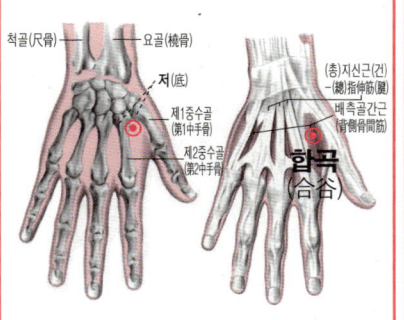

합곡 : 손등에서 제1, 2중수골저 아랫쪽의 사이

태충

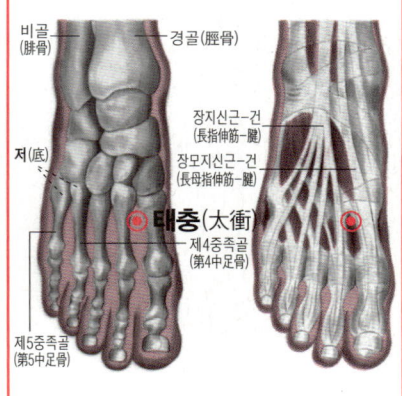

태충 : 발등의 제1, 2중족골저 앞쪽의 아래

질염

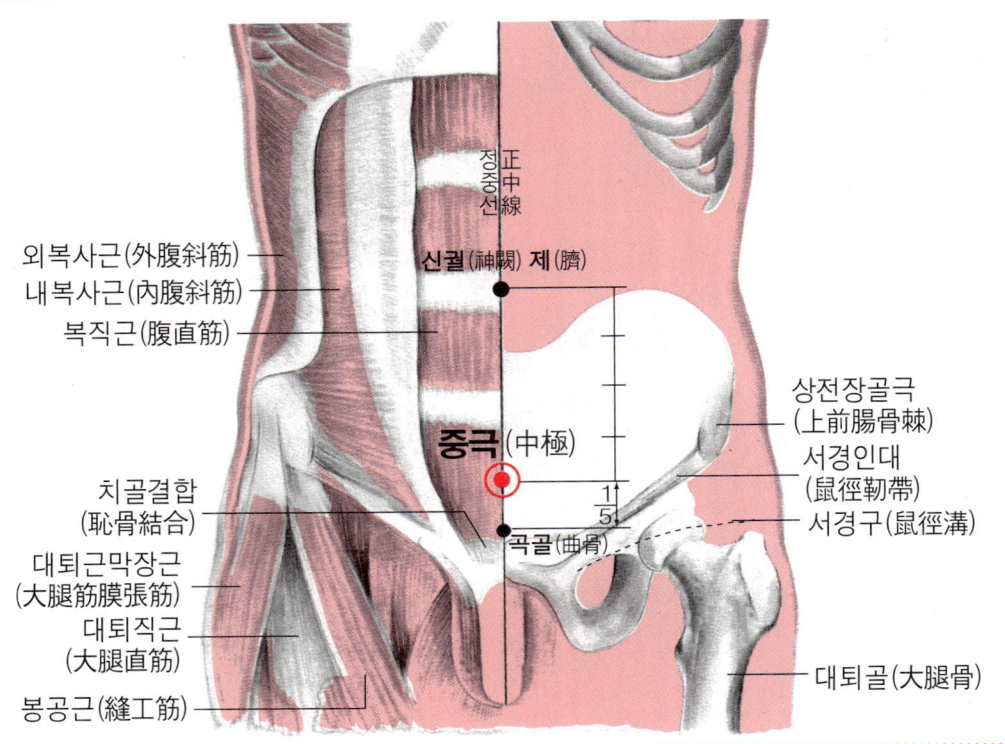

중극 : 정중선상에서 배꼽과 곡골의 사이에 곡골로부터 1/5

보충경혈

곡골

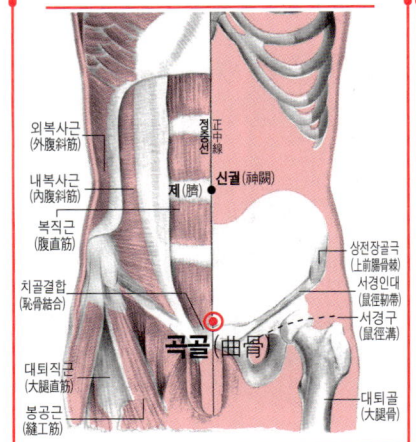

곡골 : 정중선상에서 치골결합상연에 위치

여구

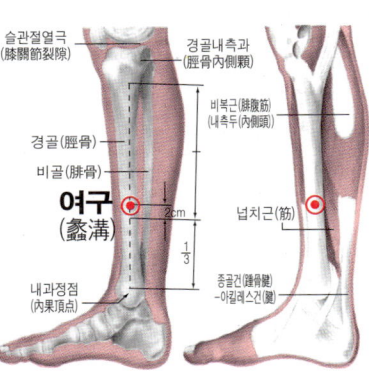

여구 : 경골내측과 아래쪽 안 복사뼈 정점의 사이에서 하방으로부터 1/3의 상방 2cm

삼음교

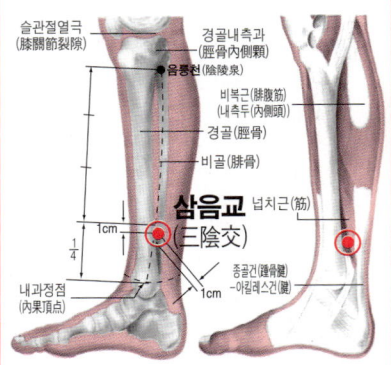

삼음교 : 음릉천과 안쪽 복사뼈의 사이에서 안쪽 복사뼈의 중심으로부터 1/4의 하방 1cm에서, 경골 뒷쪽의 후방 1cm

태아위치이상

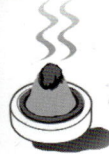 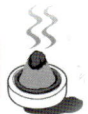

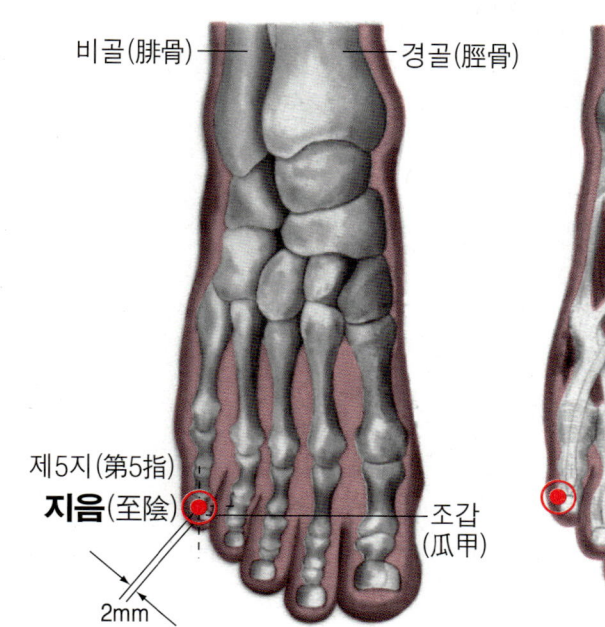

제5지(第5指)
지음(至陰)
조갑(瓜甲)
비골(腓骨)
경골(脛骨)
장지신근-건(長指伸筋-腱)
장모지신근-건(長母指伸筋-腱)
2mm

지음 : 제5발가락 외측에서 발톱각으로 부터 2mm

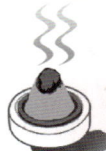 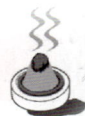

폐경

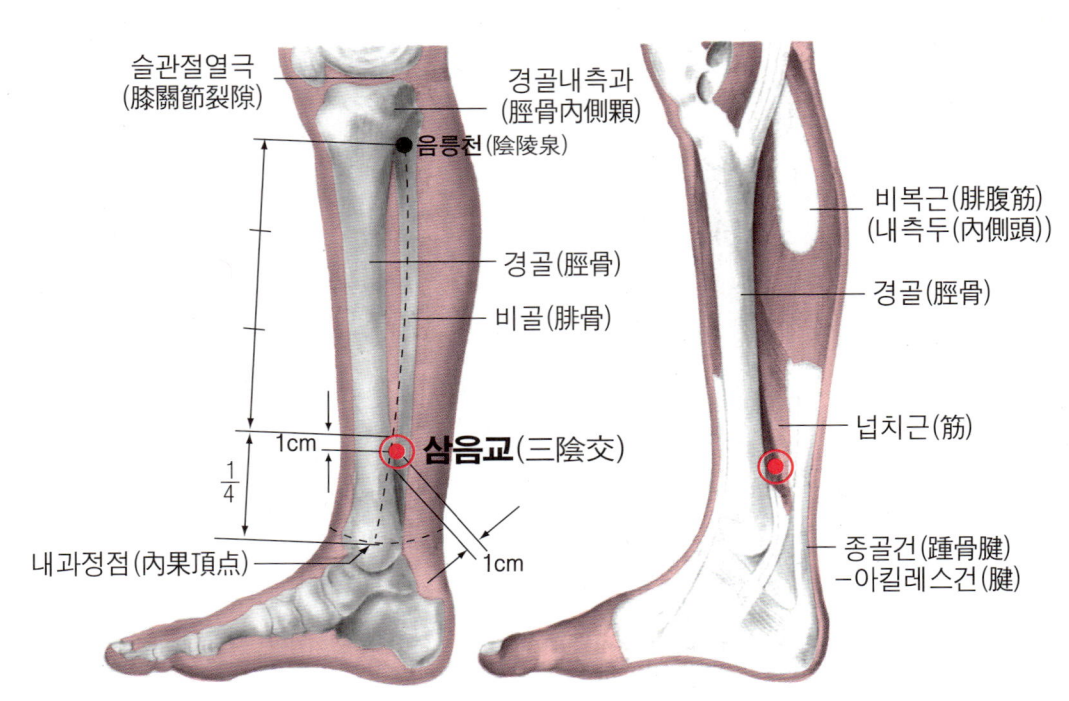

삼음교: 음릉천과 안쪽 복사뼈의 사이에서 안쪽 복사뼈의 중심으로부터 1/4의 하방 1cm에서, 경골 뒷쪽의 후방 1cm

보충경혈

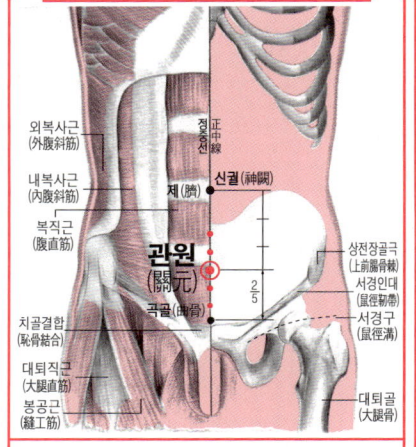

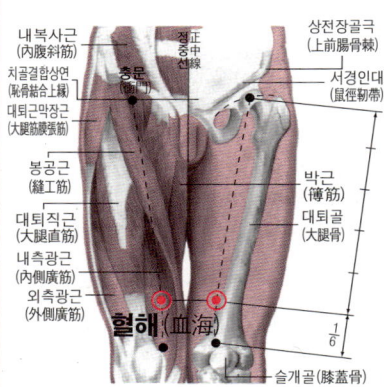

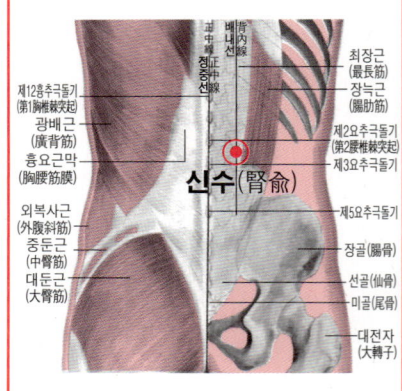

관원: 정중선상에서, 신궐(배꼽의중심)과 곡골의 사이에 곡골로부터 2/5

혈해: 충문과 슬개골 위-안쪽의 사이에서 아래로 부터 1/6

신수: 배내선상에서 제2, 3요추극돌기의 사이

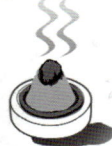 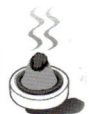

해산통

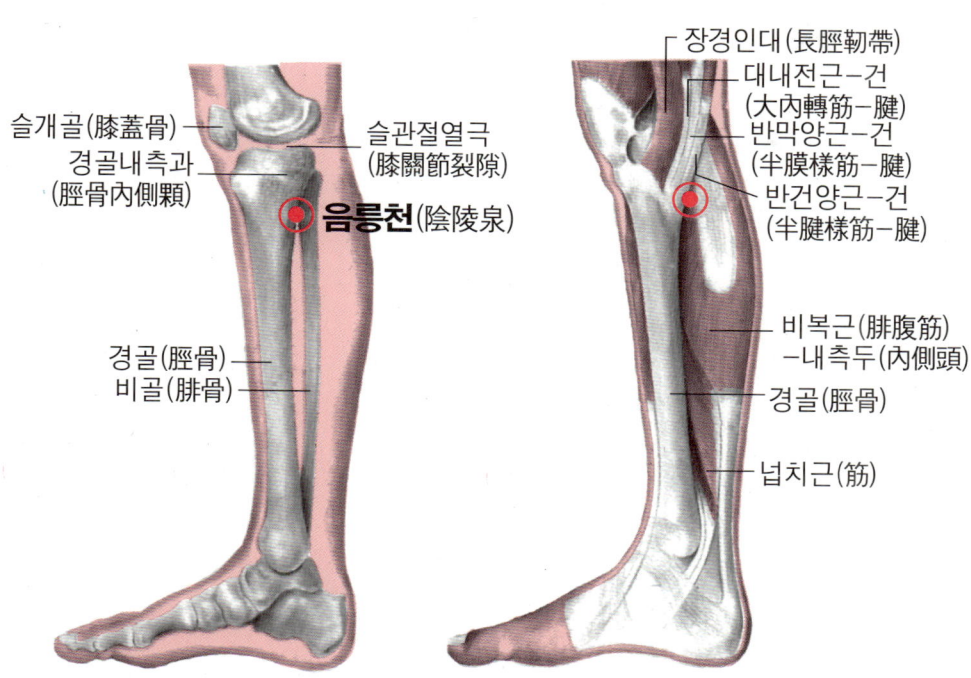

음릉천 : 경골내측과의 아래쪽

보 충 경 혈

공손
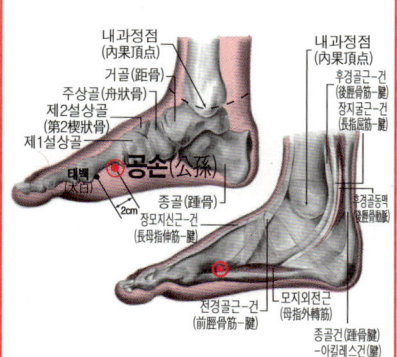

공손 : 족부 내측에서 태백의 후방 2cm

신수
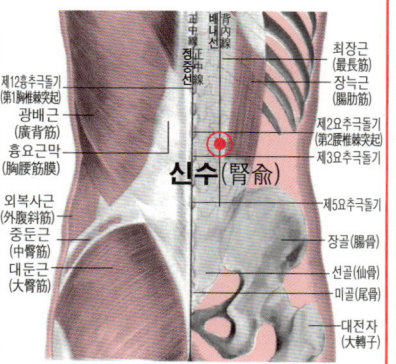

신수 : 배내선상에서 제2, 3요추극돌기의 사이

차료
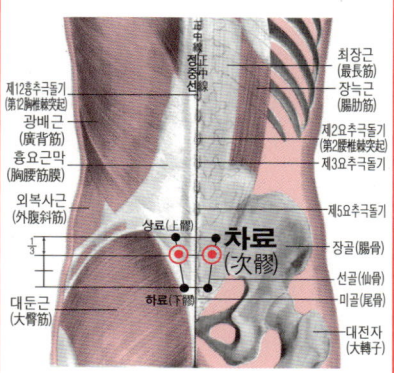

차료 : 상료와 하료의 사이에서 상료로부터 1/3

소아 질환
Child Disease

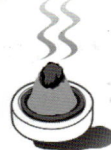 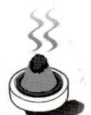

경끼/놀람

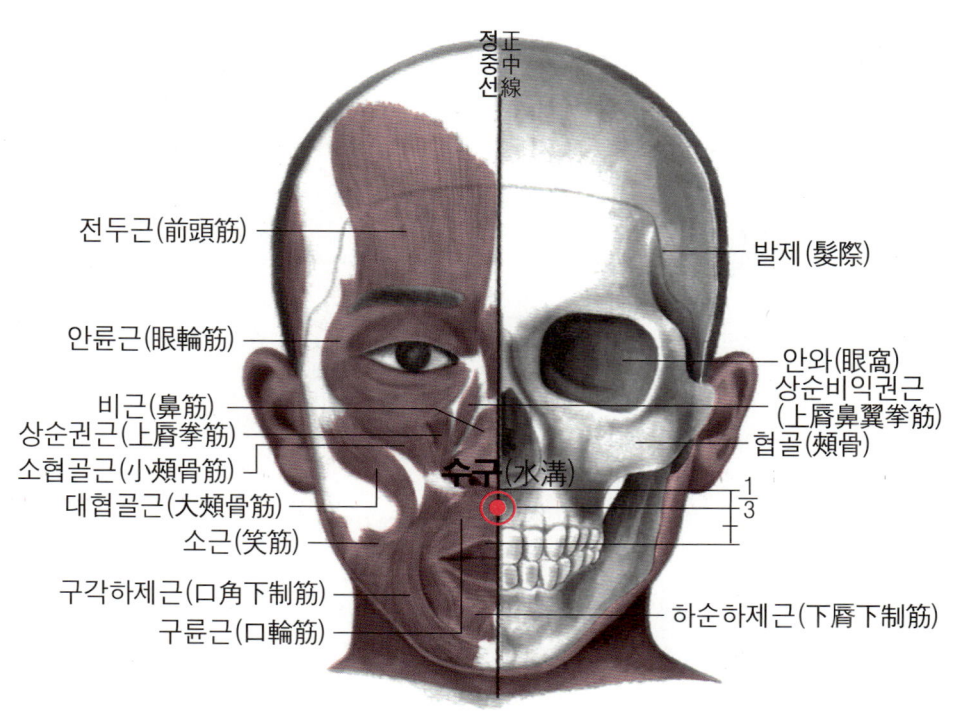

수구 : 두부 정중선상의 인중에서 비중격 아래쪽으로부터 1/3

보 충 경 혈

인당

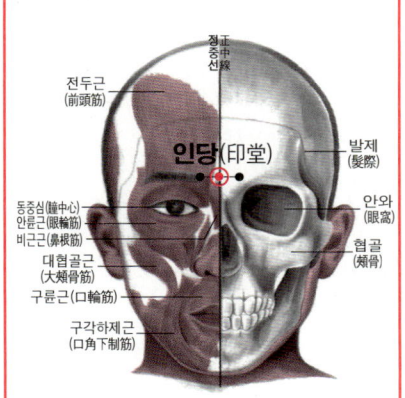

인당 : 양 눈썹 안쪽 끝의 중앙

내관

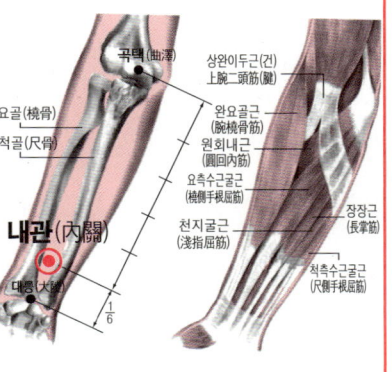

내관 : 곡택과 대릉의 사이에서 대릉으로부터 1/6(상방 2촌)

신문

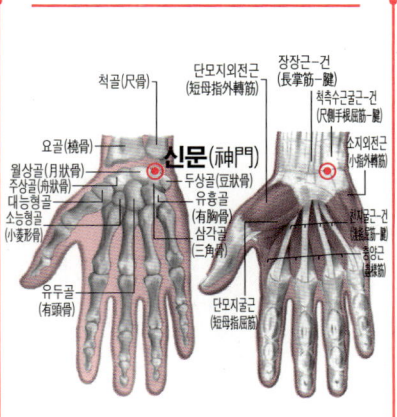

신문 : 손목 주름에서 소지측 수근굴근건의 엄지측

발육부전

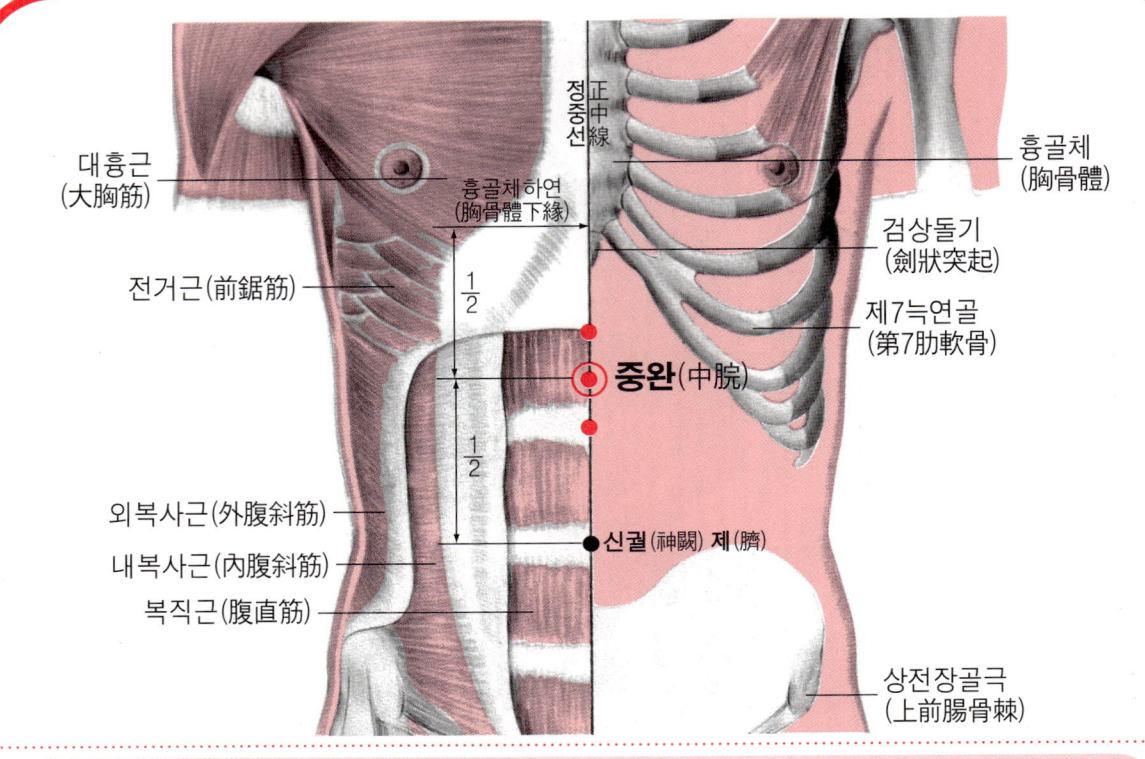

중완 3혈 : 정중선상에서 흉골체하연(명치)과 배꼽의 중앙

보충경혈

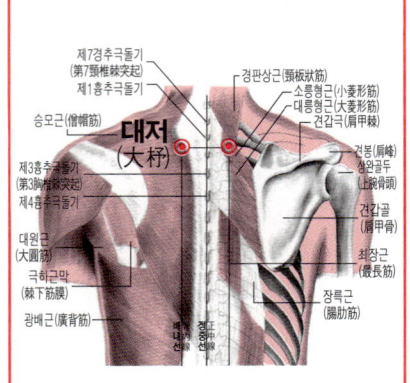

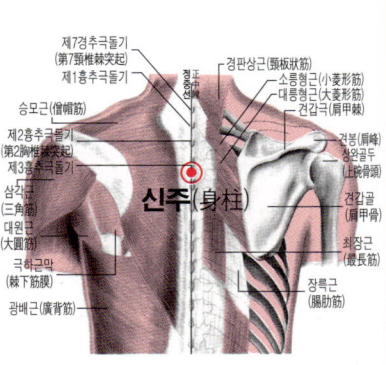

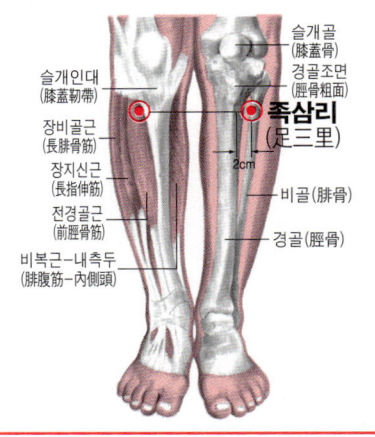

대저 : 배내선상에서 제1, 2흉추극돌기 사이의 높이

신주 : 제3, 4흉추극돌기의 사이

족삼리 : 경골조면의 아랫쪽 높이에서 경골 앞쪽으로부터 바깥쪽 2cm

백일해

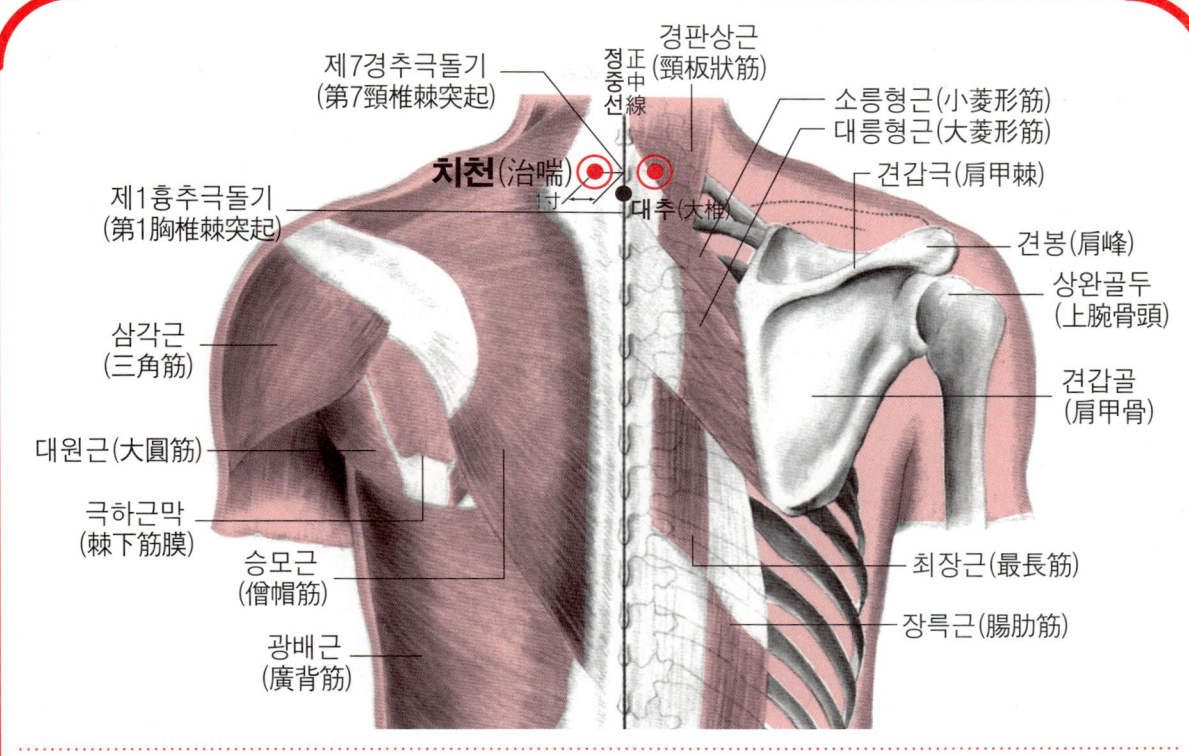

치천 : 제7경추극돌기의 양 옆 0.5~1촌

보충경혈

대추

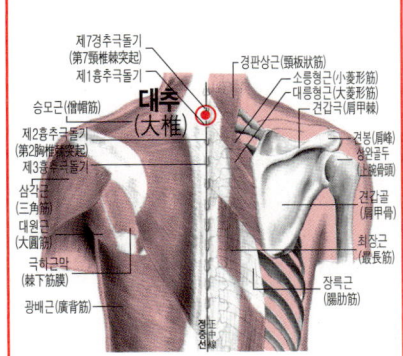

대추 : 목을 앞으로 깊이 숙이면 목덜미 밑으로 크게 돌출한 뼈(제7경추극돌기)와 제1흉추극돌기의 사이

신주

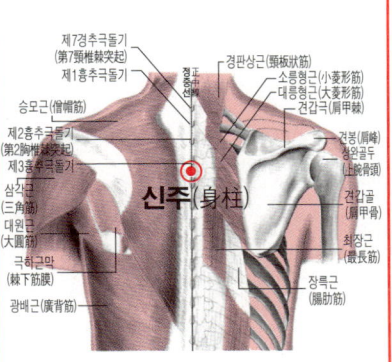

신주 : 제3, 4흉추극돌기의 사이

풍문

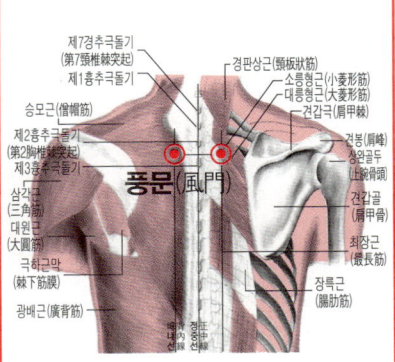

풍문 : 배내선상에서 제2, 3흉추극돌기 사이의 높이

소아 기관지폐렴

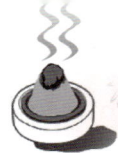 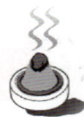
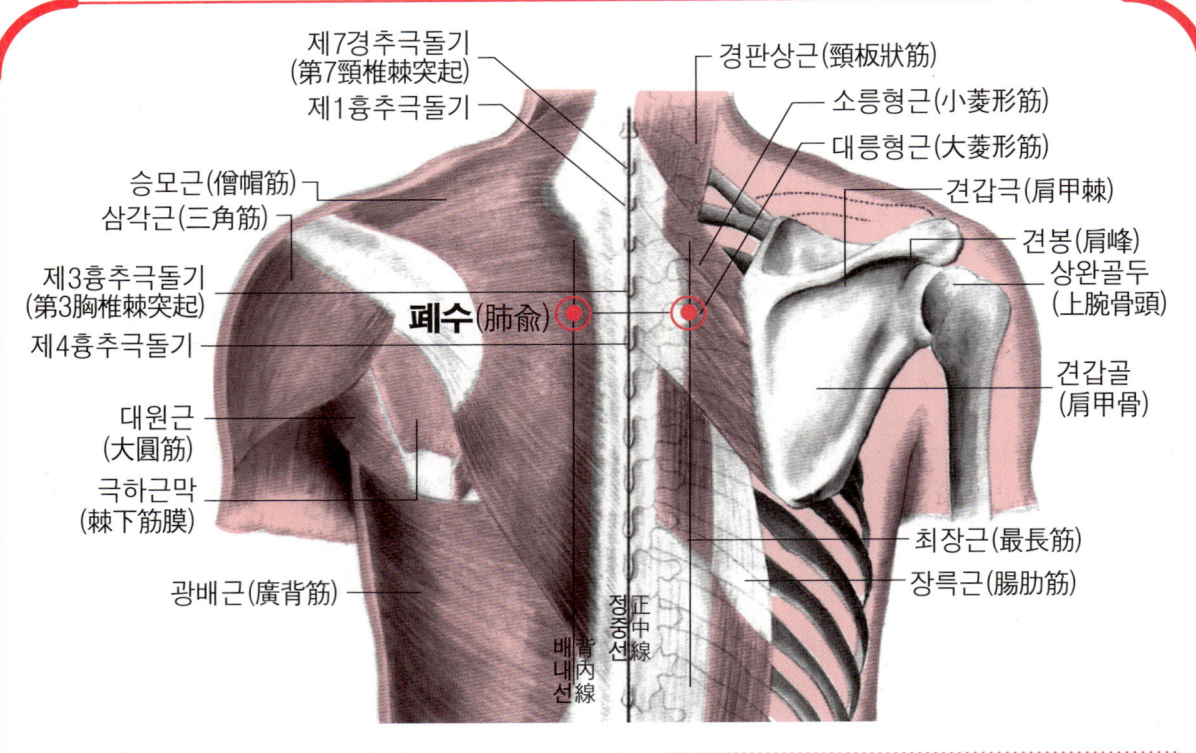

폐수 : 배내선상에서 제5,6흉추극돌기 사이의 높이

보 충 경 혈

대추
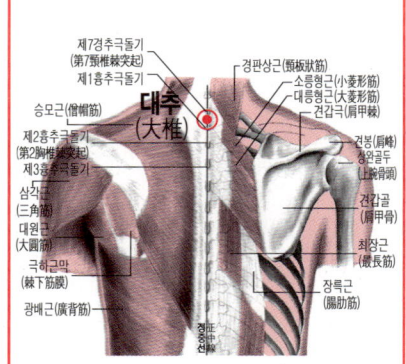

대추 : 목을 앞으로 깊이 숙이면 목덜미 밑으로 크게 돌출한 뼈(제7경추극돌기)와 제1흉추극돌기의 사이

신수
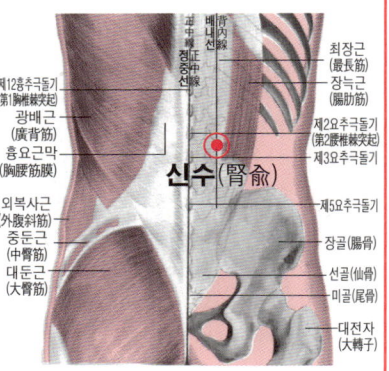

신수 : 배내선상에서 제2, 3요추극돌기의 사이

단중
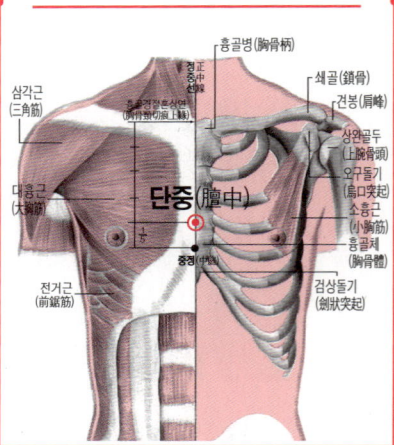

단중 : 정중선상에서 흉골경절흔 윗쪽과 중정의 사이에 중정으로부터 1/5

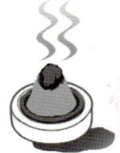 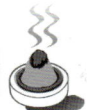

소아마비

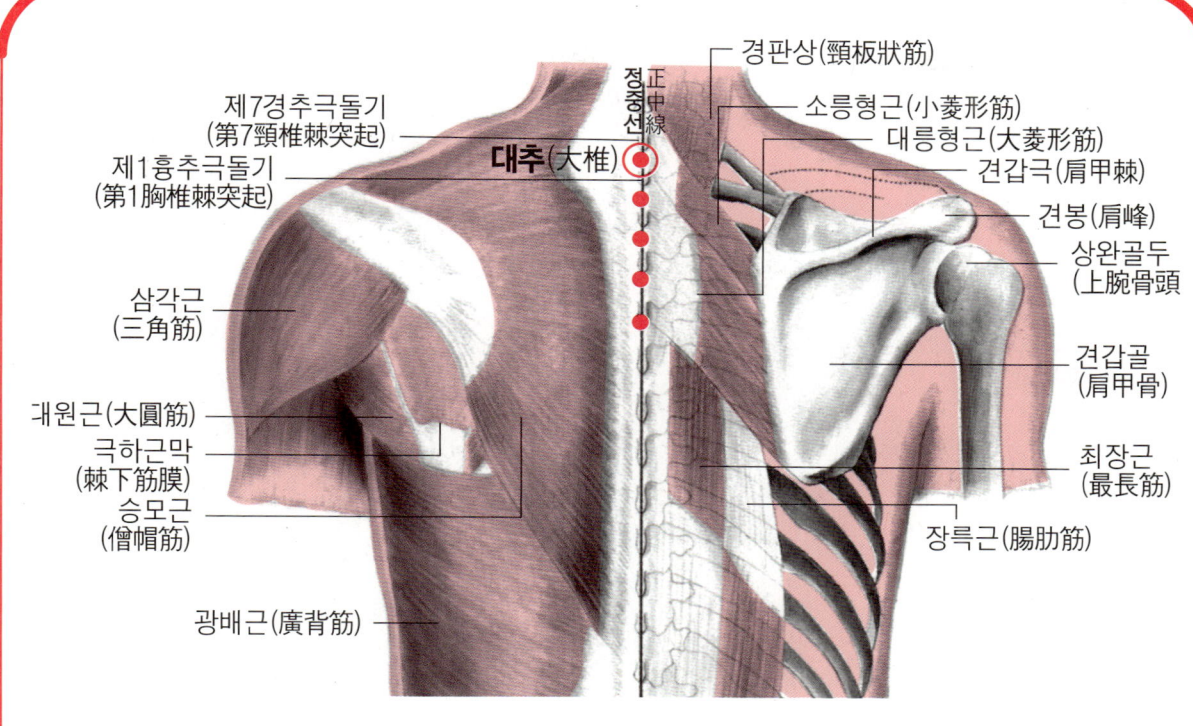

대추 5혈 : 제7경추극돌기와 제1흉추극돌기의 사이

보 충 경 혈

합곡	곡지	풍문 3혈
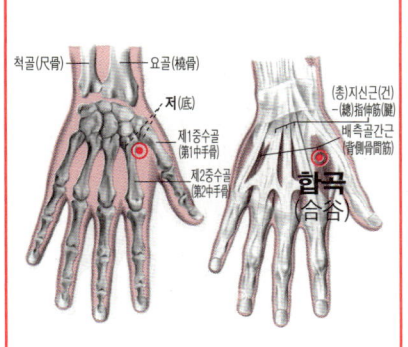	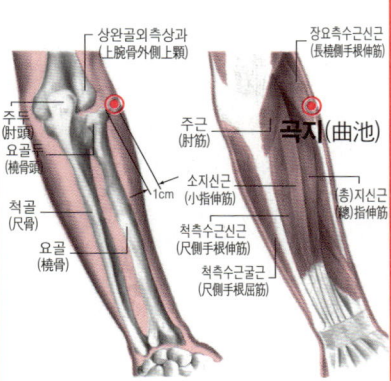	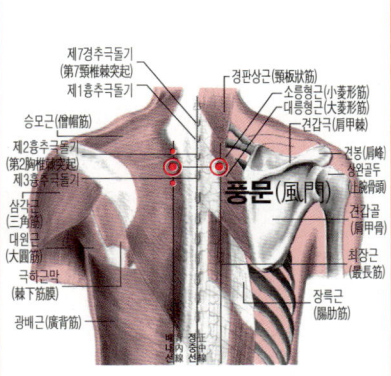
합곡 : 손등에서 제1, 2중수골저 아랫쪽의 사이	**곡지** : 요골두 바깥 위쪽으로 부터 팔꿈치 안주름에 따라 내방 1cm (팔꿈치를 굽힐 때 나타나는 주름 끝)	**풍문** : 배내선상에서 제2, 3흉추극돌기 사이의 높이

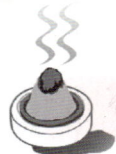 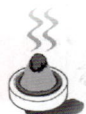

소아 밤낮 바뀜

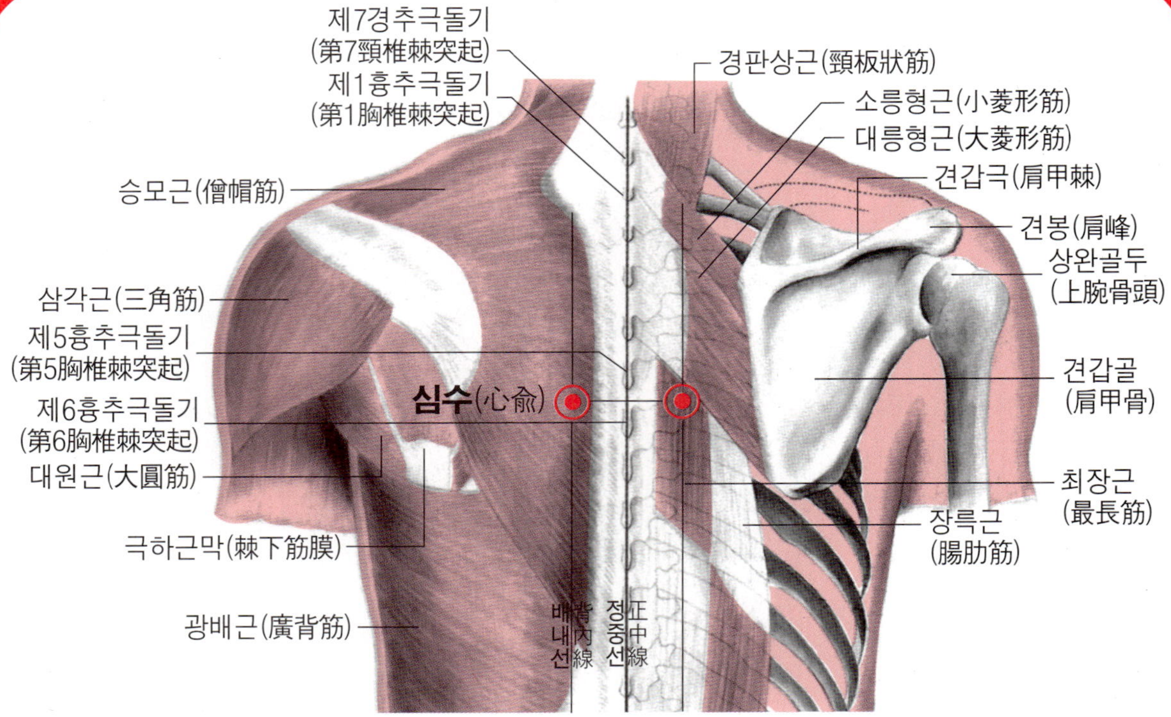

심수(心兪)

심수 : 배내선상에서 제5, 6흉추극돌기 사이의 높이

보충경혈

단중 3혈

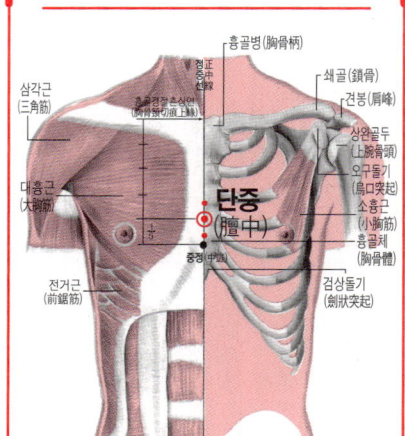

단중 : 정중선상에서 흉골경절흔 윗쪽과 중정의 사이에 중정으로부터 1/5

중완 3혈

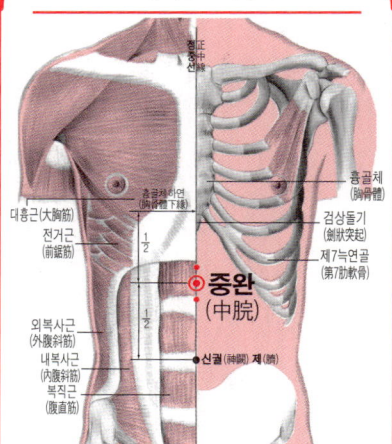

중완 : 정중선상에서 흉골체하연(명치)과 배꼽의 중앙

족삼리

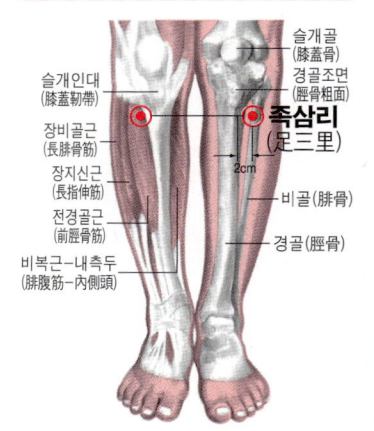

족삼리 : 경골조면의 아랫쪽 높이에서 경골 앞쪽으로부터 바깥쪽 2cm

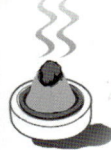 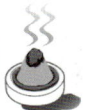

소아 밤울음

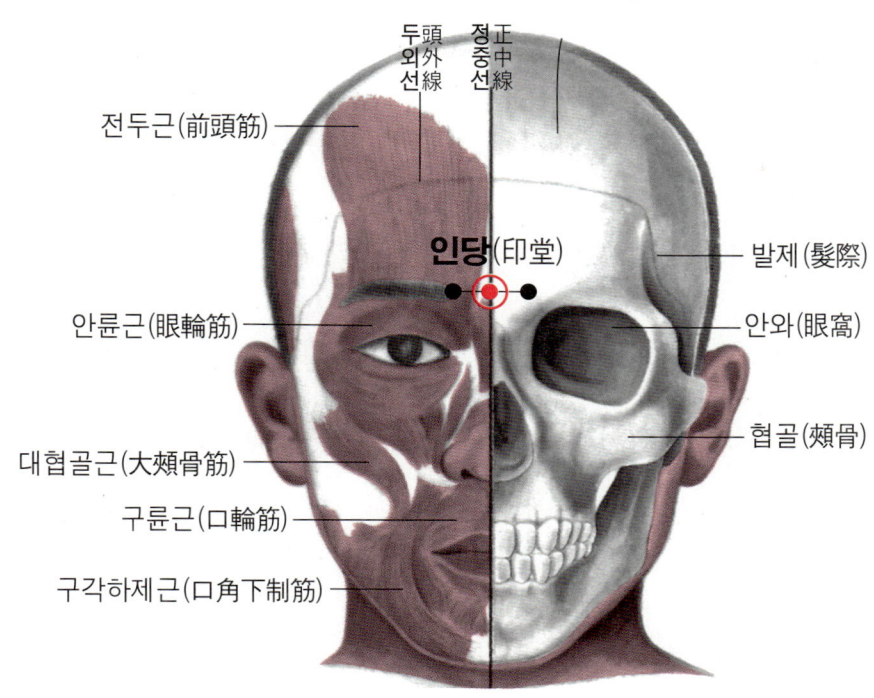

인당 : 양 눈썹 안쪽 끝의 중앙

보충경혈

수구	내관	태충
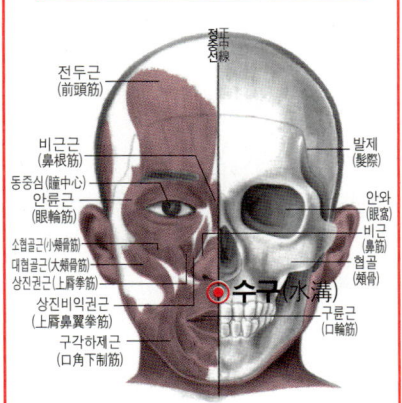	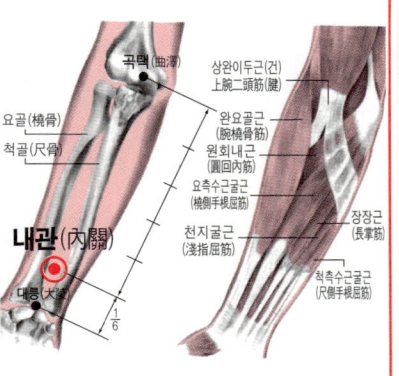	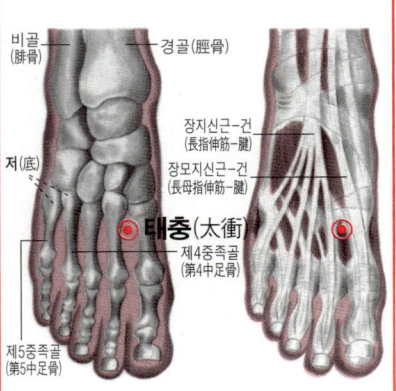

수구 : 두부 정중선상의 인중에서 비중격 아래쪽으로부터 1/3 - 침

내관 : 곡택과 대릉의 사이에서 대릉으로부터 1/6(상방 2촌)

태충 : 발등의 제1, 2중족골저 앞쪽의 아래

소아 설사

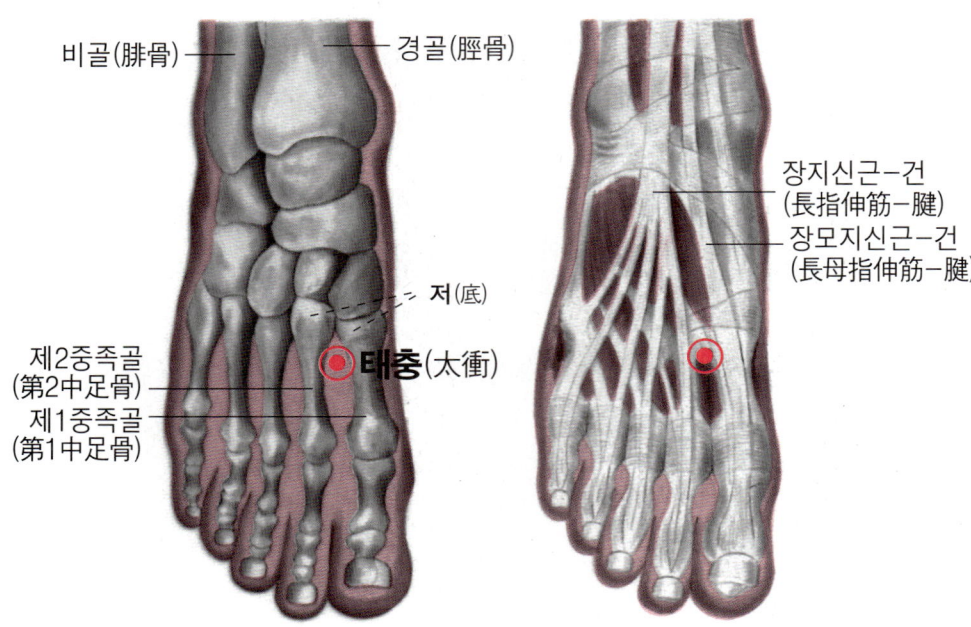

태충 : 발등의 제1, 2중족골저 앞쪽의 아래

보충경혈

수분 3혈

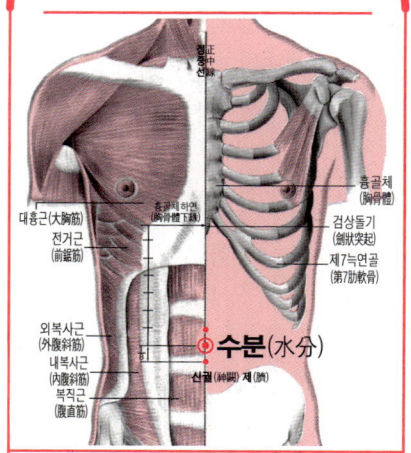

수분 : 정중선상에서 흉골체하연(명치)과 배꼽의 사이에서 신궐로부터 1/8

천추

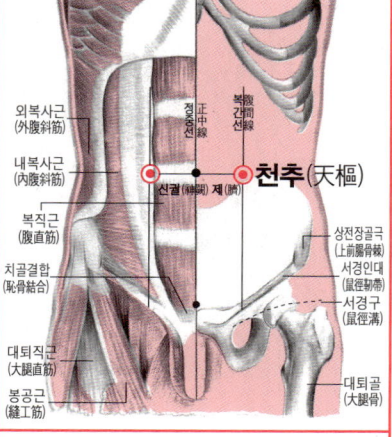

천추 : 복간선상에서 신궐의 높이

족삼리

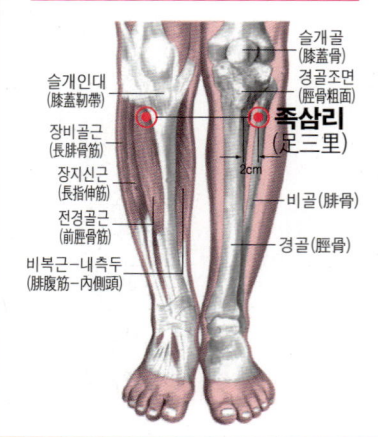

족삼리 : 경골조면의 아랫쪽 높이에서 경골 앞쪽으로부터 바깥쪽 2cm

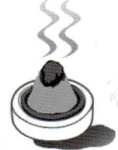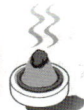

소아 침흘림

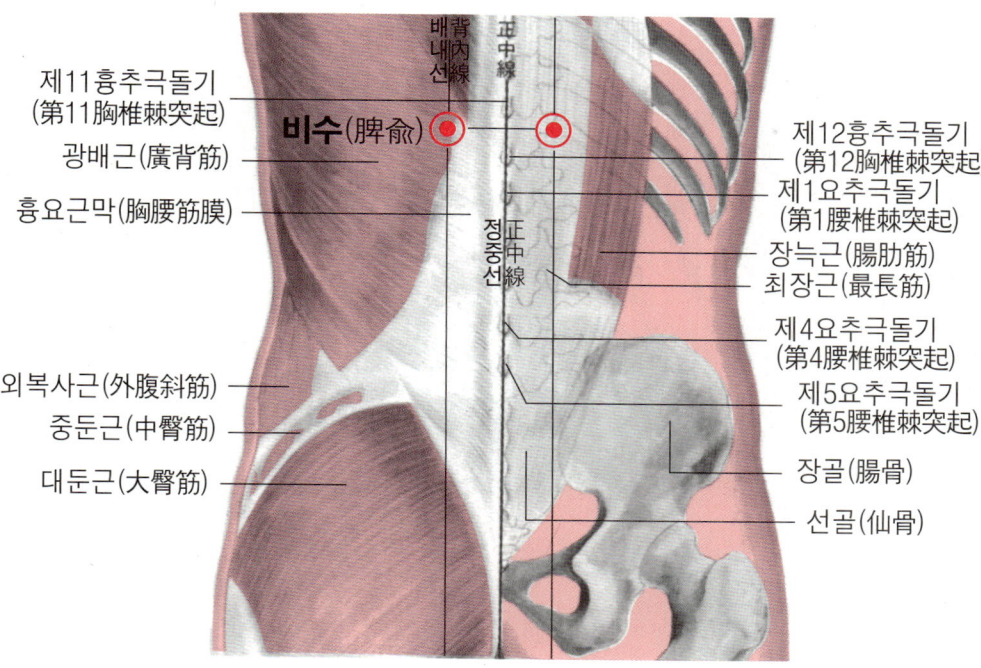

비수 : 배내선상에서 제11, 12흉추극돌기 사이의 높이

보 충 경 혈

중완

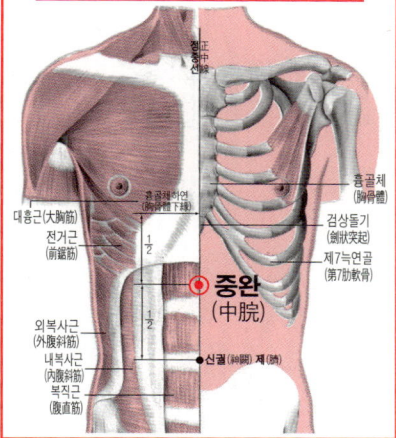

합곡

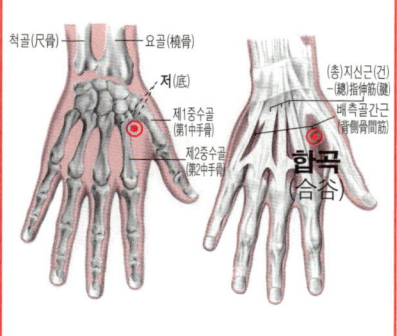

족삼리

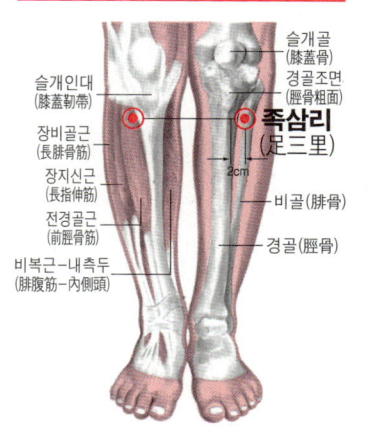

중완 : 정중선상에서 흉골체하연(명치)과 배꼽의 중앙

합곡 : 손등에서 제1, 2중수골저 아랫쪽의 사이

족삼리 : 경골조면의 아랫쪽 높이에서 경골 앞쪽으로부터 바깥쪽 2cm

소아 토유

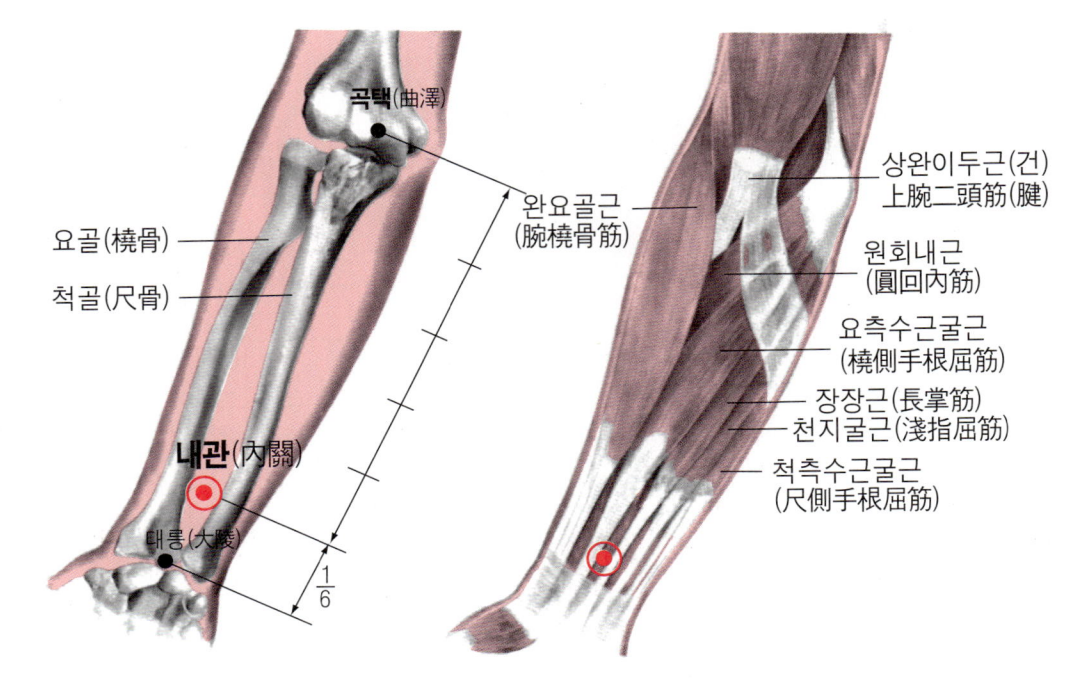

내관 : 곡택과 대릉의 사이에서 대릉으로부터 1/6(상방 2촌)

보충경혈

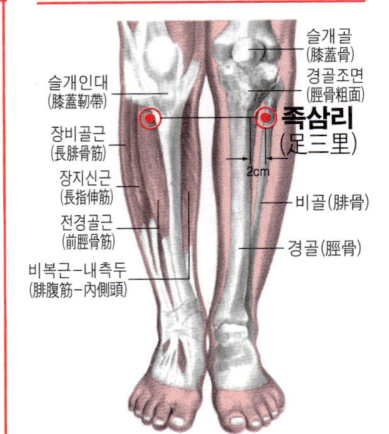

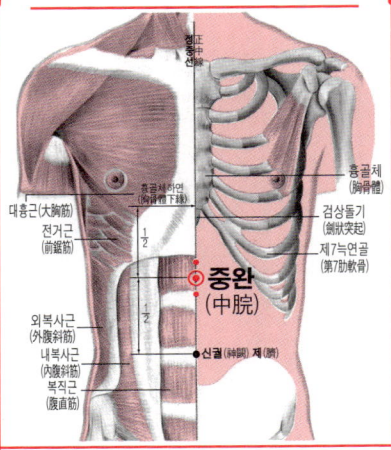

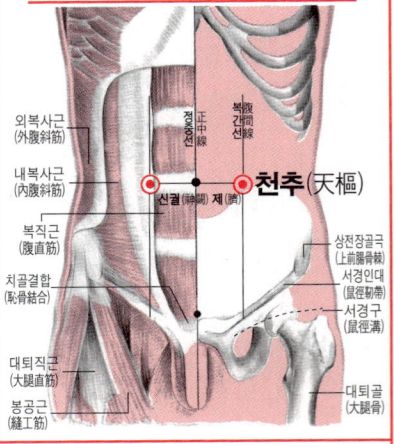

족삼리 : 경골조면의 아랫쪽 높이에서 경골 앞쪽으로부터 바깥쪽 2cm

중완 : 정중선상에서 흉골체하연(명치)과 배꼽의 중앙

천추 : 복간선상에서 신궐의 높이

소아 허약

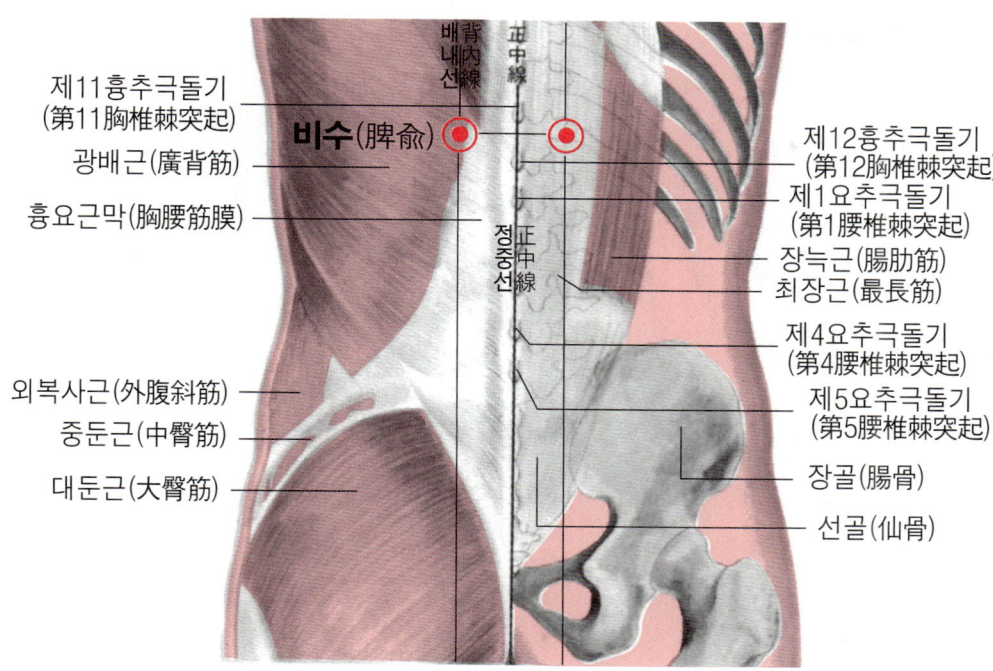

비수 : 배내선상에서 제11, 12흉추극돌기 사이의 높이

보충경혈

신수

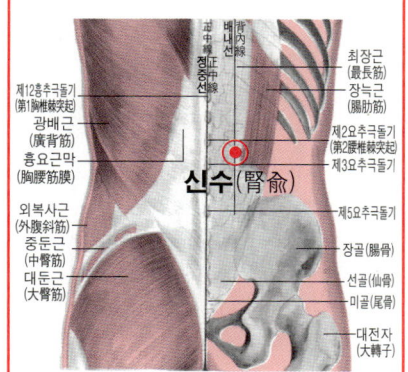

신수 : 배내선상에서 제2, 3요추극돌기의 사이

간수

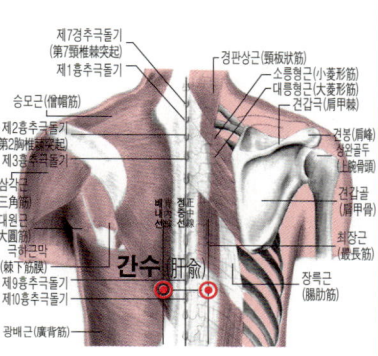

간수 : 배내선상에서, 제9, 10흉추극돌기의 사이의 높이

위수

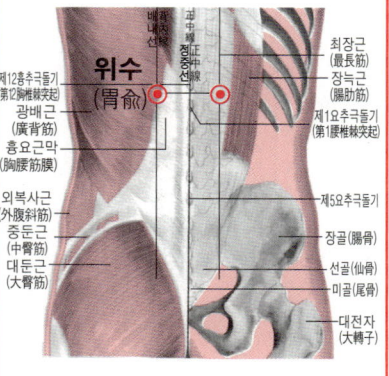

위수 : 배내선상에서 제12흉추극돌기와 제1요추극돌기 사이의 높이

신생아 질식

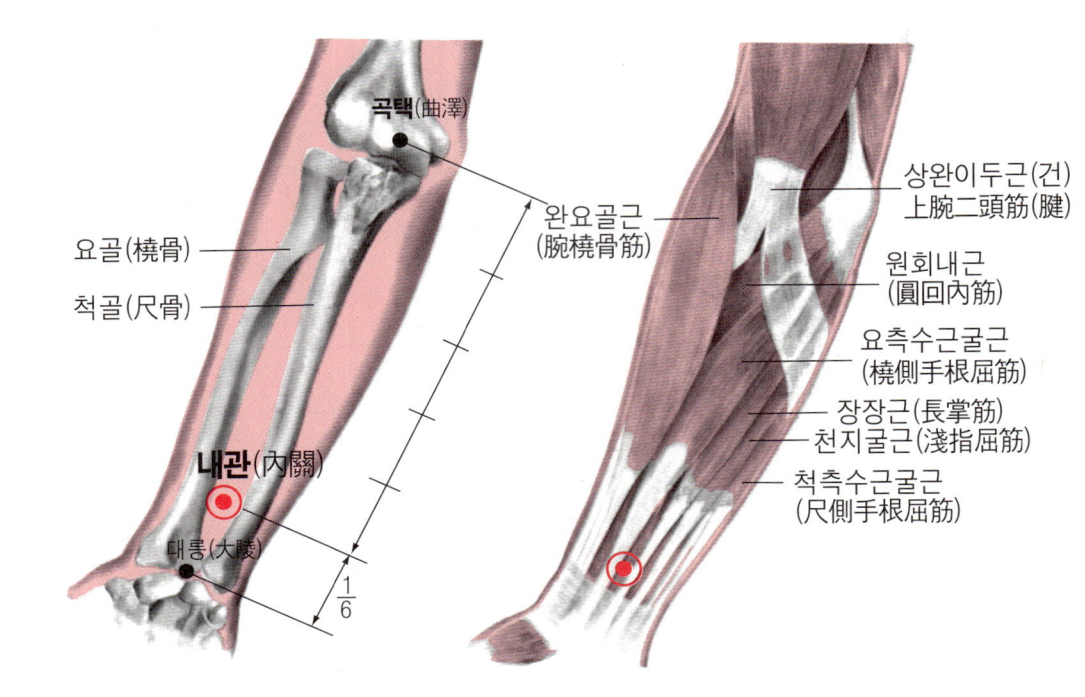

내관 : 곡택과 대릉의 사이에서 대릉으로부터 1/6(상방 2촌)

보충경혈

신궐

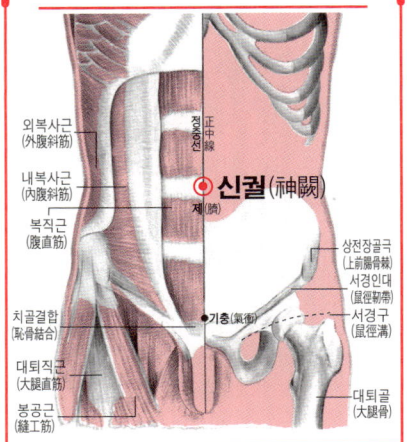

신궐 : 배꼽의 중심 (쑥뜸 이나 지압)

수구

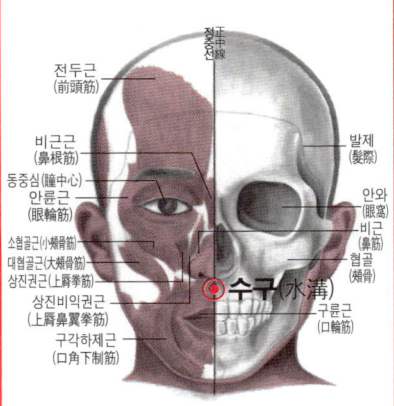

수구 : 두부 정중선상의 인중에서 비중격 아래쪽으로부터 1/3 - 침

인당

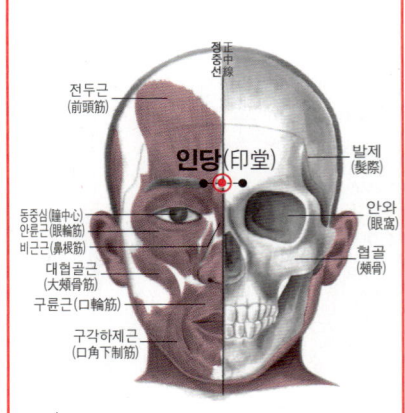

인당 : 양 눈썹 안쪽 끝의 중앙

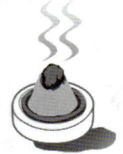
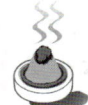

신생아 파상풍

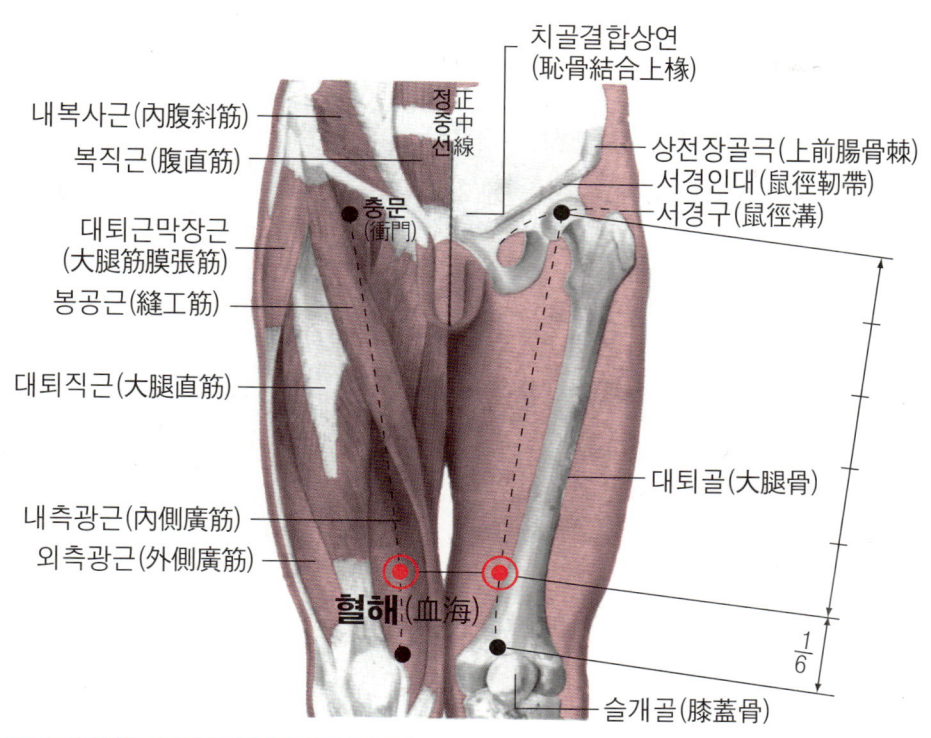

혈해 : 충문과 슬개골 위-안쪽의 사이에서 아래로 부터 1/6

보 충 경 혈

신궐

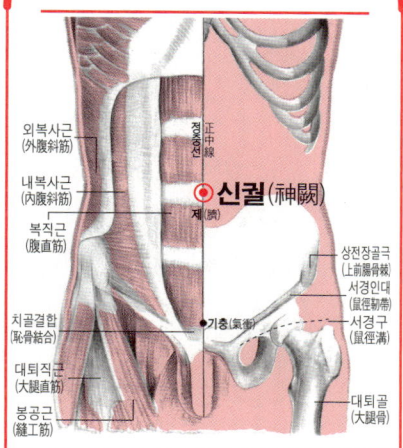

신궐 : 배꼽의 중심 (쑥뜸 이나 지압)

족삼리

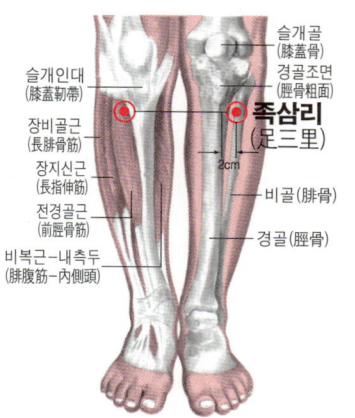

족삼리 : 경골조면의 아랫쪽 높이에서 경골 앞쪽으로부터 바깥쪽 2cm

연곡

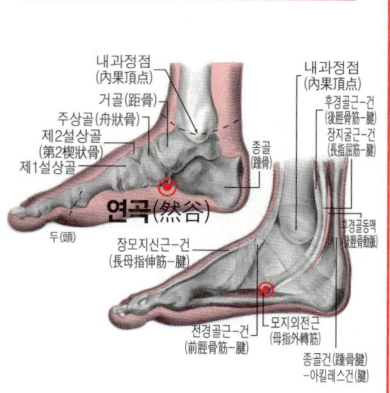

연곡 : 발의 주상골의 뒤-아래쪽

영아장산통

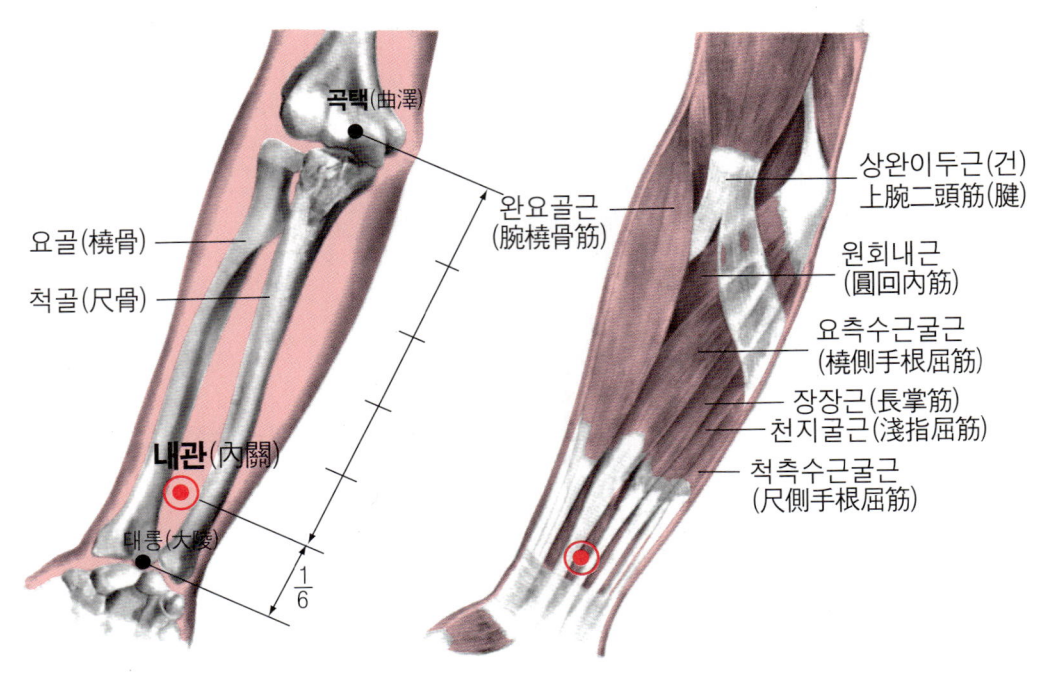

내관 : 곡택과 대릉의 사이에서 대릉으로부터 1/6(상방 2촌)

보충경혈

인당

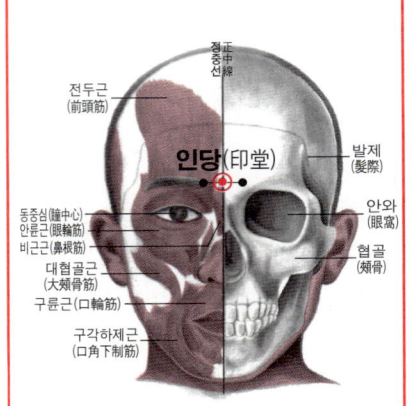

인당 : 양 눈썹 안쪽 끝의 중앙

수구

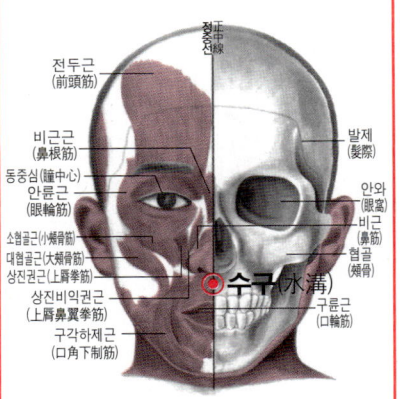

수구 : 두부 정중선상의 인중에서 비중격 아래쪽으로부터 1/3 - 침

신문

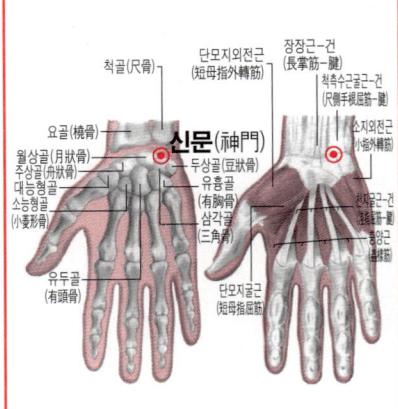

신문 : 손목 주름에서 소지측 수근굴근건의 엄지측

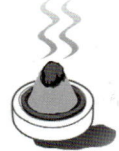 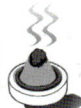

유뇨(오줌싸개/야뇨증)

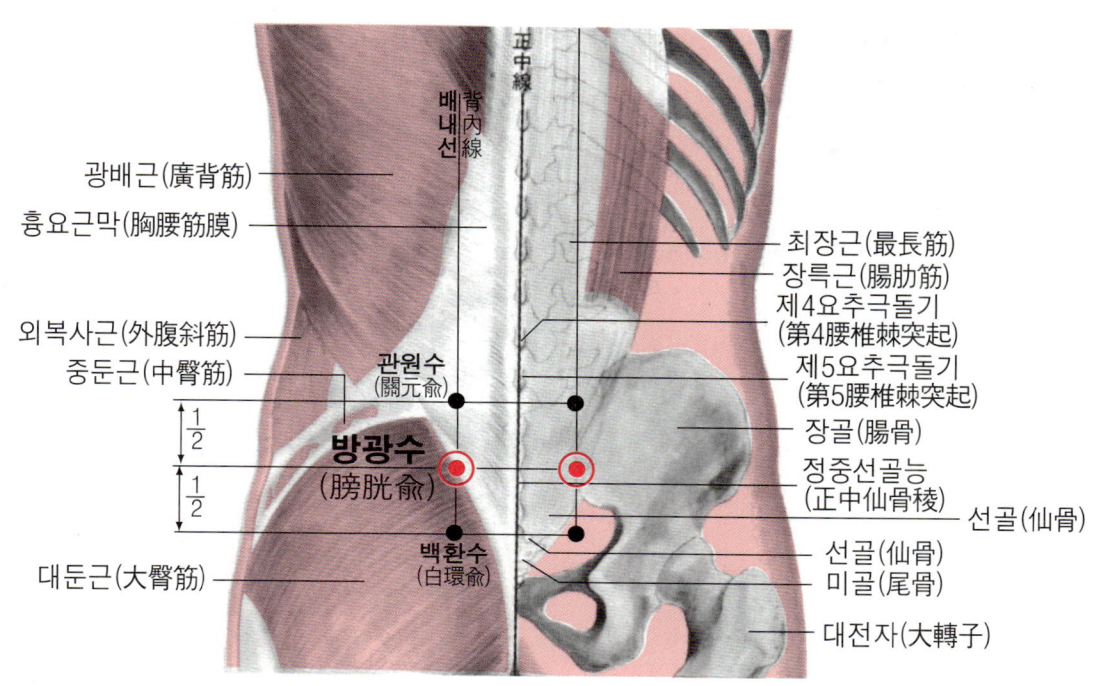

방광수: 배내선상에서 관원유와 백환유의 중앙

보 충 경 혈

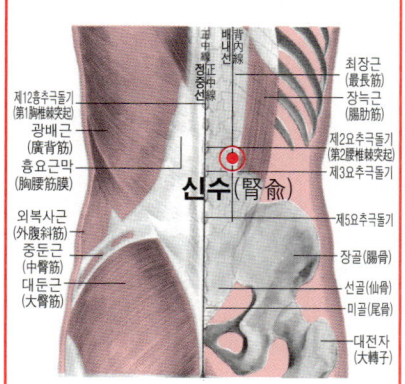

신수: 배내선상에서 제2, 3요추극돌기의 사이

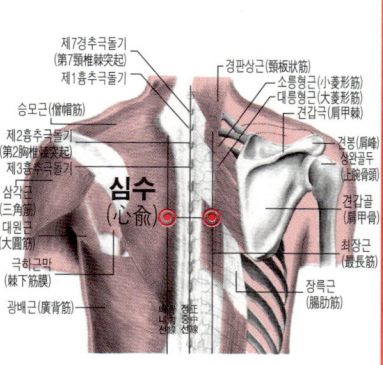

심수: 배내선상에서 제5, 6흉추극돌기 사이의 높이

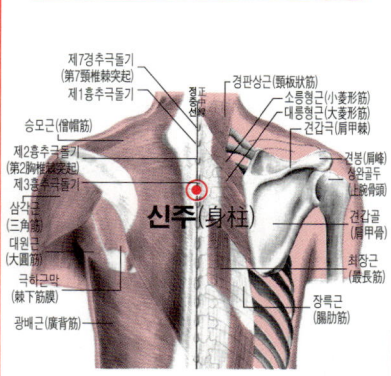

신주: 제3, 4흉추극돌기의 사이

유행성 이하선염(볼거리)

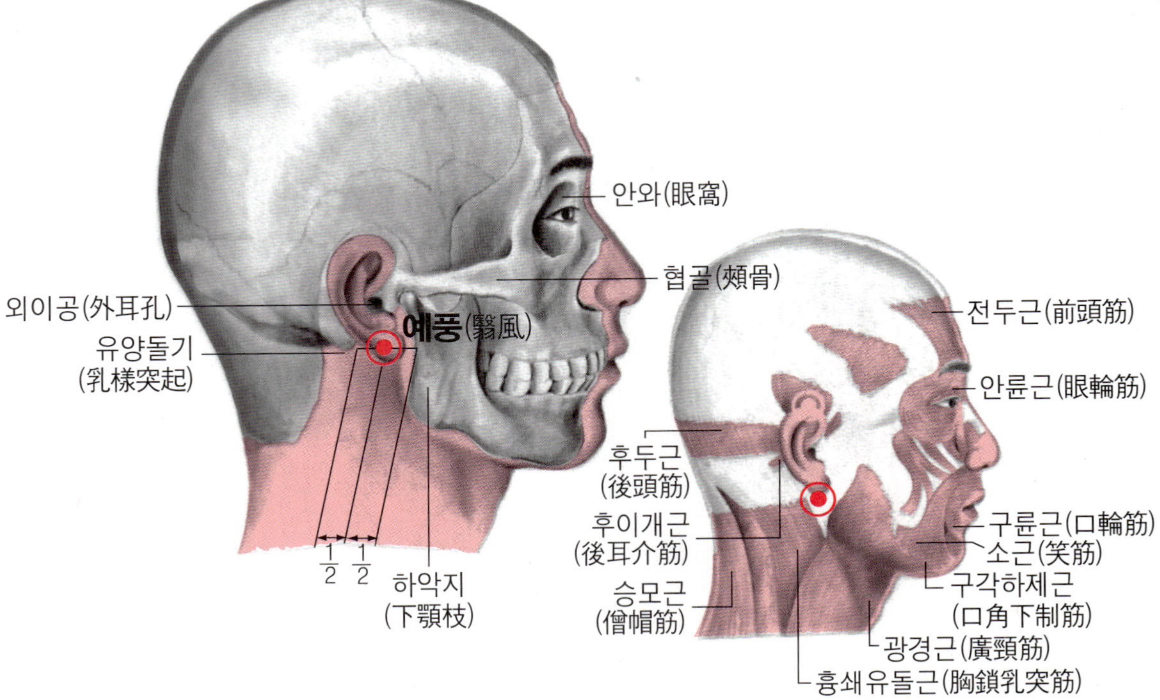

예풍 : 측두골유양돌기 앞끝과 하악지의 중앙

보충경혈

협거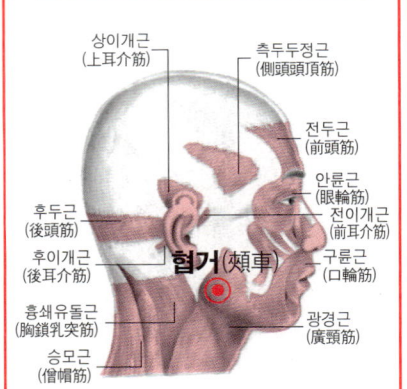

외관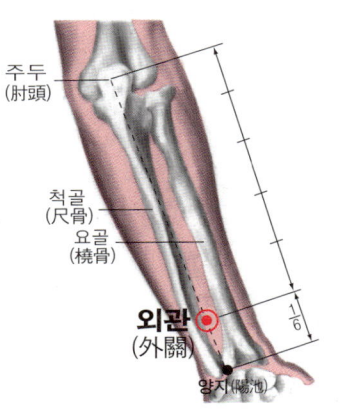

합곡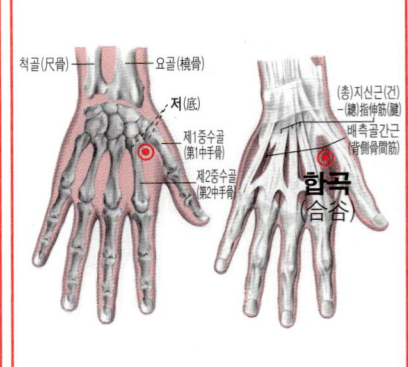

협거 : 아래턱 모서리의 앞 상방 1cm

외관 : 팔꿈치와 양지의 사이에서 양지로부터 1/6

합곡 : 손등에서 제1, 2중수골저 아랫쪽의 사이

기타 질환
Ect Disease

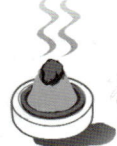 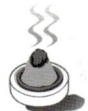

권태, 나른함

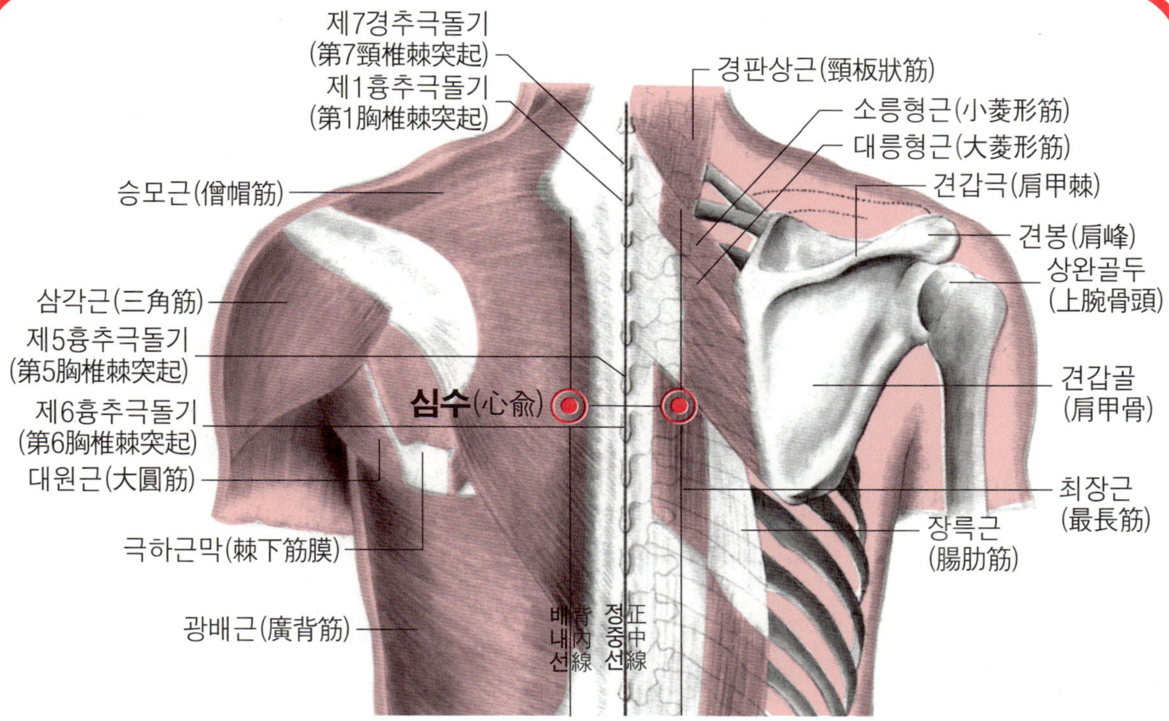

심수(心兪)

- 제7경추극돌기(第7頸椎棘突起)
- 제1흉추극돌기(第1胸椎棘突起)
- 경판상근(頸板狀筋)
- 소릉형근(小菱形筋)
- 대릉형근(大菱形筋)
- 승모근(僧帽筋)
- 견갑극(肩甲棘)
- 견봉(肩峰)
- 상완골두(上腕骨頭)
- 삼각근(三角筋)
- 제5흉추극돌기(第5胸椎棘突起)
- 제6흉추극돌기(第6胸椎棘突起)
- 견갑골(肩甲骨)
- 대원근(大圓筋)
- 극하근막(棘下筋膜)
- 최장근(最長筋)
- 장륵근(腸肋筋)
- 광배근(廣背筋)
- 배내선(背內線)
- 정중선(正中線)

심수 : 배내선상에서 제5, 6흉추극돌기 사이의 높이

보충경혈

조해
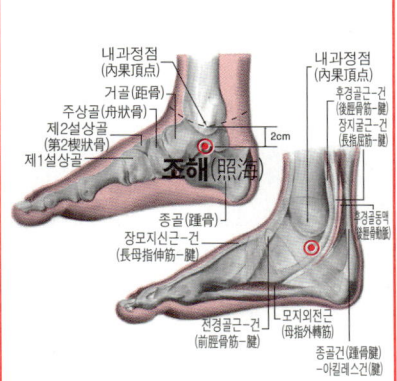

조해 : 안쪽 복사뼈 정점의 바로 밑 2cm

신맥
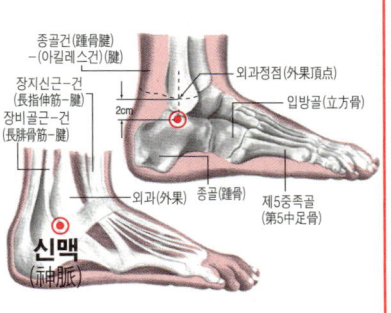

신맥 : 외과정점(바깥 복사뼈 정점)의 바로 아래 2cm

족삼리
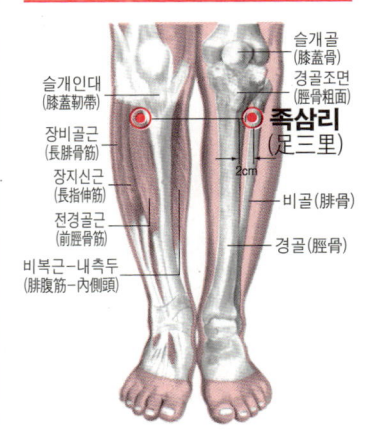

족삼리 : 경골조면의 아랫쪽 높이에서 경골 앞쪽으로부터 바깥쪽 2cm

근육경련/쥐

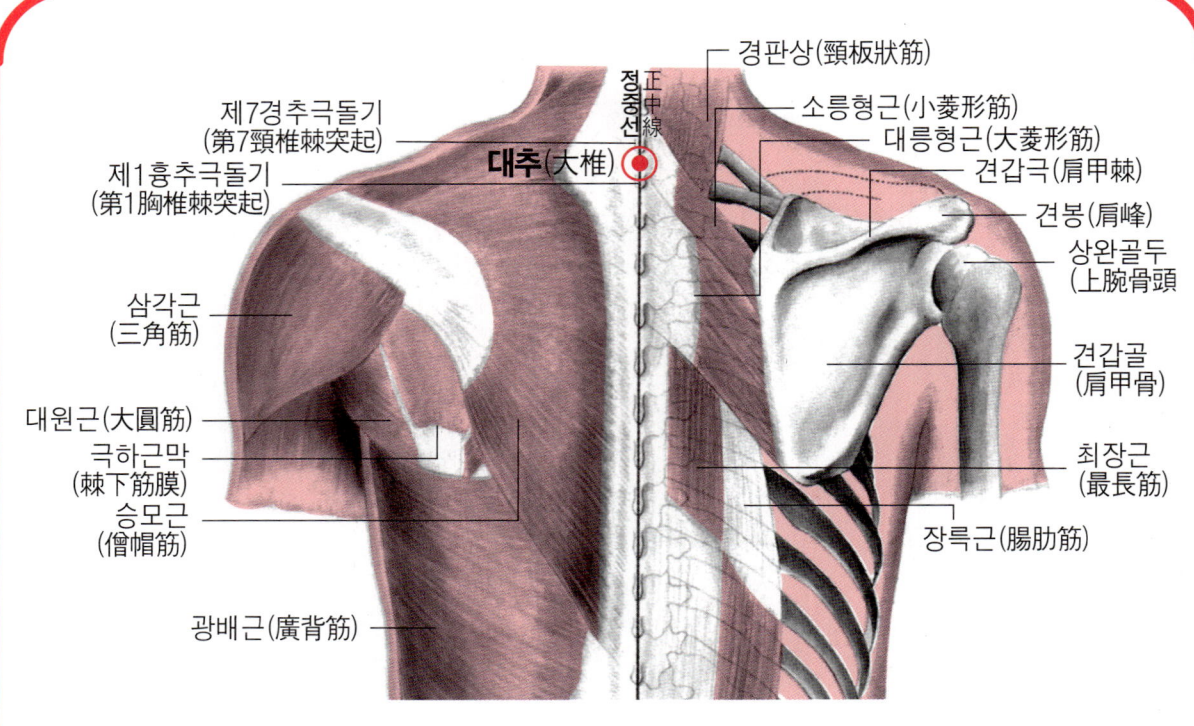

대추 : 제7경추극돌기와 제1흉추극돌기의 사이

보충경혈

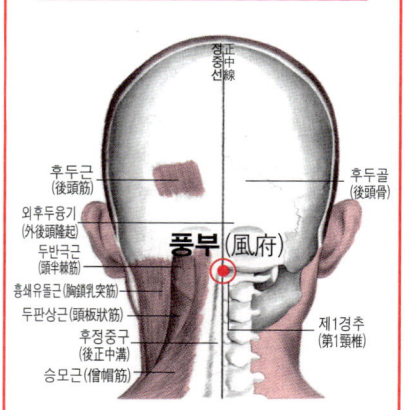

풍부 : 항와의 정중에서 후두골의 아랫쪽

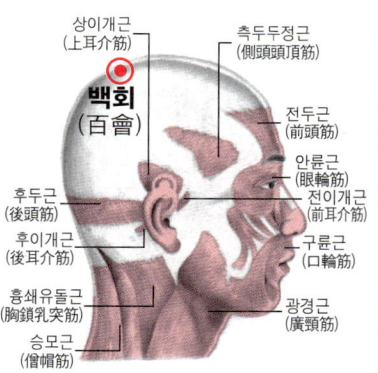

백회 : 정중선상에서 신정과 뇌호의 중앙

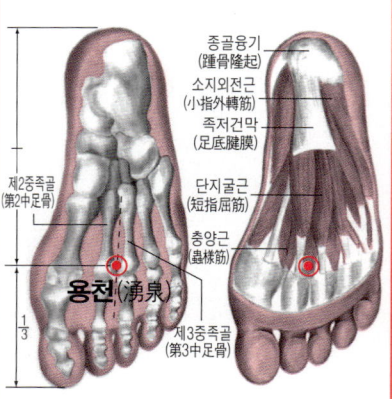

용천 : 발의 제2, 3발가락 사이의 발바닥 앞쪽과 뒷쪽의 사이에서 전방으로부터 1/3

근육의 노화방지

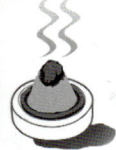 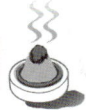

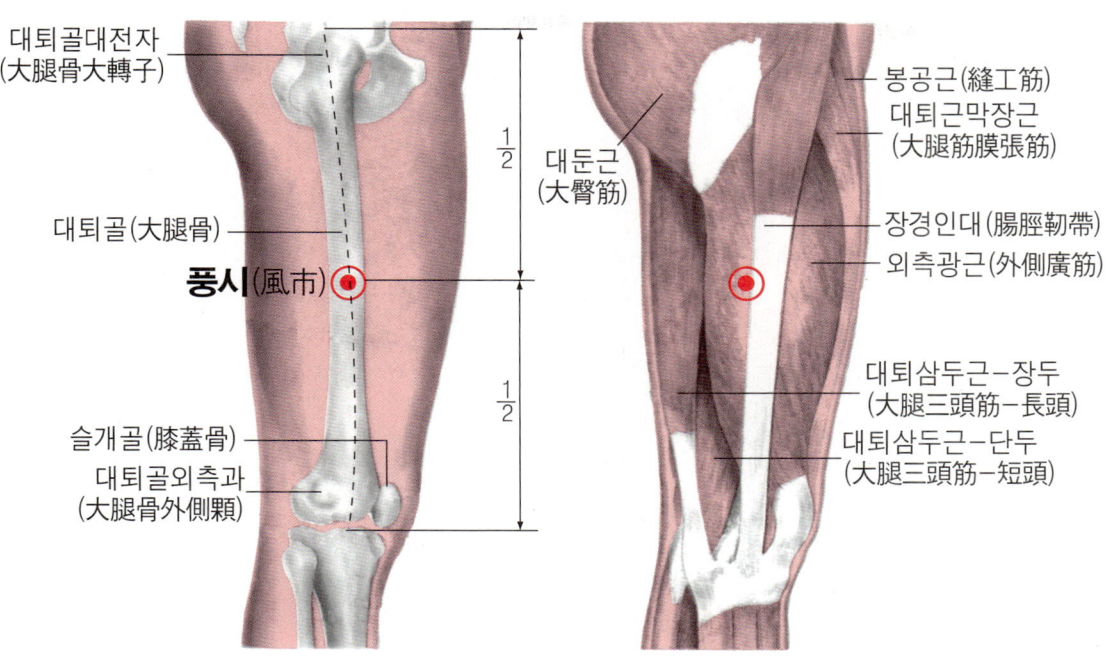

풍시 : 대퇴골 대전자 윗쪽과 대퇴골 외측의 아랫쪽 중앙

보 충 경 혈

관원

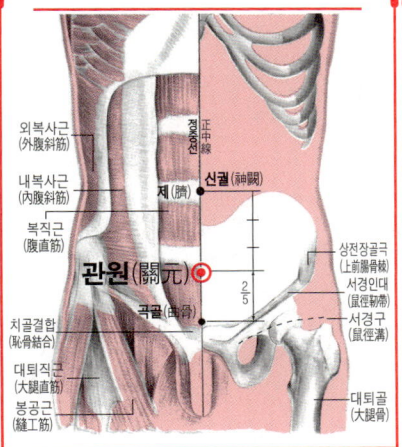

관원 : 정중선상에서, 신궐(배꼽의중심)과 곡골의 사이에 곡골로부터 2/5

승산

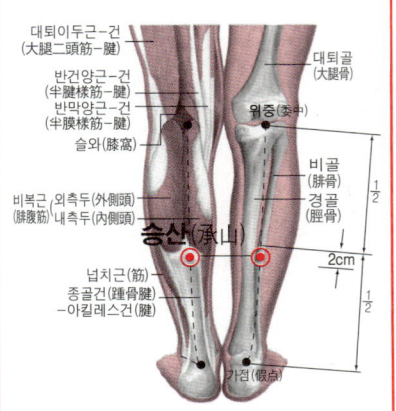

승산 : 위중과 아킬레스건의 후면 중앙(바깥 복사뼈 높이)과의 사이에서 중앙으로부터 하방으로 2cm

천정

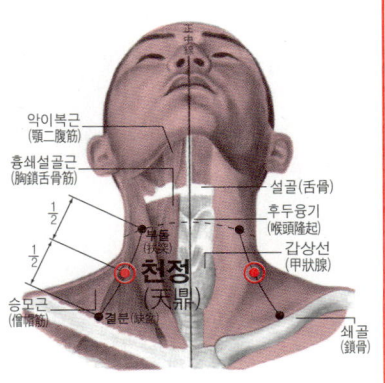

천정 : 부돌과 결분의 중앙

금연

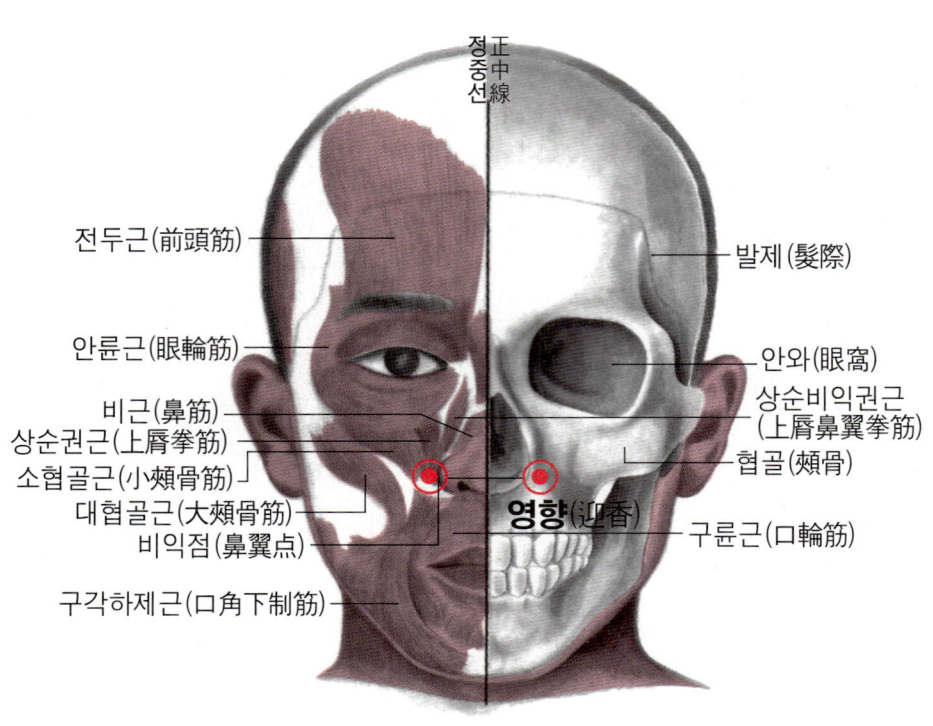

영향 : 비익점의 높이에서 비진구점에 위치

보충경혈

곡천

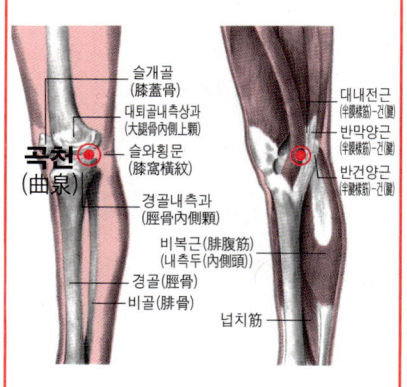

곡천 : 무릎관절을 굽혔을 때 생기는 주름의 안쪽 끝

족삼리

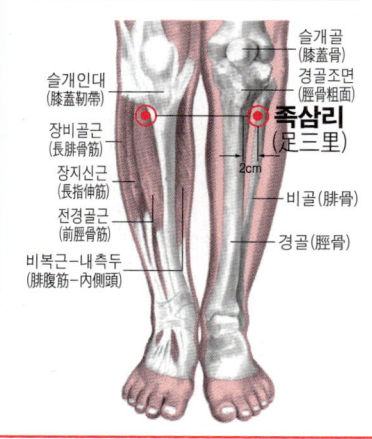

족삼리 : 경골조면의 아랫쪽 높이에서 경골 앞쪽으로부터 바깥쪽 2cm

늑간신경통

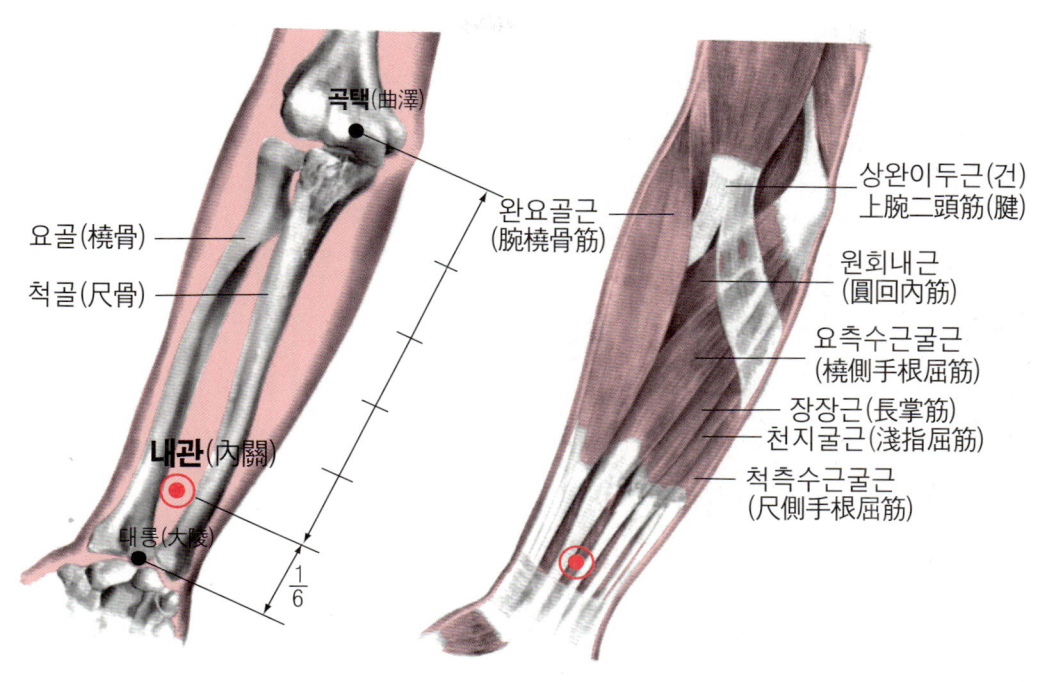

내관 : 곡택과 대릉의 사이에서 대릉으로부터 1/6(상방 2촌)

보충경혈

지구
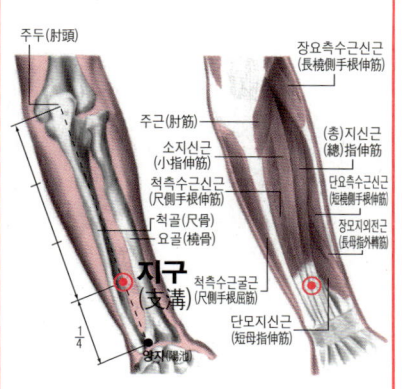

지구 : 팔꿈치와 양지의 사이에서 양지로부터 1/4

협계
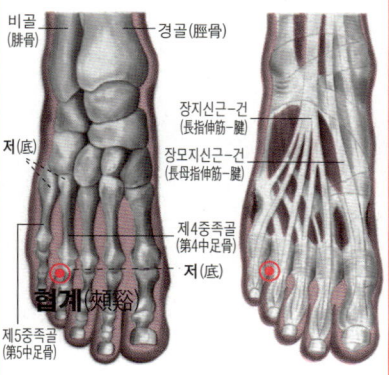

협계 : 발등에서 제4기절골저 바깥 앞쪽

보랑
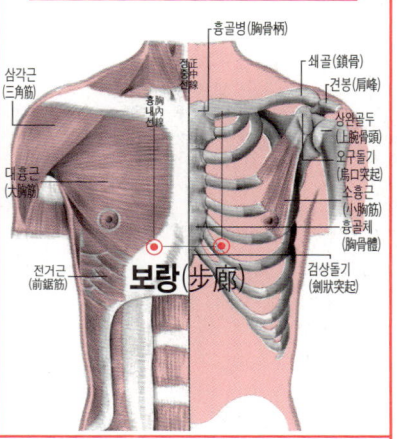

보랑 : 흉내선상에서 제5늑간

늑간통

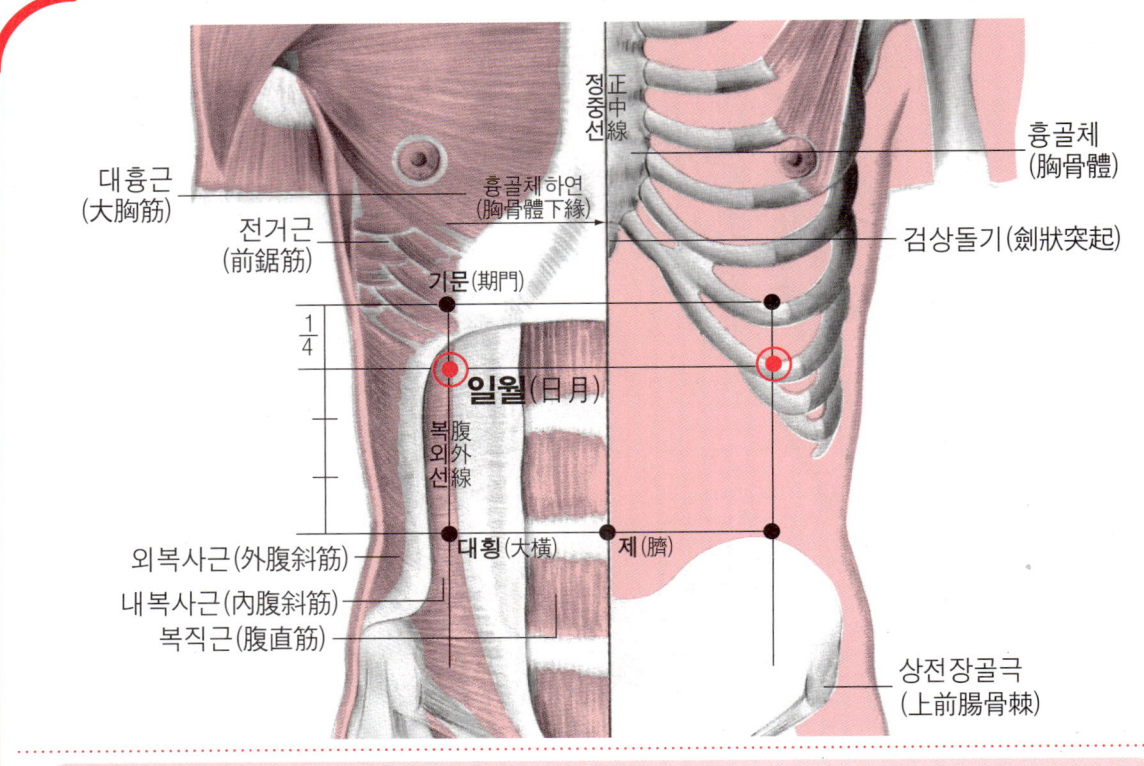

일월 : 복외선상에서 기문과 대횡의 사이에 기문으로 부터 1/4

보 충 경 혈

기문
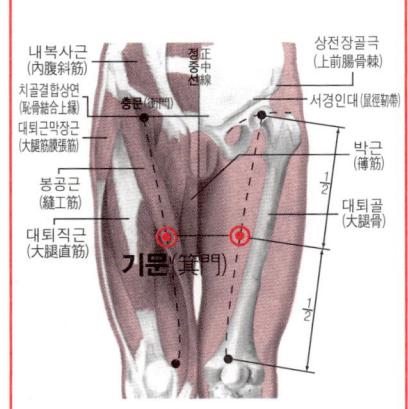

상거허
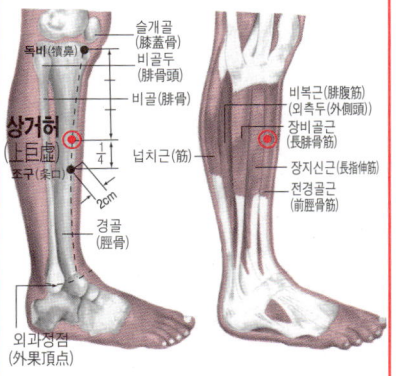

구허
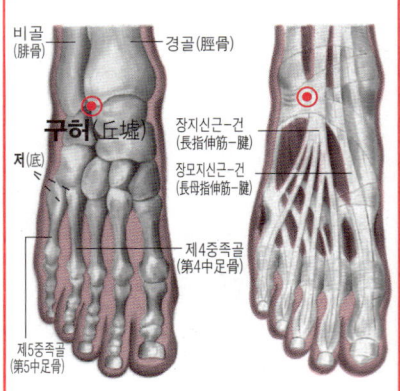

기문 : 충문과 슬개골 내측상연 사이의 중앙

상거허 : 독비와 조구의 사이에서 조구로 부터 1/4

구허 : 외복사뼈 45도 각도 앞 밑

다발성 신경 근염(급성 감염증)

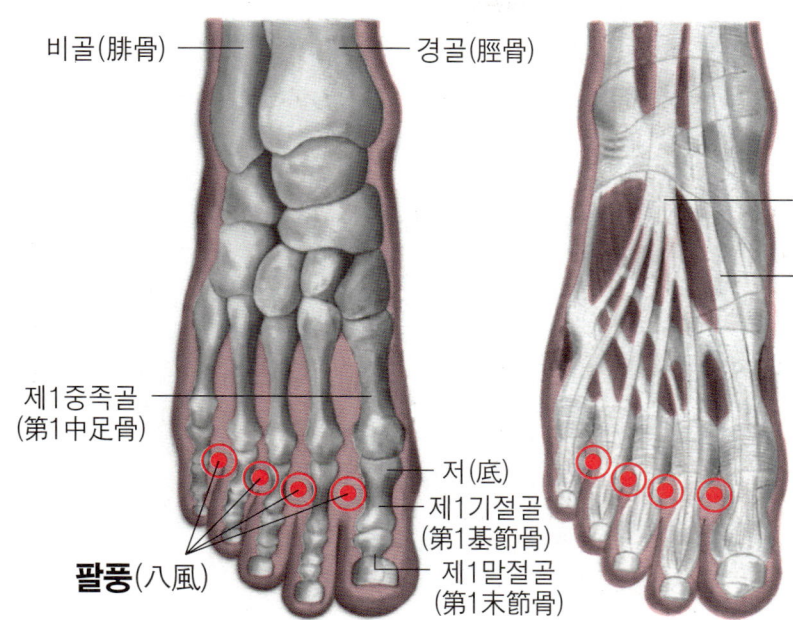

팔풍 : 발가락 사이의 발등 발바닥 피부의 경계

보충경혈

곡지

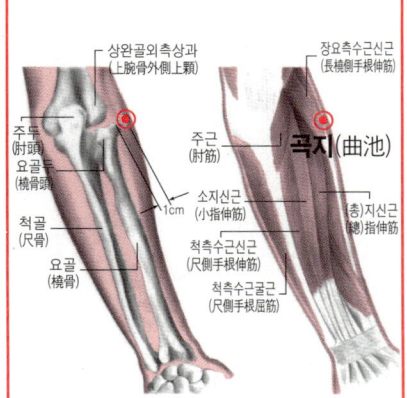

곡지 : 요골두 바깥 위쪽으로 부터 팔꿈치 안주름에 따라 내방 1cm (팔꿈치를 굽힐 나타나는 주름 끝)

조구

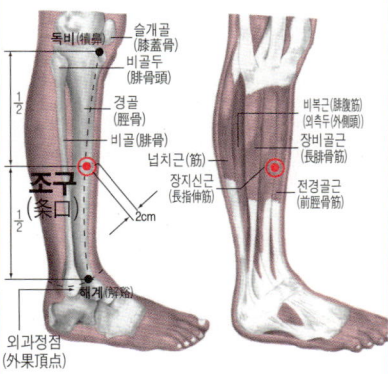

조구 : 독비와 해계의 중앙에 경골 앞쪽의 외방 2cm

대추

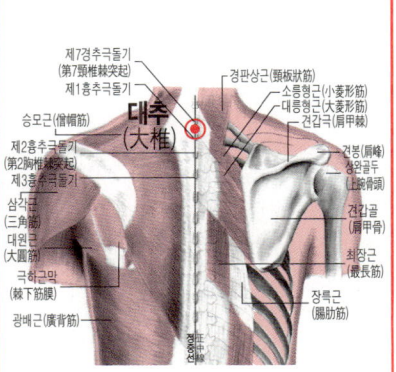

대추 : 목을 앞으로 깊이 숙이면 목덜미 밑으로 크게 돌출한 뼈(제7경추극돌기)와 제1흉추극돌기의 사이

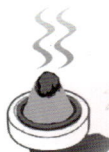 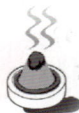

다한증

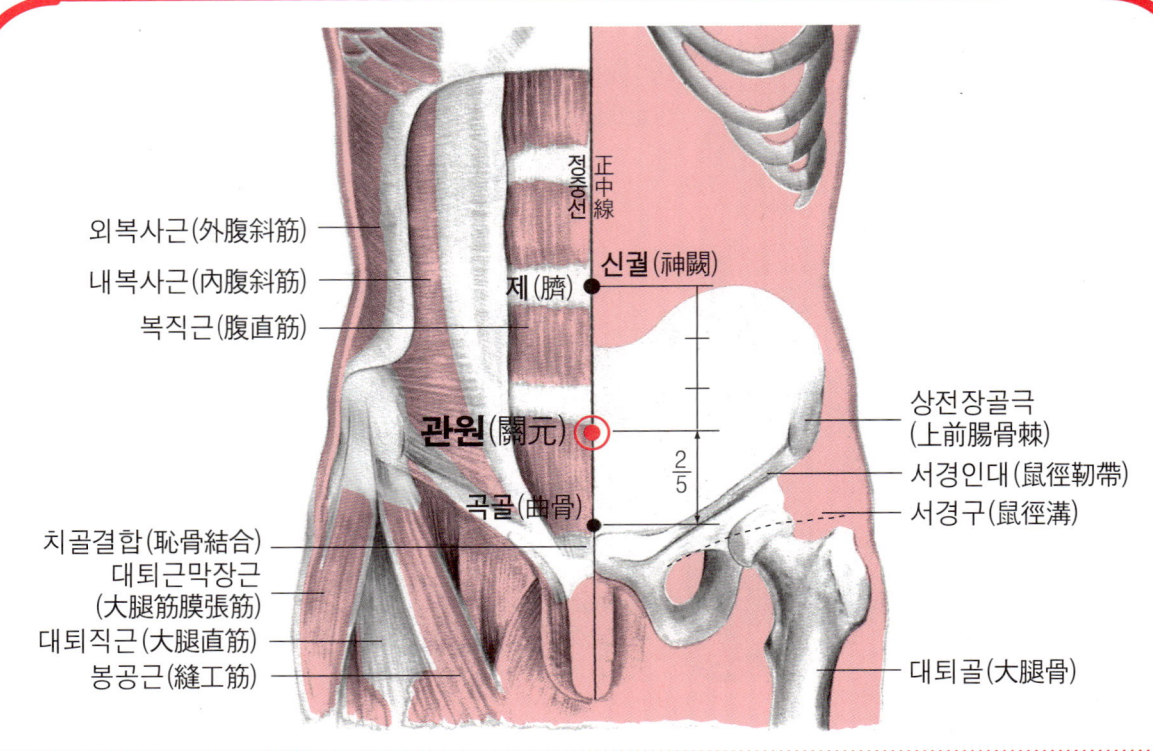

관원 : 정중선상에서, 신궐(배꼽의중심)과 곡골의 사이에 곡골로부터 2/5

보 충 경 혈

치천
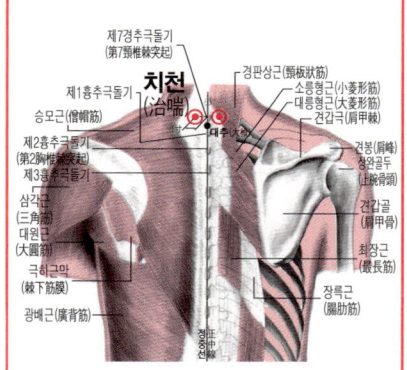

치천 : 제7경추극돌기의 양 옆 0.5~1촌

신수
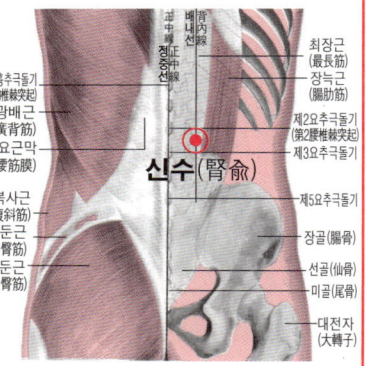

신수 : 배내선상에서 제2, 3요추극돌기의 사이

부류
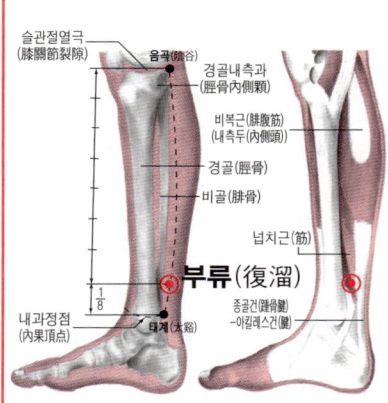

부류 : 하퇴내측의 음곡과 태계의 사이에서 태계로부터 1/8

도한-취침중 식은 땀

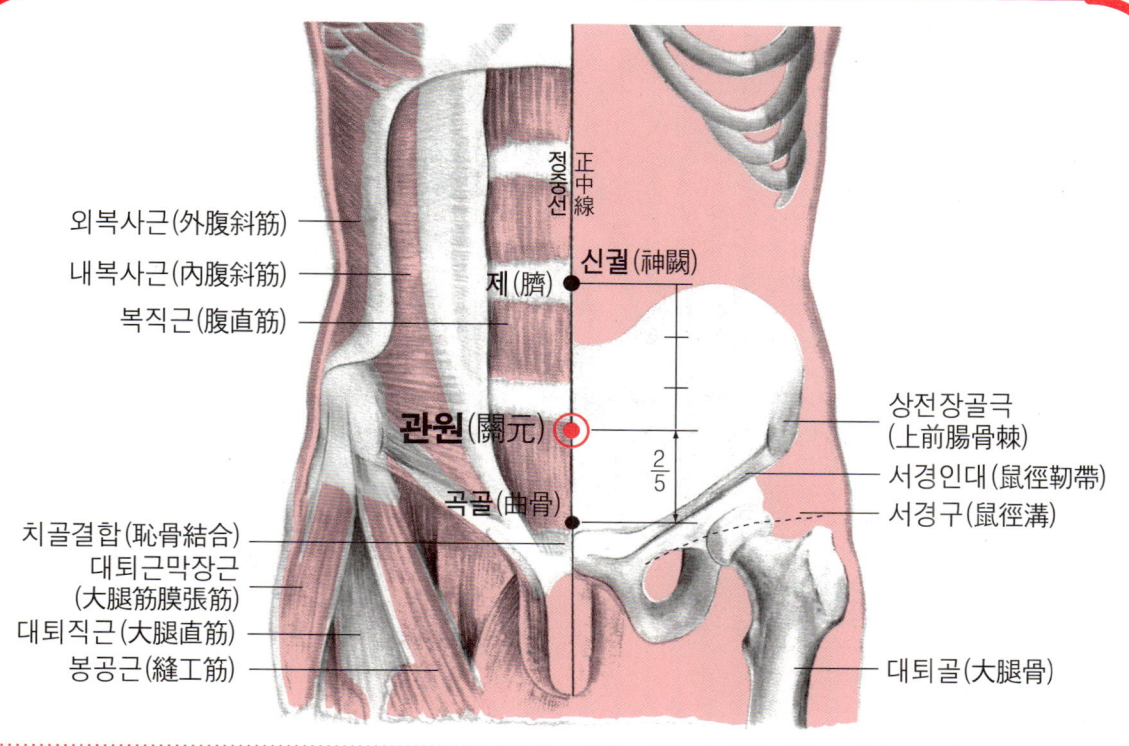

관원 : 정중선상에서, 신궐(배꼽의중심)과 곡골의 사이에 곡골로부터 2/5

보충경혈

후계

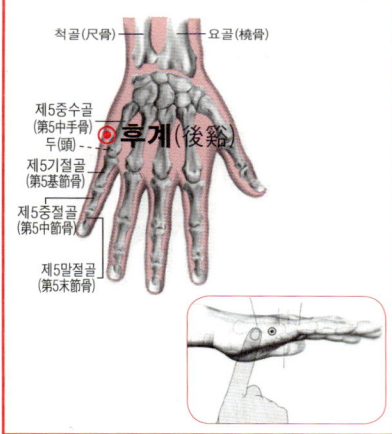

후계 : 손등에서 제5중수골두 윗쪽의 소지측 (주먹을 쥐었을 때 나타나는 소지측 주름끝)

음극

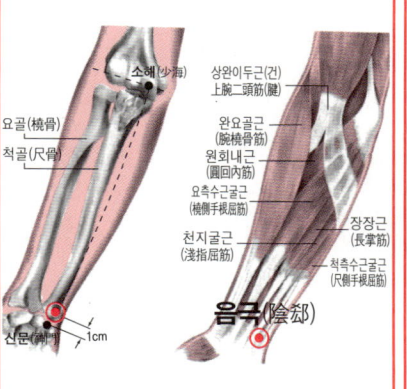

음극 : 소해와 신문의 사이에서 신문으로부터 1cm(상방 0.5촌)

대추

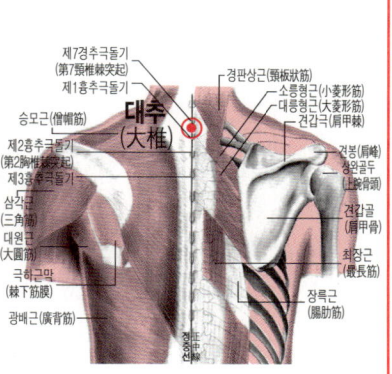

대추 : 목을 앞으로 깊이 숙이면 목덜미 밑으로 크게 돌출한 뼈(제7경추극돌기)와 제1흉추극돌기의 사이

말라리아/학질

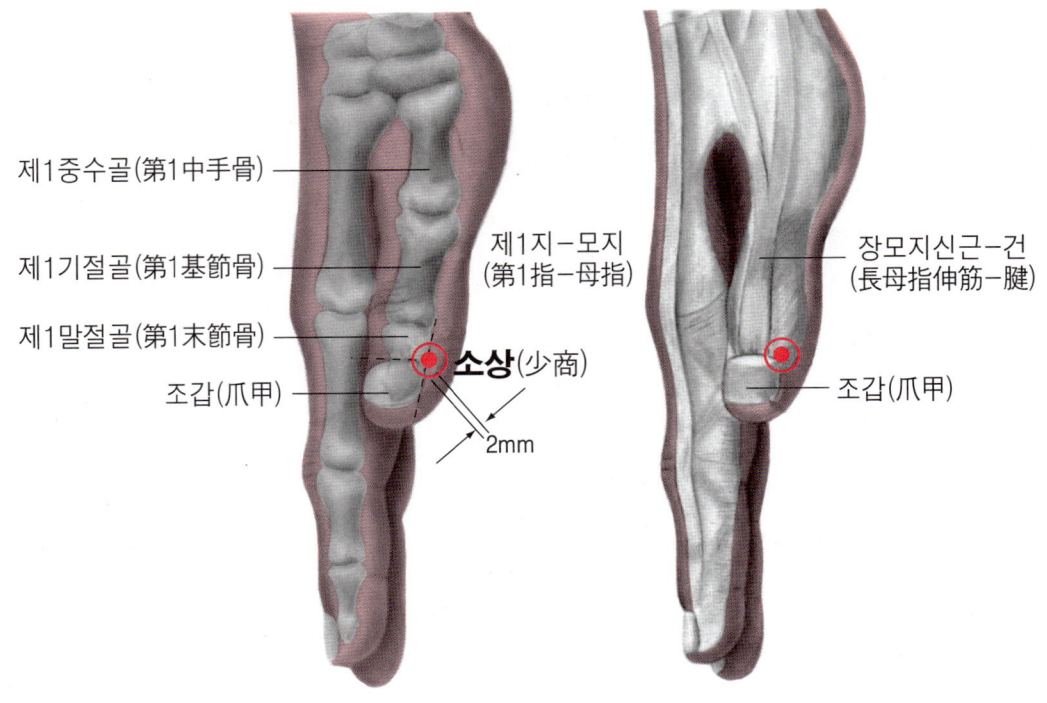

소상 : 엄지손가락 안쪽에서 손톱각으로부터 상방 2mm - 사혈

보 충 경 혈

관충
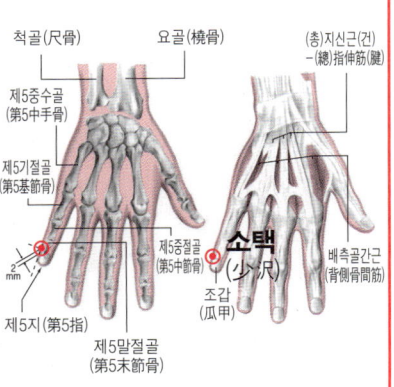

관충 : 제4지의 소지측에서 손톱으로부터 2mm - 사혈

소택
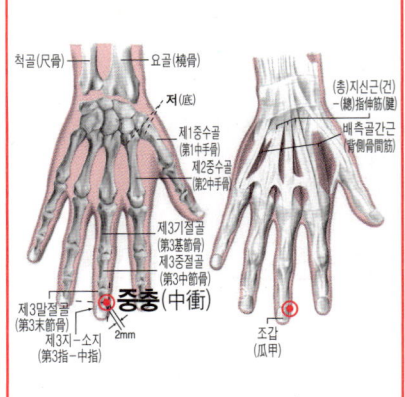

소택 : 소지곁에서 손톱끝으로부터 2mm 윗 부위 - 사혈

중충

중충 : 중지의 엄지측에서 손톱모서리로 부터 상방 2mm - 사혈, 삼릉침

말라리아/학질

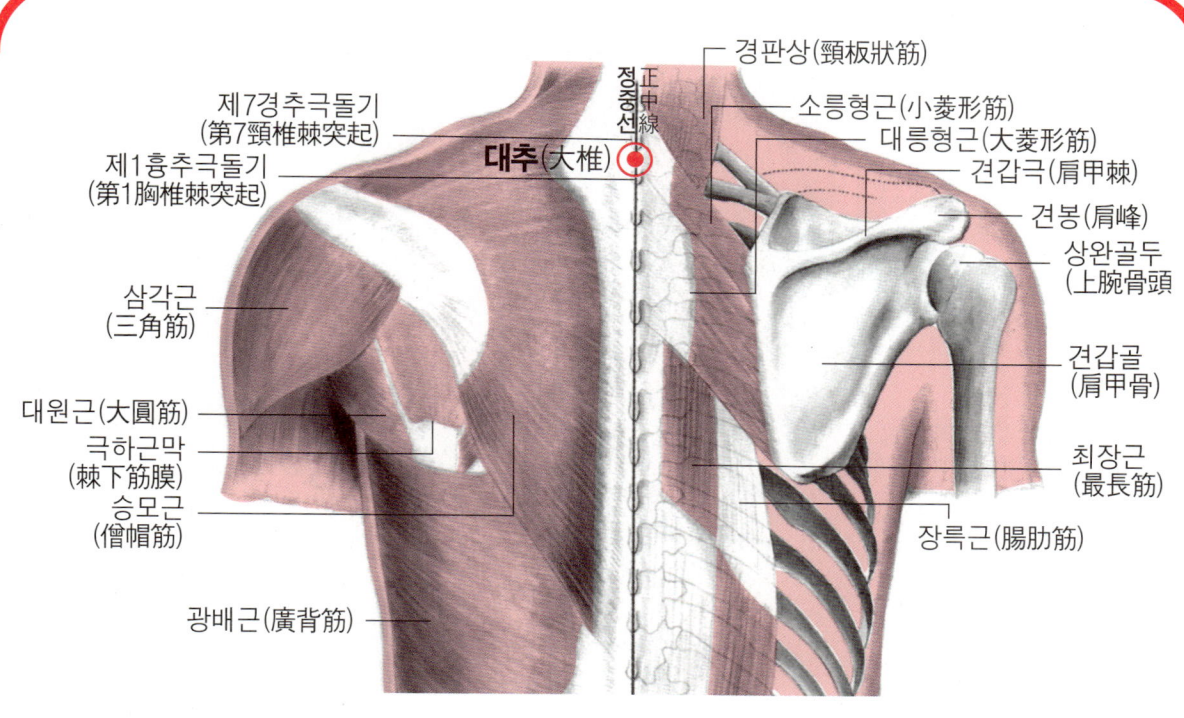

대추 : 제7경추극돌기와 제1흉추극돌기의 사이

보충경혈

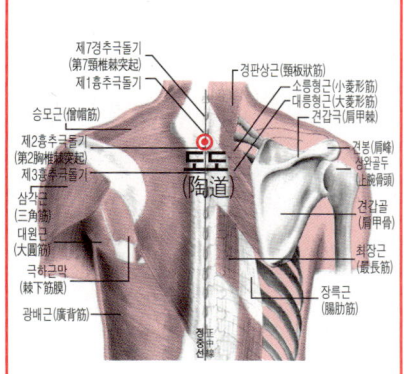

도도 : 제1, 2흉추극돌기 사이

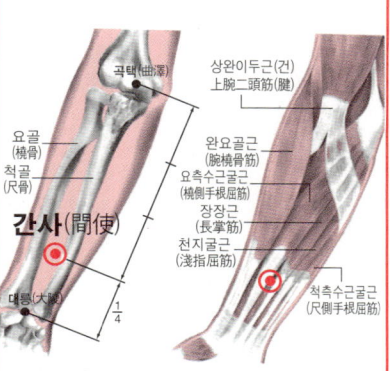

간사 : 곡택과 대릉의 사이에서, 대릉으로부터 1/4(상방 3촌)

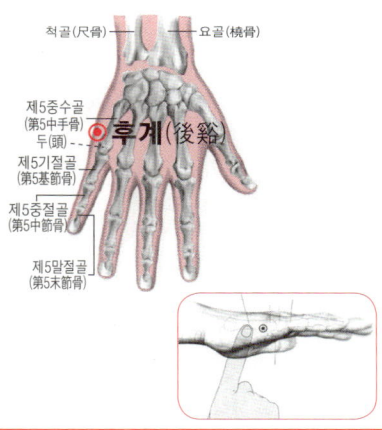

후계 : 손등에서 제5중수골두 윗쪽의 소지측 (주먹을 쥐었을 때 나타나는 소지측 주름끝)

면역강화

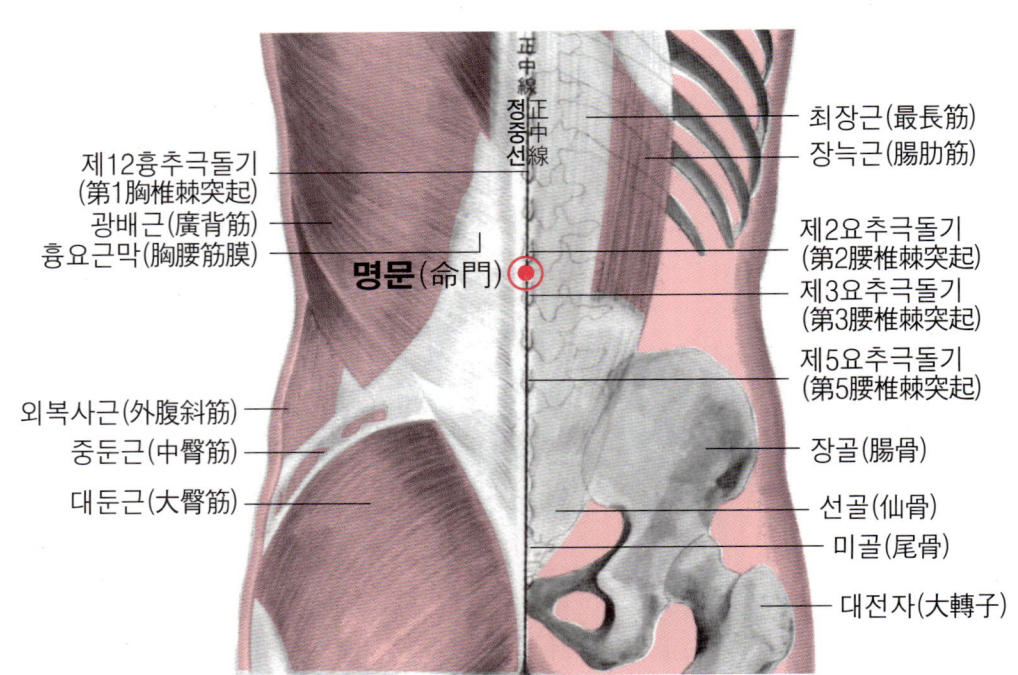

명문 : 정중선상에서 제2, 3요추극돌기 사이

보충경혈

신수

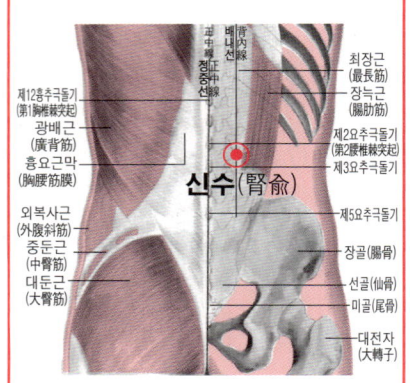

신수 : 배내선상에서 제2, 3요추극돌기의 사이

곡지

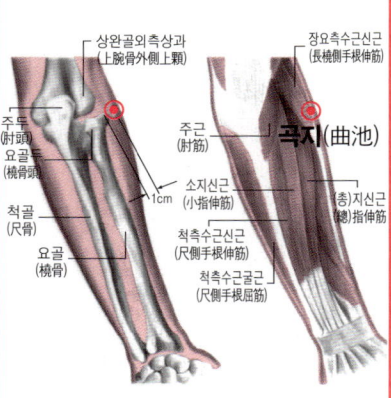

곡지 : 요골두 바깥 위쪽으로 부터 팔꿈치 안주름에 따라 내방 1cm (팔꿈치를 굽힐 나타나는 주름 끝)

족삼리

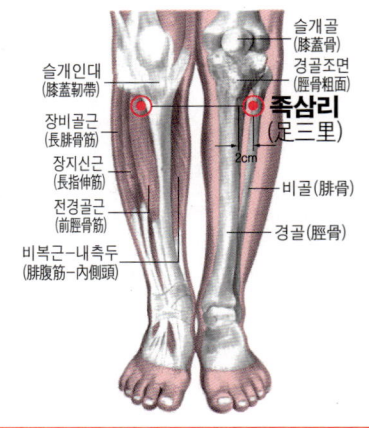

족삼리 : 경골조면의 아랫쪽 높이에서 경골 앞쪽으로부터 바깥쪽 2cm

무기력-중증

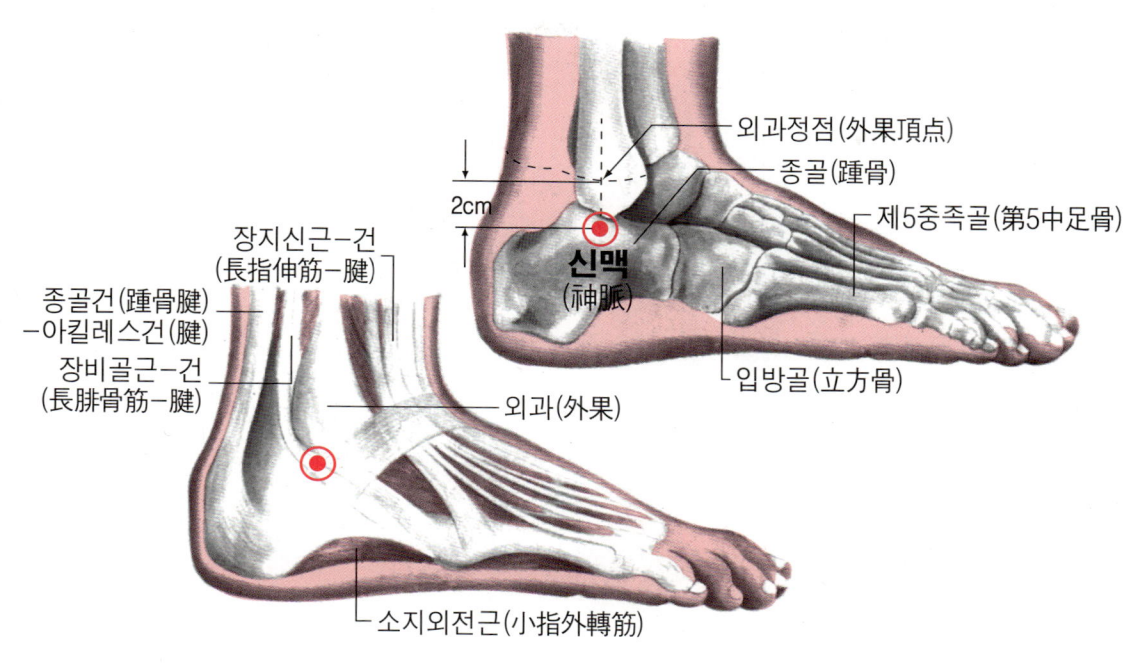

신맥 : 외과정점(바깥 복사뼈 정점)의 바로 아래 2cm

보충경혈

풍지

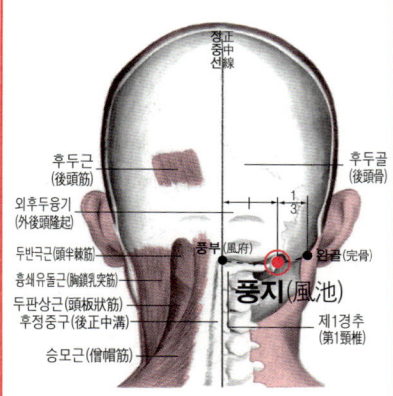

풍지 : 풍부와 완골의 사이에서 완골로부터 1/3

곡지

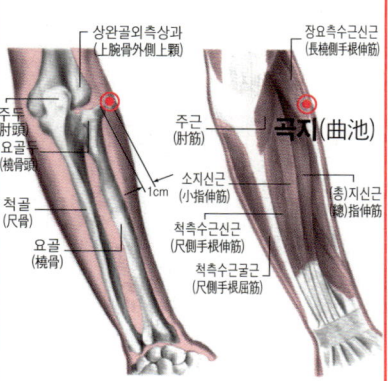

곡지 : 요골두 바깥 위쪽으로 부터 팔꿈치 안주름에 따라 내방 1cm (팔꿈치를 굽힐 나타나는 주름 끝)

천돌

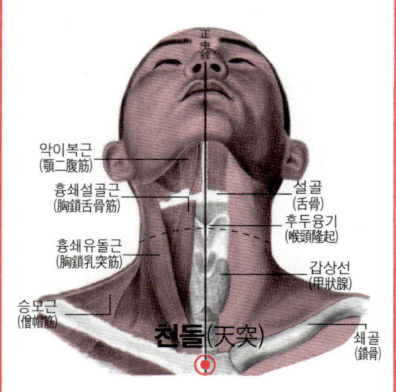

천돌 : 정중선상에서 경와의 중앙

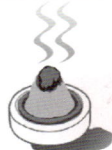 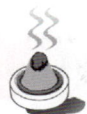

백혈병

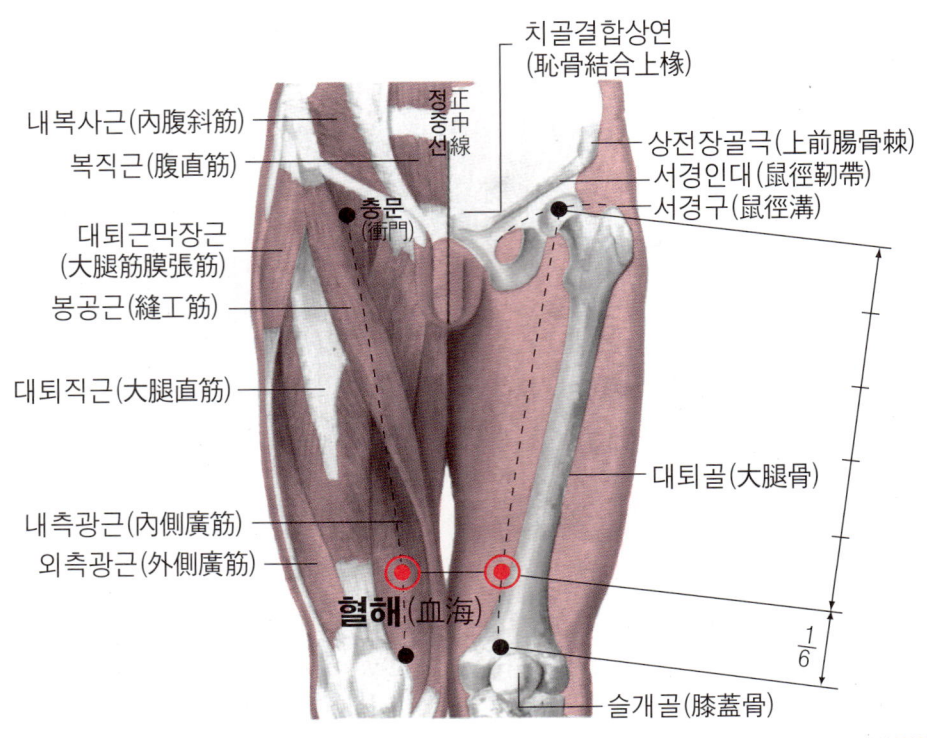

혈해 : 충문과 슬개골 위-안쪽의 사이에서 아래로 부터 1/6

보충경혈

중완
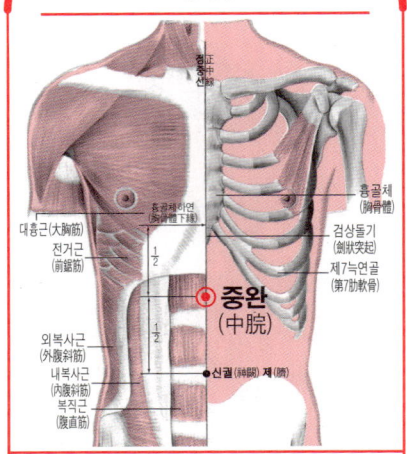

중완 : 정중선상에서 흉골체하연(명치)과 배꼽의 중앙

족삼리
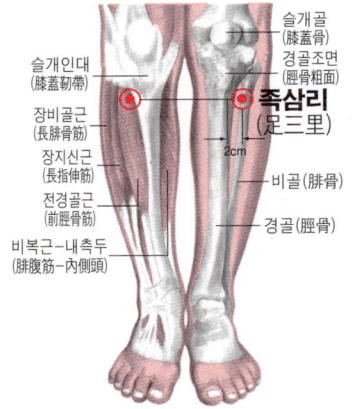

족삼리 : 경골조면의 아랫쪽 높이에서 경골 앞쪽으로부터 바깥쪽 2cm

현종
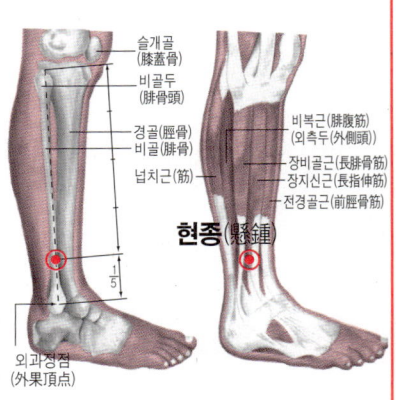

현종 : 비골두상연(윗쪽)과 외과정점(바깥복사뼈 정점)의 사이에서 외과정점으로부터 1/5(외복사뼈 정점 상방 3촌)

복막염

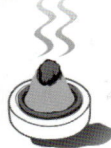
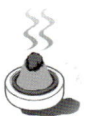
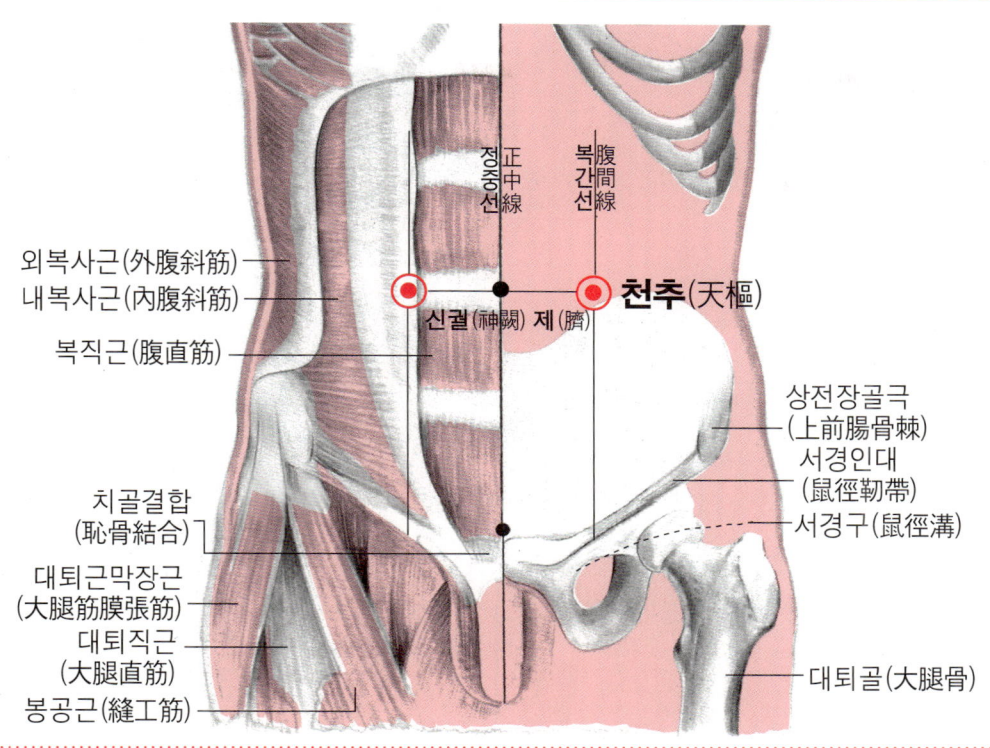

천추 : 복간선상에서 신궐의 높이

보 충 경 혈

중완

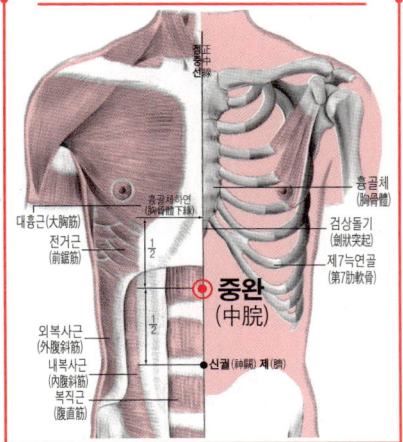

중완 : 정중선상에서 흉골체하연(명치)과 배꼽의 중앙

하완

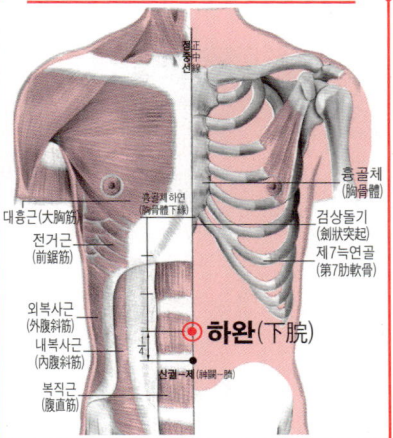

하완 : 정중선상에서 흉골체하연과 신궐(배꼽)의 사이에 신궐로부터 1/4

관원

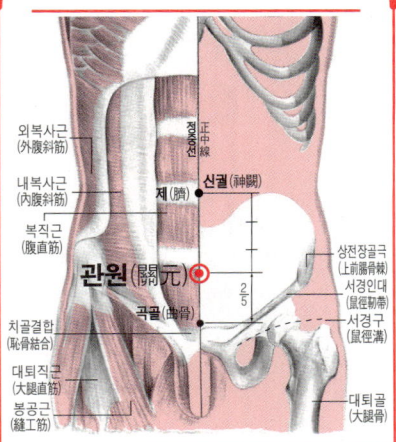

관원 : 정중선상에서, 신궐(배꼽의중심)과 곡골의 사이에 곡골로부터 2/5

복수

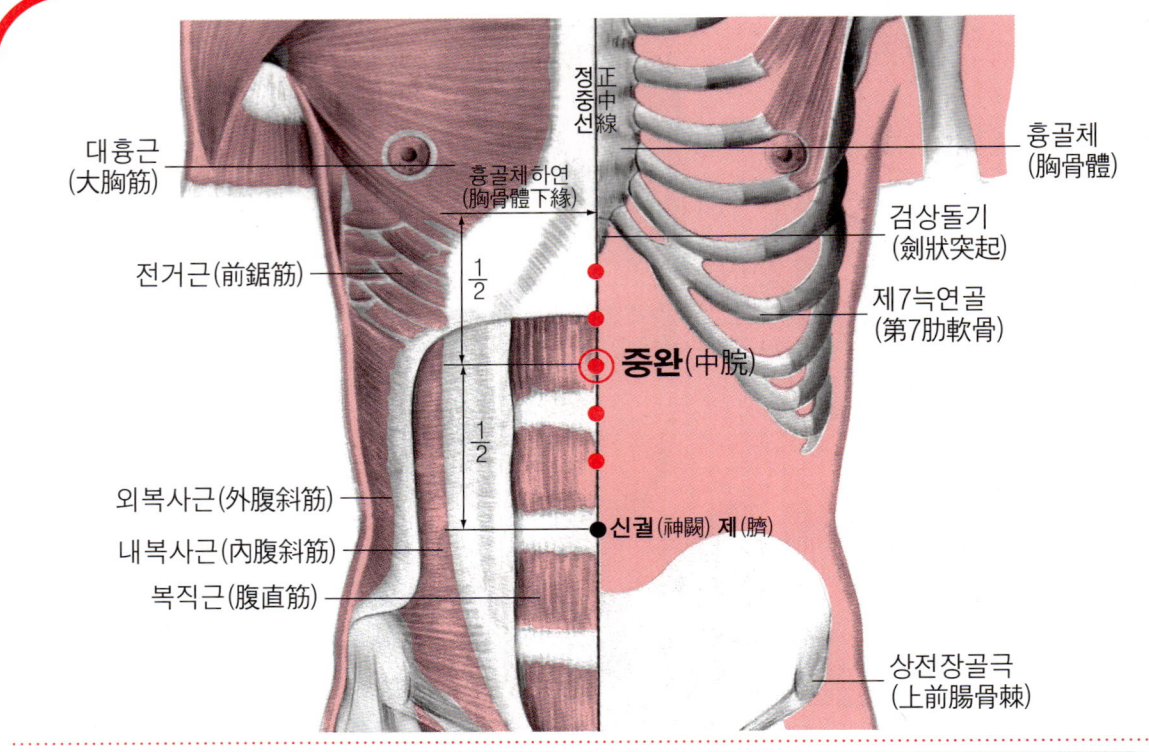

중완 5혈 : 정중선상에서 흉골체하연(명치)과 배꼽의 중앙

보충경혈

관원 5혈
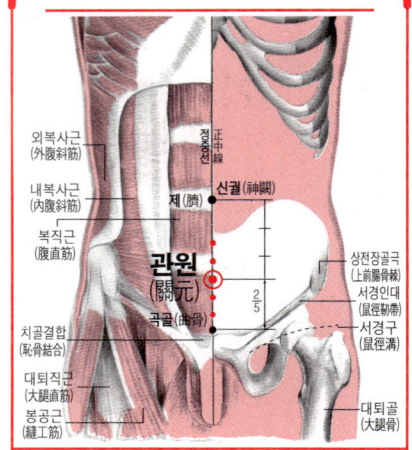

관원 : 정중선상에서, 신궐(배꼽의중심)과 곡골의 사이에 곡골로부터 2/5

신수 5혈
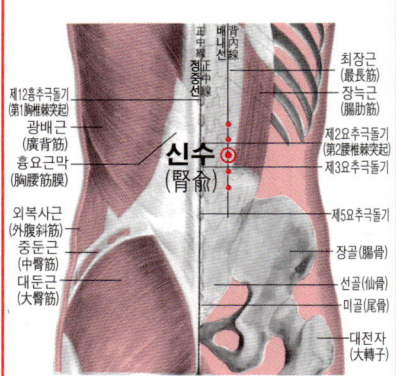

신수 : 배내선상에서 제2, 3요추극돌기의 사이

족삼리
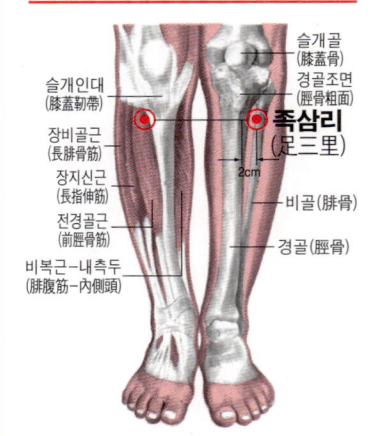

족삼리 : 경골조면의 아랫쪽 높이에서 경골 앞쪽으로부터 바깥쪽 2cm

복장(숨이 가쁘고 헛배 부름)

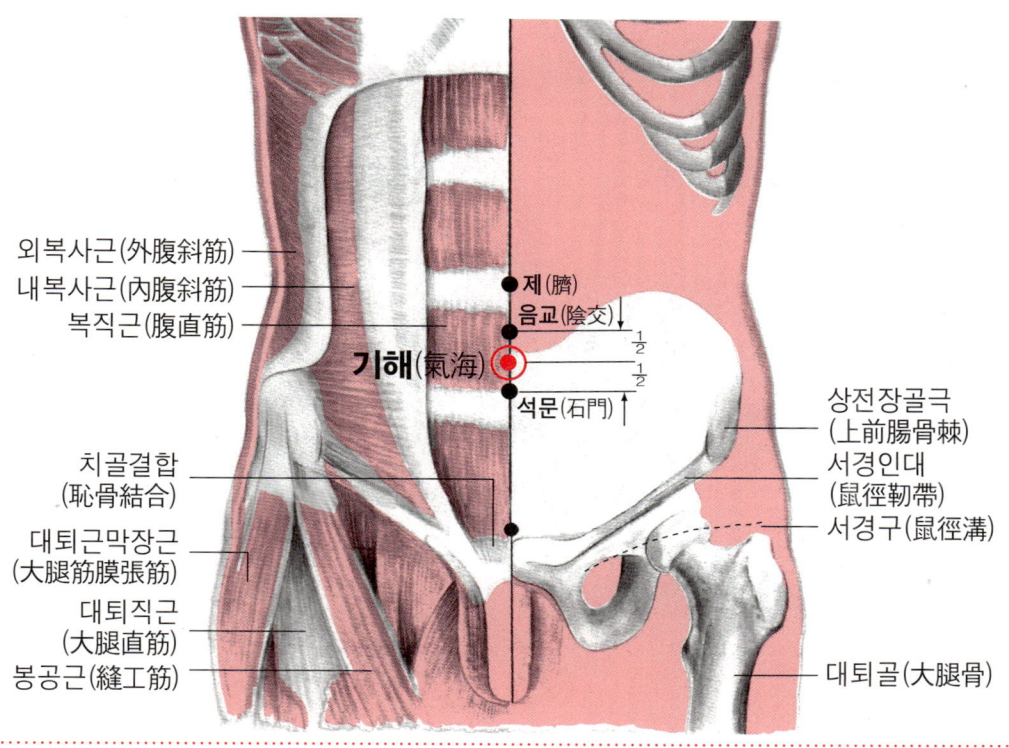

기해 : 정중선상에서, 음교와 석문의 중앙

보충경혈

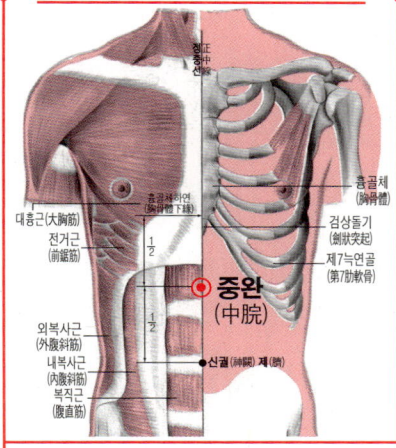

중완 : 정중선상에서 흉골체하연(명치)과 배꼽의 중앙

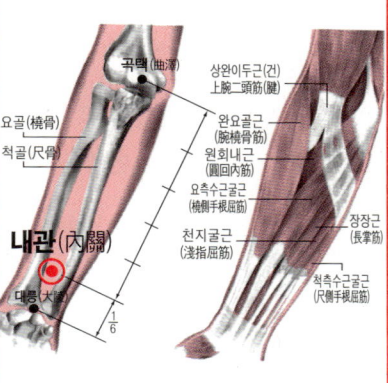

내관 : 곡택과 대릉의 사이에서 대릉으로부터 1/6(상방 2촌)

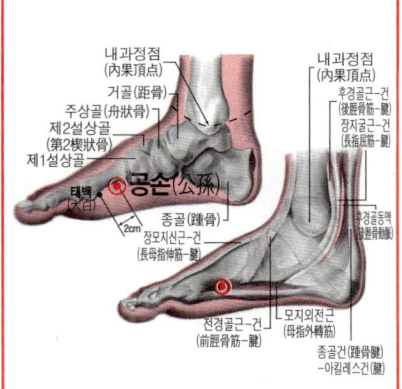

공손 : 족부 내측에서 태백의 후방 2cm

복통

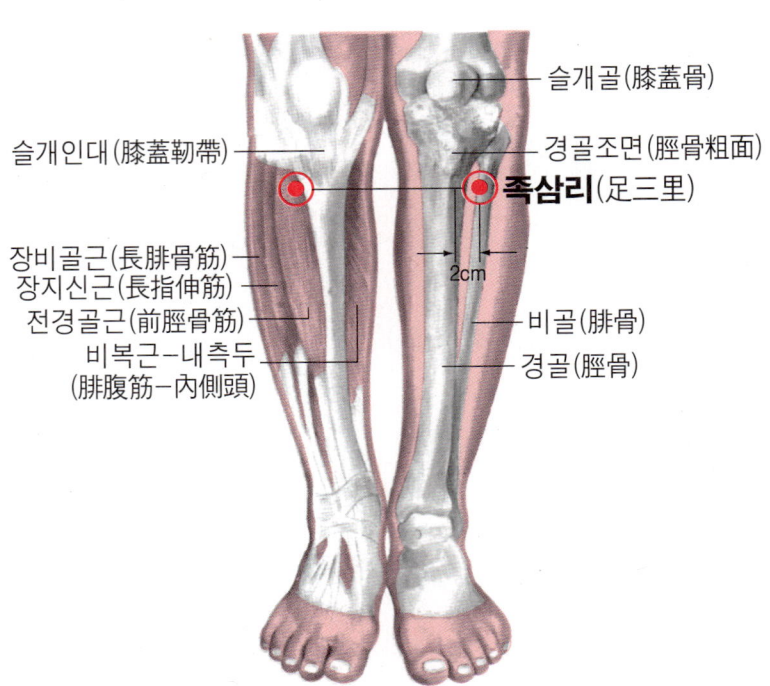

족삼리 : 경골조면의 아랫쪽 높이에서 경골 앞쪽으로부터 바깥쪽 2cm

보충경혈

중완
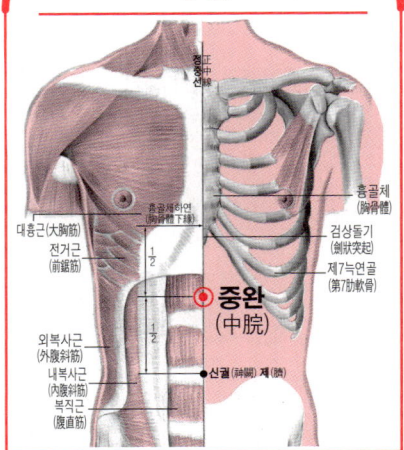

중완 : 정중선상에서 흉골체하연(명치)과 배꼽의 중앙

천추
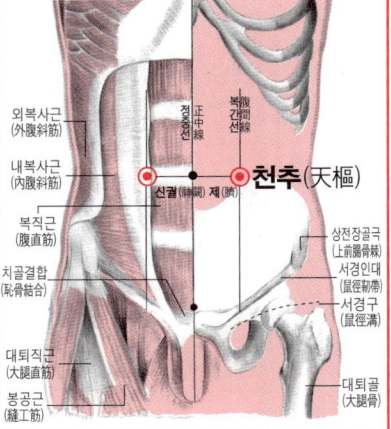

천추 : 복간선상에서 신궐의 높이

관원
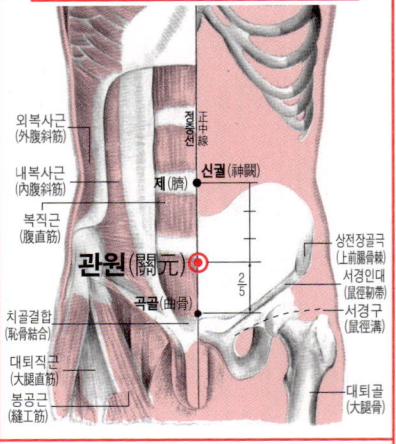

관원 : 정중선상에서, 신궐(배꼽의중심)과 곡골의 사이에 곡골로부터 2/5

부종

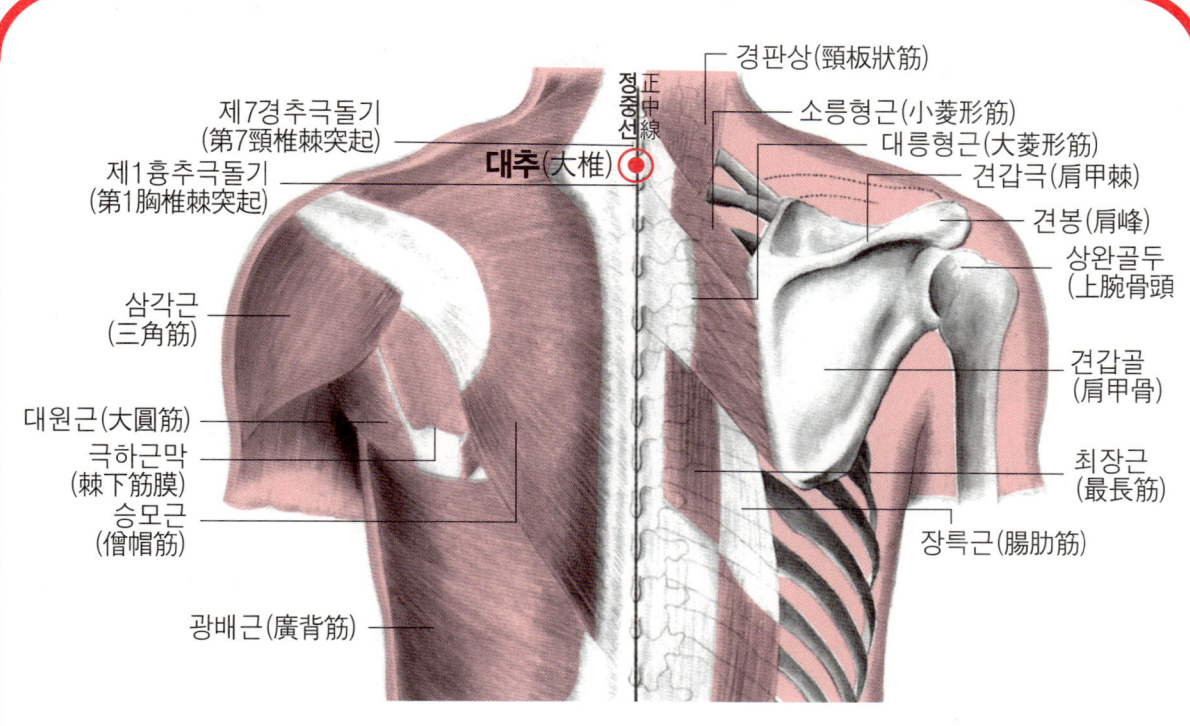

대추 : 제7경추극돌기와 제1흉추극돌기의 사이

보충경혈

삼초수
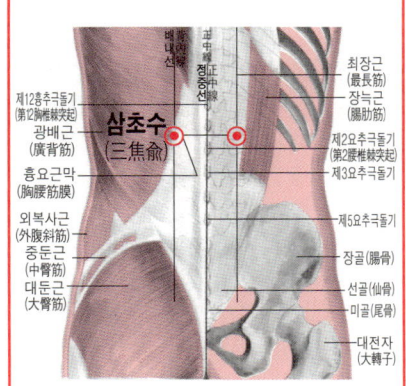

삼초수 : 배내선상에서 제1, 2요추극돌기 사이의 높이

수분
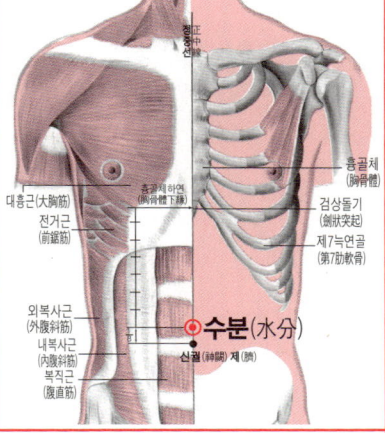

수분 : 정중선상에서 흉골체하연(명치)과 배꼽의 사이에서 신궐로부터 1/8

부류
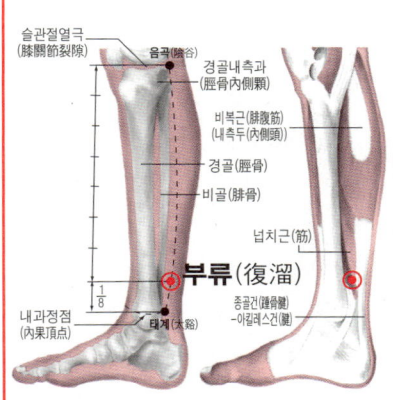

부류 : 하퇴내측의 음곡과 태계의 사이에서 태계로부터 1/8

빈혈

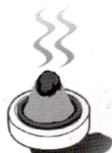 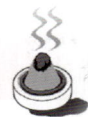

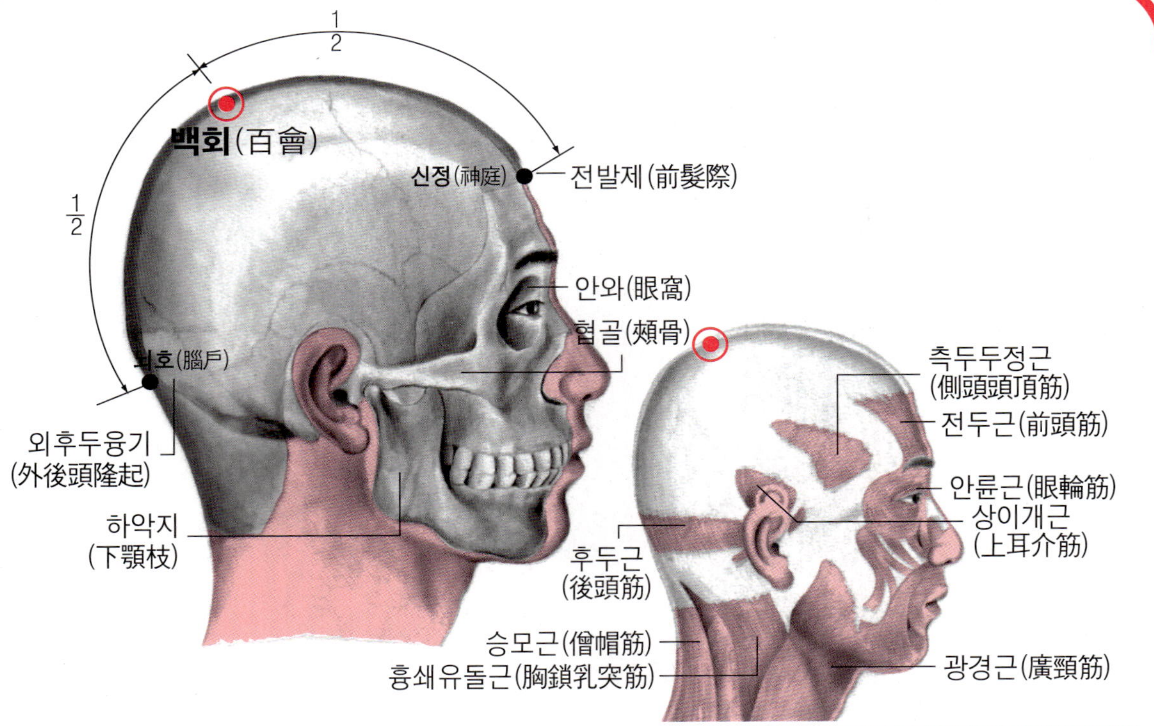

- 백회(百會)
- 신정(神庭)
- 전발제(前髮際)
- 안와(眼窩)
- 협골(頰骨)
- 뇌호(腦戶)
- 외후두융기(外後頭隆起)
- 하악지(下顎枝)
- 측두두정근(側頭頭頂筋)
- 전두근(前頭筋)
- 안륜근(眼輪筋)
- 상이개근(上耳介筋)
- 후두근(後頭筋)
- 승모근(僧帽筋)
- 흉쇄유돌근(胸鎖乳突筋)
- 광경근(廣頸筋)

백회 : 정중선상에서 신정과 뇌호의 중앙

보충경혈

대추

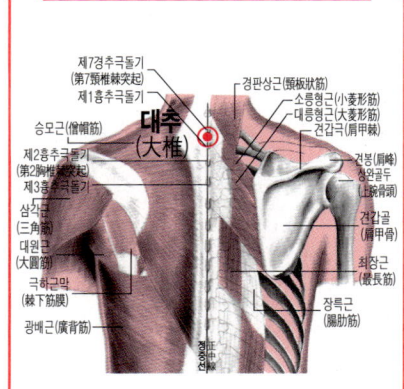

내관

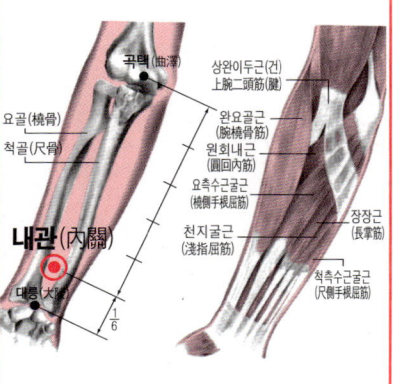

족삼리

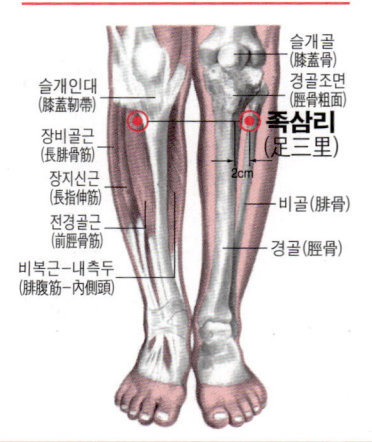

대추 : 목을 앞으로 깊이 숙이면 목덜미 밑으로 크게 돌출한 뼈(제7경추극돌기)와 제1흉추극돌기의 사이

내관 : 곡택과 대릉의 사이에서 대릉으로부터 1/6(상방 2촌)

족삼리 : 경골조면의 아랫쪽 높이에서 경골 앞쪽으로부터 바깥쪽 2cm

수술 후 두통

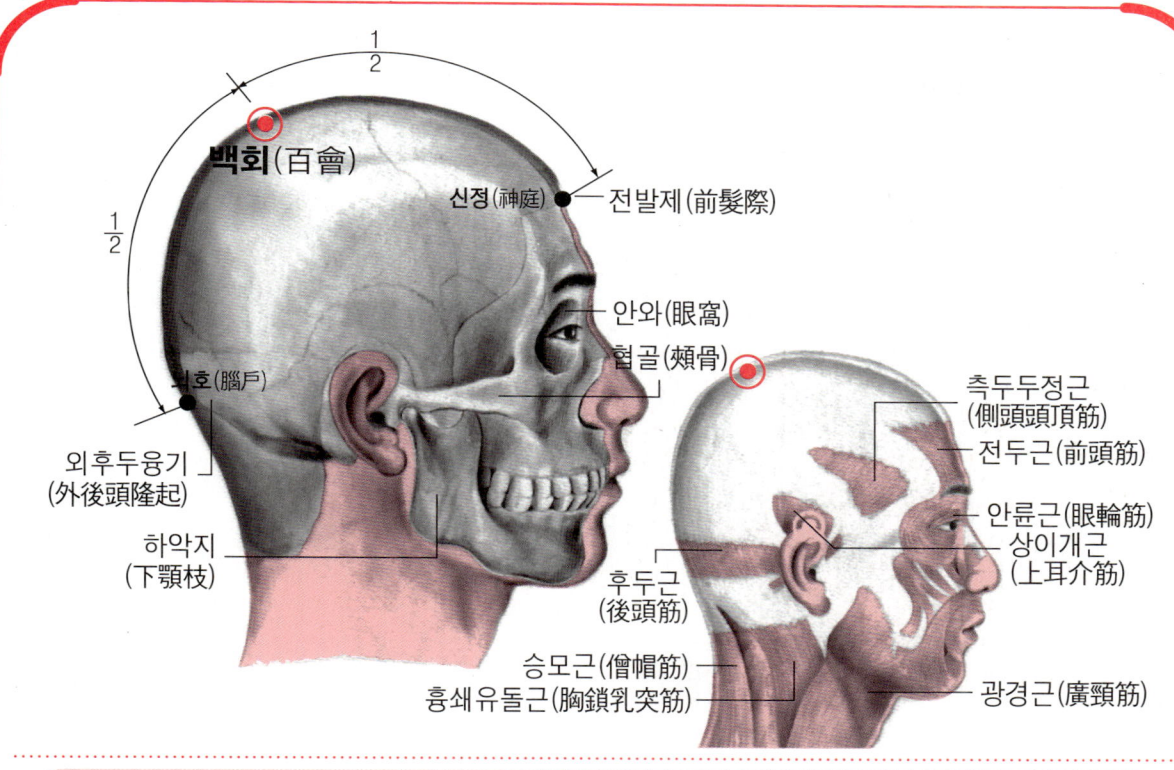

백회 : 정중선상에서 신정과 뇌호의 중앙

보충경혈

풍지	열결	신맥

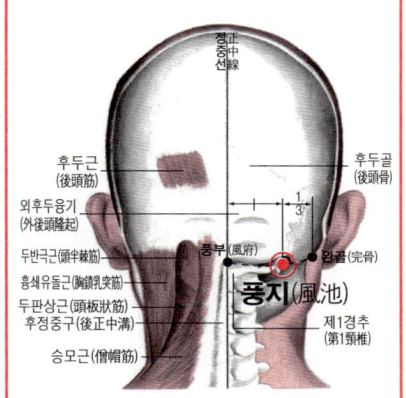 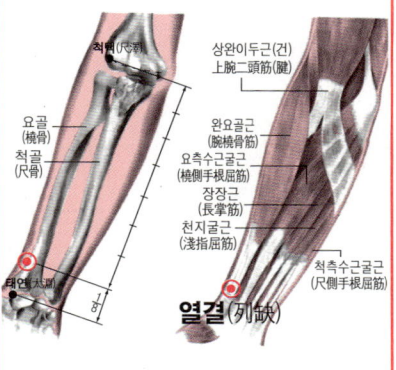 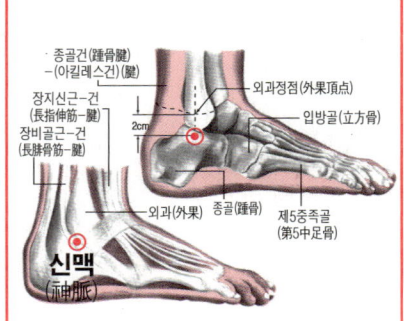

풍지 : 풍부와 완골의 사이에서 완골로부터 1/3

열결 : 정중선상 뒷머리 시작 부분 깊이 패인 곳의 중심에서 옆으로 1.5촌

신맥 : 외과정점(바깥 복사뼈 정점)의 바로 아래 2cm

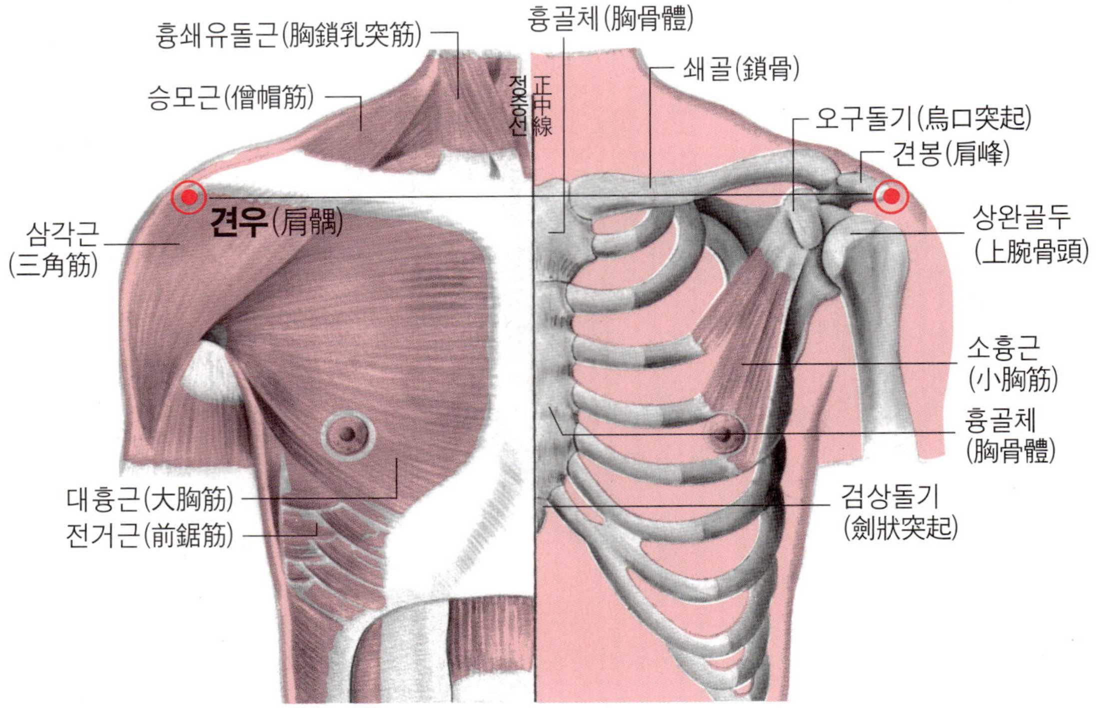

수술 후 상지통

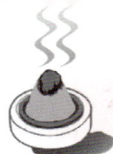
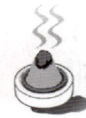

견우 : 견봉의 앞 아랫쪽

보충경혈

곡지

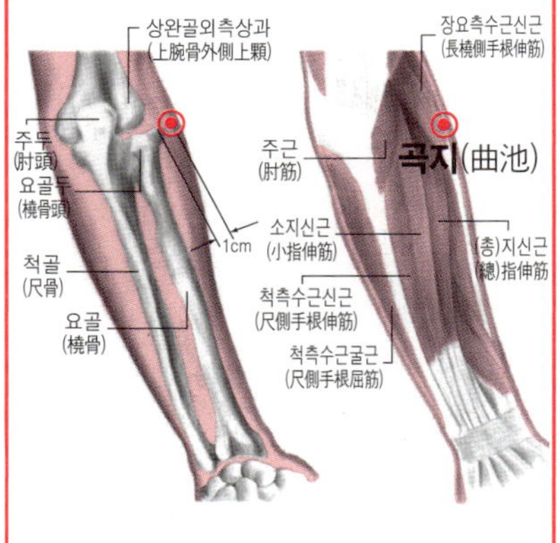

곡지 : 요골두 바깥 위쪽으로 부터 팔꿈치 안주름에 따라 내방 1cm (팔꿈치를 굽힐 나타나는 주름 끝)

외관

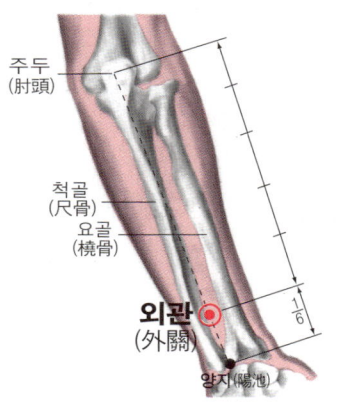

외관 : 팔꿈치와 양지의 사이에서 양지로부터 1/6

합곡

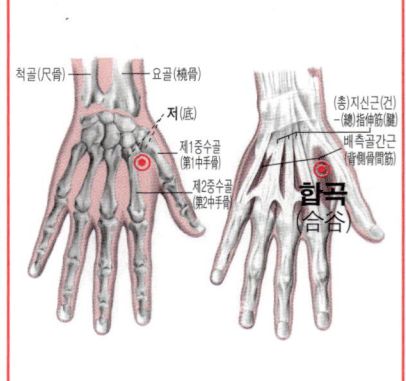

합곡 : 손등에서 제1, 2중수골저 아랫쪽의 사이

수술 후 하지통

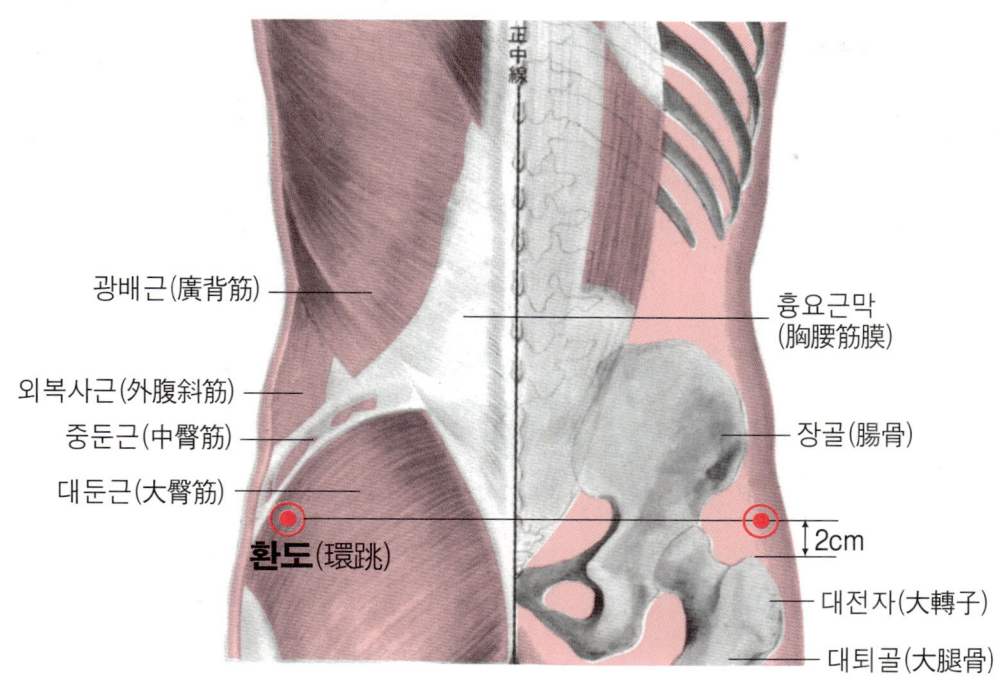

환도 : 대퇴골 대전자의 정점으로부터 상방 2cm

보충경혈

풍시

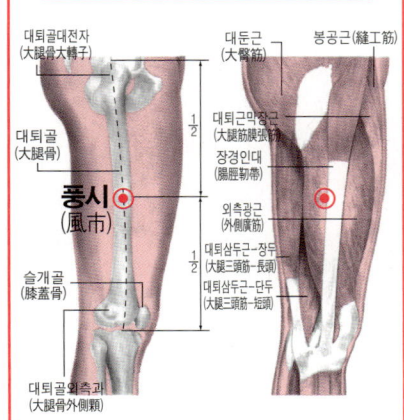

풍시 : 대퇴골 대전자 윗쪽과 대퇴골 외측의 아랫쪽 중앙

양릉천

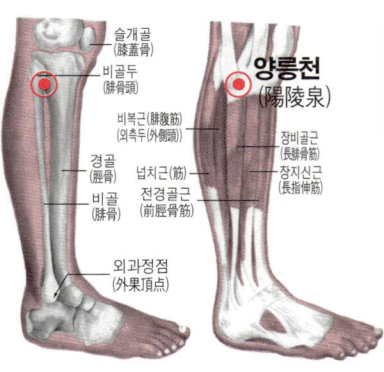

양릉천 : 비골두의 앞 아랫쪽

족삼리

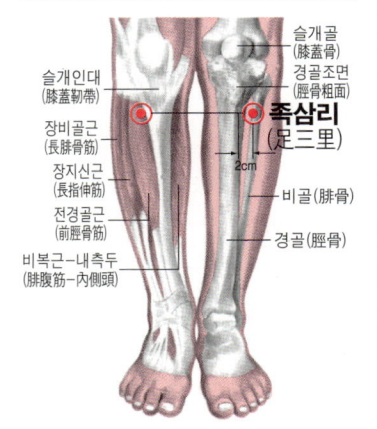

족삼리 : 경골조면의 아랫쪽 높이에서 경골 앞쪽으로부터 바깥쪽 2cm

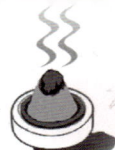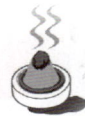

식욕증진

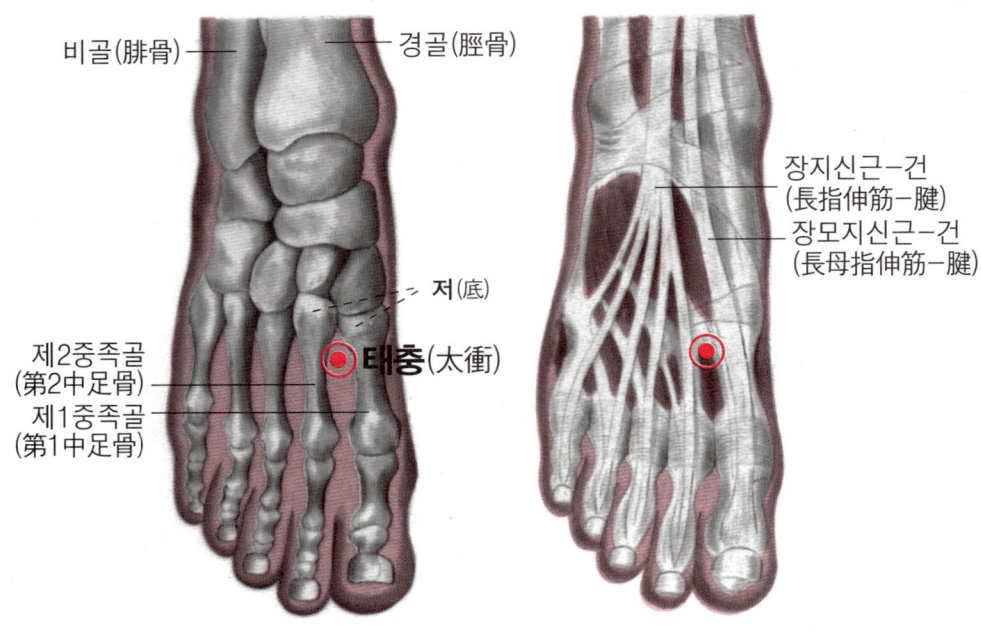

태충 : 발등의 제1, 2중족골저 앞쪽의 아래

보 충 경 혈

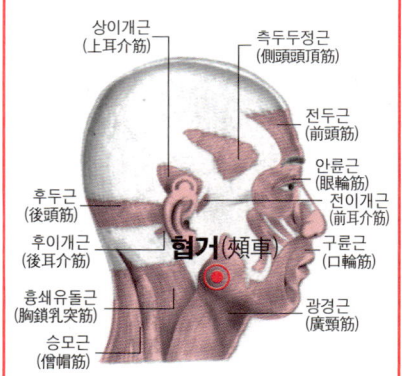

협거

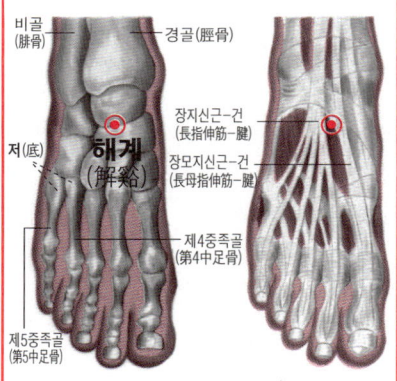

해계

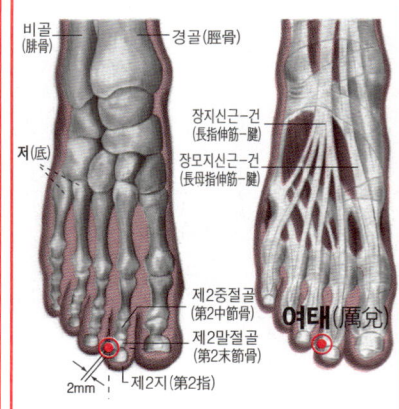

여태

협거 : 아래턱 모서리의 앞 상방 1cm

해계 : 발등의 바깥 복사뼈 정점의 높이에서 엄지발가락 신근건(장모지신근건)의 바깥쪽

여태 : 발의 제2지 외측에서 발톱으로부터 후방 2cm

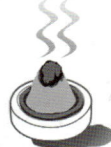

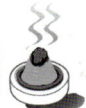

안면신경통

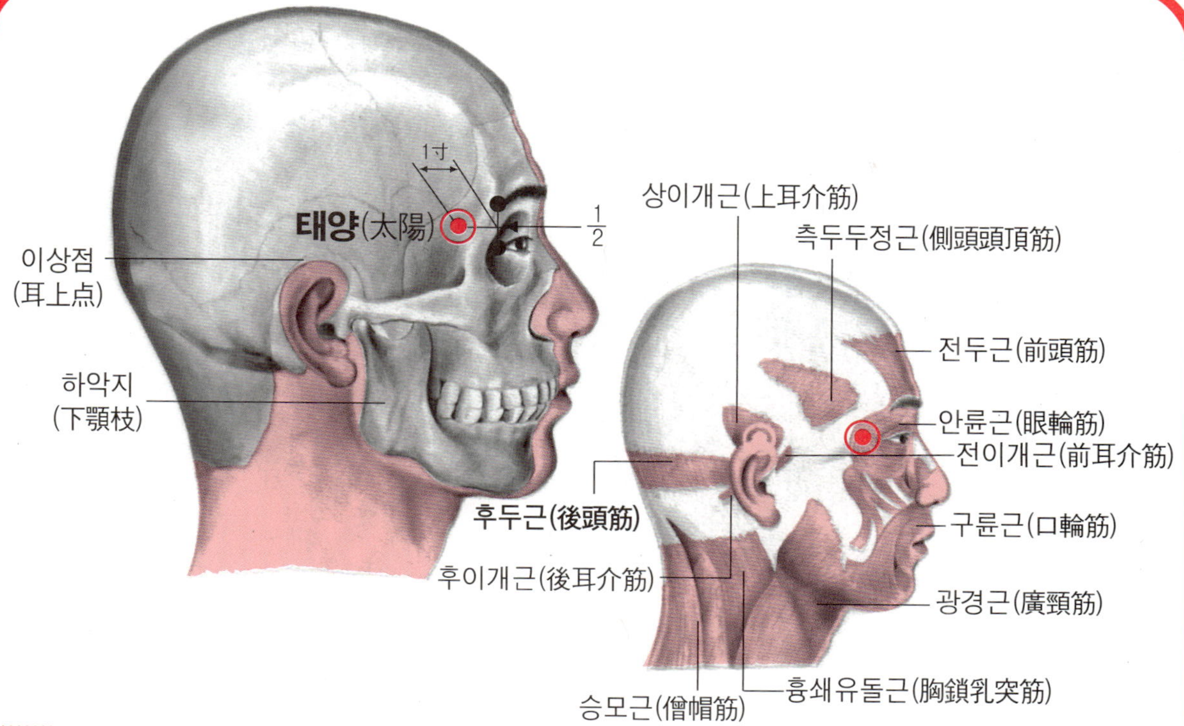

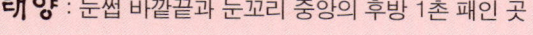

태양 : 눈썹 바깥끝과 눈꼬리 중앙의 후방 1촌 패인 곳

보 충 경 혈

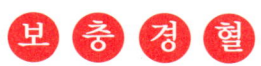

수구

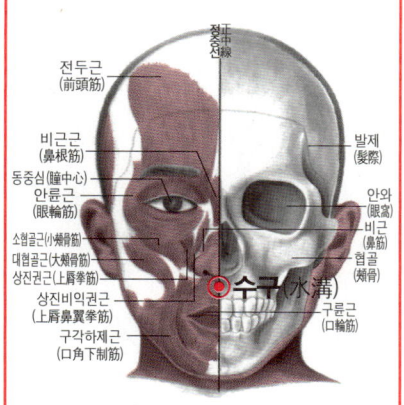

수구 : 두부 정중선상의 인중에서 비중격 아래쪽으로부터 1/3 - 침

하관

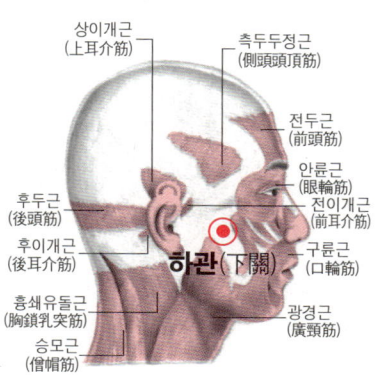

하관 : 외안각(눈꼬리)과 하악골하악지 뒷쪽 상단과의 중앙 바로 밑에서 협골궁 아래쪽

후계

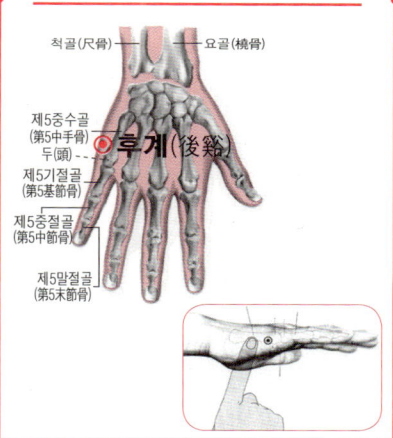

후계 : 손등에서 제5중수골두 윗쪽의 소지측 (주먹을 쥐었을 때 나타나는 소지측 주름끝)

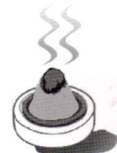 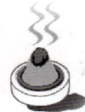

오한(몸이 춥고 떨림)

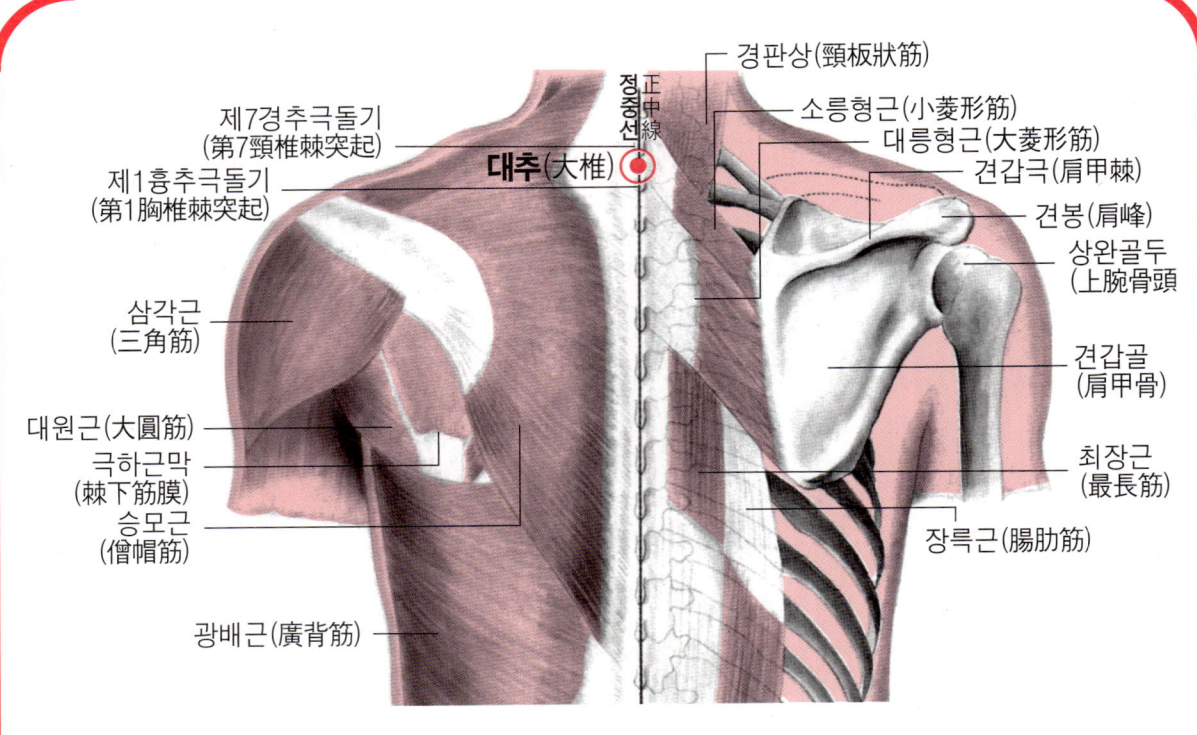

대추 : 제7경추극돌기와 제1흉추극돌기의 사이

보충경혈

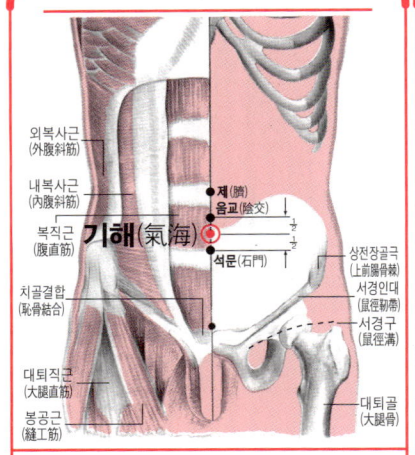

기해

기해 : 정중선상에서, 음교와 석문의 중앙

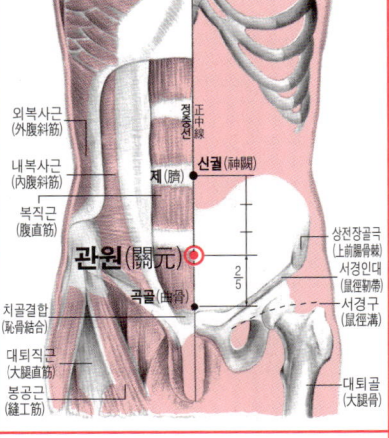

관원

관원 : 정중선상에서, 신궐(배꼽의중심)과 곡골의 사이에 곡골로부터 2/5

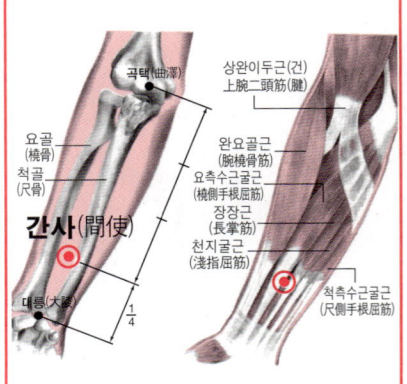

간사

간사 : 곡택과 대능의 사이에서, 대릉으로부터 1/4(상방 3촌)

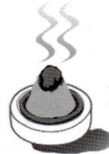 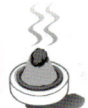

종기

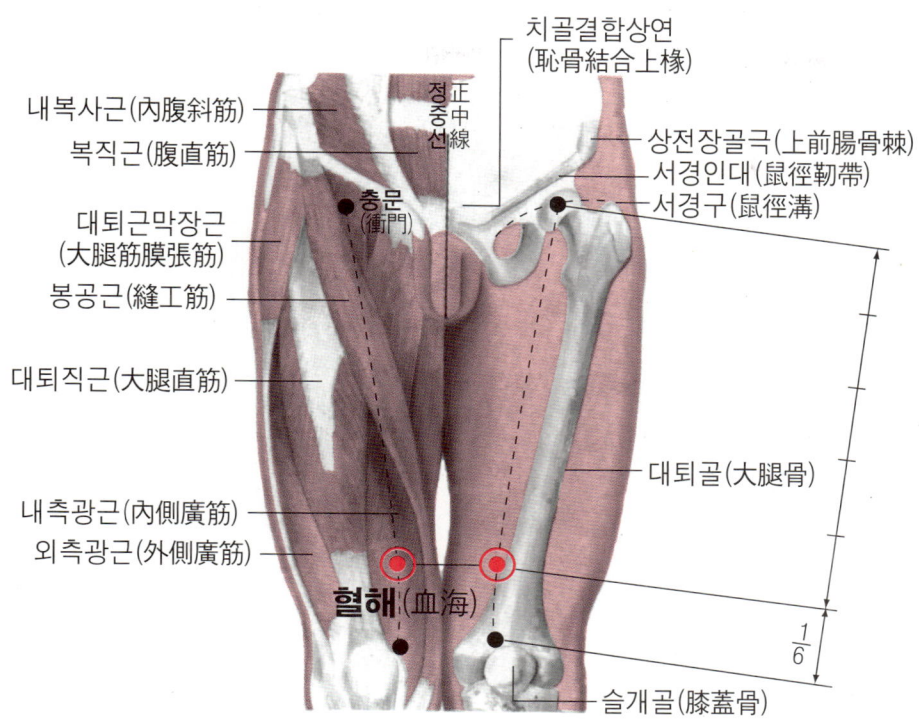

혈해 : 충문과 슬개골 위-안쪽의 사이에서 아래로 부터 1/6

보충경혈

견정

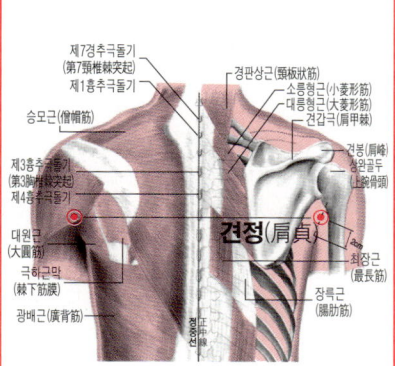

견정 : 겨드랑이 주름의 뒤끝으로부터 상방 2cm

풍문

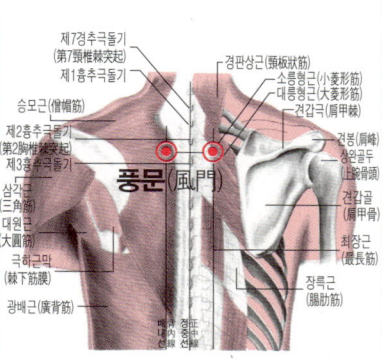

풍문 : 배내선상에서 제2, 3흉추극돌기 사이의 높이

위중

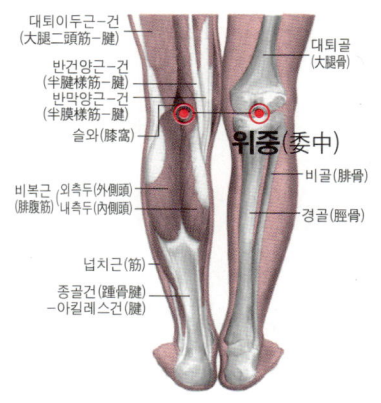

위중 : 무릎 뒤 주름의 중앙

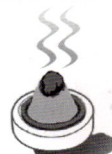 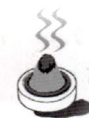

체력증강(기력감퇴)

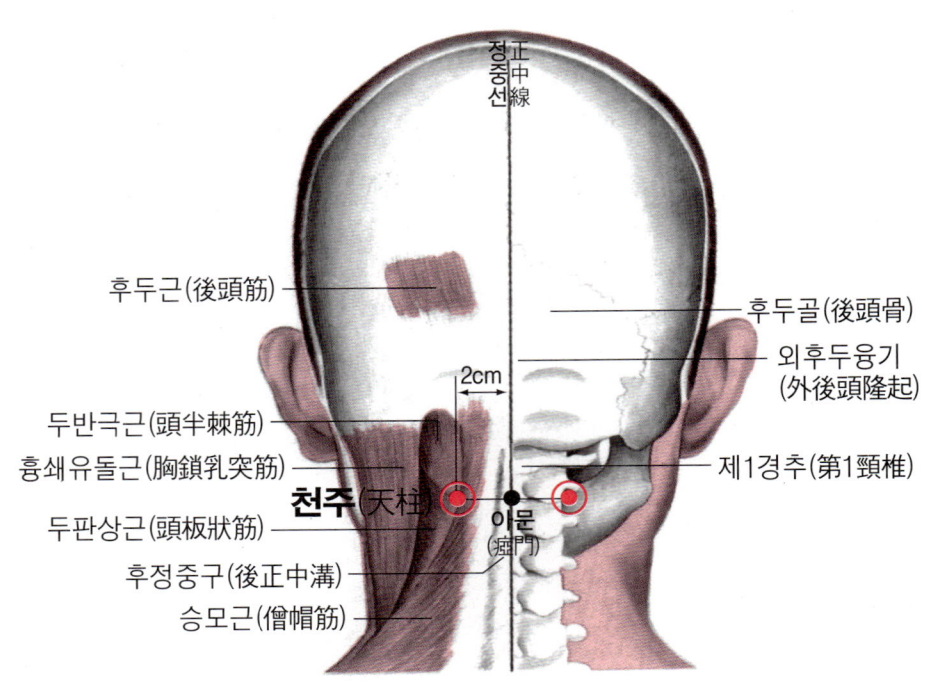

천주 : 아문의 높이에서, 외방 2cm의 증폭근팽융부 정점 바깥쪽

보 충 경 혈

폐수
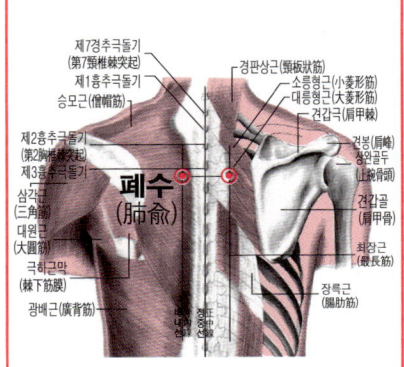

명문
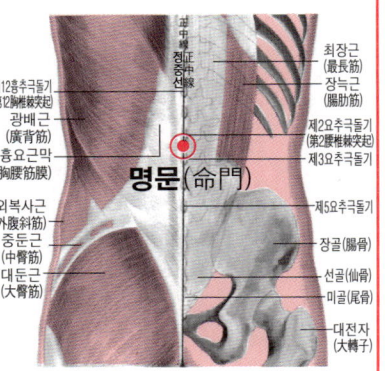

태계
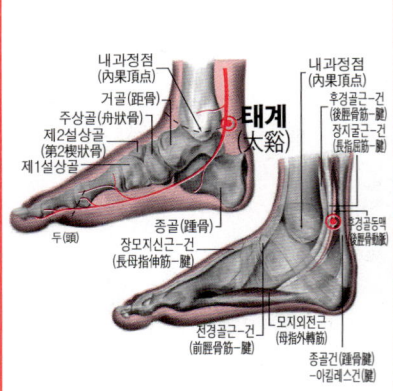

폐수 : 배내선상에서 제5, 6흉추극돌기 사이의 높이

명문 : 정중선상에서 제2,3요추극돌기 사이

태계 : 내과(안복사뼈) 정점의 후방

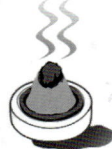 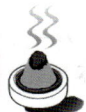

피로(과로, 지침)

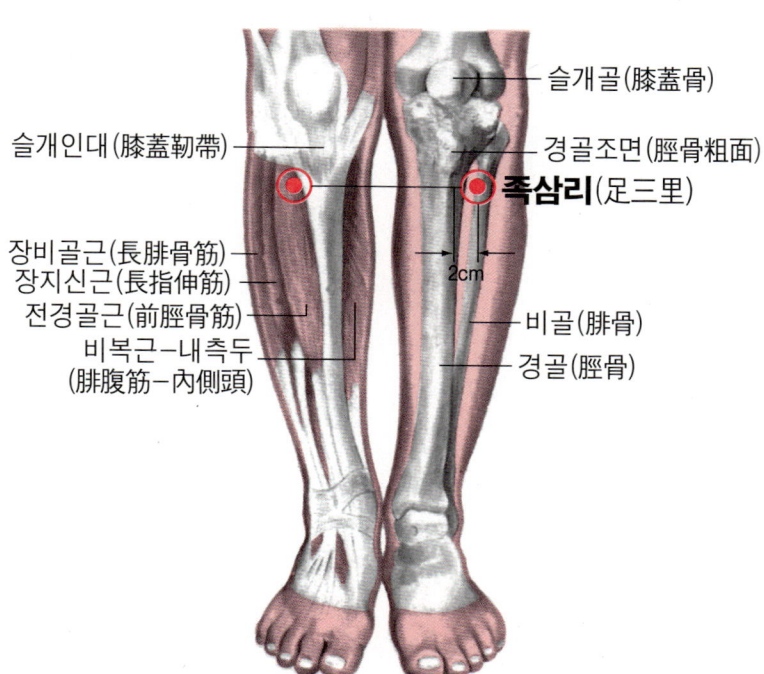

족삼리 : 경골조면의 아랫쪽 높이에서 경골 앞쪽으로부터 바깥쪽 2cm

보 충 경 혈

천추	풍지	견정
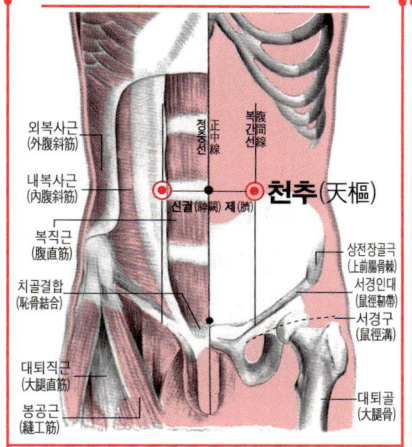	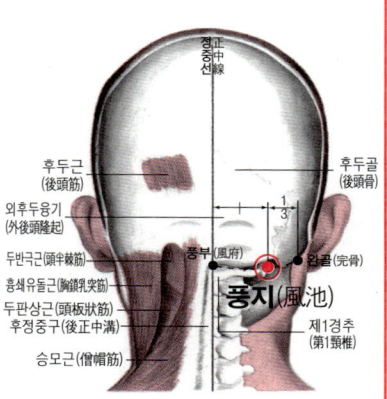	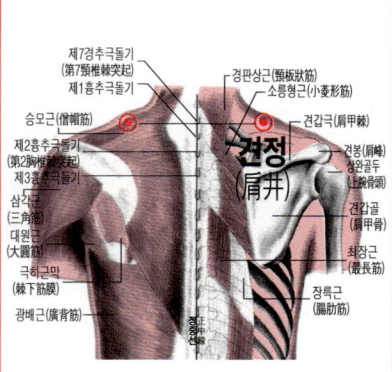

천추 : 복간선상에서 신궐의 높이

풍지 : 풍부와 완골의 사이에서 완골로부터 1/3

견정 : 제7경추극돌기와 견봉각의 중앙

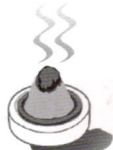 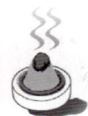

허약

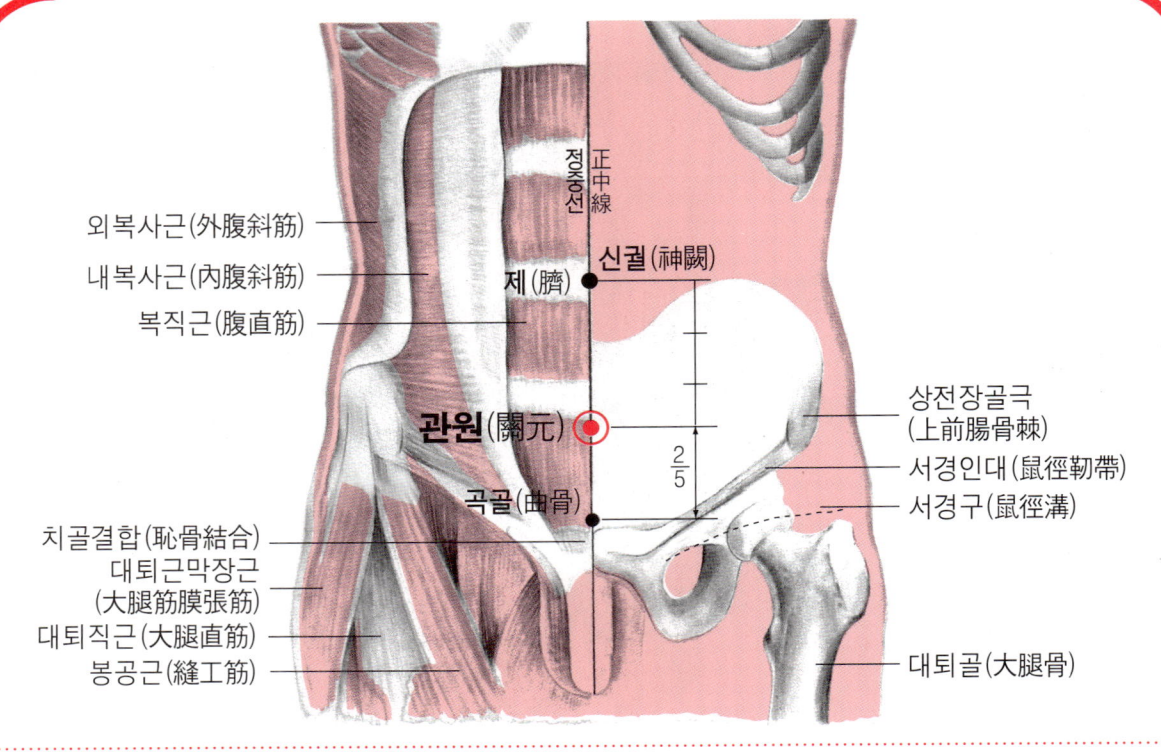

관원 : 정중선상에서, 신궐(배꼽의중심)과 곡골의 사이에 곡골로부터 2/5

보충경혈

중완
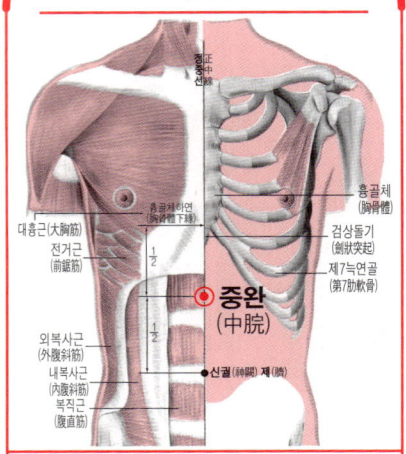

중완 : 정중선상에서 흉골체하연(명치)과 배꼽의 중앙

대추
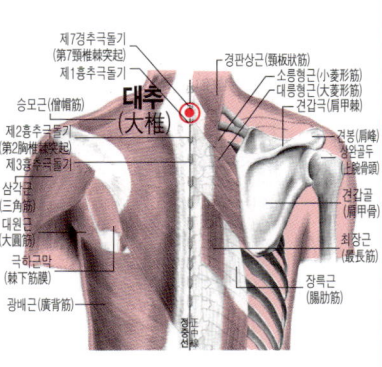

대추 : 목을 앞으로 깊이 숙이면 목덜미 밑으로 크게 돌출한 뼈(제7경추극돌기)와 제1흉추극돌기의 사이

명문
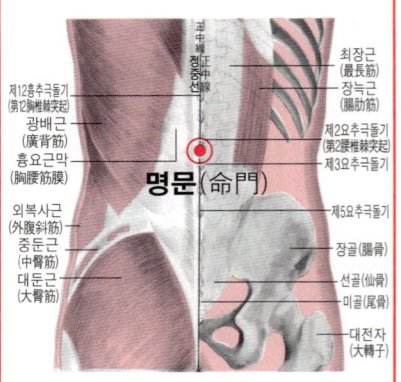

명문 : 정중선상에서 제2,3요추극돌기 사이

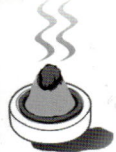 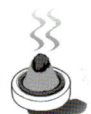

허약(영양실조)

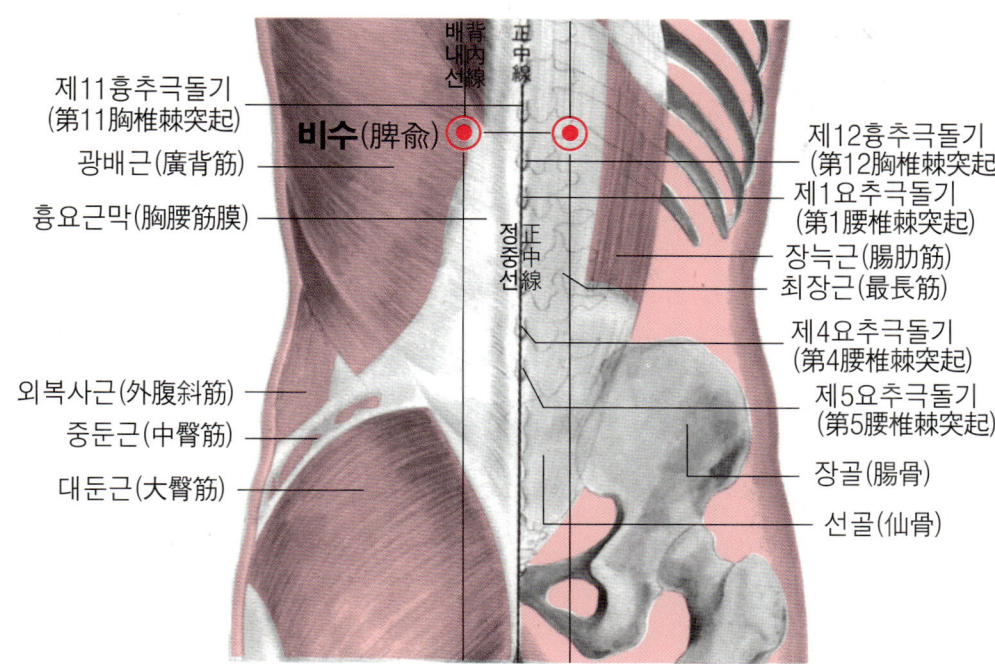

비수 : 배내선상에서 제11, 12흉추극돌기 사이의 높이

보 충 경 혈

위수
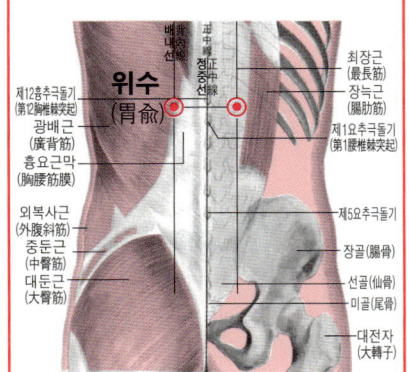

위수 : 배내선상에서 제12흉추극돌기와 제1요추극돌기 사이의 높이

족삼리
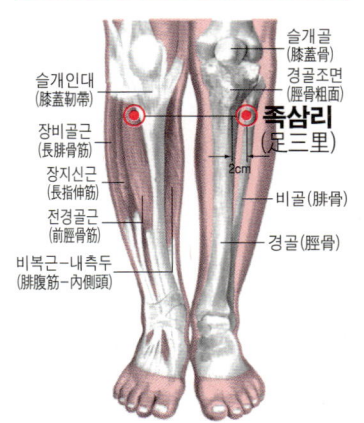

족삼리 : 경골조면의 아랫쪽 높이에서 경골 앞쪽으로부터 바깥쪽 2cm

하완
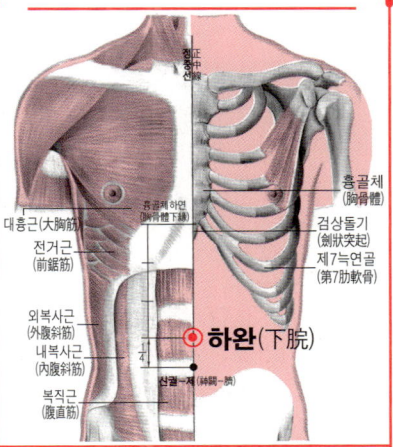

하완 : 정중선상에서 흉골체하연과 신궐(배꼽)의 사이에 신궐로부터 1/4

저자 金斗元

동양의학대학졸업
1950 서울대학교 의과대학4년 중퇴
고려대학교 행정대학원 졸업
국방대학원 졸업
1968~9 제1회, 2회 대학예비고사 위원장
예술원 사무국장
강원대학교 사무국장
국사편찬위원회 사무국장
성수중학교, 경수중학교 교장
1989 화타전자침개발
1989 화타경혈총서 I, II 저술
1994 편작전자침 개발
1994 편작경혈총서 저술
1996 라파전자침개발
2002 YNS202-S 개발
2002 금침비급 저술
2003 현대침구동의보감 저술
2008 신 현대침구동의보감 저술
2008 경혈해부총서 저술
2008 셀라-7 침전기자극기 개발

저자 말씀

의학의 한계성으로 인하여 발달하는 것이 대체의학입니다. 우리나라에서의 한의학은 대체의학이 아닌 정규 학문으로서 6년제 정규 한의과 대학이 양의학 보다도 월등한 선호성을 보이며 모든 학생들의 선망의 대상이되고 있습니다.

한의학의 한 분야로서 침과 뜸은 오래 전부터 우리나라에서 발달한 민족 고유의 전통 학문이며, 민간요법으로도 많이 응용되어 사용하고 있으나, 일반인이 쉽게 적용하기에는 너무 어려워 접근할 수가 없었습니다.

이런 점에 착안하여 일반인도 사진이나 그림만 보고도 쉽게 뜸을 시술 할 수 있는 서적을 편집하기에 이르렀으며, 저자의 그동안의 경험을 바탕으로, 많은 참고문헌을 비교 검토하여, 한국 사람에게 가장 잘 듣는 처방만을 엄선하여 집대성한 단방 뜸 치료법을 출간하게 되었음을 매우 기쁘게 생각합니다.

본 서적을 통하여 질병으로 부터 고통받는 환자들에게 조금이나마 치료에 도움이 되고 건강하고 행복한 삶을 영위하시길 간절히 기원하는 바입니다.

저자 | 김 두 원

華陀神庵
화타신응

내몸에 맞는 사용설명서
단방 뜸 치료법 MOXIBUSTION

■**초판 1쇄** 2013년 6월 20일 발행 ■**초판 2쇄** 2014년 10월 15일 발행 ■**지은이** 김두원 ■**기획·구성** 햄텍코리아(주)
■**펴낸곳** 글로북스 ■**펴낸이** 박경준 ■**표지 및 책임 디자인** 김영숙 ■**인쇄** 신화인쇄 ■**출력** 더 필림
■**출판등록** 2002년 1월 8일 제15-545호 ■**주 소** 서울 마포구 서교동 444-15, 101호
■**전 화** 02-332-4327 ■**팩 스** 02-3141-4347

※ 이 책에 실린 글과 일러스트는 저작권의 보호를 받고 있습니다.